Assistive Technologies
Principles & Practice（4th Edition）

辅助技术
原则与实践
（第四版）

［美］艾伯特 M. 库克（Albert M.Cook）

［加］贾尼丝 M. 波尔格 （Janice M. Polgar）著

李晗静 郑俭◎主译　许家成◎主审

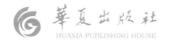

华夏出版社

HUAXIA PUBLISHING HOUSE

艾伯特 M. 库克（Albert M. Cook）

博士，工程师

加拿大艾伯塔省埃德蒙顿阿尔伯特大学传播科学与言语障碍教授

贾尼丝 M. 波尔格（Janice M. Polgar）

博士，作业治疗师，加拿大作业治疗师协会会员，

加拿大安大略省伦敦韦仕敦大学健康科学部作业治疗学院教授

谨将此书献给我们所有的学生和所有使用辅助技术的人们，尤其是伊丽莎白·库克（Elizabeth Cook），布赖恩·库克（Brian Cook），查尔斯（Charles）和伊夫琳·米勒（Evelyn Miller），感谢你们给了我们做这项工作的动力和方向。

由李晗静教授和郑俭教授主译的库克博士的《辅助技术原则与实践》（第四版）即将出版，可喜可贺。

从"残废"到"残疾"再到今天的"残障"，随着残障观念的改变，辅助技术的作用日益彰显。在社会模式下，"残障"被理解为是个体和社会环境互动的结果。当个体产生病变或功能限制时，是否会对个体的活动和参与造成障碍，这取决于社会环境中是否有残障人士辅助技术的支持。人类对待残障经历了"遗弃、养护、治疗、康复、教育和支持"一系列的变化，在为残障人士进行康复和教育的过程中，发现了辅助技术支持的重要性。辅助技术改变了残障人士生存的环境，为支持提供了条件，是康复、教育中不可或缺的组成部分。物理治疗师对躯体形态、粗大动作进行康复，作业治疗师对精细动作功能进行训练，他们发现仅采用康复手段，有些受损严重的躯体形态与四肢粗大动作仍难以恢复正常，手、口部的精细动作也难以完全回复原来的功能，于是便想到借助外力辅助或替代方案来实现相应的功能。即使是常态的人，当人体功能到了极限时，也需要借助交通工具延伸运动功能，或通过各种工具扩展手部的能力……同理，我们完全可以根据残障人士个体功能限制的情况，为他配置与之相应的辅助设置和服务，使个体功能限制得到改善和扩展，使他在辅助技术的支持下，克服个人功能限制，达到常人的功能状态。例如，霍金就是借助运动、沟通等多项辅助技术协助他表达出自己内心深邃的思想和智慧。

因此，辅助技术成为一个改变人类活动生存方式的重要方法，尤其对残障人士的功能限制恢复和提升具有不可替代的作用。随着科学技术的进步和人工智能的发展，辅助技术的应用空间越来越广阔。

随着辅助技术的发展，形成了多个理论模型与相应的运用体系。加拿大埃德蒙顿阿尔伯特大学的教授库克博士撰写的这部《辅助技术原则与实践》是本领域的代表作。他提出的"人类活动辅助技术模型"，即"HAAT模型"，重在探讨在人的活动中如何将人自身的功能与所使用的辅助技术的功能进行合理的分配与协调的问题，被业界认为具有重要意义和实用性。

向大家推荐库克博士的这本著作，是因为我们在从事智力与发展性障碍者支持服务过程中，深深体会到辅助技术的重要性和实际作用。我在自己开设的辅助技术课程中参考了库克博士的HAAT模式。并在这个模式中融入了中国元素，进行中国化实践和创新，也有了一定的体会。我们将辅助技术融合在我们倡导、推行的支持系统中，将辅助技术作为一种必要的专业支持，成为支持系统的重要内容，应用在沟通、运动、认知、日常生活、社区参与、教育教学和职业劳动之中，产生了事半功倍的效果。辅助技术等开发和应用逐渐在我国残障事业中运用起来。辅助技术还让残障人士增加了自主性，原来需要求人帮助的事情，现在借助辅助技术就可以自己完成，能做自己想做事情，提升了他们的个人决策力和执行力，最终提升他们的生活质量。

最后，要感谢库克先生。在本书翻译前，我们在北京见到了他，库克非常乐意见到他的著作在中国翻译出版。感谢郑俭教授和李晗静教授翻译团队和华夏出版社编辑为出版此书付出的辛勤努力，将这部辅助技术的重要著作展现给我国的读者，帮助我国相关人员学习、应用辅助技术，推进我国辅助技术事业的发展和进步。

许家成

2020 年 3 月

写作不难：有想法就能写下来。写下来很简单，难就难在要有想法。

——斯蒂芬·李科克（Stephen Leacock）

在我们的日常生活中，技术使用无处不在。技术的发展突飞猛进，设备和软件的更新让人们应接不暇。辅助技术领域也同样在飞速发展。一般认为，辅助技术就是为具有某种损伤的个体而设计的。对《辅助技术原则和实践》（*Assistive Technologies: Principles and Practice*）这部著作的最新修订就反映了这种持续快速的改变，以及辅助技术组成部分的变化视角。本书面向的对象是康复领域、工程领域的学生，以及相关项目和服务的提供者，旨在为他们提供在做辅助技术服务时所需要应用的知识。

由于本书作者均来自北美洲，本书也主要从当地的角度来考虑辅助技术话题。然而，自本书的第一版出版以来，它就已经在北美之外被使用，并且被翻译成多种语言。随着越来越多的国家签署和认可联合国《残疾人权利公约》及世界卫生组织发布《残疾人报告》（*Report on Disability*），辅助技术的地位得到进一步提升并引起了全球关注。为此，我们在本版中努力以更加全球化的视野，描述在不同情境中的应用过程，讨论关于辅助技术服务配置方面如何做到既合适又能为人接受的问题。辅助技术在主流技术中应用的快速发展也使辅助技术在资源匮乏的国家变得更易获得。以上话题将会在本书的前几章中得到证实。（这些章节讨论了人类活动辅助技术组成部分，辅助技术和辅助技术服务配置中的职业道德问题，以及关于辅助技术的不同分类。）

本书清楚明确地描述了辅助技术服务配置所基于的 5 个原则。早期版本所写的 3 个基本原则描述了一个以人为中心的手段，并着眼于由证据支持的功能成果。此次我们又增加了 2 个更能反映伦理和为人接受的辅助服务配置实证。在对人类活动辅助技术（Human Activity Assistive Technology, HAAT）模型各个元素和服务配置过程的描述，以及对辅助技术分类的讨论中，我们努力做到使这些原则的应用清晰明了地贯穿本版本。在这一版中，第一章为后续章节提供了基础观点。此外，这个介绍性章节还覆盖了 5 个原则、HAAT模型、辅助技术的定义、健康和功能的补充模型、立法情况和关于应用 HAAT 模型的一些研究的综述。

HAAT 模型指导着对用户使用的辅助技术的评估和评价。它提供了一个评估技术可用性的框架，并且指导产品研发。HAAT 模型沿袭了前几个版本的基本结构。但是，在这个版本中，我们对每个元素提供了更加深层次的讨论。不仅如此，我们还讨论了各个元素在支持人类在使用辅助技术情境中做活动时如何相互作用、相互影响。第二章到第四章则围绕着这些概念和 HAAT 模型应用进行详细的展开。

第二章介绍辅助技术，讨论这个特别为残疾人设计的技术和主流技术之间的混淆不清。大家都知道主流技术的"爆发"。当我们写前几个版本的时候，笔记本电脑还没有出现，手机还没有这么智能，并且全球互联网和通讯才刚刚开始全球扩展。而今天这些都是旧闻了，但是它们对各类残疾人可选择使用的技术的影响依旧引人注目。对残疾人产生的影响既有积极的一面，也有消极的一面。我们特别注意这些发展可能对资源匮乏国家的残疾人产生的国际影响。

第三章讨论了 HAAT 模型的 3 个元素，即活动、人类和情境，以及它们之间的相互影响和相互作用。在这里，我们把社会公平和就业公平观点应用到辅助技术获取和使用上。对于所有个体而言，获取可负担的、合适的辅助技术是他们的权利，这些技术将支持他们参与社区的日常生活交际。事实上，在 HAAT 模型中，情境元素的社会和文化部分已经被提升到可以影响到辅助技术供给和使用的可持续性的高度。同时，辅助技术的作用必须结合其被使用的情境：在城市中表现良好的技术也许在偏远地区就会一无是处，如在澳洲内陆、南美洲的偏远地区、非洲国家或加拿大的最北方。我们在第三章的前面和本书的其他相关部分还试着提出在资源匮乏地区的辅助技术供给问题，尽管我们也认识到这只是管中窥豹而已。

随着技术越来越普遍，残疾人的生活方式及其和周围环境的联系越来越多地受到影响。于是，伦理道德方面的考虑变得重要起来。有一些是因为人们以特殊方式对辅助技术应用所造成的，如对智力障碍个体的监控和跟踪。其他伦理方面的考虑则和辅助技术的次生效应有关，如个人信息存取恢复方面对技术的依赖。辅助技术应用当然还会引起其他的伦理道德问题，如对像认知障碍者这样的特殊残疾人可能造成的影响。为此，我们增加了第四章来深度讨论这些伦理道德问题。

在讨论辅助技术不同类型的每个章节中，HAAT 模型得到了清晰明了的应用。这些章节均使用统一的格式，①讨论本章关注的技术支持的活动；②描述使用这个技术受益的个体和影响这个技术支持的活动参与能力的损伤情况；③讨论影响使用服务供给的情境因素；④讨论能识别出对辅助技术的需求并能找出最适合的辅助技术的评估方法；⑤讨论具体的技术；⑥描述成效评价；⑦综述支持这个具体技术使用的研究。在一些章节中，格式按照上述步骤顺序进行，而在其他章节中，步骤顺序则被调整以适应具体的话题领域。

我们在第六章讨论上肢运动障碍个体能够获取电子类辅助技术控制的各种方式。第七章描述设计控制接口的主要方法。这些控制接口在辅助技术中被用于计算机存取、电力驱动、交流和环境控制。第八章则着眼于主流技术被用作辅助技术和运动障碍个体使用计算机的基本规则。

我们在第九章讨论座椅和摆位技术，包含不同类型的座椅、摆位系统和硬件，以及材料的特性和结构技巧。第十章描述手动和电动轮椅的结构及控制方式，说明用于指导推荐这些技术的原则，并且介绍这些领域的最新进展。第十一章有两个主要部分：①当乘坐交通工具（车座或轮椅）出行时所需要的安全交通技术；②驾驶技术。

在第十二章中，我们讨论了使用辅助技术来替代或增强手动操控功能。自前一个版本发行以来，可用技术及应用在这个领域的发展突飞猛进。我们对低科技辅具和高科技辅具都做了纳入，但对那些被用于操控环境的辅具给予了更多关注，如目前应用越来越普遍的智能技术。同时，我们讨论了机器人应用在个人家庭、学习、工作方面的进展。

我们在第十三章对支持低视力人群或盲人的技术做了概述。随着主流技术得到越来越多的使用，社会上出现了为低视力人群在笔记本电脑和智能手机上进行视觉无障碍设计及为全盲者设计视觉替代品的需求。我们在第十四章讨论辅助重听者和聋人的技术。听觉技术的发展已经扩大了听力部分损失者和全部损失者治疗的选择。主流技术的应用已经对盲聋障碍者沟通领域造成了严重冲击。

第十五章定位在认知障碍者辅助技术应用领域。具有适用性应用服务的主流技术的使用同样很显著地扩展了在这个领域中的选择范围。针对痴呆者的监控技术也在快速发展。增强沟通领域受主流技术影响最大，几乎每天都出现许多新的应用。但是，在这个领域，日新月异的技术已经影响到人们对言语障碍者沟通替代品的评估和实践。第十六章会就此展开分析。

我们希望那些熟悉辅助技术的人们可以在本书中找到一些新的想法。而那些初次接触这个主题的读者通过本书也可以开始熟悉辅助技术并且领会它们的潜能。

感　谢

　　我们的两名博士生给了我们极大的支持。他们是利利安娜·阿尔瓦雷斯（Liliana Alvarez）博士和劳拉·泰特斯（Laura Titus）博士。在本版本的撰写中，他们成功地完成和诠释了自己的工作。利利同时拥有哥伦比亚的作业治疗师的临床经验和在波哥大罗萨里奥大学做教授的资历。作为教授，她曾使用本书之前的版本教授辅助技术课程。她丰富的经验对于帮助我们从全球视野理解辅助技术应用来说非常有价值。她在查阅、总结辅助技术方面的最新文献上的帮助丰富了本书的内容。劳拉则是一名经验丰富的临床医生。她的研究方向涉及人们在日常生活中为何及如何在轮椅上使用倾斜力。她总是能随时准备好讨论舒适坐姿技术和移动性技术，指出什么应该有，什么不应该有，说明关键的资源，并对舒适坐姿和移动性章节的草稿提供反馈建议。当需要照片的时候，她总是能安排可用的设备从而顺利得到照片。劳拉的支持和她掌握的知识，以及我们之间的友谊使舒适坐姿和移动性这一章节的撰写变得容易，内容也变得更加可靠。

　　其他对本版本撰写提供了支持的人们的贡献同样值得我们感谢和赞赏。琳达·诺顿（Linda Norton）是韦仕敦大学的博士生，来自购物者家庭健康机构（Shopper's Home Health），在创伤预防和压力再分配技术方面是一个不可多得的人才。运动专家戴夫·法尔（Dave Farr）和来自安大略省伦敦市泰晤士河谷儿童中心（Thames Valley Children's Centre）的安德鲁·史密斯（Andrew Smith）慷慨地开放他们的库房和诊所为舒适坐姿和移动性技术提供了照片。多伦多大学的亚历克斯·米哈伊利迪斯（Alex Mihailidis）医生，英属哥伦比亚大学的伊恩·米切尔（Ian Mitchell）和多伦多大学的普贾·维斯瓦纳坦（Pooja Viswanathan）则为智能轮椅技术提供了最新信息。

　　这样重量级著作的诞生不是孤立的。我们非常荣幸能够和爱思唯尔出版社的乔利恩·高尔（Jolynn Gower）编辑合作。她带领我们经历整个出版过程。乔利恩的支持是无价的：她在各种资源上提供指导，帮助我们做各种决定，并且对因外界环境造成的期限变动总是给予理解。

艾伯特 M. 库克（Albert M. Cook）
贾尼丝 M. 波尔格（Janice M. Polgar）

　　贾尼丝·波尔格和我已经合作完成《辅助技术概要》（*Essentials of Assistive Technology*）和本书的第三版和第四版。我们总是能找到一起合作的方式，这个事实证明了我对贾尼丝作为一个合作者的价值。合作总是具有挑战性的，而且经常会有意想不到的结果，尤其是通过电话和电子邮件而不是面对面的交流。贾尼丝使这种合作轻松而富有成效。她睿智、严谨、高效。这些品质成就了高质量的产出。她的幽默和积极乐观则带来了意想不到的收获：我们得以攻克不可逾越的期限。和贾尼丝的合作一直让我保持愉悦的心情。她总是那么睿智、那么严谨，更难能可贵的是她总是很和蔼。对于我写的并给她看的部分，她做了很多重要的修正，对于她自己负责的部分，她表现出非凡的洞察力和谨慎。感谢您，贾尼丝，为这一切的努力及其高质量的成果。

言语已经无法表达我对妻子南希（Nancy）一直以来所给予的支持、爱和理解的感激之情！还有我的女儿们的支持，芭芭拉（Barbara）和珍妮弗（Jennifer），还有我的儿子，布赖恩（Brian）。也正是这些支持鼓舞我去了解那些能够改善残疾人困境的技术方式。

艾伯特 M. 库克（Albert M. Cook）

非常高兴能够和库克再次合作写书。这是我和库克第三次合作写这本书。像每次修订一样，我们花费大量时间讨论书籍的内容和结构的修改。我们讨论、辩论关于理论、实践和技术方面能影响我们修正这本书的内容和结构的改进，这些关于修订的交流令人充满活力。这个版本着重阐述了辅助技术的全球供给、主流技术和辅助技术的交融及伦理等问题。这些想法都来自许许多多热烈的讨论和争执。

任何参与过时间跨度很大的项目的人都清楚了解那种对工作的热情时起时落的感觉。在过去的几年中，当我厌倦写作的时候，艾伯特作为合作者的出现最令人鼓舞。艾伯特是一位绅士。感谢他在时间要求上的慷慨和持续不断的支持。当我的工作、个人问题和写作发生冲突的时候，艾伯特走进来承担着额外的工作。他对知识和经验的分享是无私的。他作为这本书的资深作者，时常指引着我实际完成写作。当然，他总是慷慨大度地回馈富有建设性的意见。我一直认为我是幸运的，艾伯特几年前力邀我作为合作者，并万分珍惜我们之间多年以来建立的友谊。

我的家人使我的生活充实而有意义。我父母，查尔斯（Charles）和伊夫琳·米勒（Evelyn Miller），随着年龄的增长，逐渐成为辅助技术的使用者，于是，我所奉行的技术以使用者为核心的理念被夯实。我非常看重我丈夫罗杰（Roger）和孩子们安德烈亚（Andrea）、亚历克斯（Alex）的无尽的爱和支持。这两个孩子都在这个项目进行过程中完成了高中阶段的学习，进入了大学。我们那热烈的餐桌辩论、郊外旅游和欢歌笑语是我人生最大的乐趣。

贾尼丝 M. 波尔加（Janice M. Polgar）

目　录

辅助技术的原则：
人类活动辅助技术模型概述

学习目标

学完本章内容，你将掌握以下知识点：

1. 定义辅助技术（assistive technology, AT）。
2. 描述辅助技术服务配置的关键原则。
3. 描述健康生态模型对人类活动辅助技术（HAAT）模型概念化的贡献。
4. 描述人类活动辅助技术（HAAT）模型的目标。
5. 描述活动、人类、情境和辅助技术等元素。
6. 描述人类活动辅助技术（HAAT）模型在辅助技术研究和临床应用上的 4 个具体应用。

第一节 引言

本书背景

残疾（Disability）被看作是一种社会造成的现象。它是环境屏障造成的结果。这个关于残疾的观点使残疾归根于环境而不是个人。在世界卫生组织（World Health Organization, WHO）对国际功能、残疾和健康分类（International Classification of Functoning，Disability and Impairment, ICF）中，残疾是人类和环境互动的结果。从这个观点看，残疾可能是每个个体的体验（Bickenbach et al., 1999）。

由于统一残疾定义和数据统计技术方面问题的挑战性，人们很难估计全球残疾人群的数量。然而，据 WHO 的《残疾人报告》（*Report on Disability*）（2011）估计，全球大约 7.2 亿人有着不同形式的残疾（WHO, 2011, p. 27）。其中，接近 1.9 亿人（或者说全球人口的 3.8%）是日常活动受限的严重残疾者。

残疾人大多生活在低收入水平或者中等收入水平的国家。据估计，在低收入水平或者中等收入水平的国家中，89% 的残疾人是视觉损伤者，76% 的是听觉损伤者，他们中 92% 的人是因为受到了故意伤害或意外伤害（Samant, Matter, & Harris, 2012, p. 1）。类似的，妇女、老人和贫困人群残疾率更高。

残疾给个人生活带来了严重后果。和正常人相比，残疾人待业或者失业的概率更大，他们和他们的家庭更容易处于社会底层，身体状况也会更糟糕，接受教育的机会更少，遭受的社会隔离更多，社区参与度更小，安全保障系数更低（他们更有可能经历身体上、精神上和经济上的虐待）。

减少环境致残的手段有很多，辅助技术（assistive technalogy，AT）就是其中之一。技术在我们生活中无处不在，并在很大程度上简化了我们的日常工作。本书着重阐述技术应用在解决各类残疾人需求上的方方面面。我们将描述一个可以引导辅助技术服务配置、产出评估（outcome evaluation）和研究发展的模型。

第二节 重要文件中残疾的构成

联合国（United Nations，UN）发布的《残疾人权利公约》（*Convention on the Rights of Persons with Disabilities*, CRPD）开宗明义道："人类大家庭所有成员的固有尊严和价值及平等和不可剥夺的**权利**，是世界自由、正义与和平的基础"（UN, 2007, p. 1）。公约指出残疾是个人及其生活的情境（context）相互作用所产生的结果，其程度因个体生活情境变化而不同。该公约描述了残疾人的权利，明确指出签署公约的缔约国要从确立法律、规章制度和其他措施保证公民的这些权利。

《残疾人权利公约》庄严地记载着残疾人在法律

面前权利平等，并且"有权不受任何歧视地享有法律给予的平等保护和平等权益"。残疾人有权利被认可为"法律面前的人格"（UN CRPD, p. 8）。也就是说，任何一个缔约国都不能因为一种残疾的出现就把关于残疾人被赋予公民的全部权利和义务认可取缔。公约禁止任何缔约国宣告残疾人不是正常人，因为这意味着他（她）没有选举权、财产权、公民管理参与权或者婚约权。事实上，人们如果回想下在二十世纪初期的女权运动之前对女权的限制，就会更好地理解《残疾人权利公约》具体条款的意图。

残疾的妇女、儿童由于性别和年龄的原因，自身存在被歧视和虐待的弱点，需要得到特别关注。

针对全球公民所拥有的权利和保护，《残疾人权利公约》明确制定对于残疾人的一些具体条款（见表1-1），并对一些和辅助技术使用、服务配置、研究和发展相关的条款进行了描述。

公约中很多部分专门提到辅助技术，呼吁各种类型的辅助技术的研究和开发，在用途、实用性和信息等方面要求许多其他技术形式的无障碍性（尤其是信息和交流技术），要求提升辅助技术无障碍地位，以及改善辅助技术的信息无障碍格式。此外，公约还呼吁培养辅助技术服务配置各方面的专业人才（UN, 2007）。

条款编号	条款标题	和辅助技术相关的内容
4	一般义务	明确同意从事辅助技术的研究和开发，优先考虑价格低廉的技术。 同意以无障碍模式提供关于辅助技术和相关服务、支持的信息。
9	无障碍性	为了使残疾人充分参与生活的各个方面，缔约国同意提供平等无障碍的使用交通工具、利用信息（和信息通信技术）、进出公共建筑及享有服务的方式。
19	独立生活和融入社区	残疾人有在社区中选择居所的权利及充分参与必要的和自己需要的社区生活活动的权利。
20	个人行动能力	便利残疾人按自己选择的方式和时间，以低廉费用享有个人行动能力。 优质的助行器具须是无障碍的且提供的服务费用低廉。 残疾人可以得到助行辅具使用的培训。 要求生产助行辅具的实体考虑残疾人行动能力的各个方面。
21	表达意见的自由和获得信息的机会	残疾人有和其他人同样拥有使用其选用的交流方式表达意见的权利。 要以无障碍模式提供信息。 在正式事务中允许使用替代性交流方式（如盲文、手语、辅助和替代性交流方式等）。 鼓励私营实体使用替代性交流方式，鼓励包括互联网在内的大众媒体使用和接受替代性交流方式和通道。 承认和推动手语的使用。
24	教育	残疾人享有平等受教育的权利。 提供合理便利以满足残疾人的教育需求，包括个性化项目。
25	健康	残疾人有权享有"可达到的最高健康标准"（p. 14）。
26	适应训练和康复	缔约国提供使残疾人能够实现和保持最大程度的自立的适应训练和康复。 支持辅助技术的提供、了解和使用。
27	工作和就业	残疾人有权平等地获得自己选择的有报酬的工作。 确保在工作场所为残疾人提供合理便利。
29	参与政治和公共生活	确保地点和方式的无障碍性以便残疾人行使参与包含选举权在内的政治活动的权利。 积极创造环境，以便残疾人充分地参与社区活动。
30	参与文化生活、娱乐、休闲和体育运动	提供无障碍模式、材料和环境以便残疾人参与文化生活、娱乐、休闲和体育运动的各个方面。

表 1-1 联合国《残疾人权利公约》中与辅助技术相关的条款。

辅助技术 (AT)

参考文献：United Nations: Convention on the rights of persons with disabilities (CRPD), Resolution 61/106, New York: United Nations, 2007. www.un.org/development/desa/disabilities/

第三节 辅助技术的定义

一、官方定义

我们可以根据定义对感兴趣的构想进行设计，并将术语中包含的内涵和外延传递给他人。在立法或政策层面，定义能界定法律或政策的范围，影响到具体法律或政策条文的解释和应用。例如，在受政府支持的辅助技术资金项目的判定上，人们会根据定义来决定哪些辅助器具符合或者不符合资助要求。此外，定义也有助于将术语概念化，并帮助人们理解定义中存在的个体或群体方面的观念。

辅助技术常用的两个定义，来源于美国 1998 年立法、2004 年修订的《辅助技术法案》(The Assistive Technology Act) 和 WHO。《辅助技术法案》把辅助技术定义为 "不论是现货采购还是对其进行改动或定制，旨在增强、保持或改善残疾人身体功能的任何项目、设备或产品系统"。

同样，2001 年 WHO 把辅助技术定义为 "通过改良或专门设计，旨在改善残疾人身体功能的任何产品、仪器、设备或技术"。上述两个定义均只注重技术，并将其局限在供残疾人使用的有形物体上。不过，美国的定义相对更多地包含了主流技术。

二、非官方定义

Hersh 和 Johnson (2008a) 在文章中指出，这些官方定义把辅助技术和医学模式联系得太过紧密，过于强调辅助技术的应用能克服残疾人的局限性，并改善其身体功能。虽然上述定义适用于某些情境，但同时也将我们对辅助技术的理解牢牢制约在了技术这一个层面。Hersh 和 Johnson 将辅助技术定义为 "专供残疾人和老年人获取并使用的所有产品、环境改造、服务和过程"（见 2008a）。他们还进一步指出，使用辅助技术能够帮助用户克服基础设施方面的不利，帮助他们充分参与社会并安全轻松地完成各项活动。

这种对辅助技术的广义理解和我们对辅助技术的看法是一致的。我们都认为辅助技术涵盖各种主流技术，并且专门针对各种残疾人开发。本书强调了服务和基础设施的重要性。辅助技术不仅是提供了装置，而且更重要的是为残疾人提供了能在多种环境中无差别地从事理想职业的机会。在书中，我们重点关注的部分可大致分为沟通、认知、行动、操控的这些活动及使它们起作用的技术。需要指出的是，我们所做的不仅要整合主流技术和专门技术，而且要通过例证证实辅助技术能够有效帮助用户参与社区内政治、社会和经济领域的工作。

三、辅助技术和其他技术的区别

有关残疾人参与和身体功能方面的著作和文献涉及大量技术构想所构成的术语，其中包括康复技术、教育技术及无障碍和通用设计。本书的第二章将会详细讨论后两个技术，并会对关于人类活动辅助技术模型中的辅助技术元素展开更进一步的探讨（本章后文会介绍到该模型概况）。Sanford（2012）在辅助技术概念化中加入一个有助于在无障碍和通用设计范畴内将辅助技术更好地区分出来的维度。他指出，不同于那些使环境更加便利的设计（例如，自动门，设在固定位置、供经过此处的人们使用的斜坡），辅助技术是 "个性化的，通常是符合（用户）本人情况的专门设计"（Sanford, 2012, p. 55 ）。

在这本书中，我们不讨论康复或教育技术，虽然我们讨论了一些在康复和教育领域有所应用的装置。我们认为康复技术是主要在临床环境中应用的装置，例如平行杠、吊索、倾斜桌和那些主要用于身体复原或目标是康复的装置。教育技术则指的是那些使教育资源的获取更加无障碍的装置，例如，以一些可替代、无障碍模式提供教育课程的软件程序。事实上，类似的装置比比皆是，它们有的可以改善沟通、定位和计算机获取，有的支持认知活动，有的则可以增强人们的听觉、视觉效果。在它们的帮助下，学习者可以接触一些因为注重参与或注重实现专门目的而有所不同的教育技术。

四、小结

实际上，不同的团体为了满足让广大残疾人获得无障碍环境和服务的资助及监管的要求，都自行使用辅助技术的定义来界定辅助技术的构成。同样，他们的焦点都放在了如何去提升残疾人的身体功能方面。我们应该看到，非官方定义在官方定义中加入了情境因素，包含影响辅助技术设计、使用和实施的社会因素及其他环境因素。此外，虽然在官方和非官方定义中均涉及主流技术（mainstream technology），但无疑后者中体现得更多。本书既对主流技术做了专门讨论，同时也留出篇幅讨论了针对残疾人的专门设计，在描述不同的技术类型和相应的服务配置过程的同时，着重介绍了如何通过技术应用让残疾人充分参与自己所期望的活动。

第四节　辅助技术服务配置的原则

本书主要从对辅助技术需求进行识别的临床应用的角度来描述辅助技术。这个过程首先要决定哪个装置最为合适，然后在得到这个装置之后提供相关的操作和产出评估，以保证用户能使用该装置。为此，服务配置被正式地定义为"任何一种能在辅助技术装置的选择、获取或者使用中直接帮助残疾人的服务"（118 STAT. 1170）。

我们提出几个把**辅助技术服务配置**放在显著位置的原则：①过程**以人为中心**（person centered），而不是以辅助技术为中心；②产出是使个体对所期望的活动的参与得以实现；③为服务配置使用循证（evidence-informed）过程；④按照伦理方式提供辅助技术服务配置；⑤按照可持续方式提供辅助技术服务。这几个原则在这里只是简单介绍，细节会在本书第四章和第五章进行更深入的讨论，应用亦会在后续讨论辅助技术门类的章节中得到更深入的说明。我们会从提供辅助技术服务情境的角度来解释这些原则。

一、以人为中心，而不是以辅助技术为中心

辅助技术的提供和开发都不是为了让人去适应技术。相反，它们都是关于使用过程的。当用户在必要情境下参与相关活动的时候，这个过程便会伴有迎合用户需要的产出。

从产品开发角度看，如果整个设计过程既没有用户情况调查，又没有技术将如何被使用的相关知识，那么，这个新开发的技术将很可能不会因为原设计目的被采纳。它实际上只是被设计用来迎合一个对于目标用户来说根本不存在的需求。

从服务配置角度看，如果辅助技术在没有得到用户调查和相关的其他调查情况下被推荐或被规范，那么等待它的不是被抛弃，就是不能尽显其能。某项目收集脊髓损伤患者的故事及这些患者使用辅助技术的情况，其中一位参与者案例透彻地阐述了上

述观点。他本人就抛弃了复杂技术，因为这个技术并没有给他带来任何所期望的超出简易装置的优点。事实上，残疾人必需的装置通常没有在其回家生活之前被推荐，被推荐的都是一些根本不需要的装置，而有用的那些他们却没能得到（SCIPILOT, nd）。关于这个装置不匹配的问题，后面章节将会展开更多的讨论。有很多因素会导致这种情况的发生。但大多数因素都是因为技术开发过程中不能适当考虑辅助技术使用者而导致的。

二、以功能产出和参与为重点

和第一个原则表述的观点相一致，第二个原则也阐明了重要的是要看个体对装置做了什么，而不仅仅是看我们向个体提供了什么装置。我们所认为的辅助技术概念本身包含用户参与其中的活动。理解个体在整个辅助技术服务配置过程中的所想所需是重要的。然而，更加重要的是我们也要认识到，仅仅标记个体能够使用一个装置的某个专门功能也是不够的。

理解个体如何使用装置及装置是否按照用户选择的方式提供功能显得尤为重要。例如，一个扩大和替代沟通装置能支持用户参与到一次社交中，换言之，装置提供社交功能。然而，了解装置是否支持了用户的词表、感染力和语速也同等重要。这里要阐述的观念是，装置对于一些用户来说成为其个体的延展，即它传递着个体形象。当装置的使用未能贡献人们所期望的个体形象的时候，那说明它还没有充分发挥作用。对于装置来说，仅发挥功能是不够的，而是必须按照用户的想法来发挥功能。第三章我们将更加具体地讨论这个概念。

三、循证过程

循证（evidence-informed）过程的使用通过下面的方式给辅助技术使用者带来好处。循证过程的使用能保证辅助技术服务各个部分全方位地包括识别最适合用户的技术的步骤，在技术使用初期和使用过程中提供必要的培训和支持的步骤，以及对个体用户和整个群体进行技术产出的充分评估的步骤。证据可以来源于通过服务配置过程和围绕辅助技术调查问卷系统化收集来的数据。关于证据的不同类型和支持这些证据的研究，我们将在第五章阐述。

构建证据库的关键是积累关于辅助技术服务配

置过程的各个方面的总的数据。呈现证据用来支持辅助技术评价、推荐过程、培训、持续的评估和功能产出。书中为不同的辅助技术应用展示了这样的证据。正如我们即将看见的，而辅助技术领域的专家也已经意识到，这个领域需要更多的研究来支持。投资者在支持辅助技术购买之前，他们经常要求对方提供支持辅助技术使用具体产出的证据。

四、伦理过程

一个伦理过程包含多种视角：专业或临床的伦理规范，以及对善行、不伤害原则及广义哲学和伦理世界观概念的具体化，也就是说，一切能用于创造让所有人都能够有意义地参与进去的包容性社会的手段。这里仅概要地介绍构成符合伦理的辅助技术服务配置背景的关键观点。对此，我们在第四章还要进一步展开。

（一）伦理的专业和临床规范

本书的大部分读者是工程方面、健康护理方面的专家或者学生，其实践均在官方的伦理（ethics）规范下进行。纵观几个不同的伦理规范，如北美康复工程和辅助技术协会（Rehabilitation Engineering and Assistive Technology Society of North America, RESNA）、加拿大作业治疗师协会、美国物理治疗协会、物理治疗世界联盟和瑞典作业治疗师协会等，我们便会发现它们之间有很多共性。框1-1列出了RESNA的伦理规范。

这些专业规范凸显善行（beneficence）和不伤害（nonmaleficence）原则，善行就是只做好的，不伤害原则就是不做坏的。人们通过一些行动把这些原则付诸实践。这些行动能够使职业诚信、责任感及胜任力和职业规范得以具体化。

这些规范对医患（服务提供者与客户）关系进行了明确的说明。简单地说，幸福感、权利和患者（客户）的自我决定引导着这种关系。在实践中，临床医生承认患者充分参与到临床和服务配置过程的自主权。临床医生或服务提供者以可靠的、诚实的方式为患者保密。当服务提供者负责提供诚实、称职服务时，这些规范便维护了客户和服务提供者的角色之间的平衡。

框 1-1　RESNA 的伦理规范。

RESNA 是一个跨学科的康复和辅助技术促进协会。它坚持且发扬伦理行为的最高标准。其成员应做到：

· 以被专业技术服务的个体的福利为重。
· 仅在其擅长领域实践并维持着高标准。
· 维护特殊信息的机密性。
· 不从事构成利益冲突或对职业产生不利影响的行为。
· 寻求合情合理的服务报酬。
· 教育和告知公众康复、辅助技术及它的应用。
· 以客观、真实的方式发布公开声明。
· 遵守指导行业的法律和政策。

修订于 RESNA 伦理规范的综述。
来源：http://www.resna.org/certification/RESNA_Code_of_Ethics.pdf

一些规范建议实践基于社会公平（social justice）原则，我们接下来详细讨论这个规则。此处所说的社会公平指的是，对于所有需要辅助技术服务的人来说，服务具有无障碍性。美国作业治疗师协会（American Occupational Therapy Association, AOTA）的伦理规范（AOTA, 2010）特别指出分配公平原则指导实践（后面会专门讨论这个话题）。菲律宾物理治疗协会（Philippine Physical Therapy Association, PPTA）则指出物理治疗服务对所有人都是无障碍的（PPTA, 2009）。

（二）社会公平

John Rawls 阐述了社会公平的基础性原则。这道出了我们讨论的真谛。社会公平概念最初形成于经济学观点，指从社会公平获取权利和资源，如收入和物质资料（Rawls, 1999）。能力理论把 Rawls 的观点做了进一步发展，指出所有个体拥有获取基本权利和自由选择的权利（Nussbaum, 2011; Sen, 2009）。

当把这些观点应用到那些在日常生活中使用辅助技术的残疾人的时候，我们就会发现因鲜有机会参与到有收入的活动而给他们带来的经济上的损失，以及因残疾产生的更高消费而给他们带来的伴随性收入降低。事实上，不能得到辅助技术使一些残疾人处于贫穷中（Samant et al., 2012）。具体来说，辅助技术服务、技术的有效性或者使用权的不到位限制了残疾人个体参与到社区作业的能力，尤其是限制了他（她）参与到可以获得充足资源以回馈他们自己或者家庭的经济活动中（Samant et al., 2012; WHO, 2011）。例如，一个人可以通过使用扩大和替代沟通（augmentative and alternative communication, AAC）装置消除和陌生人的交流障碍。但是，当他不能得到这种装置支持的时候，他就会在就业和其他公民活动中受到阻碍。在这种情况下，社会元素成了限制元素，它们限制了个体充分参与到社区及外界的活动中。

在下面的情况中，人们将会看见不公平的第二个原由。两个有着同样收入的人，其中一个人有残疾或者在供养一个有残疾的家庭成员，而另一个人身上没有这种情况。当我们把涉及残疾的花费考虑进来的时候，他们的收入便出现了很大的差距（Samant et al., 2012; WHO, 2011）。残疾人需要支出很多常人不需要的开销，如个人助理费用、高额交通费用、家庭改造费用和必需的非常重要的辅助技术费用。而且，从全球角度看，这些装置购买获得的资助并不一致。这就导致必须要获得辅助技术的个人或家庭将比同等收入的人拥有更少的可自由支配的收入。

从诸如美国 1990 年的《残疾人法案》这类立法中可以窥见走向社会公平的官方途径。这一法案尝试通过立法建立官方机制以消除残疾人充分参与社会的阻碍（Danermark & Gellerstedt, 2004）。类似地，联合国的《残疾人权利公约》也指出所有缔约国必须提供给公民的基本权利，并且明确说明任何姓名、年龄或者残疾程度都能无条件获得辅助技术。在本书中，我们把社会公平看成与辅助技术服务配置相关的因素，并且把社会公平应用到辅助技术服务配置中。在第三章中，我们标识出那些旨在为残疾人做无障碍性规定的法律条文中的关键部分，并且讨论这些立法在临床实践中被鉴别和应用的各个方面，例如，残疾的定义及在立法中谁会有资格被予以考虑。当然，我们还会讨论和辅助技术个体分类相关的话题。

（三）分配公平

分配公平是社会公平的第二个理论。一般来说，在残疾人和他（她）生活的环境发生交集时，就会出现不公平现象。分配公平理论就是基于这个观点。降低这些不公平影响的一个办法便是更公平地进行资源分配。这包含经济资源及教育、就业、就医和获得支持充分社会参与的基础设施的机会。基于"被设计用于指导经济活动的利益和负担的分配"（Cook, 2009, p. 10）的原则，分配公平提倡对这种不公平的资源进行再分配。

五、以可持续方式提供辅助技术服务

通常，**可持续性**意味着以一种能够及时持续地保障人们需求的方式提供辅助技术产品和服务。这个基本观点在资源丰富和匮乏的经济体中的实施情况略有不同。许多资源良好的国家面临着众所周知的人口更迭情况。它们的人口老龄化，最大比例的人口增长出现在那些年龄超过 75 岁的高龄者身上。这些个体有更高的残疾发生率，其中包含多重残疾，以及占最大比例的卫生保健花费。在资源匮乏国家，卫生保健花费之巨已经发展到了当前系统不能承受的地步。

在这些国家，卫生保健资金的一部分被用于支持适配辅助技术产品和服务的费用，这些产品和服务与辅助技术使用的评量（assessment）和训练有关。在这些产品和服务与卫生保健资金受限的现实情况下，临床医生通过平衡患者的权利和需求来维持可持续性。不过，这样说并非意味着不提倡保护患者的需求，而是要使用循证过程并将患者纳入这个过程来确认那些辅助技术是否符合患者需求，确保其获得的装置能被使用，并发挥出最大潜能，而不是被束之高阁，终结在壁橱中、抽屉中或者车库中。

在资源匮乏的经济体中，可持续性通常意味着辅助技术服务的发展和建立。在发达国家容易获得的产品和服务也许在这些新兴经济体中很难得到。这通常是因为成本、立法、基础设施缺乏和其他资源受限（Samant et al., 2012）。辅助技术服务和一个辅助技术工业的建立就意味着要和当地的厂商合作，使用地方材料和设计本地化的功能性产品（Borg, Lindstrom, & Larson, 2011, Owen & Simonds, 2010; Samant et al., 2012）。不仅如此，它往往也意味着要提供能使用当地知识、技术和材料对辅助技术装置进行维护和修理的技术（Owen & Simonds, 2010）。而且，它还意味着要提供残疾人可以承担的产品和服务（WHO, 2011）。

第五节　人类活动辅助技术模型

1995 年，Cook 和 Hussey 在《辅助技术原则和实践》（1995）第一版中介绍了人类活动辅助技术模型（Human Activity Assistive Technology, HAAT）。这个模型描述了某人（人类）在使用辅助技术的情境

中做某事（活动）。这个对 HAAT 模型的简单解释刻意地描述辅助技术在模型中的位置。模型的重点放在一个参与到被选环境中活动的人身上。因此，模型的任一应用开始于某人在情境中做某事，然后再介绍辅助技术。

这样的顺序安排可以防止人们把辅助技术假设为主要的价值，产生一种是人适应技术而不是技术适应人的需求的印象。这个模型被用于辅助技术的发展、研究和评量，其中评量包含辅助技术的最初选择及对其使用成效的持续评估。图 1-1 阐述了这个模型。

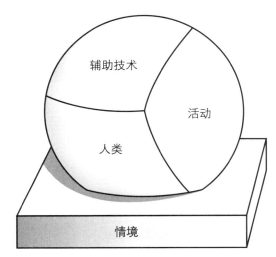

图 1-1　人类活动辅助技术模型。

本章简单介绍 HAAT 模型。第二章给出和辅助技术相关的基本观点。第三章详细讨论活动、人类和情境元素及这些元素之间的相互作用。这个模型在本书的中间部分被应用于辅助技术的具体分类。

一、基本概念

HAAT 模型共享了整合活动（作业）、人和环境元素的其他模型的很多特征。它和很多有影响力的模型同时发展。这些模型有世界卫生组织的 ICF（WHO, 2001），加拿大作业活动表现及参与（Canadian Model of Occupational Performance and Enablement, CMOP-E）模型（Townsend & Polatajko, 2002, 2013），以及人－环境－作业活动表现（Person-Environment-Occupational Performance, PEOP）模型（Baum & Christiansen, 2005）。这些相关模型揭示了组成 HAAT 模型的不同元素。而 HAAT 模型由于明确考虑了辅助技术，这一点使之与众不同。

（一）国际功能、残疾和健康分类

世界卫生组织的国际功能、残疾和健康分类（ICF）（WHO, 2001）是一个被公认的且经常被应用的模型。按照对健康的影响，ICF 把身体结构和功能、活动和参与及环境进行分类。ICF 陈述了四个目标，有两个和我们的讨论相关。其中一个目标是为健康研究及其决定因素提供一个基础。另一个目标是构建一个通用语言来促进不同用户之间的有效沟通（WHO）。在后面讨论 HAAT 模型组成元素的章节中，我们将更详细地描述 ICF 的相关部分。

本章的开头描述了世界卫生组织关于辅助技术的定义。在 ICF 的环境部分我们讨论了辅助技术。当我们考虑并提供辅助技术的时候，这样的做法无异于向人们提出一个挑战。具体来说，在 ICF 的第一章首先提出辅助技术是"环境因素的产品和技术"。在某个特定的参与情境，如教育，辅助技术也被提出来。ICF 通常把环境因素描述为个人的外在。当考虑辅助技术时，这个概念的挑战性在于，虽然辅助技术对于用户的确是外在的，但是它要比环境等其他元素更加的个性化，例如，适用于行动不便者或者视力障碍者的电梯。辅助技术通常被推荐给一个具体的人，由其带着这个技术来到不同的情况中。类似地，对于其他环境因素，人们设计和修改辅助技术以此来适应个人的需要。然而，当考虑环境内外的活动和参与的时候，多数装置的个性化特质都应该考虑到使用该装置的人。

（二）作业治疗中的生态模型

描述人、环境和作业活动表现之间关系的那些模型揭示了作业治疗的实践。两个特别有影响力的模式是 CMOP-E 模型（Townsend & Polatajko, 2002, 2013）和 PEOP 模型（Baum & Christiansen, 2005）。CMOP-E 模型没有明确提出辅助技术，而基于 ICF 模型的 PEOP 模型则把辅助技术定位在环境成分内。

和 HAAT 模型一样，CMOP-E 和 PEOP 都是生态模型（ecological models）。具体来说，这些模型考虑了包括作业活动表现、参与、健康、生活质量和福祉等很多方面元素的交互影响。导致作业活动表现成效的是人、环境和作业的事务性特征。图 1-2 阐述每个模型的主要成分和次要成分之间的比较。

除了由人、环境和作业组成的中心框架，这些模型还共享其他很多观念。环境能给作业带来便利或者制约，作为其特征的使能者和障碍者这两个概念相互关联。作业或活动，被看作人和环境的桥梁，人通过这种方式成为世界的一部分。这些模型通过一个清晰的实践过程帮助指导临床实践。CMOP-E 模型阐明了临床医生在患者 – 治疗师关系中扮演的不同角色（Townsend & Polatajko, 2002, 2013）。PEOP 模型阐明了自上而下法。这个方法引导着使作业活动表现和参与发挥作用的干预过程（Baum & Christiansen, 2005）。虽然两个模型都和 ICF 模型相关联，但是 PEOP 模型和 ICF 模型的联系更加紧密一些。

像 PEOP 和 CMOP-E 这些模型都认为，活动的

概念超出了分类，并将作业现象的复杂性结合起来，这影响着我们近期对 HAAT 模型的表述，正是这种表述帮助我们理解辅助技术在完成作业活动表现和促进参与方面的地位。这些模型要求我们不仅要考虑辅助技术如何补充一个活动的表现，例如，日历应用能通过待办事项提醒用户以强化记忆，而且要考虑到用户如何看待作业和环境不同方面的影响，或者说使用 HAAT 术语的语境。和 ICF 模型类似，这些模型也把重点从技术转回到一个情境中做某事的人身上，这是 HAAT 模型的本质所在。

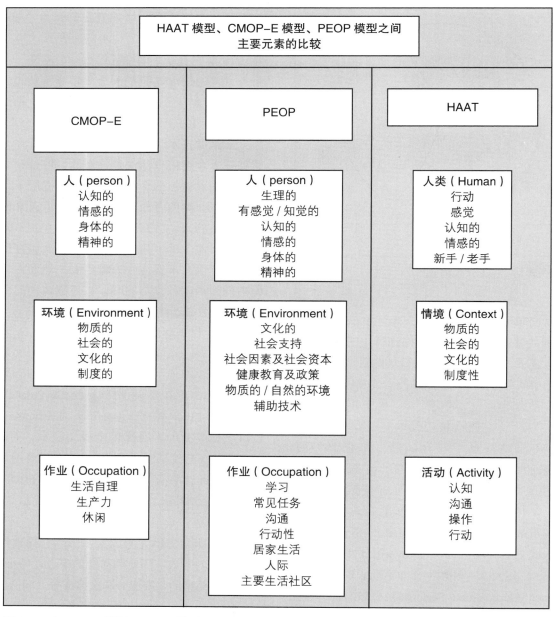

图 1-2 CMOP-E 模型，PEOP 模型及 HAAT 模型的比较。

HAAT 模型建立在以下四个成分之上：活动、人类、辅助技术和情境。这个模型在本质上被概念化为事务性模型，以抓取个人在参与活动中的经验。这种事务性特征扩大了我们对个人参与情况的理解。当个人与情境中的其他人和非人类方面发生相互作用时，辅助技术便会通过识别个人的动态体验来使我们了解其所经历的情境。过去的经验和个人的当下经验的理解影响着当前的情况。基于此，Cutchin（2008）提出"境遇认知"这个概念。

二、活动

在 ICF 中，活动被描述为个体执行一项任务或行动，参与被描述为个体参与相关的社会活动，这个描述和作业的概念是一致的。在这里，ICF 模型和作业治疗模型（如 CMOP-E 模型和 PEOP 模型）都有益于引导完成对使用辅助技术的个人想要完成的活动的识别。通常，人们的日常生活活动可分为自理活动、生产性活动（工作、志愿互动或者教育）及休闲活动。不过，最近这种分类体系受到了人们的质疑，他们认为它太过局限了。也有人建议按照时间、空间和场所对活动进行分类。事实上，我们大多数人都有同时处理很多任务的需求。我在写这部分的时候，就同时需要给准备去上大学的儿子提供帮助。我们认为分类概念是人为的，本就是为了方便我们讨论活动的具体内容。虽然，我们将讨论活动的不同分类，以此帮助人们理解辅助技术的概念和应用，但是，我们需要理解个人也许会同时参与到多种任务中。活动中的参与是动态的，它会在不同活动中流动发生。

被支持的活动是个人想要参与的活动，理解这一点很重要。HAAT 模型中的活动成分帮助我们理解辅助技术用户参与其中的任务。它指导产品的研究与开发、辅助技术的选择、对评价辅助技术使用的功能产出的鉴定及研究问题的定义。它帮助我们思考用户使用辅助技术做了什么，并了解有时候有些行为难于觉察。

活动成分也包含活动参与的时间长度和频率，例如，每天、每周、每月、每个季度多次。我们要考虑到参与活动是否涉及其他人，同时也必须了解活动发生的地点，以便决定情境对于活动表现的影响及处于这样的情境中使用辅助技术的影响和对于所需装置的运输的影响。

三、人类

人类成分包含使用者在行动、感知、认知和情感领域的能力。对感知、行动、认知和成效表现分析属于初始和进行中的评量和成效评估的一部分。第三章会更加详细地描述这些领域。理解人类在这些功能领域中的功能，将有助于我们去指导有效辅助技术的推荐和开发训练项目。在这里，评量也包含确认能力的变化是否被期望发生，例如，通过发展性改变、恢复、与年龄相关的退化，或者源于发展情况的自然特性而引起的改善。这些基本元素的功能体现为通过辅助技术的使用支持它们所期望的和所需的作业活动表现的能力。

除具备身体功能知识之外，对人在生命中的角色的理解及其使用技术的经验、动机和使用的生命周期视角都是 HAAT 模型中人类成分的重要方面。角色涉及跨越不同情境的很多活动，并为一个人的身份认同作出贡献。一般来说，角色包含家长、工人、学生和消费者。动机是人类成分的一个重要方面，并可以从下面两个角度来理解：返回到具体活动表现中的动机和使用辅助技术的动机。

生命周期视角能指导临床医生考虑人类的发展性方面。对于少年而言，他的技能和能力正在发展，依赖他的父母来支持其活动表现和辅助技术的使用是必需的。而因年龄导致功能损失的老人则对辅助技术的设计和支持有不一样的需求。从这一点讲，辅助技术的使用也许可以被理解为一个与年龄相关的功能损失的可见符号。

此外，使用辅助技术的新手和老手对辅助技术的不同理解也影响着临床医生和使用者对辅助技术评量和训练过程的意见的平衡。新手因为缺乏了解和经验而更加依赖临床医生的信息。相反，老手则知道她需要技术做什么，并且会在获取驾驭辅助技术能力的过程中表现得更加积极。

四、情境

HAAT 模型使用情境（context）这个术语以便和其他使用环境这个术语的很多模型形成对比。当第一次开发这个模型的时候，人们感觉环境这个术语过于局限，因为它存在着被解释为物理环境的可能。而情境这个术语更加包容，包含社会和文化的情境，并且是动态的，从而更加适用于指导辅助技术应用的模型。

在过去的几十年中，人们对残疾机制的理解已经发生了变化，尽管还不是那么完全。残疾的医学模型把"问题"定位在个人，就像一些需要被修复的病损。根据医学模型所执行的干预也只是着眼于改变个体。这些干预当然是有用的，通常也是必需的，但是孤立地使用医学模型限制了人们对病损的其他成因的认识，这些成因存在于个体的身体结构和功能之外（Whalley Hammel 2006; McColl & Jongbloed, 2006）。

残疾的社会模型把残疾的定位从人的角度移动到社会结构中。它认为社会知觉、态度、体系和政策都有可能导致残疾。进一步讲，残疾本身就是个人特征、物理环境及"情境的和交互的"社会文化环境相互影响共同作用的产物（Fougeyrollas & Gray, 1998）。这些状况导致了残疾人被排斥，他们的活动和社会参与受到了限制。这样的情境形成一系列物理的、态度的、文化的、基础设施的和制度的屏障，把残疾人从充分的社会参与中排除了出来。

HAAT 模型是通过使辅助技术设计、服务配置和使用的情境方面变得明确和突出，反映残疾的社会模型。它包含四个情境成分：①物理情境，包含自然的和人为构建的周围环境和物理参数；②社会情境，和同伴、陌生人一起的社会情境；③文化情境；④制度情境，包含正式法律、立法法案和条例；其他，如教育、工作、组织和社团等制度层面上的政策、实践和过程，如宗教体系的社会文化体系。

物理情境包括支持或者阻碍参与的自然的和人为构建的环境因素。这些因素既包括内置设计因素，如盲文符号或建筑物入口的斜坡，也包括像雪、冰、沙等不同的自然形态影响行动的物理因素。此外，还有噪声、灯光和温度的物理参数。

社会情境包括在环境中能影响活动参与和辅助技术使用的所有个体。这里我们要区分直接和非直接互动。任何一种互动，不论是和其他人的面对面的、远程的，还是非直接的，都能发挥影响。发挥非直接影响的个体负责制定影响着残疾人参与的政策和程序。社会情境也包括个体生活的社会关注和影响他们完全融入社会的社会价值和态度。

文化情境包含共享价值系统（Bruner, 1990; Jonsson & Josephsson, 2005）。系统包括信仰、礼制，以及广泛使用且不像社会态度和实践变化那么快的价值。虽然，在社会情境和文化情境之间存在相似点，但是，文化信仰超越社会结构，构成了诸如宗教或种族等团体的成员关系，而不是生活在一个特定的社会情境中。对时间和空间、团体中不同成员的权利和责任、独立和自治，以及对像残疾这样关于生命因果的信念的看法都影响着人们的行为和态度（Jonsson & Josephsson, 2005）。

情境的最后一个要素是**制度情境**（institutional context）。它包含两个关键领域，①立法和相关的条例；②政策和资助。相关立法影响着残疾人通过规定获取如教育、卫生保健和雇佣等这些关键权利。同时，立法也从细节上要求残疾人融入社区和社会生活的尽可能多的方面。在资助方面，立法、条例和政策定义了有资格获得资助的人和事及获得资助的过程。

五、辅助技术

在 HAAT 模型中，辅助技术被看作是在一个情境中一个人做一个活动的使能者（enabler）。它包括以下四个方面：人 / 技术接口（human/technology interface, HTI）、处理程序（processor）、环境界面（environmental interface）和活动输出。辅助技术和人的交互是通过 HTI 完成的。就这样，HTI 形成了人和辅助技术的边界。交互在这个边界双向发生，例如，信息和力从人指向技术，反之亦然。

辅助技术通过认知、交流、操作或者行动这样的活动输出（activity output）支持活动表现。HTI 和活动输出连接着处理程序。处理程序把从人那里接收到的信息和力转化成控制活动输出的信号。像传感器这样的一些辅助技术也必须能检测外部环境数据。由环境界面完成这个功能。检测到外部数据后，处理程序将它们解释和格式化以便能够通过 HTI 提供给用户。事实上，不是所有的辅助技术都有这些部件。不过，所有辅助技术至少有其中一个部件，大部分有两个或三个。

此外，辅助技术也在连续系统中被考虑。这个连续系统把为大众市场创造的技术，或者说主流技术，看成和为个体创造的技术一样。像在第二章所说的一样，残疾个体已经能够越来越多地使用大规模生产、面向广大消费者的技术。特别是信息沟通技术和计算机技术，它们在让个体拥有多种多样的能力方面非常有用。此外，这些装置通常比特定给残疾人生产的装置更易获得、更加便宜。这个连续系统的中间部分是那些为残疾人生产的产品，这些产品通常为"现货"产品，只需做最小限度的修改，甚至无需修改。在这个连续系统的另一端则是那些为单个或者非常少量的残疾个体创造的以迎合其具体需求的产品。由于这些装置属于定制且仅少量生产，所以往往价格更高且更难得到。图1-3描述了这个连续系统。

技术复杂性是HAAT模型中辅助技术需要考虑的另一个问题。以易操作和辅助技术硬件的配置为参照，复杂性的连续范围从简单到复杂。一般来说，容易操作的装置更易被用户接受，并且不容易操作错误。

考虑复杂性的另外一种方式是把技术描述为低科技或高科技。低科技装置操作和结构都很简单，经常是手动操作，容易获得并且便宜。低科技装置的例子有口操纵杆、合适的器皿和计算机保护钥匙。相反，高科技装置使用更复杂；经常是电动的或者以电子化为特征的；具有很多功能，包括用户自定义功能；不易获得且很贵。AAC装置、电动轮椅、日常生活电子辅具和机器人装置都是高科技装置的例子。

最后的差别存在于硬技术和软技术之间。**硬技术**是指有形的、可触摸的装置，如计算机硬件、AAC装置、助听器或者移动装置。大多数辅助技术官方定义都是指这些硬技术。相反，**软技术**是指支持装置使用的不可触摸的方面，包括其他参与者、书写或听觉的材料及计算机软件。这些技术包含决策、策略、训练、概念构成及服务配置。这些技术在新产品研发中被大量使用，如当推荐或者购买一个产品时的决策，各种学习如何使用新装置时发生的活动。起初，新用户或者临床医生也许十分依赖外部资源（如使用手册）来学习装置的使用。随着人们对辅助技术的自信和知识的增长，附加的策略

和灵活性渐渐被应用到装置的使用和服务配置过程中来。

六、重组HAAT模型

HAAT模型描述了一个复杂的、动态的框架。这个框架用于理解辅助技术在残疾人生活中的位置，指导临床应用和研究。它包含几个不同的影响辅助技术使用的要素。模型的动态特性提醒我们这些要素不仅相互作用、彼此影响，而且影响的程度也在时刻变化。例如，在夏季，天气作为物理情境要素之一，也许对使用支持视觉或移动装置外出行动的个人影响很小。然而，在冬季，遇到下雪、结冰、寒冷的天气，这时候的物理情境对残疾人的外出行动影响就会很大。当获取装置得到公共资助时，制度情境能通过辅助技术的使用支持活动参与，但当装置没有获得充足的资助时，制度情境将变成一个阻碍。

总之，人类、活动和情境这几个要素影响着作为人类活动使能者的辅助技术的选择和成功。这时，我们不得不提到一个用于产品设计和推荐的一致性系统。这个系统认识到对某些事理解的重要性，这些事包括一个人想要和需要去完成的活动、个体的能力及情境不同方面对装置获得和使用的影响。理解活动能确保装置支持一些有用的性能。理解残疾个体不仅能了解她的能力、技巧，还能了解她所处的年龄段、技术经验、扮演的角色，以及她参与活动的意图、她的残疾类型和她对辅助技术的使用。理解情境能了解物理情境、社会情境、文化情境和制度情境是如何单独和共同地支持或限制残疾个体的活动参与，以及其对辅助技术的获取和使用。

在HAAT模型的应用中，以客户或者说用户为中心的方法是主旋律。在服务配置和研究过程中，把理解客户的目的及其对自己需求的看法作为起点是很重要的。不能满足客户需求和期望的技术对于

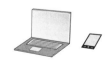

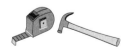

| 主流技术 | 商用辅助技术 | 定制辅助技术 |

图1-3　阐述从主流技术到定制技术发展的连续系统。

支持客户的全部潜能是没有用的。我们中的大多数人可能都有这样的装置：我们买的时候以为有用，买到手里后发现它不符合我们的期望，于是将它搁置不用。就辅助技术来说，尤其是通过公共资助得到的装置，如果用户的活动表现受到影响，或本来成本就不多的卫生保健资金被浪费掉，那么这种装置被废弃就会产生更大的影响。

在后面两个章节中，我们将分别展现这个模型的不同要素，然后再描述他们的相互作用。虽然，我们为了讨论每个重要观点会把各个部分独立出来，但是，模型是作为一个整体被考虑的，每个要素都有助于使活动表现和技术使用者的社区参与达到理想的效果，理解这一点对于我们来说至关重要。

七、辅助技术的生态模型

辅助技术的其他两个模型，即人和技术匹配（Matching Person and Technology, MPT）模型（Scherer & Glueckauf, 2005）、综合辅助技术（Comprehensive Assistive Technology, CAT）模型（Hersh & Johnson, 2008a, 2008b），是专门针对辅助技术评量和服务配置开发的。这两个模型的要素包含人、环境和技术。此外，CAT 模型也包含活动成分。

MPT 模型是为支持辅助技术评量过程而开发的。它以驱动为目的、以客户为中心，并且被设计用于鉴定那些最可能被残疾个体使用的辅助技术。模型包含三个关键元素：人（偏好和需求），环境（影响辅助技术使用和功能的环境元素），辅助技术（特征和功能）（Scherer & Glueckauf, 2005）。

在这里，我们可以提供几个基于模型的评量。通常来说，这些评量要求来自潜在的用户或客户及专业人员的参与以帮助识别合适的辅助技术。评量包含技术当前使用的评估和在日常、教育和工作技术等方面用来评估态度和经验的一系列工具。第五章从服务配置角度深入讨论这些评量。辅助技术和儿童匹配（Matching Assistive Technology and Child, MATCH）评量是最近从中发展起来的。

MPT 方法和 HAAT 模型是一致的。原因在于它考虑了一种复杂情况（技术使用），识别出了影响情况的关键要素，并且理解一个元素的改变会导致其他元素积极或消极的改变。MPT 方法没有专门讨论活动，活动是在 HAAT 模型中明确说明的要素，而且通过不同的 MPT 方法与 WHO 的活动和参与之间

建立联系（Scherer & Glueckauf, 2005）。

CAT 模型是由两个电子电气工程师发展起来的。它主要被设计用于分类和描述影响辅助技术使用的不同特征。设计说明、初始评量及成效评估都被认可是 CAT 模型的主要应用（Hersh & Johnson, 2008a）。CAT 模型紧密依赖于 WHO 的 ICF 而建模。它的组织形式是树型分叉结构，根据用户的需求和表现有不同的展示方式，如图表、表格和工程流程图。模型的主要分类有活动、人类、情境和辅助技术。分类有三层，上面所列的是主要领域，每个下面都有子层。

Hersh 和 Johnson（2008b）阐述了模型的不同应用。这些应用的优点是，当设计、选择或评估辅助技术的时候，能够识别需要考虑的关键要素。它们展示了如何使用模型来描述一个具体目标的相关特征。

从概念上讲，CAT 模型和 HAAT 技术模型非常类似。因为它们包含的主要分类相似。两个模型都能被使用到相似的应用中，如装置设计和开发、服务配置过程中的指导及成效评估等。它们的主要不同在于支持描述。HAAT 模型在不同成分之间设定了更加动态的交互；CAT 模型似乎描述了在一个情况下更加个性的分类，而不是分类之间的交互。

第六节　人类活动辅助技术模型的应用

HAAT 模型有四个主要的应用：①产品的研究与开发；②产品使用（usability）研究；③客户评量；④产出评估，包括辅助技术使用的个体和群体用户的产出。每个应用的日常过程是相似的，识别期望的活动、关注个体或群体用户的特征、在考虑辅助技术之前决定影响装置获取和使用的情境因素。

一、产品研究与开发

在不考虑活动、人类或情境需求下开发的产品极可能不符合用户的需要。基于此，我们提倡实施预研究，即在设计产品之前调查需求。在这本书所有的基础原则中，以人为中心、以功能为基础的辅助技术设计和服务配置过程这两个原则在这个方面产生影响。残疾个体的实际经验是辅助技术研究和开发过程中的关键部分。这个过程支持识别一个产品的

需求度及评估每轮设计对该需求的符合情况。

虽然，下面的过程没有明确的说是基于 HAAT 模型的，但是，这个用于开发针对儿童座椅需求的卫生间系统的过程阐述了一个以用户为中心、以功能为基础的方法（Lee et al., 2002）。这个过程开始于幼儿家长提供关于卫生间需求的建议，包括他们如何使用卫生间产品，例如，产品要很容易从卫生间移走，这样家庭的其他成员就都可以使用卫生间。然后，这些建议作为设计特征，指引着原型和可被用来指出原型问题的评估工具的开发。接下来，这个原型和当前可以得到的其他产品一起被送给家长，家长使用初始阶段开发的评估工具对这些产品进行评估。同时，将来可以得益于这个装置的儿童开始使用这个座椅，以便有经验的理疗师能够评估这个配置，儿童也可以表达他们对装置的看法。在技术被转让之前，产品开发的最后阶段包含在家庭中使用装置一段时间，以便家长和儿童能够提供关于其实用性和可用性的反馈（Lee et al., 2002）。在每个阶段获得的大量反馈及对活动、使用者和使用装置的情境等这些关键方面的识别，成就了一个最终能够满足期望产出的产品。

二、可用性

Fisk 等人（2009）给出了装置实用性和可用性的区别。实用性描述了装置如何很好地满足用户期望的功能，而可用性描述了用户如何能够很好地获得装置的功能（Fisk et al., 2009）。他们指出可用性的 5 个关键特征：

（1）可学习能力：装置的所有功能都易于学习。这里我们可以加入支持学习的软技术效力的考虑。

（2）效率：用户在一个合理的时间内努力以最小的挫折达到装置使用的预期目标。

（3）可记忆性：如何使用一个装置可以让人们清楚地记住，尤其是，当一个功能好久没有被使用了，他们也不至于忘记。可记忆性的一个例子是在智能手机上编制一个具体的功能。当编制过程容易保存或者容易从存储中恢复的时候，我们就可以说可用性的可记忆性方面已经得到了满足。

（4）差错：这个方面是指用户做得不正确的动作或者遗漏的动作导致装置被限制或阻止而不能发挥预期功能。这时，可以识别这样的差错、最小化一个错误的影响、给出标记错误的反馈，以及用户可以修理产生的错误就显得很重要。

（5）满意度：当使用装置的时候，用户有一个积极的体验。我们把这个体验解释为对装置的功能和装置所使用的图像如何能够令人满意地传送给用户（Miller Polgar, 2010）。

（6）容易使用：除了上面列举的 Fisk 等人指出的 5 个原则，我们还加入了容易使用这个原则。最后这个原则囊括了上面的所有观点。但是，它也明确说明在合格基础上装置使用起来必须简单。我们把这个解释为产生理想输出要求的步骤数目最少化。

在这里介绍两个主要的可用性分析观点。第一个观点，目的是识别和改正问题，这是一个人在使用装置时遇见的问题。第二个观点，囊括了使用装置做的大量任务和测量用户的表现。虽然，这两个分析都将对装置的使用问题提供有用的信息，但是，第二种分析类型在步骤上提供了细节。对于使用装置和认知、交流、感知及装置使用物理命令，这些步骤是必须的（Fisk et al., 2009）。

三、临床评量

我们会在第五章详细讨论评量过程。基本过程包含识别使用辅助技术要解决的需求、评量的关键方面、评量结果的综合分析和对装置的推荐。评量是以用户为中心的。这意味着辅助技术的使用者和其他诸如父母、孩子或者配偶等合适的人在评量团队中都是平等的伙伴。并且，他们对于装置使用的目标在驱动评量过程中是最重要的。

评量包括官方和非官方手段。官方评量就是测试，测试通过严格的过程开发，伴随着测量内容的建立，并以标准化方式被管理和解释。非官方评量包括观察和交流从而收集输入和信息。

临床团队的组成人员有辅助技术使用者（和相关的人）、听力学家、作业和物理治疗师、言语病理学家、护士、内科医生、教师、康复工程师及康复和教育助理。制度政策和实践决定谁出现在评量过程中，以及他们对评量的不同方面有什么责任。

在装置的推荐和获取阶段，评量达到高潮。如果可能，评量过程也会影响资助的获得。这就要求人们了解谁负责申请资金及申请时都需要什么材料。

四、成效评估

成效评估包括两个方面，分别是由客户个体和客户群体给出的装置使用产出评估。后者中的评估构成了评估库。这一评估库对辅助技术资助的申请日益显示出的必要性提供了佐证。

客户个体的产出评估的理想情况是在获得装置后的几个时间点进行：获得后马上做一次评估，短期跟踪和长期跟踪。事实上，能够进行这些评估依赖于资金、制度政策和临床工作量。不幸的是，临床医生能够密切注意客户的唯一一个时间点经常是在装置分发的时刻。这就限制了评估装置融入客户生活情况的能力。

成效评估基于客户确定的有关获取装置的目标。这个评估决定这些目标是不是很好地得到了满足。另外，其他成效，如装置的满意度和装置使用的社会心理方面的影响，也可以合并到个体客户评估中，这些会在第五章进行深入讨论。Carpe 等人（2010）使用 HAAT 模型解释他们在儿童对书写和交流辅助器具的研究中得到的数据。HAAT 模型对鉴别这些装置使用的阻碍者和使能者是有用的。

大规模情况下，装置使用的成效评估是通过抽样客户所提供的关于装置使用、装置满足预期的能力和关于未来开发装置设计的反馈等方面的信息得出的。通常，这种类型的评估被纳入官方研究的一部分并予以实施。这个研究提出建立和辅助技术使用相关的证据库。这个证据库支持临床决策、影响政策，并且调整新的和持续的辅助装置和服务的公共资助。

Lenker 等人（2012）综述了与 HAAT 模型和其他与辅助技术服务配置相关模型的服务配置过程。他们得出的结论是这个过程对支持着眼于客户的方法提供了有用的信息。这个模型和关联的过程将得益于更多支持产出评估研究的具体过程和方法的持续发展。

第七节　总结

技术在我们日常活动的表现中无处不在。没有技术的支持，任何活动都不能开展。辅助技术的官方定义为"为残疾人特别设计的扩大或者替代功能的技术"。这个定义通常被用于确定这些装置是否能够支持残疾人的无障碍性及融入社会的立法或条例的不同部分要求。然而，为主流使用（不是专为残疾人）而开发的装置日渐为很多残疾人所用以发展他们的各种能力。特别是其中的信息交流和计算技术，具有可以使各类残疾人无障碍地使用这些装置的特征。

几个关键原则指导着辅助技术的设计、评量和评估。这些原则包含①以人为中心的过程；②功能即产出；③循证过程的使用；④伦理过程的使用；⑤辅助技术可持续方式的视角。这些关键原则为装置设计和开发者、临床应用者和决策者等专业人士所使用，从而保证装置能满足其内在的功能目标，被预期用户接受，并且与用户使用它们的情境相一致。

HAAT 模型是本书运用的框架，描述了一个人在使用辅助技术时的活动，由四个主要部分组成：①活动；②人；③情境；④辅助技术。该模型基于生态和相互作用结构，强调组件的动态性和集成性，应用于研究与开发、设备使用、临床评量和产出评估流程。

本书接下来的几个章节会详细描述 HAAT 模型，并讨论与辅助技术相关的伦理和服务提供等问题。这些章节明确了 HAAT 模型的应用过程。每一章通过讨论的辅助技术所支持的活动、特定技术类的用户属性、情境考虑及评量和产出评估来反映 HAAT 模型。每章的大部分内容是对目前可用技术和新兴技术的描述。本组织说明 HAAT 模型的内在流程，并为不同技术提供充足的详细信息来支持临床应用。

思考题

1. 从医学模型和社会模型角度，对比你所理解的残疾概念。描述每个模型如何影响辅助技术使用和服务配置。

2. 请讨论残疾的存在如何影响残疾人的生活环境。

3. 识别辅助技术官方定义的各个元素，并对比辅助技术信息定义中的这些元素。

4. 识别并描述 ICF、CMOP-E 及 PEOP 模型的关键成分。讨论它们对 HAAT 模型的影响。

5. 分别描述指导辅助技术服务配置的四个原则。请举例说明。

6. 描述 HAAT 模型的每个成分，并举例说明。分别描述四个情境成分，并举例说明。

7. 识别并分别描述 HAAT 模型的四个应用。

参考文献

American Occupational Therapy Association: Occupational therapy code of ethics, *Am J Occup Ther* 64:S17–S26, 2010.

Americans with Disabilities Act of 1990, 42 U.S.C. §§ 12101 et seq.

Assistive Technology Act of 1998, as amended, PL 108-364, §3, 118 stat 1707, 2004.

Baum C, Christiansen C: Person-Environment-Occupation-Performance: An occupation-based framework for practice. In Christiansen CH, Baum CM, Bass-Haugen J, editors: *Occupational therapy: Performance, participation, and well-being*, Thorofare, NJ, 2005, SLACK, pp 242–267.

Bickenbach J, Chatterji S, Badley EM, et al.: Models of disablement, universalism and the international classification of impairment, disabilities and handicaps, *Soc Sci Med* 48:1173, 1999.

Borg J, Lindstrom A, Larsson S: Assistive technology in developing countries: A review from the perspective of the Convention on the Rights of Persons with Disabilities, *Prosthet Orthot Int* 35:20–29, 2011.

Bruner J: *Acts of meaning*, Cambridge, MA, 1990, Harvard University Press.

Carpe A, Harder K, Tam C, Reid D: Perceptions of writing and communication aid use among children with a physical disability, *Assist Technol* 22:87–98, 2010.

Cook AM: Ethical issues related to the use/non-use of assistive technologies, *Dev Disabil Bull* 37:127–152, 2009.

Cook AM, Hussey S: Assistive Technologies: Principles and Practice, St. Louis MO, 1995, Mosby.

Cutchin M: John Dewey's metaphysical ground-map and its implications for geographical inquiry, *Geoforum* 39:1555–1569, 2008.

Danermark B, Gellerstedt LC: Social justice: Redistribution and recognition—a non-reductionist perspective on disability, *Disabil Soc* 19:339–353, 2004.

Fisk AD, Rogers WA, Charness N, et al.: *Designing for older adults: Principles and creative human factors approaches*, ed 2, Boca Raton, FL, 2009, CRC Press.

Lee DF, Ryan S, Polgar JM, Leibel G: Consumer-based approaches used in the development of an adaptive toileting system for children with positioning problems, *Phys Occup Ther Pediatr* 22:5–24, 2002.

Fougeyrollas P, Gray DB: Classification systems, environmental factors and social change. In Gray DB, Quantrano LA, Lieberman ML, editors: *Designing and using assistive technology: The human perspective*, Baltimore, 1998, Paul H. Brookes, pp 13–28.

Hersh MA, Johnson MA: On modelling assistive technology systems—Part 1: Modelling framework, *Technol Disabil* 20:193–215, 2008a.

Hersh MA, Johnson MA: On modelling assistive technology systems—Part 2: Applications of the comprehensive assistive technology model, *Technol Disabil* 20:251–270, 2008b.

Jonsson H, Josephsson S: Occupation and meaning. In Christiansen CH, Baum CM, Bass-Haugen J, editors: *Occupational therapy: Performance, participation, and well-being*, Thorofare, NJ, 2005, SLACK, pp 116–133.

Lenker J, Shoemaker LL, Fuher MJ, et al.: Classification of Assistive Technology services, *Technol Disabil* 24:59–70, 2012.

McColl MA, Jongbloed L: *Disability and social policy in Canada*, Concord, ON, 2006, Captus University Publishers. 2.

Miller Polgar J: The myth of neutral technology. In Oishi MMK, Mitchell IM, Van der Loos HFM, editors: *Design and use of assistive technology: Social, technical, ethical, and economic challenges*, Boca Raton, FL, 2010, Springer, pp 17–24.

Nussbaum M: *Creating capabilities: The human development approach*, Cambridge MA, 2011, The Belknap Press of Harvard University Press.

Owen J, Simonds C: Beyond the wheelchair: Development of motorised transport for people with severe mobility impairments in developing countries, *Disabil Rehabil Assist Technol* 5:254–257, 2010.

Phillipine Physical Therapy Association: *Code of ethics*, 2009. Available from www.philpta.org/?page_id=62. Accessed November 5, 2012.

Rawls J: *A theory of justice*, Cambridge MA, 1999, Belknap Press of the Harvard University Press.

RESNA: Code of ethics, nd. Available from: http://resna.org/certification/RESNA_Code_of_Ethics.pdf. Accessed December 27, 2013.

Samant D, Matter R, Harniss M: Realizing the potential of accessible ICTs in developing countries, *Disabil Rehabil Assist Technol* 1–10, 2012.

Sanford J: *Universal design as a rehabilitation strategy: Design for the ages*, New York, 2012, Springer.

Scherer MJ, Glueckauf R: Assessing the benefits of assistive technologies for activities and participation, *Rehabil Psychol* 50:132–141, 2005.

SCIPILOT: *Luther: Navigating the system*. Available from www.scipilot.com/_g/cons-g/036.php, 2013. Accessed December 27.

Sen A: The idea of justice, Cambridge, MA: The Belknap Press of Harvard University Press, 2009.

Townsend E, Polatajko HJ: *Enabling occupation II: Advancing occupational therapy vision for health, well-being and justice through occupation*, Ottawa, ON, 2002, CAOT Publications ACE.

Townsend E, Polatajko HJ: *Enabling occupation II: Advancing occupational therapy vision for health, well-being and justice through occupation*, ed 2, Ottawa, ON, 2013, CAOT Publications ACE.

United Nations: *Convention on the Rights of Persons with Disabilities (CRPD)*, Resolution 61/106, New York, 2007, United Nations. Available from www.un.org/disabilities/convention/conventionfull.shtml.

Whalley Hammel K: *Perspectives on disability and rehabilitation: Contesting assumptions, challenging practice*, London, UK, 2006, Churchill Livingstone.

WHO, 2011.

World Health Organization: *International classification of Functioning, disability and health*, Geneva, 2001, World Health Organization.

World Health Organization: *World Report on Disability*, Geneva, 2011, WHO Press.

第二章

帮助残疾人的技术

学习目标

学完本章内容，你将掌握以下知识点：

1. 描述能够满足残疾人需求的各种技术选择。

2. 定义辅助技术。

3. 理解通用设计的原则及其满足残疾人需求的应用。

4. 描述影响全球辅助技术应用开发的不断变化的人口统计数据。

5. 区分硬辅助技术和软辅助技术，并分别描述。

6. 识别并描述辅助技术装置的主要功能。

7. 描述软技术的主要分类。

8. 理解通过技术满足残疾个体需求的技术选择。

进入二十一世纪，世界正从以机器为基础的或者说制造业经济转型到知识经济（Ungson & Trudel, 1999）。知识经济发展的核心是攻克传统社会壁垒，其中包含居民的空间分布、语言或知识壁垒、由残疾或环境导致的不利因素、社会地位及经济实力（Weber, 2006）。

另一个趋势是从区域的或国家的范围转向全球范围。这也许意味着发达和新兴国家之间的"数字鸿沟"在缩小。如果信息时代为资源匮乏国家的人民生活条件方面带来显著的提高和改善，那么，残疾人是不是也应该从中受益呢？如果我们能给予无障碍环境以足够的重视，那么答案就会是"是的"。

信息和沟通技术（Information and communication technologies, ICT）包含计算机（台式和笔记本）、普通手机和智能手机，以及平板电脑。ICT 是通往知识经济的大门。访问互联网对于残疾人来说要比正常人更加重要，因为他们通常缺少信息获取或参与的可替代方式（Weber, 2006）。在第八章，我们将讨论 ICT 无障碍化及其作为辅助技术（assistive technologies, AT）被运用的方式。

另外一个重要的因素是技术的飞速发展。这些技术都是我们的工具。它们深刻地影响着我们学习、工作和娱乐的方式。能够制作工具使我们成为了人，然而，因为我们依赖工具而使工具最终控制了我们（Wright, 2004）。如果你不相信，那么请放下你的电脑和手机 24 小时或者更长时间，然后看看你没有了它们是否能够生活。对于我们大多数人来说，这种技术依赖也许是可选择的，但是，对于残疾人而言，这种选择性就很小了，因为他们经常依赖技术获得工作，完成日常生活任务，以及充分参与社会。

实际上，不只是 ICT 在改变残疾人的技术选择。新型材料也使座椅系统变得更加舒适并可避免皮肤破损。轻型材料则使轮椅和其他机动产品变得更加易于使用和运输。家庭使用的主流产品也在发生改变，如食物的制备和食用、自我照顾。它们正被设计用来适合那些有关节炎、视力或听力损失的老年人使用。更加重要的是，越来越多的产品，从汽车到家用电器，都被设计成对残疾人而言更具无障碍性和可用性。这些因素所导致的最终结果是，有更多的技术选择可以满足残疾人的需求。它们有些是主流产品，有些则是专门为残疾人设计的。

无论是基于主流技术还是专门设计的产品，ICT 的一系列功能都是辅助技术所必需的典型功能，如智能手机。之前我们已经知道如何使很多装置无障碍化，现在我们只需确保无障碍化伴随新技术一起发生。在这一章中，我们将考虑大范围的正在出现的技术能力及其对于残疾人的具体内涵。Pullin 在 2009 年发现"尽管新技术不断涌现，其消耗又在某些方面令人担忧，但是，很多人依旧被那些根本不适合他们能力的设计排除在外，并依旧行动不便"（p. 69）。通过无障碍化主流技术和专门技术来应对这种挑战能够使残疾人更加充分地参与到社会的各个方面。

第一节　辅助技术的日新月异及其对残疾人的影响

通常使用的辅助技术（AT）定义来源于美国公法（US Public Law，PL）100-407，美国国家法案之技术援助部分：

任何项目、装置或产品系统，无论是在货架上就能够购买，还是经过改进或定制，凡用于加强、维持或改善残疾个体的功能性能力的，皆为辅助技术。

当这个定义在二十世纪九十年代形成时，几乎就没有改造是针对主流产品的，而大多数辅助技术都是专门为满足残疾人的个体需求而设计的（Cook & Hussey, 1995）。随着时间流逝，为残疾人而改造的很多专门内容已经成为主流产品的标准特征。这些特征的部分名单和它们在辅助技术和主流上的应用见表 2-1。表 2-2 列举了一些最初在公共建筑为残疾人提供便利的主流衍生品。

功能的双向互换由来已久（Newell, 2011）。磁带和唱片的发明是为了支持盲人使用的有声读物。打字机的发明是为了一位失明的意大利伯爵夫人。圆珠笔的发明是为了那些因手不灵便而不能使用带尖的钢笔的人。木匠使用的斜锯架的发明是为了那些不能用两只手同时开锯的人。这些工具的开发都是为了残疾人。电话的引进最初是要帮助听力不好的人，但它的影响力主要发生在主流群体中，所以实际上是排除了听力不好的人群（Emiliani, 2006）。然而，这个使电话成为可能的技术也可用于感知声音，并将其用于助听器的放大功能。而且，电话线通过调制解调器能够被用来传递数字数据，这个发现改善了重度听力障碍者的问题。这使电传打字机（teletype, TTY）（见第十四章）可以作为通过电话线传输的听觉信息的一种视觉替代品。这也使手机上使用短信服务（short message service, SMS）（输入文本）成为可能。对主流设计概念、材料、方法的贡献很多初衷都是服务于残疾人，这其中包括材料和制造技术。Pullin（2009）阐述了二战期间研发的制作夹板的胶合板制造技术如何引起二十世纪四五十年代独特的家具设计和批量生产。这种从辅助技术到主流技术来回"迁移"的特征，促进了基于通用设计（universal design）的发展大趋势。

第二节　通用设计

在过去的 20 年中，对于残疾人来说主流现成技术已经变得越来越容易获取。为了享有丰富的、有效率的生活，残疾人需要和其他人一样地获取主流技术（mainstream technologies）。其中，具体的、重要的当属移动设备（智能手机、平板）、电脑和信息技术，因为这些技术正在对全球发展和国际贸易产生着影响。我们将在第八章讨论这种获取的意义。

商业产品的设计应以通用设计原则为基础："环境和产品的设计理应在最大程度上让所有人都可使用，并且不必进行改造或者特殊设计。"（Sanford, 2012, p.66）

通过这种方法将产品中对于残疾人更加有用的功能嵌入到产品中，如大一点的把手，像视觉、触觉或声觉等各种展示选项，像图标或图片这样的可替代文本。

在一些国家（例如，欧洲的一些国家），通用设计以"为所有人而设计"而知名。北卡罗来纳州立大学（North Carolina State University）通用设计中心与通用设计的倡导者一起编制了一套通用设计的规则，如框 2-1 所示。这个研究中心也维护着一个关于通用设计的网站（http://Design.ncsu.edu）。

框 2-1　通用设计原则。

1. 公平使用原则：设计物对于不同能力的人来说都是有用并可购买到的。
2. 使用适应性原则：设计物适应广泛个体的意愿和能力。
3. 简单直观原则：无论使用者的经验、知识、语言技能还是使用时的注意力集中程度如何，都能容易地理解设计物的使用方式。
4. 信息可观察性原则：无论周围条件还是使用者的感知水平如何，设计物都能有效地将必要的信息传达给使用者。
5. 容错性原则：设计物应该将由于意外或者失误而产生的危害和不良后果降至最低。
6. 低体力消耗原则：设计物应当能被有效而舒适地使用，疲劳感最少。
7. 尺度、空间可接近和使用原则：无论使用者的身体尺寸、体态还是活动性，设计物都应该提供合适的尺度和空间以便接近、到达、操控和使用。

表 2-1 辅助技术的主流衍生品。

技术名称	辅助应用	主流应用
隐藏字幕	给聋人和听力障碍者使用的在电视上语音和声音的文本翻译。	休息室和健身房中使用的电视屏幕（比聋人的使用率更高）。
语音识别	给那些不能在键盘上用手输入的人士使用的文本输入。	任何想比自己输入文本快的人都可以使用；广泛用于律师这个行业中；电话的提示系统。
软键盘（屏幕键盘）	给那些不能在键盘上用手输入的人士使用的文本输入。	平板电脑和掌上电脑（personal digital assistants, PDA）；很多新兴的计算平台不附带键盘，需要实用屏幕键盘输入文本。
语音合成	给那些不能使用自己的语音交流的人士使用的计算机生成语音。	语音提示电话系统；很多提供语音反馈的应用软件。
数字化语音	给那些不能使用自己的语音交流的人士使用的计算机生成语音。	语音提示电话系统；很多提供语音反馈的应用软件。
计算机键盘替代物	给那些不能使用鼠标或者看屏幕的人士使用的键盘获取和菜单控制。	任何人都能使用的可以节约时间的快捷键（例如，Control+S 是保存功能）。
鼠标键	给那些不能使用鼠标的人士使用的由数字小键盘控制的光标。	图形设计者使用，他们希望一次就能把光标移动到一个像素位置，这用鼠标很难做到。
粘滞键	帮助一只手的打字员输入组合键，如 Shift+A。	用两个指头打字的打字员可以使用这个功能（这样的人比比皆是）。
T9 消歧	给那些不能使用键盘的人士使用的扫描输入文本的快速方式（越少的键意味着扫描时间越短）。	世界上的大多数手机公司已经注册了这个技术，从而可以使用手机小键盘上的数字键来加速文本输入。
词语预测	给那些不能使用自己的手在键盘上输入的人士使用的语音文本输入。	从电子表格到语言学习软件到处都在用这种技术。对于每个人来说，词语补全和词语预测都能加速文本输入。
缩略语扩展	给那些不能使用自己的手在键盘上输入的人士使用的语音文本输入。	目前，这个技术是最主流的文字处理应用程序的标准功能；用一个缩略语输入专有名词，如姓名和地址。
笔记本电脑上的开盖锁	给那些单上肢缺失人士使用的开启笔记本电脑盖的功能。	你是否碰见过抱着一大摞纸同时要打开笔记本电脑盖的情况？这时，你将会毫不迟疑地感激这个功能。
开/关按钮转换开关	给那些具有运动控制障碍的人士使用的开/关计算机的开关（取代了后面的传统摇杆开关）。	现在，差不多每台计算机都使用这种类型的开关，因为这种开关对于每个人更加简单。
调出控制描述	给盲人使用的通过语音合成读取控制图标的描述。	任何想知道某个工具栏图标是什么意思的人现在都可以停留在它上面并获得文本描述。
屏幕放大器	使低视力人士更容易看清楚计算机屏幕。	通常在展览或在店铺中使用，以使计算机屏幕的某些部分更容易被公众看到。
系统配色方案	使色盲或者低视力人士更容易地浏览计算机屏幕。	你了解那些不喜欢系统配色而喜欢按照他们自己的风格配色的人吗？在展示会上经常使用高对比模式而方便在远处观看屏幕的观众。
可穿戴计算机	使那些需要使用计算机进行沟通的残疾人可以每时每刻携带（如眼镜式显示器）。	这个技术刚刚兴起，目前被应用在专业方面，如军事，但是在将来会越来越普遍。

续表

技术名称	辅助应用	主流应用
头部跟踪设备	给那些不能使用手的人控制光标的设备。	当打游戏的人正在使用手做其他事情时，如点击灭火按钮等，依旧能够控制光标。这一技术也可以被数据库录入员及其他必须一直把手放在键盘上的计算机操作员使用。在危险环境中，即使是安装在窗户后面的计算机也可以被控制。
脑电波识别器件	给那些不使用手的人通过意念控制电脑。	这个技术也刚刚兴起，其应用目前仍处于想象之中。
单开关硬件界面	给那些不能使用定点设备或键盘的残疾人控制计算机用的单开关。	对于需要将开关插入计算机的用户来说，它都是一个简单的数据采集解决方案。一个众所周知的例子：电视天气预报员站在气象图前面给幻灯片翻页就是通过手中的一个小开关。
触摸屏的滑行文本输入	使用标准键盘有困难的人士（如，脊髓损伤者、学习障碍者、肌萎缩侧索硬化者）能够使用头部跟踪或触摸输入文本，这比屏幕键盘的传统使用要快很多。	智能手机和触摸屏幕设备的衍生品（如 iPads）没有键盘。使用这些设备的人们使用滑行输入法输入文本，这比其他方法要快得多。

由加拿大阿尔伯塔省埃德蒙顿市的 Randy Marsden 编辑。

表 2-2　公共建筑设施中便利的主流衍生品。

技术名称	辅助应用	主流应用
公用电话音量调整	使有听力障碍的人士可以使用公共电话。	大多数公共电话放在嘈杂环境（如交通噪声），因此，使用电话的任何人都可以使用放大耳机音量的功能。
人行道斜坡	让坐轮椅的人士可以穿过街道。	玩滑板的人、推婴儿车的父母、推购物车的人、骑自行车的人和滑旱冰的人都认为这个是为他们设计的。
自动门	让坐轮椅的人士可以进入建筑物。	研究显示身体没有明显物理障碍的人士97%的时候喜欢使用自动门而不是附近的旋转门。
电梯的低位置按钮	让坐轮椅的人士可以在电梯键盘上选择楼层。	那些坚持要在电梯中自己按下目的楼层按钮的孩子们现在能够直接够着按钮了，而不用父母把他们拎起来了。
与人行横道信号匹配的音乐播报	让盲人知道什么时候可以穿过街道。	当人行信号灯改变时，任何没有注意到的人们现在有了一个声音提示。
两层楼内的电梯	让坐轮椅的人士到达第二层。	虽然大多数人能够做到爬两层楼梯这件事情（95%的家里都有），但是他们大多数在公共建筑物仍然使用电梯。
加宽洗手间	让坐轮椅的人士从轮椅移动到坐便器上。	你是否曾经有过在机场带着一大推车行李设法把自己塞进普通尺寸卫生间的经历？不想提呀！

　　通用设计比生产后修改产品以满足残疾人的需求更便宜。然而，随着全球范围内对经济可持续性发展和利润的日益重视，使得业界对通用设计的成本效益比持怀疑态度（Emiliani, Stephanidis, &

Vanderheiden, 2011）。面临有限利润和竞争激烈的市场，有些公司已经接受了这样的概念，即"残疾人应该是各国家的福利系统的责任，不应该是产业上主要目标的障碍，也就是利润产出"（Emiliani et al.,

2011, p. 108）。在一些领域（如电信设备），公司可能会被法规强制要求去生产"不那么难用或不那么贵的"、面向广大用户的产品。为了达到这个目标，公司必须考虑用于达到无障碍付出的成本和可用资源（Schaefer, 2006）。拥有更多资源的大公司比预算有限的小公司得到了更多的期待，因为"被迫（如被立法）去考虑所有用户的大的主流公司被认为是对其目标的不当干扰（服务主流客户和最大化利润）"（Emiliani et al., 2011, p. 107）。

根据 Pullin（2009）所述，通用设计混合了以下两个概念：①不同的人拥有不同的技能和能力，一些设计物可能把一些个体排除在外；②不同的人有不同的需要和期望，这些也许和他们的能力相关，也许不相关（也就是说，他们可能只是想从产品和服务中要不同的东西）。这两个概念可以通过不同的方法解决。第一个概念可以通过使用不同的感知器、认知和物理模式的灵活界面来解决。在诸如和内容相关的亚马逊网站上可以发现这种类型的个性化（例如，"你可能也喜欢这些类似的物品。"）（Emiliani et al., 2011）。通过扩展这个概念，为网站和其他主流技术的可下载应用程序研发出个性化界面，"……以一种经济可行的模式提供可选的和个性的用户界面"（Emiliani et al., 2011, p. 106）。这种方法利用了主流产品的技术先进性，同时也让具有广泛能力的用户通过个性化界面访问产品。Emilani 等引用的例子是通用远程控制台（Universal Remote Console, URC）框架（参考第十二章）。

Pullin（2009）引用的第二个概念可以通过多模式平台解决。多模式平台有很多特征和灵活的配置。便宜的辅助技术设备必须以主流设备为基础，如智能手机带有各种感知器，内置 GPS 天线，具有诸如语音识别、词语预测和语音输出等功能，才能成为理想的平台（Emiliani et al., 2011）。满足辅助技术目标的定制化平台可以通过软件应用程序来提供。在后续章节中我们将讨论满足具体需求的应用程序样例。

通用设计原则的引入影响产品开发的时间和成本。Björk（2009）评价了两种支持性座椅产品。一种使用了通用设计方法，另一种通过模块化方案研发，并可以通过调整来适用各类用户。结果，这个通用设计系统的研发花费的时间是模块化系统设计研发的 4 倍。

当电信产品研发人员不专注于残疾用户的需求和偏好时，设计物就会出现缺陷（Lee, Jhangiani, Smith-Jackson, Nussbaum, & Tomioka, 2006）。一个可以通过简单的设计更改来解决的例子是大多数手机无法更改字体类型。从通用设计角度来看，这个特征能够帮助各类病因引起的低视力个体（包含当手机铃声响起时，眼镜不在手边的人）。

辅助技术和通用设计之间的主要区别在于各自的关注点。辅助技术研发和应用的关注点是在开展日常生活的功能任务中使残疾人的社会参与最大化。通用设计则关注设计物的功能，使其在不考虑个体需求的情况下尽可能覆盖人群（Sanford, 2012）。通用设计在多数情况下是解决建筑物环境，这方面超出了本书的讨论范畴。

通用设计也会应用到诸如信息和沟通技术（ICT）这样的产品和服务中。因为很多主流产品的通用性与日俱增，更因为原本为辅助技术开发的概念的应用，残疾个体的许多需求能够通过主流商业化的可用产品来解决。在这本书中，我们将处理技术的连续性，从主流技术到**专注于满足残疾个体需求的**专门技术。

一、通用设计概念和日常用品的可用性

Donald Norman 在二十世纪九十年代提出日常用品设计的概念（Norman, 2002）。考虑到他本人和其他人在使用设计不佳的日常物品时碰到的困难，他开始改善生活中我们经常使用的物品的设计。Norman 发现，很多产品的操作既不清楚也不容易描述。他使用"可供性"概念来描述观察性能和功能操作之间的不匹配。可供性是"物品感观的和真实的属性"（Norman, 2002, p. 9）。如果一个设计人员遵循 Norman 的原则，那么设计物的操作将通过设计本身传递给用户。

Norman 使用"约束条件"这个术语来确定物品可能使用次数的限制。Norman 使用的约束条件有物理的（依赖于物理世界的属性）、语义的（基于意思的）、文化的（依赖于公认的约定）和逻辑的（Norman, 2002）。后一类描述了部件的空间和功能布局与受它们控制或者影响的功能之间的关系。如果从残疾人大范围的技能和能力来看这些约束条件，那么它们可以促进产品的普适性。Norman 还考虑了设计在系统差错中起的作用。他定义了两种差错：失误和错误。失误是指用户有正确的目标但操作错

误；错误是指目标错误。他也从设备供给、操作模式和用户设备功能方面讨论了差错的这些类型。

为了改善设计，Norman 建议使用可供性和约束条件之间的关系映射来产生任何对象的可能操作。他也描述了感知模型及其概念，这一模型可以让我们预测动作施加在物品上所产生的效果。与物体感知关联的是感知器的反馈，是物体提供给用户的反馈。这种反馈可以是触觉的（如开关的拨动感或旋转把手的扭力）、视觉的（如激活时的运动、灯光或其他指示器），或者是听觉的（如把手扭动的咔嗒声、警示音或信号）。Norman 发展的可供性、约束条件和差错分类支持框 2-1 所示的通用设计原则。他的日常物品设计概念和框 2-1 的通用设计原则已经对残疾人日常生活任务的功能性产生了深远的影响。

二、残疾人口统计和辅助技术

通过辅助技术服务的人群特征在几个重要的方面发生着改变。随着世界人口逐渐老龄化，世界人口的统计正在发生变化。因为很多这一年龄段的个体在某种程度上需要帮助，所以，这种增长对辅助技术提供者提出特别的挑战。随着主流技术有可能通过专门的应用程序来发挥辅助技术的作用，服务全球上更大比例的残疾人的机会明显增多。在过去 5～10 年，认知障碍者的需求开始得到满足。这个部分的辅助技术市场也在扩大，同时，迎合这些需求也让主流技术有了可以发掘的潜力。在这个部分我们将讨论三种人口变化的影响。

（一）加剧的全球老龄化

一般来说，正在出现的老年人群体（也就是"婴儿潮一代"）比上一代人更加适应计算机和其他技术，而且他们坚持能从辅助技术和主流技术中获得更好的性能和适合性，例如，移动技术（mobile technologies）（如移动电话、智能手机、平板电脑和嵌入式技术）。这种年龄驱动的"残疾人社区"规模的增加已被定性为"新老人"（Cravit, 2008）。这些人比上一代"老龄人群"拥有更强的技术能力和经验、对技术性能更高的期望、更加积极的生活方式和更长的寿命。后者将导致对老龄化相关技术的更多依赖。因为工作和家庭责任的减少，这些老年人在整体判断力、生活经验及创造性能力和能量释放方面也有所提高（Newell, 2011）。要满足这一人群的需求，就需要对通用设计和辅助技术采用创

新的方法。主流技术不应该赶走使用它们的老年人（Newell, 2011）。未来的需求取决于用户的个性和残疾程度，并且必须适应人口变化，现在 65 岁以上的用户越来越多，最终超过 80 岁的用户也会越来越多。老年人对技术进步的不同反应如图 2-1 所示。

尽管未来的老年人态度发生了改变，但是这个群体的主要需求仍将通过技术，尤其是 ICT 技术来解决（Newell, 2011）。通过沟通网络维持与家庭、社区的联系能够帮助减轻孤独感。对于行动不便的人来说，在家里通过互联网购物或获得服务是一种便利。在家工作的可能性有助于保证更大的金融安全。所有这些优势都依赖于对老年人来说可获取、无障碍及可负担的 ICT 技术。

Vicente 和 López（2010）调查了在西班牙残疾和非残疾互联网用户和老年人之间的不同。相比于 Cravit（2008）提出的"新老人"概念，这个研究包含老年残疾个体的限定技术体验。可供性是一个主题，因为残疾人的收入较低，他们也可能缺乏训练和支持。残疾人和老年人对互联网的态度会限制互联网对他们的有用性。通常来说，他们对技术的使用缺乏兴趣、动机不足，而且会感到焦虑。在计算机使用中的具体问题包含以下这些困难：在屏幕上阅读文本，选择目标点，理解图标和工具栏，听声音提示，使用鼠标点击和拖拽，以及在混乱和复杂的项目中查找相关信息（Newell, 2011）。所有这些因素也取决于社会经济背景，因为它影响了计算机体验。这个群体的功能受限和年轻一点的残疾人并不一样。和年龄相关的残疾包括视觉的（视敏度、感色度和眼运动控制）、目标物的视觉搜索和识别、动手灵活性、听觉（高频屏蔽噪声）、认知功能，以及对移动性和稳定性的要求（使用拐杖，避免长期站立）（Newell, 2011）。

一旦上网，互联网使用的要素就会发挥作用。数码技能随着年龄增长而下降，并且有性别差异。Vicente 和 López 发现非残疾用户的在线使用模式没有差别。以前的研究表明，残疾人和老年人的电子商务、教育使用、信息检索和电子邮件使用率较低。这个研究表明这种情况正在改变，更多的残疾人和老年人逐渐发现互联网的使用是有用的和无障碍的。

2004 年一项针对残疾老年人使用移动手机情况的研究显示，60% 的人能够认识到手机的价值，有 1/3 的人每天使用手机，并且大部分人（87%）都

会在紧急情况下使用手机（Mann et al., 2004）。研究要求参与者对改善手机设计提出建议。结果，50%的参与者关注按钮的大小。很小一部分人（20%～30%）建议增大显示器和手机整体的尺寸，并降低复杂度。

由于一些市场（如移动手机）非常不稳定，竞争驱动着不断创新和改变，内置无障碍特征的设备往往很快会过时并消失（Pedlow, Kasnitz,& Shuttleworth, 2010）。虽然，主流手机上提供了很多老年人要求的功能（包含残疾老年人），但这些功能通常不是在同一部手机中都可以使用，而是分散在几个不同的制造商中，甚至在移动手持终端菜单上也不能获取。在技术规范说明书中也很难找到关于无障碍特征的信息。

（二）满足智力障碍者的需求

随着主流应用的不断涌现，人们对使用这些设备满足智力障碍或认知障碍人群的需求越来越感兴趣。部分基于主流应用的认知辅助技术越来越广泛（参考第十五章）。然而，对于智力障碍个体来说，可使用的主流移动技术是有限的，原因在于其读写能力或数字理解能力的缺乏，以及技术的固有特征，如尺寸过小和功能不断升级带来的复杂性（Stock,

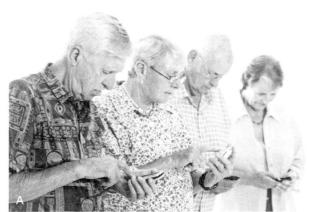
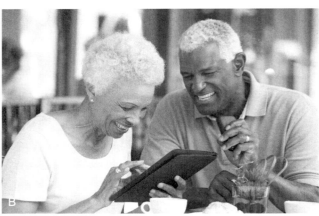
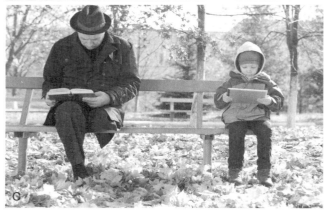
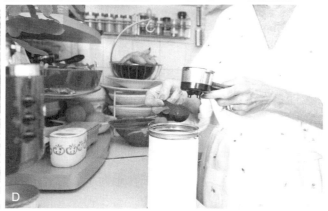
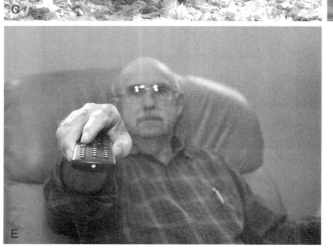

图 2-1　老年人对主流技术有不同的反应，从完全接受、成功使用到困惑、不信任。A. 一些老年人热衷于使用手机。B. 像平板电脑这样的技术能使祖孙保持联系。C. 技术也因年代的不同而不同——祖父读的是书，孙子玩的是平板电脑。D. 厨房电器也越来越智能，这给一些老年人带来了挑战。E. 娱乐不再仅仅是一个遥控器和一台电视，而是有几百个频道播放电影，此外，音乐和视频的新格式不断变化，而老年人渴望更简单的时代。

Davies, Wehmeyer, & Palmer, 2008）。

Stock 等研究人员（2008）研发了一个带有无障碍和通用设计特征的多媒体手机，专供智力障碍者使用，并针对 22 名智力障碍个体进行了这种特殊设计的手机与标准手机的对比。结果发现，参与者使用特别设计的多媒体手机时需要的帮助和发生的错误明显要比其使用主流手机时少得多。于是，Stock 等研究人员（2008）得出结论，专注可用性和挖掘使用通用设计原则的潜力能够增加智力障碍者使用移动技术得到的好处。

因为一些智能手机操作系统对应用程序开发人员更开放（如基于安卓的设备），这让基于个性化用户配置文件开发个性化辅助技术设备成为了可能（Lewis, Sullivan & Hoehl, 2009）。个性化配置文件能支持智力障碍人士的各种行为，包括按需从云端下载功能，与传感器（如照相机和 GPS 接收器）和内部功能（如电话和日历）进行整合。这些特性能支持在具体日期或具体时刻的活动提醒，或者通过 GPS 定位和第二个关键功能——信息的口头表达提供导航帮助。Lewis 等研究人员（2009）同时提及跨平台软件支持，即应用程序在不同制造商手机上可用的需求。云端信息给人们带来的具体好处包括可以存储在云端中、下载到任何正在使用的设备的用户偏好，跨应用程序数据的语音呈现的实用性，以及提供对不熟悉词语的定义访问权（Lewis & Ward, 2011）。第十五章将进一步讨论类似的应用程序。

（三）应对全球需要

"据估计，世界上 80% 的残疾人居住在发展中国家的偏远地区，可有限获得或无法获得他们需要的服务"（国际劳工办公室，2007, p.1）。辅助技术能够满足残疾人的需要，在发达国家情况尤其如此。不过由于这些设备非常昂贵，世界上的大部分地区都无法得到这些辅助技术。因为价格偏低，所以需要使用主流技术通过类似辅助技术设备的应用程序来满足残疾人的需求。

主流技术在全球普遍存在，其性能，尤其在 ICT 方面，不断提高（见图 2-2）。然而，残疾人却享受不到这类技术的很多服务。在单位、学校和生活社区中的可用资源方面，残疾人不能获得的那部分技术的进展会加大残疾人和常人之间的差距。随着技术进展加快，差距更快地扩大，穷人或残疾人会更加彻底地、迅速地被淘汰。这是几个世纪以来文化和社会"进步"的特征——技术推动变革，并在进程中同时产生积极和消极的结果。

主要是因为成本和供应商的可获性，世界上很多地区都无法得到辅助技术设备。在生产产品方面人们已经做出了一些努力，主要是轮椅，使用了本地材料和当地工匠（Armstrong et al., 2008）。虽然，在一些地区这些努力已经取得了本地化的成功，但是，目前很多类型的辅助技术设备对于世界上很多人来说仍遥不可及，尤其是基于计算机技术的那些设备，其中包括计算机访问、环境操纵、认知辅助技术和通讯增强。

与智能手机和平板电脑一样，ITC 也具有运行辅助技术应用程序的能力，而这些应用程序以前往往需要在笔记本电脑或台式电脑上运行［国际电信联盟（International Telecommunication Union，ITU），2011］。在数以千计的为这些设备开发的应用程序（applications，app）中，很多 app 与解决残疾人的需求直接相关。即使很多 app 是面向普通人群开发的，但它们也为残疾人带来了好处。人们认为，对于正转向信息社会的发展中国家，ICT 将是一个关键的推动力。这也为残疾人参与社会（工作、家庭、休闲）提供了机会。

为了以当地人们承担得起的价格实现全球广泛应用，辅助技术应用程序不得不以主流设备为基础（Emiliani et al., 2011）。在国际上，增长最快的区域是移动宽带互联网接入，一些国家在 2008 ~ 2010 年就开始大力发展（ITU，2011）。"在发展中国家，无线宽带接入（包含预付费移动宽带）像雨后春笋般迅速增长，互联网用户正越来越多地从有线转移到无线连接和设备。"（p.1）对于在智能手机和平板电脑上的全球辅助技术应用程序来说，这是一个好消息。然而，在很多发展中国家，这些技术的成本仍然很高，人们有必要去开发更便宜的设备（ITU, 2011）。

国际电信联盟（ITU），即联合国的信息和通信技术的专门机构，每年对世界 ICT 的使用情况颁布年报（ITU, 2012）。ITU 已经研发了 ICT 发展指数（ICT Development Index, IDI），该指数包含一个国家内通信和技术发展的 11 个指标，其中包括接入（40%）、使用（40%；互联网、宽带和固定或有线 ICT 的使用率）和技能（20%；成人识字率、中等教育毛入学率和高等教育入学率）。与严格地根据手机或计算机数量的方法相比，IDI 对 ICT 发展进行了更为详尽的考虑。

2008～2011年，所有针对发展中国家的子指数都增长了。ITU（2012）报告表明，根据IDI等级，152个国家的IDI得分和排名可分成4个级别。根据IDI，在ICT使用、接入和技能方面位于前两个高级别的占世界人口的26%，而处于后两个低级别的占74%。在"数字鸿沟"大幅缩小之前，我们还有很长的路要走。

（四）需求复杂的个体

一些人有多重残疾，这使技术的设计和使用更加具有挑战性。医学的进步已经使挽救一些有明显的产前、围产期和新生儿问题的婴儿及有严重的如脑外伤或脑卒中这样的外伤或者损害的成人的生命成为可能。这些人经常会有多个系统的后遗症——感知、运动和认知等。这些多重损伤混合在一起限制着活动和参与，使辅助技术的鉴定和使用变得更加复杂。增加的辅助技术复杂性可能是结构上的，导致了对定位的额外要求，也可能是功能上的，需要为其他部件（如呼吸机）提供空间。如果需要多个辅助技术设备，如电源移动性、增强沟通和环境控制的组合，则在电子和控制组件中也可以看到增加

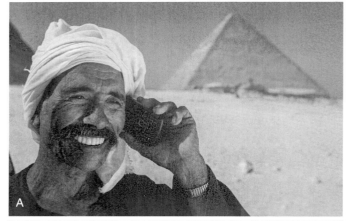

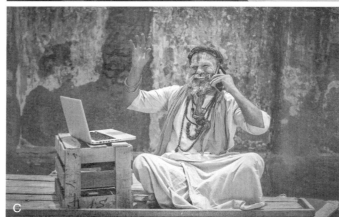

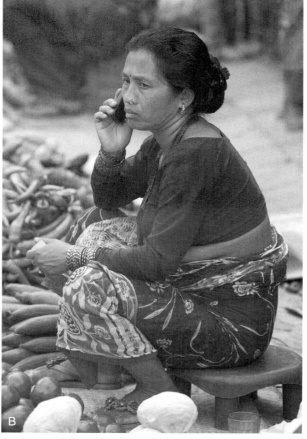

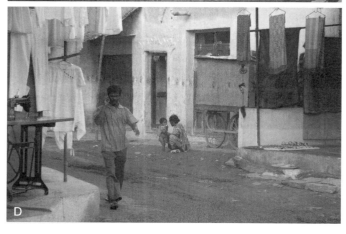

图2-2　在资源匮乏国家中，主流技术的使用已经为基于智能手机和平板电脑应用程序的研发提供了平台。A. 目前手机覆盖到偏远地方。B. 农贸市场通过移动手机协作更紧密。C. 在资源匮乏国家的街道上，移动技术随处可见。D. 在资源匮乏国家有可能看见某人在街道上边走边打手机，这在过去只发生在发达国家。

的辅助技术复杂性。例如，严重残疾的人可以使用由手动操纵杆控制的电动轮椅，由光学头指针控制的沟通设备，以及由位于头旁边的开关激活的电视和其他设备的遥控器。如果该残疾个体还存在认知障碍，那么他将很难完成这组控制和程序访问。

由于复杂需求个体表现出的需求和因之产生的挑战与日俱增，操作辅助技术装置的认知需求亟待解决。例如，向有认知或视觉障碍的人做轮椅推荐和使用的时候，他们因为认知或视觉障碍根本不能独立使用轮椅。同样的道理，为某个存在沟通障碍的个人推荐 AAC 装置时，也会因视觉障碍而变得复杂。

第三节　辅助技术的功能框架

为残疾人提供功能性辅助的技术选择范围正在扩大。主流商用设备正被用于提供传统上需要专门设计的辅助设备的功能性辅助。然而，在很多情况下，功能性辅助依旧需要专门的辅助技术。如下文所述，技术整合能够满足一系列需求。一个极端是装置只提供一些有限的辅助或者增强个体完成某一个任务的能力。例如，一位脑瘫患者也许能说话，但有时他的话让人很难理解。在这种情况下，他也许就可以使用字母板拼出那些不被理解的单词来加以说明。又如，呼吸系统有问题的人也许能在屋内行走，但是由于耐力不足，他可能需要使用电动轮椅才能独立去杂货店购物。现在许多杂货店都为需要这种增强行动装置的个体提供电动购物车。另一个极端是辅助技术完全替代显著的产生功能结果的能力。例如，一些人没有语言沟通能力，也许需要一个能交流的装置。同样，一些人完全依赖手动或者电动轮椅来行动。

一、硬技术和软技术

Odor（1984）将硬技术与软技术区分开来。硬技术是那些可以购买并配置到辅助技术系统中的现成部件。这包含从简单的口操纵杆到计算机和软件的任何事物。关于辅助技术设备的 PL 100-407 定义主要适用于我们已经定义的硬技术。硬技术的主要特点是有形的。而软技术属人类领域，包括决策、策略、训练、概念形成及这章前面描述的服务配置。人们通常以下面三种形式获取软技术：①人员；②书

面文字；③计算机（Bailey, 1996）。正如在 PL 100-407 中定义的，辅助技术服务基本上属于软技术。没有软技术，硬技术就不可能成功。不过，软技术的这些方面由于高度依赖于人类知识而不是有形事物，所以难以获得。人们通过系统训练、经验和教科书（如本书）可以缓慢地获得这类知识。使用有效策略的发展也对辅助技术系统的成功有较大的影响。最初，这些策略的形成在很大程度上依赖辅助技术从业者的知识、经验和创新。随着经验的增长，辅助技术用户也许就可以形成促进设备成功使用的策略。硬技术和软技术作为辅助技术系统组成部分的作用，我们将在后续章节加以讨论。

二、功能分配

在任何人／装置系统，我们会把一些功能分配给人，一些分配给装置，另一些给分配个人助手。Bailey（1996）定义了用于人因设计的功能分配（function allocation）方法。其中几个方法适用于辅助技术系统设计，并且在确定辅助技术如何及何种类型对个体有益时是有用的。最简单的方法是比较分配法（comparison allocation）。在这个方法中，需要执行的每个任务全部分配给人或装置。用户的技能确定分配给她的任务，而技术特点决定了为她分配的功能。例如，电话设计时，假定用户拿着电话、按键拨号、听到对方的讲话、对着电话讲话，这些都是分配给用户的任务。但是，如果用户不能执行其中的任何一项任务，辅助技术就必须提供一套替代性任务。例如，假设特定用户能够执行除了拿手机和拨号以外的所用功能。蓝牙扬声器可以解决拿手机的麻烦，自动语音识别（见第八章）可以用来输入数字和操控菜单。这些就构成了这个系统的辅助技术部分。在把装置技术特点和用户技能进行匹配的时候，我们常常使用比较分配法。

第二个分配方法是剩余分配法（leftover allocation）。这个方法尽可能多地将功能分配给人，剩下的再交由装置执行。在辅助技术系统设计中，遵循这个方法通常是为了让用户尽可能自然地控制自己的活动，仅在需要的时候才提供帮助。例如，一些手动轮椅装配上能增大用户推力的电动辅助轮。这样，即便是力气和耐力都不够的人，因为有了电动辅助轮增强他的能力，他也能做到用手来推动轮椅。

第三个方法是经济分配法（economic allocation）。

在这个方法中，基本的考虑因素是选择、训练和聘请个人助理来进行活动，或是为这个目的设计辅助技术系统的价位是不是更便宜。因为购买技术花费相对较高，所以人们通常最先在经济上考虑个人助理的费用。然而，如果将技术成本分摊到整个有效期，那么，购买技术也就显得非常划算了，因为个人助理的成本（工资）会随着时间的推移而增长。

最后一个方法是变通分配法（flexible allocation）。在这个方法中，用户能够根据技能和需求改变其在活动中的参与度。只要有可能，我们会在辅助技术系统中使用这个方法，同时我们会把辅助技术系统使用和个人助理服务（personal assistant services，PAS）结合起来。人和技术成分在一定范围内不是固定的，相反，会根据执行的具体活动和任务而改变。开始时，手机的新手用户会依赖直观的技能，并仅仅使用最基本的特征，如拨打每个号码。随着对装置操作知识的增加和策略的发展，人们逐渐可以使用手机更高级的功能，如用通讯录、发短信等。通过这种方式，更多任务被分配给装置，如记住号码，而使用户闲下来去做其他事情。

三、硬辅助技术

在第一章，我们根据 HAAT 模型的四个成分阐述了辅助技术系统的基本结构：某人（人类）在特定的情境中使用技术作为能动者来做某事（活动）。不管这个技术是基于一个主流装置还是为残疾人专门设计的，是一个有形装置（手机、计算机、轮椅）还是一个软件程序，我们均能把辅助技术功能用系统方法概念化。图 2-3 描述了辅助技术成分的各元素。

（一）人／技术接口

人类用户和辅助技术之间的接口被称为人／技术接口（human/technology interface，HTI）。在一个特定的辅助技术系统中，HTI 可以扮演几个角色中的任何一个。其中包括用户控制辅助技术系统的手段，通过系统提供给用户的支持，安装组件以使用户可以轻松访问，以及无论环境方面（例如，给盲人用的扫描书籍的语音输出）还是装置操作方面（例如，电动轮椅上的当前操作模式的可视显示，电量不足等提示音的听觉反馈），给系统用户提供反馈。当考虑针对特定个体的辅助装置时，必须考虑用户是否能够看到 HTI 上显示的信息，是否能够听到声音输出，是否能施加足够的力并且在需要操作时控制，

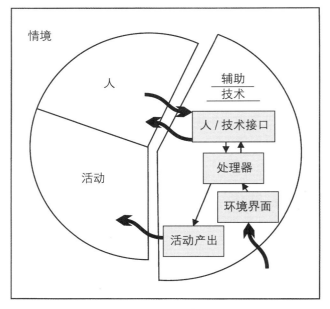

图 2-3　具有辅助技术成分的 HAAT 模型：鉴定。

是否能够正确的定位以访问 HTI，以及是否有足够认知能力来控制和解释来自 HTI 的信息。

对于电子控制的辅助技术（例如，电动轮椅、沟通设备）来说，这个元素（例如，操纵杆、键盘）就是控制接口（control interface）（见第七章）。对于电子控制系统，HTI 可能也包含其他元素。正如本章前面所讨论的，典型的智能手机 HTI 具有很多和电子辅助技术共有的特征，并且有技术所需的技能。

就像在一个智能手机里，HTI 通过给用户描绘信息的用户显示（user display）提供输入。对于低视力个体（见第十三章）和听力损失个体（见第十四章），通常情况下，如果尺寸足够大，一个视觉的用户显示器就足够了。对于盲人，用户显示必须转化为合成语音或盲文显示（见第十三章）。

降低 HTI 的复杂度能够增加有认知障碍的人和正在学习使用装置的人的访问。这个建议违背了在装置上拥有越来越多功能的趋势。"更多的想法应该放在简化界面上，而不是总是增加界面"（Pullin，2009, p. 80）。为了阐述这个观点，Pullin 以二十世纪四十年代有收音机外观的单一无线电台为例子。这个电台可供有智力障碍但有完整的长期记忆的人使用，可以使这些人记住如何打开和关闭它。这个电台的使用很简单，只需要开／关，不需要调台，不用思考就可以使用。但不幸的是，在辅助技术和主流产品中，"以'所谓'特性为基础的消费者市场竞争的压力"导致特性越来越多，但使用它们的人越来

越少。

随着移动技术越来越复杂，特别是可用的特性和功能的数量，即使是"普通"用户也可能会因复杂性而感到困惑（Hellman, 2007）。年龄较大的人可能缺乏技术经验，认知功能也有一定局限性，这使得他们对移动技术的应用更具挑战性。太复杂的装置经常不是被遗弃，就是不能完全发挥它们的潜力。它们需要人们用更长的时间来学习，并且如果一个人有一段时间没有使用它们，就很难记住它们的使用方法，那么很多人从一开始就不愿意学习怎么使用所有功能（Hellman, 2007）。

对于像手动轮椅这样的机械系统，HTI就是驱动椅子的推送轮（见第十章）。机械HTI也能针对不同需求进行调节。推送轮的直径和位置能改变轮椅骑手的机械优势。轮椅运动员在设计他们的椅子时利用了这个概念。用于短跑比赛的轮椅有一个机械装置（手轮直径、轮子的位置和尺寸及座椅高度），这个装置与专为马拉松设计的轮椅不同。用于篮球比赛的轮椅也不同，因为它需要在更短的距离内快速移动。手轮管道的直径也影响轮椅的使用（Medola, Paschoarelli, Silva, Elui, & Fortulan, 2011）。从人体工程学角度看，手轮直径越大越有效，因为它能更有效地通过手来分配压力。有经验的轮椅使用者发现符合人体工程学设计的手轮使行进更容易，也更舒服。局部瘫痪的人可以使用单臂驱动车轮之间的连杆机构。总之，每一个机械机构都必须和个人用户的需求相关。

另一种机械接口是用于驱动的手动控制（见第十一章）。这些装置用手代替足行使功能。因为上肢没有下肢强壮，汽车的刹车和加速装置都是为下肢设计的，所以，手动控制必须要有一个机械优势。它们的设计要适合手部，并允许在驾驶时被使用。这是另一种HTI，但功能与电子控制非常不同。

辅助技术HTI的另一个功能是为用户提供结构化支持（见第九章）。两个重要的因素是所需的支持量（取决于个体）和所用的材料（为了HTI的寿命和个人的舒适和支持）。用于座椅的HTI也包含人和座椅及椅背之间的接口。该接口的设计可以在最小化急剧压力区域和再分配整体就座压力方面发挥重要作用。在第九章我们将讨论如何选择满足这些标准的材料。

HTI也需要把控制接口放在易于访问的位置（见第七章）。对于技术（装置、控件和显示器）的安装而言，影响用户访问的问题很重要，例如，灵活性、移动安装装置移进或移出轮椅的能力，以及持续使用的稳定性（见第十章）。

（二）环境感知器

环境感知器（environmental sensor）是一个能检测各种形式的能量的设备。在移动技术中，最常见的例子有光感知器（照相机）、声音感知器（麦克风）、运动感知器（加速器）和位置感知器（全球定位系统接收器）。环境感知的一个主要应用是给视觉障碍或听力受损的个体使用的助感器（见第十三章和第十四章）。视力损失者需要的感知器是能提供页面上的文本图像或环境中的对象的照相机。对听力损失者来说，环境感知器是能检测语音和其他声音的麦克风。

辅助技术应用程序使用单个感知器，或者使用多个感知器的组合。一个例子是iWalk智能手机应用程序，它是低视力用户的导航系统（Stent, Azenkot, & Stern, 2010）。这个程序把手机的内置GPS功能与自动语音识别和声音输出结合起来，给低视力用户提供辅助查找和导航到目的地的功能。用户只需对着手机上的麦克风说出有关事务目的地信息，装置识别语音、访问云数据库，并通过GPS确定用户当前位置。装置将从云中获取的十个最可能的事务地位置通过语音输出呈现给用户，由用户选择出自己的目的地。然后，iWalk程序决定路线，并且提供语音对目的地进行导航。

认知障碍个体也对内嵌GPS和语音输出能力的智能手机提供的导航有需求（Boulos, Anastasiou, Bekiaris, & Panou, 2011）。这个系统还包含给认知障碍者使用的紧急呼叫帮助，当然，老年人也可以使用这个功能。在一些应用程序中，环境感知器用于提供辅助技术的自动或半自动控制。

智能轮椅（smart wheelchairs）是环境感知器应用的另一个例子。这些装置被定义为"已经添加了计算机和一系列'环境感知器'的标准电动轮椅，或者已经安装了座椅的移动机器人基座"（Simpson, 2005, p. 424）。这些装置对下面这些轮椅用户很有用：低视力或严重视野狭窄的，有诸如肌张力过高或手震等运动障碍的，或者有认知障碍限制了他们安全驾驶轮椅的能力的。这些轮椅上的感知器被用来在已知环境中导航和避免碰撞。例如，有认知限制（如由痴呆引起）且需要使用动力轮椅的个体经常面临的问题是如何避开障碍物，包括其他行人。解决这个问题的一个方法是在电动轮椅上加一个"感知器裙"以便检测障碍物和避免碰撞（Wang, Gorski, Holliday, & Fernie, 2011）。

环境感知还用于监控系统，旨在帮助用户执行日常生活中的普通任务。如果用户对给定任务无判断力或有困惑，系统会通过评估个人当前的生理状态及家里各种设施状态，向他提供反馈（Haigh, Kif, & Ho, 2006）。感知器还可用于检测个体是否已服用药物且告知看护者。我们将在第四章讨论这种类型的侵入式监控，这也是一个重要的伦理问题。

（三）处理器或者机构装置

在很多辅助技术系统中，从 HTI 的输入必须以某种方式被修改，从而产生活动输出。对于电子辅助技术应用程序，我们把这个部件称作处理器（processor）。处理器也许相对简单，如放大助听器中麦克风的声音（见第十四章），也许非常复杂，如智能轮椅所需的控制（见第十章）。所有例子都是用户接收输入信号，处理器以某种方式修改信号，然后生成活动输出。

随着电子技术的发展，更多的精细处理能够被完成。例如，助听器的设计可以把语音从背景噪声中分离出来（见第十四章），iWalk 等导航系统（Stent et al., 2010）使用嵌入在软件程序中的精细处理。表 2-3 列举了典型处理器功能。在计算机、移动技术（如智能手机和平板电脑）和特定用途辅助的技术内都可以发现这些功能的各种组合。处理器的功能越来越多地接收来自嵌入式智能（如云）的输入信息及存储在装置中的数据。

表 2–3 电子辅助技术的典型处理器功能。

功能名称	描述	例子
转换	从一种类型的能量（如电能）转换到另一种类型的能量（如机械能），或者从视觉到听觉或触觉，反之亦然。	盲文阅读器，可将摄像机的视觉信息转换为盲文显示器上的触觉信息（见第十三章）。
放大	增大所需机械能或电能的强度。	助听器（见第十四章），屏幕放大器（见第十三章），电动辅助轮椅轮（见第十章）。
管理信息	从内部或者云端源存储和检索数据。	扩大沟通词表（见第十六章），智能手机个人用户的配置（见第八章），电动轮椅（见第十章）或日常生活用电子设备（见第十二章）控制器的存储功能，用于导航的地图或路线信息（见第十三章和第十五章）。
配置	加载包含特定用户理想参数的用户配置文件。	用于电动轮椅的计算机访问或控制器服务的设置。
输出	为活动输出生成控制信号。	基于内部控制器发送给电动轮椅发动机的电机控制信号。
操作数据	执行处理感知器信息和生成合适输出的必备功能的软件程序。	用于屏幕阅读器的光学字符识别软件，自动语音识别软件，以及在助听器中将语音与噪声分离的语音数字化处理；基于操纵杆输入的电动轮椅电动机速度控制。

一些机械辅助技术系统不需要任何处理（如日常生活的简单辅具）。对于其他机械辅助技术系统，这里有被我们称为机构（mechanisms）的类似处理器的功能。机构的一个定义是"机器中连接部件的配置"（http:// www.thefreedictionary.com/mechanism）。在手动轮椅上，联系手轮到轮子的连杆机构就是一个辅助技术机械装置的实例。另外一个实例是机械助臂夹上的夹具和爪端之间的连杆机构。就像处理器，机构有帮助辅助技术用户的功能。表 2-4 显示了一些典型的机构功能。

（四）活动输出

用户通过 HTI 的输入和相关信息的内部处理后，辅助技术产生与被选活动相关的输出，我们称之为活动输出（activity output）。从用户到环境活动的输出类型有沟通（见第十六章）、移动（见第十章和第十一章）、操作（见第十二章）和认知加工（见

表 2-4　机械辅助技术的典型机械功能。

功能名称	描述	实例
转换	从一种类型的机械能（如平移）转换为另一种机械能（如旋转）以适应运动能力。	用于手动轮椅推进的杠杆臂。
增强	增加机械优势。	轮直径和推动轮直径的相对尺寸决定了"传动装置"，就像自行车轮毂一样。
连杆机构	将用户操作连接到所需的输出。	机械助臂夹中的内部连杆，它将用户夹具转换为助臂器末端执行器握柄。

第十五章）。输出可能以引起运动的机械能量的形式（例如，电动轮椅发动机、饲喂装置的提匙发动机、机器人臂发动机）或用于呈现盲文文本的机械针的形式存在。此外，输出也可能以电子形式（例如，用于沟通设备或给盲人的屏幕阅读器的合成语音，屏幕上的视觉图像）或打印形式（例如，在认知障碍中提供定向和移动辅助的地图，或者在任务完成时提示认知辅助的命令）存在。这些输出部件的目的是以一种辅助或增强的方式把人机互动（如按开关）与活动（移动或说话）连接起来。

四、软辅助技术

辅助技术服务在美国辅助技术法律 PL100-407 中被定义为"任何直接帮助残疾人选择、获取或使用辅助技术的服务"。

这一法律也包含几个具体事例，进一步阐明了这个定义，其中包括：①评估辅助技术的需求和技能；②获得辅助技术；③选择、设计、维修和装配辅助技术系统；④将服务和其他疗法整合；⑤培训残疾人和与他们一起工作的人有效地使用这些技术。联合国《残疾人权利公约》（UNCRPD）也详细说明了获取辅助技术使用的训练，以及获取服务配置和对规定、支持辅助技术使用的专业人士的训练。

为了解释辅助技术服务这些方面的内容，Odor（1984）把服务配置的这些领域称为软技术（soft technologies）。硬技术是我们在本章的大部分内容中讨论过的技术；它们是现成的，能够买到且可以组装到辅助技术系统中的。硬技术包含从简单的口操纵杆到计算机和软件的各种内容。辅助技术装置的定义主要应用到我们已经定义的硬技术，它们主要的特征是有形的。而软技术属于决策、策略和概念形成的人类领域，其中概念形成被应用在适当的评量、系统或装置的选择及装配或安装这一系列服务配置中。训练、指导和技术支持是软技术的现有形式。提供软技术有多种形式，如①直接通过人（例如，专业提供者、家庭、非正式照料提供者）；②书面手册、内情报告和其他文件；③电子的（例如，内置帮助屏幕、在线帮助、网站）。通过把这些方面标签为另一种技术，使它们变得更加有形。如果没有技术的这些方面，那么使用硬技术的全部潜在好处就是有限的。由于在使用装置的时候，很多人没有接受过教育或训练，因此他们不能认识到辅助技术的全部潜在好处。

获得软技术非常困难，因为它们高度依赖人类知识，而不是有形物体。通过正式的训练、经验和教科书（如本书）可以逐渐获得这类知识。有效的使用策略进展也对辅助技术系统的成功产生主要影响。最初，这些策略的形成会非常依赖知识、经验和辅助技术从业者的独创性。随着经验的增长，辅助技术使用者会形成促进装置成功使用的策略。例如，Norman（2002）发现人们倾向于把系统错误归咎于自己，而不会报告系统的错误，原因在于他们认为这是自己的错误。在辅助技术应用程序中，这是不恰当的软技术的直接后果。

软技术应用程序的主要应用领域是满足个体用户需求的辅助装置适配。例如，当前的轮椅（见第十章）通常是多功能的，有大量可以调节的部件。一些调整和设置是在出厂前在工厂完成的，但是通常来讲，在轮椅从厂家运来后，轮椅的提供商需要为用户重新调整。调整轮椅能为用户舒适性、安全性和（轮椅）性能方面带来不同，其中性能方面包括车轴定位、车轮室和车轮定位。

另一个软技术的主要形式是为了成功使用硬技术进行的用户培训。用户有效使用轮椅需要一个系统的训练计划（见第十章）。在一些情况下，软技术可作为程序使用。一项研究得很充分的训练计划是轮椅技能计划（Kirby, 2005），该计划可从 http://www.wheelchairskillsprogram.ca 获得。这个程序指导轮椅使用者轮椅的基本使用方法，如踩闸和松闸、拆卸脚踏板、折叠椅子；基本的行进，如前进和后退及通过门口转弯和操纵。更高级的技能包括在斜坡上行进、水平变化、转轮性能和各种转轮技能。

要想克服残疾人和老年人缺乏接触和使用移动电话及其功能的困难，我们需要精心制订和实施培训计划。在一项年龄跨度从 14 岁到 80 岁的个体学习手机功能的研究中，软技术的重要性被凸显出来。训练从将用户动机、感觉及认知技能与手机类型匹配开始，教授他们手机的基本性能直到用户理解为止，随后再教授高级性能（例如，语音拨号、手机短信文本、存储和检索号码），然后进行 ABA 前 / 后评价。"成功的结果是获得了可用手机上所有性能的必需知识、对参与者需求的认真评估和全面的用户培训（包括最初的培训和应要求而进行的培训）。"（Nguyen, Garrett, Downing, Walker, & Hobbs, 2007, p. 90）。

Pedlow 等研究者（2010）给从 66 岁到 90 岁有各种障碍的老年人提供手机、通话时间和个人支持。在为期 1 个月的实验中发现了各种阻碍，其中包括认识到这个群体"由于行业结构混乱及手机缺乏某些功能而无法使用手机"（p. 147）。Pedlow 等研究者得出的结论是，被我们称为软技术支持的可得性会有所不同，但对所需支持的具体类型及如何最好地提供这些支持尚未确定。

软技术的主要类型之一是评估，用以决定个体的具体需求及把辅助技术和那些需求匹配起来。我们在第五章会讨论这个过程的一般特征，在后续章节会讨论和辅助技术具体类型相关的要素。无效或者不恰当的评估对残疾用户产生显著的影响。例如，对要确保组织完整性的座位系统的选择要求就座压力管理的专业知识、生物力学原理和临床见解（见第九章）。无论硬技术多么好（例如，压力再分配靠垫），评估、装配和培训的软技术领域中（例如，压力再分配策略）的错误都可能会造成用户的皮肤破损而导致工作损失、可能的住院治疗和其他明显的影响。

视力辅助技术可用于阅读或行动（见第十三章）。对阅读 app 的评估和培训的错误会导致用户的信息丢失。虽然这是一个重要因素，但是它和在行动 app 中的错误造成的影响不一样。行动 app 中的错误会导致无法检测到下车或人行过街横道，进而导致个体受伤或死亡。这就是为什么还要有一个完整的软技术学科专门为有严重视力障碍的个体进行定位和行动培训。

五、满足残疾人需求的技术选项

辅助残疾人的技术来源于两个方面，主流产品和特别为残疾人设计的产品。主流在售产品，包括并入通用设计原则的那些产品，通常能满足广泛残疾人的需求。获取技术的人群种类越多，技术可能变得越复杂。图 2-4 阐述了一些设计特征，这些特征能影响技术对残疾人的可用性。所有技术选项均可在之前介绍的辅助技术框架内进行功能性考虑。

（一）简单之美

有时，临床医生专注于以实现功能为目标的辅助技术和规定设备。不过，人们经常忘记的是，人们对设备的复杂度有不同的承受力、对技术的效用有不同的信任度。在提出辅助技术建议的时候，人们就需要考虑这些方面。在这里有个起源于修复学的被称为产品公差的术语。它意味着个体能够忍受的技术复杂性的程度。对于辅助技术来说，它也意味着能叫人依然感到舒适的可在个人空间和周围存放的"材料"的数量。例如，有的个体面对几个设备的多种控制，如一个电动轮椅（手动操纵杆）、一个沟通装置（光学头指针）和一个娱乐远程控件（由安装在头侧面的开关激活），也许就招架不住了，但实际上其他人却能享受这种控制的复杂性。

一般而言，我们因为世界的复杂性而重视简单性。"适用性不仅意味着把一些需要做的事情做好，而且意味着它不会因为做得更多而受到危害"（Pullin, 2009, p.67）。例如，老年人经常不用那些能帮助他们的手机功能，因为他们发现很难理解这些功能（Nguyen et al., 2007）。降低复杂性的一个方法是，先把操作局限在基本功能，然后加入需要的额外功能（Leung, Findlater, McGranere, Graf, & Yang, 2010）。另一个方法是制作"老年人之友"的手机，配大一点的按键；更少、更直观的功能；更大的屏幕（Pedlow et al., 2010）。这种手机有很多在欧洲、北美和日本市场上销售。这些应用的负面影响是它们给这些要求"特殊"技术的老年人打上了功能不全的印记。

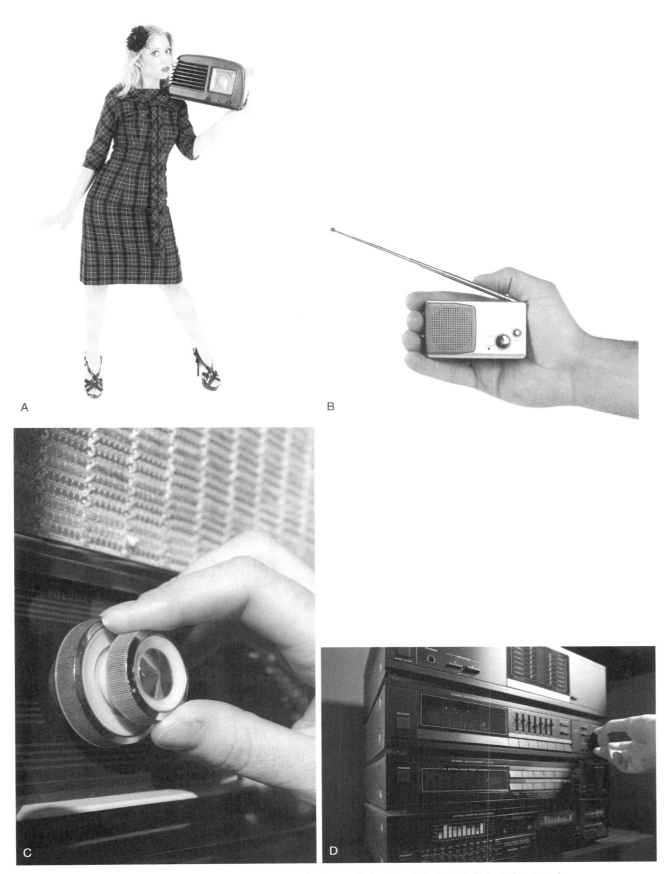

图2-4　各种能帮助或妨碍残疾人使用的设计方法，包括外形尺寸（A 和 B）和控制的复杂度（C 和 D）。

（二）补充方法

主流设计正在强化一些方法。这些方法能够通过扩大以用户为中心的设计理念，即从人机工程学到囊括文化多样性和个体鉴别方面，来满足一系列人群（Pullin, 2009）。但是，为少数人群设计的辅助技术通常更加昂贵，并且比主流技术拥有更少的功能。Pullin 从不同的角度来看待专业设计的困境，这种设计满足很多人但不是所有人的需求，往往会增加复杂性（2009, p.92）。

我希望提出"共鸣设计"这个术语。共鸣设计的意图着眼于一些特殊残疾人及其他无相同障碍但也许会在某个特殊情形下遇有类似障碍的人士的需求。因此，这既不是仅仅为健壮的人的设计，也不是为全体人们的设计；它甚至不设想每个有特殊障碍的人有同样的需求。它是某些游走在极端之间的事物，不是妥协，而是作为一个最基本的愿望。

Pullin 认为无障碍和有障碍的人对特殊性能同样感兴趣。这个方法认为障碍不是生命的常态，而是在我们每个人的环境、生理或社会情况中不断变化的状态。在任意情境中，我们能力的改变依赖于我们的意识状态、活动及其他所有的环境的和人类的特征。Pullin（2009）引用了一个"城市流动角"的例子，即轮椅使用者、骑自行车者和骑踏板车者用来防雨的衣服。这样一件物品的设计起源于抵御恶劣天气的需求，而不是一个人残疾与否，或者是否使用轮椅、自行车或踏板车这个事情。"工效学意义上设计"的食物准备器具，如开罐器、切片机、削皮刀和大按钮微波炉面板，使我们所有人烹饪食物更加容易，但是，它们对于那些因为残障或年龄而手部力量受限及精细动作控制受限的人士来说有特殊的价值。共鸣设计着眼于需求和功能能力，而不是像辅助技术那样对残障进行补偿或像通用设计满足所有人的需求。

电子辅助技术（例如，辅助沟通、计算机存储、应用控件、助感器、认知辅助技术），通过通用设计原则和在主流产品中加入无障碍功能已经为残疾人打开了新机遇的大门。然而，通用设计不完全排斥对辅助技术的需要，因为个体需求的多样性和复杂性对于单一产品的内含量来说过于庞大（Emiliani, 2006）。对这些辅助技术应用领域来说，两种补充的

方法——通用设计和特殊化辅助技术（Emiliani et al., 2011），显得必不可少。两种方法都要求主流技术的使用，因为低成本辅助技术依赖于具有有用的辅助技术应用特征的主流产品的使用。主流产品很可能对残疾人来说更加无障碍，尽管它们不是特别为某人设计的，也就是说，它们的设计使用的是通用设计原则（Emiliani et al., 2011）。

主流技术和特别技术相互混合的结果是一个更广泛的可用选择范围。图 2-5 阐述了这个概念。每一行表示技术的一个更密切满足个体需求的适应层次。每一列表示技术特别专注于障碍应用的程度。第一列，主流商业产品，没有特别关注障碍，但是具有通用设计特征。这列也包含主流的移动技术应用程序（application software, app），如手机和平板电脑。中间列表示特别为满足残疾人需求研发的软件应用程序。这些应用程序可能会以一个计算机软件的形式在笔记本电脑上运行，也可能是平板电脑或智能手机上的 app，或者环境内嵌的应用（即云应用）（Emiliani et al., 2011）。

（三）商用主流产品

我们可以从两个不同的视角观察满足残疾人需求的可用技术，即辅助技术视角和通用设计视角。图 2-5 的第一行描述了商用主流产品，不用对其进行任何额外修正，残疾人就可以直接购买使用。商用是指那些批量生产的货架上摆放的装置，包括给普通大众设计的商用装置（标准商用装置）和为残疾人批量生产的商用辅助技术装置。图 2-5 显示的条目阐述了主流产品的多样性，它们均拥有被广泛残疾人使用的特性。

（四）使现货产品对残疾人起作用的特性

本章之前讨论的 HAAT 模型中的辅助技术部分提供了考察主流产品有用特性的框架。主流产品在何种程度上满足辅助技术所要求的特点，决定着它们是否对残疾人更有用。图 2-6 显示了有利于残疾人的主流技术先进性的例子。

个人计算机操作系统都包含无障碍特性，它们通过提供键盘和鼠标替代物（见第八章）帮助文本输入；通过放大、声音输出和对比度选项帮助视觉访问（见第十三章）；给听力困难个体提供声音信息的可选择项（如通知）（见第十四章）。由于这些无障碍特性在上市前就包含在内，因此不会为有特殊需求的人增加产品成本。

现代汽车具有可以使它们从功能上更加适合残疾人使用的标准特性（见第十一章）。通用设计原则被应用到车辆设计上（Polgar, Shaw, & Vrkljan, 2005）。另外，还要特别考虑视觉、认知和身体方面的特性。在视觉层面上，驾驶员必须能清楚看见车辆前面、侧面和后面的危险。这意味着车窗和镜子必须足够大，而且要正确安装以便有好的视线和最小化盲点。现代汽车具有的先进特性的一个例子是能提示驾驶员在其盲点位置有物体的盲点警示系统（Wu, Kao, Li, & Tsai, 2012）。这个功能对视野有限的人或那些很难转头查看危险的人来说特别有用。

日常生活活动（activities of daily living, ADL）装置是用于食物准备和享用的物品、自我护理产品（如理发器、洗发器）和有类似功能物品的装置。Swann（2007）是一位作业治疗师，他指出很多 ADL 产品，如吸盘刷、防滑垫、水温检测器、旋刀蔬菜削皮器、长柄簸箕和刷子，都曾经被认为是辅助器具，但是现在在超市和药店都有售。通常，这些物品加长柄是为了方便抓取，设计用更少的力量操作，或者安装防滑把套。在使每个人都更容易使用的同时，它们对动力控制或手部力量或延伸有限的个体特别有益（如长柄理发刷或鞋拔）。很多人家里都有这种一开始被认为是辅助器具的物件。

用户友好网站对每个人都是方便的，包括那些动力、感知和认知方面有障碍的人。万维网联盟网站无障碍组织（World Wide Web Consortium Web Accessibility Initiative, W3C WAI）研发了服务网站无障碍的国际标准指南（http://www.w3.org/WAI）。它们支持的材料包含对特定残疾人和老年人个体的特殊考虑。WAI 也提供评估网站无障碍性的信息、开发无障碍网站的方针，以及很多旨在尽可能使每个人无障碍访问网站的文档。

装配各种感知器和 GPS 天线的主流智能手机（mainstream smart phones）的特色提供创造相当于特殊目的辅助技术的功能的机会（Doughty, 2011）。智能手机的特性和操作系统的能力因厂商而异。这种方法的局限性包括用户界面的灵活性（见第八章），跨郊区、城市和国家的统一移动覆盖，以及不断增加的电源需求，这是因为 app 使用更多的手机资源和感知器，而且在辅助技术应用中使用的时间比以语音或文本信息为典型的普通互动长得多（Doughty, 2011）。

改良的或改造的主流商业技术

图 2-5 中间行描述了对第一行物品的专门改良，以便满足那些能力上不能匹配第一行的基本商用产品功能要求的残疾人。Sanford（2012）探讨了专门设计是通过增加对一个人或一群人的设计功能使每个人适应日常设计，而通用设计（在图 2-5 第一行中包含的）旨在增加面向每个人的日常设计功能性。专门设计存在的原因是通用设计达不到完全的普遍性，总是有处于宽泛的通用设计参数之外的个体。幸运的是，通用设计的产品范围持续扩大，并且越来越多的个体能够利用更有用的产品。在可预见的未来，图 2-5 中间行的物品将为人们所需要，正如我们已经指出的，辅助技术中越来越多的先进性在主流技术中找到它们的方式，为实现主流产品中通用设计原则做出贡献。图 2-5 中间行装置的改良有时被称为专门设计（specialized design）。

一些人也许能直接选择独特的按键，但是他们偶尔会错过期望的键而按错键。对标准键盘改造的一个实例是在键盘上放置的键盘锁定（key guard），通过使每个按键孤立并引导人的运动来帮助精确定位有困难和激活按键有困难的个体。键盘锁定对每次试图敲击新的目标按键，却总是产生大量多余运动的那些人也是有帮助的。键盘锁定对于普通计算机键盘来说是商用化的（见第七章）。

用于食物准备的改良的 ADL 包括手持的开瓶器，用于单手清洗蔬菜的带有吸盘的刷子，当单手搅拌时能固定的带有吸盘的碗，碗和平底锅的把手（有一些为了倾倒方便是斜的），以及切菜时能固定食物的菜板。在刀、汤匙和其他器皿上都有这种改造的把手。对盘子的改良包括用于稳定的吸盘，能使倾倒食物更加容易的放大的盘边，以及附着在任意盘子上的可拆装的边缘。饮用辅具包括可以吮吸液体的盖子上有吸管的杯子，可以不用仰头就能喝水的排气阀，两手使用的双把手杯子，以及底部改造的、可四面抓握的、以有限的手部功能就能拿起和倾倒的杯子（见第十二章）。

对下肢软弱或瘫痪的人士来说，对标准汽车的改造也许是必需的。用于加速器和制动器的手控装置组成部件有连接每一个踏板的机械链联动装置，一个控制把手和相关的连接硬件（见第十一章）。驾驶员向与转向柱平行的、自己的反方向推动控制杆，从而启动制动器；通过向后拉控制器，旋转控制器

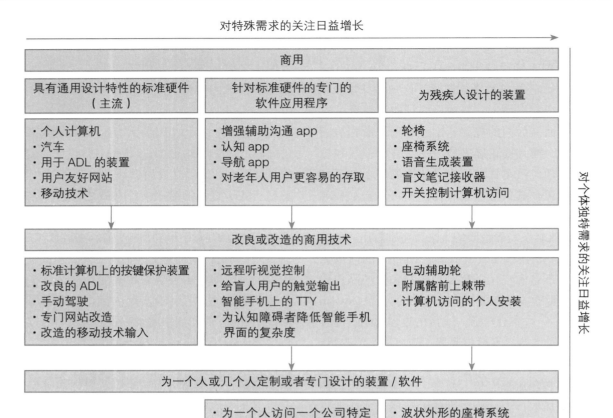

图 2-5　用于满足残疾人需求的技术选择的范围（见正文）。条目为每个主要类别的示例。

或以直角向下拉动转向柱来实现加速。用户的手部重量足以维持匀速行驶。

尽管主流计算机和移动技术持续发展，但是，对运动障碍者使用的挑战依然存在。一个被称为 Tecla（http://komodoopenlab.com/tecla）的方法，通过给移动技术构建一个替代访问界面来提供适应性移动技术输入，该界面还可链接到所有可用的 app。Tecla 保护界面允许个体使用标准的辅助技术界面（如轮椅操纵杆或单开关）来控制苹果操作系统（iPhone、iPod Touch 或 iPad）或安卓系统的装置。对此和与之类似的装置我们将在第八章进行深入讨论。

（五）帮助残疾人的商用软件应用程序

1. 用于标准硬件的辅助技术软件应用程序

图 2-5 中间列描述了将辅助技术应用程序应用到主流技术的软件应用程序。这个分类包括那些为台式电脑、笔记本电脑、智能手机和平板电脑使用的应用程序。除了笔记本电脑，这个领域还通过平板电脑、智能手机和其他平台迅速扩展。传统上，这些程序的商用版本可以通过特定的厂商获得。为将

标准计算机转换为辅助沟通系统而编写的程序已经存在超过了 25 年。最近，更复杂的移动技术（智能手机和平板电脑）的实用化已经导致辅助沟通功能的"app"激增（见第十六章）（Gosnell, Costello, & Shane, 2011）。在过去十年左右的时间里，在个人数字化助理（personal digital assistants，PDA）上出现了服务于认知障碍个体的应用程序。它们的大多数现在实用化为认知辅助 app（Stock et al., 2008）。由于现在绝大多数移动技术拥有 GPS 性能，嵌入系统也能支持导航助手以服务为盲人（Angin & Bhargava, 2011）或那些有认知障碍（如痴呆）的人（Boulos et al., 2011）。智能手机 app 也能为老年用户提供更加容易的访问（Olwal, Lachanas, & Zacharouli, 2011）。在后续章节中，我们将讨论专门为满足特殊人群需求而设计的应用程序。

这些程序适配模型已经从独立公司（如辅助沟通应用程序）迁移到可提供大量可下载软件访问的"app 商店"（适用于苹果手机、苹果音乐播放器和苹果平板的 iTunes 软件，http://store.apple.com/ca；适用

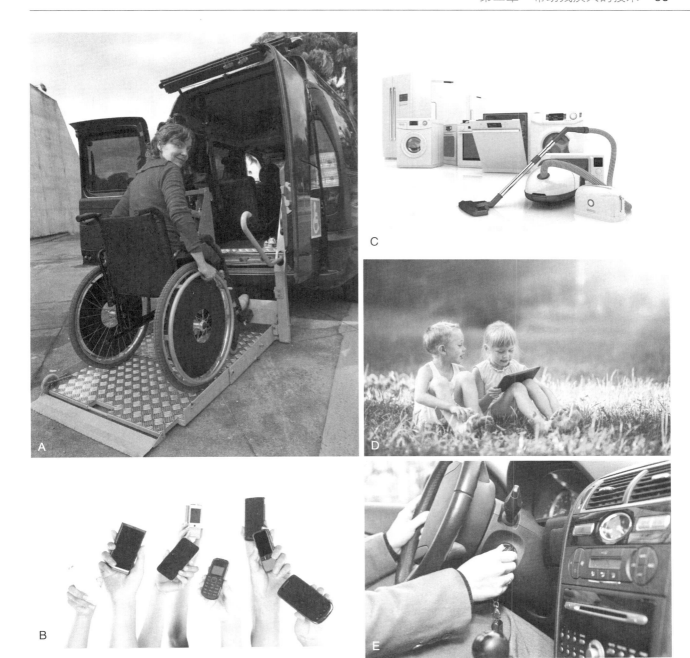

图 2-6 主流技术的先进性，使所有年龄段的残疾人更容易使用它们。主流技术包括信息和沟通技术及与应用程序和汽车相关的技术。A. 被改造的适应轮椅的汽车。B. 如手机等所有类型的移动技术都有更多的选择。C. 家庭电器"更智能"，而且需要的体力很少。D. 如平板电脑这样的移动装置在适应大范围的认知能力方面正变得越来越好用。E. 主流汽车业也越来越智能，有更多的选择以帮助残疾人。

于基于安卓系统的智能手机，https://play.google.com/store）。很多给普通大众开发的 app 对残疾人也有用，包括生产力、教育和娱乐 app。一些辅助技术厂商也供应特定应用的 app。这些我们将在后续章节中讨论。提醒读者注意的是：在购买和下载一个 app 之前，其实很难确定该 app 是否可以正常工作。

在这些领域，访问主要的发动机和感知器的挑战与各类残疾人访问主流技术相关，对此我们在前面部分已经描述过。各种 app 的认知要求变化很大，对此我们在为有认知障碍的个体推荐专门 app 之前必须予以考虑。

这些 app 和相关主流技术的主要吸引力在于，通常情况下，它们比定制辅助技术装置更便宜，同时更容易购买。这可以促成一个家庭购买 app，希望它能满足孩子的需求，然后把它带给临床医生以使它生效。不过，这个过程忽视了基于需求和技能的典型评估过程（见第五章）。而临床医生将会面临做一个正当评估的困境，评估结果很可能是对家长已经购买的移动技术和 app 的推荐，但是也可能会给出其他更能满足孩子需求的辅助技术方案，这不仅仅是让 app 为孩子服务的事情；相反，它更像是在选择一个更适合满足孩子需求的 app。"在挖掘'移动技术 app'的全部潜能方面，一些面向残疾人的服务提供商也做得很不情愿，因为他们的角色和动机一般是基于有客户就特殊辅助技术的评估和适配来向他们求助"（Emiliani et al., 2011, p.108）。

app 的泛滥导致了 app 质量参差不齐。app 的强大程度、可靠性及可用支持程度各不相同。如果 app 是由家庭直接下载，那么这个家庭将不能得到这个 app 使用方面的培训。对于像辅助沟通这样复杂的 app，培训和持续支持对成功使用 app 尤为重要（见第十六章）。通常，人们无法认识到培训和持续支持的必要性。公共资金来源（如美国联邦医疗保险）往往会支持商用辅助技术产品的购买。同样的资金来源往往会拒绝购买同等性能的主流技术，尽管其价格明显要低很多。通常，这部分资金也不担负技术使用时培训的费用。虽然受到这么多限制，很多确实能匹配残疾人需求的 app 的重要性不言而喻。许多临床医生已经致力研发带有用户信息和评估的 app 数据库。我们将在后续章节讨论其中大部分内容。

2. 改良或改造的软件应用程序

在手机和平板电脑上的绝大多数的 app 并不要求任何额外的硬件或改造。然而，在某些情况下，内嵌移动技术性能无法满足个体的需求。其中之一是视听装备的远程控制。在日常生活的电子辅具（electronic aids to daily living, EADL）（见第十二章）中，这些控制是基本要素，原因在于行动受限或精细动作技能受限的个体能够使用它们来控制电器。很多家庭影院（DVD 播放器、蓝光碟播放器、CD 播放器）都使用红外控制信号，这是在移动技术中没有的功能。有些 app 可以替代标准远程访问，但是它们都要求有一个额外的红外线发射机用以发布红外线命令（Kumin, 2010）。

盲人经常使用机电装置，此装置根据计算机文本输出呈现盲文字符（见第十三章）。这些装置通常既不轻便又非常昂贵。一种替代方式是发展用在移动技术上的触觉输出方法（Rantala et al., 2009）。我们将在第十三章讨论解决这个问题的各种方法。

聋人通常使用文本信息，但这些人使用的文本信息也有一种特殊的格式，被称为 TTY 的专门文本格式（见第十四章）。带有 TTY 功能的手机很笨重又不便携。同时，它们也缺少很多当前智能手机有的特性。Zafrulla, Etherton 和 Starner（2008）研发了一款能在智能手机上模拟 TTY 的 app。这个 app 的一个重要特征就是它能链接到安装在美国和其他地方所有紧急呼救中心的 TTY 技术。

app 也能降低认知障碍者使用的智能手机界面的复杂度（Verstockt, Decoo, Van Nieuwenhuyse, De Pauw, & Van De Wall, 2009）。物理界面变得更加有用，并且有些额外的性能也被添加了上去，例如，基于照片的 GPS 和其他内容管理特性等对认知障碍者和老年人有用的特性。

3. 为一个人或者少数人定制或专门设计的软件

在一些部件的设置中，人们都有必要研发专门软件应用以便允许用户装置和公司计算机交互。大多数可能出现在计算机控制的加工反馈操作中。

（六）专门为残疾人设计的技术

当主流商用装置无法满足个体对技术辅助的需求时，我们会尝试用大量生产且专门为残疾人设计的特殊装置来满足他们的需求，如图 2-5 右列中所示。小型辅助技术装置厂商必须为了具有复杂需求的个体的小份额残疾人市场，经常开发技术性的精细产品（Bauer & Lane, 2006）。这些厂商非常熟悉他们服务的这部分障碍群体，包括赔偿和分配问题。然而，他们通常缺少主流厂商那样的资金和技术资源。与老龄化和残疾相关的人口统计数据的变化使辅助技术市场对主流厂商更加具有吸引力。把大型公司的资源与锁定目标市场的辅助技术公司的特殊专长联系起来的合作关系正在发展。这为在更短的时间周期内开发新的辅助技术产品创造了机会，同时提供了更广泛地分配（Bauer & Lane，2006）。

1. 商用辅助技术产品

当没有现成的主流产品（包括辅助应用程序）时，有许多装置专门设计用于满足残疾人的需求，如图 2-5 右列第一行所示。本文涵盖的辅助技术装置主要类别是座椅和定位系统（见第九章）；改良的服务于计算机和移动主流技术的用户界面（见第六章～第八章）；辅助上肢的操作任务功能的装置，包括 EADL（见第十一章）、行动辅具（个性化拐杖，手动和电动轮椅）（见第十章）和改造的汽车交通工具（见第十一章）；视觉助感器（见第十三章）和听觉助感器（见第十四章）；认知辅助技术产品（见第十五章）；扩大和替代沟通（见第十六章）。

2. 改良或改造的辅助技术

虽然，辅助技术能满足广泛个体的需求，但是，有些人需要进行额外的改造以使辅助技术对他们有效。图 2-5 中列举了几个例子。

使用手动轮椅的人会出现肩痛，肩痛限制了他们推动手动轮椅的能力，但是电动轮椅又不是他们想要的，对于这样的个体，有一个选择是推动激活圈电动辅助轮（见第十章）。这些轮子可以和手动轮椅的轮子相互交换。在后轮轴上安装一个电机，后轮和手轮相互连接（Algood, Cooper, Fitzgerald, Cooper, & Boninger, 2005）。当用户需要时，电动辅助轮（power-assist wheels）便给手动轮椅提供力量。当用户给手轮加一个超过事先预知程度的力量，如上坡时，电机便开始工作帮助推进轮椅。

在一些实例中，简单的一圈腰带或其他类似的附件在座椅系统中并不能提供足够的稳定性。一个严格的骨盆定位装置，也称为附属髂前上棘条（sub-ASIS bar），通常是一个贴身的带衬垫的金属棒，将其连接在轮椅框架或座椅上以将骨盆定位在个体的髂前上棘下（见第九章）。它与完整的座椅和靠背系统结合使用，适用于需要更大控制力来维持骨盆中立位置和防止骨盆旋转的个体。

有些个体需要个性化的设置来进行计算机访问。这可能是用于输入的输入杆或夹板或口操纵杆（de Jonge, Sheerer, & Rodger, 2007）（见第七章）。其他可能的改造是调整工作台的高度以适应轮椅，定位键盘或鼠标以便访问，以及使用鼠标或键盘的替代品。以上这些我们将在第七章和第八章讨论。

在改良或改造的装置和商用装置之间的另一个重要的区别是两种装置可获得的技术支持的程度不同。通常，商用装置会有文档和在线操作手册及可用的帮助窗口。虽然，这些文档质量参差不齐，但有总要比没有好，而改良或定制的装置通常什么都没有。商用装置的厂商或供应商会提供技术支持和维护。而由于改良的或者定制的装置通常一个类别只有一个，技术支持也许很难获得，尤其是在找不到初始设计者和制造者的时候（例如，用户转移到一个新领域）。

3. 为一个人或几个人定制或专门设计的装置

也有一些实例，无论是主流商用产品或辅助技术产品，还是专门设计的产品都不能满足残疾人的需求。这种情况的结果是要定制装置。图 2-5 的最下面一行列举了可能为一个人研发的定制的辅助技术软件或硬件装置的示例。

当一个人有明确的座椅需求（例如，固定畸形，挛缩，或者其他肌肉骨骼问题），很可能使用标准的波状外形的座椅系统不能给他定位（见第九章）。在这些实例中，你也许就会用到定制波状外形座椅系统（custom contoured seating system）。这个系统提供最大程度的身体接触和由此而得到的最大支撑，因为它是按照个体的外形轮廓定制的。这些垫子制作成本更高，也需要更长的时间周期。随着可以根据用户姿势进行调节的座椅系统靠背部分的研发，这种坐垫的需求正在降低。

通常，将辅助技术用于工作调适（job accommodation）是个性化的，因为它取决于个体损伤的功能性程度及工作任务的具体特性（Zolna, Sanford, Sabata, & Goldthwaite, 2007）。对于轻度到中度损伤，可以很容易的获得常见的主流技术（例如，折叠信纸机，电子订书机，自适应键盘，电话，头盔，物资升降机，符合人体工程学设计的工具和椅子，以及抗疲劳垫子）。对于有认知障碍的工人来说，他们很难完成制作及装配过程的称重和计数任务。一种方法是使用语音天平，将语音天平连接到一个能够提供必要提示和反馈的控制器上（Erlandson & Stant, 1998）。对于计数任务来说，可以采取对一个正好装满正确数量物件的容器称重的方法。如果一个容器被正好装满，重量就正好，同时提示用户进行下一个步骤。如果重量太轻，则提示用户继续往容器里面添加，如果太重，则提示用户确认，不要装得太多。Erlandson 和 Stant（1998）阐述了这个系统在一家建筑供应商的铁钉计数任务中的成功使用，这个任务由一位有中度智力障碍的女士完成。

第四节　总结

近几年，提供给临床医生的用来满足残疾人需求的技术选项显著扩大。主流移动技术（如智能手机、平板电脑）功能的增加为通过研发应用软件来满足更大部分全球残疾群体的需求提供了可能。随着通用设计的持续发展，越来越多的主流产品可供残疾人使用。伴随着专门辅助技术产品的持续有效和改善，通过技术满足残疾人需求的机会比以前多了。

思考题

1．正如我们描述的，技术正在快速改变。请解释这种改变对残疾人的优势和风险。

2．参考表 2-1，选择其中三种辅助技术应用，使其成为你每天使用的主流技术，并告诉别人它们来自辅助技术。你得到的反馈是什么？

3．通用设计（为所有人设计）有很多优点，特别是在建筑环境方面。然而，在一些情况下，通用技术的成本也限制了它的有效性。请描述通用设计的优点和局限性。

4．在通用设计和专门辅助技术设计之间的最本质的区别是什么？

5．当描述日常物品的使用时，我们所说的术语"可供性"和"约束条件"的含义是什么？

6．列举三个老年人可能需要辅助技术的原因。

7．老年人的需求是如何影响辅助技术的设计、配置和支持的？

8．术语"数字鸿沟"的意思是什么？

9．在缩小发达国家和资源匮乏国家之间的"数字鸿沟"方面，什么因素是重要的？当这种鸿沟变窄时，如何能够把残疾人囊括进来？

10．请指出硬技术和软技术之间的区别。

11．术语"功能配置"的意思是什么，它是如何被应用到辅助技术系统中的？

12．功能配置的主要方法是什么？在辅助技术系统设计中使用的每一种方法的优点和缺点是什么？

13．HAAT 模型中辅助技术部分的四个组成部分是什么？

14．请描述人／技术接口对于下列技术来说的关键要素：

　　a．电子辅助技术

　　b．提供支持的辅助技术

　　c．机械化辅助技术

15．请列举三种用于不同辅助技术应用的环境感知器。

16．在辅助装置中，处理器或机械装置的功能是什么？

17．请列举三种软技术。

18．共鸣设计的意思是什么？如何区分它和通用设计？

19．参考图 2-5，区分专门目标技术和一般目标技术。

20．能够辅助残疾人的技术的两个主要来源是什么？

21．术语"简单之美"的意思是什么？

22．参考图 2-5，为什么图中技术成本从左到右增加，而实际的功能数量往往减少？

23．你是否可以想到你日常使用的技术具有能够对残疾人有用的性能？这些性能是什么，它们又能够帮助哪些人？

24．选择一种特定的残疾类型和有这种残疾的人可能的需求，并且找出两三个对其有用的手机 app 或平板电脑 app。

25．"夹具"是什么，它如何对智力障碍者产生作用？

参考文献

Algood SD, Cooper RA, Fitzgerald SA, et al.: Effect of a pushrim-activated power-assist wheelchair on the functional capabilities of persons with tetraplegia, *Arch Phys Med Rehabil* 86:380–386, 2005.

Angin P, Bhargava BK: Real-time mobile-cloud computing for context-aware blind. *Proceedings of the Federated Conference on Computer Science and Information Systems*, Szczecin, Poland 985–989, 2011.

Armstrong W, Borg J, Krizack M, et al.: *Guidelines on the provision of manual wheelchairs in less resourced settings*, Geneva, 2008, WHO.

Bailey RW: *Human performance engineering*, ed 3, Englewood Cliffs, NJ, 1996, Prentice Hall.

Bauer S, Lane J: Convergence of assistive devices and mainstream products: keys to university participation in research, development and commercialization, *Technol Disabil* 18(2):67–77, 2006.

Björk E: Why did it take four times longer to create the Universal Design solution? *Technol Disabil* 21(4):159–170, 2009.

Boulos MNK, Anastasiou A, Bekiaris E: Panou, M: Geo-enabled technologies for independent living: Examples from four European projects, *Technol Disabil* 23(1):7–17, 2011.

Cook AM, Hussey SM: *Assistive technologies: Principles and practice*, St. Louis, 1995, Mosby.

Cravit D: *The new old: How the boomers are changing everything... again*, Toronto, 2008, ECW Press.

de Jonge D, Scherer MJ, Rodger S: *Assistive technology in the workplace*, St Louis, 2007, Elsevier.

Doughty K: SPAs (smart phone applications)—a new form of assistive technology, *J Assist Technol* 5(2):88–94, 2011.

Emiliani P: Assistive technology (AT) versus mainstream technology (MST): The research perspective, *Technol Disabil* 18(1):19–29, 2006.

Emiliani P, Stephanidis C, Vanderheiden G: Technology and inclusion—Past, present and foreseeable future, *Technol Disabil* 23(3):101–114, 2011.

Erlandson RF, Stant D: Polka-yoke process controller: Designed for individuals with cognitive impairments, *Assist Technol* 10:102–112, 1998.

Gosnell J, Costello J, Shane H: Using a clinical approach to answer "what communication apps should we use?" *Perspect Augment Altern Commun* 20:87–96, 2011.

Haigh KZ, Kiff LM, Ho G: The independent lifestyle assistant: Lessons learned, *Assist Technol* 18:87–106, 2006.

Hellman R: Universal design and mobile devices, *Lecture Notes in Computer Science* (including subseries Lecture Notes in Artificial Intelligence and Lecture Notes in Bioinformatics), 4554 LNCS, part 1:147–156, 2007.

International Labor Office: *Facts on disability in the world of work*, Geneva, 2007, http://www.ilo.org/wcmsp5/groups/public/---dgreports---/dcomm/documents/publication/wcms_087707.pdf. Accessed September 7, 2012.

International Telecommunication Union: *Measuring the information society*, Geneva, 2012, International Telecommunication Union.

International Telecommunication Union: *Percentage of individuals using the Internet report. Per country report and comparative data over the past 10 years*, Geneva, 2011, International Telecommunication Union.

Kirby RL: *Wheelchair skills program,*, version 3.2, 2005. http://www.wheelchairskillsprogram.ca.

Kumin D: *Review: The best iPhone universal remote apps*, http://www.soundandvisionmag.com/article/review-best-iphone-universal-remote-apps?page=0,0 Accessed September 24, 2012.

Lee YS, Jhangiani I, Smith-Jackson TL, et al: Design consider-ations for accessible mobile phones, *Proceedings of the Human Factors and Ergonomics Society*, 2178–2182, 2006.

Leung R, Findlater L, McGranere J, et al: Multi-layered interfaces to improve older adult's initial learnability of mobile applications, *ACM Transactions on Accessible Computing*, 3(1):1–30, 2010

Lewis C, Sullivan J, Hoehl J: Mobile technology for people with cognitive disabilities and their caregivers, *HCI issues, Lecture Notes in Computer Science* (including subseries *Lecture Notes in Artificial Intelligence and Lecture Notes in Bioinformatics)*, 5614 LNCS, part 1, 385–394, 2009.

Lewis C, Ward N: Opportunities in cloud computing for people with cognitive disabilities: Designer and user perspective. part II, HCII 2011. In Stephanidis C, editor: *Universal access in HCI*, LNCS, 6766, pp 326–331, 2011.

Mann WC, Helal S, Davenport RD, et al.: Use of cell phones by elders with impairments: Overall appraisal, satisfaction, and suggestions, *Technol Disabil* 16(1):49–57, 2004.

Medola FO, Paschoarelli LC, Silva DC, et al: Pressure on hands during manual wheelchair propulsion: a comparative study with two types of handrim, *European Seating Symposium*, 63–65, 2011.

Newell AF: *Design and the digital divide: Insights from 40 years in computer support for older and disabled people*, Morgan & Claypool Publishers, San Rafael, California, 2011.

Norman D: *Design of everyday things*, New York, 2002, Basic Books.

Nguyen T, Garrett R, Downing AD, et al.: Research into telecommunications options for people with physical disabilities, *Asst Technol* 19:78–93, 2007.

Odor P: Hard and soft technology for education and communication for disabled people. *Proceedings of the International Computer Conference*, Perth, Australia, 1984.

Olwal A, Lachanas D, Zacharouli E. OldGen: Mobile phone personalization for older adults, *Proceedings Conference on Human Factors in Computing Systems*, 3393–3396, 2011.

Pedlow R, Kasnitz D, Shuttleworth R: Barriers to the adoption of cell phones for older people with impairments in the USA: Results from an expert review and field study, *Technol Disabil* 22(3):147–158, 2010.

Polgar JM, Shaw L, Vrkljan B: Implications of universal design principles to vehicle design, *OT Now*, September-October: 31–32, 2005.

Pullin G: *Design meets disability*, Cambridge, MA, 2009, MIT Press.

Rantala J, Raisamo R, Lylykangas J, et al: Methods for presenting braille characters on a mobile device with a touchscreen and tactile feedback, IEEE TRANSACTIONS ON HAPTICS, 2:128–139, 2009.

Sanford JA: *Universal design as a rehabilitation strategy*, New York, 2012, Springer.

Schaefer K: Market-based solutions for improving telecommunications access and choice for consumers with disabilities, *J Disabil Policy Studies* 17(2):116–126, 2006.

Simpson R: Smart wheelchairs: A literature review, *J Rehab Res Dev* 42(4):423–435, 2005.

Stent A, Azenkot S, Stern B: iWalk: A lightweight navigation system for low-vision users. I, ASSETS 10, *Proceedings of the 12th International ACM SIGACCESS Conference on Computers and Accessibility*, 269–270, 2010.

Stock SE, Davies DK, Wehmeyer ML, Palmer SB: Evaluation of cognitively accessible software to increase independent access to cellphone technology for people with intellectual disability, *J Intellect Disabil Res* 52(12):1155–1164, 2008.

Swann J: Inclusive design of tools for daily living, *Int J Ther Rehabil* 14(60):285–289, 2007.

Ungson GR, Trudel JD: The emerging knowledge-based economy, *IEEE Spectrum* 36(5):60–65, 1999.

Verstockt S, Decoo D, Van Nieuwenhuyse D, et al: Assistive smartphone for people with special needs: The personal social assistant, *Proceedings of 2nd Conference on Human System Interactions, HSI '09*, 331–337, 2009.

Vicente MR, López AJ: A multidimensional analysis of the disability digital divide: Some evidence for Internet use, *Information Society* 26(1):48–64, 2010.

Wang RH, Gorski SM, Holliday PJ, Fernie GR: Evaluation of a contact sensor skirt for an anti-collision power wheelchair for older adult nursing home residents with dementia: Safety and mobility, *Assist Technol* 23:117–134, 2011.

Weber H: Providing access to the internet for people with disabilities: short and medium term research demands, *Theoret Issues Ergonom Sci* 7(5):491–498, 2006.

Wright RA: *Short history of progress*, Anansi Pub, Toronto, ON, Canada, 2004.

Wu B, Kao C, Li Y, Tsai MY: A real-time embedded blind spot safety assistance system, International Journal of Vehicular Technology, Volume 2012 (2012), http://dx.doi.org/10.1155/2012/506235. Article ID 506235, 15 pages 2012.

Zafrulla Z, Etherton J, Starner T: TTY phone—direct, equal emergency access for the deaf, *ASSETS'08: 10th International ACM SIGACCESS Conference on Computers and Accessibility*, 277–278, 2008.

Zolna J, Sanford J, Sabata D, Goldthwaite J: Review of accommodation strategies in the workplace for persons with mobility and dexterity impairments: Application to criteria for universal design, *Technol Disabil* 19(4):189–198, 2007.

活动、人类和情境：
人类在情境中活动

学完本章内容，你将掌握以下知识点：

1. 识别和描述 HAAT 模型的组成部分。
2. 探讨 HAAT 模型的每个部分如何影响辅助技术的设计、使用和服务配置。
3. 探讨各个部分如何相互作用来影响辅助技术设计、使用和服务配置。
4. 识别辅助技术被使用的主要表现领域。
5. 识别辅助技术被使用的情境。

第一节　引言

这一章阐述人类活动辅助技术（HAAT）模型的几个元素——活动、人类和情境。之前的章节介绍了和辅助技术相关的关键概念。正如第一章所陈述的，HAAT 模型描述一个人在一个情境下使用辅助技术做某事。在这一章，我们解构人类、活动（activity）和情境这几个元素，以便理解它们分别对辅助技术的设计、评估与评价及使用的影响。如图 3-1 所示，HAAT 模型被描述为一个被置入情境的人类、活动和辅助技术的整合。因此，本章最后对模型元素进行了重构，以便描述和理解它们对活动的相互影响及对辅助技术的共同影响的事务性特性。虽然可以单独讨论

每个元素，但是，只有在揭示他们之间的联系时，才能显示出辅助技术在人们生活中位置的复杂性。

HAAT 模型中元素的排列顺序是经过深思熟虑的。无论是把 HAAT 应用到装置设计、推荐评估，还是产出评价，HAAT 各个元素的思考和整合的顺序是一致的。首先是确定活动或需求。接下来确定影响人类执行和参与活动的能力的方面。然后要考虑影响人类的活动表现的情境影响。最后才是辅助技术的设计和推荐，表明了使活动参与和组织有效的技术地位。

第二节　活动

一、活动分类

（一）国际功能、残疾和健康分类

国际功能、残疾和健康分类（International Classification of Functioning, Disability and Impairment, ICF）（WHO, 2001）是一个众所周知的标准，用于人、活动和影响健康的环境这几个元素的编码和分类。其中，活动和参与（participation）部分对一个人需要或想做的活动的识别和组织是有用的。而且，ICF 提供了一种通用语言能够使这些活动之间进行交流。

ICF 把活动定义为："由个体执行一项任务或行动"（WHO, 2001, p.10），同时把参与定义为"投入到一种生活情境中"（WHO, 2001, p.10）。除了不

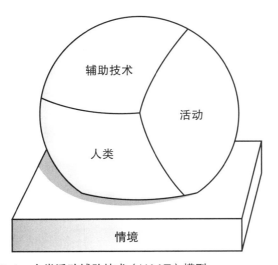

图 3-1　人类活动辅助技术（HAAT）模型。

同领域的活动和参与的识别，ICF 包括两类定量分级，它们帮助描述人在活动和参与领域中的投入：表现（performance）描述：人实际上做到的，能力（capacity）描述了在有利和有支持性的环境下人潜在的最佳表现。

ICF 活动和表现的主要领域包括：
- 学习和应用知识
- 一般任务和要求
- 交流
- 活动
- 自理
- 家庭生活
- 人际交往和联系
- 主要生活领域
- 社区、社会和公民生活

定义每一个领域和子领域是为了提供一致性的理解，旨在使 ICF 可以跨行业、组织和文化进行转移。表 3-1 提供在这些区域的子领域的实例。

表 3-1	ICF 的活动和参与结合实例的领域。
ICF 领域	**和辅助技术相关的实例**
学习和应用	·基本学习技能，如学习如何阅读、写作和算数运算；技能获取。 ·应用知识，如阅读、关注学习情况、思考、写作、问题解决、算术运算和决策。
一般任务和要求	·执行单任务，涉及做一件事要求的步骤，包括材料获取和组织；启动、坚持和完成任务；排序任务；位置、空间和速度。 ·执行多重任务，包括同时或连续执行很多任务需要的技能和知识。 ·执行日常起居，包括组成一个人一天的所有活动的表现。 ·对待压力或其他心理需求，涉及有效处理压力、需求和日常任务干扰的能力。
交流	·交际信息的接收，包括说、写、符号语言或其他方式。 ·交际信息的表达，包括说、写、符号语言或其他方式。 ·对话及交际装置和技术的使用，分类包括使用电话和书写工具，但是不包括那些被认为是辅助技术的装置。
活动	·从一个姿态到另一个姿态（如从坐到站）或保持一种姿态的能力。 ·从一个表面移动到另一个表面。 ·举起、抓取、把握和扛物体，包括为了达到这个目的的上肢和下肢的使用；上肢分类包括操作。 ·手和胳膊的活动，包括一些行动，如伸出、抓取、捏取和旋转。 ·走动和移动，包括在不同环境中走动或其他形式（如爬或跑）的移动，以及使用装置（如滑架和轮椅或者助行器等）的移动。 ·使用交通工具移动，包括作为乘客或驾驶员使用交通工具及使用一种动物移动。
自理	·包括日常生活的基本活动，如洗澡、吃饭、穿衣、如厕和个人健康的提升活动。
家庭生活	·获取必需用品，包括居有定所；支持日常生活的必需物品；家庭管理活动和对其他人提供帮助，如照料孩子。
主要生活领域	·教育，包括正规和非正规教育机会。 ·职业和雇佣，包括职业培训、获得工作，以及有偿和无偿工作。 ·个人财务管理。
社区、社会和公民生活	·社区生活，包括在正式和非正式组织中的参与，如服务社。 ·娱乐休闲，包括在有组织的或非正式比赛、休闲或娱乐活动中的参与。 ·宗教和精神生活，包括正规和非正规的活动。 ·人权，包括在宣言中（如《残疾人权利公约》）确定的权利的参与；除了政治生活与公民权利。 ·政治生活和公民权利，包括参与各种形式的政治活动及在一个具体国家中赋予公民的权利。

来源：ICF，WHO，2001.
更多关于 ICF 的信息见世界卫生组织的网站，www.who.int/classifcations/icf

（二）作业治疗分类

作业治疗师也把活动或作业（occupation）分类到自我护理、生产力和休闲领域。其他专业团体也对这些分类的用途进行了改编。通常，自我护理（self-care）工作包括日常生活活动（ADL）和工具性 ADL；生产力（productivity）包括在单位、学校或社会志愿活动中的工作；休闲（leisure）则是为娱乐所做的活动［美国职业治疗协会（American Occupational Terapy Association，AOTA），2002；Townsend & Polatajko，2002，2013］。

在本书对辅助技术的组织讨论中，HAAT 模型包含四种活动产出领域：沟通、认知能力、操作和行动。表 3-2 对 HAAT 技术中的活动分类与 ICF 中的被选领域和子领域进行了比较。图 3-2 显示 HAAT 模型识别出来的活动部分的元素。

表 3–2	ICF 和 HAAT 模型的比较。			
ICF		**HAAT 模型**		
学习和应用知识		认知	交流	
一般任务和要求		认知		
交流		交流		
活动		操作	活动	
自理		认知	交流	操作
家庭生活	认知	交流	操作	活动
人际交往和联系	认知	交流	操作	活动
主要生活领域	认知	交流	操作	活动
社区、社会和公民生活	认知	交流	操作	活动

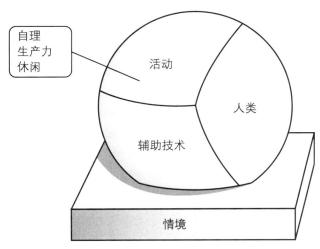

图 3–2　HAAT 模型，标识了活动部分的元素。

二、活动分析

数十年来，活动分析（Activity analysis）一直是作业治疗师的基本技能。它是人因工程师任务分析所使用方法的补充，层次任务分析就是其中一个例子（Fisk et al. 2009；Stanton，2006）。这些分析方法首先进行活动的解构，以理解完成这个活动必需的不同步骤。层次任务分析方法可能生成一个流程图，以描绘活动的过程，显示来自不同选择导致的不同路径。作业治疗活动分析方法提供这些步骤的描述。

额外背景信息包括列举做活动使用的材料和装备，描述完成活动的情境和做活动的人。作业治疗分析方法继续描述不同的表现部分（例如，认知的、物理的、感觉的、感知的、交际的和情感的），它们被用于执行活动的不同步骤。这些分析对两个主要目标是有用的：①大致理解一个活动的表现（即详述表现过程）；②理解一个特定个体或人群如何完成一个活动。

在决定适合的辅助技术的过程中，分析是有用的，因为它能够帮助临床医生确定患者完成任务拥有的技能和能力，以及那些需要辅助技术补充或替换才能成功完成任务的技能和能力。这个过程很耗时，因此在实践中很难为一个单独的活动而完成分析。然而，拥有一个对单个活动进行这种分析的框架，可以在评估及评估过程中为临床医生提供支持，以了解客户需要和希望参与的活动，以及成功执行这些活动所需的技能和能力。人们在文献中可以找到一些引导作业或活动分析的策略（例如，Hersch，Lamport，& Cofey，2005）。

三、分类范畴外理解活动

使用 ICF 或其他对活动或作业进行分类的系统有助于命名和组织人的行为。然而，仅仅一个简单的分类并不能给出全貌。当对活动的考虑止于分类时，其他影响活动的因素也会丢失。从事活动的复杂性、流动性及置于一个情境中的地点性质使得个人意图（meaning）在一个分类系统内部并不明显。大量的问题有助于进一步定义活动。这些问题引导收集关于活动表现的信息，以及它的表现如何与其他活动的参与相关。

为什么要执行这个活动？在这里，我们需要把一个人想活动和需要活动进行对比。因为个体本身会对被要求的活动和被选择的活动有一些影响。当讨论活动的意义时，我们再讲述这个观点。在是否执行这个而不是其他的活动方面，个体往往有更多的选择。对于很多成年人来说，起床去工作就是被要求的活动。

在工作中，具体活动通常被期望成为这项工作所要求的一部分。参加到马拉松培训中是一些个体选择的活动（图3-3）。甚至在活动过程中，选择要素还依然存在。例如，对大多数小于当地立法规定的年龄的儿童来说，入学是一个被要求的事务。这时，他们没有其他选择。然而，入学之后，他们要想使选择发挥作用（至少对大一点的儿童来说），就要围绕着把必需的学校活动完成多少及完成到什么程度做些文章。

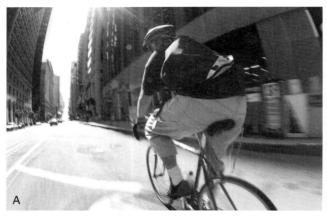 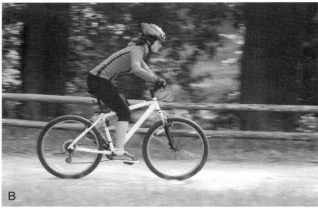

图3-3　活动包含不同程度的选择。A. 工作环境的更少选择。B. 追求休闲方面的更大选择。

要怎样执行活动？客户独立执行活动重要吗？或者说，他会接受其他人或技术的帮助吗？当他确实要接受其他人帮助的时候，确定这个帮助是来自家人、朋友，还是个人护理员是很重要的。如果一个活动是敏感型的，像如厕，那么，他也许会非常在意接受谁的帮助。这个问题的另一个方面是执行这个活动是独自一人还是和其他人一起。例如，阅读是那种可以独立做的事情，但是，对话要求至少两个人参与。从作业科学角度看，合作的概念（Pierce，2009）是一个相对新的观点，致力发掘由两个人或更多人共同完成作业的表现。

时间方面。和活动表现相关的时间话题指导个人参加活动的频率。频率是一个活动对于个体重要性的一个指标。通常，有规律经常完成的一个活动要比不经常做的活动有更高的优先级。询问一个人她完成任务需要多长时间，以及她是否愿意在没有帮助的情况下投入这个时间，有助于我们了解她参加这个活动的情况。我们同样需要了解她完成任务的时间是否占用了其他活动的时间。例如，客户可以通过适应活动来装扮自己，但是只有在延长时间付出更多努力的情况下才能做到。这样一来，当她准备去学校或单位，时间就成了问题——如果穿衣需要很长时间，自己做这些事情意味着要很早起床，或者可能要迟到。同样的道理，这个时间长度就意味着她没有时间做其他活动。

最后一个思考和客户的喜好相关，也就是客户执行一个活动的频率。个人喜好经常决定执行一个活动的频率，比如说练习或洗澡。能力可以影响认知、交流、操作或行动等的技能。这些能力的变化可以改变一个人行使和执行具体活动频率相关的能力。例如，当一个人住进专业护理机构的时候，规章制度规定包括个人护理活动在内的很多活动的频率。住院医师已经限制了在时间上的抉择的机会。

作业发生在哪里？当我们讨论情境的时候，我们会挖掘地点对活动的影响。当考虑地点的时候，我们就要识别所要考虑的因素。与在私人场所相比，在公共场所执行的活动会有很大的不同。

在活动发生的场所，其他人的出现意味着有能提供帮助的人。其他人关于辅助技术的观点和知识也许会阻碍或促进它的使用。场所也会限制辅助技术的选择，因为一些使用语音输入或激活的技术在安静场所会显得很突兀，而且它们的使用会涉及用户的隐私。场所的物理因素也会促进或阻碍活动的表现。

一个给定活动的执行支持哪些其他的活动？复杂活动的执行依赖于执行更基础活动的能力。例如，坐下的能力支持其他很多活动，例如，照顾自己，和其他人交往，做志愿者，或者从事工作或教育活动。同样，讲话和处理材料的能力也都是在更复杂活动中使用的基本技能。

这些问题的答案超出仅仅知道一个人需要或想做什么活动的范畴。它们也帮助临床医生理解活动执行的其他要素及它们会如何促进或阻碍某辅助技术的使用。

第三节　人类用户

一、ICF 的身体结构和功能

ICF（WHO, 2001）是理解人类用户的好的起点。分类提供了一个有用的方式来组织人类身体的功能，这些功能影响执行活动的能力、参与社区活动的能力及使用辅助技术的能力。ICF 把身体功能定义为"身体各系统的生理功能（包括心理功能）"（WHO, 2001, p. 10）。在这一章中，我们会涉及身体功能的分类，正如 HAAT 模型人类部分描述的，这些功能支持辅助技术应用程序。图 3-4 显示 HAAT 模型中人类部分的要素。个别章节会详细讨论身体功能的相关分类。

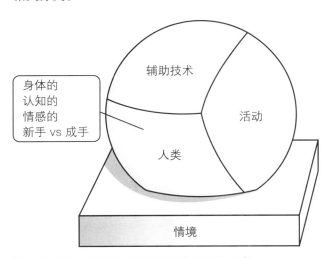

图 3-4　HAAT 模型，标识了人类部分的元素。

（一）精神功能

精神功能是指那些能使个体警觉而专注于自己的周边环境，感知和理解感官现象，感觉和控制情感，并执行更高级别的功能的能力，这些能力使他能够组织与控制自己的行为和动作，以及学习、推理和合成信息（WHO, 2001）。

从根本上说，精神功能涉及一定程度的感觉（能参加到周边环境）；方位定向、人物定向和时间定向；能使人处理、记住、理解信息的一般智力功能。感知和理解感官现象（包括听觉、视觉、触觉和视觉空间感）的能力是帮助个体组织和对世界反应的基本功能。（AOTA, 2002; WHO, 2001）。

更高级别的认知功能使人能够合成与整合信息，推理和学习。这些执行功能使人能够调节与组织他的行为，并且锻炼判断能力。与书面语、口语相关的精神功能、数学能力及组织和序列化行动（实践）能力构成了这一分类。ICF 在这里也包括个性和性格（AOTA, 2002; WHO, 2001）。

（二）视功能

视功能分类包括与视觉相关的功能。敏锐是指看清楚的能力，包括单眼和双眼近距离和远距离的视觉（AOTA, 2002; WHO, 2001）。视觉功能可能是大多数人最熟悉的一种。"近视"的人看近处物体清楚，但是看远距离物体模糊，"远视"的人正好相反。随着个体年龄增长，聚焦近处物体的能力下降。你也许听过中年人说她的"胳膊太短了"，其实是她必须与材料保持一定的距离才能看得见。

视野是描述当个体的眼睛固定在确切的方向所能够看见的范围，包括前方的和周围的可视信息（WHO, 2001）。视觉质量与观察颜色的能力有关，光敏感和光对比度。光敏感是指能够看清楚需要的光的数量；随着年龄增长，人们想要看清楚通常需要更多的光。它也指对光的反应——有光敏感问题的个体在强光情况下很难看清楚，例如，晴天、下雪天或在海滩。光对比度是指前景里的物体和背景之间要求的对比的量，这种对比能使人把物体从背景中区分出来。光对比度对带有视觉显示器界面的辅助技术尤其重要。

（三）听功能

听功能包括听觉（听力）功能和那些与内耳前庭功能相关的功能，这些相关功能影响平衡、运动和空间位置（WHO, 2001）。在最基本层面，这些分类包括检测声音是否已经发生和对环境中的声音进行辨别（例如，在嘈杂饭店专注于对话的能力）。

声源定位就是判断声音来源的能力，声源偏侧化就是确定声音是来自右侧还是左侧的能力。听觉包括把语言从其他声音（例如，笑、哭）中辨别出来的能力（WHO, 2001）。

内耳结构可以检测到与重力相关的运动和位置，从而帮助一个人在空间中行走和维持平衡。这些功能使人们能检测出自己是否直立，并且不管身体处于何种位置，都能通过将头保持在直立位置帮助她维持身体保持直立姿势，以维持有用视线。检测身体在空间中的运动及检测是平面还是斜面支撑着身体都有助于平衡和运动。想想一个孩子在旋转之后维持直立姿势的难度，这种情况就是前庭器官和视觉没有提供一致的信息让孩子维持平衡。另一个前庭功能（或者功能障碍）的实例是晕动病现象。当前庭输入和视觉输入矛盾的时候，一个人可能就会觉着恶心。例如，坐在一个行进的交通工具上或者游乐场木马上会导致晕动病，原因就在于前庭刺激和视觉刺激是分开的，人在这种情况下身体相对于交通工具不动，而视觉信息传递的却是运动的。

（四）辅助感觉功能

虽然我们在这里只是涉及和本书范畴相关的感觉，但是 ICF 还和几个其他感觉功能密切关联。触觉功能涉及察觉各种物理刺激的能力，包括温度、震动、压力和伤害性刺激。本体感觉是感知身体各部分相对位置的能力。例如，如果你闭上眼睛，你的朋友把你胳膊肘弯曲 90 度，本体感觉就是告诉你你的胳膊弯曲了的感觉。检测身体各部分运动的能力称为动觉。和痛相关的感觉在 ICF 中是一个单独分类。

（五）发声功能

发声功能是指为了说话和发声而产生不同的声音。它涉及各种声音的发音和音素构音。这其中包括语音节奏、流畅性、语速和语调。除了发声，即产生声音，这组分类还包括发声的替代形式，诸如咿呀学语、哭泣、尖叫、产生音符和哼唱（WHO, 2001）。

（六）神经肌肉骨骼功能

我们介绍的最后一个身体功能分类阐述的是神经肌肉骨骼和运动相关的功能。几个类别包括生成活动所必需的功能，诸如骨骼和关节功能（移动性及一个关节和骨骼移动性的稳定性，其中移动性是指身体内特定关节的移动性，包括肩胛骨、骨盆、腕骨及跗骨的关节）（WHO, 2001）。

肌肉功能包括肌张力、肌肉力量和肌肉耐力

（AOTA, 2002; WHO, 2001）。运动相关功能包括运动反射和其他不随意运动反应（如颤动、痉挛），以及包括步态在内的简单到复杂随意运动等（WHO, 2001）。

在不同的身体功能分类方面，ICF 分类系统是很有意义的。这些身体功能影响参与社区活动和使用辅助技术的能力。但是这并不是全部。当一个评估涉及推荐辅助装置、评价辅助技术使用成效或设计辅助技术时，指导这个评估就要着重去理解认知的、身体的和感觉的表现的影响。一个人的其他方面也影响着这个人使用辅助技术的能力和愿望。

二、生命周期的视角

在整个生命周期（lifespan），个体使用技术的能力和意愿不会一以贯之。虽然，实际年龄未必会严重影响活动的表现或者辅助技术的使用，但是，它仍然值得考虑。

儿童正在习得影响他们执行活动和使用辅助技术的能力的技能。婴幼儿表达能力、控制自己行动和操作的活动能力，以及执行认知功能的能力也有限。针对儿童的辅助技术必须将他们的互动和控制能力纳入考虑。

使用包括多种操作步骤的复杂技术也许会超出幼儿的能力。儿童具有的执行不同动作或者活动的经验也会影响其使用辅助技术的能力。除了掌握技能外，考虑儿童参与活动的机会也很重要。年龄不应该是使用辅助技术的约束。反而，辅助技术应该支持儿童参与到同龄人也参加的活动中。例如，当孩子开始探索语言生成时候，简单的语言板会帮助非常小的孩子开始表达自己。同样，电动轮椅能赋予婴儿移动性，虽然也许和同龄人不在同一个时间点。

家长使儿童活动成为可能，但辅助技术使用的意义对于儿童和对于家长来说是不一样的。儿童不会有这种成见，即执行活动只有一个方式，或者说，使用某种形式的装置从事活动会有歧视。而家长也许把辅助技术看作孩子有残疾的可视符号。它有可能被解释为一种他们关于孩子未来的梦想也许不能实现的符号。辅助技术对孩子来说也许好玩、有意思，但是，使用它的污点有可能使家长难以接受。

对于大多数年轻人来说，青春期是有趣的年龄段；是他们从家庭独立（至少在某种程度上），并考虑未来是做一名员工、合伙人还是社区志愿者的时期；同时也是他们探究身份认同的时期，他们通常为获得一个特定群体的归属感而奋斗。青春期可能是残疾儿童开始意识到他和同伴不同的时期，然而，通常这种意识出现在更早的年龄（King, Brown, & Smith, 2003）。虽然，青春期少年通常能够用身体功能来控制辅助技术，但是，如果对于他们来说，辅助技术成为差异的标签，那么，辅助技术也许就不会再被使用。另外，如果辅助技术使他们能做自己想做的活动，如使用扩大和替代沟通（AAC）装置或计算机访问技术和朋友交流，或者使用轮椅和朋友外出，那些装置更可能被接受。

在年龄谱的另一端，老年人需求的变化影响他们使用辅助技术的能力（Fisk et al., 2009）。例如，加拿大体育运动及限制调查（Physical Activity and Limitations Survey, PALS）（加拿大统计机构，2007）和美国国民访问健康调查（Ervin, 2006; Shoenborn & Heyman, 2009），这样的调查显示老年人占了障碍人群中的最大比例，并且随着他们越来越老，他们可能会经历多种障碍。老年人经历的最普遍的身体限制是视觉和行动（加拿大统计机构，2007）。疼痛、认知障碍和听力障碍也会影响老年人执行活动和使用辅助技术的能力。这里只介绍这些与年龄相关的障碍，更加深入的讨论会在后续章节中进行。

在老年人群体中，引起低视力的最普遍原因是黄斑变性、青光眼、白内障和糖尿病视网膜病变。低视力定义指标是20/200或者更低的矫正视力（即带镜视力）。与年龄相关的黄斑变性发生在眼睛的黄斑恶化，会导致中心视野视力的缺失。

当晶状体变硬，变得不透明时，白内障就发生了。晶状体的变化会阻挡光线到达视网膜，导致看到的视野似乎是通过了一个脏了的镜头，像弄脏的眼镜或者变脏的挡风玻璃。青光眼是由于眼内液体（即玻璃体凝胶）的积聚导致视神经压力增加引起的。由此造成的视觉障碍是周边视野上的视力缺失，随着时间推移，这种视力丧失会限制中心视野视力，这就是通常所说的"管状视力"。

糖尿病视网膜病变不仅仅和老年人联系在一起，而且其发病率会随着年龄增长而上升。在这种疾病中，升高的血糖水平会引起眼血管膨胀和渗漏。新血管也会形成。这些变化进而导致视力随机缺失，视野暗斑，视力模糊，甚至失明。

老年群体中引起行动障碍最普遍的原因是肌肉骨骼问题，如骨关节炎和其他形式的关节炎。神经系统疾病，如脑卒中、帕金森病和多发性硬化也会损害其移动性。失去协调性、平衡感或稳定性，以及力量和运动范围的减小也都会损害其移动性。疼痛也是引起行动受限的一个因素。

通常，认知障碍是某种痴呆的结果，最常见的是阿尔茨海默病。当别人注意到一个人在记忆、行为和执行能力上有问题的时候，这个人可能会被诊断为轻度认知障碍（mild cognitive impairment, MCI）。当轻度认知障碍发展为痴呆，上述问题会更加明显，并会在更大程度上限制参与活动的能力。起初，帮助记忆的装置会起作用；然而，随着疾病发展，甚至做简单的活动都是一个挑战，像行动装置这样的装置就会成为必需品。

与年龄相关的听力障碍是感音神经性听力损失。在这种情况下，损害发生在耳蜗或听神经，这将限制人听声音的能力。可察觉到的声音似乎含混不清。由于这种情况无法治疗，随着病情发展，障碍个体就需要使用助听器。

在评估过程和辅助技术设计过程中，需要考虑老年人如何在这些领域执行活动。老年人看控制器屏幕的能力，产生推动手动轮椅力量的能力，看或者听装置提供的指示或反馈的能力，这些都是评估和设计的基本考虑因素。

残疾的存在会放大与年龄相关的损伤的影响。老年残疾个体会出现继发性损伤，影响他们的功能和使用辅助技术的能力。对于先天性残疾或在儿童或青年时期获得的个体中来说，继发性损伤使与年龄相关的改变发生得更早一些。常见的由运动受限和负重引起的损伤有骨质疏松症、关节僵硬和挛缩。疼痛加剧经常见诸报端。此外，由于锻炼机会减少，老年残疾个体患肥胖症的风险更大（Klingbeil, Baer & Wilson, 2004）。

患有唐氏综合征的老年人阿尔茨海默病（Alzheimer's disease, AD）的发病率会比其他老年人高。原始认知障碍和获得性AD的复合作用会影响到装置的更新和持续使用。

老年人使用技术的意义反映了能力的下降、丧失，并很可能会产生一种缺乏能力或价值的感觉。辅助技术装置的使用不但标志着一个人不能再以她自己熟悉的方式活动，而且，当特定环境不支持辅助技术使用的时候，它也会限制个体参与期望活动的能力。例如，一个喜欢听音乐剧的老妇人如果需要坐着轮椅行动，而剧场没有无障碍通道，那么她可能就发现她自己不能再参加这种活动了。同样，如果另一个人必须使用辅助技术，他可能会选择不参加活动。有一个常见的例子就是助听器的使用：一些老年人可能会因为使用助听器的负面影响而选择不进入社交场合。

关于老年人最后的思考是技术使用的早期经验。假设老年人不希望使用技术或无法学会使用新技术是不合适的。很多老年人渴望使用计算机，用它和家庭保持联系及挖掘互联网上的信息和观点。刻板地认为老年人们不是技术的使用者，这种想法会限制他们持续参与活动和新活动的可能性。

三、新手与成手

在选择和评价辅助技术时，另一个重要的人类特点是一个人是具体技术使用的新手（novice）还是成手（expert）。术语新手描述这样一个辅助技术系统的用户，他对这个具体系统或使用这个系统做任务缺少或不具有经验。新手用户可能会不知道执行某些活动的可能性，这些活动因为受伤、疾病或者其他一些情况已变得困难或者不可能。虽然，像轮椅和助听器这样的装置在很多领域都很普遍，但是，如替代性沟通系统、计算机访问系统和帮助控制环境的这样的辅助技术并不是那么被人熟知。如果一个人有新发展的障碍，缺乏不同类型辅助技术的知识就将会是其恢复功能的一个限制因素。

新手用户还会因为对使用缺少熟悉度和经验，有以受限方式使用装置的倾向。装置的功能可能会因为个体缺少如何使用装置的知识或培训而不能被完全利用。智能手机的新用户也许把自己局限在熟悉的、容易学会的和最有用的电话功能上。一个新手更可能以指定方式使用系统，依靠软技术（说明书或者有经验的其他人）有效使用系统。他不太可能将系统的使用从一项任务推广到另一项任务，必须使用更多有意识地努力来控制它。

一个用户随着实践和经验的积累，可能成为成手用户，即在系统使用方面表现出高度的技巧。在扩展使用方式和尝试系统新的活动方面，成手对设备承担更大的风险（图3-5）。例如，成手轮椅使用者会坐着轮椅乘扶梯上下而不是电梯。成手沟通辅具操作者会开发提升其沟通效率的策略。

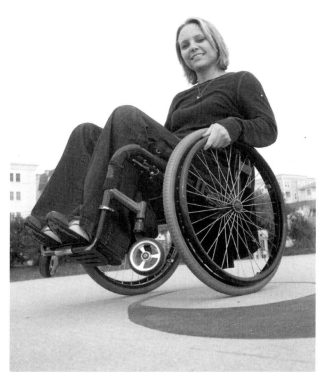

图 3-5　成手辅助技术用户会以复杂和挑战的方式使用技术。

成手技术用户也知道他想让装置怎么做及做什么。成手会对下面这些方面有自己的观点：技术看起来应该怎样；它执行活动的速度应该多快；对于像座椅和移动技术这样的装置，它应该如何适应。成手也对改造技术感到自信，他经常有如何改善技术的想法，而这些想法都建立在他在很多种不同情况下使用装置的经验和熟悉度上。

理解新手和成手之间的不同对教授人们如何使用一个系统及发展策略（软技术）有重要的意义。在系统操作方面，成手用户很少去有意识地努力，因为她不需要这样做。分析成手用户的策略及把这些转换为教学计划，这是帮助新手成为系统成手用户的有效手段。技术在生活中的普遍性为我们推荐技术及教给个人使用技术提供了机会。以前的技术经验和尝试新技术的愿望是评估过程中重要的考量，同时也可用于支持新技能的开发。

四、角色

角色（roles）这个概念被定义为"一组社会认可（期望）的功能或义务，涉及一个人所承担并成为其社会身份一部分的模式、脚本，或行为、惯例、习惯和职业的准则"（Reed, 2005, p. 596）。角色能表达职位（例如，学徒、员工、退休人员）、教育程度、社会地位（例如，贫困者、有影响力的人）、家庭位置（例如，母亲、兄弟、阿姨），以及社会背景中的地位（例如，领导者、追随者、捐赠者、接受者）。

如果我们考虑上面的角色定义，我们会注意到几个关键词，它们影响人类做某事及用辅助技术做活动的意义。社会认同传递对给定角色的社会、情境理解的重要性。社会期望定义如何扮演角色。例如，学生被期望定期来学校，与老师、同伴以特定方式互动，参与学校的学习过程或课外活动，并且完成老师布置的作业。师生角色的交集也被以社会化形式定义，尽管有些地区的教育正在向以学生为中心的方向发展，但教师指导教育，而学生是受教育者，这种期望仍然是教育的主导模式。在线提供教育材料挑战着教和学的社会常规，改变着对这些角色的理解。这个例子阐述了特定角色的社会构建的力量，以及定义如何扮演角色的社会期望的力量。然而，它也阐明了灵活扮演角色的机会，并为活动替代方式留出空间。

这个定义表明角色"涉及模式、脚本、或行为、惯例、习惯和职业的准则"。这些词语表明存在着做活动或者执行角色的具体方式。也就是说，我们能说清楚如何执行一个角色。把职业这个词语除外，其他所有词语都表明以规定的方式做某事。如何执行角色的确定性在某种意义上是有用的；它有助于理解或预测在特定情况下对某人的期望。

例如，扮演办公室人员角色的人应准时上班，穿着得体，以可接受的方式与他人互动，并在可接受的能力范围内完成工作任务。另外，如何扮演这种角色的脚本有其限制性；它可能使某人很难在他自己能力的基础上以不同方式扮演角色。想想一个人通常是如何在计算机上输入信息的，他在键盘上按所需的键，然后用鼠标在屏幕上导航、选择不同的区域。如果一个人没有良好的运动协调能力来使用键盘，那么他扮演办公室人员角色的机会就很有限，因为这个角色要求他使用计算机，而且没有其他必要的替代访问方法。

这个定义的最后部分是"社会身份"这个概念。通常，当第一次遇见某人，询问的第一个问题是："你是做什么的？"通常的回答是表明自己的职业，或者对于学生来说，在哪里学习和学什么。个体通过角色获得身份和地位。当老年人退休了，她的社会身份随着雇佣结束而转换。她也许认为自己不再具有社会角色。在这里，社会身份这个概念传递两种信息，个体如何在她的社交中感知自己，以及其他人如何感知她。

我们都有多重角色，例如，我们是学生、家长、孩子、兄弟姊妹、雇员、朋友或主妇。每个角色都有被期望的表现。虽然相同的活动可能存在于多个角色的实施中，但是如何被实施可能会有所改变。活动表现可能会因其执行的角色本质而不同。例如，父母给孩子读书的方式不同于她作为员工或学生角色时的阅读方式（图3-6）。

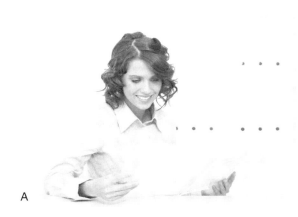

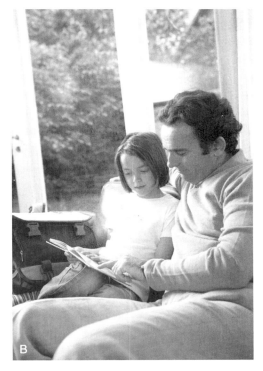

图 3-6　作为不同角色的一部分执行活动有不同的含义。A. 以员工角色阅读。B. 以家长角色阅读。

五、活动和人类部分的整合

至此，我们已经相对清楚地探讨了 HAAT 模型的活动和人类两个要素。暂时忽略机器的工作，如果人不执行活动，那么活动就不存在。在这个部分，我们将探索活动和人类的交集以获得对人做活动更好的理解。

（一）活动的意义

一项活动的表现对个体来说很有意义。当你想到一个人在一周内的寻常的一天里或特殊场合上所做的所有活动时，有些活动很快就会浮现在你的脑海中，变得非常重要，而有些则显得微不足道，甚至难以回忆起来。人每天都做大量活动，如梳头发这样的活动几乎不占时间，但是其他活动会占用很长时间，如远途驾驶或读一本书。人赋予每个活动以意义。

以人为中心的意义是一项活动的自我决定的视角，或者是一个人看待一个活动的个人的、预先存在的"镜头"（Reed & Hocking, 2013）。个人意图来源于之前做活动的经验及通过参与活动产生的"此刻"感受。胜任或成就感、可感知的挑战，活动中的这些感觉同样有助于个人意图的形成。以前的和现在的活动经验混合在一起，激发了活动自我感知意图的动态性、流动性。

下面，我们用骑自行车这个活动阐述归于同一活动的不同意图。骑自行车的新手认为骑车是一件可怕且不舒服的事情，因为缺乏技能会使她摔倒。或者，新手会把这项活动看作是成长的标志，是在完成一项要求很高的活动。随着骑车的经验和能力的增长，个体对这项活动的感觉发生了变化，骑车成为好玩的、自由的或具有探险精神的事情。如果骑车变成一项运动、一种锻炼的方式，或者成为一种交通方式，即驾车的替代选择，那么，感觉也许会进一步地改变。虽然，基本活动是一样的，但是，在这个例子中，骑自行车的意图不是静态的，它随着骑自行车者的进步和技能的获得，以及使用自行车的目的（例如，练习与交通）的变化而改变。

在某种程度上，这个讨论传达了假定一个活动对个体意义的危险。一个对某人来说是工作的活动被其他人认为是休闲。某人也许把读书这样的活动看作是被迫做的事情，家庭作业就是一个例子，但是其他人就把读书挑出来作为喜欢的活动。对临床医生来说，理解参与活动对个体的意义会有助于其

决定必要的、重要的且期望的活动，这些活动通过使用辅助技术而成为可能。

作业活动表现（Occupational performance）描述人如何从事作业（AOTA, 2002; Chapparo 和 Ranka, 2005; Townsend & Polatajko, 2013）。这个作业或活动得以完成的方式，以及地点、时间、频率和其他在之前讨论过的时序方面，对作业活动表现很重要。作业活动的表现可以根据其使用的或要求的因素来描述，这些因素包括身体的、感知的、认知的、交际的和情感因素。例如，当一个人弹奏吉他的时候，我们可以描述他坐着或站着、抱着吉他，协调着双手动作以演奏所需和弦的必需的粗大和精细的运动行为。听觉感官反馈有助于演奏者判断和弦是否正确。

当吉他手和其他人一起表演的时候，沟通很重要。和弦指法记忆、乐曲的和弦构成和帮助演奏者以正确的节奏、时间和与其他演奏者协调的执行功能都属于认知要素，都是这个作业中使用的认知能力的例子（图 3-7）。情感方面取决于演奏音乐时的情境。

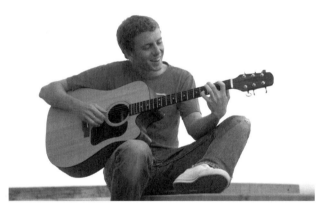

图 3-7　弹吉他这项活动体现了人类的很多不同功能和能力。

技能水平和技能习得影响作业活动表现。当新手发展完成一项作业所需的技能时，他受限于过程和规则。当实施者学习如何完成任务的时候，复杂的运动任务可能是在认知控制之下的。让我们回过头来看吉他演奏者的例子，新手演奏者也许需要考虑哪个手指弹奏哪个弦，或者使用乐曲为手指摆放提供信号。曲子按乐谱中的曲调来演奏。当演奏者获得专业技术，演奏和弦的能力变得更容易，不再需要认知控制。演奏者获得信心，可以脱离乐谱，去改变曲调演奏的方式。有了专业知识，人们就有了一定程度的自由，就可以以新颖的方式试验、冒险，并执行作业。

作业活动表现受个人偏好和习惯的影响。偏好可以在时间上（执行作业的时间和频率）、空间上（在某个地点），以及通过作业完成的方式来表达（Baum & Christiansen, 2005; Kielhofner, 2007）。习惯是行为，通常是身体上的，但也包括精神上的，是作为经验和重复的结果，在前意识水平上执行的（Christiansen, 2005）。

一些研究已经表明习惯行为使个体自由地执行更复杂且更具有创造性的作业。例如，当一个人在学习打字时，需要集中精力和保持体力敲击正确的键来输入正确的、想要的字符。而当打字成为一种习惯时，这个人就可以在打字的时候自由地组织自己的想法，而不需要注意她必须敲击的键。

一个有动机执行作业的人可能比没有动机的人表现得更好。动机既来自内部（例如，一个学生选择学习是因为他对学习感兴趣），也来自外部（例如，一个学生学习是为了取得好成绩并获得他人的认可）。自我决定和自我效能感与动机有关。个体自我决定意识影响着他是否认为自己有能力参与活动并以一定的能力完成它（Deci & Ryan, 2008）。

自我效能感（Self-efficacy）就是一个人在预期情况下能够很好地执行一项活动的个人感觉（Bandura, 1977）。个体在某些情况下可能会觉得有成就感，而在其他的情况下就没有。例如，当某人在一大群人面前读稿子时候也许会感觉非常舒服，而在同样规模人群前面即兴演讲却感觉不到成就感。相信自己胜任执行活动的某人通常比那些不自信或无目的的人要更加积极地执行作业。

作业满意度（Occupational satisfaction）来源于执行一项活动。它描述作业活动表现的情感方面（Townsend & Polatajko, 2013）。满意度来自表现的感知水平，是一种从表现中接收到的成就感和支持感。选择作业和控制执行作业的情境的能力影响满意度。当选中的作业在一个情境中或方式下由某人控制执行时，这个人通常会获得更多的满意度。（Miller Polgar, & Landry, 2004）。这种陈述并不意味着，因为对作业活动表现不能做控制－无控制或选择－无选择这样的二分，就不能从下面这些作业的表现中获得满意度，这些作业包括被要求的作业（例如，工作任务、教育任务），以及以规定的方式执行的作业。更确切地讲，从高度选择和控制到极少选择和控制之间存在一个连续统一体。当个体感觉拥有更多的选择和控制的时候，他就会获得更多的满意度。

技能水平的变化会影响作业表现活动方面的满意度。由于创伤或疾病而失去技能的个体也许会对其作业表现能力不太满意。因为他不能用以前的能力水平完成作业。这可能会导致中断作业或改变执行方式，而这又取决于个体所理解的作业的意义。

社会和文化情境影响着对表现满意度的感知。从事受社会高度重视职业的人（例如，专业运动员或者演员）经常承受着公共舆论对他的能力的评论。

一个有着强烈的内在动力和高度的自我效能感的运动员，在对表现的满意度方面比一个更具外部动力而自我效能感较低的运动员受到的影响要小。个人对自我的信念与表现或能力的社会表达的交叉有助于提高对表现的满意度。

另一个和作业活动表现相关的概念是作业参与（occupational engagement），它是指某人参与或投入具体作业的程度（AOTA, 2002; Townsend & Polatajko, 2013）。大多数人都会想起那些时刻，他们已经参加了某活动但是还没有参与其中。也许他们已经陪朋友去看电影或体育赛事，但却真的不感兴趣；也许他们正参加一个已经进行了太长时间的会议。在这些情况下，一个人身在其中，做着构成作业的行为活动，却没有积极参与作业，也许正在做白日梦或其他事情，比如用智能手机或平板电脑回复电子邮件。依据这个情境，参与不足也许对个人不会产生很大影响，但是如果她是在产生工作职责或学习环境的会议中，那么参与不足的后果可能很严重。类似的，驾驶的时候分心就会产生严重的后果。

有一些情况则不给人参与作业的选择。孩子也许被强迫学习他不感兴趣的乐器；居住在长期护理机构中的老年人被带到不是他选择的集体活动中。这些情况影响作业的参与。被要求去上音乐课的孩子也许不怎么努力去练习，这会导致他获得的必要技能有限，对音乐作业的表现不满意，进而造成参与度的进一步降低。

总之，活动和人类思想的交叉使我们更深入理解做某事的人。虽然，我们可以在不了解某项活动执行者的情况下对其进行描述，但剩下的只是对某项任务的机械描述。当人参与到活动中，复杂度提升了。人类将活动的意义归因于其表现表达出的身份和成就感。

我们执行的很多作业不能独立完成。描述儿童游戏的理论家已经提出了连续统一体，它包括独自游戏、平行游戏（无互动地做同样的活动）和合作游戏，即一个以上儿童参加的游戏（Ferland, 2005）。作业科学家已经研究在诸如备餐这样的普通作业中一起工作的群体。当作业涉及两个或者更多人一起干的时候，这些种类的作业被称为共同作业（Pierce, 2003）。现在我们转向一种特殊的共享作业，合作作业。

（二）合作作业

合作作业（co-occupation）这个概念是最近的观点，它描述了涉及两个或者更多人的作业，这个作业不能由一个人独自完成。例如，对话要求至少两个人参与，他们相互交流并轮流说和听。这帮助我们理解参与作业的复杂度并要求我们考虑集体的共同作业。Pierce 把合作作业描述为高度互动的、互惠的，每一位参与者贡献平等的作业（Pierce, 2011）。Pickens 和 Pizur-Barnekow（2011）通过讨论共享物质性、情感性和意向性在合作作业的表现中的含义来扩展这些观点。参与者有相互的运动活动，对其他人情感基调有回应，并能够理解其他人完成作业中扮演的角色和参与其中的目的。共享的意义（Bruner, 1990）是通过合作作业获得共享物质性、情感性和意向性，这些汇集产生出来的。

我们可以举出很多合作作业的例子。一个简单的例子是父亲给孩子读书，并让孩子指出该书中的某些内容。为了回应指出某个内容的口头要求，孩子会采取必要的行动。如果是睡前读书，那么父亲也许会努力营造安静的空间和情绪，准备让孩子睡觉。希望他温和的语调可以被孩子感知和共享。父亲和孩子都明白这种共享的就寝时间惯例。

参与合作作业的辅助技术角色是为了促进一方或双方的参与。在这个例子中，不能使用可靠的听觉沟通的孩子可能会使用一个沟通设备来回答父亲的要求。

残疾人奥林匹克运动会（残奥会）体育比赛是一个复杂的合作作业的例子，涉及多名球员的多个角色。想一下美式足球或英式足球比赛，每队有一个守门员，几个把球踢进对方球门的前锋，几个努力让球远离自己球门的后卫，和几个传球的中卫。裁判确保比赛按照既定规则进行。教练和经理在赛场侧道，球迷在看台上。在球场上，球员对其他人的身体动作做出反应，当足球在自己场地时候，试图从对方球员那里夺走足球并持球。兴奋、战胜、支持、侵犯或挫败的情感被表现，并被其他人感知。意向性在对胜利的渴望或支持球队获胜的渴望中被淋漓尽致地表达出来。

共同作业的概念有助于我们通过阐明共享作业的表现条件来理解用辅助技术所做的一切。在之前就寝阅读的例子中，盲文使视觉障碍参与者能够读书或识别书中的物体的名字，座椅系统支持直立位置，助听器支持孩子有能力听清父亲的要求，或者父亲有能力听清孩子的反应。这些例子阐述辅助技术的介绍和使用是如何通过改变一个或多个参与者完成作业的方式来改变共同作业的动态性。

（三）Light 能力模型

Light（2003）描述了几种与辅助技术使用相关的能力类型。最初，对 AAC 系统，她开发出自己的分类（见第十六章），但是大多数概念的应用范围更广。获得能力的第一层次被称为操作能力（operational competence）。操作能力是为预期目的使用辅助技术的能力。这个类别中包括基本的操作，如理解如何使用电动轮椅的操纵杆驾驶、开关装置、给电池充电和日常维修都是操作能力的部分。

掌握装置的基本操作后，个体就有必要发展策略能力（strategic competence）（Light, 2003）。这个分类包括使用辅助技术装置更精细的要素。对于轮椅这个例子，策略能力可能包括开发在空旷的走廊、拥挤的饭店时选择不同的适宜速度的技巧，以及在积雪的人行道上的行驶技术。对于手动轮椅用户，当没有斜坡可利用时，他可能需要学习如何跳过路边的石头。这些策略伴随着培训和实践而产生。它们属于被我们称为软技术的部分。

能力的第三种类型是社会能力（social competence）（Light, 2003）。这个类别比其他类别更适用于辅助技术特定类型。对于 AAC 系统用户来说，当选择使用什么词汇的时候，社会能力是必需的。例如，与最好的朋友交谈时用的词汇与礼节就和与老师或者父母交谈时用的不一样。同样的，认知辅助技术设备的用户可能需要接受使用该设备的社会期望方面的培训。

Light 模型也包括语言能力（linguistic competence）（Light, 2003）。虽然，最初提出这种能力是为了描述开发足够词汇来使用 AAC 系统的过程，但是，它也同样能适用于其他辅助技术。轮椅使用新手需要拥有一些词汇，用于描述空间概念和操作概念，如速度、加速与手动轮椅的力量。认知辅助技术装置的用户需要拥有足够的词汇来操作装置并理解它们的输入。例如，在社区中的行驶装置需要用户理解那些语言概念才能成功使用。这四类能力的使用有助于研发培训项目，帮助新用户发展策略和社会意识，以及确保个体可以获得理解装置使用必需的语言概念。

第四节 情境

HAAT 模型使用的术语是**情境**而不是环境，环境是其他类似的构建模型（例如，WHO ICF，加拿大作业表现和参与模型，以及人–环境–作业能力模型）使用的术语，用来描述影响做事的情境部分。一个人使用辅助技术参与活动时，术语情境被刻意选择出来以传递对其外部影响的更广泛的理解。环境这个词语具有自然、物理要素和空间的普遍内涵，通常与污染和气候变化相关。这个词语的含义没有抓住 HAAT 模型中这个要素的复杂性，并可能会导致将影响工作的社会的、文化的和制度上的方面排除在外。通过将后面这些要素明确作为情境的部分包括进来，HAAT 模型认识到它们对使用辅助技术做事的贡献。可以从如何通过物理、社会、文化和制度手段使参与成为可能，以及这种参与如何在一段时间内持续下去的角度来理解与辅助技术有关的情境影响（Mirza, Gossett Zakrajsek & Borsci, 2012）。

在过去几十年，用于描述残疾和失能过程的模型发生了显著地改变（Whalley Hammell, 2006; McColl & Jongbloed, 2006）。在二十世纪五十年代，"问题"被看作是残疾人固有的东西，这使得他无法参加工作、娱乐、教育及 ADL。问题出在"人身上"，也就是说，它完全是损伤的直接结果，后来，这个被用作一个把残疾人排除在生活的许多不同方面的理由。

最近，已经越来越多的人认识到，比起损伤本身，残疾人经历的困难更多来自情境因素。最初，对情境的关注仅限于物理环境或建筑环境，人们所做的更多努力是建造路边的斜坡，安装电梯等。随着残疾人开始更充分地参与社会，社会和态度上的障碍显然同身体方面的一样大。一个关于残疾人的"少数群体模型"应运而生，人们的注意力从损伤转移到那些被强加于残疾人的社会、政治和环境

的不利因素上（Whalley Hammell, 2006; Jongbloed & Crichton, 1990）。

Bickenbach 和同事（1999）以不同的方式概念化了残疾。他们认为，如果人活得足够长，残疾就是普遍的经历。与倡导残疾人特殊地位的少数群体模型相反，普适主义概念倡导更广泛的社会公平和把残疾人包含在内的政策，以及有益于更广泛的社会群体的行动。从这个角度看，社会参与问题不再归因于残疾人的损伤。更准确地说，社会参与不足被看作是源于社会、文化、制度和物理情境的限制。在 ICF 中，参与的重点表现出从"问题是人"概念到"问题是情境"模型的转变。当人们从这个角度看待辅助技术就会发现，辅助技术的目的是将对个人限制的最小化改变到对一个人生活和活动的情境限制的最小化。（Borg, Lindstrom & Larsson, 2011）。

在 HAAT 模型中，我们已经抓住情境中的这些外部干预。正如图 3-8 所示，情境包括四个主要考虑因素。它们是①物理情境，包括自然环境和建筑环境，以及物理参数；②社会情境（例如，和同伴，和陌生人）；③文化情境；④制度情境，包括正式法律，立法和社会文化的机构，如宗教机构。人在其中执行活动的情境（contexts）是人是否能在其中成功使用辅助技术系统的决定因素。在选择和评价这些系统时，这些环境中的支持和障碍是重要的考虑因素。

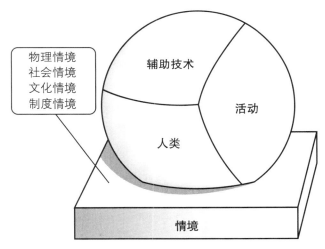

图 3-8 HAAT 模型，标识了情境的元素。

在考虑情境时，还有一个重要的区别——环境的等级。有文章已经描述了环境的三个等级：微环境、中环境和大环境（Fougeyrollas & Gray, 1998;

Townsend & Polatajko, 2002）。微环境是指一个人所处的最亲近、最私密的环境，如她的家、学校或者工作场所。在这里，身边的人和她的能力是已知的，角色是确定的，规则和期望也是被理解的。中环境描述了一个人活动频率较低的环境，包括各种社区设施，如社区活动中心，购物中心和教堂。大环境是指将立法和道德行为框架强加于人的更广泛的社会和文化情境，（Townsend & Polatajko, 2002）。所有的这些环境都会影响辅助技术系统的使用。了解环境如何帮助或阻碍技术的使用是很重要的。

一、物理情境

也许最容易理解的环境部分是物理情境（physical context）。这种情境涉及环境的物理属性，无论是否有辅助技术的情况下，它都能促进、阻碍或影响个体的日常活动表现。物理情境限制残疾人参与作业，因为他们不能获得场所、材料或做这些作业的人。

建筑环境和自然环境之间的区别，简单来说就是人造环境和非人造环境。无障碍特征被立法规定，并被整合到人造结构中。辅助技术评估过程确定了一个装置同时在自然环境和建筑环境中使用的必要性。装置设计过程则对该装置是否能够用于两种类型的环境予以明确。

评估选择或评价辅助技术的物理情境，首先要清楚地说明个体在关键情境中想做或需要做的活动。比如在建筑物内部，人需要进出建筑物；可能要在楼层间移动来去到不同位置；执行各种日常活动，如使用卫生间。应考虑的环境的一些物理方面，包括走廊和门廊的宽度，人必须行驶的位置之间的距离，表面（例如，地毯、转场面、地板表面），以及人必须操作的装置和物体（例如，门）的高度和重量。

从视觉角度看，物理性无障碍涉及环境中的寻找路线和定位信息关键部分。适当的光线，无障碍的走廊和其他区域，如高度变化（例如，台阶）的危险情况的可感知提示，这样的环境有利于视力障碍者行走（Sanford, 2012）。

通过使用视力障碍者可感知的标识（例如通过使用盲文或适当对比色）改造环境，使其能够在该情境中执行功能。在使用低视力辅助器的环境中获取视觉信息是需要进一步考虑的问题。

从认知角度看，无障碍意味着容易被解释的标识，即使用简单的符号，其含义易于理解。在大型建筑物中，提供指明路径的标识或其他形式的标记是改造物理情境的另一种方式，从而使大型建筑物支持认知障碍者。例如，一些医院使用颜色线标记从主入口到目的位置的路径（Sanford, 2012）。

物理安全是评估环境时的重要指标。在紧急情况下，物理环境必须支持残疾人安全脱离危险情况，并在必要时快速离开建筑物。这样的专业安全措施包括的策略有，在电梯无法使用的时候，帮助行动不便或视力有障碍的人从一个楼层转移到另一个楼层，或者为不能听见声音警报的聋人提供替代警报系统。

物理环境的3个常见的测量参数——热（和温度相关）、声和光——最直接影响辅助技术的表现。很多材料对温度很敏感，过热或过冷都会对其产生影响。例如，在弹性坐垫中使用的泡沫和凝胶剂的特性在过高或过低温度情况下会发生改变。液晶显示器会受到温度和环境光的影响。

教室或工作场所的环境光会影响辅助技术的使用。有些显示器自己发光，在弱环境光下效果好，但是，对于一些反射光线的显示器来说，就最好放在强光下使用。例如，直接的太阳光经常使手机、平板电脑和计算机屏幕上的阅读很困难。弱光情况也会影响阅读屏幕的能力，还会影响设计用来帮助低视力人士的装置的功能。

当背景噪声值太高的时候，环境音（包括噪音）就会干涉声控装置或者带有语音输出的AAC系统的功能。如打印机、电动轮椅、语音输出沟通辅具和计算机程序听觉反馈等设备产生的声音对其他的装置造成干扰。

通常，在多种情境中，一个人想要或者需要使用同样的辅助装置。在一些实例中，一个装置能在一种情境中工作而在其他情境则不工作。语音识别软件就是这样一个不能便利地从一个情境转移到另一情境中的装置的例子。在相对安静的家里，语音识别软件也许是非常不错的替代直接计算机键盘输入的方式。然而，它在办公室环境中就可能不适用，在那里噪声会干扰软件，而且使用它也会干扰身边的同事。另一个例子是同时在自然环境和建筑环境中使用轮椅的人。适用于室内使用的轮椅轮胎通常在室外环境不好用，尤其是在草地、沙地和雪地上行进时。当装置需要在多种情境中使用的时候，其运输问题往往是另一个需要考虑的因素。

二、社会情境

社会情境（social context）是指直接或者间接与使用辅助技术个体相互作用的个体和团体。我们可以从两个角度理解这个情境。第一个角度涉及与障碍个体在自己更熟悉、更本地化、更频繁进出的情境内相互作用的个体。这些发生在之前标识的微环境和中环境中。在这些环境中和个体接触倾向于直接而非间接。第二个角度是规模大一些的社会的大环境，它倾向于通过社会习俗、价值观和实践的表达间接影响个体。这个和制度情境紧密关联。

Hocking（2011）提出了几个问题，这些问题有助于理解一个人在做某项活动时的社会情景的影响。她问：①在一个社会情境中，还有谁参与其中，这些人促进或阻碍参与活动了吗？②在谁能参与活动和谁不能参与活动的方面，存在差别吗？支持或减少这些不公正的社会因素是什么？③哪些具体的实践、社会规范和传统会影响人们执行活动的能力？这些问题将被用来指导社会情境的讨论。

（一）社会情境中有谁？

如果你考虑和一些人定期（每天、每周）联系，你会把这些人分成不同群组，例如，家庭、朋友、学校同伴、工作同事或服务提供者（例如，健身房私人教练，宗教领袖，私人护理员）。他们大部分是我们非常熟悉的人。这种熟悉度会引起你们在行为、知识、态度等方面某种程度上的相互期望。这些人对参与活动往往会有直接影响。一些人，如家庭成员、密友、老师和同事，对参与会有更大的影响，而另一些人，如服务提供者，则不会有太大的影响。通过对障碍个体的了解和期望，与之定期互动的个体会强烈影响此障碍个体的行为。

直接但很少与之互动的个体，包括服务提供者，如商店店员、不经常见面的家族成员和熟人，以及其他参与像合唱团或健身班这样的团队活动的人，他们作为一个团队做活动，与此同时，团队成员间又保持着最小的互动。

一个基于朋友圈概念的体系有助于对直接互动进行分类（Falvey et al.，1997）。一般来说，每个个体周围都有五个圈。第一个圈代表人的毕生社会伙伴，这组主要由直系家庭成员组成。第二个圈包括密友（例如，你可以分享秘密的人），他们通常不是家庭成员。如邻居、同学、同事、远房亲戚（例如，姑姑或侄子）、公交车司机和店主这样的熟人被包含在第三个圈里。第四个圈用于描绘雇佣者，如内科医生、言语－语言治疗师、物理治疗师或作业治疗师、老师、助教或护婴员。最后，第五个圈用于描绘那些不熟悉的、偶尔交流的同伴。这个圈包括不适合第一到第四个圈的每一个人。因此，随着我们从第一个圈到第五个圈，同伴的熟悉度越来越低。这就意味着和每个圈里面的人沟通所需的沟通方式将会不同（见第十六章）。

间接接触包含这样一些个体，他们在情境中亲身出现，但是因为地位或工作和其他人分离。这里的例子包括大公司的主席或执行委员、学校校长，或者专业组织的执行董事。这些个体在他们所处的情境中行使权力，但是，他们不直接接触情境中的其他成员。最后一组包括那些没有直接互动的期望，但其行为对其他人的活动有明显的影响的个体。这组包括处于权威地位的人（WHO，2001），例如制定和执行立法的政治家和决策者，以及制定组织政策和规程的管理者。这组人的行为对他们社会情境中的其他人有着广泛的影响。

（二）他们如何影响参与和使用辅助技术？

他人的信仰和价值观、行动及态度影响行为和参与活动。在这里，信仰被认为是一种世界观，是一个人赖以生存的根深蒂固的价值观。ICF把态度定义为"对习惯、实践、意识形态、价值观、准则、实际信仰和宗教信仰的可见结果"（WHO，2001，p.190）。行动是其他人在社会情境中做的事情。而知识对每一个构建都是有影响力的。

态度和行动根植于人的信仰中，信仰通常被看作更高阶、更根深蒂固的观点。信仰表达了人如何理解他在世界上相对于其他人的位置。例如，一个相信"所有人都是平等"的人所表达的观点和行动与另一个相信"拥有某些特质使一组人比另一组人更好或更差"的人所表达的观点和行动截然不同。

同理，根深蒂固的价值观也会导致一个人相信所有人有相同的权利和责任，但是另一个人却恰恰相反。考虑到前面部分描述的不同群体，显而易见的是，当其他人离开个体越来越远，他们的信念对个体的感染和影响通常与他们在社会情境中拥有的权力有关。在所有层面上，都有巨大的潜力促进或阻止残疾人的活动，以及他们获得和使用辅助技术的机会。

其他人的包容态度支持残疾个体的活动参与和

辅助技术的使用。这些态度承认残疾人的一些特征，这些特征可能与残疾的存在没有多大关系。例如，这个人被认为是一个孩子，一个家长，一个老师，或者是一个很有幽默感的人，或是像脾气暴躁这样不招人喜欢的人。这里要指出的是，对于和残疾人打交道的那些个体来说，损伤的存在不能用来定义这个残疾人。损伤的存在并不影响他们对该人的行为。

理解和接受替代的做法是包容态度的另一种表达。打破社会传统、礼仪和实践从而支持使用辅助技术。承认使用沟通辅具仅仅是另一种谈话方式，或者使用轮椅仅仅是另一种行动方式，这将导致采取的行动和行为使得使用这些装置的人参与到社区和期望的活动中成为可能。

另外，排他态度和偏见限制了残疾人的能力（Nussbaum, 2011; Sen, 2009）。正如 Fougeyrollas（1997）指出的那样，对个体的社会影响与什么被认为是正常的或预期的有关系。残疾人可能因为他们的残疾而受到侮辱。残疾人经常说，是社会环境和其他人的态度，造成了更多的障碍，而不是环境中的物理阻碍。当政策和实践不承认残疾人的需求，这些人就被排除在他们所处的地区的社会参与之外。例如，当一栋建筑的无障碍功能只支持有行动障碍的人的需求时，那些有其他障碍的人（例如，低视力人士）就被排除在外，被阻止在这栋建筑中获得服务。没有为认知障碍者提供选择的公共交通剥夺他们的社区流动性。

一种家长式观点传达给残疾人的态度是她需要得到保护，即她没有能力照顾自己或为自己的生活做决定。限制残疾人选择的政策和程序通常来自家长式观点。这种观点在卫生保健实践中很明显，当推荐治疗时不顾及患者的生活方式，或者患者的观点意味着为某人做决定（Jongbloed & Crichton, 1990）。通常，即便是在非医疗领域，残疾人或慢性病个体被称为患者，因此，这种保护和消弱的态度在过去的任何医疗保健中都很普遍。残疾人的第一人称叙述经常叙述与他人的互动，在这种互动中，其他人的行为表明他们认为残疾的存在是对其他能力的概括。拥有一种限制身体某一功能表现的特征是对其他功能表现的概括（Whalley Hammell, 2006）。两个常见的例子，当其他人对低视力人士或沟通障碍者大声说话，他们认为提高声音会促进沟通，或者当其他人认为认知障碍者应该使用轮椅出行。这些概括会导致同伴假设其他方面的能力弱化，并采取相应行动。

（三）在社会情境中其他人的行动

其他人的行动支持或阻碍人们在活动和社区中的参与，这些行动是基于他们对自己在实施这种参与中所起的作用的理解。支持参与的两种行动是促进表现和提倡包容。

在第一种情况下，促进表现通过培养一个支持残疾人参与、在技术帮助下活动的社会情境来实现。这种促进包括和残疾人有意义的伙伴关系，以确定所确定的需求是否相关、所制定的解决方案是否可用。例如，无障碍卫生间隔断的需求可以通过创建隔间来满足，但是，如果因为卫生间的门太重或者进入隔断的通道有杂物，使得需要使用这种隔断的人不能使用，那么，无障碍隔断就是无用的。

提倡包容包括支持社区或社会的所有成员全面参与的权利。然而，如果没有在被排除在外或边缘化的团队成员参与的情况下进行倡导，那么，由此产生的变化可能不具有真正的包容性。与为一个人或一个团体倡导相比，倡导与个人或团体一起实现更具包容性的结果。大范围的倡导包括支持团队全面参与，例如，当前一些国家为批准《残疾人权利公约》（UN, 2006）所作的倡导努力。小一点范围的倡导可能只包含一个人，例如，一位母亲，她为自己的孩子获得在学校休息时走出教室的机会而倡导。

在环境中，和其他人的关系影响技术的使用。和个体密切的那些人，例如，家人、朋友、老师或同事，能很好地理解他的能力，因此技术的使用通常更容易。和不熟悉的人一起，技术的使用可能更复杂，因为对技术如何工作的期望和理解有了分歧。正因如此，人们重要的是要决定谁来给个体在各种环境中使用辅助技术提供帮助，尤其是在关键的环境中，如家里、学校和工作场所。

在社会情境中，接受还是拒绝其他人使用辅助技术，以及他们是否了解使用辅助技术的目的和需要，都会影响到个体是否能够成功地使用他们的技术。正如上面提到的，如果辅助技术的使用仅仅被认为是其他人执行活动的另一种方式，那么，它的使用就会被促进。当装置的使用被看作是用户懒惰的标志的时候（强迫一个人走而不是使用轮椅），个体可能就会限制或者停止使用这个装置。

在社会环境中，其他人的行动是**污名（stigma）**

的来源，污名被定义为羞耻的标记；是使拥有它的人名誉扫地的属性（Gofman，1963）。某些设备，如助听器和电动轮椅，似乎比其他设备，如眼镜或手动轮椅，传达了更大的残疾。因此，残疾人可能会选择不在社会环境中使用某一特定的辅助技术，因为它传递了污名。以办公室人员 Ted 为例，他有使用手动轮椅的能力，但是，他可能会因为电动轮椅节约能源而选择使用它。办公室某些同事的行为表明，他们感觉 Ted 执行工作任务方面不如实际工作能力强。泰德的反应可能是通过使用手动轮椅来尽量减少残疾的表象，但是这种选择可能会导致负面结果，如短期的过度的能量消耗和疲劳及长期的肩部损伤。

三、文化情境

文化是一个无形的概念，很难被定义。Wade Davis 建议可以把文化理解为：

> 我们要认识一个独特且不断改变的星座，只有通过观察和研究……语言、宗教、社会经济组织、装饰艺术、故事、神话、践礼和信仰，以及大量其他适应特性和特征。对文化的全面衡量包含人的行动及其志向的品质两个方面。对一个人的任何描述都离不开他们故乡的特征，他们决定在其中实现自己命运的生态和地理环境（Davis，2009，p.32-33）。

这种丰富的文化描述突出了集体对个体感知和使用辅助技术的影响。也就是说，影响客户世界观的共享信仰将同样影响他把辅助技术合并到日常作业的意愿。它进一步表明，除了信仰，像集体愿望、时间、地点和距离这些方面都和辅助技术设计、选择和使用相关。这些深远的哲学观点看上去似乎和辅助技术的选择相去甚远。然而，在接受和使用装置方面，文化信仰可能是接受和使用装置的一个主要因素，特别是当客户和临床医生不共享文化信仰和经验的时候。

试想一下，一位在加拿大南部长大并接受教育的临床医生，她在该国最北部承担临床职务。这位临床医生和她的客户在常见作业方面并不共享文化信仰与经验。在南方，从一个地方到另一个地方旅行最常见的是通过公路上的汽车。在遥远的北方，像汽车这样的交通工具并不那么有效。在冬天，道路结冰，使用雪地车或狗拉雪橇从一个地方去另一个地方会更容易。因为获取问题，北方的孩子玩游戏很少像南方的孩子那样依赖于电子设备。食物准备和其他家务作业也有差异。实际上，在北方的很多偏远社区，获得许多便利设施（如可靠的电力来源或者新鲜的、实惠的食物）的机会都是有限的。（MacLachlan，2010）

临床医生不能仅依靠她自己的文化经验，而是必须调整她的临床推理以确保她提出的建议会有意义，并且合乎她实践的文化（及其他）情境。简而言之，在她成长和受教育的文化情境（cultural context）下合适的临床建议可能在她实践的情境中非常不合适。

哪些文化因素可能会影响人们接受和使用技术的意愿呢？关于独立性和相互依赖的信仰对客户接受帮助的方式有隐含的意义。西方文化高度重视独立性，这个也许会加强技术的使用，也可能会约束技术的使用。如果技术的使用被客户和其他人解释为残疾、脆弱或一些其他的不受欢迎的属性，那么，装置更可能被拒绝或遗弃。另外，技术被重视、被看作是使独立性成为可能的手段，或者在用户和其他人眼里，被赋予一个积极的地位，那么，它就更可能被接受和使用。有价值、能够使人独立的技术，或者在用户和其他人看来被赋予积极地位的技术，更有可能被接受和使用。

重视相互依赖的文化信仰可能会使客户愿意接受来自其他人的帮助，并认为技术是不必要的。当然，情况也通常不是这样非黑即白；很多客户除了使用自己的能力之外，还混合着使用技术和他人的帮助（Miller Polgar，2010）。

对残疾、作业或社会公平的信念，以及选择和控制作业参与的权利也影响技术的选择和使用。有的人认为残疾是某种形式的惩罚，残疾人没有权利参与或不能参与社区或公民活动。持有这样观点的客户和其他人可能认为不需要技术来完成作业。对个人空间的看法可能会影响技术的接受，如轮椅或者日常生活的电子辅具，这些技术在客户和她所在环境中的其他人之间直接放置一个物理障碍。文化的概念虽然有些模糊，但在考虑适配辅助技术时是一个很重要的方面。花时间去了解客户和其他重要人物的文化信仰和经验是必要的，这有助于推荐最合适的辅助技术。

下面的例子说明了独立性和家庭角色的文化层面。Frank，患有肌萎缩侧索硬化（amyotrophic lateral sclerosis, ALS）（Murphy & Cook, 1985）。在残

疾之前，Frank 是一家之主，他非常独立，非常重视自己作为领导者的角色。当他因为 ALS 失去讲话的能力的时候，他使用一个小的打字机样式的装置和家人互动。这使得他保持家里领导者的角色。他使用他的沟通装置做出投资决策、计划法律事务及制作购物清单。他的家人为他跑腿以执行他的指示。随着病情的进展，他的运动控制恶化，直到他只能抬起眉毛。于是，人们为他配备了一种新的通信设备，这个设备利用了这种有限的运动，但 Frank 对使用它不感兴趣。在多次尝试为这种新设备的使用提供支持，但均以失败告终后，与 Frank 一起工作的人开始意识到，他在家庭中的角色已经发生了变化。因为对辅具的依赖及用新装置沟通的困难，他失去了对家庭角色的所有兴趣。他的妻子成为了一家之主，她开始做之前总是为了迁就他而保留着的决策。因为 Frank 对家庭角色的文化认知，家庭中的这些变化对他来说难以理解，这导致了他的退出，并且辅助技术无法满足他的需求。

四、制度情境

制度情境（institutional context）是指社会中负责政策、决策程序和规程的较大组织。立法、法规和政策的制度方面，州或省级的基金，以及更多地方级（如直辖市、教育委员会、卫生保健协会）的政策，对辅助技术条款有特别重要的意义。加拿大作业能力和参与模型包括了经济的、立法的和政策的部分，如政府资助的服务、立法及制度要素中的政治法规和政策（Townsend & Polatajko, 2002）。人 - 环境 - 作业能力模型将类似的概念置于社会和环境系统的外部环境中（Baum & Christiansen, 2005）。

ICF 的章节对类似的方面进行了分类，标记为服务、系统和政策（WHO, 2001）。服务是满足个体需求的"社会各部门的福利、结构化程序和业务"（WHO, 2001,p.192）。系统是在计划，实施和监督服务的各级政府或其他机构的行政和组织层。政策是规范制度的"规则、法规、公约和标准"，同样存在于各级政府和其他组织中。

（一）立法

很多国家的立法制定了法律、政策和法规，使残疾人能够在他们当地社区及以外的各种情境中参与活动。其他立法特别提出辅助技术条款和服务配置。这些法律特别地关注环境无障碍问题：在就业、

教育和其他社区设置方面要求的改造；雇主或教育系统有责任为符合条件的个人提供便利，包括提供辅助技术。我们不可能综述所有影响辅助技术的使用、拨备和服务配置的主要立法，因此，在这里只是提供一个样本。

Hocking（2011）又提出了关键问题——指导理解和批判制度情境如何影响人们参与活动。她提出了政策和立法如何影响参与的问题，并指导我们明确或含蓄地影响参与的部门和单位。当考虑立法和政策的制度情境时，确定立法或政策每一条款的目的或宗旨、关键定义（例如，残疾人的定义，辅助技术的定义）、立法制定条件，以及相关法规是有用的。此外，不仅要确定哪些内容被包括在立法、法规或政策中，还要确定哪些内容不被包括在内，这也是有用的。例如，在基金领域，如轮椅或沟通辅具这样的物品通常被包括在内，但是其他如日常生活的电子辅具这样的装置就未被包括。

1. 1973 年《康复法案》（修订版）

1973 年的《康复法案》（Rehabilitation Act）制定了后续立法都作为依据的几个重要原则。其中影响最深远的原则是非歧视和合理的便利（reasonable accommodation）。《康复法案》第 504 条禁止任何接受联邦基金的活动仅以残疾为由进行歧视。为了纠正歧视，联邦资金资助的活动和项目必须对设施、项目、福利提供合理的便利，以确保残疾人拥有平等的机会获得福利。由于联邦资金资助的范围很广，1973 年《康复法案》中的非歧视条款对建筑进行了修改，从而减少如坡道、斜坡这样的障碍物以适应使用轮椅的人士，并在标志上添加了语音和盲文标签，以便为有视力障碍的人提供无障碍通道。

《康复法案》于 1986 年（PL 99-506）、1992 年（PL 102-569）和 1993 年（PL 103-73）进行了修订这些修订版本包括涉及辅助技术的若干条款。首先，修订版要求每个州的职业康复计划包含辅助技术条款。因为，职业康复计划是州政府获得用于职业康复的联邦基金的基础，所以计划中有强烈的动机来提供这些与技术相关的服务。

《康复法案》还要求，在个性化书面康复方案（Individualized Written Rehabilitation Programs, IWRP）中包括获得合理和必要的辅助技术装置和服务的条款，该康复法案在 1998 年修订版中被重新命名为专为残疾人编写的个别化就业计划（Individualized

Plans for Employment, IPE)。

第三个具有重要辅助技术意义的康复法案条款是第 508 条。这条的制定是为了确保为联邦政府工作的残疾人获得"电子办公装备"。虽然，把法案条款限制在联邦政府似乎严重降低了它的影响面，但因为联邦政府是如此庞大的计算机和其他办公技术的购买者，包括在其计算机系统技术基本设计中的一些制造商，增加了政府部门以外的访问。

第 508 条的主要意图是，凡为联邦政府研发、采购、维护或由其使用的电子和信息技术残疾人均可无障碍获得。它覆盖使用联邦政府向公众提供的电子办公装置的访问和电子信息服务。这个措施确保残疾人①可以访问和其他用户相同的数据库和应用程序；②支持操作数据和相关信息资源中，以法人或其他终端用户相同的等值终端成果；③可以使用和其他终端用户一样的通信系统发送和接收信息。

2. 1990 年《美国残疾人法案》

《美国残疾人法案》(Americans with Disabilities Act, ADA，PL 101-336) 禁止基于就业、州和地方政府、公共场所、商用设施、公共交通和通信这些方面基于障碍的歧视。为了受到 ADA 保护，个体必须满足下面 ADA 对于残疾的定义：身体或精神损伤严重限制一项或多项主要生活活动具有此类损伤记录或历史的人，或者被视为具有这种损伤的人。ADA 并没有具体列出所涵盖的所有损伤。ADA 有四个主要部分：第一章，就业；第二章，州和地方政府机构及公共交通；第三章，公共场所；第四章，通讯。所有这些都影响辅助技术的应用。

ADA 第一章规定，禁止基于残疾的就业歧视。这个禁止要求有 15 人及以上雇员的雇主，包括宗教实体，为符合条件的残疾人提供平等的机会，使他们能全方位地从提供给其他人的与就业相关的机会中获益。例如，它禁止以下方面的歧视，招聘、雇用、提升、培训、工资、附加福利及其他就业权利。它限制了雇主在提供工作机会之前询问求职者有关残疾的情况。很多就业活动涉及辅助技术的使用和应用，因为 ADA 第一章要求，雇主对其他符合条件的残疾人的已知的身体或精神限制做出合理的通融，除非这会造成无法承担的困难。第一章适用于雇员额外福利，保障残疾雇员及其家庭免受医疗健康保险福利条款方面的歧视，而该福利是辅助技术的一项重要资金来源。

第二章涵盖州和地方政府的所有活动，不论政府实体的规模或联邦基金的收入如何。第二章要求，州和地方政府给予残疾人平等的机会，使他们能够受益于所有项目、服务和活动（例如，公共教育、就业、交通、娱乐、医疗保健、社会服务、法庭、投票及市民大会）。这些机会是通过改造物理环境及使用装置来支持听力障碍者、视力障碍者或语言障碍者的沟通来获得的。

第二章中的交通条款覆盖公共交通服务，如城市公交车及公共轨道交通（例如，地铁、通勤铁路、美国铁路公司）。公共交通部门提供服务时不得歧视残疾人。他们必须遵守对新购置车辆的无障碍要求；诚信购买和租赁无障碍二手公交车；以无障碍方式改造公交车；在经营固定路线公交车或铁路系统的地方，提供无障碍交通选择，除非这会造成无法负担的困难。

第三章覆盖商业和非营利服务提供商，包括公共场所、提供某些课程和考试的私营机构，以及私营运输和商业设施。此处的公共场所指的是经营、租赁、出租或管理一些设施的私营实体，如餐馆、零售店、宾馆和电影院、私立学校、展览馆、诊所、收容所、运输补给点、动物园、殡仪馆、日托中心、娱乐场所如体育馆和健身房。私人实体提供的运输服务也被第三章覆盖。

第四章定位听力障碍者和言语障碍者使用电话和电视的权利；由于新兴和发展中的电信和电视领域的技术正在迅速发生变化，因此这一部分具有广泛的辅助技术内涵。第四章要求公共事业公司（例如电话公司）建立无间断的州际的和州内的电信中继服务（telecommunications relay services, TRS）。TRS 使使用图文电话的具有听力和言语障碍的呼叫者和使用语音电话的另一方之间通过第三方沟通助理相互交流。联邦通信委员会（Federal Communications Commission, FCC）已经为 TRS 制定最低标准。第四章也要求给联邦资助的公共服务通告配置隐藏字幕。

3.《残疾人教育法》2004 年修正案

1975 年《残疾儿童教育法》（Education for All Handicapped Children Act, EAHCA），PL 94-142，之后修正为 1990 年《残疾人教育法》（Individuals with Disabilities Education, IDEA）及 1997 年《残疾人教育法修正案》（IDEA 97），PL 105-17，确立每个残疾儿童接受"免费和应有的公共教育"（free and appropriate public education, FAPE）的权利。在有这个法律之前，超过 100 万的残疾儿童被美国公立学校排除在外。

IDEA 的核心内容是个别化教育计划（indivi-dualized education plan, IEP），它描述了每个学生当前的教育表现，并且概述了每个残疾儿童作为其 FAPE 的一部分接受的特别设计的辅导（特殊教育）和补充（相关）的服务计划。IEP 还规定了学生在短期和长期（学期期末）取得的特殊教育目标。辅助装置及其使用培训很早就被承认为 FAPE 的组成部分。在 IDEA 97，PL 105-17 中指出，当学校为每个残疾儿童制订 IEP 时，要考虑残疾儿童对辅助技术的需求。

EAHCA 和 IDEA 中的另一个重要的条款是，要求残疾儿童和非残疾同龄人在"最大程度上适当地"一起接受教育。这被称为"最小限制环境"（least restrictive environment）原则。残疾儿童"只有在残疾的性质或严重程度使得自己不能在普通班获得满意的教育时"，才可离开普通班的环境。

这一法律的影响是深远的。从传感辅具（视觉和听觉的）到 AAC 装置，再到专门的计算机，各种设备都被用来为残疾儿童提供可以接受教育的机会。缺乏本地服务或资金不足不是拒绝 IEP 中合理的服务和装置的充分理由。如果 IEP 的目标没有实现，或者对在 IEP 中应该包含的内容存在分歧，则可以寻求公平的听证程序。

IDEA 97 的重点是为残疾儿童改善效果。原法案的一个主要部分提了州政府扩大和改善对残疾婴幼儿及其他们家庭的服务（H 部分，残疾婴幼儿项目）。1997 年，H 部分成为 IDEA 97 的 C 部分。

4. 1998 年《辅助技术法案》

《辅助技术法案》被指定为 PL 105-394，它取代 1988 年《残疾人技术援助法案》（PL 100-407）和 1994 年颁布的此法修正案（PL103-218）《辅助技术法案》把资助扩大到 50 个州、哥伦比亚特区、波多黎各和根据《技术法案》获得联邦资助的边远地区（关岛、美属萨摩亚、美属维尔京群岛、北马里亚纳群岛邦）。《辅助技术法案》的目的包括以下内容：

（1）支持州政府维持和加强解决残疾人辅助技术需求的能力。

（2）支持跨联邦政府机构和部门的能够使残疾人受益的技术投资。

（3）支持小额贷款项目给希望购买辅助技术装置或服务的个人。

《辅助技术法案》分为三个部分：第一章，国家资助项目；第二章，国家活动；第三章，替代性的融资机制。

第一章规定，向各州政府提供资助，以支持能力建设和倡导活动，旨在帮助各州政府维持永久的、综合的、响应客户需求的、遍及全州的技术援助项目。这些资助包括提高公众意识、促进机构间协调、提供技术援助和培训，以促进向提供辅助技术装置和服务或协助个人使用辅助技术的社区组织获取辅助技术和支持，这些组织提供辅助技术装置和服务，或者协助使用辅助技术的个体。第一章还提供法律保护和倡导服务；技术援助资助，包括国家公共互联网网站；给州政府提供技术援助。

第二章规定，加强与辅助技术和通用设计有关的联邦工作力度的协调。从 1999 财政年度到 2000 财政年度，它授权资助多个资助项目，包括通用设计研究资助，与辅助技术相关的小企业创新研究资助，与通用设计概念相关的商业或其他研究与开发组织的资助，定位城乡、儿童与老年人独特辅助技术需求的资助或其他机制，以及为提升康复工程师和技术人员技能开展培训的资助或其他机制。

第三章要求教育部长设立补助金给各州政府和边远地区，以支付联邦在建立和管理或扩大和管理特定类型的残疾人辅助技术替代融资系统中承担的费用。这些替代融资机制可能包括低息贷款基金、利息买断项目、循环贷款基金、贷款担保或保险项目等（RESNA 技术援助项目，1999）

2004 年修正案中的主要变化包括废除允许法律每年到期的条款。它包括为所有年龄段个体提供辅助技术，并试图使提供辅助技术和使用辅助技术服务在各州和其他美国司法管辖区域内更加一致（辅助技术法案项目协会，www.ataporg.com/states.html）。

5.《发展性障碍援助》与《权利法案》

发展性障碍项目最初以 1963 年《智力落后设施与建造法》（Mental Retardation Facilities and Constr-uction Act）（PL 88-164）第一章的形式颁布，目前已修订 8 次。这个项目为各州政府发展性残疾人委员会（developmental disabilities councils, DD 委员会）、大学附属项目（university-affiliated programs, UAPs）及发展性障碍者的保护和宣传活动（protection and advocacy activities for persons with developmental disabilities, PADDs）提供资助。UAPs 的资助包括与辅助技术服务相关的培训项目的资助，目的是协助 UAPs 向给发展性障碍者及其家庭提供或将提供辅助技术服务和装置的人员提供培训。这些项目提供培训和技术援助是为了改善提供给发展性障碍者的辅助技术服务的获取，并包括给培训项目参与者的津贴和学费援助。

2012 年修订的《澳大利亚残疾歧视法》（Australian Disability Discrimination）旨在消除在工作场所、教育环境及提供商品和服务的其他设施、联邦项目管理，以及现行立法中基于残疾的歧视，并且寻求提升残疾个体的接受度和承认他们的基本权利。类似地，2006 年修订的《英国残疾歧视法》（Disability Discrimination Act in the United Kingdom）保护残疾人的权利，保障其在物品和服务提供、就业和教育，以及国家公共组织的互动方面免受歧视。

在加拿大，安大略省是唯一一个用立法提升残疾人无障碍的地方。《安大略省残疾人无障碍法》（the Accessibility for Ontarians with Disabilities Act）（2005）用立法规定了在省、公共和私营部门组织中提供商品和服务的无障碍性，它包括无障碍使用交通、教育、信息和沟通。

（二）资金管理规定

资金政策和条例确立谁有资格接受购买装置的援助，哪些装置可以在资助计划中得到支持，以及谁（即，哪个专门团队）充当资金监督者。

1. 医疗补助计划

医疗补助计划是一个美国联邦项目，于 1965 年创立，并被编入《社会保障法》（Social Security Act）[①] 第十九章（42 U.S.C. § § 1396. et. seq.）。医疗补助计划主要目标是给有需求的人提供医疗援助，并且为他们提供康复和其他服务，以帮助他们"获得或保有独立或自理能力"（42 U.S.C. § 1396）。联邦规章进一步规定"每一种服务必须在数量、持续时间和范围上是充分的，以合理实现其目的"（42 C.F.R. § 440.230[b]）。这是一个以收入为基础或"资产调查"的计划，因此，资格取决于个人的收入水平。医疗补助计划是一项联邦和州共同承担责任的计划，被称为"合作联邦主义。"这些计划以为融

资和管理共同分担责任而著称。联邦政府为各州的医疗补助计划提供的资金保证不少于 50%，这一数额随着各州人口相对财富下降而增加。通过医疗保险和医疗补助服务中心（Centers for Medicare and Medicaid Services, CMS），联邦政府也建立了广泛的标准，用于规定符合医疗补助计划的人、医疗补助服务计划必须提供的服务及必须交付那些服务的方式；然后，各州再选择哪些人符合条件、提供哪些服务及如何提供这些服务。各州还负责日常项目管理。

医疗补助计划不是一个联邦强制性的计划。相反，各州政府必须选择参与，并向 CMS 提交"州医疗补助计划"来表达他们做这些的意愿。每个州都参与到医疗补助计划中。该州计划用以确认一个州将遵守联邦建立所有的医疗补助计划，并且认同各州在个体资格和覆盖服务方面所做的选择。医疗补助计划既不直接提供服务，也不直接支付现金补助给需要医疗保险的个体。更准确地说，该计划付款给提供者［例如，医院、康复中心、治疗师和耐用医疗设备（durable medical equipment, DME）供应商］，用于向符合资格的受助提供所涵盖的物品和服务。

在美国，对于辅助技术装置和服务来说，医疗补助计划是最大的资金来源。然而，它的项目词汇早在辅助技术短语提出数十年前即被制定，因此，在医疗补助计划中涉及的辅助技术意味着可以获得 DME 或假肢装置，而涉及的服务意味着获得作业的、身体的、言语 - 语言病理学或听力学服务。为任何物品或服务寻求医疗补助计划资金的个体通常必须满足三步测试：①个体必须符合医疗补助计划标准；②所要求的具体装置或服务必须是被医疗补助计划所覆盖的；③个体必须确定所要求的装置或服务。

寻求使用医疗补助计划作为辅助技术资金来源的残疾人通常必须通过一个很麻烦的过程。这个过程通常需要用符合项目标准的语言来表达他们的具体情况和需求。除了极少数例外，医疗补助法及其实施并未确定所覆盖的治疗或装置的具体类型，而仅包括广泛的卫生保健分类。这种情况对州计划管理员提出了解释的任务，他必须决定所需的具体物品或服务是否"适合"或被州的医疗补助计划服务"覆盖"。虽然，很多辅助技术——装置和服务都很容易获得，但是这些解释的职责已经被证明是对覆盖范围和医疗需求产生争议的滋生地。很多州都试图通过采用特定物品或服务的临床或覆盖标准来避免

---

① U.S.C.（United States Code）：美国联邦法典。C.F.R（Code of Federal Regulations）：美国联邦法规。（译者注）

这些争议。这些标准中最常见的物品是沟通装置和轮椅。

2. 医疗保险计划

医疗补助计划和医疗保险计划于 1965 年同时建立，并被编入《社会保障法》第十八章。虽然，医疗补助计划关注的是那些缺少经济手段来支付必要医疗保健费用的人们的需求，但是，医疗保险计划起初关注的是年龄在 65 岁及以上的老年人的需求。与年轻人相比，这一群体的富裕程度和健康程度较低，获得的医疗保险较少，因此需要援助来满足他们的医疗保健的需求。随后，医疗保险被扩展到服务年龄低于 65 岁的残疾人。

医疗保险计划由联邦政府管理，每个州的规定都是一样的。对于辅助技术来说，医疗保险计划是另一个主要的资金来源。然而，和医疗补助计划相似，它的项目词汇表把装置表示为 DME 或假肢装置。它也覆盖作业治疗和物理治疗及言语 – 语言病理学服务。医疗保险是一项针对以下四个群体的健康保险计划：① 65 岁及以上的个体；②符合《社会保障法》规定的残疾标准的各年龄段的个人；③曾工作过的和自身残疾或已死亡或 65 岁退休了的人的有残疾的孩子；④终末期肾病患者。

它分为两个部分。A 部分，被称为"住院医疗保险"，覆盖住院服务、从专业疗养院出院后的护理、临终关怀及居家护理。居家护理包括 DME、作业治疗和物理治疗及言语 – 语言病理学服务。B 部分，被称为"补充医疗保险"，覆盖其他项目中的 DME、康复服务及 A 部分不包括的给受益人的居家护理。医疗保险计划接受者获得辅助技术的途径绝大多数是通过 B 部分的福利。

实际上，医疗保险计划就像一个联邦补助的保险项目一样运转。受益人出资包括根据 A 部分和 B 部分下的现金抵扣与共保要求及 B 部分下的月保费。医疗补助计划可以为穷人及符合医疗保险计划和医疗补助计划的人分担要求的医疗保险部分。和很多保险公司相似，医疗保险计划也是一个成本报销计划，意味着医疗保险接受者必须先获得物品或服务，然后才能为他们的支出寻求医疗保险报销。

一些辅助技术装置包括在医疗保险计划中的 DME 或假肢装置。医疗保险计划把 DME 定义为这样的设备：①能禁得起重复使用；②习惯上主要用来服务于医疗；③对于没有病或没有受伤的人来说，它通常是无用的；④适合在家里使用。在用于助行器的福利和资金项目之间，医疗保险计划也有特别的限制。它宣称国会指示，只考虑一个人在家里所需的与移动性相关的 ADL。而不是所有忽视环境的典型的行动需求，这是公认的和长期的助行器评估的专业标准。

医疗保险的物品和服务的报销也同样依据医疗补助计划中陈述的三个因素：个体资格、覆盖范围和医疗必需品。医疗保险计划使用短语"合理和必要"作为医疗必需品的同义词。要想符合医疗保险报销的资格，承保的物品或服务必须对于治疗疾病或损伤或者改善缺陷身体部件的功能来说是合理和必要的。医疗保险计划指南进一步描述了"合理性"概念：虽然一个物品可能在医疗上必需，但是，医疗保险却可能不予报销，如果①该物品的成本和使用它带来的疗效不成比例，②该物品比合适的替代物贵，或者③该物品的用途和受益人已有的设备相同。

和大多数保险政策一样，医疗保险计划也排除了很多物品，其中包括助听器和眼镜。其他计划排除的物品和服务则是被确认与"便利性""个人享受"或"监护"相关的。因为这些说法是主观的，且某些医疗程序的普遍接受程度会随着时间变化，医疗保险计划已经建立再审查这些结论的程序。

3. 其他司法管辖区的资金

放眼全球，拨备辅助装置的资金差别很大，而一些司法管辖区域根本就不提供资金。同样，这里给出一个资金支持的样例。在英国，个人独立支付（Personal Independence Payment, PIP）是一个新的资助计划，目前正在过渡，以替代残疾生活津贴（Disability Living Allowance）。在这个新计划下，残疾人或他们的照护者会在评估过程之后获得拨款。使用这些资金旨在消除因残疾已发生的一些追加费用。这些资金不直接支付任何具体产品或服务。由接受者在计划范围内决定它们如何被分配。

一个在加拿大安大略省长期存在的计划是辅助装置计划（Assistive Devices Program, ADP）。在这个计划下，省政府承担了一定比例的装置成本。大量不同类别的装置被包含在内，例如座椅、行动、沟通、计算机访问及视觉和听觉等方面的产品。建立一套程序，要求个体寻求 ADP 授权人（持有健康保险证书，已经完成成为授权人必要程序的某人）进行评估，并且接受对技术类别的推荐，然后在省级批准和资助之前进行审查。

丹麦、芬兰、冰岛、挪威和瑞典等北欧国家的政府主张，接纳残疾人是一项公共责任。这些国家都有辅助技术的政府资助，虽然结构各异。丹麦、挪威和瑞典政府资助全额支持辅助技术拨备计划。芬兰和冰岛则结合使用公共和个人款项以达成此目的。辅助技术，在挪威和瑞典集中拨备，而在芬兰由当地市政府级别机构提供资助。这些国家提倡自愿参与和无障碍性，而不是通过立法手段（北欧康复技术中心，2007）

制度环境对辅助技术的最终影响是管理产品设计、功能和安全标准的立法和标准。对于要上市的产品，为了使它能作为资助援助的装置，研发者或制造商必须确保已采取测试和其他措施以确保产品符合某些技术标准。国际标准组织（International Standards Organization, ISO）和美国国家标准协会（American National Standards Institution, ANSI）/RESNA组织负责研发这些标准。我们将在后续章节讨论辅助技术装置和服务的各个类型标准。

第五节 整合人在情境中做事

至此，我们已经讨论了活动、人类和情境这些HAAT模型的要素，以及人类和活动的相互作用。我们可以从自理、生产力和休闲的分类中理解活动。WHO的ICF提供了受辅助技术影响的其他活动和参与的分类。在辅助技术产出目标方面，本书关注沟通、认知功能、操纵、行动和听觉和视觉的感知功能。

仅仅对活动进行分类以理解个人生活中的角色是不够的。当考虑辅助技术对活动表现影响的时候，捕捉活动如何执行，在哪里、什么时间、和谁一起执行，以及多久执行一次的信息也是必需的。

在基本层面上，我们可以从人体结构和功能的角度来理解人类。然而，这种机械的观念忽视了人类个体的和集体的特征，这些特征影响了他们从事活动的目的和方式。专业水平、活动的意义、个人角色及生命周期视角都会影响活动表现和辅助技术的使用。

人类角色给活动赋予了意义。来自作业治疗和作业科学的观点阐述了人类做活动的观点。作业表现描述了所做的事情，作业满意度介绍了表现感知的人类要素。作业参与使人们意识到，一个人积极地参与到一项作业中的表现，以及一些作业或活动如何变得机械化的及基本活动变得更复杂的理解程度不同。

物理情境、社会情境、文化情境和制度情境中的制度要素都影响人类的活动表现。情境可以通过物理的情境结构、其他人在社会情境中的态度、知识和行为，透过文化价值和更多要素，以及制度立法、政策、规章和资助，促进或阻碍人类活动。

在重新回顾第二章介绍的关于辅助技术的观点之前，我们现在需要考虑这三个要素如何相互影响。我们将阐述辅助技术如何促进人类在情境中从事活动。

一、活动、人类和情境交互的意义

让我们再回到意义的观点，这次考虑情境，主要是社会情境和文化情境，对人的活动参与的影响（Reed & Hocking, 2013）。意义是通过日常经验决定的，包括和其他人的直接和间接的交易和接触，他们的行为和观点影响到对情况和人的行为以及对情境中对象的感知（Dewey, 1922）。同样，过去的经历也会影响对当前情况的理解和感知。一个人带着既定的"视角"进入一种情况（Reed & Hocking, 2013），预测他在那个情况中的期望（Dewey, 2008）。交易视角指出，情况是动态的和流动的，以至于一起进入常见的情况的几个个体都带着个人视角，并且潜意识要塑造彼此的视角并改变情况的意义。

这些观点对我们讨论活动、人类和情境意味着什么？让我们思考一个在餐馆吃饭时使用辅具进行口头沟通的人的经验。首先，让我们想想她和朋友吃饭时的情况。根据过去和这些朋友的互动，她赋予这个情况的意义也许是，她会享受一顿美食，并和朋友进行友好的交谈，而沟通辅具的使用只是她和朋友交谈的方式。然而，她和她的朋友在餐馆不是孤立的。服务员也许会不习惯使用沟通辅具，于是忽视她，询问桌上的其他人她想吃什么。有可能其他顾客不能接受她使用沟通辅具，也许会议论装置声音输出质量和音量影响他们享受美食。起初令人愉快的经验的意义开始改变，也许她会变得有压力，或者被餐馆内其他人的态度和行为激怒。这个实例阐明了情境的动态的和流动的本质及影响感知经验的能力。

意义是通过我们和世界上的情境、人们和对象的接触来构建的（Reed & Hocking, 2013）。情境影响活动的意义；这个意义在不同的情境中可能会改变。在这个情境中活动也许比在另一个情境更令人满意，或感觉更舒服。一名野鸟观察者穿着指明她是观鸟者的服装、脖子上挂着双筒望远镜和照相机、抬头望树木或在灌木丛找寻鸟类并谈论着令人兴奋的所见，他在公园和其他"观鸟者"一起可能感觉非常舒服。在这个情境中，观鸟者觉得她是此情境中的一员。如果我们稍稍改变这个情境，同样的人打扮成野鸟观察者做着类似活动，但是现在是在公园或海滩，那里的其他人都在做着其他活动，如游泳、日光浴或打沙滩排球。在这个情境中，这个野鸟观察者的行为就很特别，也许被认为很奇怪，这进而会改变她的感知，使她感觉像一个局外人。在人们觉得她不属于这里的情境中做野鸟观察的活动就不会那么令人满意。

二、职业公平

职业公平（occupational justice）被定义为"提升社会的和经济的条件，以增强个人、社区和政治意识，增加资源和多样化的职业机会的公平机会，使人满足他们的潜力和幸福体验"（Wilcock, 2006，p.343）。这个概念建立在资源公平分配的社会公平视角上。（参见第四章对这个概念的深入讨论）。通过选择概念，它也和能力理论（Sen, 2009; Nussbaum, 2003, 2011）相关联。职业公平和能力理论（capability theory）认识到，没有人能够在任何时候都自由地选择自己想做的事情，因此它提出这样一种观点：个体应该有选择从事某一职业的权利，并有选择如何、何时和何地实施该职业的自由。一个职业公平的世界能使个体参与自己期望和必要的职业；它确定了这种参与的阻碍和限制，并设法将其消除。

职业歧视（occupational injustice）包括隔离、剥夺、疏离、失衡和边缘化引起的职业参与的阻碍和限制（Townsend & Wilcock, 2004; Wilcock, 2006）。下面我们将从身体障碍、认知障碍或感知障碍的个体视角对其加以解释。隔离把个体和其他人分开，阻止个体和其他群体的职业接触。职业种族隔离（occupational apartheid）进一步发展了隔离的理论思想，并且被认为是"通过限制或拒绝获得有尊严的和有意义的日常生活职业参与来隔离人或群体。"（Kronenberg & Pollard, 2005, p.67）。隔离残疾学生的实施就是一个实例，当社会政治力量决定了这些学生的教育和其他职业经验时，在教室和学校人员配置中，这些学生的身体或感知能力被考虑在他们的认知能力之前。

当个体因无法控制的情况下而被剥夺参与职业的权利，或被阻止从事职业的时候，就会产生职业剥夺（Occupational deprivation）（Wilcock, 2006）。Whiteford（2005）描述了政治难民的职业剥夺，他们的生活被打乱，结果在拘留所里荒废时日，没有什么事情可做，也几乎没有能力满足自己的基本需求。类似情况发生在老年人身上，因缺少专业护理设施，他们在急症监护病房住院。由于急症监护病房一般不对这些人提供活动，以致我们常看到老年人坐在轮椅上，在走廊一字排开，无所事事。

当个体或群体被拒绝完全参与职业活动，从而与社区和社会疏远，感到无力和失控时，就会产生职业疏离（Occupational alienation）（Wilcock, 2006）。职业疏离的一个例子是，听力障碍者试图与没有能力和自己沟通的其他人一起参与职业。如果沟通困难太大，无法沟通就会导致听力障碍者退出。当个体变得越来越远离自己所在社区的情境时，退出就会引起疏离。

当个体专注于自己生活的某一领域以致损害他人的时候，或者当外部压力将作业表现的平衡转移到某一特定领域的时候，就会发生职业失衡（Occupational imbalance）（Christiansen, 2005; Wilcock, 2006）。在我们生活中，我们都曾在某种情况下经历职业失衡。为期末考试努力的学生会经历没有自由时间参与休闲活动的时候。另一个常见的实例是，当个体花费大量时间在工作活动上以致损害了自理、家庭和休闲方面的活动。

对低就业或失业比例过高的残疾人来说，经常会发生相反的情况。职业失衡并不是指短期的职业平衡，而是指当这种情况长期存在时所产生的挑战。

当个体参与职业的需求得不到考虑或解决的时候，就会发生边缘化（Marginalization）。这种情况导致具有一定特征的个体被剥夺完全参与职业的权利。这意味着这些个体处于社会的边缘，因此没有足够的力量被纳入集体职业中（Wilcock & Townsend,

2000）。WHO 最近的一次讨论侧重于残疾人在紧急情况中的需求。通常，计划不是为了安全撤离那些在紧急疏散的情况下无法做出反抗或无法独立行动的个体（因行动、认知、听觉或视觉原因）而制定的。发生边缘化是由于当制订这些计划的时候，未将他们的需求考虑在内。

第六节　引进辅助技术

在第二章我们讨论了关于辅助技术的关键观点（图 3-9）。虽然，辅助技术官方定义表明，这是专门为残疾人设计的技术，但第二章关键主题之一是模糊主流技术，也就是，即面向广泛的领域设计和销售的技术及辅助技术。越来越多地，为大众消费而生产的产品可供具有不同能力的个人使用。

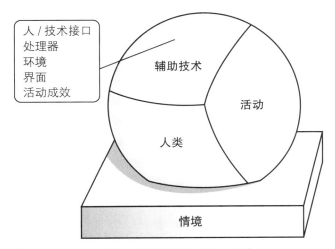

图 3-9　HAAT 模型，标识了辅助技术的元素。

辅助技术描述了产品连续统，从主流产品到为个体设计和创造的物品。第二个连续统描述了提供用户所需的最小技术量。辅助技术会支持残疾个体或其他人，如父母、子女、配偶或其他看护者。

第二章的最后主题确定伦理的和可持续服务拨备的问题。我们将在第四章对这些观点进行更详细的介绍。

意义和辅助技术

当我们把使用辅助技术介绍到活动中，而物理情境、社会情境、文化情境或制度情境不支持使用这个辅助技术时候，其意义可能受到有害影响。在这些情况中，用辅助技术从事活动的意义就成为一个重要的考虑因素。

辅助技术的使用被定性为参与活动的协助者或阻碍者。Miller Polgar（2010）为此确定几个主题，以阐述残疾人有其使用辅助技术的意义。作为协助者，辅助技术被简单视为一种工具，只是活动的另一种方式。辅助技术被看作排除或在一些情况下掩盖残疾的"公平竞争"的方式。通常，后一种观点涉及计算机存取及其他电子技术有关，在这些技术中，用户能力对其他人来说并不明显。

与此相反，辅助技术也被看作阻碍，一些情况下是物理阻碍，并作为污名的始作俑者。如轮椅或安装在轮椅上的沟通装置这样的设备在辅助技术用户和其他人之间形成了物理阻碍。类似地，布置辅助技术也会引起物理阻碍，例如，当一台电脑被放置在教室这样环境中，从而在用户和其他人之间形成阻碍时。

这些情况表明了辅助技术是如何构建物理隔离的。通常，使用辅助技术被看作残疾的一个明显标志。事实上，无障碍设施的标识通常是采用轮椅的样子。与其说是物理阻碍，不如说是作为污名的辅助技术构建了社会阻碍，一个"他者（othering）"，这使得使用辅助装置的人很难感到归属感和价值感。

第七节　重组 HAAT 模型

在本章引言中，明确了 HAAT 元素的讨论顺序，以反映模型在应用于产品研发和设计、客户评估以及成效评价时的考虑顺序。当我们总结 HAAT 模型时，将描述模型的这 3 个目标。

一、产品研发和设计

创造产品的能力不应该成为产品研发的驱动力；相反，确定功能需求，支持个人能力的活动才是起点。设计的产品如果没有满足人类需求的功能，往往会被未充分利用或丢弃。当终端用户作为讨论的部分，确定需求及装置如何和在哪里使用的时候，这个过程的所有阶段都是最有效的。持续专注于情境要素，尤其是制度的考虑因素，如责任和资金，对无障碍产品的研发是有益的。

谁是预期用户会影响产品的设计。在这个阶段，多学科交叉团队尤其有意义：工程师和工业设计师在技术设计和测试方面贡献他们的专业知识，同时，预期用户和卫生保健专业人员提供有关具有不同能力的个体如何使用装置的专业知识，以及会阻止他们使用这个产品方面的专业知识。之前讨论的关心生命周期问题和意义的观念会影响到这个部分。

情境要素会影响设计过程，尤其在初始概念阶段。环境中的物理方面会影响装置的使用，社会和文化会支持或阻碍装置的使用，还有制度因素。技术很昂贵，同时获得资助去支持终端用户的机会有限，这样的设计也许从来都没有走出过设计实验室。

在设计过程中，考虑可持续是非常重要的。WHO 建议，装置应尽可能使用来自预期使用的国家的材料制成。这些装置在预期使用的国家生产，并可根据需要提供资源来维护产品。关于产品成本及分配方法相关的要素是对设计和研发过程的情境影响力（Owen & Simonds, 2010）。

二、客户评估和成效评价

服务配置过程包括提供辅助技术的评估以及使用辅助技术的评价。第五章将详细描述辅助技术配置。这里先给出大概的过程。评估从讨论这个人想要什么和需要做什么开始。这个讨论包括其他的关键个体，如父母、子女或配偶，他们也将使用或者维护装置。正如之前讨论的，不仅识别了活动，还要深入考虑关于如何、何地及何时方面的信息。

个体评估是过程的下一个步骤。评估关于认知、感知、运动、沟通和情感部分。在评估过程中，关于技术的意义和技术使用考虑的讨论有益于识别无形因素，这些因素会影响装置是否被使用及在什么情况中被使用。

考虑情境要素包括识别装置在哪里被使用，以及物理情境对装置使用的影响。关于谁在装置使用的情境装置有助于确定客户能够独立完成装置使用的哪些方面，以及哪些方面可以在帮助下完成。制

度情境的各个方面，如资金、所有权、维修和运输责任及装置使用的任何限制因素，都是与情境相关的额外考虑因素。

在评估中收集的信息被综合分析，并生成传递给客户装置的推荐（见第五章）。综合分析的一部分是满足使用装置目标的形式化（客户目标也被考虑成评估过程的数据收集阶段的一部分）。这些目标被解释为成效评价目的的产出。

正式和非正式成效测量都是可能的；两者综合起来提供了使用装置的证据，以及装置在用户生活中安置场所的情境。第五章将描述大量对通用辅助技术装置使用有用的评价方法。在相关章节中描述了特别针对具体装置的成效测量。成效评价有两个目的：对个体的成效评价为其生活改变提供了证据；对团队的成效评价为装置的有效性提供更广泛的证据，并通常构成资助、规章变化和进一步研究所需要的理由的一部分。

第八节　总结

本章已经详细描述了影响辅助技术设计、提供和评价的 HAAT 模型的 3 个要素——活动、人类和情境。不但每一个要素都是单独描述的，而且它们之间的相互作用也已被识别并被讨论。当孤立地去考虑时，我们可以获得一些影响辅助技术使用的信息。然而，当这些观点汇合在一起被重新审视时，它们共同的影响就变得明显了。

当设计、制定或评估辅助技术的时候，专注于技术是过程的最后阶段。如果在设计或制定技术时，不考虑技术服务的功能、使用者、使用情境，那么，这种技术就很可能会被滥用或丢弃。HAAT 模型阐明了影响因素、它们的相互作用，以及一个使人能够在相关情境中参与令人满意的活动的过程。

思考题

1. HAAT 模型中包含哪四个基本表现领域？请各举出一个实例。

2. 请描述人因分析和活动分析的目的。来自这些分析类型的组合信息如何有助于理解辅助技术的使用？

3. 与辅助技术使用相关的 ICF 的六种身体结构和功能分类是什么？请各举出一个实例。

4. 术语新手和成手的含义是什么？它们如何影响辅助技术的使用？

5. 请描述当向老年人和儿童推荐辅助技术的时

候考虑的两个重要因素。

6. 请定义角色的概念。请讨论角色对使用辅助技术而言的内涵。

7. 请描述 HAAT 模型包含的情境的四个要素。请给出每一个要素如何影响辅助技术的获取和使用的实例。

8. 请描述物理情境的关键参数及其与辅助技术的关系。

9. 请描述在社会环境中不同类型的人群，以及他们如何支持或阻碍辅助技术的获取和使用。

10. 请讨论文化对辅助技术获取和使用的影响。

11. 请识别并描述在解释关于辅助技术服务配置的立法时重要的四个关键考虑因素。

12. 请描述意义的概念及对辅助技术使用的影响。

13. 请解释职业公平的相关结构及其对辅助技术获取和使用的重要性。

参考文献

Accessibility for Ontarians with Disabilities Act (AODA): S.O. 2005, Chapter 11.

American Occupational Therapy Foundation: The occupational therapy practice framework, *Am J Occup Ther* 56:609–639, 2002.

Americans with Disabilities Act of 1990, 42 U.S.C. §§ 12101 et seq.

Assistive Technology Act of 1998, as amended, PL 108-364, §3, 118 stat 1707, 2004.

Bandura A: *Social learning theory*, Englewood Cliffs, NJ, 1977, Prentice-Hall.

Baum C, Christiansen C: Person-environment-occupation-performance: An occupation-based framework for practice. In Christiansen CH, Baum CM, Bass-Haugen J, editors: *Occupational therapy: Performance, participation, and well-being*, Thorofare NJ, 2005, SLACK, pp 242–267.

Bickenbach J, Chatterji S, Badley EM, et al.: Models of disablement, universalism and the international classification of impairment, disabilities and handicaps, *Soc Sci Med* 48:1173, 1999.

Borg J, Lindstrom A, Larsson S: Assistive technology in developing countries: A review from the perspective of the Convention on the Rights of Persons with Disabilities, *Prosthet Orthot* 35:20–29, 2011.

Bruner J: *Acts of meaning*, Cambridge, MA, 1990, Harvard University Press.

Chapparo C, Ranka J: Theoretical contexts. In Whiteford G, Wright St-Clare V, editors: *Occupation and practice in context*, Sydney, 2005, Elsevier AU, pp 51–71.

Christiansen C: Time use and patterns of occupation. In Christiansen C, Baum C, Bass-Haugen J, editors: *Occupational therapy: Performance participation, and well-being*, Thorofare, NJ, 2005, SLACK, pp 70–91.

Davis W: *The wayfinders: Why ancient wisdom matters in the modern world*, Toronto, ON, 2009, House of Anansi Press.

Deci EL, Ryan RM: Self determination theory: A macrotheory of human motivation, development, and health, *Can Psychol* 49:182–185, 2008.

Developmental Disabilities Assistance and Bill of Rights Act, as amended, PL 106-402, 114 stat 1677, 2000.

Dewey J: *Human nature and conduct: An introduction to social psychology*, New York, 1922, H. Holt and Company.

Dewey J: In Boydston JA, editor: *John Dewey: The later works, 1925-1953: vol. 3: 1927–1928, Essays, reviews, miscellany, and "impressions of Soviet Russia,"* Carbondale, IL, 2008, Southern Illinois University Press.

Disability Discrimination: *Act of 1992, as amended 2012, Act 169 of 2012, Canberra*, NSW, AU, 2012, Office of Parliamentary Counsel.

Disability Discrimination: *Act of 2005, c. 13*, London, UK, 2005, National Archives.

Ervin RB: Prevalence of functional limitations among adults 60 years of age and over: US, 1999-2002, *Advance Data from Vital Health Statistics*, 375. Atlanta, 2006, Centers for Disease Control and Prevention. Available from http://www.cdc.gov/nchs/data/ad/ad375.pdf.

Falvey MA, Forest M, Pearpoint J, Rosenberg R: *All my life's a circle: Using the toolds of circles, MAPS and PATHS*, Toronto, ON, 1997, Inclusion Press.

Falvey M, et al.: *All my life's a circle: Using the tools of circles, MAPS and PATHS*, Toronto, ON, 1994, Inclusion Press.

Ferland: *The Ludic model: Play, children with physical disabilities and occupational therapy*, Ottawa, ON, 2005, CAOT Publications ACE.

Fisk AD, Rogers WA, Charness N, Szaja SJ, Sharit J: *Designing for older adults: Principles and creative human factors approaches*, ed 2, Boca Raton FL, 2009, CRC Press.

Fougeyrollas P: The influence of the social environment on the social participation of people with disabilities. In Christiansen C, Baum C, editors: *Occupational therapy: Enabling function and well-being*, ed 2, Thoroughfare, NJ, 1997, SLACK, pp 378–391.

Fougeyrollas P, Gray DB: Classification systems, environmental factors and social change. In Gray DB, Quantrano LA, Lieberman ML, editors: *Designing and using assistive technology: The human perspective*, Baltimore, 1998, Paul H. Brookes, pp 13–28.

Goffman E: *Stigma: Notes on the management of spoiled identity*, New York, 1963, Simon & Schuster.

Hersch GI, Lamport NK, Coffey MS: *Activity analysis: Application to occupation*, ed 5, Thorofare, NJ, 2005, SLACK.

Hocking C: Public health and health promotion. In MacKenzie L, O'Toole G, editors: *Occupation analysis in practice*, Hoboken, NJ, 2011, Wiley-Blackwell, pp 246–263.

Individuals with Disabilities Education Act, as amended, PL 108-446, 104 stat 1142, 2004.

Jongbloed L, Crichton A: A new definition of disability: Implications for rehabilitation and social policy, *Can J Occup Ther* 57:32–38, 1990.

Kielhofner G: *Model of human occupation: Theory and application*, ed 4, Philadelphia, 2007, Lippincott, Williams & Wilkins.

King G, Brown E, Smith L: *Meaning and resilience in life: Learning from turning points of people with disabilities*, Westport CT: 2003, Greenwood Publishing Group.

Klingbeil H, Baer HR, Wilson PE: Aging with a disability, *Arch Phys Med Rehabil* 85(suppl 3):S68–S73, 2004.

Kronenberg F, Pollard N: Overcoming occupational apartheid: A preliminary exploration of the political nature of occupational therapy. In Kronenberg F, Simo Algardo S, Pollard N, editors: *Occupational therapy without borders: Learning from the spirit of survivors*, London, 2005, Elsevier, pp 67–86.

Light JC: Definition of communicative competence. In *Communicative competence for individuals who use AAC: From research to effective practice*, Baltimore, 2003, Paul H. Brookes Publishing Co, pp 3–40.

MacLachlan J: Remote Canadian occupational therapy: An "outside the box experience," *OT Now* 12:5–7, 2010.

McColl MA, Jongbloed L: *Disability and social policy in Canada*, Concord, ON, 2006, Captus University Press.

Miller Polgar J: The myth of neutral technology. In Oishi MMK, Mitchell IM, Van der Loos HFM, editors: *Design and use of assistive technology: Social, technical, ethical and economic challenges*, New York, 2010, Springer, pp 17–23.

Miller Polgar J: Landry J: Occupations as a means for individual and group participation in life. In Christiansen C, Townsend E, editors: *Introduction to occupation*, Saddle River, NJ, 2004, Prentice Hall, pp 197–220.

Mirza M, Gossett Zakrajsek A: Borsci S: The assessment of the environments of AT use: Accessibility, sustainability and universal design. In Federici S, Scherer MJ, editors: *Assistive technology assessment handbook*, Boca Raton, FL, 2012, CRC Press, Taylor Francis Group, pp 67–81.

Murphy JW, Cook AM: Limitations of augmentative communication systems in progressive neurological diseases. In *Proceedings of the 8th Ann Conf Rehabil Technol, Washington DC: RESNA*, pp 120–122, 1985.

Nordic Centre for Rehabilitation Technology: *Provision of assistive technology in the Nordic countries*, ed 2, Helsinki, 2007, Nordic Cooperation on Disabilities Issues (NSH).

Nussbaum M: Capabilities as fundamental entitlements: Sen and social justice, *Fem Econ* 9:33–59, 2003.

Nussbaum M: *Creating Capabilities: The human development approach*, Cambridge MA, 2011, The Belknap Press of Harvard University Press.

Owen J, Simonds C: Beyond the wheelchair: Development of motorised transport for people with severe mobility impairments in developing countries, *Disabil Rehab Assist Tech* 5:254–257, 2010.

Pickens ND, Pizur-Barnekow K: Co-occupation: Extending the dialogue, *J Occ Ther* 16:151–156, 2011.

Pierce D: *Occupation by design: Building the therapeutic process*, Philadelphia, 2003, F.A. Davis.

Pierce D: Co-occupation: The challenge of defining concepts original to occupational science, *J Occup Sci* 16:203–207, 2009.

Reed K, Hocking C: Resituating the meaning of occupation: A transactional perspective. In Cutchin M, Dickie V, editors: *Transactional perspectives on occupation*, New York, 2013, Springer, pp 39–49.

Reed KL: An annotated history of the concepts used in occupational therapy. In Christiansen C, Baum C, Bass-Haugen J, editors: *Occupational therapy: Performance participation, and well-being*, Thorofare, NJ, 2005, SLACK, pp 567–626.

Rehabilitation Act of 1973, as amended, PL 93–112, §701, 87 stat 355, 1993.

Rosen L, Ava J, Furumasu J, Harris M, Lange ML, McCarthy E et al: RESNA position paper on the application of power wheelchairs for pediatric users., Assist Technol 21:218–225, 2009.

Sanford J: *Universal design as a rehabilitation strategy: Design for the ages*, New York, 2012, Springer.

Sen A: *The idea of justice*, Cambridge, MA, 2009, The Belknap Press of Harvard University Press.

Shoenborn CA, Heyman KM: Health characteristics of adults aged 55 years and older, US, 2004-2007, *National Health Statistics Reports* Atlanta, 2009, Centers for Disease Control and Prevention. Available from http://www.cdc.gov/nchs/data/nhsr/nhsr016.pdf.

Stanton NA: Hierarchical task analysis: Developments, applications, and extensions, *Appl Ergonom* 37:55–79, 2006.

Statistics Canada: *Physical activity and limitations survey 2006: Analytical report, Catalogue no. 89-628-XIE, No. 002*, Ottawa, ON, 2007, Ministry of Industry. Available from http://www.statcan.gc.ca/pub/89-628-x/89-628-x2007002-eng.pdf.

Townsend E, Polatajko HJ: *Enabling occupation II: advancing occupational therapy vision for health, well-being and justice through occupation*, Ottawa, ON, 2002, CAOT Publications ACE.

Townsend E, Polatajko HJ: *Enabling occupation II: Advancing occupational therapy vision for health, well-being and justice through occupation*, ed 2, Ottawa, ON, 2013, CAOT Publications ACE.

United Nations: *Convention on the rights of persons with disabilities*, New York, 2006, UN. Available from www.un.org/disabilities/convention/conventionfull.shtml.

Whalley Hammell KW: *Perspectives on disability and rehabilitation: Contesting assumptions; challenging practice*, Edinburgh, 2006, Churchill Livingstone Elsevier.

Whiteford G: Understanding the occupational deprivation of refugees: A case study from Kosovo, *Can J Occup Ther* 72:78–88, 2005.

Wilcock AA, Townsend E: Occupational justice: occupational terminology interactive dialogue, *J Occup Sci* 7:84, 2000.

Wilcock AA: *An occupational perspective of health*, ed 2, Thorofare, NJ, 2006, SLACK.

World Health Organization: *International classification of functioning, disability and impairment*, Geneva, 2001, WHO.

学习目标

学完本章内容，你将掌握以下知识点：

1. 描述应用于健康相关研究中的典型的五种伦理原则。
2. 理解辅助技术（AT）应用中涉及的主要伦理问题。
3. 描述监控和监视涉及的伦理考虑因素。
4. 描述辅助技术对残疾人社会污名的影响方式。
5. 讨论隐私和安全之间的权衡。
6. 描述和外部环境发展和应用相关的伦理考虑因素。
7. 理解职业道德和从业标准。

第一节　引言

为什么要在辅助技术书籍中讨论伦理？技术正在变得越来越普遍（参见第二章），从而对残疾人的生活方式和与周围世界的互动产生越来越大的影响。辅助技术应用的目的是增强残疾人的独立性和最大限度地充分参与社会活动。

不幸的是，技术普遍性也会危害隐私（privacy）和限制独立性。尤其是越来越多地对因智力障碍或痴呆导致的认知障碍的个体使用监控引发了关于隐私的严重问题。自主性（autonomy）的伦理原则在这些情况中变得非常重要。辅助技术通常通过公共资助予以分配或提供。辅助技术的可用性和分配不总是基于需求。政府政策、社会价值和资源在获取辅助技术中扮演重要的角色。关于公平公正分配辅助技术的考虑也可以受伦理原则启发。人们常说，分配应仅以现有财政资源为基础。然而，其他因素也很重要。如那些资源匮乏的地区（发达国家的偏远地区和发展中国家的大部分地区）所产生的文化因素在辅助技术公平分配中扮演了重要角色。这些问题会把我们带入分配公平（distributive justice）的伦理原则的讨论中。

对特定个体的辅助技术的选择必须在不伤害（nonmaleficence）和善行（beneficence）（例如，帮助个体而不造成伤害）的伦理原则的情境中进行。最后，辅助技术中的临床实践必须以诚实、正直和守信的行为进行。这些概念被包含在忠诚（fidelity）的伦理原则中。伦理原则提供一个框架，用来从使用辅助技术的人和与之交互的人的角度来评价辅助技术的影响。正如在本章我们所讨论的，对大多数涉及辅助技术的伦理话题，争论要多于赞成。不同的观点、既得利益和卫生政策都导致了权衡的需要，而消费者、家庭、临床医生和护理人员组织对此的看法往往不同。

一些人认为辅助技术在伦理意义上本质是中立的（Cash, 2003）。另一些人则认为辅助技术的影响也许不是中立的，因为在临床或社区情境中的应用可能产生复杂的具有伦理含义的护理方案（Martin, Bengtsson, & Dröes, 2010）。将辅助装置与其应用配对可以得出这样的结论，即应用辅助技术获得的最终结果与生成该结果所用的方法不易分离（Niemeijer, Frederiks, Riphagen, Legemaate, Eefsting, & Hertogh, 2010）。辅助技术系统的设计和构造方式，以及向终端用户提供的关于操作和使用的信息，这两者也会引起伦理问题。例如，很多装置的技术设计"包含影响用户权利的特征，这些特征是不能删除的，因为它们实质上根植于应用概念中"（Niemeijer et al., 2010, p.1138）。

第二节　伦理情境

伦理（ethics）可以被描述为"关于什么是正确和什么是错误的内部一致性的构建规范"（Martin et al., 2010, p.65）。"职业道德是一种规范价值和标准，它实际上指导着专业人士做出的实际决策"（Airaksinen, 2003, p.2）。

这些特征应用于辅助技术服务配置过程，包括评估、推荐、分配和安装、培训及后续跟踪。辅助技术公共策略及资助水平和约束在影响残疾人的无障碍性和参与时，会产生伦理影响。辅助技术的设计特征中所做的选择会影响独立、隐私和可能参与的程度，这些也有伦理影响。伦理原则可能会和其他因素产生冲突，如卫生保健管理者负责的能力测量（Coeckelberg, 2010），需求量的改变，如老年人口的增长（Eccles, 2010），以及资源匮乏地区的文化问题（Alampay, 2006; Borg, Larsson, & Östergren, 2011）。

Kitchner（2000）描述了五种伦理原则：自主性原则、忠诚性原则、善行原则、不伤害原则和公平原则。在辅助技术应用层面，自主性原则被包含在辅助技术应用的主要目标中，以最大限度提高残疾人的独立性。

在某些情况下，如果没有经过深思熟虑就应用辅助技术，它们实际上会损害个体的自主性。为给定个体选择具体辅助技术的临床决策过程也必须要遵循自主性原则，重点关注个体客户的行动和选择的自由。忠诚性原则描述了诚实守信的行为。这是专业实践的基石。确保行动产生有利于他人的良好结果是所有辅助技术研发和应用的核心，并被包含在善行原则中。善行也包括识别辅助技术应用的潜在结果及平衡积极的和潜在的有害方面，以达到个体的最大化利益。不伤害原则包括不直接伤害他人和避免危害他人的行为。公平原则描述了个人、人际关系、组织和社会情境中的公平性。在本章中，我们将描述伦理的这些方面，并展示如何应用它们来确保我们在应用辅助技术原则时始终关注以人为中心的方法。

一、自主性

自主性意味着自我决定的权利及免受不必要的约束、干涉或隐私泄露的权利。用户、护理人员、资助者对自主性的看法存在差异。例如，一个已经

被广泛研究的领域是对痴呆个体使用监控和监视（surveillance）的辅助技术。对一些人来说，以这种方式使用辅助技术可以表示对他们的自主性的尊重，因为它在尊重他们的障碍的同时使他们能有效参与日常活动（Zwijsen, Niemeijer, & Hertogh, 2011）。例如，大多数老年人喜欢尽可能长时间地待在家里。有时，只有在使用了监控和跟踪技术的情况下，护理人员和家人才会接受这种偏好。当一个人只在有监控技术的情况下才有可能待在家里时，对这个人的安全或行为的担忧会导致这个人的自主性和独立性降低（Perry, Beyer, & Holm, 2009）。

Zwijsen（2011）等研究者对社区老年人生活护理中使用辅助技术的文献进行了综述。他们发现关于自主性（但也是隐私和污名化的问题）的伦理推理是由政治理论推动的，该理论认为个体是独立的、自给自足的，关系是次要的。在这个方法下的一个潜在设想是，人是自我决定的个体，他们为自己做决定且做关于自己的决定。然而，残疾人和老年人的身体和认知功能的差异很大（见图4-1）。辅助技术会改善独立性，同时也会限制独立性。因此，个人，尤其是年老虚弱的人，是否能够在使用或不使用辅助技术的情况下做到完全自我决定或自给自足，这是值得怀疑的（Zwijsen et al., 2011）。考虑到我们对其他人和技术（例如，移动电话和计算机）的依赖，我们中的任何一个人是否完全是自我决定还是自给自足也是值得怀疑的。

在考虑像自主性这样的伦理问题的时候，重要的是要理解潜在的引发伦理争论的考虑因素。如成本和资金、政策、家人和护理者的关心及个体需求等方面可能会有矛盾，并且会影响被服务个体的最终自主性。对于智力障碍个体，特别是老年人来说，自主性意味着什么，人们也有不同的观点。有些人希望得到更多的关注以知道有人在关心他们，并乐于让监控"侵犯"他们的隐私。而其他人更关心隐私，宁可承担安全性（security）上的风险，而不是经常受到监控。自主性引起问题的关键领域是智力障碍、一般认知障碍及老龄化。

二、知情同意

与认知障碍者一起工作时面临的重大挑战之一是获得包括辅助技术在内的任何干预的知情同意（informed consent）（Cash, 2003; Perry et al., 2009）。

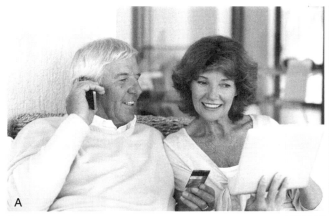

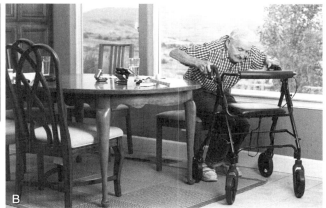

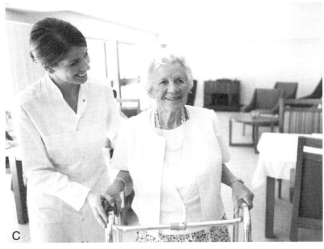

图 4-1　在老年人中有很多程度的独立性和依赖性。一些人能完全独立、不需要帮助地完成活动，他们是完全自主的（A）；一些人需要某些辅助技术帮助，但是经过努力可以独立（B）；一些人需要护理人员更强烈的帮助（C）。

同意有两个方面：①未经明确同意，个体不受他人控制；②当提供信息、寻找理解及试图实现自主决策时相互尊重。"未经同意使用监视技术被某些作者视为民事不法行为、非法和／或等同于攻击"（Niemeijer et al., 2010, p.1135）。

　　获取同意的需求也意味着要以无障碍形式呈现材料，包括书写的、口头的和非言语的形式。通常，痴呆人士会被排除在决策之外，因为人们认为他或她无法理解和做出反应。向痴呆人士寻求使用辅助技术的同意需要确保"……工作人员接受一系列沟通方法的培训，否则，痴呆人士的权利就会被剥夺"（Martin et al., 2010, p.69）。

　　获得使用扩大沟通技术（见第十六章）的同意是困难的，因为这个人还没有使用这个技术，并且可能不理解其含义，如对隐私的影响（Martin et al., 2010; Zwijsen et al., 2011）。这对评估过程提出了额外的要求，即发现创新的方法，使辅助技术的预期用户了解各种选项的功能和特点，以及它们对隐私和自主性的影响及潜在的好处和危险。Eccles（2010）

也质疑评估过程是否足够敏感以便评价伦理问题。这些要求对计划使用辅助技术的护理员规定了义务，以确保工作人员接受各种沟通方法的培训。如果没有，那么这个患有痴呆的个体的权利将会被剥夺（Martin et al., 2010）。

　　Perry 等人（2009）给出了一些解释辅助技术和技术选择的策略。他们指出，使用图片的价值有限，因为操作的动态性不容易掌握。辅助技术的视频更有用，而该技术的实际试验在确保获得知情同意方面最有用。Martin 等人（2010）建议使用不同的场景来描述辅助技术及其对客户和家庭，还有工作人员培训的影响。

　　在评估过程中，要求有可靠的回答问题能力的知情同意也是个问题，而重要的是要意识到反应倾向，如选择最后一个选项。评价者不应只从表面上接受答案。如果对某一特定方法过于热心，就会在无意中强迫客户，也容易影响答案。Perry 等人（2009）讨论了隐私权和在某些场合同意监控的重要性的需求之间的权衡。同样重要的是，要对客户及其家人明确地指出，辅助技术不能让痴呆人士远离由该疾病引起的所有问题和危险（例如，危险行为、跌倒、夜间行走、定向障碍）。有核查表可以帮助患有痴呆的个体使用技术，包括工作人员、研发者和研究者（Martin et al., 2010）。

很多伦理考量是依据知情同意和对辅助技术含义的认知理解。如果这个人的心智能力不能做出知情同意，则护理员仍可判断辅助技术的使用是否符合此人的最大利益。另一个获取同意的手段是通过法定的监护人（通常是家庭成员）。即便在没有知情同意的情况下，也可以开始监视辅助技术的使用，因为这样它会符合个人的最大利益，或者这样相比于机构式照顾，个体生活在社区支持的住房会过得更好，或者这样个体会更安全、不会受到伤害（Martin et al., 2010）。

三、家长作风

缺乏给出知情同意的能力会导致"家长作风"，即对与其他人相关的状态或个体的干涉，要么违背了他的意愿，要么打着对个体更好的保护的旗号（Martin et al., 2010, p.71）。家长作风认为安全比选择自由更重要，并且保护人们不受自身伤害也很重要。"可以想象，如果不努力构建与生活在这种护理模式中有关的个人信仰和价值观，对于痴呆个体来说，家长作风就会成为在技术丰富的支持性生活选择上的主导思潮。那么，护理人员如何才能清楚地展示医学伦理四个原则（自主性、善行、不伤害及公平）的适用性？"（Martin et al., 2010, p71）

四、忠诚

忠诚原则要求守信、忠贞、诚实及可靠的行为（Kitchner, 2000）。Purtilo（2005）列举了五个期望，这些期望和在卫生保健情境里的患者在忠诚方面的合理期望相关。这五个期望包括：

（1）以基本尊重对待他们。

（2）作为护理人员或其他卫生保健专业人员，有能力胜任你的职业角色所要求的职责。

（3）遵守职业道德规范。

（4）遵守组织的政策和程序及适用的法律。

（5）遵守与患者达成的协议。

忠诚也许是伦理矛盾最常见的根源。在任何特别情况下，卫生保健专业人员可能会发现，自己认

为正确的、患者想要的、卫生保健团队其他成员所期望的、组织政策规定的、职业或法律要求的内容之间存在差异。案例研究描述了一个涉及增强沟通的伦理困境。

忠诚要求忠实于患者。利益冲突问题的出现可能会危害忠诚。例如，如果一名医生经营一家给老年人生产轮椅的公司，那么这项活动是提供医疗福利的，他对自己的轮椅品牌的推荐是否构成了利益冲突？临床医生的角色上的外延，包括辅助技术的拨备，扩大了对忠诚度的考量。一些辅助技术公司雇佣治疗师作为现场代表，他们扮演着双重角色。在评估过程中，他们非常有价值，他们解释产品的特性，在必要时帮助安装装置，并通常支持临床医生。然而，他们也代表某个制造商，并且具有销售代表的角色。把这些角色清晰分开，并确保患者和临床医生了解这样的双重角色，对于满足伦理忠诚的要求非常重要。

忠诚原则也适用于辅助技术装置和服务的制造商，因为客户很难清楚地理解辅助技术产品的功能。辅助技术有时似乎是一个快速和简单的问题解决方案（Martin et al., 2010）。辅助技术制造商或经销商有伦理责任确保生产质量可控的产品并完成必要的测试以确保产品满足所要求的标准。制造商也有责任确保向考虑购买的人充分描述产品使用的正确操作、潜在利益及可能的相关风险。临床医生必须接受培训，并依据制造商提供信息了解技术的使用及影响。这种培训通常由经销商或者有经验的临床医生提供。

五、善行

在日常的理解中，善行一词意味着仁慈、善良及慈善的行为。在伦理学上，这一概念被扩大到有效包括"旨在造福或促进他人利益的所有形式的活动……帮助他们推进重要的合法权益……"（Beauchamp, 2008）。苏格兰的护理服务改善伙伴关系组织（Care Services Improvement Partnership，CSIP）认为，理解善行"需要在风险承受和风险规避之间找到平衡"（Eccles, 2010）。

善行原则肩负着对其他人需求做出回应的义务。它包括普适需求，如生命和肢体的整体性、疾病和残疾、人类维持生计的必要性，以及其他更加依赖情境的需求（Herman, 2001）。社会缺陷和自然缺陷都会致使福利的缺失。社会缺陷导致不公平，这个

案例研究

通过辅助技术支持功能：提升善行还是避免不伤害？

一名 38 岁的葡萄牙男子患有肌萎缩侧索硬化症，为了交流，人们给他提供了 AAC 装置（参见第十六章）。男子用这个沟通装置说了两句话："我宁愿被一块好鳕鱼（在葡萄牙非常受欢迎）噎住，也不愿意用一根胃肠管"及"我不想在任何时候都被放在机械的呼吸机上。"尽管他知道这种疾病的最后阶段会导致无法独立呼吸，他还是说了第二句话。作为辅助技术实践者，对善行的考虑——必须做些什么来履行义务——导致了这样的结论，为这个人提供一种沟通手段显然是在我们能力和义务范围之内的事情。

我们是否有义务在患者因退行性疾病导致需求改变时继续提供额外的辅助技术？回答是肯定的，在现有的辅助技术能力范围内，我们有义务持续满足这位男子的沟通需要。例如，我们需要提供一种技术，一种能检测到患者能完成的最后的自主运动的技术。如果没有这样的技术，我们的善行原则义务就终止了。

不伤害原则提出了一个更困难的问题。依据这位年轻男子的两句话，我们是否通过使用 AAC 装置提供了独立的沟通，从而造成了伤害或者说造成了伤害的可能性？如果我的同事一开始就没有提供辅助技术，这个人的选择（愿意冒着噎住的危险享受鳕鱼，拒绝呼吸机的帮助）会被清楚地表达出来吗？既然它们被提供了，那么它们随后的义务是什么？

在这种情况下，辅助技术及其提供的作用是什么？例如，我的同事指出，患者使用 AAC 装置提出这两个请求，而不是通过他正常的讲话，使人怀疑这陈述是不是有效地表达了他的意见。例如，他有限的运动能力可能导致他从装置中选择的词汇错误。该装置可能出现了故障，并提供了错误的输出。

话语的有效性被确立为善行义务的一部分，也就是，在不能提供一个准确的、可靠的系统时就不提供，这样会保证不伤害。如果我们接受这个事实，即与辅助技术相关的义务仅仅扩展到可靠性和准确性的建立上，那么我们就会得到这个结论，辅助技术在患者的两个要求所造成的困境中是中立的：患者的自主性得益于沟通装置的可用性。对待他的说话方式应该像对待他用自然声音说话一样。相反，如果沟通装置发生故障，生成用户不希望的消息，那么技术本身可能就不是中立的。在这种情况下，辅助技术从业者的角色是什么？她是不是因为提供了一个有缺陷的装置，违反了不伤害原则而有罪呢？

这个案例描述了与"避免伤害比做好事情更重要"的主张相关的挑战。在很多辅助技术临床情况下，将善行和不伤害区分开是不可行的。这两种伦理原则中的任何一种或两种的应用可能也会与个人自主性相冲突。正如这个案例所表明的，善行不能被归结为不伤害的义务。

必须要纠正。纠正自然缺陷是一件善行，是自愿的。在辅助技术应用程序中，自然缺陷包括"一个人成为社区有效成员可能需要做的一系列事情：从识字到穿干净、像样的衣服"（Herman, 2001, p.231）。本书中描述了很多辅助技术和主流技术，如 PDA、智能手机 app 和平板电脑，都被用于满足各种各样的活动需求，这些活动旨在解决"自然缺陷"，并为残疾人提供福利。

六、不伤害

不伤害原则是指不直接伤害他人或者通过避免危害他人的行为的原则（Kitchner，2000）。这个概念是临床实践的基础，包括关注辅助技术。苏格兰 CSIP 项目建议"不伤害原则涉及避免伤害与尊重关于尊严、正直和偏好的决定之间的平衡"（Eccles，2010）。

通过辅助技术造成伤害并不是那些公开的行为。相反，有些危害必须要避免。例如，为盲人设计和应用的移动和定向辅具（见第十三章）要求避开障碍物以防损伤。如果装置未能通知用户，前行道路上有水（例如，当走在高架人行道上），那么我们就没有"阻止伤害"，也就违反了不伤害原则。因为，如果应用不当，技术本质上就是有害的，所以，辅助技术实践要求遵守不伤害原则，包括对技术使用和维护方面进行适当的教育和培训。

七、污名

使用辅助技术的一个负面结果是会带来污名（stigma）。污名被定义为社会不可接受的标志，原因就在于羞耻或耻辱是和社会不可接受的事物相关联的（Perry et al., 2009）。污名和许多的社会过程相关联，包括把人分成带有负面标签的类别。这种认同会导致成见和歧视。使用辅助技术意味着软弱和无能，这可能会产生与使用辅助技术相关联的污名。与辅助技术使用关联的污名会产生伤害。相反，基于主流技术的辅助技术会减少污名。如图 4-2 所示，在 A 图中，轮椅会给这个人带来污名，它引起人们对她残疾的注意。在 B 图中，一个人正在同时使用平板电脑和轮椅，污名是不是就减少了呢？在 C 图中，用户有着明显的残疾，但是平板电脑给他创造

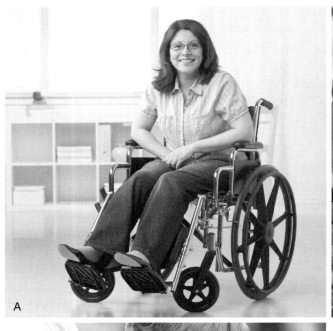

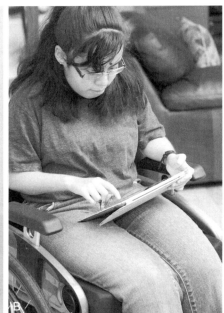

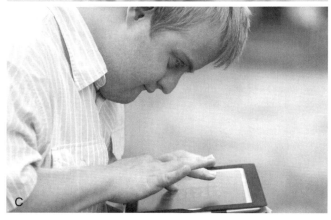

图 4-2　如图中所显示的三个例子，被使用的辅助技术类型能增加或减少污名。（见正文）。

了有能力的积极印象。个体因所描绘的装置图片而不愿意使用装置可能会造成损害，从而也就限制了辅助技术提供的支持所带来的好处。

伤害也会是心理上的，影响自尊。辅助技术的使用和污名之间的关系也导致"残疾是不好的，要隐藏它"的负面的刻板印象。污名的程度随着辅助技术类型的不同而变化。情境对辅助技术装置非常重要，而对于这些装置的审美会引起人们对个体残疾的注意，并增强与感知到的弱点相关的污名。例如，助听器比眼镜带有更多的污名。因此，人们付出了很多努力是为了使助听器不那么引人注目，使眼镜成为时尚的代言（Pullin, 2009）。个性化的装置（例如，彩绘儿童轮椅）可以通过以个人为中心的设计减少污名。通用设计通过对环境进行无形的改造使其更加无障碍，从而减少污名（Sanford, 2012）。

关注辅助技术的设计和功能可以减少污名。

用户抛弃辅助技术装置也被看作和污名相关。辅助器具的个人意义会影响辅助技术融入用户的日常生活中。辅助技术使用者希望他们的身份是独立的个体，而不因使用辅助技术而被污名化，被贴上残疾的标签，并损害他们的自主性（Pape, Kim, & Weiner, 2002）。不幸的是，辅助技术的使用会产生一种污名，引起人们对残疾的关注，而不是对个人能力的关注，从而加重对残疾人的负面看法（Parette & Scherer, 2004）。老年人特别关心的是，辅助技术的使用会使他们显得功能退化且更易受伤害，从而给他们打上污名。老年人和他们的照护者报告说，他们相信辅助技术是给体弱和依赖他人的老年人准备的，而不是给健康和独立的人准备的（Zwijsen et al., 2011）。装置成为脆弱和依赖的象征。当使用一个装置在污名和负面认同上的成本胜过辅助技术的使用给个体带来的好处时，就会导致装置被抛弃。舒适度的降低也许源于辅助技术所描述的脆弱性造成的真实感知的危险，也可能是由于功能上依赖辅助技术而导致的尴尬。被监控或跟踪的需要也许会被用来反映该群体的社会价值。有一种危险是，监视技术公然认定痴呆人士无法管理他们自己的生活，并把他们边缘化。

监视技术的使用是一种日益危险的特殊情况，可能会让人感到耻辱。监视和监控辅助技术尤为明显，原因在于个体也许认为她被"标记"了（Niemeijer et al., 2010）。但是，某些类型的标记会比其他类型的更容易被人接受。例如，对于痴呆人士，安装在鞋上的 GPS 监视发送器要比手腕和脚踝上的手环更容易被接受（见第十五章）。同样，当为一个发展性障碍青少年提供监控的时候，把监控 app 安装在他带来的 iPod 上，就比安装在一个更显眼的监控装置上更容易被接受。

关于使用监视技术所带来的污名的另一个观点是，基于成本效益，大力实施老年人专用住宅监控。由于这项技术是面向所有居民，所以任何居民个体都不会比其他居民感到更大的污名（Zwijsen et al., 2011）。这个观点令人质疑，原因有两个：一是它忽视了个人选择是否接受监控的问题，二是没有认识到住在专门设施中相关的耻辱。

八、公平

公平的伦理原则涉及个体、人际、组织和社会情境方面的公平性问题（Kitchner, 2000）。公平和善行都关注人类的福利，但是它们各自都有不同的关注领域（Herman, 2001）。社会公平责任和社会善行责任之间的区别很小（Beauchamp, 2008）。当讨论必需性的时候，不公平性问题胜过了其他话题。在本章中，我们将重点讨论分配公平概念如何影响辅助技术的功能性和可用性。

九、分配公平

"分配公平原则是指导经济活动利益和责任分配的规范性原则"（Lamont & Favor, 2008, p. 10）。分配公平有三条原则：①什么属于分配的主体（例如，收入、财富、机会、工作、福利）？②分配主体的本性是什么（自然人、参照类别，例如，残疾人）？③

分配的基础应该是什么（例如，依照个体特征的平等、最大化，依据自由交易的平等、最大化）？这些都可以应用到有关辅助技术分配的考量中。本章中，我们把当前对辅助技术装置和服务的理解和分配公平原则联系起来，研究两个基本问题。①不同的分配公平原则对可从中获益的个人提供辅助装置的公正性的影响是什么？②辅助技术的可用性如何对分配公平原则产生积极和消极的影响？虽然，很多分配公平原则在很多方面不同，但是，辅助技术在两个广泛的领域产生影响，即平均主义原则和差异原则（Lamont & Favor, 2008）。平均主义和差异都有很多不同的表达。

在严格的平均主义视角下，最简单的形式是，每个人应该拥有同样水准的物质和服务。这种方法也假定为均等需求。在残疾人情况中，明显违反了这个概念，并且，个体残疾情况可以导致对技术支持需求的严重不同（例如，为了行动使用手杖、手动轮椅或电动轮椅）。因此，从辅助技术角度考虑分配公平的基础，严格的平均主义是无用的。

分配公平的几个原则专注于差异。其中最广泛讨论的原则之一就是罗尔斯（Rawls）差异原则（Lamont & Favor, 2008）。在这里，每个人都有平等的权利要求享有完全平等的基本权利和自由。罗尔斯假定他的代表"人"是理性的，能够合理化自己的利益。这个方法否定了那些可能被认定为"无理性"的公民的权利。这种想法，即当考虑到残疾人和辅助技术分配时，认为理性的人应该代替那些被认定的"非理性的"人（例如，认知障碍或者智力障碍的个体）做出决定，是有问题的。Cook（2009）讨论了和辅助技术应用相关的分配公平问题。

在下一节中，我们将讨论辅助技术减少能力和功能上的感知差异和实际差异的方法。我们也将讨论，如果辅助技术不能被正确应用，会如何扩大残疾人和主流社会之间的差异，并且降低残疾人对能力和参与的感知。

当讨论辅助技术装置和服务分配的时候，初始的参考点通常是装置（如硬技术）或者服务（如软技术），这些都被认为是要被分配的商品（参见第二章）。我们既包括硬技术，又包括软技术，原因在于成功既取决于个体所获得的支持，也取决于装置本身的适用性（Scherer et al., 2007）。

实际上，辅助技术装置和服务分配的功能性成效非常重要。通过把重点转移到成效上，我们可以把"分配什么"的问题拓展到"完成了什么"。最有意义的成效是那些可以带来最大独立性的，并且为社区参与提供最大机会的事物。这个观点还改变了"什么"的分配，从关注装置和服务到考虑辅助技术作为参与的载体。Peterson 和 Murray（2006）注意到：

> 在我们所有的论述中，重要的是要记住，提供辅助技术服务的伦理不是我们所有合作的最终成效，而是帮助我们获得更加宏伟目标的工具，包括开发客户技能和能力、最大化独立性、充分参与社会及融入当地社区。在这些方面的成功产生的结果是，提高了使用辅助技术服务的残疾人个人与职业的生活领域的质量（Peterson & Murray, 2006, p. 66）。

这个概念根植于一个关键伦理原则，它是真正的应该被分配的"能力"，正如 Sen（1999）和 Nussbaum（2006）所说："个体的自由被视为发展的基石"，同时"扩展个人'能力'以便过上他们珍视的——有理由珍视的生活"（Sen, 1999, p.18）。如果一个人认为辅助技术能够带来更大的独立性，那么，辅助技术实际上可被视为对残疾人能力作出了积极的贡献（Hansson, 2007）。除了不等同于能力，辅助技术无疑可以被视为残疾人能力的推动者。正如 Hansson 总结的：

> ……毋庸置疑，Amartya Sen（诺贝尔奖得主）的能力方法……因此，（应用到）辅助技术将导致优先配置实践，这些实践和治疗技术资源分配的既定伦理标准相一致（p.263）。

Sen 用自己的语言描述了实现分配公平的能力方法："这个'能力方法'的评价焦点可以是实现了的功能（一个人实际能做到的），或者是她拥有的可替代的能力集合（她的真正机会）。两者给定了不同类型的信息——前者关于一个人所做的事物，后者关于一个人实质上可以自由做的事物"（1999, p.75）。能力方法认为，个体差异、能力和选择在人们是否利用资源、如何应用资源及如何评价资源方面发挥着作用（Alampay, 2006）。它进一步表明，当个体不能

对资源和权利采取行动或使用它们时，资源和权利的分配是不够的。个体应该能够选择行动，而不是在行动能力上受到约束。

基于能力的分配公平有两个层次（Remmers, 2010）。第一，满足基本需求。第二，为了满足这些需求，必须保证"社会合作回报"的公平分配。"能力方法的目标就是保障合作公民的最低条件，使他们可以参与到社会、经济和文化生活中。更进一步的目标就是使人们能够按照自己的计划生活"（Remmers, 2010, p.205）。

Nussbaum（2006）已经根据人性尊严原则定义了人类核心能力：

（1）寿命：能够活到人类正常寿命的终点；不要过早地死去，也不要在生命变得不值得活下去之前死去。

（2）身体健康（包括营养和住所）。

（3）身体完整性：自由活动、不受性和暴力侵犯、拥有性满足的机会。

（4）能感觉、想象和思考：体验与生产文化、言语自由、宗教自由。

（5）情感：能够和物与人产生联系。

（6）实践理性：能够形成美德的概念，并且进行人生规划的批判性思考。

（7）归属：能够与他人相处，想着对方，尊重对方。

（8）其他种类：能够与动物、植物和自然和谐相处。

（9）娱乐：能够大笑、游戏、享受娱乐活动。

（10）对环境的控制：政治取向和参与，能够持有财产，能够作为人在相互承认中工作（Nussbaum, 2006, pp.7678）。

我们可以使用这个能力列表作为标准来评估和理解辅助技术对残疾人的作用。通过有效参与 WHO 的 ICF（见第一章和第三章），辅助技术能够在残疾人获得基本能力方面扮演主要角色。例如，言语生成困难的个体可以受益于使用能够合成语音的 AAC 装置（见第十六章）。这种装置增强了之前列举的由 Nussbaum 指出的人类核心能力，但是更加重要的是它给用户选择说或者不说的权利，增强了他选择参与的自由。

第三节 伦理概念及在辅助技术中的应用

既然我们已经介绍了一些基本的伦理概念，在这个部分，我们将把它们应用到辅助技术中。这里涉及的伦理主题都是已经在研究和临床实践中得到广泛关注的主题。我们选择了辅助技术应用的具体事例来阐述辅助技术实践和之前描述的伦理原则之间的关系。这些事例代表在辅助技术应用方面所有可能的伦理问题的子集，但是，它们被选择出来以获得和辅助技术使用相关的当前最紧迫的伦理问题。具体来讲，我们将讨论监控和监视、外部环境、支持功能及辅助技术公平分配。很多（但不是所有）伦理话题都涉及认知障碍者或智力障碍者使用辅助技术的问题。其他类型的残疾也会引起不同的伦理问题。我们将在后续部分对其中的一些问题展开讨论。

一、监控和跟踪的辅助技术

和其他临床干预相比，辅助技术应用拥有非常不同的伦理考量。Perry 等人（2009）对这些不同点进行了总结：

重要的是要认识到辅助技术和远程监护或远程监控（assistive technologies and telecare or remote monitoring, AT&T）的引入与提供支持的正常过程中做出的任何其他决定都不同。AT&T 的引入涉及将控制权从工作人员或者个体转移到技术系统。这涉及在对人做普通决策过程的转变，以及工作人员直接参与所带来的普通保障措施中的潜在转变。很明显，在新情况中需要重要的思想。（p.86）

在辅助技术应用方面，最具伦理挑战的领域之一是对弱势群体，尤其是对认知障碍群体，使用监控和跟踪技术。对于认知障碍个体及易迷路和跌倒的年老体弱个体来说，存在严重的风险，包括受伤和死亡（Martin et al., 2010）。使用监控技术能够降低这些风险，并且通常考量的重点是风险承担和风险规避之间的平衡。

一些旨在帮助痴呆人士的辅助技术属于"低科技"（Cash, 2003）。这些装置可以被用在痴呆人士的家中，很容易购买到，并且不需要安装复杂的计算机设备。当痴呆人士需求有所变化或者迁移新居时，它们也可以被轻松拆除或改装。

辅助技术不能解决所有认知障碍导致的问题和风险，但是监控系统能够在几个方面提供帮助。药品调配部门不仅会告诉患者什么时候该吃什么药，而且如果患者没有服用所需药品，他们还会向患者的家人或者护理员报告。无线电或者 GPS 跟踪器加在容易迷路的个体身上，这样就可以跟踪他们。技术还可以在个体接近出口要离开建筑物时提醒护理员，或者个体在监控区域内无人照顾时定位个体。视频监控可以检查个体以确保他们是安全的，没有跌倒，并且是有反应的。所谓的智能家居可以监控生理信号，如能检测人们半夜起床的压力垫子、感应门，以及观察房子里面的所有活动的系统。在夜间，辅助技术还可以提醒护理员给去卫生间的住户提供支持（Martin et al., 2010）。我们将在第十五章讨论其中的一些技术。

这些只是使用各种类型辅助技术中监控技术的例子。虽然所有这些都是为了给个体创造更多独立性，让个体待在他们自己的家中，或者在没有护理人员的情况下独自出门，但是，当使用这些技术的时候会引起严重的伦理问题。其中最明显的就是对自主权和隐私权的保护。在所有情况中，"监控技术不应该代替人的接触或个人护理"（Niemeijer et al., 2010）。

二、为了安全和隐私交换自主性和独立性

当为了监控和监视而考虑辅助技术的时候，居民的自主性（权利）和护理人员的看护责任之间存在明显的冲突（Martin et al., 2010）。当应用辅助技术把人们留在自己家中的时候，自主性被解释为居民的自我控制、选择自由或"自我规则"，与护理人员的善行和不伤害原则进行交换，其形式是为受支持的居住环境（即给居民安全防护）的居民提供更多的安全保障。自主性也经常被看作自我决定的权利（Zwijsen et al., 2011）。

考虑和痴呆护理相关的监控技术会产生不同的反应。正如 Cash（2003）提到的，"对于一些人来说，技术就是救世主，是通往天堂的路；而其他人则极其怀疑技术，并仔细审查技术支持者的任何疏漏之处"（Cash, 2003, p.213）。对于辅助技术来说，在老年人的家中提供完全监控和监视生活有很多可能。例如，辅助技术可以被用于支持非正式的护理员，或者被用作解决专业看护短缺的潜在解决方案。

辅助技术还可以帮助患有痴呆等健康问题的个体满足日常需求。因为辅助技术具有潜能，可以使老年人（包括痴呆人士）生活在家中，所以，辅助技术通常被宣传为保留自主性和生活质量的手段（Zwijsen et al., 2011）。监控可以提升个体的独立性，使护理员和家人安心，并有可能通过减少专业人士的需求来从社会保障预算中降低成本。

Zwijsen 等人（2011）在一篇关于辅助技术支持的社区生活的文献综述中指出，对于那些希望留在自己家里的个体来说，辅助技术经常被认为是两害相权取其轻。用辅助技术生活在家中比生活在有护理员的福利院要好。在家受到监控而失去的隐私比在集体住宅中制度化所造成的损失要小。与上锁的门或者身体约束相比，个体也把辅助技术看作限制最小的环境。尽管有观点认为辅助技术是关于隐私的较合适的解决方案，但是，这不意味着在伦理上就是合理的。对于一些个体，辅助技术的使用尊重了他们的自主权，因为辅助技术支持他们的能力，使他们参与到日常生活中。例如，跟踪技术可以通过影响用户和护理员在用户外出时的安全感来增强自主性（Zwijsen et al., 2011）。Zwijsen 等人还发现，一些作者相信护理员主要关注的迷路和走失，而不是痴呆人士。因此，一些装置看起来满足的是护理人员的需求，而不是痴呆人士的需求（Zwijsen et al., 2011）。

对于其他个体来说，监控技术的使用是对他们隐私的侵犯，这是不可接受的。他们也许把它视为图 4-3 所示的那种情景：一个巨大的摄像头注视着他们做每件事情，并且报告给像"老大"的某人（通

常是家人或者护理人员）。当监控因为干扰而不是促进独立性被拒绝时，就会出现其他问题。不伤害的伦理原则要求保证，个体被单独留下并不意味着他将不能成长，并最终因缺少照顾而遭受痛苦。技术可以通过更紧密的联系减少一些人的孤立感，也可以通过不愿意使用技术或在使用技术时减少与人的联系而增加另外一些人的孤立感。

虽然，隐私是指导辅助技术设计和使用的伦理原则之一，但是，它不是唯一的，也不一定是最重要的（Coeckelberg, 2010）。"如果技术恢复了我和其他人（同伴、家人、朋友，也有医疗专家）的沟通，如果它允许我参与到社区，如果我处在没有持续地监控我的身体功能的情况下，我的预期寿命会大大缩短，那么，我们就会很清楚隐私为什么不应该是单独的或者高于一切的原则"（Coeckelberg, 2010, p.186）。Coeckelberg 指出，关注隐私，对于辅助技术的使用来说，并不是什么新鲜事或稀罕事。由护士帮助洗浴也不是那么隐私的事情。

这些不同的视角要求用以人为核心的设计来处理隐私、自主、善行和不伤害原则的不同观念（Zwijsen et al., 2011）。HAAT 模型（参见第一章）的应用始于残疾人个体由技术支持在特定情境（物理情境、社会情境、文化情境或者制度情境）中做某事（一个活动）。因此，这里描述的视角支持 HAAT 模型，也被 HAAT 模型所支持。"使用这样装置的伦理意义仍未得到充分揭示。伴随着具体监控装置的后续实施，诸如隐私、自主和独立这些伦理价值似乎面临着风险"（Zwijsen et al., 2011, p.419）。通常，伦理考量滞后于技术发展。

伦理价值的另一个冒险是人口老龄化带来的巨大的潜在成本。这种情况不可避免地导致成本成为护理方式的驱动力，包括监视技术的使用。"尽管过去有失败和支出的事实，但作为解决复杂社会变革的方式，技术仍然对官僚和政策制定者来说相当有吸引力"（Eccles, 2010, p.47）。目前，在为认知障碍者提供客户服务的发展和执行方面，伦理考量所起的作用相对较小。

三、行业视角：一家公司的观点

几家技术公司也在他们的网站上处理伦理问题。一个实例就是 Just Checking 公司。和很多其他系统类似，这个系统包括小型无线的感知器，用于检测

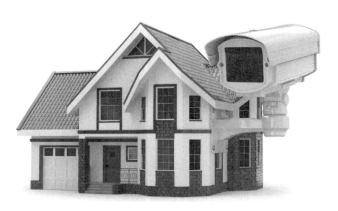

图4-3　对于被监控的一些个体来说，就像有一个巨大的摄像头正在关注着他们的一举一动，并将所监控到的报告给某人。

穿戴这个系统的个体在家里的活动情况。感知器数据可以通过网站或手机上传到服务器。当个体在家里四处走动的时候，就会触发数据上传。通过手机网络，控制器传送感知器数据到 Just Checking 公司的网站服务器。家人和专业人士登录到有密码保护的 Just Checking 网站查看活动数据表。对每一位用户，网站都保留历史数据，并且提供设备使用时段的统计信息。

Just Checking 公司遵循伦理原则，并将这些原则应用到这个系统上（www.JustChecking.co.uk）：

·不伤害原则（nonmaleficence）意味着不带来伤害。在 Just Checking 系统这个实例中，系统是被动的，不需要任何物理干扰，也不需要佩戴任何装置。

·善行（beneficence）意味着所做的对其他人有益。这是西方医学伦理的基础。如果意图是提供满足个人需求的护理服务，那么，用监控以确定这些需求，并且检查改变是否是善行的。

·自主（autonomy）是指自决权及免受不必要约束或干扰和失去隐私的权利。大多数老年人更愿意尽可能长时间地呆在自己家里，但是，有时候亲戚或者邻居对其个人安全或者行为的担心意味着这个人的自主性和独立性被过早地破坏。

Just Checking 系统可以让人待在家里，并给一位亲戚或者护理人员提供保证，让他们相信自己所爱的人能继续暂时生活在自己的家里。它可以防止可能会破坏自主权的不必要的来访或者电话，并使护理人员计划更有意义的来访。感知器被安置用于记录活动，而不过分侵犯个人隐私，并且这里没有摄像头。系统安装可能比护理员一天打几次电话更能保护隐私。

公平（justice）就是公平地对待人。公平性包含为弱势群体提供日常生活所需的服务。Just Checking 系统有助于确定一个人为自己做了什么及自己何时需要被照顾。它使家庭护理人员和专业护理人员能在最被需要的时候被安排和提供照顾，而不是破坏独立性。

四、家庭护理：从家庭走出去

就像在自己家中对个体的支持一样，在集体居住环境中的社区居住护理通常包括通过辅助技术监控系统进行监视（Niemeijer et al., 2010）。与其他应用类似，在这样的设置中，为痴呆人士服务的辅助技术有两个目标：①支持日常生活活动；②监控和保护居民免受伤害或者自残。第二个目标包含标记和跟踪装置，并具有更深入的伦理意义。

Niemeijer 等人（2010）对以痴呆人士和智力障碍者为研究对象的住院护理中监视技术的伦理和实践方面问题进行了文献综述。他们从三个视角进行观察：机构、住院医生、护理关系。毫不奇怪，这些观点在伦理问题上存在分歧。

制度视角侧重于技术可靠性，以及使用技术在解决工作人员负担的同时增强安全性或者降低危险的可能性。虽然，有几个报告声称增强了安全并降低了严重的事故发生率，但并没有提出更多的证据来证实这个说法。也有报告声称，在有技术支持之后，工作人员的工作满意度有所提高。技术并没有完全消除危险，对于患者的安全，工作人员可能会产生一种错误的安全感。如果反复发生误报，那么就会导致"警告疲劳"。视频监控还可以保护个体免受工作人员的虐待。

确定与居民有关的考虑因素的主题集中于居民的自由（行动方面）和监视技术将如何影响自主权和人权，以及它是否会尊重居民的人格、隐私和尊严。文献中报道的三个主要的子主题是自由和同意，隐私，尊严和污名。监视技术可能被看作比身体约束（包括锁上的门）更合适的约束形式，但是，自由依然受到了限制。对于护理员来说，安全问题通常被用来证明使用约束（包括监视和监控）是正当的理由。

护理员方面存在着护理责任和居民自主权之间及技术是否会取代人类护理的伦理困境。当使用监视技术的时候，患者的自主权，被描述为自控、选择自由或者居民的"自我规则"，并被用于权衡作为善行和不伤害原则的护理责任。

专业护理人员比家庭成员更关心安全（Niemeijer et al., 2010）。在住宅环境中，安全问题被放大到包括不给其他居民带来安全风险。如果居民共享一个房间，其中一个人同意使用监视技术（这意味着所有居住者都会被监视），但是她的室友不同意，那么此时，情况就会变得更加复杂。

正如本章的其他部分所讨论的，用监视技术替代人类护理可以使工作人员的介入减少，居民个体的社会隔离增加。Niemeijer 等人（2010）描述了一下正在进行的伦理辩论。一方认为"工作的要求会使工作人员感到焦虑和紧张，使他们变得非常专注于任务，而不是专注于人。使用监视技术可以减轻工作人员的压力，可能会带来更多以人为中心的护理"（p.1136）。另一方认为，技术会减少人和人的互动，因此，在护理环境中"否决人格"。

因为个体偏好、价值观和需求各不相同，监视技术应该是个性化的。在对痴呆或智力障碍人群的正规护理中，监视技术是否是伦理上可行的问题，目前还没有达成共识（Niemeijer et al., 2010）。"伦理辩论的焦点不在于这项技术的影响……而是围绕着这些影响的伦理可接受性，尤其是当各方利益之间发生冲突的时候"（Niemeijer et al., 2010, p.1138）。在一些事例中，技术本身的设计包含一些影响着用户权利的特性，这些特性是技术操作的基础，所以不能被去除。这些技术的成本可能很高，这就产生了一个额外的伦理问题，即分配公平，这在本章前面部分已深入讨论过了。

五、隐私和安全

个人和数据的隐私和安全是创建一个能够维持个体用户自主权的环境的基础。当监控被用在以社区或者住宅为基础的护理工作的时候，隐私和安全变得至关重要。安全最好被看作一个过程，而不是技术的一个产品（Martin et al., 2010）。Tavani（2007）总结了三个关于隐私的观点：

（1）无障碍隐私，即身体上独立或者个人的物理空间免受打扰。

（2）决策隐私，即做出个人选择和决策的自由。

（3）信息隐私，即对个人信息流的控制，包括传递和交换信息。

如果进行实时监视和监控，似乎就不可能有隐私。但是，如果得到许可，或者用户能够关掉它，那么，监控技术不总是侵犯隐私的。"大多数老年人表示，对装置的需求胜过任何的可能隐私问题，只要在需求和隐私之间存在合理的平衡，他们就不觉得隐私受到了侵犯"（Zwijsen et al., 2011, p.421）

对辅助技术用户来说，护理员给出的隐私权声明中应该说明用户隐私将受到保护的过程，与辅助技术相关联的目的，以及服务提供者或者护理组织使用它的方式。这个声明也应该明确说明，个人数据将如何被护理人员处理及如何被电子化加工。Martin等人（2010）就辅助技术隐私声明给出一些指导性建议：

隐私声明应该包括：对个人数据进行日常处理负有最终责任的人员的姓名和职能；数据以纸质或电子形式存放的位置；数据的具体目的、内容、用途及向用户告知这些内容的人员；当个人数据被证明是不正确时，可联络的人员信息；为防止未经授权人员查看、篡改或者删除数据而采取的措施（p.67）。

很多司法管辖区有隐私权法。隐私权法要求，与信息使用和存储相关的文档或者声明被视为隐私。很多司法管辖区已经从指南阶段过渡到政策执行阶段。

自主权的伦理目标要求同时关注基于计算机的辅助技术系统的安全问题和隐私问题。只有当辅助技术系统满足了功能目标、用户需求，并能可靠地被操作时，同时确保隐私和安全才是可能的（也就是说，它的设计没有安全隐患）（Martin et al., 2010）。安全问题中的关键方面是用户个人信息的存储。通常，指南只在必需的时候，才在辅助技术装置中存储个人数据（Martin et al., 2010）。对于监控和监视系统来说，这意味着仅在必要时将个人数据存储在监控装置上以实现协助或护理，然后将之删除或者转移到一个安全的中央单元。有些辅助技术系统会通过功能设计把个人数据存储在里面。例如，增强沟通系统通常包含这样的数据，并且有保护这些数据不被他人未经授权使用的方法（见第十六章）。同样，一些认知辅助技术设备包含个人数据以促进社区参与，必须采取谨慎措施，防止用户无意中与陌生人共享这些信息（见第十五章）。

解决安全问题的一个方法就是使用密码来保护对个人数据的访问。这可能会给像痴呆或者智力障碍这类认知障碍个体带来一些问题。在这些情况下，必须考虑自动身份验证方法，如佩戴无线身份验证徽章或者脸部识别。隐私问题也要求，信息安全应该成为技术特性的一部分，以确保机密性（隐私）、数据完整性、可用性及问责制。所有安全和隐私的方法和过程必须通过组织政策和程序中包含的伦理框架被告知（Martin et al., 2010）。

第四节 外部环境、人工智能及机器人：对护理的影响

计算和沟通系统不再仅仅被包含在用于工作的台式计算机中。相反，几乎日常使用的每台电子设备都有计算能力，并且通过本地网（如Wi-Fi）或者互联网连接到其他设备。这些被称为外部环境（ambient environment）。内置计算和设备间沟通的概念被命名为环境智能（Cook、Augusto & Jakkula，2009）。这种计算和沟通能力被内嵌在所熟知的物品中，例如，家用电器（如洗衣机、冰箱和微波炉），还有随我们外出旅行的设备（如移动电话和PDA，汽车导航和GPS导航）。

环境智能方法在我们生活的很多方面已经变得非常普遍，这使得一些人认为："……就广大人口的生活质量而言，设计老龄化环境的信息和沟通技术具有高度的社会意义"（Remmers，2010，p.200）。为需要护理的人们提供技术装备齐全的私人住宅是有潜力的。这种技术的使用可能被视为是具有社会价值的，但前提是这个人在一个熟悉的家庭环境中能够保持高度的独立性。重要的是，即便存在慢性疾病或伤残，也要突出对提升生活质量的充分考虑（Remmers，2010）。

辅助技术不应仅仅补偿丧失的功能，还应有助于残疾人和老年人的成长和独立性。我们面临的挑战是平衡环境智能、人工智能（artificial intelligence，AI）及如机器人等技术的潜在优势与涉及自主权和隐私权的伦理问题。然而，由于技术的普遍性，这个风险会更高一些（Remmers，2010）。一个基本概念就是自我决定，包括在需要时争取别人的帮助。独立不意味着完全靠自己做事情。相反，自我决定是指有机会选择如何及何时执行如沐浴、洗澡、穿脱衣服、如厕及进餐这些日常活动，还有完成如购物、扫除、做饭及理财这些活动。善行、无伤害和公平的伦理原则也需要应用到这些技术的考虑中来。

潜在的辅助技术应用领域之一就是通过设备提供护理。这些设备把由监控发挥的感知作用扩展到基于感知和AI的临床决策。这些设备可以作为日常生活活动的教练（LoPresti et al.，2004），或者可以被开发成机器人的形式，通常被称为"看护机器人。"图4-4展示了一个系统，该系统设计用于指导像痴呆这样的认知障碍个体完成洗手这样的日常生活任务的系统。浴室天花板上的摄像头监控着用户的行为。基于AI的计算机程序确定用户是否正在采取适当的步骤。如果没有按正确步骤做，那么，安装在天花板上的扬声器就会发出声音提醒用户。用户的表现也会被记录下来，供日后护理员分析。

围绕这些设备的讨论大多都是依据正在进行的研究，但是，也有一些正在进行中的临床应用。从伦理的角度看，有两种截然不同的方法：辅助技术替代人类护理；AI技术辅助护理，但是不替代人类护理。后者引起的争议远小于前者（Coeckelberg，2010）。在这一部分，我们将讨论目前的临床应用和未来可能对这类护理的影响，因为这里所提出的伦理问题都影响深远，并可能会影响未来的辅助技术应用。

Coeckelberg（2010）将辅助技术提供功能性增益，但是并不真正与人产生情感联系的看护定义为"浅层看护"。相反，"深层看护"是一种包括对被看护个体的感情的看护，并且这种感情是相互的。引起重大伦理争论的就是深层看护领域。"问题不是技术本身，不是可替代性，也不仅仅是（潜在的违反）隐私或自主原则，而是对于作为人类的我们，对于在这个情境下的我们，对于作为独一无二的人的我们来说，好的看护和好的生活是什么的问题"（Coeckelberg，2010，p.190）。Coeckelberg把"良好看护"描述为迎合患者的社会和情感需求。这个描述导致很多人认为，单独使用辅助技术代替人类护理（例如，老年人的护理）是不能令人满意的。潜在的反对意见包括（Coeckelberg，2010）：

（1）AI机器人或AI监控系统能够提供护理，但是它永远不会真正关心人类。

（2）AI技术不能提供"良好看护"，因为这需要与有社会和情感需求的人类打交道。

（3）即使AI辅助技术能提供"良好看护"，但是，它们这样做会违反隐私的基本原则。这就是它们应该被禁止的原因。

（4）AI辅助机器人提供"虚假"看护。它们很可能会"欺骗"人们，让人们认为自己正在接受真正的看护。

Coeckelberg也提醒我们不要"……在评估卫生保健中AI辅助技术的引进时，把看护标准设定得太高，否则我们将不得不拒绝很多现有的、低技术含

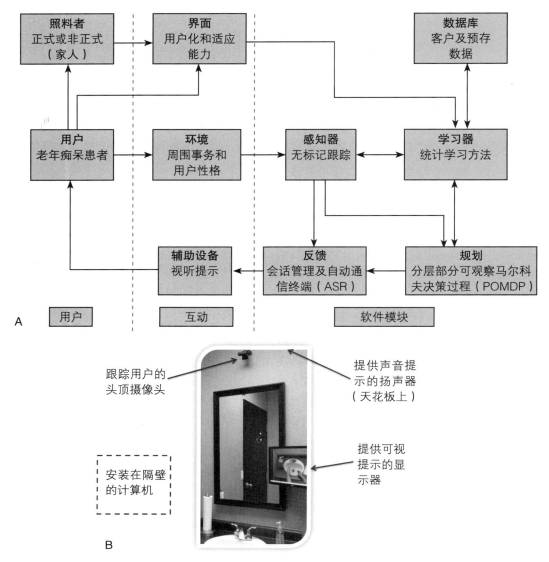

图 4–4　已经被设计用于改善有洗手障碍个体功能的教练系统（见正文）。A. 原理图。B. 显示关键部件的装置。由 Alex Mihailidis 提供。

量的卫生保健实践"（2010, p.181）。

一、辅助技术应用中的人工智能

当 AI 被用作护理的辅助工具而不是取代人类护理员的时候，伦理问题就不同了，也许就不那么难解决了。然而，对于 AI 或者基于计算机的辅助技术（这是常有的事），在完全替代功能和给用户提供辅助之间没有二选一。相反，在用户的控制之下，有不同程度的设备操作。有意思的是，计算机科学家和机械工程师不是从我们已经讨论的人的角度，而是从技术的角度来指代自主性。因此，当我们对待基于 AI 的系统的时候，我们是在用技术自主性交换人的自主性。决策依旧是由人类护理员做出，或者

至少护理员要知情决策算法。对于操作者来说，算法是"不可见的"，但可以根据感觉做出功能操作决策。例如，一台电动轮椅可以通过调整增加倾斜角度和电机速度来补偿倾斜。用户不知道操作中的这种更改。在设备自主性的更高程度上，这个轮椅也许是"智能"的，具有导航功能，可以避免障碍或学习环境，以便在没有用户控制的情况下从一个房间移动到另一个房间（Simpson, 2005）。这个轮椅有很高的自主性，而用户的自主性很少，于是人们就担心安全问题，因为缺少用户控制更容易造成伤害。当然，人类用户在使用电动轮椅的时候也可能会采取导致伤害的操作。自动设备控制的程度仍然是由用户自己决定的。它们是否从伦理的角度降低了用

户的自主性，或者这些控制程度是否更加恰如其分地考虑了与善行和不伤害原则的关系？

机器人可以被编程，从而展示出和用户相关的不同程度的自主性（Parasuraman、Sheridan & Wicke, 2000）。在谱系的一端，机器人能接受高级指令并执行一个完整的任务（例如，拿到一杯牛奶）。机器人在没有操作员干预的情况下执行任务。从机器人角度看，这个被称为完全自主性，但是它没有给人提供自主性。这个谱系的另一端被称为远程操控。在这里，用户可以直接控制机器人的运动，并且在完成一项任务时指导执行任务的每一步。现在，机器人的用户或操作者是完全自主的。这些程度也要求用户有不同程度的认知能力。

对于 AI 系统来说，主要的伦理问题有善行原则和不伤害原则。这里的不伤害原则尤其是指高于自主性的不伤害原则，因为技术在某种程度上可以接管关于技术行动过程的某些决策。某些情况下，决策是严格功能性的。这可能是日常生活活动中的下一步（例如，区分玻璃杯和盘子），或者为盲人用户选择最优的导航路线的下一步。或者，这个决定可能有医学上的意义（例如，提醒某人吃药）。伦理问题是在如何使用技术的基础上产生的。很多 AI 系统，特别是，那些包括如移动或操纵这类运动活动的系统，都是监控的扩展，但是附加了指导或者提醒功能。由于个人数据的存储和一些设备放弃了自主性，被监视和侵犯隐私的问题依然存在。公平问题涉及的，如宽带覆盖的可用性的问题，在偏远地区或者不发达国家通常不提供宽带覆盖，但是一些 AI 辅助技术需要宽带覆盖才能使用（Eccles, 2010）。财政限制也很重要（Canning, 2005）。

二、社会性辅助机器人

社会性辅助机器人（socially assistive robots, SAR）的目的是在与个人的一对一互动中实现监督、指导、激励和陪伴的自动化（FeilSeifer & Matarić, 2011）。这些机器人不同于辅助机器人，辅助机器人在用户控制下提供物理任务方面的帮助。这种类型辅助服务的目标人群包括脑卒中幸存者、老年人和痴呆患者，以及孤独症谱系残疾儿童。重要的是，这些人群的共同点是认知障碍，这引发了一系列伦理问题。如果按照伦理的善行原则和不伤害原则，那么，伦理治疗的好处应该超过风险。SAR 的好处和风险并

存。这些机器人还没有在临床中使用，但已经有针对潜在客户群体的研究。

当用户在情感上依赖机器人的时候，就会产生严重的伦理困境（FeilSeifer & Matarić, 2011）。如果缺乏机器人软件的适应性或者由于电子设备或软件的故障而将机器人移除，那么情感接触的好处就会丧失，用户也可能会有一种失落感，尤其当用户不能理解机器人被移除的理由时。例如，和 SAR 相关的研究已经表明，老年用户和阿尔茨海默病患者会与机器人互动，当机器人被移除时，他们会想念机器人。因为存在着情感上的依赖，于是"用户或护理人员将机器人拟人化是否存在内在的欺骗？"的问题被提了出来（FeilSeifer & Matarić, 2011, p.8）。许多因素与机器人的拟人化有关。机器人的实际设计可能会，也可能不会被有目的地操纵，以改变用户对治疗目标的感知。体形外貌（包括类似人类的特征）能够影响机器人如何被感知。大一点的机器人有点可怕，小一点的感觉更友好一点。机器人着装方式及语音类型也影响用户的反应。女性声音更能抚慰人心，同时实验服着装的出现显示着权威性。随着像手势、协调的身体运动和表情这些其他特征的加入，拟人化程度也会提高。

不同群体对 SAR 有不同的反应（FeilSeifer & Matarić, 2011）。虽然一些和机器人互动的参与者能够正确区分机器人行为和人或宠物的同等能力，但是，其他已经对 SAR 形成情感依恋的用户，对机器人的情感能力产生了误解。这种依恋的一个危险就是情感缺失（例如，一位参与者认为他不在的时候，机器人会想他。实际上，这是机器人做不到的事情）。另一个危险就是，用户也许会相信机器人能够像人类那样帮助他（例如，告诉机器人一些应该告诉临床医生的症状）。

这种欺骗被认为是负面的，因为我们的利益不可能由幻想服务。在考虑 SAR 的潜在伦理冲击的时候，Sparrow 和 Sparrow（2006）写道："我们大多数人想要的生活是不仅仅相信我们被爱和被关心，而且相信我们有朋友和伙伴，而实际上这些信念是错误的"（Sparrow & Sparrow，2006，p.155）。他们关注的问题有几个层面。首先，他们相信，即使为了他们自己的主观利益而打算欺骗也是不道德的。其次，他们担心，当人们获得具有类似人类或动物特征的 AI 辅助系统时，他们会受到欺骗。他们认为这

些欺骗是不道德的，尤其是当欺骗的结果伤害到了被欺骗的个体的时候。其他人则不同意，"因为在实践中，大多数时候人们都非常清楚地知道，像机器人这样的一台 AI 自主系统不是真人，即使这个机器人有人的外表，即使他们对机器人的回应就像对待人一样"（Coeckelberg, 2010, p.187）。这个讨论加强了先前讨论过的以人为中心的概念

Sparrow 和 Sparrow（2006）承认，当机器人可能在身体上帮助个体，但不能取代人类护理员的时候，它们可能会在其中扮演一定的角色。但是，让机器人提供足够高质量的护理以取代人类护理员，即使仅对机器人提出这样有限的作用，也会对这一弱势群体与他人进行社会互动的总体减少产生担忧（Sparrow & Sparrow, 2006）。甚至是执行日常生活任务的物理性辅助机器人，也可能使人失去与他人的接触。对于在家接受看护的一些个体来说，他们唯一的人类接触就是与每周一次来访的清洁人员，因为其他所有的看护都可以远程提供。如果用一台目前可以得到的机器人清洁系统（参见 http://robotvacuumreview.toptenreviews.com/）来清洁房子，那么，甚至每周出现一次的清洁人员也会消失。

第五节　辅助技术中公平的辅助技术分配：谁获得什么？

Sen（1999）把能力和通过考虑功能获得的成效联系在一起：

……对能力的评估主要在观察一个人的实际功能的基础上进行，并由其他信息补充。这里存在一个跳跃（从功能到能力），但并不是一个大的跳跃，仅因为对实际功能的评估是评估一个人如何评价他所拥有的选择的一种方式（Sen 1999, p.131）。

把焦点集中在功能和成效上，可以建立能力和辅助技术之间更加直接的关联。

在 Sen 的很多著作中，他都关注经济增长和贫富差距。但是，他也建立了收入分配与"本质上自由及能力的不平等"之间的关系（Sen, 1999, p.119）。这样就把不平等问题扩大化了。同时，他关注贫困人群如何把收入转化为自身能力，尤其当他们也是残疾人或者老年人的情况。残疾使贫穷更加糟糕。

残疾人更加不可能去上学，这就限制了他们成年后获得收入的潜力。有残疾的成年人失业或者未充分失业（即承担的工作和他们技术水平不相称）的可能性更大。当他们被雇佣时，他们比非残疾的同事更有可能获得较低的收入（WHO, 2011）。因为承担的额外开销，残疾个体及其家庭要比同等收入、非残疾的同事更贫穷。额外开销与医疗费用、技术费用、支付救助相关的费用及由于需要照料而使家人不能就业导致的家庭收入减少有关。Sen 把这些情况称为"转化障碍"（Sen, 2009）。

生活在贫困中的人由于生活条件导致的粮食不安全、住房不安全、缺乏医疗保健、缺乏干净的水和公共卫生设施，以及不安全的工作条件等问题，致残的风险增大。同样，缺乏获得医疗和康复的机会也会使他们已经存在的残疾效应放大化（WHO, 2011）。

残疾人在收入转化为自身能力方面，低收入与残疾的"耦合"可能会加剧个人收入的不平等。辅助技术的使用可以帮助能力发展，并解决这种转化。如果要获取实现全面社会参与的潜在利益，那么辅助技术的分配本身就不能成为一个目标；相反，它们是以提升能力为终极目标的一种手段。

能力的一个主要评估要求了解辅助技术装置、服务和政策是如何帮助人们认识新功能并为他们提供行动能力的。当人们拥有辅助技术实施的选择权时，重要的是判断他们是否能够发挥辅助技术的优势，从而使它在生活中发挥真正的作用。当配备辅助技术时，人们有选择是否在生活中使用它的自由。配备的辅助技术必须能在个体所处的情境中发挥作用。

正如在 HAAT 模型中描述的，配备的辅助技术能在个体的情境中发挥作用很重要。配备辅助技术时，必须要考虑到当地的文化。例如，在一些分配模式中，辅助技术是由慈善组织配发的。这些装置可能是来自主办组织原产国的废弃物。这些装置在原产国也许能提供很好的功能性支持，但是不一定能在使用者所在的国家发挥作用。

严重残疾个体面临的挑战之一就是如何能把他们得到的资源转化为自身能力（Sen, 1999）。残疾个体也许需要更多的收入才能来实现和非残疾个体同样的功能产出（例如，雇佣服务人员、支付辅助技术和房屋改造费）。用 Sen 的话说就是，"这意味

着'真正的贫穷'（就能力剥夺而言），在很大程度上也许会比收入空间所显现的更严重。"（Sen, 1999, p.88）。因为辅助技术能够提升功能性能力，所以它们还可以增强把资源转换为自身能力、功能产出及解决能力剥夺问题这些方面的能力。把这些概念应用到辅助技术的分配和使用上，也会改变对附加价值的认知，同时使成效测量更加以人为中心。

分配硬辅助技术的一个常用标准是医疗必需品。在这种场景中，技术资助仅由治疗需求决定，而不是由雇佣、教育或者人际关系的社会需求决定（Canning, 2005）。应用到辅助技术分配中的医疗必需品通常集中在寻找最便宜的技术上。考虑到基于人类尊严原则的 Nussbaum 的核心人类能力学说，这种关注可能会和个体的需求发生冲突（Nussbaum, 2006）。独立性和功能不一定和医疗必需品有关。

一个实例来源于美国联邦医疗保险系统（US Medicare system）为轮椅提供的基金。如果某人在家会使用手动轮椅，那么医疗保险就不会资助一个在社区（包括雇佣场所）行动必需的电动轮椅（Canning, 2005）。因此，来自轮椅评价的装置推荐首先是由基金标准驱动，而不是由个人需求。站在分配公平的伦理观角度上，个体所得到的装置也将由他所拥有的基金来源类型决定。例如，根据个人可用资金的不同，结果可能大不相同（Canning, 2005）。Canning（2005）描述了两个场景，其中两个个体的需求几乎完全一样，但是一个得到的是公共资助，另一个拥有商业保险。两者有相同的需求，但是，根据资助方的不同，对医疗必需品的解释也不相同。

与依赖公共保险的个体相比，拥有商业保险的个体会得到或获取更多的辅助技术。如果辅助技术和能力分配是相关的，那么这种情况很明显违反了由 Sen 和 Nussbaum 共同提出的原则。因为它忽视了家庭目标和生活方式偏好，而着重于以最少的公共支出满足治疗需求。

小结

当前辅助技术政策执行的一些领域需要审查（Eccles, 2010）。这些领域包括，对替代护理模型的有限政策讨论、目前在用的有限伦理框架，以及可能鼓励低于最佳实践的能力测量标准。例如，护理管理者可能会因为节约成本或安全记录而获得奖励，

而不考虑对自主和公平的影响。

Eccles（2010）也质疑，在复杂的社区护理环境中，自主、善行、不伤害及公平的生物医学原则是否为理解伦理问题提供了足够的基础。考虑到可能影响伦理决策的不同的文化、情境因素，包括当地工作人员、消费者和管理者的态度，这四个原则可能还不那么充足。在下一节中，我们将考虑由 Eccles 提出的另外两个伦理构建。

第六节　职业道德

职业道德（professional ethics）是指个人在某一特定领域内的实践中被期望的行为。正如我们所看到的，伦理的忠诚原则直接适用于专业实践。Eccles（2010）提出了另外两种伦理构建：护理伦理与直觉伦理。

护理伦理描述了在康复或者长期看护环境中，专业人士和服务用户之间以长期发展和维持的关系为基础的互动（Eccles, 2010）。这种护理方法和急性医疗环境形成了鲜明的对比，在急性医疗环境中，护理更具偶发性，时间更短。急性护理是以自主、善行、不伤害和公平四个生物伦理原则为基础的。Eccles 质疑这四个相同的原则是否适用于长期护理。因为长期护理的重点是情境关系方法。由于它们特定于给定的患者 – 护理员之间的关系，所以这些情境关系方法在方法上不一定是统一的。护理伦理这个概念把护理定位成一个"基于一系列复杂的义务和互惠的道德活动"（Eccles, 2010, p.51）。护理伦理因客户而异。一些客户希望更多的人际互动，但是另一些客户感觉护理贬低了自己，觉着人类护理是有侵害性的。

为了使监控更加有意义，数据必须按照 HAAT 模型中的社会情境进行解释。护理人员自己本身可能从和客户的关系中获得满足感。当他们和服务对象建立了牢固的关系时，这种关系可能会促使他们不愿使用技术。Eccles（2010）的结论是："如果技术被看作是管理人口变化所带来的需求的必要手段，那么，在没有更复杂的关于参考和查询的伦理框架的情况下如何意识到关系和情境敏感性呢？"（p.52）

直觉伦理描述了不同类型的护理可能产生的伦理判断，尤其是面对面护理和使用远程方式进行的

远程监护。"当伦理困境太遥远或者太抽象的时候，面对人类眼前困境时，对正确和错误行动过程的直觉反应不太可能发挥出来"（Eccles，2010,p.52）。有人担心，在面对面及远程监护两种情况下，客户感觉到的护理是否一样。一个主要问题就是，由于护理的远程性，是否需要过滤紧急需求的紧迫性。直觉伦理是临床实践、与客户的个人关系及伦理和专业实践原则应用的产物，

一、伦理和从业标准

当把从业人员的道德行为应用到诸如辅助技术配置或者某个学科（作业疗法与作业疗法助理，物理疗法与物理疗法助理，或者言语病理学与言语病理助理）的专业领域的时候，它会同时体现在伦理准则（规范）和从业标准上。从业标准不同于伦理准则，原因在于，在给定的学科中，从业标准把什么被认为是好的实践，什么不被认为是好的实践描述得更加具体。所有辅助技术提供者都必须遵守其所在学科的伦理准则。一个学科的伦理准则通常由为之服务的行业协会所制定。正如我们所讨论的，辅助技术人员在辅助技术服务配置方面所担负的责任并非它们各自学科的伦理准则所规定的。因此，制订一个伦理准则来处理与辅助技术应用相关的具体问题非常重要。大多数辅助技术服务配置都是跨学科的，职业道德可能因行业不同而不同（例如，评估方法和使用的伦理框架）。

二、RESNA 对于辅助技术的伦理准则

北美康复工程和辅助技术学会（Rehabilitation Engineering and Assistive Technology Society of North America，RESNA）（www.resna.org）是一个跨学科的行业协会。它主要关注辅助技术各个方面的问题。它的成员来自很多学科并有各种背景。他们的活动囊括负责技术应用的所有范畴。1991 年，RESNA 理事会采用了框 4-1 所示的伦理准则。这个准则和其他包含康复在内的那些学科相似，且以其中一些学科为基础。然而，这个准则包含与提供技术相关的问题。它提醒人们，辅助技术行业的从业者必须对客户、与他们一起工作并照顾他们的其他人、普通大众及整个行业都负责。

第七节   总结

由于辅助技术的使用方式会极大地影响使用者的生活，所以，重要的伦理问题必须被考虑到。当应用辅助技术时，需要将自主、忠诚、善行、不伤害及公平的伦理领域作为参考框架。在影响弱势群体（如痴呆人士或智力障碍者）的辅助技术应用中，围绕知情同意、隐私及数据安全性等概念提出了其他问题。在与自主性和善行相关的功能性和潜在风险方面，使用 AI 原则的内置环境及技术发展拥有巨大的潜在利益。忠诚的伦理原则是职业道德和从业标准的基础。

框 4-1   针对辅助技术从业人员的 RESNA 从业标准。

为促进评价、评估对辅助技术的需求、推荐或提供辅助技术的个体之间的最高伦理标准，这些从业标准提出了一些被认为是必要的基础概念和规则。辅助技术从业人员和供应商在履行其专业义务时应遵守下列原则和规则：

1. 个体应当将自己专业地为其服务的对象的福利放在首位。
2. 个体应根据自己的教育、经验和培训水平只提供自己能力范围内的服务，并认识到自己的技能和知识在任何专业领域的程度所造成的限制。
3. 在决定其能力范围内的业务领域时，辅助技术从业人员和供应商应当遵守所有适用的许可证法，考虑由主要专业（包括辅助技术领域）的公认权威机构所提供的资格认证或其他认证，并且遵守相关的从业标准和伦理原则，包括 RESNA 的伦理准则。
4. 个体应当诚实地、充分并准确地表示其在辅助技术领域及其从事的主要行业的资质、能力、教育、培训和经验。在实际操作范围内，个体应以所有沟通形式，包括广告，公开他们的主要职业（此处指他们在辅助技术方面的证书）。
5. 个体应该至少通知客户或其倡导者任何可能被视为偏见的雇佣关系，财务或专业利益。并且在一些情况下，当利益冲突严重到这样的关系或利益被认为有可能危害职业判断时，拒绝提供服务或供应。
6. 个体应当使用一切合理的可用资源以保证满足客户已被认可的需求，包括转介给其他从业人员或其职权范围内可能提供所需服务或供应的来源。
7. 个体应酌情与其他专业的成员合作，向客户提供服务，并当客户需要这样一种方法时，积极参与团队过程。

8. 个体应提供适当范围的辅助技术服务，包括评估、评价、推荐、培训、适配调整及分配后的随访和修订。

9. 个体应与客户通过直接评估和评价程序来核实客户的需求。

10. 个体在制订干预策略时应保证客户充分的参与，并充分了解所有可用的合理选择，无论其财务状况如何。

11. 个体在制订干预策略时应考虑未来和新出现的需求，并充分告知客户这些需求。

12. 个体应当避免提供或者执行那些可能给客户带来不合理风险的技术，并应尽可能全面告知客户所有已知风险。为在避免或者尽量减少此类风险，可能需要做出调整、使用说明或必要修改时，个体应确认提供此类信息和服务。

13. 个体应将提供技术的最终建议所有相关层面，包括经费问题，充分告知客户或倡导者，而且不应担保任何服务或者技术的结果。但个体可以对预测做出合理的陈述。

14. 个体应当维护充分的记录，包括技术评价、评估、推荐、服务或所提供的产品，并且做好这些记录的保密性，除非法律要求或者保护个体或社区的福利另有要求，否则不得解密。

15. 个体应当通过持续进行的职业发展，包括继续教育，在辅助技术相关做法方面，努力维持当前水平，包括无障碍性、资金、法律或公共议题、推荐时间和新兴技术。

16. 个体应当努力制订程序，持续评价、提升及提高向所有客户提供的服务质量。

17. 个体应在关于辅助技术、辅助技术从业人员和供应商、服务及产品分发的所有声明中做到真实准确。

18. 个体在提供服务或供应时，个体不应因残疾、种族、国籍、宗教、信仰、性别、年龄或性取向而受到恶意歧视。

19. 个体不应为未提供的服务收取费用，也不得以任何方式歪曲配置的服务，或者为赔偿或任何其他目的而分发的产品。

20. 个体不应从事任何形式的欺骗、欺诈或歪曲，或任何会对辅助技术领域产生不利影响的行为，或为客户提供专业服务的个体适合度。

21. 个体因滥用药物或其他健康相关情况对其专业服务有不利影响的，应寻求专业意见，并在适当情况下退出受影响的执业领域。

RESNA，北美康复工程和辅助技术协会

思考题

1. 列举五种伦理原则.

2. 对于五种伦理原则的每一种，确定适用于该原则的一个辅助技术应用。

3. 为什么我们说忠诚也许是伦理冲突最常见的根源？

4. 忠诚概念可以被应用到辅助技术过程的多个层面。请描述它是如何应用于临床医生、经销商及制造商上的。

5. 我们所说的对善行的理解包括在风险容忍和风险规避之间寻找平衡点，如何理解？

6. 不伤害原则指的是什么，它又是如何影响辅助技术实践的？

7. 污名和不伤害有何关系？

8. 列举至少三种辅助技术带来污名的方式。

9. 列举与监视和监控应用相关的三种主要好处及主要伦理问题。

10. 我们指出，辅助技术既可以减少残疾人之间的差异，也可以增加这些差异。请解释这是怎么发生的。

11. 列举 Nussbaum（2006）的核心人类能力。它们如何应用于辅助技术的使用上的？

12. 从现有的技术选择和它们的伦理问题的角度，讨论一下对希望待在家里而不是参加集体活动的某人的权衡。

13. 辅助技术的应用和 Tavani（2007）描述的三种类型的隐私有何关系？

14. 知情同意在辅助技术配置的伦理实践中扮演什么角色？

15. 与基于外部环境的辅助技术应用关联的主要伦理考量是什么？

16. Remmers（2010）指出，我们面临的挑战是平衡外部环境、AI 及如机器人等技术之间的潜在利益及自主和隐私等伦理问题。但由于技术的普遍性，风险更高。依据伦理原则，这个意味着什么？

17. Coeckelberg（2010）针对基于 AI 的设备（包括机器人）提出四个反对意见。它们是什么？你是否同意这种分析？为什么？

18. 对于智能技术，我们可以从设备或者人的角度出发观察自主性概念。试阐述一下。

19. 什么是社会性辅助机器人（SAR）？

20. 对年老体弱者使用社会性辅助机器人（SAR）会引起什么伦理问题？

21．什么是分配公平？

22．能力方法是什么？为什么要将它作为辅助技术的适当分配方法提出？

23．"护理伦理"是什么意思？它是如何应用于辅助技术服务配置上的？

24．术语"直觉伦理"是什么意思？它是如何

应用于远程监控上的？

25．阅读框 4-1 北美康复工程辅助技术学会（RESNA）的伦理就业原则。你同意这些观点吗？依据这章讨论的伦理概念，你认为有什么条款应当加入或修改吗？

参考文献

Airaksinen T: The philosophy of professional ethics. In *Institutional Issues Involving Ethics and Justice, Vol. 1, UNESCO encyclopedia of institutional and infrastructural resources*, Paris, 2003, UNESCO-EOLLS Joint Committee Secretariat, pp 1–21.

Alampay EA: Beyond access to ICTs: Measuring capabilities in the information society, *IJEDICT* 2(3):4–22, 2006.

Beauchamp T: The principle of beneficence in applied ethics. In Zalta EM, editor: *The Stanford encyclopedia of philosophy*, 2008. Available from http://plato.stanford.edu/archives/fall2008/entries/principle-beneficence/.

Borg J, Larsson S, Östergren P: The right to assistive technology: For whom, for what, and by whom? *Disabil Soc* 26(2), 2011.

Canning B: Funding, ethics, and assistive technology: Should medical necessity be the criterion by which wheeled mobility equipment is justified? *Top Stroke Rehabil* 12(3):77–81, 2005.

Cash M: Assistive technology and people with dementia, *Rev Clin Gerontol* 13:313–319, 2003.

Coeckelberg M: Health care, capabilities, and AI assistive technologies, ethic, *Theory Moral Pract* 13:181–190, 2010.

Cook A: Ethical issues related to the use/non-use of assistive technologies, *Dev Disabil Bull* 37(1-2):127–152, 2009.

Cook DJ, Augusto JC, Jakkula VR: Ambient intelligence: Technologies, applications, and opportunities, *Pervasive Mob Comput* 5:277–298, 2009.

Eccles A: Ethical considerations around the implementation of telecare technologies, *J Technol Hum Serv* 28:44–59, 2010.

Feil-Seifer DJ, Matarić M: Ethical principles for socially assistive robotics, *IEEE Rob Autom Mag* 18(1):24–31, 2011.

Hansson SO: The ethics of enabling technology, *Cambridge Quarterly of Healthcare Ethics* 16(3):257–267, 2007.

Herman B: The scope of moral requirement, *Philos Public Aff* 30(3):227–256, 2001.

Kitchner KS: *Foundations of ethical practice, research, and teaching in psychology*, Mahwah, NJ, 2000, Lawrence Erlbaum Associates.

Lamont J, Favor C: Distributive justice. In Zalta EM, editor: *The Stanford encyclopedia of philosophy*, 2008. Available from http://plato.stanford.edu/archives/fall2008/entries/justice-distributive.

LoPresti EF, Mihailidis A, Kirsch N: Assistive technology for cognitive rehabilitation: state of the art, *Neuropsycholl Rehabil* 14:5–39, 2004.

Martin S, Bengtsson JH, Dröes RM: Assistive technologies and issues relating to privacy, ethics and security. In Mulvenna MD, Nugent CD, editors: *Supporting people with dementia using pervasive health technologies, advanced information and knowledge processing*, London, 2010, Springer-Verlag.

Niemeijer AR, Frederiks BJM, Riphagen II, et al.: Ethical and practical concerns of surveillance technologies in residential care for people with dementia or intellectual disabilities,

An overview of the literature, *International Psychogeriatrics* 22(7):1129–1142, 2010.

Nussbaum MC: *Frontiers of justice: Disability, nationality, species membership*, Cambridge, MA, 2006, Belknap Press of Harvard University Press.

Pape TL, Kim J, Weiner B: The shape of individual meanings assigned to assistive technology: A review of personal factors, *Disabil Rehabil* 24(1/2/3):5–20, 2002.

Parette P, Scherer M: Assistive technology use and stigma, *Educ Train Dev Disabil* 39(3):217–226, 2004.

Parasuraman R, Sheridan TB, Wicke CD: A model for types and levels of human interaction with automation, *IEEE Trans. Syst. Man Cybern. Part A Syst. Humans* 30(3):286–297, 2000.

Perry J, Beyer S, Holm S: Assistive technology, telecare and people with intellectual disabilities: Ethical considerations, *J Med Ethics* 35:81–86, 2009.

Peterson D, Murray GC: Ethics and assistive technology service provision, *Disabil Rehabil Assist Technol* 1(1-2):59–67, 2006.

Pullin G: *Design meets disability*, Cambridge, MA, 2009, MIT Press.

Purtilo R: *Ethical dimensions in the health professions*, Philadelphia, 2005, Elsevier Saunders.

Remmers H: Environments for ageing, assistive technology and self-determination: Ethical perspectives, *Informatics for Health & Social Care* 35(3-4):200–210, 2010.

Sanford JA: *Universal design as a rehabilitation strategy*, New York, 2012, Springer.

Scherer M, Jutai J, Fuhrer M, et al.: A framework for modelling the selection of assistive technology devices (ATDs), *Disabil Rehabil Assist Technol* 2(1):1–8, 2007.

Sen A: *Development as freedom*, Westminster, MD, 1999, Alfred A. Knopf.

Sen A: Economic development and capability expansion in historical perspective, *Pacif Econ Rev* 6(2):179–191, 2001.

Simpson R: Smart wheelchairs: A literature review, *J Rehab Res Dev* 42(4):423–435, 2005.

Sparrow R, Sparrow L: In the hands of machines? The future of aged care, *Mind Mach* 16(2):141–161, 2006.

Tavani H: *Ethics and technology: Ethical issues in an age of information and communication technology*, ed 2, New York, 2007, John Wiley and Sons.

World Health Organization: *World report on disability*, Geneva, 2011, World Health Organization. p. 10.

Zwijsen SA, Niemeijer AR, Hertogh CMPM: Ethics of using assistive technology in the care for community-dwelling elderly people: An overview of the literature, *Aging Mental Health* 15(4):419–427, 2011.

学习目标

学完本章内容，你将掌握以下知识点：

1. 描述在辅助技术服务配置中相关辅助技术评量和干预原则。
2. 描述在辅助技术评量和干预期间用于收集和分析信息的方法。
3. 确认和描述在服务配置过程评量阶段中针对的

关键领域。

4. 确认和描述辅助技术的服务配置中的每一个步骤。
5. 描述能够有效使用辅助技术的关键策略。
6. 描述正式和非正式辅助技术服务成效评估的方法。
7. 描述辅助技术不同类型的资助来源，以及在确定获得资助资格时应考虑的事项。

第一节　引言

服务配置（service delivery）包括过程的所有方面，从确定客户对辅助技术的需求开始，到对其使用所获得技术进行持续的成效评估结束。Scherer 用以下形式定义一项辅助技术服务：

"任何直接帮助残疾个体选择、获取或使用辅助技术装置的服务，包括：……评估个体在服务上的需求；……购买、租赁或其他方式获取辅助设备；选择、设计、安装、定制、适配、应用、维护、修理或更换辅助技术设备；……训练和技术辅助（Scherer, 2002, p.6）。"

本章描述了基于 HAAT 模型的消费者获取辅助技术装置和服务的过程。该过程确定并介绍了使用辅助技术的评量和实施的几个原则。提供全面的服务配置方面的信息，突出强调了临床医生在这个过程中发挥主要作用的要素。为有效地向客户提供这些服务，临床医生应具备以下领域的知识：

（1）与评量和干预有关的原则，以及收集和解释信息的方法。

（2）用于确定客户的需求，评估客户的技能，

推荐方案，并实现方案的服务配置实践。

（3）辅助技术的成效评测，以表明确定的目标是否已实现，以及许多客户使用特定技术的总体成效，目的在于形成和加强与辅助技术使用和服务配置结果相关的现有证据基础。

（4）辅助技术服务和设备的资金的确定与获得。

（5）影响辅助技术服务配置与获取的国家的立法、政策、法规。

第二节　辅助技术评量与干预原则

辅助技术干预始于评量针对客户的目标需求、活动、知识、技能和能力的评估，以及在社会、物理、制度因素条件下使用辅助技术的情境。通过这样的评量，收集和分析关于客户的信息，从而推荐合适的辅助技术（软技术和硬技术），并制定干预计划。评量同样会提供关于客户使用辅助技术能力的信息。基于评量结果，制定干预计划。该计划包括建议和实施方案，后续跟踪和后续工作。框 5-1 列出了辅助技术配置服务中的评量和干预的基本原则。

框 5-1 **辅助技术的评量和干预原则。**

辅助技术评量和干预应考虑所有 HAAT 模型组成部分：包括人类、活动、辅助技术和情境。

辅助技术服务配置是可实现的。

辅助技术评量将持续进行，并经过慎重考虑。

辅助技术评量和干预需要协同合作和以客户为中心的方法。

辅助技术评量和干预需要了解如何收集和解释数据。

辅助技术评量和干预以伦理的方式进行。

辅助技术干预以一种可持续的方式进行。

辅助技术评量和干预以事实依据为基础。

一、辅助技术评量和干预应考虑所有 HAAT 模型组成部分：包括人类、活动、辅助技术和情境

辅助技术评量通常仅限于辅助技术，这可能会导致之后对技术的拒绝或放弃。减少可能的遗弃或误用的方法是系统地考虑 HAAT 模型的四个部分。需求和目标往往是由对个体执行活动的仔细考量所定义。然而，仅仅在一个情境中执行活动是不常见的，所以重要的是要确定执行活动情境中的物理、社会、文化和制度因素（见第三章）。因此，对要执行活动的认真评估和执行活动所依据的情境因素是成功的关键。在确定目标之后，必须确定操作员（客户）的技能和能力的评估。只有考虑到三个要素（活动，情境和人类）才能清楚地看出辅助技术的要求和特征。评量过程还必须包括对这些特征与消费者需求的匹配程度的评量（Scherer，2002）。在服务配置过程中，通过关注 HAAT 模型的四个部分可增加实施辅助技术系统的成功机会。

二、辅助技术服务配置是可实现的

辅助技术干预的主要目的不是补救或修复损伤，而是通过提供硬技术和软技术来使活动表现和参与成为可能。这一原则将重点放在功能成效上。通过 HAAT 模型的应用可以确定客户活动表现和参与的目标。随后对这些目标进行评估，以衡量辅助技术使用的功能成效。

从这个角度来推进服务配置需要团队确定个体的优势，并利用好这些优势，而不是专注于身体缺陷或损伤。例如，考虑计算机输入的功能活动。如果我们采用一种康复方法，目标是改善手和手指的充分控制以允许输入，干预便侧重于手和手指的练习和活动。然而，从辅助技术角度来看，该目标使人能够使用其现用的运动能力来执行计算机输入功能活动。造成手和手指损伤的问题不一定要得到解决。不能使用计算机键盘的缺陷正是辅助技术方法中所要解决的。通过使用辅助技术，考虑使用手指输入典型方式的替代方案，例如，使用口操纵杆、头指针或语音识别系统来代替。

辅助技术的使用只是支持客户实现其目标的一种手段。辅助技术常与其他的干预措施和策略结合使用，如提高特定功能（例如，身体强度、身体协调性或关节活动范围）或环境的改善，共同增强活动的表现和参与度。一些有严重身体残疾的个体可能永远不会有机会发展他们的运动技能，而训练开发这些运动技能，可能会花费几个月乃至几年的时间（Cook，1991）。一个常见的辅助技术的例子是，一个人的评估表明，她能用头来激活单开关，在计算机上做出简单的选择。随着训练和使用这个开关的经验，她的头部控制可能会提高到可以使用头控鼠标控制一个专用的沟通设备以做出直接的选择。后一种控制手段能提供更快、认知要求更低的访问。

三、辅助技术评量将持续进行，并经过慎重考虑

在直接服务配置过程中，虽然评量通常被认为是一个离散事件，但实际上它是一个持续进行的过程。辅助技术评量需要在一段时间内进行一系列相关联的活动。在干预过程中发生的活动和制定的决策是经过深思熟虑的，而不是偶然的。从初始引入推荐到跟随实践过程中，信息一直被采集，决策也一直被制定。

向干预计划的目标的进展持续进行，并根据需要对计划进行修订。例如，在训练过程中，观察可能发现，如果将控制接口以一定角度而不是平面摆放，客户可以更有效的访问控制接口。这一观察结果会导致计算机接口位置的调整。以客户为主体的实践（client-centered practice）理念［加拿大作业治疗师协会（Canadian Association of Occupational Therapists，CAOT），2002］强调，在评量的所有阶段中，从客户希望参与活动的初始框架到辅助技术方案推荐，让客户参与的重要性。客户是指个体或环境中的其他人，如家人和护理人员（CAOT，2002）。评量是持续进行的一个过程，不仅体现在客户积极参与服务提供过程中，而且也可能贯穿于客户的整个生命周期。由于许多个体有终身残疾，他们需要在生活

中使用到辅助技术。重要的是，不仅要推荐现在个体能使用到的辅助技术，而且要预见到在将来他也能够用得上的辅助技术。HAAT 模型部分在每一个体的生命周期内都会发生变化。这些变化可能发生在个体的技能和能力、生活中的角色及目标；技术掌握能力；使用辅助技术情境等方面。使用 HAAT 模型框架，团队可以预测其中的一些变化，并为客户未来的技术需求制订计划。

四、辅助技术评量和干预需要协同合作和以客户为中心的方法

鉴于辅助技术的性质及其对消费者日常生活活动的影响，评量和干预作为协同过程是必不可少的。McNaughton（1993）将协作者定义为"为了一个共同的目标和其他人一起工作的人"（p.8）。此外，McNaughton 指出，合作要求：①所有参与者都是平等的合作伙伴；②所有参与者都具有解决问题的态度；③相互尊重对方的知识和每个人所能做出的贡献，而不是对方所持有的头衔；④每个参与者可以获得履行其职责所需的信息（McNaughton，1993）。这些观念在以客户为中心的实践中得到了支持（CAOT，2002）.

一些人是评量和正在进行的评估过程中的关键协作者。该小组的核心是将成为该技术的主要使用者的客户和其护理者或家庭成员，他们将定期协助护理和使用辅助技术。其他协作者包括教师、职业顾问、雇主、治疗师、医生、护士、康复助理、设备供应商、技术人员，以及提供资金资助的代表。如果过程开始时，这些重要的协作者就已确定并参与，那么辅助技术评量和干预将会更成功。

团队（基于不同的人的技术知识和经验）的"意见"和"专业知识"与客户及家庭成员的"意见"和"专业知识"之间有一个微妙的平衡，这些"意见"和"专业知识"与个人的具体需求和目标有关。客户和家庭成员在日常生活中以专业知识参与评量过程，包括他们需要并想要参与其中的活动，以及他们在这些活动表现中使用的修改和策略。团队的角色是向客户讲授可用的选择，使他能够以一种知情的方式，做出与辅助技术相关的决策。临床医生面临的挑战是在不会过多影响他的选择的情况下做到这一点。如之前所说，辅助技术是使活动成为可能的过程中一个组成部分。然而，辅助技术可能不

是用户完成活动的首选方式。Beukelman 和 Mirenda（2013）讨论了在用户、家庭成员与其他团队成员之间建立共识的重要性。如果在最初的评量中还没有开始建立共识的过程，就可能会导致一些负面结果，如缺乏重要的干预信息；缺乏干预"权限"，导致推荐建议执行不力；对服务提供方的不信任。提前启动这个过程，有助于避免将来在设备的接受和使用方面出现问题。

最后一组影响辅助技术获取和使用的人员是制定和实施辅助技术相关政策的人（Samant et al.，2013）。通常情况下，这组人员不被认为是影响辅助技术服务配置的协作成员，然而，他们的行为对使用辅助技术帮助日常活动的个体产生日益重要的影响，因为他们的政策和卫生保健系统管理影响着获得设备和设备的后续资金的能力。政策制定者同样影响着辅助技术获取的过程，以及实施该过程所需的专业人员。

五、辅助技术评量和干预需要了解如何收集和解释数据

评量过程（初始阶段或进行阶段）包括确定需要进行评量的内容和完成评量的最有效的方法。该过程的发生是以正式或非正式的方式使用多种方法进行评量的方式发生。一般来说，正式的评量涉及使用标准化工具，遵循仪器开发人员制定的协议（Miller Polgar, 2009）。非正式的评量往往发生在持续的过程中，往往涉及观察或采访日常活动中的客户。评量包括收集客户的身体、感官和认知技能的情绪状态的信息；功能活动的表现；这些活动发生的环境细节，包括身体无障碍问题，社会支持，以及在这些背景下围绕辅助技术使用和维护的资金及政策等制度因素。评量结果的解释涉及临床推理的应用，结果的解释及使用证据对已得结论的证明。

六、辅助技术评量和干预以伦理的方式进行

用以指导辅助技术服务配置的伦理标准和立场在第一章已有所描述。在这里，我们讨论评量工具中的伦理使用和解释评量结果的伦理实践，包括由这些研究结果中得出的结论所产生的行动。首先，评量工具的伦理使用包括：①使用已经建立测量属性的测试；②为预期目的使用测试；③以标准化方式管理评量；④确保选定的评估适合特定客户使用；

⑤确保临床医生有资格使用评量，并且评量的管理在临床医生的实践范围之内。

测量属性包括测试开发的信息，解释结果规范的建立，可靠性和有效性估计。我们仅提供这些属性的基本信息，更多细节可从以下资源获取［例如，美国教育研究协会（American Educational Research Association, AERA），美国心理协会（American Psychological Association, APA），国家教育测量委员会（National Council on Measurement in Education, NCME），1999；Law, Baum, & Dunn, 2001; Miller Polgar, 2009］。框 5-2 显示在测试构建中通常所进行的步骤。对于每一个得到确认的试验，测试构建的过程应该记录在试验手册中。为确保临床医生的计划使用，测试是恰当的，审查这些信息是必要的。

框 5-2 测试构建的一般步骤。

> 定义测试的目的和要测量的结构范围。
> 制定规格表或测试蓝图，以确定待测结构的组成部分及其相互关系。
> 测试项目、响应格式、管理程序和评分程序的初步开发。
> 测试项目、响应格式、管理程序和评分程序的评价。
> 测试测量属性的研究。用于分配的测试材料的组装。

来源：American Educational Research Association, American Psychological Association, National Council on Measurement in Education: *Standards for educational and psychological testing,* Washington, DC: AERA, 1999.

测试属性的最关键的两个方面是可靠性和有效性。**可靠性**（reliability）是在不同的情况下（例如，随着时间的推移，不同的评价者，或不同的人群）对测试一致性的评估（AERA, APA, & NCME, 1999）。当测试结果前后一致时，当测量的特征被认为是稳定的；当该特征被认为是变化的，以一些预期的方式改变的时候，客户得分在管理过程中被期望是一致的。错误的来源影响客户得分的稳定性，就会导致这种观点：任何给定的分值都是由客户"真实"分数和错误部分组成。错误的的来源包括测试本身关联的那些内部资源、管理者错误、其他外部错误，还有随机错误。构建良好的测试将具有最小的内部错误，并提供足够的信息以最小化与管理有关的错误源（Miller Polgar, 2009）。

有效性（validity）是指从测试结果解释得到的结论和从这些结论中推导出的置信度。测试得出分数之后，临床医生负责把临床推理、测试手册中的信息和其他证据相结合来解释测试结果。与辅助技术相关的结论包括对影响客户使用设备能力的技巧、能力和知识的解释；影响设备使用的情境因素；团队认为最符合客户的陈述目标和需求的具体设备的最终推荐。从有效性的角度来看，这些结论是建立在测试测量其设计测量的结构（即结构有效性）的证据基础上的。

多个来源的证据表明结构有效性，包括测试与"黄金标准"测量的关系，测试结构性与所提出的构建利益的理论结构的一致性，测试项目对利益结构的表示，以及在测试中限制性能的不相关项目的缺乏（Miller Polgar, 2009）。

测试手册描述了测试的预期目的和它打算测量的构造。伦理测试的使用要求临床医生仅将测试用于预期目的。无法做到这点，结论可能是无效的，可能会阻止客户接受必要的服务或设备。例如，一个测试目的是测量视觉感知方面，如右－左眼的辨识能力、图形－背景、形状恒常性，可能对理解使用这些技能执行视觉任务的能力非常有用，但对理解或预测操纵电动轮椅的能力毫无用处。解释此类测试的结果以支持获得电动轮椅，可能会导致客户操纵电动轮椅时不安全，因为该测试的目的不是提供预测安全驾驶能力的信息。

伦理测试使用的第三个方面是遵守标准化管理和测试评分。这个遵守要求临床医生熟悉测试管理，并严格执行。当使用非标准化的程序时，所得结论的有效性会受到质疑。当临床医生给客户更多的时间来完成一个项目，提供一些有意或无意的线索来表明是否能给出正确的响应，或改变客户对项目的响应方式，所建立的测量属性便不再适用，这也就阻碍了临床医生对测试结果做出有效的解释。例如，如果临床医生正在评量客户从不同选项中识别目标图片的能力，并允许客户在动作反应为标准步骤时给出口头回答，如果客户回答错误，医生就不再能够确定客户是否可以识别目标图片。在标准化步骤下，不正确的动作反应可以用一定程度的置信度来解释，因为这是测试开发和属性测试建立的方式。当客户给出不正确的口头回答时，临床医生便无法可靠地区分客户是不能正确识别目标图片还是不能正确命名目标图片，这是两个有区别的概念。

一些测试手册指定了可以修改测试管理的方式。

这些修改可能是在时间上分配响应、测试环境和材料的设置、提供响应的替代方法，或者提出测试项目的替代方式（Miller Polgar, 2009）。例如，老年人因为视觉变化可能需要更大的字体来展示测试材料。当在测试手册或其他测试材料中确定时，这样的修改是合适的。另一种修改可能是使用探针，如果客户在作答时有困难，可以用探针给她提示。

第四个伦理方面是确保测试用于目标人群。测试手册提供了样本的详细信息。测试手册提供了有关目标人群和用于建立规范、解释评分和测量属性的样本特征的详细信息。当临床医生对一位在某种方式上和目标人群不同的客户进行测试时，从结果中得出的结论是可疑的。为儿童开发和规范的测试的结果，如果对成年人测试将不能提供有用信息。这听起来很合乎逻辑，而且这种情况很常见。

在某个地理位置开发的测试的可能在另一个位置上是没有用的。问题情境可能不会从一个地理位置推广到另一个位置。例如，一个要求客户对雪有一定经验的问题就不能可靠地评量一个从来没有见过或经历过下雪的客户。语言因地而异。美式英语和英式英语就不同。当一个测试项目需要知道一个特定单词的意思时，如果一个客户不共享该单词的相同意思，那么这个答案将是错误的。同样，严重依赖语言的测试的某些方面随着时间的推移会变得过时，使得解释困难。词汇和技术的改变，影响用户对项目做出正确响应的能力。旋转电话在几十年前还很常见，但现在基本上看不见了。当客户被要求指出一种电话时，如果测试把旋转电话作为正确选择，这可能会限制他给出正确反应的能力，并不是因为他不知道电话，而是因为他不把旋转电话作为同样的技术看待。

最后伦理考量，需要临床医生有足够的训练和资格来管理测试，并在她的实践范围内进行实践。临床医生有责任确保她已经为管理测试做了充分准备，以尽量减少影响测试结果解释的可靠性和有效性的错误。一些测试要求临床医生在使用他们的测试前具有特定的学历（例如，作业治疗学位或心理学博士学位）。一般来说，这些测试的获得仅限于那些能够证明自己具有必要资格的个人。然而，如果测试存在于临床环境中，职业道德要求所有使用它们的人具有所需的资格。

七、辅助技术干预是以一种可持续的方式进行

联合国《残疾人权利公约》（UN, 2006）在若干条款中明确规定，为获取、培训和设备维护提供辅助技术和获取服务（见框5-1）。同样，WHO的《世界残疾报告》（World Report on Disability）（WHO, 2011）和《在资源少的环境中手动轮椅拨备的指导原则》（Guidelines on the Provision of Manual Wheelchairs in Less-Resourced Settings）（WHO & US AID from the American People, 2011）提出了以可持续的方式提供辅助技术服务的观点。关于可持续发展的一般概念在第一章中已讨论。这里，我们重点讨论的是评量和干预，其中包括获取服务和设备的可持续方面，以满足个体自身情境下的需求。

无论是资源丰富还是资源稀少的地区，都面临着辅助技术服务和设备无障碍性的问题。资源丰富的国家人群有更多的机会获取服务，如评量、某些方面的干预措施，以及为符合要求的客户提供特定辅助技术的公共资金。随着这些国家的医疗保险资金越来越少，资格标准越来越严格，公共资金的投入越来越小，支持的设备越来越少，临床服务越来越受到限制。临床医生进行初步评量是很常见的，通常是适配和安装访问，但是当在社区提供技术时，临床医生就无法跟进或评估成效。

在资源稀缺的国家，残疾个体可能受限于无法获取辅助技术服务和设备。有时，所提供的设备不适合他们自身的情境（例如，给某人提供一个需要定期充电的设备，而他生活的环境并不供电）。世界卫生组织手动轮椅拨备的指南中的建议：最佳实践包括评量HAAT模型中包含的情境因素，以确定最恰当的技术，以及一个国家对辅助技术配置和产品的需求。UN和WHO指出，可持续干预意味着，推荐或提供的设备符合既定的质量标准（UN, 2006; WHO, 2011; WHO & US AID from the American People, 2011）。

在资源稀缺的国家，持续性干预也意味着在环境中提供基础设施以支持设备使用的培训、设备的维护和支持使用设备的环境（例如，包容性的环境支持各种能力个体的功能）。

在所有的环境中，可持续性干预考虑偏远地区用户的需求，如遥远的北方或偏远的农村，这些地方无法定期获得服务。提供由当地的基础设施支持的设备，包括远程医疗技术等配置方式的使用和维护，有助于这些地区辅助技术干预可持续发展。

八、辅助技术评量和干预以事实依据为基础

辅助技术的评量和干预的最终原则，需要临床医生使用证据来报告实施情况。框 5-3 展示了证据等级，如循证医学定义的那样。辅助技术服务配置和实践的现实情况，很少有高水平证据来源［随机对照试验（randomized controlled trials, RCTs）的系统评价或个体 RCTs］。已经实施的几种情形在接下来的相关技术章节中有所介绍。对于临床医生来说，基于证据制定决策时常见的证据包括队列研究、成效研究和专家意见。此外，临床医生提供不同类型的文献综述，以支撑他们的决策制定，包括关键文献综述（Whittemore & Knalf, 2005）和概略综述（Arksey & O'Malley, 2005）。在第一个实例中，文献综述以批判性观点来叙述现有证据。第二种形式的文献综述常用于确定现有的知识和文献中的空白。根据所使用的文献形式，这些综述可能评价，也可能不评价被引用的文献的质量。另外除了同行评审的文献外，概略综述的文献包括政策文件和行业期刊中的"灰色"文献。

> **框 5-3** 循证医学的证据等级。
>
> 随机对照试验（RCT）
> RCT 的系统评价
> 个体 RCT
> 队列研究
> 队列研究的系统评价
> 个体病例的队列研究
> 病例对照研究
> 对照研究的系统评价
> 个体病例对照研究
> 单个病例系列研究
> 专家意见

来自 Phillips B, Ball C, Sackett D, et al.: *Levels of evidence (March 2009)*，Oxford Centre for Evidence-based Medicine, 2009. Available from: www.cebm.net. Accessed January 2, 2014.

在最佳实践指南中可以找到支持临床实践的其他证据。其中一些可支持辅助技术服务配置的各个方面，包括在特定领域中的评量实践和干预，如压疮的预防和治疗（Houghton et al., 2013）。当构建完善后，实践指南涉及证据系统综述，以支持特定领域临床实践的不同方面，对支持实践的证据强度进行评估，并对某一领域的实践提出建议。在适当情况下，这些指南已被纳入相关的章节中。临床医生

有责任保持他的实践领域中的现状，并结合最好的现有证据来指导他的决定和实践。

第三节　辅助技术服务配置概述

图 5-1 阐明了给客户提供服务的基本过程。第一步是推荐（referal）和引入（intake）。推荐可由不同类型的人发起，取决于服务提供背景。客户或家庭成员，医生或其他医疗保健专业人员，教师或其他专业人员都可能会做出医疗辅助技术的评量。服务提供商收集基本信息服务，并确定所提供的服务类型和用户所需要的是否匹配。

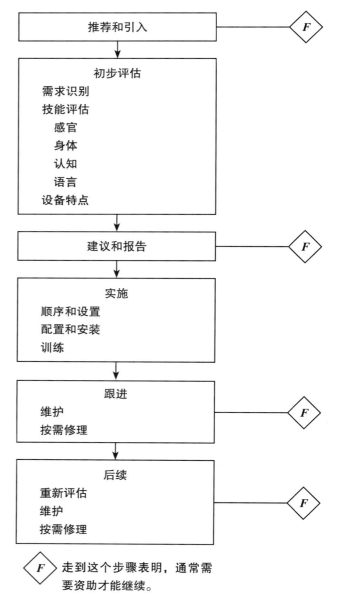

图 5-1　服务配置过程的步骤。

在满足引入标准之后，**评估阶段**（evaluation phase）开始。第一步是与客户和其他相关人员进行面谈，以确定他们对参与日常活动的关注，从而完成需求识别。客户需求经过彻底确认后，才能进行客户感官、身体、语言和认知技能评估。确定符合客户需求和技能的技术，并在理想情况下，对这些技术进行试用评估。对评估结果进行总结，并在各方达成协商一致的意见的基础上对技术提出建议。这些研究结果总结在书面报告中，该报告经常被用于证明购买辅助技术系统的资金的合理性。

当资金得到保障时，在**实施阶段**（implementation phase）将继续对客户进行干预。在此阶段，对推荐的设备将根据需要进行订购、修改和制造；安装并配置给客户。在这一阶段还将进行关于该设备基本操作的初始训练和使用该设备的持续训练策略。

在设备配置和训练完成后，我们需要知道整体系统是否有效地发挥功能。这一步通常发生在跟踪阶段，我们判断客户是否对系统满意，以及确定是否已达到预定目标。实际上，跟踪阶段通过建立一个机制结束循环，通过这个机制可以和客户定期联系，以查看是否指示了更进一步的辅助技术服务。当需要更进一步的辅助技术服务时，客户可返回到推荐和引入阶段，重复步骤过程。将最后阶段建立在服务配置过程中，从而确保对客户需求的考量伴随客户的一生。接下来，让我们更深入地探讨每一阶段。

一、推荐和引入

推荐和引入阶段的目的是：①收集客户初步信息；②确定客户的需求与临床医生可以提供的服务之间是否匹配；③暂时确定拟提供的服务。

客户或代表客户做推荐的人认识到对辅助技术服务或设备的需求，这将引发给临床医生的推荐。这些确定的需求被称为**服务标准**（criteria for service），它们定义了干预的目标。在这一阶段可能涉及第三方资助机构，如州职业康复部门。该部门制定了一套政策和程序以管理那些有资格寻找辅助技术干预的个体及那些已覆盖的设备和服务。依照服务提供方的政策，可从各种资源中接受推荐。这些资源包括客户、家庭成员或护理提供者、康复或教育专业人士，或者医生。此时，初始数据库将收集有关客户背景和辅助技术需求的信息。这些信息包括个人资料（例如，年龄、家庭地址），医疗诊断和健康信息，以及教育或职业背景。与个人医疗诊断有关的信息和可能指导评量的健康信息包括健康情况是否有望保持稳定、改善或下降。推荐的适当性应从临床医生和推荐人或资金来源的双方角度来看。在交流关于客户需求的信息和临床医生提供的服务时，各方可以确定之间是否匹配。例如，如果临床医生没有所需的专业知识，那么有复杂的座椅和移动性等需求的客户可能与临床医生提供的服务不匹配。为了客户的利益，应当承认这种不匹配，并将客户推荐给其他更适于解决她需求的资源。例如，一些辅助技术服务提供商专注于某一特定的残疾（如视觉障碍），其他人专注于特定的技术（如座位技术）。职业道德规范和实践标准（见第一章）要求临床医生在专业化知识范围内进行实践，而不是试图在该领域之外提供服务。

另一成效是客户需求和临床医生提供的服务之间是匹配的。在这种情况下，制定计划以进行初步评估，首先要彻底确定客户的需求。在某些司法管辖区，资金必须在开始评估之前得到保证。从提供的信息中，临床医生也决定着对客户最有利的服务水平。这里有许多场景。首先，对于从未使用过辅助技术或未接受过辅助技术评估的人员，可能是新近残疾者或长期残疾的人。由于技术的最新进展，以前可能从未接受过辅助技术服务得长期残疾的个体现在可能能够获得辅助设备。在这种情况下，需要进行更加深入的评量，也可以从使用过技术一段时间，并希望评估当前的商业可用技术的客户那里获得推荐。如果这个人的身体功能状态保持稳定，可能没必要进行全面的评估。在某些情况下，辅助技术并不起作用或者已被客户放弃使用，客户寻找一种转介，以查看系统的修复是否有助于使其更具有功能。有时，客户可能仅需要更进一步的培训或重新评估她如何使用当前系统，以查看新策略的培训是否有益。同样，可能有新的护理提供者需要培训或技术辅助。

二、初始评估

通过系统评价，临床医生收集信息，并促进与最终设备使用相关的决策。因为辅助技术对客户（或第三方资金来源）的成本，团队能够帮助客户在选择设备时做出明智的决定。现有的可用技术知识和系统过程的使用有助于决策过程。本节着重介绍收集到的信息的类型和评估过程中使用的步骤。我们从一些测量的背景信息开始。

（一）定量测量和定性测量

在辅助技术干预的全过程中，团队可以通过定量测量和定性测量方法收集信息。定性测量（quantitative measurement）和定量测量（qualitative measurement）的原理是完全不同的。定量测量将一个数字分配给属性、特征或特点（Nunnally & Bernstein, 1994）。定量测量的假设是，兴趣的构建可以用一些有意义的方法来衡量。例如，可以构建一个测量关节活动范围的试验（构建），测量个体控制计算机访问设备时可用的关节活动范围。关节度以运动程度表示，对于描述特定关节活动范围的含义存在共识。这里的试验构建可以为使用和解释测试的个人分配一个有意义的数字。另外，可以构建一个测试来测量无聊程度。例如，我们可以开发一个量表，让人们用4分制来表示他们的无聊程度。但是，在这样的量表中，4分意味着什么呢？我们可以指定一个数字，但它没有任何意义。

定性评量假设每个个体都有不同的经验，而且重要的是提供捕捉经验的机会。我们并不打算测量特定结构。相反，目的是描述和了解用户使用该技术的经验。定性评量可能包括直接或通过录像带观察，或者与客户和其他人的面谈。定性评量通常捕捉无法直接量化或量化意义不大的经验。它们为客户提供了确定问题、经验或目标的机会，而这些问题、经验和目标在之前可能无法通过定量测量来识别。

定性和定量评量的形式在辅助技术评量过程和辅助技术使用成效评估中都很重要。定量措施可以比较大量个体的经验，而且构建良好的仪器对于建立证据支持辅助技术使用的有效性至关重要。定性方法对辅助技术使用经验提供了丰富的描述，单从使用定量工具来说这可能不明显。这些方法可以在个体和集体两者的基础上为辅助技术的使用提供强有力的支持。

（二）参照规范测量和参照标准测量

两个常用的标准用于测量性能（包括人类和总体系统）：参照规范和参照标准。在参照规范测量（norm-referenced measurements）中，个体或系统的性能是根据其他人在任务中取得的分数样本进行排名的。参照规范测量通常产生一个百分位排名、一个标准化的分数或一个等价的等级，表示个体在代表样本中与其他人相对立的位置（Witt & Cavell, 1986）。在选择要选择的参照规范测试时，重要的是检查这些规范是如何开发出来的。规范需要与使用工具的人群相关。他们必须是最近的和具有代表性的（Wiersma & Jurs, 1990）。换句话说，用于开发规范的样本的特征必须与正在使用评量的客户群体的特征相似。组成工具的项目需要与客户群体相关。例如，使用块级来评量视觉感知能力与大多数成年人是不相关的。同样，使用过时的问题或材料也不能准确地描述客户的能力。例如，在打字机上测试打字技能，会给出一些打字技巧的信息，但不包括使用计算机所需的所有技能（Miller Polgar, 2009）。评量人类能力或系统性能的另一种方法是根据指定的准则或掌握程度对性能进行评估，这被称为参照标准测量（criterion-referenced measurement），并且将使用该系统的个人自身技能水平被作为标准。参照标准测量要求能够表达所测功能的不同能力水平。实现这一描述的标准化方法是通过目标实现量表（Goal Attainment Scaling, GAS）完成的（King et al., 1999）。这种方法包括一个共识驱动的过程，在这个过程中确定目标行为，并清楚地阐明五个能力水平。能力水平基于5分制，范围从-2到+2。0分表示基本能力或最低能力。

0分以下的得分代表性能不足，0分以上的得分代表性能优于预期。目标是具体的、可衡量的和特定时间的。GAS的好处是具有灵活性，可以随着时间推移确定性能，并针对客户进行个性化设置。然而，这也很费时，而且由于它是个性化的，可能不容易捕捉到一系列的功能活动。GAS目标的例子如框5-4所示。

当我们使用参照标准的方法进行测量时，我们实现了两个期望的目标。第一，我们以人独特的技能为基础进行评量，并未试图将这种表现与统一化标准联系起来。第二，我们有一种衡量进步的方法。

三、需求识别

通过需求识别（needs identification）过程，我们确定个体的需求和目标，为辅助技术干预提供依据。确定客户的需求是服务配置过程中最关键的组成部分，并在评估开始时完成。在需求识别过程中收集的信息是衡量最终成效有效性的基石。因此，重要的是认真执行这一步骤，并确保辅助技术干预所涉及的问题的性质和范围，以及针对这些问题领域确定的目标达成共识。

框 5-4 目标实现量表（GAS）目标示例。

目标行为： 客户能够用自己的手动轮椅自启动前离地轮，并能保持这个姿势片刻。

+2： 客户能够用自己的手动轮椅自启动前轮离地，并将轮椅向前推进一段时间。[客户达到目标行为，并表现出高水平的能力。]

+1： 客户能够用自己的手动轮椅自启动前轮离地，并保持姿势1分钟。[客户达到目标行为，并表现出中等水平的能力。]

0： 客户能够用自己的手动轮椅自启动前轮离地，并保持这个姿势片刻。[客户达到目标行为]

-1： 当另一人协助客户保持前轮位置，客户能够保持前轮离地平衡姿势1分钟。[客户没有达到目标行为，但在较小难度技巧下能够成功。]

-2： 当另一人协助客户保持前轮位置时，客户无法保持前轮离地平衡。客户无法自启动前轮离地。[这个水平往往是客户的起始技能水平。]

在需求识别阶段，收集的信息也被临床医生用来证明购买服务和设备的合理性。资助服务和设备的第三方付款人想知道问题或需求是什么，以及设备如何满足需求。最后，需求识别过程导致制定完成剩余评估的计划，包括组成评估团队，确定所需的评估工具和装置，并确定所需的进一步的信息（通过客户评估或根据外部来源的要求）。

初次面谈的目的是确定辅助技术干预的需求和目标。在这次面谈中，客户或护理人员阐述将他们带到辅助技术服务的性能问题。临床医生引导这次面谈，以确定客户希望参与的自我照顾、工作及休闲活动，并确定辅助技术具有潜在利益的性能方面。有关客户的医疗信息、日常活动、这些活动发生的环境及当前或过去使用辅助技术的信息是受到保护的，同时还收集了当前或潜在的资金来源信息。根据服务配置流程，在初次面谈期间我们将进行更深入的评量。另外，初次面谈可以确定适当的推荐，然后需要资金进行干预过程的下一个阶段。深入评量的组成部分我们在讨论辅助技术的具体类型的章节中进行了描述。

需求评量的信息可以通过客户或其代表填写的书面问卷或标准化工具从面谈中获得。与人与技术匹配（Matching Person and Technology, MPT）模型相关的评量套件（Scherer, 1998）有助于帮助临床医生确定个人需求范围及其使用辅助技术的倾向。MPT模型表明，个人、技术、情境或环境的各方面是辅助技术推荐和满意使用的必要考虑因素（Brown-Triolo, 2002）。MPT模型评量包括几种由客户或护理者和临床医生共同完成的不同的工具。这些工具确定了影响客户可能使用辅助技术的问题，包括客户的社会心理方面、技术特征，与残疾相关的问题及使用技术发生的社会心理环境（Scherer，2002）。儿童及其家庭成员，还有成人均可接受评量。框5-5列出了不同的MPT评量及其目的。

框 5-5 与人和技术匹配（MPT）模型相关的评量。

辅助技术和儿童匹配（MATCH）（Scherer, 1998）：该评量适用于婴儿和5岁以下的儿童。其目的是协助确定适当的辅助技术，并确定需要进一步评估的范围。

技术使用情况调查（Scherer, 1998）：该评量适用于所有年龄段。它要求客户确定他们使用的技术及其采用新技术的满意度；确定客户参与的活动，并评量客户的个体特征；建立客户技术使用相关的幸福感和自尊心（Brown-Triolo, 2002）。该评量不专门针对辅助技术。

辅助技术设备的诱导性评量（Scherer，1998）：该评量适用于青少年和成人。它将客户输入形式化到设备选择过程中。它考虑的范围包括设备特征、客户社会心理方面，环境的社会心理方面及与客户残疾相关的个人特征（Brown-Triolo, 2002）。相关部分内容专注于教育或工作环境。

在供应商实际上满足客户需求之前，如果通过书面问卷收集信息，则应在与客户第一次面谈时对其进行审查。在第一次面谈中审查这些材料的目的是确保提供了所有必要的信息，并分析这些信息以制定目标。此外，供应商需要确定客户了解所问的问题。整个团队也应参加本次面谈，讨论每个人对客户的需求和目标的意见以达成共识。

在客户明确了自己的活动需求后，将对具体内容进行更详细的评估。这种评估包含基本技能的评估，包括感官、身体、认知、情感（表情）和沟通，身体功能活动的表现，以及客户参与活动情境的相关方面。一些评估数据可从其他专业人员的报告中收集，如验光师或眼科医生视觉功能评估。其他数据通过团队的协作努力收集。

四、技能评估：感官

临床医生需要了解客户在使用辅助技术时的感官功能（sensory functions）。如果主要障碍是感官引起，则可能需要使用替代的感官途径，供应商需要知道客户的感官能力是什么。例如，在客户是盲人且需要阅读的情况下，临床医生评估其在阅读过程中可以替代视觉的触觉和听觉技能。

在其他情况下，客户可能有继发于身体或认知限制的感官障碍。例如，如果客户听力有障碍，临床医生需要知道这种损伤如何影响与技术的交互，包括从计算机出错时的听觉反馈到理解通信设备上的语音合成的方方面面。本章描述了特定活动输出的辅助技术，讨论了对使用技术感官限制的影响，以及如何修改，以适应这些障碍限制。

（一）视觉功能评估

辅助技术使用所需要的最关键的视觉技能（visual skills）是可以看到环境中物体和技术接口的组件的视觉灵敏度；有足够的视野来捕获周围环境中的视觉信息；视觉质量（WHO, 2001），包括区分环境中物体的光灵敏度和对比敏感度。第三章和第十三章将会更详细地描述这些功能和常见的视觉损伤。在初始面谈中，应该识别已知的视觉问题。视力保健专家的视觉评估将提供关于以下视觉功能的信息。

视野缺损可以分为以下两种方式：周边视觉丧失或中心视力丧失。周边视觉丧失导致视野变窄，通常与年龄有关（Quintana, 2002; Scheiman, 2002）。这种类型的视觉损失使人们越来越难以看清旁边的物体，在操纵轮椅通过拥挤的环境时有可能造成困难。中心视力的损失有更重要的功能影响，因为个体失去了直接看见东西的能力。年龄相关性黄斑变性和糖尿病视网膜病变是两种常见的中心视力缺陷障碍疾病。

视觉灵敏度是指人可以在环境中清晰地看到物体（Quintana, 2002）。这种视觉功能可能是最好理解的，因为它普遍存在于人群当中。它有三种类型，近视或近视眼，远视，老视或视线无法聚焦在近距离物体上（这是一种与年龄相关的视力变化）。所有这些功能都是由于无法在视网膜上形成图像。在大多数情况下，功能性视力可以通过使用矫正镜片（眼镜或隐形眼镜）或激光手术恢复。第十三章讨论

了辅助技术帮助低视力或失明者，而对于他们来说，这些常见的干预措施是不够的。

视觉跟踪是指用眼睛跟踪运动物体的能力。例如，跟踪计算机屏幕上光标的移动（Eby, Molnar & Pellerito, 2006；Quintana, 2002）。视觉跟踪的评估包括双眼的协调性、垂直平面和水平平面的跟踪能力、眼睛平滑运动的能力、跟踪开始后的视觉延迟，以及在不移动头部的前提下跟踪物体的能力。视觉扫描指的是扫描环境来收集视觉信息的能力。在这种情况下，物体不动而眼睛移动（Eby et al., 2006）。阅读文本时，最常用的是视觉扫描功能。患中风的客户如果有忽视身体一侧的情况，可能会出现视觉扫描障碍。在这种情况下，眼睛不会越过中线移动，所以身体受影响一侧的视觉信息不会被检测到。

在阅读和从显示器中检索信息时，通常需要视觉对比来区分图形与背景（Scheiman, 2002）。由于用户的年龄增长和其他视觉障碍，需要增强对比度来使用户检测到信息。视觉调适是眼睛在不同区域之间转移注意力时重新聚焦的能力（Quintana, 2002）；例如，在上课记笔记的时候，将注意力从黑板上转移到笔记本上；在驾驶时，将注意力从道路转移到仪表盘显示器上。此功能需要眼睛部位小肌肉群的共同协调完成。

（二）视觉感知评估

视觉感知（visual perception）是给视觉信息赋予意义的过程。在辅助技术评量期间，需要考虑的视觉感知技能包括深度感知、空间关系、形式识别或恒定性，以及图形－背景分辨。视觉感知是客户解释视觉显示的信息或安全地锁定所在环境中移动设备的能力时的重要考虑因素。客户的视觉感知正式测试可能在辅助技术评量之前完成，并在最初的面谈中收集评估结果。目前存在许多视觉感知能力标准化评量，例如，《自由运动视觉感知测试》（第三版）（Motor Free Visual Percepion）（Colarusso & Hammill, 2003）。

图形－背景感知包括区分前景物体和它所在背景的能力。例如，把白袜子从放置它的白色床单上区别出来，这是图形－背景感知一个指标。视觉当然是这个能力的关键要素，但其他方面，如对对象的识别和形状的稳定性，影响着从背景中区分物体的能力。图形－背景感知也是听觉的一个元素，指的是从背景或环境噪声中区分声音的能力。

空间关系包括对上／下、右／左等基本概念的理

解，以及对物体之间的相互关系的理解，如在另一个物体的顶部或前面。这种感知功能是环境中安全运动的关键。

形状稳定性或识别包括这样一种理解，即尽管从不同角度观察物体，无论物体自身移动还是人围绕物体运动，物体都不会改变。例如，完整的形状稳定性允许人们认识到环境中物体的大小和形状，并且认识到一个物体尽管从各种角度进行观察，但它都没有改变。

（三）听觉功能评估

听觉功能（auditory function）的正式评估由听觉矫治专家进行。以前诊断过的任何重大听力损伤应在初次转诊中或在需求评估期间确定。在怀疑听力损失的情况下，应转诊给听觉矫治专家。专家将确定听觉阈值，包括频率和振幅。声音的振幅以分贝（dB）为单位进行测量。这个最小阈值相当于距离约 6 米（20 英尺）的安静的条件下手表的指针滴答声。

人耳能听到的典型频率范围是 20~20000 赫兹（Hz）（Bailey, 1996）。然而，人耳对在此范围内所有频率的声音的反应并不相同。频率和振幅共同决定听觉阈值。纯音测听法是给每只耳朵提供纯（一个频率）音调，以确定该人的听觉阈值。音调的强度以 5 dB 递增，直到测试者听到声音。然后音调呈 5 dB 递减，直到测试者不再听见声音。给受测者某一声音刺激强度，有 50% 的次数能引起听觉，那么，这个声音强度就是其听觉阈值。（Ballantyne, Graham, & Baguley 2009）。

（四）触觉功能评估

躯体感觉或触觉功能（somatosensory or tactile function）使个体通过触摸感知信息，无论是通过主动触摸物体还是被动地接触物体（Dunn, 2009）。触觉评估需要注意以下三种特殊的情况，在座椅评估和体位摆放评估中，在评估使用控制接口的触觉输入时，以及在考虑使用触觉替代视觉或听觉时。

触觉功能包含在躯体感觉协议中，其中包括一二点辨别、轻触与深压的感知、温度感知、关节位置感知（或本体感觉），以及触觉刺激的定位。一二点辨别涉及从同时应用的两个点检测单个触觉刺激的能力。像指尖这样的区域能够检测到两个非常接近的点，因为需要操作，但是其他区域，如背部仅在两者截然不同时才能检测到两个点（Dunn, 2009）。

触觉感知范围从感知超轻的刺激到会引起伤害的深度压力刺激的能力。这种触觉功能在座椅测试中特别重要。温度感知能帮助个体检测冷和热。这个功能对于评量脊髓损伤的人特别重要。如果个体无法检测到热的温度，可能会造成严重的伤害。

疼痛感知是指检测和应对有害刺激的能力（Dunn, 2009）。通常，刺激是尖锐的（如针刺）或迟缓的（深压）。最后，本体感觉或关节位置感觉指的是关节或肢体的空间定位。肌肉、肌腱和关节中的感受器提供了肢体在空间中的位置及如何在空间中运动的信息。

五、技能评估：身体方面

身体技能（physical skill）评估的总体目标是确定个体执行某项活动时的身体能力，控制与粗大运动功能相关的最具功能性的一个或多个体位，以及与精细运动功能相关的操作和设备访问。在非常基本的水平上，身体技能包括关节活动范围、肌肉力量、肌肉张力和强制运动的表现。目前有许多用于评估关节活动范围的准则（如，Flynn et al., 2007; Kohlmeyer, 2003; Killingsworth & Pedretti, 2006a）。被动和主动运动范围体位摆放都需要被评估。在考虑功能体位摆放需求和可用于访问设备或执行任务可用的运动量时，关节活动范围非常重要。与关节活动范围有关的是肌肉力量。同样，有许多准则可用于测试肌肉力量（如，Flynn et al., 2007; Killingsworth & Pedretti, 2006b）。肌肉力量的级别范围包括，不能独立移动物体，在重力消除条件下能够移动物体，在重力条件下能够移动物体，在不同程度的阻力下移动物体。神经系统疾病，如脑瘫、卒中或创伤性脑损伤（traumatic brain injury, TBI）会影响关节活动范围和肌肉力量两个方面。测试这些部分的典型方法一般不适用于测试这些人群，因为个体的体位会影响自身的肌肉张力及随后的关节活动范围和肌肉力量。例如，一个患有脑瘫的儿童在仰卧时，其下肢只能在有限的活动范围内做屈伸。然而，当她侧过身来，弯曲双腿就容易多了。在仰卧时，紧张性迷路反射的影响会增加伸肌张力。在侧卧时由于没有这种影响，屈伸会变得更容易。

肌肉张力和强制性运动的存在是神经系统疾病个体的重要考虑因素。如前所述，个体的体位影响着可利用的运动。评量肌肉张力需要在各种功能体位上展开，特别是俯卧位、仰卧位、坐位、站立位。评量强制性运动或反射的目的在于确定它们如何影响功能。关键的反射或强制性运动包括不对称性和对称性紧张性颈反射，紧张性迷路、伸肌力、咬力、抓握反射。

另一个因素是头部离开垂直位置能摆正的能力，体现在低头、抬头、左右或前后面移动。姿势控制是其相关部分，指的是保持躯干垂直对齐的能力。在完成确定不同位置功能的评量后，重要的是处理好客户，挑战客户的平衡和姿势控制，以确定他在特定体位内工作和在该体位上做可用运动时所需的支持程度。

坐姿和站立平衡需另外考虑。在这些体位下保持平衡的能力是通过观察独立维持位置的能力和应对这些位置平衡的挑战来确定的。坐姿平衡被描述为双手自由者，即个体可以不使用双手来支撑自己，并保持自身的平衡；依赖双手者，即需要依靠单手或双手维持坐姿；支撑着坐或靠着坐，即在无支撑条件下无法达到坐姿平衡（Tredwell & Roxborough, 1991）。坐姿平衡是座椅和活动性评量的重要组成部分（见第九章和第十章）。

粗大运动和精细运动评量一般测试更高水平的运动技能。粗大运动技能包括单脚平衡，上下肢对称和不对称运动，身体一侧的协调，提起物体和携带物体，快速交替运动，奔跑，跳跃和蹦跳。Bruininks-Oseretsky 运动能力测试（Bruininks-Oseretsky Test of Motor Proficiency）（Bruininks & Bruininks, 2005）是适合儿童综合运动评估的例子。粗大运动功能测试（Russel et al., 2002）是专为有神经功能损伤的儿童设计的测试。同样，如果出现神经疾病，重要的是要记住，功能取决于客户的位置。运动和过程技能评量（Fischer, 2003）是成年人运动控制的标准化测试。

精细运动评量包括快速交替手指运动，孤立手指运动的表现，不同尺寸物体的操作，以及特定精细运动任务的表现。精细运动评估的例子包括 Erhardt 发展预测评量（Erhardt, 1994）、Jebsen-Taylor 手功能测试（Bovend'Eerat et al., 2004）、明尼苏达手部操作测试（Lafayette Instrument, 1998）。

运动规划是更高层次的运动功能，涉及执行规划复杂的运动技能。运动规划是成功使用辅助技术的关键。对运动规划的评量要求客户演示他在有无工具的条件下，如何使用一个普通设备（例如，一

支钢笔或一把锤子）。客户还可能被要求描述如何使用特定工具或设备。检测和修复执行运动过程中所犯错误的能力是运动规划的另一个方面（Toglia et al., 2009）。

六、技能评估：认知方面

在确定客户是否能够学习使用该技术，以及从长远来看是否有能力有效地使用该技术时，评估认知技能（cognitive skills）非常重要。评量的主要认知维度包括定向、注意力、记忆力和执行功能。定向指的是自我、地点和时间定位。换句话说，询问客户他是谁，他在哪里（家，医院，或者设施的具体位置，如老年人日间照护医院）及时间问题（如，日期和月份）。这种功能非常基本，通常在大多数人身上都是完整的，除了那些患有严重痴呆的人群。

有很多方面需要注意力。最简单的部分是在刺激出现时处理它的能力（例如，观看显示器上的图片）。选择性注意力是指专注于所需的刺激，并过滤掉任何不相关刺激的能力。例如，当我们在拥挤的房间里将注意力放在伙伴身上时，就会涉及选择性注意力。持续注意力指的是长时间专注于某项任务的能力，这取决于个体的年龄（年幼的孩子注意力很短），障碍也会影响注意力（例如，发育延迟或 TBI）。分散注意力或转移注意力是指将注意力轮流关注不同刺激物上的能力。例如，司机在驾驶车辆的同时与乘客交谈，就会表现出分散注意力（Toglia et al., 2009）。

记忆包括工作记忆，即接受到外部信息后立即对其进行回忆（Toglia et al., 2009）。长时记忆是指在最近或过去学习或经历过的的信息的回忆。记忆涉及三个过程：①信息的编码或输入；②信息的储存；③信息的检索（Toglia et al., 2009）。任何这些过程的中断，都可能会导致记忆障碍。

最后，执行功能指的是高阶认知能力。它们指的是判断力、洞察力（或自我意识），问题解决能力，规划和组织能力，以及自我监督能力。功能受损的个体可能很难规划任务（例如，弄清整理床单的过程步骤）或可能没有意识到功能的局限性（Toglia et al., 2009）。一个常见的例子是，一些司机因为存在认知障碍，他们开车就不再安全，但他们自己并没有意识到开车不再安全，并可能表现出冲动的行为，例如在不安全的情况下，试图开车穿过拥挤的十字路口。

七、技能评估：语言能力

对使用辅助技术设备所需的语言技能（language skills）的评估侧重于言语表达和理解能力。此外，排序能力、使用符号系统、将语言元素组织成复杂的思想及使用编码，对于操作各种类型的辅助技术也很重要。虽然最广泛的语言评估是针对扩大沟通系统的建议（见第十六章）进行的，但在使用其他辅助设备，如认知辅助器具（见第十五章）、可移动系统（见第十章）或操纵系统（见第十二章）时，语言技能和使用也很重要。语言和听觉是紧密相关的，针对听力障碍个体的辅助技术必须解决语言及听觉技能（见第十四章）。

被评估的具体领域包括分类、排序、匹配、社会交际能力（例如，互动程度）、语言接受能力（例如，对单词或符号的识别，对简单命令的理解）、运动语言能力和实用语言能力。如果可能的话，高级语言能力（如语法和语义）也会被评估。第十六章讨论了这些技能在增强沟通设备使用中的评估。

八、过去使用辅助技术的经历

客户使用技术的历史也应该作为评量过程的一部分被讨论。我们可以从客户以前使用辅助技术成功或失败的案例中收集有用的信息。他以前有使用过辅助技术的经历吗？如果有的话，使用了什么技术，成功体验怎么样？如果没有，为什么没有？例如，一个学生试图用口操纵杆来翻阅不同的书籍，结果证明效果不好。重要的是要找出和讨论为什么用口操纵杆翻阅书籍对个体不起作用的原因。也许是因为长时间的使用，使口操纵杆翻页变得麻烦且使用不舒服，也许他可以使用口操纵杆执行任务，但他不喜欢口操纵杆的美学设计。

九、情境评估

情境评估包括对物理、社会、文化和制度因素的考虑（见图3-8）。在客户家中评量（如果可能的话）对于确定如何使用辅助技术及如何将辅助技术融入家庭环境中至关重要。当无法进行实际的家访时，则需要在评量过程中进行讨论。虽然家庭评量对于可能不适合进入到家里的移动设备极为重要，但要知道其他设备，如沟通辅具、电脑和 EADL 如何在家安装或被访问也同样重要。

物理情境（physical context）包括对环境中的物理方面和环境之间传输的考虑。临床医生和团队需要确定设备使用的环境。通常情况下，会有一个设备大部分时间都在被使用的主要环境（例如，家庭、工作、学校）和设备被较少使用的其他环境（例如，社区环境）。在主要环境中，出入建筑物应是被着重考虑的因素；穿过建筑物，包括通过门道；在房间内自由行动，根据需求上楼或下楼，以及能够进入家里的主要场所，如卫生间，淋浴间，等等。要注意在家里的安全问题，比如杂物可能会导致跌倒。

环境中影响技术使用的物理因素包括光、温度和噪声。光线会影响显示设备的使用。房间里的光线，无论是人工光源还是自然光源，都能使显示器更容易看到。然而，太多的光线可能会导致屏幕上的眩光。环境中的温度往往不足以极端到影响设备的性能，虽然设备被封存的地方（如车库或车棚）也可能会使设备暴露在极端温度下。环境中的噪声可能会影响某些设备的工作性能。例如，如果存在其他对话或噪声，语音识别系统的可靠性便会降低。同样，如果有太多的背景噪声，用户也可能无法听到声音。

对于便携式设备，尤其是移动设备来说，运输是重要的考虑因素。需要决定设备如何被运送以保证设备与运输方法相结合。例如，一些电动轮椅的配置，并不适合用车搬运（例如，为肥胖客户设计的轮椅可能太宽而无法放进侧载货车的开口处）。如果需要从车辆上装卸设备，那么谁将搬运设备也很重要。

社会情境（social context）是指在环境中的个体及他们与用户交互的类型。环境中的个体，如家庭成员、护理者、在支持的护理机构或团体之家中的工作人员、教师、同学和同事，都可能与用户定期和密切联系。其他个体，如雇主、机构管理员或学校校长，则与用户有较少的交流。然而，这些人的行为和态度对于个体获取和使用辅助技术会有显著影响。社会情境对感官辅具、增强沟通和认知辅助技术特别重要。

在社会情境中，重要的是考虑谁可以根据需要帮助用户，以及那些其他个体的技能和能力。例如，患有卒中的老年人，需要依赖其他人协助才能行动或做认知活动，他的护理人也可能是老年人，通常是配偶。护理者也可能有某种形式与年龄相关的功能变化，这对提供帮助提出了挑战。年老一点的配偶可能由于身体原因，无法帮助使用移动设备或可能不具备协助使用支持认知能力的设备的知识。

Beukelman 和 Mirenda（2013）讨论了为客户识别实际或潜在的"机会障碍"和"访问障碍"的必要性。虽然他们的模型特别针对的是有增强沟通需要的客户，但它也适用于辅助技术的其他领域。机会障碍由不在客户控制下的个体或情况造成。一般来说，辅助技术的拨备不会导致这些障碍的消除。Beukelman 和 Mirenda（2013）确定了五种类型的机会障碍：政策障碍、实践障碍、态度障碍、知识障碍和技能障碍。

政策障碍和实践障碍将在本章后面的制度情境下描述。在社会情境中，态度障碍、知识障碍和技能障碍，适用于与客户交互和设备有效使用所依赖的个体。如果客户的工作主管对使用自动语音识别持否定态度，因为这会分散其他员工的注意力，那么这种态度障碍就会妨碍客户参与工作。另外，对于如自动语音识别之类的设备特性，主管可能没有足够的知识或技能以确保这类设备被有效地安装并提供给客户。

访问障碍是与客户或其支持系统的能力、态度和资源限制相关的障碍（Beukelman & Mirenda, 2013）。与用户和家庭偏好相关的已知限制及伙伴交流的态度是应被确定的其他访问障碍。在增强沟通评量中，访问技术的一个潜在且常见的障碍是部分家长对追求增强沟通设备的阻力，因为他们担心，使用这些设备会抑制孩子自然言语的发展，虽然，这个担忧还没有得到当前的研究支持。正如我们在本章稍后讨论的那样，为辅助技术系统与服务寻找资金的能力也可能构成障碍。

文化情境（cultural context）是指客户的文化背景及对接受技术和使用技术的影响。评量尤其应考虑残疾的文化视角及其如何影响家庭对个体的看法。例如，家庭可能认为残疾个体不应该被认为是独立的，所以他们可能会拒绝技术，更倾向于其他人提供日常活动的帮助。高度重视独立性的文化也许同样会拒绝技术，认为使用技术是软弱或懒惰的标志。

接受外界帮助的文化视角也会影响辅助技术评估的支持程度。辅助技术的使用者在家中的角色也可能影响辅助技术是否被接受或使用。临床医生和团队需要对辅助技术拨备和使用如何影响用户对其在家庭中的地位的感知非常敏感。

制度情境（institutional context）的组成部分类似于政策障碍，政策障碍被定义为管理客户发现自己的处境的立法，监管，或机构政策（Beukelman & Mirenda, 2013）。例如，一些学区的规定限制在学校使用学校购买的辅助技术，以防止它被带回家。实践障碍是指日常活动不受政策约束，但受辅助技术使用的限制。如果学校的政策不要求该设备留在学校，但当地的老师或校长有保存设备在学校的做法，结果与政策一样。立法障碍是指管理辅助技术的法律（例如，谁有资格接受技术、提供了什么样的技术、谁支付技术的费用，在哪里它可以用于管理技术使用的另一方面）及管理获取服务和物理结构的法律。

十、设备特点与用户的需求和能力匹配

到目前为止，我们描述的评量过程为辅助技术服务配置团队提供了基础，通过这个基础，辅助技术服务配置团队详细定义了预完成目标，并确定消费者可用于辅助技术系统使用的技能。有必要系统地将这些目标和技能转换为辅助技术设备的特性。我们使用术语设备特性（device characteristics）来表示技术的一般属性。特征是特性的具体执行。例如，汽车的特性包括发动机、颜色、大小、性能（加速、油耗）和车门。这些相同的特性对应的特征可能包括四缸发动机、蓝色车身、紧凑的大小、每加仑约56千米（35英里）和两车门。作为客户，我们有具体的需求和偏好，我们将其与一般特性和具体特征相匹配。我们也有适用于我们选择的技能。例如，我们可能无法使用标准的手动变速器汽车，那么只考虑选择自动变速器的汽车。生活角色也在我们的选择决定中发挥作用。例如，带小孩的家长可以选择一辆小型货车而不是紧凑型汽车。情境也影响设备的选择；例如，对于一个生活在偏远地区，在不平坦道路上行驶的人来说，一辆四轮驱动汽车比跑车更加有用。

在辅助技术服务配置中，我们可以使用类似的匹配过程来选择与客户需求和技能相匹配的特征。在一些辅助技术应用领域中（例如，增强沟通）这个过程被称为特征匹配。这种系统的方法优于在所有可能的设备反复试验，然后试图从中选择一个。然而，要使用这种方法，我们必须首先定义一组要考虑的特性。框 5-6 列出了辅助技术设备的一般特性。

此框中的种类和图 3-9 中用于描述 HAAT 模型中辅助技术部分的类别相似。这些特性在第二章中进行了更详细的讨论。

框 5-6 辅助设备特性。

人 / 技术接口
　　物理性质
　　用户反馈
　　输入数量
　　选择方法
　　选项集
处理器
　　命令
　　控制参数
　　数据或信息处理
活动输出
　　量级
　　精确性
　　灵活性
环境接口
　　范围
　　阈值
物理结构
　　可安装性
　　便携性
　　美观性

（一）人 / 技术接口

人 / 技术接口（human/technology interface, HTI）是设备中与客户直接交互的一部分。例如，接口包括用于 EADL 的键盘、操纵杆、控制单元，接入开关和座椅系统。适用于所有的设备的最普遍的人 / 技术特性是物理性质（physical properties）。这包括接口的大小和重量，它的纹理和硬度，显示器的大小和亮度，任何听觉反馈的响度，以及使用该接口所需的力度。HTI 向用户提供反馈（feedback）。反馈可以是视觉的、听觉的或触觉的。在某些情况下，反馈是接口的直接结果。例如，坐垫舒适度是一种反馈，这种反馈只有在客户使用座椅时才能确定。在其他情况下，用户反馈是有意内置到设备中，以提供特定的信息给用户，如电视控制器上的闪光指示器或视觉障碍者的阅读装置上的触觉显示器。反馈是根据大小、类型和来源的特性来描述的。视觉显示器的量级是光的亮度。人 / 技术反馈的类型是其他特性，包括视觉，听觉和触觉类型。来源是指反馈源，如由坐垫提供的反馈或由屏幕阅读器提供的

语音输出。

框 5-6 中所列的下面三种特征适用于使用电子辅助设备（包括电动移动工具）的 HTI。操作任何设备所需的输入数量是一个特性。选择方法是用户如何从呈现的响应选项中表示她的选择。所提供的选项及其配置构成选项集。对于任何给定的客户来说，最适合的控制接口在很大程度上取决于第八章描述的物理和接口评量。

（二）处理器

回想一下，处理器是辅助技术设备的元素，连接着 HTI 与其他组件。有时这是一个简单的机械联动装置（例如，助臂夹）；在这种情况下，因为该设备执行的操作数量非常有限，因此在特性方面没有多少选择。然而，电子设备的处理器有几个特性。其中第一个是操作设备所必需的基本命令集。例如，在电动轮椅系统中，基本命令是前进、后退、向左、向右。在沟通设备中，一些基本命令包括打印文件和说话。在 EADL 中，这些命令可能包括开灯、关灯、电视频道选择和电话拨号。命令数量越多，系统对用户的灵活性就越大。然而，命令越多也就意味着设备使用的复杂性增加。因此，评量过程的一部分包括确定客户可以理解并控制设备的命令的数量（例如，开启 / 关闭，向前 / 向后）。通过训练，客户通常能够增加他可以使用的命令数量。

处理器的第二个特性是控制参数。与命令相比，控制参数允许对系统进行调整；它们很友好，但并不总是必要的。控制参数包括电动轮椅向前和反向可变速度，或者音调、语音类型和语音输出速率的调整。控制参数还提供了在多个活动输出的不同应用程序之间进行切换的能力。例如，可以通过电动轮椅控制器操作 EADL、沟通设备和计算机接入系统。与命令数量情况一样，更多控制参数会带来灵活性的同时也会导致设备使用的复杂性。评量过程决定了客户使用设备的灵活性和简单性（考虑易用性）之间的最有效的平衡。

最后一个通用处理器特性是数据或信息处理。在这种情况下，设备内部处理信息而不是处理命令或控制信号。这里的信息输入到设备中，无论是客户控制接口的情况下，还是在感官辅具的情况下由设备获取。感官辅具接收来自环境的相关输入，由设备处理，不用客户操作，然后输出某种形式的结果。

（三）活动输出

活动输出（activity output）是系统为客户完成的功能（例如，沟通、移动性、操作、认知）。描述活动输出的第一个特性是它的量级。这包括用于语音合成系统的音量，电动轮椅产生的力或扭矩，以及视频屏幕显示器的亮度。精确性是对系统执行功能的准确程度和完成任务的精确程度的衡量。例如，助臂夹可以拿起一个杯子而无法控制按钮。当客户有很多希望完成的任务，或在不同情境中使用设备的需求的时候，灵活性可能是一项重要因素。

（四）环境接口

环境接口（envionmental interface）是辅助技术系统的一部分，用于从外部世界获取信息以用于感官替代系统。例如，当一个人视觉受限时，我们使用相机，当一个人有听觉障碍时，我们使用扩音器。适用于该因素的特性包括输入信号的范围（即，无论信号强弱，仍然可以被检测到）。可以从背景噪声中分辨的最小信号是阈值。作为如何应用这些特性的例子，应考虑严重视力障碍者的阅读和移动这两个问题。对于阅读，设备需要非常小的范围，因为一次只需要查看一个字母或一行文本。然而，为了便于移动，环境传感器需要有各种尺寸（从配合盘子大小的到配合大树大小）。对于阅读，阈值较低（每一个字母清晰打印），但对于移动，阈值可能高得多。

（五）物理结构

最后一类特性是物理结构（physical constru-ction）。这个类别是指设备的属性，这些属性允许设备被安装或定位，从而使客户使用具有可靠性，设备具有便携性，适当的大小和重量及美观性（外观和颜色）。无论系统在评量过程中工作得有多好，它在每天日常使用中都不会有效，除非这个人随时可以使用它。此特征主要是由系统的可安装性决定。该装置可以安装在一件家具上，如桌子，或其他辅助设备上，如在电动轮椅上安装沟通系统。在后一种情况下，必须考虑这两种设备的兼容性。在设备使用完毕后，设备是否能够移除是另一个可安装性需要考虑的因素。

便携性是指设备从一个地方移动到另一个地方的程度。这个特性包括对设备尺寸、重量和电源的考虑。对于电子设备来说，便携性往往要求该设备是电池供电，体积小，重量轻，足以携带或附在轮椅上。如果患者是可走动的，则需要评估她携带设备的能力。电池大小、重量和充电时间都会影响便携性。大而重的电池不太可能从一个环境中移动到另一个环境被安装在另一个设备中。同样，如果电量持续时间短，则设备可能会被留在家中，从而引起对其可操作性的担心。移动设备的便携性包括考虑如何运输它们，以及谁负责将它们从交通工具上搬进、搬出。

最后要考虑的是设备的美观性（aesthetics），这个特性往往在系统的设计中被忽视，但它对用户却具有重要的意义（Miller Polgar，2010）。该设备的外观可能传达一个意想不到的易碎性、脆弱性或羞辱感的含义。在美观上具有吸引力的设备比不具有吸引力的设备更有可能被使用。

十一、评估客户的技能和需求与设备特性之间的匹配度

（一）技能和需求

在评估过程的这个阶段中，有关的活动、人（客户）、情境和技术元素的信息已被收集。这些组件驱动决策，而不是特定的设备。该团队现在可以识别不同的技术，并确定客户的技能和需求与设备特性之间的匹配。团队可以通过两个主要的方法评估客户使用的特定技术：试用实际设备，模拟设备特性。

在理想的情况下，客户将有机会尝试使用考虑中的设备，并在给出建议之前评估其用途。然而，由于费用、试用设备的可用性，以及机构或融资政策，这种方法并不总是可行的。对团队来说，拥有一套代表了广泛特性的设备是有益的。服务配置项目通常具有可用于评量的一系列的设备，或制造商代表可以提供试用设备。其他制造商和服务配置项为这个目的的租赁设备。如果这些设备可用，那么向客户演示各种特性，并让客户尝试使用设备是有帮助的。可能考虑两种或三种设备，并且，如果可能的话，每种设备应该由客户尝试使用和评估。试用期应足够长，使客户有机会在各种情况下为不同的目的使用该设备。例如，沟通设备应该在不同交流伙伴和不同环境设置下进行测试。同样，轮椅应在不同的环境中试用，以确保使用。在试用过程中，还应考虑一些设备使用方面的问题，包括：①该设备的使用和学习使用的简便性；②客户及其家庭有必要时运输设备的能力；③体位摆放相关方面；④使用该设备时的舒适性；⑤初步确定设备是否协助

客户达到其目标。

临床医生可以模拟设备特性，而不是使用实际的设备。模拟设备要求团队成员了解特定辅助技术的特性和特征。对于基于计算机的产品，辅助技术适配往往是基于软件的，演示磁盘可以从制造商处获取或从制造商的网站下载。这些演示程序说明了软件的基本功能，但不包含完全的功能，而且使用时间有限。在评量过程中，为了定位模拟的控制接口，可以使用可调整和放置在各种位置的通用安装系统。这一步对于确保控制接口处于客户的功能位置，并在评量期间保持稳定非常重要。

（二）决策制定

团队现在已经完成了评量，客户已经有了一些尝试使用设备的机会（或至少有了一些实践操作的经验）。在这个阶段对具体技术提出了建议。在这个过程中，最重要的原则是客户将使用辅助技术设备来完成任务、客户的技能和能力，以及必须在设备中完成这些任务的特性之间的关系。只有当一系列基本特性被包含在辅助技术系统中时，每个目标才能完成。例如，目标可能是移动性，而坐垫的类型、轮椅类型和颜色的特性都有助于实现这一目标。

重要的是要认识到，必须首先考虑限制最多的特征，然后才是限制较少的特征。例如，在增强沟通系统中，符号系统类型往往是最限制特性。如果客户需要将图片作为一个符号，许多设备就会立即被淘汰。与此相比，口语输出作为一个特性而不是限制，因为大多数设备有口语输出。对于每种类型的辅助技术，团队确定一套符合框 5-6 所列类别的通用特性（或特征）非常重要。这里描述的评量方法的主要优点是，它们基于客户的目标和技能的考虑，首先使用技术的情境，其次考虑辅助技术的系统特性。因此，该系统与客户相匹配（由于当前技术的限制），而不是客户被迫适应系统。然而，如果没有像这里提出的结构化方法，就很难实现客户的目标。

决策制定过程也是由专业人士的临床推理（clinical reasoning）指导。参考文献中已确定了四种类型的临床推理：过程性推理，互动性推理，条件性推理，叙事性推理（Doyle Lyons & Blesedell Crepeau, 2000; Mattingly, 1994; Mattingly & Fleming, 1994）。过程性推理考虑了导致辅助技术的需求的条件影响。例如，使用过程性推理，专业人员了解脑瘫对于坐立、移动、说话和操纵物体能力的影响。

互动性推理涉及实际客户。这种类型的推理建立在过程性推理的基础上，以了解个别患有脑瘫的客户个体及其具体情况和需求。条件性推理涉及专业人员（或团队）的集体临床经验。这种类型的推理通过借鉴过去的经验，以指导当前的决策制定。例如，如果特定类型的沟通设备在过去对于具有类似的功能和需要的客户是有益的，那么在目前的情况下，条件性推理就会促使临床医生考虑这种类型的设备。最后，叙事性推理是客户和团队之间的持续关系，以及他们对客户目标的共同理解。总的来说，这些形式的临床推理支持决策制定过程。

（三）建议和报告

这些建议总结了评估过程中收集的信息，并对辅助技术系统的设计提出了建议。在评量的结论阶段，参与评量的相关人员都应该坐下来讨论，并就最终的建议达成一致意见。准备一份书面报告，详细说明辅助技术系统的评量和建议。书面报告综合了评量过程，并从定义已经解决的需求和目标开始，提供适用于设备使用的客户技能的总结，以及并入到设备中通用特性的描述。总结的最后是对设备的具体建议，包括说明、可使用的零件编号、制造商名称、需要进行的任何修改，以及成本。关于软技术的建议也包括在书面报告中。这些建议可能包括在购买设备之前必需的开发技能，设备购买后的培训建议，以及将技术融入个体情境中的策略。最后，提供实施建议的计划。该计划包括组织工作，如从适当的来源寻求资金，以及由谁负责建议的实施。

书面报告往往是针对不同的个体，从而对撰写报告的专业人员来说是一个独特的挑战。书面报告，首先要面向客户，而客户可能不熟悉医疗或技术术语。与客户合作的康复人员或教育专业人士也可能会接收到报告及其建议。这些专业人员使用该技术时通常需要了解客户的技能信息，以及那些他们可能需要解决的技能领域以方便设备的使用。其中某些专业人员可能对辅助技术非常熟悉，但对其他人来说，这样的经历可能是第一次。资金来源的联系人也将阅读报告，他们的兴趣通常是在"底线"，或在哪些地方将有花费。资金提供方希望系统推荐的证据以最低的成本满足客户的需求。在给第三方出资者撰写报告时，了解其标准和要求，并遵循这些要求，避免不必要的延误或拒绝辅助技术的获得，这是至关重要的。

（四）实施

在提出建议并获得资金之后，便开始实施阶段。交付过程方面包括订购指定设备，获得商业上可用的设备或制造定制的设备，进行必要的修改，装配或安装设备，为系统做彻底检查，给客户安装设备，以及训练客户和护理者对设备的使用。

十二、订购和安装

许多建议的干预措施都有来自几个制造商的组件，这些组件必须集成到一个总的系统中。其中有些可能是主流商业上可用的组件，其他可能是商业辅助技术。这些设备是从制造商或设备供应商订购，订购后可能需要很长时间才能收到。该建议还可能包括定制设备或需要适应的设备。自定义修改的例子包括给轮椅或桌子上安装开关，使两个设备由电缆连接在一起（例如，沟通装置和 EADL），为独特的词汇编制一个装置，调定一个轮椅以提供适当的稳定性和移动性，以及适应电动玩具，以便它由一个开关控制。这些系统组件的设计和制造可以发生在商业可用技术交付的等待时间内。在所有单独的设备和适配器都可用之后，有必要将它们组合一起整体包装。例如，从一家制造商获取轮椅和从另一家制造商获取座椅系统，然后将轮椅和座椅系统组装在一起。这个装配过程的复杂程度差异很大，一些系统比其他系统需要更多的精力。

十三、交付和安装

在设备获取、修改和根据需要进行调整并集成到一个系统中之后，系统就可以准备交付给客户了。这可能发生在诊所、学校或工作场所，或者客户的生活环境中。场所的选择取决于设备的性质、客户运输的方便程度和系统复杂性（即，需要的技术人员和工具）。我们把所有的系统交付称为"适配"（fitting），因为我们把人（客户）与系统的其余部分连接起来。在某些情况下，如定制座椅系统，这个过程类似于一种矫正或修复装置的适配。在其他情况下，适配侧重于系统的安装、将控制接口和设备安装在轮椅上，以及各个部件的互连。在进行调整以优化客户使用系统的能力后，适配阶段也可能包括一些评量。一个例子是使用头部开关来控制电动轮椅。头部开关必须附在轮椅上，并与控制器单元相连。初始附件是在适配之前完成，并且在适配期

间，调整头部开关的位置（例如，这些开关与客户的头部很接近）以适应最大化性能。适配尽可能由可以调整的临床医生和技术人员完成。在订购和接收设备之间经过了相当长的时间后，客户的身体功能或体型可能会发生变化。因此，适配期间必须评量设备订购时提出的建议是否仍然有效。如果无效，则在适配过程中进行调整。

许多辅助技术系统的复杂性可能需要多次对话去获得所有适当的调整、安装和适配。通常情况下，只有在客户使用该设备一段时间，并已习惯其设备功能之后，才能意识到需要进行调整。临床医生应该时刻准备调整和适应系统，直到客户的目标和需求得到满足，尽管在现实中，服务配置过程往往在社区服务提供中没有资金支持。这一阶段的交付过程通常涉及一些重新评量，但是评量的是否成功与最初的评量和建议的质量直接相关。

十四、促进辅助技术系统性能

在辅助技术服务配置涉及的每个人都关注的一个主要问题是，推荐的设备是否能达到既定目标。不能假设干预以设备的交付而结束。大多数技术用户，即使是那些有过技术经验的用户，也需要帮助来提高他们使用设备的性能。临床医生负责制定促进客户表现的计划。实施该计划的通常是康复助理。本节讨论了三种可用来促进使用辅助技术技能开发的一般策略：训练、性能辅助和书面操作指南（Bailey, 1996）。训练使客户及其家庭和护理者参与其中。性能辅助是帮助设备使用的软技术，包括诸如电话控制器中存储的电话号码之类的内容。书面操作指南可以提供多种格式，在开发这些操作指南时，我们提出了一些意见。

（一）训练

使用辅助技术的训练已被确定为预测继续使用设备和接受设备的最为关键的因素之一。然而，因为推动实践的资金问题，训练往往是缺少或存在不足的。相比于回到社区后接受设备的客户，在临床上使用设备的客户更容易接受训练。我们在这里讨论的被认为是一种理想的情况。

训练通常是在面对面的情况下进行的，无论是面对个人的，还是一组成员的。刚开始使用设备的客户最有可能接受个体训练。一些具有设备使用经验的客户更可能从成员组训练中受益，因为他们已经熟悉设备的基本功能。轮椅"训练营"教授特定

的轮椅技能或让使用沟通设备的儿童参与戏剧节目的表演就是小组训练方法的两个例子。在线教学策略和资源是在无法获得面对面训练机会的情况下提供训练的另一种选项。

我们将介绍六种可以在训练过程中实施的策略：①让客户熟悉设备的基本功能；②从简单转向复杂；③建立成功；④从客户最重要的活动开始；⑤让客户（和护理人员）参与建立所有阶段的目标和计划；⑥整个过程建立在非正式评估上（框 5-7）。这些策略来自辅助技术建议的训练策略的回顾（Kirby et al., 2005; Light, 1989）。

框 5-7 辅助技术实施的训练策略。

让客户熟悉设备的基本功能。
确定设备的不同控件。
向客户显示设备的功能。
从简单转向复杂。
不要假设客户事先了解这种类型的设备的知识；从包含最少控制步骤的任务开始。
随着客户对设备使用技能的获得，增加解决问题的复杂性和需求。
康复助理负责临床环境的安全。
建立成功。
了解客户的技能水平，并在该水平或略高于该水平的情况下开展训练工作。
提供一个能保持客户动力，但不会导致产生挫折感的挑战水平。
从客户最重要的活动开始。
让客户和护理人员参与建立所有阶段的目标和计划。
在整个过程中建立非正式评估。

客户熟悉设备的特性和工作原理是重要的第一步。辅助技术的使用并不常见，所以第一次接收设备的客户并没有通过观察他人事先了解使用设备的相关知识。例如，扫描作为一种选择方法并不是控制商业设备的常用方法。首次使用扫描的客户需要了解扫描模式、控制扫描速度，以及如何做出选择。同样，第一次接触手动轮椅的客户需要知道如何使用刹车、车轮如何走直线或转弯，以及如何移动脚和扶手完成转向。了解设备的工作原理是成功使用的第一步。这方面的训练被称为操作能力（operational competence）（Light et al., 2003）。

临床推理指导确定可用于初始训练和确保成功的简单活动（Doyle Lyons & Blesedell Crepeau, 2000）。例如，使用单开关，按一下时启动玩具或电视，按第二下时关闭，客户就知道了单开关的基本使用方法。

提供一个无障碍的环境，使客户可以自由地驱动轮椅，使他能够安全地移动椅子而无需准确性。互动性与条件性推理用于训练计划的实施，以协助识别对客户构成适当挑战的活动，并使客户能够成功地使用设备。帮助客户在日益复杂的情况下使用辅助技术，并在不熟悉的情况下解决问题的训练被称为策略能力（strategic competence）（Light et al., 2003）。

与服务交付过程中的所有其他步骤一样，训练包括了解客户的目标，并让她参与过程的规划和决策制定。与客户合作实现她的目标，确保训练是一个协作的过程，并使客户参与进来。例如，一个脊髓损伤导致身体功能受限的客户，如果听到音乐对她很重要，那么如果能让她控制音乐设备，则她将更加愿意学习如何使用电子辅具来进行日常生活。同样，一个喜欢和她的配偶在户外散步的客户，如果这个训练能让她和她的配偶一起恢复这项活动，那么她也将会进行轮椅使用技能训练。

在整个过程中需要对客户的表现进行非正式评估。在康复中发现临床推理的初步工作揭示了干预期间的隐性（或潜意识）推理，即临床医生根据病人的表现或反馈不断调整活动（Mattingly & Fleming, 1994）。这些调整可能包括知道什么时候提供帮助，而不是在客户成功使用设备时进行调整，对设备进行必要的定位调整或设备控制调整，修改或更改活动以适应客户的需求。通常这些调整发生在谈话期间，是无意识的。正是在谈话之后的记录保存或制图过程中，这些调整、调整的理由及其成效才成为重点。重要的是要反思谈话并记录信息，以记录进展并指导下一步。

（二）功能辅具

包含个人用于协助完成活动的信息的文档或设备被称为功能辅具（performance aid）。通过减少要记住的信息量，功能辅具减少了完成活动所需的认知处理量。有了功能辅具，用户不必依赖于长期记忆，从而减少了错误，提高了完成某些任务的速度，并减少所需的训练时间。功能辅具不一定非要写下来；图像符号也可以帮助无法阅读的个人有效地阅读。Bailey（1996）描述了五种功能辅具质量标准：①无障碍性；②准确性；③清晰性；④完整性和简洁性；⑤易读性。

功能辅具通常用于因大脑受损而造成记忆力缺陷的个人。功能辅具的一种形式是简单地分步指导，帮助用户执行一系列任务。例如，Tim 是一个头部受伤的年轻人。他使用计算机完成学校作业，但记不住计算机文字处理程序的步骤顺序。完成此任务的步骤已被简单地写下来并贴在他的计算机旁边。因为 Tim 的视力也有问题，所以步骤说明是用粗体大字打印的。对于 Tim 来说，这个简单的功能辅具意味着在使用他的计算机时成功和失败之间的差异。

另一种类型的功能辅具能帮助记忆几个项目的信息。这类辅具的一个例子是打印的带有含义的编码列表，这些代码可能会存储在个人的增强沟通系统中。通常这样的列表会附加到设备的侧面，这样用户就可以根据需要轻松地查看它。有时编码和它们的含义被内置到软件程序中，并在用户每次选择一个字母时在屏幕上出现相应的显示。

（三）操作指南

操作指南应被视为系统的一个组成部分，并可在系统交付时向用户提供。操作指南有许多不同的形式，包括印刷和数字媒体。当需要带有详细信息的分步指导或需要呈现图形信息时，操作指南是有帮助的。临床医生不能想当然地认为制造商所提供的操作指南是充分完善的。系统制造商提供的操作指南可能包括太少或太多的信息，它们可能具有基本的知识水平，或者可能很难被用户理解。建议临床医生根据需要审查和增补制造商的操作指南。当制造商的文件说明太过详细时，临床医生可以审查文件，并压缩成一个速查参考表，提供简化和经常使用的信息。

临床医生在开发功能辅具或补充制造商的操作指南时应考虑几个因素，应考虑对客户来说最有效的形式。正如 Tim 的例子所示，图片系统可能是最合适的形式。有些客户从计算机或平板电脑的屏幕上阅读操作指南时可能感觉不舒服，需要将指南从电子格式转化为打印格式。其他客户可能需要口述说明而不是视觉上的文字说明。在某些情况下，多套说明是必要的，以达到客户、家庭和其他护理人员的需求。

操作指南的无障碍性和可用性是由客户决定的。通过打印材料呈现的信息应该进行阅读水平和说明清晰性的分析。对于有视力障碍的客户和护理人员来说，字体大小和颜色对比非常重要。在这种情况下，越简单越好——白色背景下使用黑色字体，或黑色背景下使用白色字体，这是最容易阅读的形式。当用户有视力障碍，而限制了她的阅读能力时，应

考虑其他的传达方式。客户和其他用户应核对操作指南的可用性，以确定她是否理解所提供的说明。

（四）跟踪和后续

在系统实施后，很容易认为干预已经完成。然而，这种看法是完全错误的。系统的交付标志着设备使用时间的开始，因此它标志着系统效能评估的开始。我们使用术语跟踪（follow-up）指的是辅助技术系统交付后立即发生的活动，以解决设备的有效性、训练和用户策略。术语后续（follow-along）用来描述在较长的时间内发生的活动。这一阶段解决诸如需求或目标的变化，新设备的可用性，以及其他关注点等因素。

我们在交付过程中包括一个正式的跟踪阶段，原因有以下几点：①辅助器具很少能在不需要调整的情况下直接使用；②电子设备在使用初期可能需要调整；③训练计划可提供设备使用的初步知识，但使用的专业技能来自长期的经验和多种情况下的使用；④感知到的设备故障可能是由于缺少设备理解而导致的操作错误。一个精心制定的后续计划将很容易发现这些问题，并迅速解决它们。

维修和维护经常在跟踪阶段进行。维修指在系统中纠正一个问题所采取的行动。而维护是一套系统的程序，其目的是保持设备的正常工作。维护设备功能的例子有正确地给电池充电、清洗设备，拧紧安装硬件和润滑运动机械部件。定期的时间表将确保设备必要的维护。辅助技术系统故障会严重影响客户的生活。例如，客户依赖电动轮椅来行动。如果电力系统出现故障，他可能会用手动轮椅作为备份方案，但他的独立性会明显降低。辅助技术系统的维修通常通过制造商的代表或直接通过制造商进行。在后一种情况下，该设备必须返回到工厂进行维修，客户可能几天甚至更长时间无法使用它。及时关注客户维修需求是跟踪的重要环节。

作为一个正式跟踪计划的一部分，在交付后与客户定期联系（通过电话、电子邮件、在工作现场、在家里或在诊所）是可取的。无论是否存在感知到的问题，这些联系都会发生，而且它们是在训练和维修等其他活动之外发生的。这种定期的联系很重要，因为可能会出现一些未注意到的问题，或者更常见的是，在跟踪期间发现有未被充分利用的功能。正如我们所定义的那样，跟踪比后续需要一个更长的时限。而跟踪阶段通常涉及辅助技术系统操作的

第一年，后续阶段则贯穿个体的一生。几年时间后，客户可能会因为一些原因退回服务。他们可能已经发现，设备不像他们所希望的那样工作，也未达到他们的功能目标。另一个原因是他们在获得设备之后，一直在获取有关先进技术的信息。在其他情况下，客户可能已经发生了重大变化。这种变化经常出现在孩子们的成长中，如需要重新修改他们的座位系统。变化也可能是一种退化状态，如肌萎缩侧索硬化症，在这种情况下，该设备可能也需要改变，以适应身体功能下降。在其他情况下，客户情况的变化是其发展了新技能的结果，该结果可能使人们考虑使用新设备的特性。例如，患有 TBI 的客户最初可能会收到一个基于非常简单的句子回访的沟通设备。当他恢复后，拼写能力可能会提高，所以应当考虑具有这种功能的设备。

对于后续还有其他原因。其中最重要的是客户生活角色和情境的变化。例如，患有严重脑瘫的 Martin，多年来一直使用扩大和替代沟通装置（augmentative and alternative communication, AAC），现在他决定独自搬进一间公寓。这一成功转变很大程度上取决于辅助技术系统的有效性。EADL 允许他控制电灯等电器，接听和拨打电话，并控制电视和其他娱乐设备。重新评估不是由他的状况的变化所决定的，而是由他的生活角色的变化和他使用的技术情境所决定的。

（五）辅助技术系统中错误的影响

识别错误和确定错误来源是评估设备特性和客户之间匹配过程的另一个组成部分。辅助技术系统中的两种错误类型值得关注。随机误差是不常见的，通常是偶然发生的。随机误差的一个例子是因为大量的环境噪声而无法理解语音合成器的输出。如果噪声不存在，则没有误差，即使有噪声，也不会导致解释上的误差。造成误差的原因仅仅是使用语音合成器的需要、噪声存在和不理解输出的听者的随机共同出现。随机误差可能再次发生，但并不会在系统中持续出现。在辅助技术系统设计过程中，避免这种类型的错误是不可能的。

更多的关注是在可预见的条件下发生的周期性或有规律的错误。这些错误也可能不常发生，但他们是可预见的。例如，当使用语音合成器时，很多文字转语音软件程序会在单词发音上出错。只要输入特定的单词，就会出现发音错误。这种错误可以在设计过程中处理。错误对辅助技术系统的性能有

几种影响，包括信息丢失、伤害和尴尬。这三种情况可以发生在同一个系统中，可能是由于人、活动、情境、辅助技术或所有这些组件的相互间作用造成。例如，如果用户不能定期给电池充电，电动轮椅就不会起作用。用户应该使电池保持充好电量的状态，电动轮椅系统必须提供关于电池充电量的准确信息。这里的无错误功能依赖于人与技术的成功融合。

信息丢失是扩大沟通系统（见第十六章）和感官辅具（见第十三章和第十四章）普遍存在的现象。信息丢失是指系统输出的中断，无论是如语音输出沟通辅具的听觉或视觉上，还是如驱动电动轮椅的动力的物理上。这种情况的发生，可能是因为操作人员在运动、感官或认知表现上出现错误，或由于设备错误而导致的。虽然这些错误（人或设备）对系统性能的最终影响可能是相同的，但必须区分是人还是设备的影响才能纠正问题。

当操作人员出错时，需要区分出错的原因，是缺乏能力（例如，无法控制过度震颤导致错误的选择，或在阅读显示屏上有视觉限制），还是缺乏技能（使用设备的经验或实践不足）。如果问题是用户的自身能力，那么必须在系统中进行修改（例如，使用键盘锁以防止错误的输入，或扩大显示屏幕来提高清晰度）。如果是技能问题，训练可能有助于减少错误量。

身体伤害是由系统错误引起的更严重的后果。这种类型的错误可能发生在移动系统中（见第十章），例如，制动系统故障或电机无法关闭。考虑到这种类型的错误，我们得出了"故障安全"设计的概念。这种方法试图预测错误的类型，并确保即使发生了错误，也要将伤害的可能性最小化。例如，如果电动轮椅控制器发生故障，那么应该在控制器关闭状态下出现故障。如果在全开状态下发生故障，用户可能因为轮椅无法控制而受伤。与系统信息缺失类似，用户还有自身能力或技能会导致身体伤害。另一个例子是关于盲人移动辅助设备的故障。如果该设备不能识别障碍物或危险（如坠落），则个体可能会受到严重伤害。

辅助技术系统错误的最后一个普遍影响是尴尬。这种辅助技术影响有些独特，它是辅助技术在残疾用户日常生活中所起作用的直接结果。因为在没有系统情况下，执行的任务不能完成，所以用户全天都在使用系统。长期以来导致尴尬的系统错误是不

可避免的。尴尬可能相对次要，如操作设备掉下一勺食物。而在其他情境下，它可能更为重要。例如，扩大沟通设备可能失效，并产生错误的表达。如果情境是在一个重要的会议报告上做陈述，错误的表达是一种秽语，后果可能是非常负面的。要正确看待这类错误的重要性，请记住，用户和其他人通常都认为设备是用户的一部分。因此，用户应该对不恰当的话语负责，就好像她用自己的声音说出来一样。

错误及其产生的影响可能是由辅助技术系统的任何组件或它们之间的相互作用引起的。人为错误可能与能力或技能有关。设备可能发生故障，在这种情况下，错误的发生与设计有关。情境可能会导致错误发生。例如，如果轮椅坐垫长时间暴露在非常寒冷的环境中，坐垫材料会冻结，可能会减弱轮椅坐垫的卸压性能。一个由 HAAT 模型的组件之间的交互引起的错误的例子涉及具有许多功能的设备，这些设备需要复杂的命令才能成功激活。在某种程度上，错误是由用户自身了解如何操作设备能力引起的。这也是由于设备的设计需要复杂的操作才能成功。在第三章中描述了与客户使用辅助技术感知相关的一些概念，在这里也讨论了相关的内容。

从讨论中可以看出，在辅助技术过程的几个点上可以识别和减少错误的发生。最初，将设计和附带的符合包容性设计原则的软技术结合，可以最大限度地减少错误。然后，结合试用期，可以通过使用全面评估识别和修正错误，从而促成一个合适的设备推荐。最后，通过对个人用户跟踪和对系统有效性的市场调研，识别并减少辅助技术系统中的错误。

第四节　评估辅助技术服务和系统的有效性

由于许多原因，对辅助技术服务和系统的有效性的评估非常重要。首先，评估为团队指出辅助技术服务为个体客户及其家庭带来的好处。评估可以为客户提供一个改善功能和生活质量的措施。正式的成效评估还可能作为出资方的参考条件，无论是针对个体客户还是在将来获得的资金方面。在后一种情况下，使用正式评估工具对设备使用的正向成效进行累积记录，证明设备之间的差异，从而支持将来向其他客户提供设备。在本节中，我们提供了关于正式评量的信息（通常由临床医生完成），以及一种非正式的评量框架（在持续的基础上完成）。

Fuhrer 等人（2003）认为，一个全面的概念框架将指导有用的成效测量的发展。他们描述了一个模型，该模型将有助于研究人员和临床医生在发展、考虑和实施辅助技术成效测量过程中确定假设、变量和人群。设备使用的成效被认为是设备使用的频率和持续时间。

当评估很重要时，该模型需考虑不同的时间框架：设备的刚开始获得时及导致短期和长期成效的引入阶段。设备获取时需考虑三个方面：①对设备的需求；②设备类型，包括设备内部和外部的特性；③获取设备时所涉及的服务（Fuhrer et al., 2003）。在评估短期和长期成效时，要考虑许多概念，包括有效性、效率、设备满意度、心理功能，以及设备对客户健康的贡献的主观意见（Fuhrer et al., 2003）。如果用户不满意设备，那么在短期或长期时间内设备可能会被放弃。与 ICF 相关的建构（ICF; WHO, 2001）是在短期和长期时间里的中介因素。

辅助技术系统在满足客户需求的有效性方面与许多因素有关。Sackett（1980）确定了三个与辅助技术服务配置相关的成效评估的属性：有效性、效能性和效率性。对设备有效性的评估，确定了设备是否做它打算做的事情（即设备是否能工作）。有效性是根据产品对客户生活和需求的影响来衡量的。有效性的成效测量必须以关注客户和辅助技术干预结果为出发点和重点。这些结果使我们能够确定的服务配置结构和过程的效能性。效能性是以有效的方式产生预期结果或有效影响的能力。这方面在服务配置结构和过程的评估过程中被测量的。它提供了有关服务如何交付的有用信息，以便进行必要的修改。

Lenker 等人（2013）最近的一篇文章收集了客户对辅助技术成效研究的看法。该研究涉及使用辅助技术的成年用户，他们参与了重点小组。参与者表明，他们看重的是辅助技术对他们的独立性、参与工作和学习的能力，以及对他们幸福感知的影响（Lenker et al., 2013）。此外，研究人员得出结论，辅助技术成效评估必须侧重于服务配置过程，因为许多参与者报告说明，这个过程耗时久且令人懊恼，会产生长期的后果。服务配置过程的一个关键因素是客户及其看法。接下来的研究应确定服务配置过程的其他关键要素。最后，参与者表明，辅助技术拨备的成本是另一个辅助技术研究的重要组成部分（Lenker et al., 2013）。

一、正式评估

辅助技术服务配置的正式评估（formal evaluation）包括评估一般功能的成效测量（outcome measures）和评估辅助技术使用的具体组成部分的成效测量。在过去的十年中，辅助技术成效测量得到了更多的关注。目前正在开发各种工具，以便能够对沟通装置和轮椅等特定技术进行相关的成效测量。以下章节将介绍这些评量的例子，并讨论这些类型的技术。框 5-8 列出了一般功能的一些常用测量方法，它们被设计用于初始评量，然后在服务配置结束时再一次使用，以确定设备使用后的功能变化。这些评量包括《加拿大作业表现测量》（Canadian Occupational Performance

---

框 5-8　常见辅助技术成效测量。

一般的表现测量——不专门针对辅助技术

《加拿大作业表现测量》（COPM）（2005）

COPM 测量客户对自我认定的作业表现目标的重要性与表现满意度的看法。目标被确定为自我护理、工作效率和休闲。COPM 被设计用于干预前和干预后。

《功能独立性评定》（FIM）（1997）

FIM 是一种广泛使用的康复成效测量工具，用于测量在自我护理，排便管理、转移、移动、沟通和认知的范畴下的表现。使用辅助技术的个体不会得到最高分，最高分只授予执行无帮助活动的个体。量表用于干预前和干预后。儿童版（WeeFIM）也可使用。

《儿童残疾评估表》（PEDI）（1998）

PEDI 用于评估各种残疾的婴幼儿（6 个月至 7.5 周岁）的功能和表现。年龄在 7.5 周岁以上、发展水平处于或低于7.5 周岁的儿童也可以用 PEDI 进行评估。表现在三个目标领域进行评估：自我护理、移动性和社会功能。PEDI 的测试结果提供了关于儿童表现、需要从护理者处得到帮助及使儿童执行不同功能所需的修改（包括面向儿童的修改、康复设备的使用和广泛的修改）的信息。

特定的表现测量——针对辅助技术

《辅助设备对社会心理影响量表》（PIADS）（1996）

PIADS 测试与使用辅助技术相关的三种社会心理结构。这些成效包括能力（功能独立性、性能、生产效率），适应性（设备的启动和释放效果），以及自尊（设备在何种程度上影响了自信、自尊和情绪健康。）

《魁北克用户对辅助技术满意度评估》（QUEST）（1996）

QUEST 包含三个部分。第一部分提供了辅助技术满意度被评估的情境。第二部分要求用户对许多不同变量的重要性进行评测。第三部分将第二部分的结果组成三个全局类别：环境，人和辅助技术。最后一部分能够确定设备使用满意度较低的区域。

《辅助技术对家庭影响量表》（FIATS）——《自适应座椅辅助技术家庭影响量表》（FIATS-AS）（2006）和《扩大与替代沟通辅助技术对家庭影响量表》（FIATS-AAC）

FIATS 评量使用辅助技术对使用辅助技术的儿童及其家庭的健康和幸福感的影响，以及对使用辅助技术儿童的活动和参与的影响。工具最初的设计是为了评量自适应座椅使用的影响。适应性用于评量增强和替代沟通装置的影响。

Law M, Baptiste S, Carswell A, et al: *Canadian Occupational Performance Measure*, ed 3, Toronto: CAOT/ACE Publications, 2005.

Uniform Data System for Medical Rehabilitation (UDS): *WeeFIM*, version 4.0, Buffalo, NY: State University of New York at Buffalo, 1993.

Uniform Data System for Medical Rehabilitation (UDS): *Functional Independence Measure*, version 5.1, Buffalo, NY: Buffalo General Hospital, State University of New York, 1997.

Haley SM, Coster WJ, Ludlow LW, et al: *Pediatric Evaluation of Disability Inventory*, Boston: Trustees of Boston University, 1998.

Day H, Jutai, J: Measuring the psychosocial impact of assistive devices: The PIADS, *Can J Rehabil*, 9:159-168, 1996.

Demers L, Weiss-Lambrou, R, Ska, B: Development of the Quebec User Evaluation with Assistive Technology (QUEST), *Assist Technol*, 8:1-3, 1996.

Delarosa E, et al: Family Impact of Assistive Technology Scale: Development of a measurement scale for parents of children with complex communication needs, *Augment Altern Commun*, 28:171-180, 2012.

Ryan S, Campbell KA, Rigby P, et al: Development of the Family Impact of Assistive Technology Scale, *Int J Rehabil Res*, 29:195-200, 2006.

Measure，COPM）（Law et al., 2005），《功能独立性评定》（Functional Independent Measure,FIM）【医疗康复统一数据系统（Uniform Data System for Medical Rehabilitation），1997】，《儿童功能独立性评定量表》（WeeFIM）（医疗康复统一数据系统，1993），《儿童残疾评估表》（Pediatric Disability Inventory，PEDI）（Haley et al., 1998）。

还有三种被用来评估社会心理成效的专门针对辅助技术的工具。这三种工具分别是《辅助设备对社会心理影响量表》（Psychosocial Impact of Assistive Devices Scale, PIADS）（Day & Jutai, 1996），《辅助技术对家庭影响量表》（Family Impact of Assistive Technology Scale，FIATS）（Ryan et al., 2006, 2007），《魁北克用户对辅助技术满意度评估》（Quebec User Evaluation of Satisfaction with Assistive Technology, QUEST）（Demers et al., 1996）。PIADS 和 FIATS 评估使用辅助技术时的心理成效，QUEST 评估客户设备使用的满意度。

该工具有三个步骤。第一步收集个体的人口统计信息，个体使用设备的情境，以及设备的特性。第二步由 27 个项目组成，这些项目被认为是最有可能影响满意度的因素。这些项目评分范围从非常重要到不重要。在这一点上，客户可有机会添加其他项目以反映满意度。最后一步只包含得分重要或非常重要的项目，然后用 6 分制对这些项目进行评分，从非常不满意到非常满意。最终得分被认为是代表设备使用的全面满意度。

QUEST 已被用来测量患有 ALS 的用户眼球跟踪沟通设备满意度（Caligan et al., 2013），聋人和盲人的电子移动辅具（Vincent et al., 2013），计算机的工作性能（Danial-Saad et al., 2012），被激活的推环、电助力轮椅（Geisbrecht et al., 2009），移动设备（Karmarkar et al., 2009; Samuelsson, 2008），聋人群体的面对面沟通设备（Vincent et al., 2007），以及语音识别软件（DeRosier & Farber, 2007）。量表已被翻译用于中国台湾（Mao et al., 2010），荷兰（Demers et al., 2011）和丹麦（Brandt, 2005）。

PIADS（Day & Jutai, 1996; Jutai & Day, 2002; Day, Jutai & Campbell, 2002）测量辅助技术使用在心理健康与幸福指数方面的成效。它是一个包含 26 项自评量表，由三个分量表组成（Day & Jutai, 1996）：

（1）能力，衡量设备功能独立性、性能和生产

效率的效果。

（2）适应性，衡量设备的启动和释放效果。

（3）自尊，测量设备在何种程度上影响自信、自尊和情绪健康。

PIADS 评估各种辅助技术的使用成效。最初的研究集中在眼镜和隐形眼镜上（Day & Jutai, 1996）。随后的研究用它来评估 EADLs 在用户生活中的社会心理影响（Jutai et al., 2000），隐形眼镜（Jutai et al., 2003），视频重播服务（Saladin & Hansman, 2008），被激活的推环、电助力轮椅推环（Geisbrecht et al., 2009），以及语音识别软件（DeRosier & Farber, 2005）。它已被翻译为多种文字，包括中国台湾（Hsieh & Lenker, 2006）、波多黎各（Orellano & Jutai, 2013）、日本（Inoue et al., 2011）等地。该工具已被用于测试成人的各种障碍，包括身体障碍（Jutai et al., 2000, 2003; Giesbrecht et al., 2009），耳聋和重听障碍（Saladin & Hansman），以及视觉障碍（Jutai et al., 2003）

QUEST 是对客户使用辅助技术的满意程度的测量。它建立在五个前提之上：①用户满意度是多维的；②满意度与情境、人和设备的各方面有关；③用户的满意度是高度可变的，是因人而异的；④在访谈过程中，用户可自由表达自己对设备使用的意见；⑤工具必须易于理解和管理（Demers et al., 1996）。

FIATS 是一种不断发展的新工具。其目的是测量辅助设备的使用对使用辅助技术儿童及其家庭的健康和幸福感的影响，以及对这些儿童的活动和参与的影响（Ryan et al., 2013）。最初的版本（Ryan et al., 2006, 2007）被开发用于测量自适应座椅对儿童和他们的家庭生活的影响。量表由八个分量表组成，包括前面所提到的两大领域（儿童及其家庭的健康和幸福感，孩子的活动和参与）。每个项目依据 7 分 Likert 量表评分，范围从"非常不同意"到"非常同意"，分数越高表示设备的积极影响越大（Ryan et al., 2006, 2007）。该工具已被用来评估年龄在 1 岁至 17 岁 11 个月之间使用这些设备的儿童所在家庭的辅助技术使用成效（Delarosa et al., 2012; Ryan et al., 2009, 2013）。

FIATS 已针对有复杂沟通需求的儿童进行了修改，以便与增强和替代沟通设备一起使用（FIATS-AAC; Delarosa et al., 2012）。最初的工具现在被称为《自适应座椅（Scale—Adaptive Seating, AS）辅助

技术对家庭影响量表》（FIATS-AS），并被用来评估儿童座椅的自适应性结果（Ryan et al., 2009, 2013）。《辅助技术对家庭影响量表》土耳其版本（FIATS-tr）还处于初步发展阶段（Simsek et al., 2012）。

二、非正式评估

框 5-9 列出了与辅助技术使用相关的两个主要领域，它们构成了辅助技术成效的非正式评估（informal evaluation）。其中许多要素将在最初的评量过程及服务配置的实施过程中得到正式和非正式的评估。这些要素可以通过观察和与客户定期的交流来确定。虽然这些要素是单独描述的，但是收集有关它们的信息的过程却是整体性的。这里将它们分开只是为了获得更大的清晰度。

首先要考虑的要素是技术的实际使用。什么活动由设备完成？需求评量和实施过程是基于客户确定的目标，这些目标在一定程度上确定了将使用设备完成的活动。在评估过程中，临床医生决定客户是否使用辅助技术进行这些活动。如果没有，设备不被使用的原因是什么？是什么影响了客户对这些活动的选择？也许他还没有掌握该设备的使用方法，发现向他人寻求帮助或自己完成活动更容易。

> **框 5-9**　辅助技术使用的非正式评估。
>
> **辅助技术的使用**
> - 使用设备完成了哪些活动？
>   - 影响客户选择这些活动的因素是什么？
> - 设备何时使用？
>   - 什么影响着客户选择何时使用设备？
> - 辅助技术所做的就是它应该做的吗？
> - 客户使用该设备多长时间？
>   - 她可以在预期活动期间使用设备吗？
>   - 使用这个设备时她会感到疲劳吗？设备使用中是否存在某些方面导致了疲劳吗？
> - 客户需要什么帮助来安装设备？
> - 在设备安装完成后，客户是否能独立完成活动？
> - 该设备可以很容易地从一个位置运输到另一个位置吗？在一个情境中？还是跨情境的？
>
> **人/辅助技术接口**
> - 设备所在的位置是否方便客户轻松使用？
> - 客户是否可以看到设备的必要组件（例如，可视化显示器，控制开关）？
> - 客户能听到设备的声音输出吗？
> - 客户是否具备使用该设备的体力、活动范围和灵敏度？
> - 长期使用该设备时客户是否感到舒适？
> - 客户在使用的设备时是否可以检测并修复错误？
>   - 错误是由客户能力或技能导致的吗？

一个相关的考量就是什么时候使用设备。在这里一天中的某个时间是一个需要考虑的因素，因为该设备可能只在人们感到警觉并有能力操作时被使用，或者在感到疲劳时使用设备的支撑功能。什么时候使用设备涉及社交方面的另一方面？客户是否只在单独或与其他熟悉的人在一起时才使用到该设备？她是否选择在不熟悉的环境中不使用该设备？如果是这样，临床医生需要揭开该设备使用的意义，因为尴尬或脆弱的感觉可能与设备的使用相关，在某些环境中限制了设备的功能（Miller Polgar, 2010）。

很明显，一个重要的考虑因素，设备是否做了它应该做的事情。设备是否可靠。设备是否按照预期的方式启用了该功能。这一观察应在试用期和初步实施阶段进行。

临床医生应该记录客户使用了设备多长时间，设置和使用设备所需的支持，以及随着客户对设备的使用变得更熟练，这些元素的变化。同样，任何设备在同一情境或跨情境之间运输的问题都应该被记录下来。如前所述，运输可能会受到将设备从一个地方移动到另一个地方所需的体力的影响，以及将设备从一个环境中带到另一个环境中使用的机构政策限制（例如，一些学校不允许学生把学校使用的技术设备带到他们家使用）的影响。

这种非正式评估的第二个主要方面是 HTI 的考量。在这里，临床医生考虑设备是否被正确放置，以便客户可以使用它（例如，使用沟通装置上的控制器或轮椅操纵杆）。除了定位装置以方便使用外，还可以定位装置以提高舒适性。考虑客户在完成必要的活动所需的时间内，使用设备（或坐在座位系统中）是否舒适。

HTI 的物理和感官方面包括观察客户在使用过程中是否可以看到控制器和显示器；是否能听见来自设备的输出和反馈；以及是否具备使用该设备所需的力量、活动范围和灵敏度。虽然这些组件在最初的评量中被评估过，但客户的能力可能在推荐和接收技术之间已经发生了改变。此外，如果客户病情发展，客户的功能能力可能随着时间的推移而改变。儿童的成长，无论是身体上的还是发育上的，都可能会改变使用辅助技术的技能或需要。

最后，临床医生应该注意客户在使用设备时所犯的错误。这些错误可能是由于客户的自身能力（例如，她的体力可能有所下降，所以她不再有足够的体力来使用该技术）。另外，错误可能是由于客户的技能水平，这意味着需要进一步的训练。进一步需要注意的是，客户是否可以检测到她所犯的错误，并进行修复。例如，如果她在驱动电动轮椅前行时过早地开始转弯，她是否从这个错误中吸取教训，并在后续转向时在适当的时候开始转弯。

辅助技术遗弃

缺乏客户满意度的最明显的表现是客户停止使用设备，即使获得该设备的需求仍然存在。我们称这种情况为技术遗弃（technology abandonment），研究导致技术遗弃的一些因素是有用的。Phillips 和 Zhao（1993）调查了 200 多名辅助技术用户，并确定了四个与辅助技术遗弃显著相关的因素：①供应商未能考虑客户的意见；②设备采购的简易性；③设备性能差；④消费者需求或优先事项的变化。

最近的研究调查预测了辅助技术遗弃的个人和社会因素。Pape 等人（2002）对辅助技术遗弃相关的文献进行了综述，以研究辅助设备的个人意义如何影响它们融入用户的日常生活。他们发现，社会心理和文化变量是决定个体被分配给辅助技术意义的主要因素。特别是他们所期望的设备功能，使用该设备的社会成本（即设备的使用的成本 / 效益比），以及残疾不能把自己定义为一个人的观点是决定这个人是否把辅助技术融入他生活中的主要因素（Pape et al., 2002）。Reimer-Weiss 和 Wacker（2000）研究了在残疾人中使用辅助技术的因素，他们发现，辅助技术在用户生活中的相对优势和用户在设备选择过程中的参与是设备使用或终止使用的预测因素。

Scherer 和他的同事（2005）发现，与情绪、自尊、自我决定、动机相关的个人性格，以及与朋友和家庭支持相关的社会心理特征（作为例子）是设备使用的重要预测因素（Scherer et al., 2005）。总的来说，早期的研究，如 Phillips 和 Zhao（1993），以及 Pape 等人（2002）最近的工作、Reimer-Weiss 和 Wacker（2000）及 Scherer 等人（2005）提供的数据表明，设备、个人及其所处环境的特性，都能够预测他是否会使用设备或放弃使用设备。

第五节　关于资金的最后的话

辅助技术很昂贵。如果客户及其家庭不得不承担全部费用，这将导致重大的家庭负担。在许多司法管辖区，资金（funding）可用于某些辅助技术类型的使用。本节将使临床医生熟悉不同的辅助技术资金来源，并将包括需要被考虑的一系列与第三方资金相关的因素。

主流技术对残疾客户的效用会在资金方面有着正面和负面的影响。由于主流技术通常比那些专门为残疾人生产的技术便宜，所以更容易获得，成本也更低。然而，这些技术很少被包括在资助计划中，这意味着客户将要承担获取该设备的全部成本。

一、公共资金

许多司法管辖区的政府为某些设备提供全部或部分资金。资金可能来自国家（联邦）、州（省）或市政府。它可以针对特定的群体，如退伍军人、儿童、老年人、土著民群体，或正在接受某种形式社会救助的个体。公共资金也可能特定于某个环境，如教育或工作环境。资金往往基于医疗需求。公共资金的例子包括在美国的医疗补助和医疗保险计划、加拿大安大略省的辅助设备计划，以及澳大利亚新南威尔士州残疾人使用电器的计划。这些计划在第三章中有更详细的描述。

二、私人资金

（一）私人医疗保险

私人医疗保险有两种获得方式：一种是作为就业福利，另一种是个体直接购买。虽然保险政策可能会有很大的不同，但如耐用医疗设备（见第一章中辅助设备的定义）等福利往往被包括在内。在某些情况下，私人医疗保险可以用来"补贴"来源于政府的资金。

（二）其他资金来源

不包括在公共资金或私人保险的其他资金来源，包括服务社、私人基金会和志愿者组织。各种社区服务社（例如，同济会、扶轮社）可能是没有其他资金来源的当地人的资金来源。此外，与特定残疾团体有关的基金会直接向具有这种残疾的个人提供设备和服务。

三、确定资金的资格

在确定合适的资金来源时，重要的是要确定资格要求。临床医生必须同时熟悉要求和过程，以确保两者都符合。这些要求包括客户年龄、功能状态或执行特定技能的能力。例如，一些项目要求有资格获得资金支持的客户能够独立地推动轮椅行进一定距离。资格可能仅限于具体环境。有些项目只资助在学校或工作场所使用的设备。大多数资助项目列出了符合条件的设备类别，例如，如第三章所定义的那样，美国医疗保险只资助耐用医疗设备。一些融资机构规定了一个特定的时间段，在该时间内，客户需要使用该设备才能获得资金。例如，客户刚做了全髋关节置换，并预计只需要助行器 6 周，由于助行器的使用是暂时性的，因此他不可能有资格获得资金来支持购买助行器。所需要的信息包括谁负责筹资过程的各个方面及资金审批所需的支撑材料。

第六节　总结

本章介绍了评量和干预的原则，以及面向客户的服务配置过程。该过程中的步骤包括推荐引入、需求评量、评估、建议、实施、跟踪和后续。本章还描述了在使用辅助技术时构造客户观察的框架。

思考题

1．描述辅助技术评量和干预的原则。

2．区分定量和定性评量过程。

3．列出辅助服务配置中涉及的步骤，并对每个步骤进行简要描述。

4．列出技能评估的四个主要类别，并为每个类别举两个例子。

5．列出与辅助技术评量相关的情境的四个注意事项。

6．描述条件障碍和访问障碍的区别，并举出相关障碍的例子。

7．列出六个训练策略，并举例说明。

8．描述在确定书面说明对客户和护理人是否有用时的重要注意事项。

9．讨论影响辅助技术被使用或放弃的四个因素。

10．描述正式评估和非正式评估之间的区别。

11．描述辅助技术使用的非正式评估的两个主要要素，并举出每个要素的两个例子。

12．描述辅助技术资助的三个来源。

13．讨论在确定客户的资助资格时需要考虑的方面。

参考文献

American Educational Research Association: American Psychological Association, National Council on Measurement in Education: *Standards for educational and psychological testing*, Washington, DC, 1999, AERA.

Arksey H, O'Malley L: Scoping studies: Towards a methodological framework, *Int J Res Methodol* 8:19–32, 2005.

Bailey RW: *Human performance engineering*, ed 3, Upper Saddle River, NJ, 1996, Prentice Hall.

Ballantyne JC, Graham J, Baguley D: *Ballantyne's deafness*, ed 7, Chichester UK, 2009, Wiley Blackwell.

Beukelman DR, Mirenda P: *Augmentative and alternative communication, supporting children and adults with complex communication needs*, Baltimore, 2013, Paul H Brookes.

Bovend'Eerat TJH, Dawes H, Johansen-Berg H, Wade DT: Evaluation of the modified Jebson Hand Function Test and the University of Maryland arm questionnaire for stroke, *Clin Rehabil* 18:195–202, 2004.

Brandt A: Translation, cross cultural adaptation and content validation of the QUEST, *Technol Disabil* 17:205–216, 2005.

Brown-Triolo D: Understanding the person behind the technology. In Scherer MJ, editor: *Assistive technology: Matching device and consumer for successful rehabilitation*, Washington DC, 2002, American Psychological Association.

Bruininks RH, Bruininks BD: *Bruininks-Oseretsky Test of Motor Proficiency*, ed 2, Circle Pines MN, 2005, American Guidance Service Publication.

Demers L, Wessels R, Weiss-Lambrou R, et al.: Key dimensions of client satisfaction with assistive technology: a cross validation of a Canadian measure in the Netherlands, *Assist Technol Res Ser* 27:250–258, 2011.

DeRosier R, Farber RS: Speech recognition software as an assistive device: a pilot study of user satisfaction and psychosocial impact, *WORK* 25:125–134, 2005.

Doyle Lyons K: Blesedell Crepeau E: The clinical reasoning of an occupational therapy assistant, *Am J Occup Ther* 55(5):577–581, 2000.

Dunn W: Sensation and sensory processing. In Blesedell Crepeau E, Cohn ES, et al.: *Willard and Spackman's occupational therapy*, ed 11, Philadelphia, 2009, Lippincott Williams & Wilkins.

Eby DW, Molnar LJ, Pellerito JM: Driving cessation and alternative community mobility. In Pellerito JM, editor: *Driver rehabilitation and community mobility: Principles and practice*, St. Louis, 2006, Mosby.

Erhardt RP: *Erhardt Developmental Prehension Assessment*, Maplewood, MN, 1994, Erhardt Developmental Products.

Fischer AG: *Assessment of motor and process skills*, Fort Collins, CO, 2003, Three Star Press.

Flynn NA, Trombly Latham CA, Podolski CR: Assessing abilities and capacities: Range of motion, strength, and endurance. In Radomski MV, Trombly Latham CA, editors: *Occupational therapy for physical dysfunction*, ed 6, Philadelphia, 2007, Lippincott, Williams & Wilkins.

Fuhrer MJ, Jutai JW, Scherer MJ, DeRuyter F: A framework for the conceptual modelling of assistive technology device outcomes, *Disabil Rehabil* 25:1243–1251, 2003.

Giesbrecht EM, Ripat JD, Quanberry AC, Cooper JE: Community participation and pushrim-activated, power-assisted wheels versus power wheelchairs, *Disabil Rehabil Assist Technol* 4:198–207, 2009.

Haley S, Coster WJ, Ludlow LW, et al.: *Pediatric Evaluation of Disability Inventory (PEDI)*, Boston, 1998, Trustees of Boston University.

Hsieh YJ, Lenker JA: Psychosocial Impact of Assistive Devices Scale: Translation and psychometric evaluation of a Chinese (Taiwanese) version, *Disabil Rehabil Assist Technol* 1:49–57, 2006.

Houghton P, Campbell K: Canadian Practice Guidelines Panel, *Canadian best practice guidelines for the prevention and management of pressure ulcers in people with spinal cord injury: A resource handbook for clinicians*, Toronto, ON, 2013, Neurotrauma Foundation.

Inoue T, Kamimura T, Sasaki K, et al.: Standardization of J-PIADS, *Assist Technol Res Series* 28:49–54, 2011.

Jutai JW, Rigby P, Ryan S, Stickel S: Psychosocial impact of electronic aids to daily living, *Assist Technol* 12:123–131, 2000.

Jutai JW, Day H: Psychosocial Impact of Assistive Devices Scale, *Technol Disabil* 4:107–111, 2002.

Jutai JW, Woolrich W, Strong G: The predictability of retention and discontinuation of contact lenses, *Optometry* 74:299–308, 2003.

Karmarkar AM, Collins DM, Kelleher A, Cooper RA: Satisfaction related to wheelchair use in older adults in both nursing homes and community dwelling, *Disabil Rehabil Assist Technol* 4:337–343, 2009.

Killingsworth AP, Pedretti LW: Joint range of motion. In Pendleton HM, Schultz-Krohn W, editors: *Pedretti's occupational therapy: Practice skills for physical dysfunction*, ed 6, St. Louis, 2006a, Mosby.

Killingsworth AP, Pedretti LW: Evaluation of muscle strength. In Pendleton HM, Schultz-Krohn W, editors: *Pedretti's occupational therapy: Practice skills for physical dysfunction*, ed 6, St. Louis, 2006b, Mosby.

Kirby RL: *Wheelchair Skills Program*, version 3.2, 2005. Available from: http://www.wheelchairskillsprogram.ca.

Kohlmeyer K: Sensory and neuromuscular function. In Blesedell Crepeau E, Cohn ES, Boyt Schell BA, editors: *Willard and Spackman's occupational therapy*, ed 10, Baltimore, 2003, Lippincott Williams & Wilkins.

King GA, McDougall J, Palisano R, et al.: Goal attainment scaling: Its use in evaluating pediatric therapy programs, *Phys Occup Ther Pediatr* 19:31–52, 1999.

Lafayette Instrument: *Minnesota Rate of Manipulation Test, Test Manual*, revised, Lafayette IN: Lafayette Instrument, 1998.

Law M, Baum C, Dunn W: *Measuring occupational performance: Supporting best practice in occupational therapy*, Thorofare, NJ, 2001, SLACK.

Law M, Baptiste S, Carswell A, et al.: *Canadian Occupational Performance Measure*, ed 3, Toronto, 2005, CAOT/ACE Publications.

Lenker JA, Harris F: Taugher M, Smith RO: Consumer perspectives on assistive technology outcomes, *Disabil Rehabil Assist Technol* 8:373–380, 2013.

Light J: Toward a definition of communicative competence for individuals using augmentative and alternative communication systems, *Augment Altern Commun* 5:137–144, 1989.

Light J, Beukleman DR, Reichle J, editors: *Communicative competence for individuals who use AAC: From research to effective practice*, Baltimore: Paul H. Brookes, 2003.

Mao H-F, Chen WY, Yao G, et al.: Cross-cultural adaptation of the QUEST 2.0: The development of the Taiwanese version, *Clin Rehabil* 24:412–421, 2010.

Mattingly C: The narrative nature of clinical reasoning. In Mattingly C, Fleming MH, editors: *Clinical reasoning: Forms of inquiry in a therapeutic practice*, Philadelphia, 1994, FA Davis.

Mattingly C, Fleming MH: *Clinical reasoning: Forms of inquiry in a therapeutic practice*, , Philadelphia, 1994, FA Davis.

McNaughton S: Connecting with consumers, *Assist Technol* 5(1):7–10, 1993.

Miller Polgar J: Critiquing assessments. In Blesedell Crepeau E, Cohn ES, Boyt Schell BA, editors: *Willard and Spackman's occupational therapy*, ed 11, Philadelphia, 2009, Lippincott Williams & Wilkins.

Miller Polgar: J: The myth of neutral technology. In Oishi MMK, Mitchel IM, Van der Loos HFM, editors: *Design and use of assistive technology: Social, technical, ethical and economic challenges*, New York, 2010, Springer.

Nunnally JC, Bernstein IH: *Psychometric theory*, ed 3, Toronto, 1994, McGraw-Hill.

Orellano EM, Jutai JW: Cross cultural adaptation of the Psychosocial Impact of Assistive Devices Scale for Puerto Rican users, *Assist Technol* 25:194–203, 2013.

Pape TL, Kim J, Weiner B: The shape of individual meanings assigned to assistive technology: A review of personal factors, *Disabil Rehabil* 24(1/2/3):5–20, 2002.

Phillips B, Zhao H: Predictors of assistive technology abandonment, *Assist Technol* 5:36–45, 1993.

Quintana LA: Assessing abilities and capacities: Vision, visual perception, and praxis. In Trombly CA, Radomski MV, editors: *Occupational therapy for physical dysfunction*, ed 5, Baltimore, 2002, Lippincott Williams & Wilkins.

Reimer-Weiss ML, Wacker RR: Factors associated with assistive technology discontinuance among individuals with disabilities, *J Rehabil* 66(3):44–50, 2000.

Russel DJ, Rosenbaum P, Wright M, et al.: *Gross Motor Function Measure*, Cambridge, 2002, Cambridge University Press.

Ryan S, Campbell KA, Rigby PJ: Reliability of the FIATS for families of young children with cerebral palsy, *Arch Phys Med Rehabil* 88:1436–1440, 2007.

Ryan S, Campbell KA, Rigby P, et al.: Development of the Family Impact of Assistive Technology Scale, *Int J Rehabil Res* 29:195–200, 2006.

Ryan S, Campbell KA, Rigby PJ, et al.: The impact of adaptive seating devices on the lives of young children and their families, *Arch Phys Med Rehabil* 90:27–33, 2009.

Ryan S, Sawatzky B, Campbell KA, et al.: Functional outcomes associated with adaptive seating interventions in children and youth with wheeled mobility needs, *Arch Phys Med Rehabil*, 2013.

Sackett DL: Evaluation of health services. In Last JM, editor: *Mosley-Roseneau's public health and preventive medicine*, ed 11, New York, 1980, Appleton-Century-Crofts.

Saladin SP, Hansman SE: Psychosocial variables related to the adoption of video relay services among deaf and hard of hearing employees at the Texas School for the Deaf, *Assist Technol* 20:36–47, 2008.

Samant D, Matter R: Harniss M: Realizing the potential of accessible ICTs in developing countries, *Disabil Rehabil Assist Technol* 8(1):11–20, 2013.

Samuelsson K, Wresssle E: User satisfaction with mobility assistive devices: and important element in the rehabilitation process, *Disabil Rehabil* 30:551–558, 2008.

Scheiman M: *Understanding and managing vision deficits: A guide for occupational therapists*, ed 2, Thorofare, NJ, 2002, SLACK.

Scherer M: *Matching person and technology: A series of assessments for evaluating predispositions to and outcomes of technology use in rehabilitation, education, the workplace and other settings*, Webster, NY, 1998, The Institute for Matching Person & Technology.

Scherer MJ: Assistive technology: Matching device and consumer for successful rehabilitation, Washington DC, 2002, American Psychological Association.

Scherer MJ, Sax C, Vanbiervliet A, Cushman LA, Scherer J: Predictors of assistive technology use: the importance of personal and psychosocial factors, *Disabil Rehabil* 27(21):1321–1331, 2005.

Simsek Simşek IE, Ryan SE, et al.: The Turkish version of the Family Impact of Assistive Technology Scale: A validity and reliability study, *Scand J Occup Ther* 19:515–520, 2012.

Toglia JP, Golisz KM: Goverover Y: Evaluation and intervention for cognitive perceptual impairments. In Blesedell Crepeau E, Cohn ES, Boyt Schell BA, editors: *Willard and Spackman's occupational therapy*, ed 11, Philadelphia, 2009, Lippincott Williams & Wilkins.

Tredwell S, Roxborough L: Cerebral palsy seating. In Letts RM, editor: *Principles of seating the disabled*, Boca Raton, FL, 1991, CRC Press.

Uniform Data System for Medical Rehabilitation (UDS): *WeeFIM* version 4.0, Buffalo, NY, 1993, State University of New York at Buffalo.

Uniform Data System for Medical Rehabilitation (UDS): *Functional Independence Measure*, version 5.1, Buffalo, NY, 1997, Buffalo General Hospital. State University of New York.

United Nations: Convention on the rights of persons with disabilities, New York: UN, 2006. Available from: www.un.org/disabilities/convention/conventionfull.shtml

Vincent C, Deaudelin I, Hotten M, et al.: Pilot on evaluating social participation following the use of an assistive technology designed to facilitate face-to-face communication between deaf and hearing persons, *Technol Disabil* 19:153–167, 2007.

Vincent C, Routhier F, Martel V, et al: Electronic mobility aid devices for deafblind persons: Outcome assessment, *Assist Technol Res Serv* 33:559–564, 2013.

Whittemore R, Knafl K: The integrative review: Updated methodology, *J Adv Nurs* 52(5):546-553, 2005.

Wiersma W, Jurs SG: *Educational measurement and testing*, ed 2, Boston, 1990, Allyn and Bacon.

Witt JC, Cavell TA: Psychological assessment. In Wodrich DL, Joy JE, editors: *Multi-disciplinary assessment of children with learning disabilities and mental retardation*, Baltimore, 1986, Paul H Brookes.

World Health Organization: *International Classification of Functioning, Disability and Health*, , Geneva, 2001, World Health Organization.

World Health Organization and US AID from the American People: *Joint position on the provision of mobility devices in less-resourced settings*, Malta, 2011, World Health Organization.

World Health Organization: *World report on disability 2011*, Geneva, 2011, World Health Organization.

第六章

建立连接：
通过用户输入使用辅助技术

学习目标

学完本章内容，你将掌握以下知识点：

1. 描述人 / 技术接口（HTI）的要素及其在人类活动辅助技术（HAAT）模型的辅助技术组件中的作用。

2. 描述不同的解剖部位用来控制辅助技术的方法。

3. 确定和定义基本的选项方法。

4. 描述可以增强用户物理控制的方法。

5. 描述用于辅助技术的电子语音产生的主要方法。

6. 讨论通过实施运动训练程序可以获取的成效，以及如何使用技术来改善运动反应。

人 / 技术接口（HTI）是人类活动辅助技术（HAAT）模型中辅助技术的主要部分（见第一章）。Bailey（1996, p.173）将接口定义为"系统中交互的组件共用的边界"，其中"交互的本质是跨越边界来回地沟通或交换信息"。HTI 就是人类与辅助技术之间的边界，通过它可以交换信息。在实践中，HTI 描述了一种人类控制设备的方式。

如果个体有良好的精细运动控制，那么她就可以使用键盘或鼠标去操作电脑或使用辅助技术设备。这种良好的控制能力还可以让她使用操纵杆驾驶电动轮椅。如果另一个体具有较差的运动控制，那么可能就需要为他找到用粗大运动控制辅助技术或主流设备（如电脑或手机）的替代方式。

在本章中，我们将讨论可用于控制辅助或主流技术电子设备的可能运动，以及在电子设备中适应缺乏运动控制的最常见的方式。

第一节　活动：实现活动参与

电子辅助设备在支持残疾人参与活动方面扮演重要角色。辅助设备控制接口设备使用户能够与其他技术进行交互。如第二章所讨论的，这些技术可能是主流设备技术，如手机和平板电脑（见第八章），或者专门的辅助技术，如日常生活的电子辅具（EADLs）（见第十二章）、电动轮椅（见第十章）、

认知辅助技术系统（见第十五章）或沟通设备（见第十六章）。这些技术中的每一项都可以提高工作或学习的效率，支持娱乐活动，并在广泛的基础上实现社会参与。但如果没有一个精心设计和实施的 HTI 将用户和技术连接起来，那么客户就不会从这些技术中受益。

第二节　人类：辅助技术控制的解剖部位

HAAT 模型描述的辅助技术的 HTI 连接了两个主要部分：人和技术。本节将描述控制接口可适应不同需求的人的能力。

控制接口（control interfaces）通常是由精细运动控制减弱的个体使用的，这些人难以使用普通的 HTI，如电脑键盘、点击设备（如鼠标）或触摸屏（见第八章）；电灯开关；控制娱乐设备，如电视或 DVD 播放器；类似的日常用品（见第十二章）。控制接口也适用于那些需要使用电动轮椅的人（见第十章）或使用自适应控制来驾驶车辆的人（见第十一章）。

图 6-1 展示了可用于控制设备的身体部位。这些部位被称为控制位置（control sites）。控制位置包括手或手指、臂、头、眼、腿、足和口（基于呼吸或发声的转换）。每个控制位置都能够执行各种动作或活动。当残疾人和辅助设备之间的交互涉及相对精细的控制，手和手指是首选的控制位置，因为它们

通常用于操纵任务。即使手动控制受限，控制接口也可以适应精细运动控制的限制。通过使用控制加强也可以改善现有的功能（本章稍后介绍）。

如果精细运动控制受限，阻碍了手的使用，那么首选使用头部作为控制位置。使用头部运动可以获得相对精确的控制，如左右倾斜、水平旋转、前后线性运动。极少有功能性头部运动是完全水平垂直或旋转的。

如果手和头部的控制不佳，那么控制接口，通常为开关，可以用来检测肩、肘、前臂、手或手指的运动。对于精确的任务操作来说，使用手臂或腿是不太可取的，因为它们代表了大肌肉群控制的自然的粗大运动，这限制了它们在键盘使用等操作功能中的有效性。肩的动作包括肩部提升、屈曲、伸展、外展（远离身体）和内收（朝向身体）。肘关节的运动是屈曲和伸展。前臂的动作有内旋（翻掌向下）和外旋（翻掌向上）。手腕可以弯曲、伸展或从左向右移动（桡侧偏差或尺侧偏差）。手指可以单独弯曲和伸展，或拢在一起做抓和放的动作。拇指可以屈伸、外展和内收，以及和每个手指相对。每种类型的运动都可以由适当的控制接口检测到。

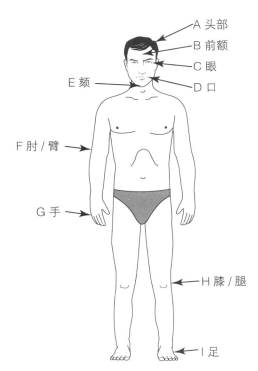

图 6-1　通常用于控制辅助技术的身体解剖位置。(来自 Webster JW, Cook AM, Tompkins WJ, Vanderheiden GC: *Electronic devices for rehabilitation*, New York, 1985, John Wiley and Sons, p.207.)。

另一个控制位置是足部移动。对于精细的操作任务，足不如手或头控制精准，因为视觉监控困难，并且足通常不如手控制灵活。然而，一些个体能够开发他们足部的精细控制以进行打字输入（图 6-2）。使用下肢的控制运动包括腿髋部的提起和放下（如髋关节外展和内收，膝关节屈曲和伸展）、足底屈曲（足趾朝上）或背屈（足趾朝下），以及足内翻或外翻（旋转运动，类似足内旋和外旋运动）。通过这些运动可以控制各种类型的开关。

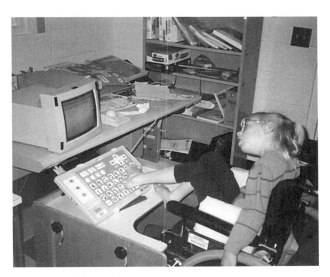

图 6-2　使用足控制扩展键盘。

最后，呼吸气流可以被检测到，并通过个体吸气和呼气作为控制位置来控制开关。发声可能产生声音（包括口哨声）或言语。控制接口可以检测声音，而语音识别也可用作控制接口。舌部运动也常用于控制。

肌肉张力（高或低）、力量、忍耐力、活动范围、震颤的存在和震颤的类型都可导致运动控制减弱，从而需要专门的 HTI。影响精细运动控制的残疾可能会导致精细运动控制受限的情况（案例研究 6-1）。

第三节　辅助技术：用户与技术的连接

一、人 / 技术接口的要素

HTI 的三种技术要素有助于设备的操作：控制接口、选项集和选项方法。这三个要素是相互关联的，必须仔细关注每个要素才能得到有效的 HTI。

（一）控制接口

控制接口（control interface）是辅助技术系统中人员操作或控制设备的硬件。控制接口有时也被称为输入设备。控制接口的示例包括键盘、一个或多个开关、触摸屏或触摸板、鼠标和操纵杆。

（二）选项集

每个控制接口允许用户选择向辅助技术设备提供输入，或以某种方式控制其操作的一个或多个项目。可供选择的可用选择项被称为命令选项集（selection set）（Lee & Tomas, 1990）。例如，如果有人想要使用电动轮椅，则选项指令可以是前进、后退、向左、向右和停止。对于在具有特殊控制接口的计算机上打字时，选项集将是整个计算机键盘。选项集可以由传统的正字法（如书写的字母、单词和句子），用于表达想法的符号、计算机屏幕图标、线条图或图片来表示。呈现选项集的模态可以是视觉的（如键盘上的字母或屏幕上的图标）、触觉的（如盲文）或听觉的（如听觉扫描中的语音选择）。

选项集的量、模态和类型是基于用户的需求和期望的活动输出（见第一章）。HAAT 模型中的活动输出，包括沟通（替代沟通方式或增强语音或写作）、移动性、操作性（如通常需要手和手臂协同完成的事情），以及认知性（辅助心理活动）。EADL（见第十二章）或电动轮椅（见第十章）通常比扩大沟通设备（见第十六章）或电脑（见第八章）的功能选项要少。选项集的量也可能会根据用户的技能和年龄变化而变化。例如，一个具有拼写能力和良好身体控制的个体，能够使用由所有字母和功能按键组成的标准键盘的选项集。另一个在做语言训练和沟通技巧的个体，可能会使用在笔记本托盘上显示的只包含两张图片符号的选项集。

（三）选项方法

有两种基本的选择方法（selection methods）可被残疾人用来在控制接口上进行选择，这就是直接选项和间接选项。直接选项方法通常对于可以选择的每个选项都有一个接口。例如，键盘上的每个字母都有一个单独的按键。间接选项方法包括扫描（scanning）、定向扫描和编码访问。

二、处理器：控制接口连接到期望活动输出

当控制接口被用户激活时，信息通过信号发送到处理器。处理器解释信息并生成两种信号，① 将信号转换到正在使用的任何显示器上；② 取决于辅助技术系统的功能的活动输出。例如，电动轮椅（见第十章）的操纵杆设置通常为：将向上输入信号转换为轮椅向前移动的信号，向下转换为向后移动，向左转换为向左移动，向右转换为向右移动。同样的操纵杆可以用来控制电视机（见第十二章），其中上、下、左、右的相同的四个动作控制电视音量升、音量降、电视频道加和电视频道减。选项集中必须包括与设备上每个功能对应的元素。

三、直接选项

直接选项（Direct selection）允许个体使用控制接口随机选择选项集中的任何项。个人可以使用声音、手指、手、眼睛或其他身体动作来输入选择指令。在这种选项方法中，用户识别一个目标并达到目标（Smith, 1991）。在任何时候，选项集中的所有指令都同等地可用于选择。在键盘上打字或从花园里摘花是直接选项。直接选项是最困难的物理方法，因为它需要精细、可控的运动。因为从选择上会有即时直接的结果，显得更直观，更易于理解，并且对认知要求不是很高。图 6-3 显示使用直接选项来获

直接选项

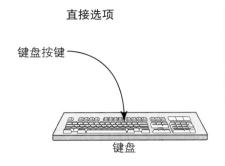

键盘按键

键盘

输入	输出
敲击 S 键	S

图 6-3　图片显示了使用直接选项来输入字母 S。（来自 Smith RO: Technological approaches to performance enhancement. In Christiansen C, Baum C, editors: *Occupational therapy: Overcoming human performance deficits*, Thorofare, NJ: SLACK, 1991.）。

得字母 S 的输入。不同形式的输入接口都允许个体使用直接选项，对此本章随后会有描述。

四、间接选项

当个体身体功能无法完成直接选项输入命令时，那么就应当考虑间接选项输入。间接选项（indirect selection）涉及进行选择的中间步骤。最常见的间接选项方法是扫描、定向扫描和编码访问。大多数电子辅助技术设备都可以通过一种以上的控制接口和选项方法进行访问。大多数设备上的选项集也可以根据用户的需求进行变化。从制造商的角度来看，多功能性的设备允许其适用于更广泛的人群，这有助于控制设备的成本，并使其可以适应不断变化的用户需求和技能。

（一）扫描

扫描时，选项集在显示器上显示，选项命令中的每一项依次被灯光照亮或由声音或语音指示。当个体希望选择的特定指令被呈现时，用户激活一个控制接口来选择该项。用于扫描的控制接口通常是单个开关或两个或多个开关的阵列。根据用户的需要，扫描可以改变格式（符号的类型和它们所呈现的方式）。用于选择控制接口信号的方式也会有所不同。扫描需要良好的视觉跟踪能力、高度的关注和排序的能力。扫描的优点是，它只需要很少的动作控制就能做选择。

由于扫描本身速度缓慢，所以已经有许多方法使之变得更加高效和快速。提高扫描效率的主要方法是使用有效的技术，这些技术允许用户选择条目组（如字母），而不是单独的输入。这样做的方法被称为速率增强，本章后面将展开讨论。

扫描的主要挑战是最大化地提高扫描速率。如果速度太快，用户将无法做出准确的选择，因为他们不能足够快地反应。如果速度太慢，文本输入率（text entry rate，TER）将低于必要的速率，并导致用户生成输入的速率低于必要的速率。"0.65 规则"提供了一种可靠、系统的方法来为单开关扫描选择最合适的扫描速率，从而避免过多的试验和错误（Simpson et al., 2006）。0.65 规则基于数据，数据显示用户的反应时间和合适的扫描速率时间比值大约是 0.65。临床表明如果客户的反应时间可以测量，那么除以 0.65 将得到某人每秒钟的扫描速度，这可能是某人的最佳扫描速率。例如，如果反应时间是 1 秒，那么扫描时间将是 1/0.65 秒，相当于用 1.5 倍的反应时间扫描。Simpson 等人（2006）对 6 名脑瘫（cerebral palsy，CP）继发的严重身体障碍个体进行了一项研究，他们使用扫描输入典型数据。测试者使用自己的系统输入，将扫描速率的按照 0.65 规则确定的结果与自我选择扫描速率进行对比。测试数据支持这样的假设，即 0.65 规则推荐的扫描速率产生的速度和准确度与这组参与者的受试者自选扫描速率的性能相同或更好。

（二）定向扫描

定向扫描（directed scanning）是一种混合的方法，在该方法中，用户激活控制接口来选择扫描方向，纵向或横向扫描。通常每个移动方向都有一个开关，通常有四个方向，但也可以达到八个方向。用户首先选择他希望扫描的方向。通过用户按住开关，控制光标在选定的方向上移动。当开关释放时，光标停止，用户要么等待接收时间（acceptance time）间隔，要么单击附加控件。接收时间实际上是在选项时间上和信息发送给设备的时间之间，有一个轻微的延迟。它允许用户通过等待时间结束做出选择。选定的指令被发送到设备。

一个操纵杆或一组控件（2~8 个开关）是用于定向扫描的控制接口。图 6-4 给出了指令输入样例，选择输入字母 S 需要使用四方位操纵杆定向扫描。

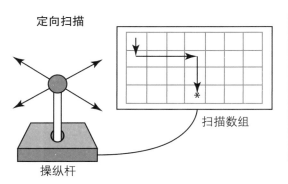

图 6-4　定向扫描显示选择字母 S 所需的输入。用户选择扫描的方向，设备在选项集中依次扫描。当到达所需的项时，用户做出选择。（来自 Smith RO: Technological approaches to performance enhancement. In Christiansen C, Baum C, editors: *Occupational therapy: Overcoming human performance deficits,* Thorofare, NJ: SLACK, 1991. ）。

定向扫描比直接选项需要更多的步骤，但比单开关扫描步骤要少。用户需要去激活并保持控制接口，并在适当的时间释放。如果个体能够产生使用这种方法所需要的动作，结果将更快地将所需的选择输入到设备中。

（三）扫描选择技术

在扫描和定向扫描期间，用户激活控制接口进行选择的动作通常可以根据用户的能力而变化。表 6-1 列出三种了扫描技术及技术所需的运动技能水平要求。这张表有助于将扫描技术与用户技能相匹配。例如，有些技术更多地依赖于快速响应开关的能力。其他方面需要警觉和等待选择出现的能力。还有一些则要求用户在选择出现之前握住开关，然后释放。

表 6-1　扫描选择技术和定向扫描。

	自动扫描	分步扫描	反向扫描
等待性	高	低	适中
激活性	高	适中	低
有效性	低	低	高
松弛性	低	适中	高
运动性疲劳	低	高	低
感知 / 认知警觉性	高	低	高

修改于 Beukelman D, Mirenda P:*Augmentative and alternative communication*, ed 3, Baltimore: Paul H. Brookes, 2013, p. 151.

自动扫描（Automatic scanning）连续显示用户可能选择的项。显示速率（扫描速率）可以根据用户的响应速度进行设置和调整。当所需的选择项出现时，用户通过激活控制接口并停止扫描来进行选择。自动扫描需要用户高度的运动能力以等待所需的选择，并在给定的时间内激活控制接口。自动扫描还需要高度的感知和认知警觉性来关注和跟踪显示器上的光标。

在分步扫描（step scanning）中，用户通过在选项集中选择为每个选项激活控制接口一次。当用户所需选择出现时，有两种选择的可能性。要么使用一个附加的控制接口，要么使用接收时间来给出选择那个选项的信号。分步扫描允许用户控制选择项出现的速度。扫描不需要等待或暂停的能力，但接收选择时可能会用到。然而，激活控制接口的能力对于分步扫描非常重要。由于重复激活控制接口，运动性疲劳率会很高。

反向扫描（Inverse scanning）是由个体激活并保持控制接口关闭而被启动的（例如，保持开关按下）。只要控制接口被按下，选项就会被扫描。当所需的选择出现时，个体松开控制接口以进行选择。反向扫描需要握住控制接口，并在适当的时间释放它。对于某些人来说，反向扫描可能会比自动扫描更容易。自动扫描需要在指定的时间内激活控制接口。对于需要大量时间来启动和跟随移动的个体来说，反向扫描很有帮助。类似于自动扫描，分步扫描会减少运动疲劳，因为只激活了较少的控制接口。但是，感知和认知疲劳会更高，因为时刻需要注视显示器。

对于患有痉挛型脑瘫的个体来说，自动扫描是困难的，而对于手足徐动症型脑瘫的个体来说，分步扫描会很难（Davies et al., 2010）。对于哪种扫描才是每一组的最佳方法，目前还没有确凿的证据。

（四）扫描选择格式

选项集的选项可以通过多种格式为用户呈现，以便进行扫描选择（框6-1）。在线性扫描（linear scanning）的格式中，如图6-5所示，选项集中的选项以垂直或水平方向显示，每次扫描一个，直到所需的选项被高亮突出并被用户选择。循环或旋转（rotary）、扫读（scanning）（图6-6）将项目呈现在一个圆圈中，每次扫描一个。

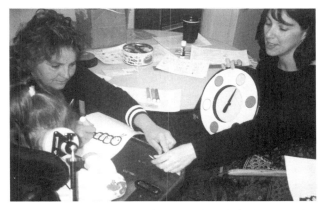

图 6-6　在旋转扫描中，选择在一个圆中每次呈现一个。这里，当指针瞄准她的选择，孩子通过按下字母 S 键选择她想要使用的颜色。

| 框 6-1 | 扫描格式。 |

选项集格式
　　线性
　　环形
　　矩阵
增加选择频率以适应格式
　　组项
　　行 - 列
　　二等分
　　四等分
　　使用频率

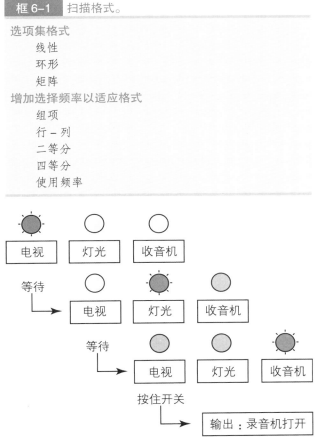

图 6-5　在线性扫描中，垂直或水平方向呈现的每次选择。

为了提高扫描过程中的选择率，组项扫描（group-item scanning）可以代替单一项扫描。在这种情况下，组中有多个选项，这些组将作为一个整体被按顺序依次扫描。个体首先选择所需元素的组。在该组选定之后，扫描该组中的各个选项，直到到达所需的选项。当有大量的选择项时，可以使用矩阵扫描。在这种类型的扫描中，组位于行，选项位于列中，称为行列扫描（row-column scanning）。在行列扫描中，可能有多行选项，每个完整行按顺序高亮显示。选中所需项的行，然后在该行中的每一列点亮，直到所需的项被选中。图6-7显示了使用单开关对行列扫描以产生字母 S 所需的输入。

还有其他方法可以调整扫描格式以提升用户选择速率。二等分格式是组项方法，就是将总的数组项分成两份。扫描每一半，直到用户选择所需的一半。扫描以行列的方式进行，直到到达所需的项目

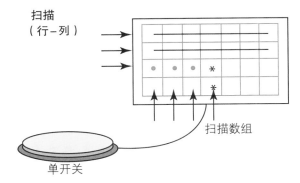

输入	输出
按住开关	S
等待	
等待	
按住开关	
等待	
等待	
等待	
按住开关	

图 6-7　行列扫描显示，选择字母 S 所需的输入。从行开始扫描，用户确定选择项所在行。随后对该行的每一项进行扫描，直到选择所需项。（来自 Smith RO: Technological approaches to performance enhancement. In Christiansen C, Baum C, editors: *Occupational therapy: Overcoming human performance deficits,* Thorofare, NJ: SLACK, 1991.）。

停止。相同的概念也可用于四等分格式，即将序列项四分之一来进行处理。

另一种提高选择速率的方法是根据用户的使用频率把选项集中的元素放入扫描数组。例如，如果使用字母作为选项集，将字母 E、T、A、O、N、I（使用频率最高的字母）放置在上方偏左的位置以增加选择速率（Simpson, 2013）。第十六章将讨论这些用于增强沟通的原则。

（五）为个性化用户设置扫描

扫描涉及许多可能影响用户性能的变量。前面只描述了一个扫描速率。0.65 规则有助于设置初始扫描率，但仍然有许多选项需要为个人选择，如选项集的排序和选项方法的选择方案。如果采用试错法，获得最佳性能的扫描设置将变得非常困难。"通常，仅仅是确定一个可靠的开关位置和一个适合用户需求的基本扫描布局就花费了这么多时间，几乎没有留下时间来正确调整剩余选项"（Simpson et al., 2011, p. 2）。

在不同配置下预测性能的模型提供了一种为特定客户选择最合适配置的方法。（Bhattacharya et al., 2008; Simpson et al., 2011）。大多数已开发的模型假设用户具有无差错性能（例如，Bhattacharya et al., 2008）。这些模型一般不提供与实际用户在临床试验中的结果密切相关的性能预测。当使用激活开关的时候，Simpson 等人（2011）开发了一种错误建模方法，其中包括扫描系统在使用不正确的的开关激活时通常应用的几种类型的错误校正。由 Simpson 等人评估的错误纠正方法包括：①在从头开始扫描之前（固定循环计数）为扫描设置一个固定次数，通过行或列或数组完成循环；②每行结束时停止扫描选择；③延长开关激活时间；④选择行内的（不正确）项。除了这些委托错误之外，还有遗漏的错误，即用户不能在一行中做出选择时遗漏的错误。这种类型的错误校正由 Simpson 等人进行了建模，其中包括两种方法：①事先固定循环计数；②在行扫描结束时选择"继续扫描"项，以便重新启动行扫描。

Simpson 等人（2011）使用来自 16 个商业应用的扫描系统配置选项，对先前描述的每一种错误类型错误概率进行了建模。基于模型的结果，他们得出结论，最好的临床方法是：①使用频率排列矩阵；②避免额外的"操作"，如停止扫描或反向扫描项；③尽可能保持低的错误率，专注于开关使用技巧的

发展；对此我们会在本章稍后进行介绍。

Mankowski 等人（2013）使用扫描系统对五名用户进行了临床试验，以验证由 Simpson 等人（2011）开发的无差错模型。五名参与测试者都是单开关扫描使用用户。扫描速率选择使用 0.65 规则，并与参与者使用当前扫描速率进行比较。

将使用 Simpson 等人开发的模型计算预期的测试效果比例（TER）与由用户转录一组句子后得到的实际测试效果比例进行比较。所有参与者使用扫描数组中出现的字母和频率。预测值与实际测试效果比例值平均高于所有参与者 10.49% 以内。对于假设无差错性能的模型，模型误差为 79.7%。

Mankowski 等人讨论了此模型的临床应用，该模型考虑了在最大限度地减少错误的机会的同时增加测试效果比例。

（六）编码访问

间接选择的另一种格式是编码访问（coded access），其中个体使用不同的动作顺序，在选项集上为每一项输入编码。与间接选择的其他两种方法类似，进行选择需要中间步骤。

使用的控制接口是一个单开关，或者说是为匹配编码设置的开关数组。莫尔斯码是编码访问的一个例子，其中选项集是字母表，但为了获得选择字母，中间步骤是必要的。字母表中的每个字母都有由短（点）或长（线）符号组成的编码。获得字母 C 所需的笔画顺序是线，点，线，点。图 6-8 显示使用双开关莫尔斯码获得字母 C 所需的步骤。

输入	莫尔斯码	输出
按住开关 1	——	
按住开关 2	·	
按住开关 1	——	
按住开关 2	·	C

图 6-8　使用莫尔斯码选择字母 C 所需的输入。

在单开关莫尔斯码中，系统的配置使开关的快速激活和释放后结果输出为一个点，保持开关较长时间，再释放后结果输出为线。字母边界用稍长的停顿来区分，而不是用一个字母内的点或线来区分。只要用户按下开关，系统将持续发送点或线。在双开关莫尔斯码中，一个开关被设置成表示一个点，

另一种开关则被设置成一条线。这使得编码的输入速度更快，但它需要充分运动控制来激活和释放开关，避免多余的点或线输入。点或线的输入速率通常是可调整的。计算机自动将编码解释为字母或其他字符，与直接输入字母或字符是一样的。

用户必须通过长时间或短时间按压开关以获得一系列的字母输入或其他键盘输入（例如，空格，数字，特殊符号如 $ 或 #）。莫尔斯码通过把最常用的字母设置成最短的编码而非常有效（例如，E 是一个点，T 是一条线）。图 6-9 显示了国际莫尔斯码的字符所对应的编码。这种高效性在书面或谈话交流中非常有用。另外，莫尔斯码不需要在扫描中显示选项集。编码通常需要记忆，尽管视觉显示、图画或图表都可以用来帮助回忆起编码（图 6-10）。

与扫描类似，编码访问比直接选择对物理技能要求较少。然而，编码访问优于扫描输入，其输入时间由用户控制，而不依赖于设备。例如，用户决定点和线持续多长时间，以及按下开关多长时间生成一个莫尔斯码，但在扫描输入时，必须等待正确的选项出现，所以是设备控制时间。编码访问相比于直接选择来说，缺点就是要求更多的认知技能，特别是记忆和排序方面。

因为编码通常是靠记忆的，所以不像屏幕键盘或扫描数组那样需要选择显示（屏幕上显示一组字符）。此方法允许整个屏幕用于正在运行的应用软件。它也可以用于有视觉障碍的人。原始莫尔斯码（只包含字母和数字）不包括某些计算机键盘项目，如 ESC 键、RETURN 键，或字符，如标点符号或"∨@#$%"符号。除了字母、数字、字符等有标准的莫尔斯码外，其他的任何字符都没有，这将导致不同的辅助技术莫尔斯码系统对这些字符有不同的编码。表 6-2 中列出了几个不同厂家为计算机使用开发的莫尔斯码的例子。

请注意，在某些情况下，两个系统对于相同字符的编码是不同的，而在其他情况下是相同的。在学习了一套编码和发展模式后，使用一套新的改变的编码集将非常困难，从一个系统转变为另一个系统对用户来说既费时又容易使人灰心。

五、速率增强

速率增强涉及所有导致产生的字符数大于个体选择的数量的方法。例如，使用"ASAP[空格]"代替"As soon as possible[空格]"节省了 16 次按键。因为提高了输入效率水平，所以用户就可以使用较少的输入，并且整体输入速率增加。对于直接选择和扫描来说，速率增强的目标和方法不同。在直接

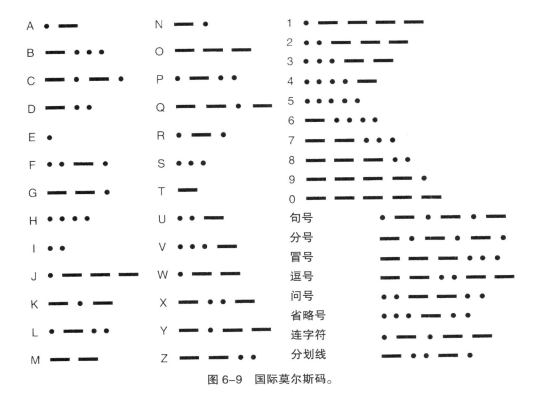

图 6-9　国际莫尔斯码。

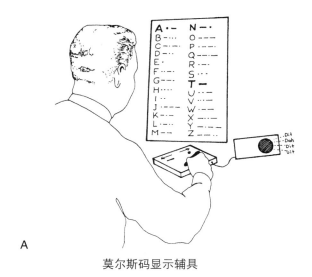

A

莫尔斯码显示辅具

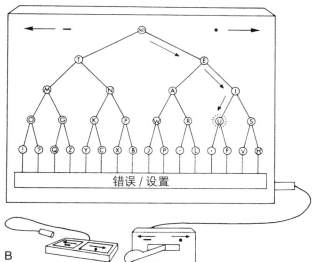

B

图 6-10　编码系统可能基于图表（A）或基于显示（B）。（来自 Blackstone S: *Augmentative communication*, Rockville, MD: American Speech Language Hearing Association, 1986.）。

选择中，目标是减少按键次数，同时增加每次按键选择的信息量。在扫描中，目标是优化扫描数组，以减少所需的时间做出所需的选择。本节后面将讨论具体的方法。速率增强方法被用于许多电子辅助技术应用中，包括扩大沟通（见第十六章），计算机访问（本章），手机访问（见第八章），以及 EADLs（见第十二章）。许多主流的软件应用都使用某种形式的速率增强（有时也被称为输入加速）。例如，电子邮件用户会熟悉输入地址几个字母之后出现的选项列表。这些字母代表程序已从先前的选择中"学习"得到的电子邮件地址。此应用起源于辅助技术词的预测应用程序。许多手机也有类似的功能。

有效的速率增强要求运动任务变成自动完成（Blackstone, 1990）。随着它们的实践，运动模式变得更加自动化。一个熟悉的运动模式是输入一个常用的电话号码。有时我们不能真正记住号码的数字，但我们可以通过存储运动模式输入号码（例如，通过看键盘来记住数字）。

表 6-2	用于计算机访问的非标准化莫尔斯码[†]。	
字符	Comax*	Darci Too‡
退出（ESC）	..-..	..-..
回车（ENTER）	.-.-	.-.-
删除（DELETE）	-..-.	-..-
表格（TAB）	-.--	-.--
。	.-.-.	.-.-.
！	.-..-	.-..-
$	...-..-	...-..-
空格（SPACE）	..--	..--
,	--..--	--..--
"	-..-.	-..-.
(	...-.	...-.
)	..-..	..-..
上箭头	----.	----.
下箭头	-----	-----
左箭头	----..	----..
右箭头	-----.	-----.

*http://comax.software.informer.com/
[†]http://www.westest.com/
‡ 标准的莫尔斯码字符如图 6-9 所示。

随着技能的提高，运动和认知任务变得更加自动化，用户成为"专家"，就像 Blackstone 指出，这些运动模式建立后，即使是任务中小的变化也可能会导致速率急剧下降。这种对效率的影响就是为什么在增加新的条目时，保持菜单项或选项集条目在相同的位置是很重要的。

速率增强技术分为两大类：①编码技术；②预测技术。Vanderheiden 和 Lloyd（1986）区分三种基本类型的编码：基于记忆，基于图表，基于显示器。三种类型的对比如表 6-3 所示。

表 6-3	面向用户编码呈现的模式（记忆、图表、显示器）。		
类型	**基于记忆**	**基于图表**	**基于显示器**
记忆要求	召回率	识别率	识别率
有利方面	可用于那些具有视觉障碍的人群	可以由用户和合作伙伴看到	可以更新（动态显示），有很多待定选项
不利方面	大多数人受限于 200 到 300 个记忆项	在视野范围内必须有图表；图表可以与设备分离	需要注意显示器；因为注意力的分散，可以减慢文本选择

基于记忆的技术要求用户和他的伙伴都记住编码，或者用户已经记住了进入设备的编码。基于图表的技术是指具有代码索引和相应词汇项的技术。它可以是附在电子设备上的简单的纸质清单，也可以是挂在墙上的图表（例如，眨两次眼睛 = "呼叫护士"；眨三次眼睛 = "请将我翻转"；眼睛朝上 = "是"；眼睛朝下 = "不"）。图 6-10 说明了一种基于图表和基于显示器的莫尔斯码方法（Vander-heiden & Lloyd, 1986）。在每个设备中，使用双开关。右开关产生点，左开关产生线。

词预测（word prediction）或词补全（word completion）的方法是使用屏幕上的一个窗口，该窗口根据输入的字母显示最可能匹配单词的有序列表。在词补全系统中，用户选择所需的词，如果有的话，输入它的编码（例如，词汇后面列的数字）或在没有显示所需的单词时继续输入字母（图 6-11）（案例研究 6-2）。词预测系统基于先前输入的单词，提供了单词选项。（例如，输入"计算机"引出"软件"、"系统"、"程序"和"键盘"）。这种方法最大的优点是，用户只需要识别记忆，不需要回忆。它也消除了记忆编码的必要性。词预测（或词补全）的方法要求用户在每次输入后重新审视输入（键盘输入字符或扫描数组）每个条目的单词列表以检查所需单

案例研究 6-2

单词预测词汇

假设一名大学生正在上辅助技术课程，另一个学生正在参加世界宗教课程。如果两个学生都有单词完成/预测系统，你可能想要比较一下写每种课程作业的单词列表。两个应用程序的大多数单词是相同的，还是会有所不同？单词表的变化在自适应系统和非自适应系统是怎样的？在不同课程情况下，会用什么词汇作为基本词汇？

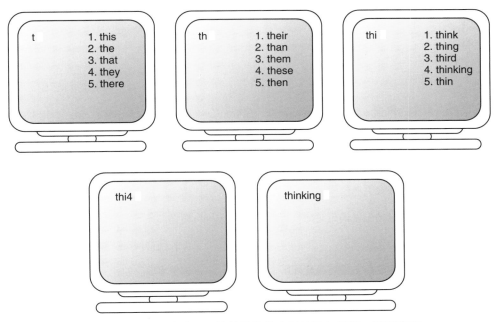

图 6-11　词汇补全输入系统基于先前字母的输入呈现一系列选项。

词的存在，这与字母打字相比较可以降低词选择率。选择率的降低是由于"认知或知觉负载"可以抵消按键节省带来的好处，从而导致文本生成率的整体下降（Hortsman & Levine, 1989）。通过实现速率增强的方式，还对用户提出了认识需求。

如果单词列表在屏幕上的文档中输入字母的地方呈现，那么用户在输入字母时就不需要重新定向他的目光来检查单词列表。这种方法可以大大减少扫描过程中的控制接口激活。这种方法的一个应用程序，被称为智能列表（Applied Human Factors Helotes, TX, http://www.ahf-net.com），可以与键盘或扫描录入一起使用。智能按键（同样见于 Applied Human Factors Helotes）类似于 Minspeak 图标预测（见第十六章）。每次输入之后，屏幕键盘上只剩下基于那个输入包含预测的那些键，这样可以使扫描速度大大加快，因为只需要扫描相关的键。

预测方法可以是固定的，也可以是自适应的。固定的预测方法有一个基于使用频率的、永远不变的存储词列表。这种方法对于用户来说能达到预期和一致的效果，有助于运动和检索的认知模式的发展。自适应词表通过跟踪人输入的单词来改变字典列表中单词的排序。词表总是根据用户个人定制的使用频率次序列出，并且更直接地与用户的需求和最近的使用相匹配。

目前的技术可能包括缩写扩展和词预测的结合。缩写扩展（abbreviation expansion）是一种技术，其中一个词或短语的缩短形式（缩写）代表整个单词或短语（扩展）。缩写由设备自动扩展成所需的单词或短语。缩写是最直接的，因为用户只需要输入代码就可立即得到所需的单词，而且它们允许完整的短语和句子。词预测也很容易使用，因为它们不需要记忆完整的词。对于固定预测系统这两种技术实际上非常相似。例如，在图 6-11 中，要想输入"thinking"，可顺序输入 Thi4（按键 *t-h-i* 后，当出现单词选择时，跟数字 *4*）。

第四节　语音：人／技术接口输出

语音是语言的听觉形式，电子辅助技术设备依赖于人工语音提供语言输出。三大主流辅助技术应用是为盲人设计的屏幕阅读器和印刷材料阅读机（见第十三章），语音输出增强沟通设备（见第十六章），以及针对认知障碍人士设计的替代阅读形式（见第十五章）。这些应用技术的特点将在相关章节进行讨论。语音合成也被用于许多主流的移动技术中（见第八章）。语音输出的两种类型是数字录音和语音合成。它们在语音的电子制作方式上有所不同。表 6-4 列出了这两种技术方法的特征和典型辅助技术应用。

一、数字录音

数字录音（Digital recording）把人类语音存储在电子存储器电路中，以便检索。要保存的语音可以在任何时间输入，只需对着内置麦克风说话即可。即

表 6-4　辅助技术中使用的语音输出类型。

语音输出类型	主要特征	典型辅助技术应用
数字录音	使用真实的声音，可以是小孩，女性或男性	
	语音仅限于存储的内容	增强沟通
	开销相对较低	
	高质量的单词或完整短语语音	用于日常生活电子辅助设备的语音输出
	从文本转语音的无限词汇会降低可理解性	增强沟通
语音合成	文本转语音的无限词汇	盲人用户屏幕阅读器
	中等可理解性使用字母转语音规则	有学习障碍的用户的语音输出
	高度可理解性使用词素音位规则	聋人电话交流的语音输出
	开销取决于文本到语音的方法	

使几秒钟的语音也需要大量的存储空间。例如在无信号处理和压缩的情况下，16 秒的语音可能需要 1 MB 内存进行存储。当前的存储技术与用于音频音乐和语音记录的技术类似，可以存储大量的词汇。语音形式的数字录音的主要优点能使不同声音很容易地存储在设备中并进行回放。例如，如果使用 ACC 系统（见第十六章）进行数字录音的是一个年轻的女孩，我们可以用另外一个年轻女孩的声音来存储所需的信息。

二、语音合成

语音合成（Speech synthesis）生成电子语音，而不是存储全部的语音信号。这种方法减少了所需的内存容量。语音输出可以从任何电子文本中创建，包括发送到计算机屏幕或移动设备上。利用人类发声系统的数学模型进行合成语音。声道模型示例如图 6-12 所示。语音有两种类型，浊音和清音（嘶嘶声类似清音，如 s 或 f 的发音），这两种类型的语音声音必须包含在声道模型中。这些语音信号之后会进入到一个声道模型中，会产生多种语音方式，类似于人类讲话时舌头、牙齿、嘴唇和喉咙的变化产生的声音。只要正确的编码以正确的顺序发送给语音合成器，就能生成任何词语。

韵律特征（Prosodic features）决定说话人的语音质量，由以下三个参数的变化而产生：①振幅；②语调；③时域分布。语音包括基本的或分段的声音，也包括韵律或超切分的特征。这些特征使我们说话时能够强调某个短语或单词，强调某个点，或者产生表达特定情绪的话语（例如，愤怒、礼貌、快乐）。同时它们还负责区分陈述句（在句子的结尾降低语调）和疑问句（在句子的结尾上升高语调）的语气变化。如这句话，"他要去吃饭。"在结尾处有降低语调的变化。然而，在这句话中，"他要去吃饭吗？"在句子结尾时有一个语调的升高，Murray 等人（1991）开发了一款名为 Hamlet 的软件，该软件利用 DECTalk（Fonix Corporation, Sandy, T; http://www.fonix.com）语音合成器的音质为合成语音提供语音情感效果。

三、文本转语音程序

最小的有意义的语言单位叫作语素。自由语素是完全可以独立的词语（例如，run）；附加语素必须与另外一个语素（例如，-ing）结合起来形成一个完整的词。词语是将所表达的声音或一系列的声音作为语言单位独立使用。词语具有象征性、可交流和有意义。在计算机使用中，单词由文本字符（每个字母对应一个字符）组成，每个字符都有一个特定的数字码。文本转语音程序（text-to-speech programs）通过分析单词或句子，将文本字符转化为语音合成器所需的代码。当语音合成器接收到代码时，它们会以语音方式转换成用户想要说的词。将文本输入生成语音有几种方法。表 6-5 列出了主要的方法及其

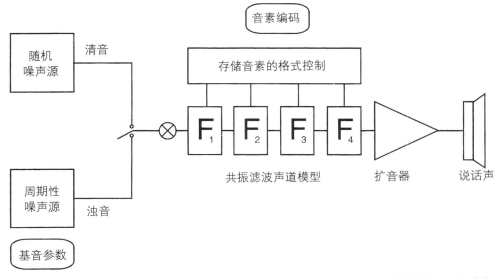

图 6-12　语音合成系统通常是基于声道模型。声音的来源包括浊音（周期性噪声）和清音（随机噪声），此外还包括声道特性的计算模型。

表6-5	用于辅助技术中的文本转语音系统类型。	
文本转语音系统类型	主要特征	优点与缺点
全字匹配查询	存储在内存中的每个单词的语音模式 查询输入单词	即使词汇量不大，也需要大量的存储空间 存储单词的高度清晰度 词汇受限于单词存储量
字母到声音的转换	根据一组规则，文本与声音逐字母匹配 可使用音位、音位变体或双音素 有限的韵律特征	词汇不受存储空间限制 相对较低的可理解性 规则有很多例外，总体识别效果取决于规则的复杂性
文本到语音的语素音位转换	依赖于语素存储和字母到声音规则组合 可使用音位、音位变体或双音素 包括韵律特征	词汇量具有适度记忆要求 相对较高的可理解性 相比于单独使用字母到声音的规则，具有较高的内存开销

特点。最常见的方法是将单词分成语法上的显著组，被称为语素，存储与每个语素关联的声音码，并将语素与键入的字母匹配。

大约 8000 个语素可以产生超过 95％ 的英语单词。要将词变成语素，然后将语素与语音相匹配，需要开发一种文本转语音系统。

常用的文本转语音系统 DECTalk 使用语音合成词素音位原则（Bruckert, 1984）。这种语音合成器使用了 6000 条词汇，其中包含与 MITalk-79 类似的基本发音准则。这种类型的系统的重点在于最大限度地利用预先存储的发音规则，并且依赖对于不常见的或用户特定的单词的字母到声音的规则。（例如，专有名称或技术术语）。

有 7 种内置声音和 1 种用户自定义声音。自定义声音允许用户选择基本频率、语速和其他参数以创建任何形式语音（例如，米老鼠声音或机器人声音）。内置声音包括儿童、女性和男性发音等不同声音特征，还包括用户自定义小字典（150 字），其中包含专门针对个体的单词。现在，许多增强沟通系统都包括这个语音输出系统。DECTalk 也被用于盲人和自动阅读系统中的个人电脑屏幕阅读器（见第十三章）。Bruckert（1984）详细描述了 DECTalk。还提供多语言便携版。DECTalk 和其他一些商业语音合成器也有西班牙语版、法语版和其他一些欧洲语言版本（如德语，瑞典语和意大利语）。

大多数 AAC 设备（见第十六章）和盲人的屏幕阅读器（见十三章）使用 DECTalk、Eloquence 或 Vocalizer（Nuance, Peabody, MA; http://www.nuance. com/index.htm#eti）, AT&T Natural Voices（AT & T, http:// www.research.att.com/~ttsweb/tts/index.php）, IVONA（http://www.ivona.com/us/）, Acapela（http://www. acapela-group.com）, 或者专有的文本转语音系统。TMA Associates（Tarzana, CA; http://www.tmaa.com/）提供文字转语音和其他相关产品的列表和分析。Aaron 等人（2005）对语音合成技术提供了出色的概述和教程教学。

四、音频注意事项

任何语音合成系统的声音清晰度和声音质量都会受到说话者提供最终语音输出的扩音器质量的显著影响。许多商业系统使用低功率放大器和小型低保真扬声器。这种技术降低了声音的质量，从而使其更难于理解。然而，在 AAC 应用中，语音合成系统必须是便携式的。较高功率输出放大器需要较大的电池容量，而更大的扬声器具有较高保真度，但比低质量的扬声器更重。这两个因素都会影响语音合成设备的重量和便携性。最重要的规则是"你不会不劳而获"；只有以增加设备重量和降低便携性为代价才能获得较高的语音输出质量。

五、电话使用

电话线的带宽（频率范围）较窄，这将影响电话语音的失真程度和语音质量。因此，电话通话会降低语音合成器的使用效果和构音障碍者的可懂度（Drager et al., 2010）。在面对面和电话环境中，成人听众能听到轻度（90％ 可理解）的构音障碍和合成语音。在面对面的情况下，有一些附加表情，如面部表情，声音信号也不会因为是电话通话而受到限制。听者发现语音合成的语音效果与自然语言的语音相当。在电话里，构音障碍者语音质量比语音合成者的语音质量下降得更多，听者也显然更喜欢合成语音。

第五节　情境

如本章所述，有三种情况会影响 HTI。在社会情境下，使用辅助技术可能会让使用它的个体受到歧视。某些控制方案可能会比其他控制方案带来更大的歧视。例如，扫描的使用可以显著增加做出选择、控制手机或平板电脑的设备，或者在沟通设备上创建对话场景的时间。语速较慢的说话方式可能会显著改变一个人的社会互动性。它也可能使得系统功能的有效使用变得困难，包括发短信或互联网访问等主流应用程序。这些局限性可以引起对个体障碍的关注，而不是促进他们的参与。

仿真语音有时也使人处于尴尬的境地。合成语音听起来像机器人或卡通人物发出的声音。这种声音可能会对使用这种语音的系统的用户带来不必要的关注，特别是在公共场所中，如餐馆。

在制度情境下，HTI 设备可能是昂贵的，获得资金的过程可能很复杂。通常需要准备重要的文书工作，在评量和实际配置所需技术之间也可能会出现数周或数月的延误。

物理情境因素也会带来挑战。所有依靠视觉显示的选择系统都对环境光敏感，特别是明亮的阳光。

语音输出设备在嘈杂的环境中很难识别语音。物理空间和支持获取合适位置的空间能力是另一种物理情境话题。教学和工作环境有时没有充足的空间来定位系统，也没有足够的空间来容纳访问它的功能位置。在为单个用户推荐设备之前，必须考虑所有这些因素。

第六节　评量

用户用于操作设备的身体部位如图 6-1 所示。本章前面已经描述了每个控制点能够执行的各种运动。

一、身体功能评估

物理技能评估的总体目标是确定个人最有效控制设备的身体部位，并对他或她身体控制设备的能力进行评估。身体最基础的功能包括关节活动度、肌肉力量和忍耐力、肌肉张力，以及原始反射和反应度的表现。对于关节活动度的评估存在许多方案（Latella & Meriano, 2003）。对主动和被动的关节活动度都要评量。关节活动度对于考虑功能位置需求和访问设备或执行任务所需的运动量（第九章讨论了座椅和摆位）非常重要。

与关节活动度有关的是肌肉力量。同样，有许多方案可用于测试肌肉力量。肌肉力量的分级范围从不能运动到独立运动，在无重力条件下移动，能够抵抗重力移动，抵抗不同程度的阻力。重要的是要注意神经系统疾病，如脑瘫、脑卒中或创伤性脑损伤的存在会影响关节活动度和肌肉力量。用于测试肌肉力量的典型方案对于这些群体通常没多大作用，因为个体的状态影响肌肉紧张度、关节活动度和肌肉力量。例如，患有脑瘫的儿童在仰卧时，下肢的屈曲运动关节活动度有限。然而，转到另一侧时，弯曲腿部的能力要容易得多。仰卧平躺，紧张性迷路反射的影响增加了肌张力的变化反射。这种影响不存在于侧身躺，这种姿势使屈曲更容易（Nichols, 2005）。

肌张力和强制运动的存在是神经系统疾病患者的重要考虑因素。个体的摆位会影响可用的移动。肌张力要在多种功能性摆位下进行评量，特别是俯卧、仰卧、坐和站立。对强制性运动或反射进行评量，可确定它们如何影响功能。关键性反射或强制性运动包括不对称和对称的紧张性颈反射、紧张性迷路反射，以及伸肌冲出反射、紧咬反射和握持反射。另一要素是当头部偏离垂直方向、横向或前 - 后移动后回正头部的能力。姿势控制是一种相关的要素，指的是将躯干保持在垂直对齐的能力。在完成确定各摆位功能评量时，重要的是掌握客户并且挑战他或她的平衡和姿势控制，确定他或她以给定的姿势完成所需工作的支持力度，以及那个摆位可行的运动。图 6-13 显示了使用键盘的正确姿势。坐姿和平衡是另外的考虑因素（见第九章）。

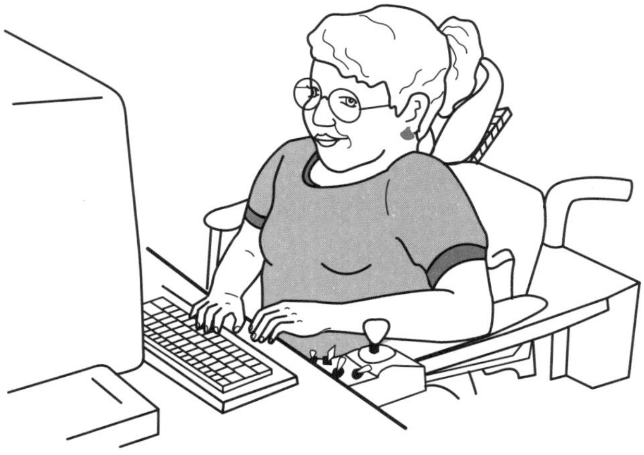

而设计的。此外，如果存在神经系统症状，重要的是记住身体功能取决于用户的摆位。

功能性任务的模拟被用于评估个体具有的运动类型和动作质量。与选择物理性能测试（如强度和关节运动度）进行评估相比，选择功能性任务进行评估通常对客户更有意义。功能性任务的模拟还为临床医生提供了收集关于客户运动的定性信息，并且这些任务的结果更有可能反映客户的真实能力。

二、用于确定访问控制接口的最佳身体部位点的临床框架

手，作为身体控制点的选择，应该第一个被评量。通过测试"抓握模式"（图 6-14）可以观察和定级基本的手部控制能力，其中包括 7 种功能抓握模式。受试者完成每个抓握模式的能力被定级为（不能、差、一般、良好）。测试还记录了受试者如何完成运动及使之成功与否的因素。例如，物体是否需要以特定的方式放置，以便受试者握住它？开始运动时是否有延迟？受试者很难松开握住的物体吗？运动规律本质上是孤立的还是协同的？受试者在伸手拿物体时，是否会出现深度感知方面的问题？

如果客户拥有可靠使用手的潜能，则需要确定工作区内的最小和最大臂的范围，以及选中目标的分辨率。范围和分辨率板，如图 6-15 所示，可用于测量这两者。如果可能的话，要求客户使用手指指向每个编号正方形的每个角。如果客户不能指向角落，就要求他或她用整只手触摸每个正方形。这提

图 6-13　正确的坐姿可以促进独立性，并允许个体在操纵物体或激活开关时能有效发挥作用。（由 www.Lburkhart. com. 提供）。

粗大和精细运动能力评量通常检测更高水平运动技能。粗大运动技能包括一只脚站立平衡，进行上肢和下肢的对称和不对称运动；身体一侧的协调能力；提起和搬运物品；快速交替运动；奔跑、跳绳和单足跳。精细运动评量包括快速交替手指运动、孤立手指运动的表现、对不同尺寸的物体的操纵以及特定的精细运动任务的表现。运动水平的布尼氏动作精熟度测验（Bruininks-Oseretsky Test of Motor Proficiency）（Bruininks & Bruininks，2005）和运动 ABC 测试（Henderson et al.，2007）是适用于儿童的综合运动评估的两个示例。粗大运动功能测量（Russell et al.，2002）是专为有神经功能障碍的儿童

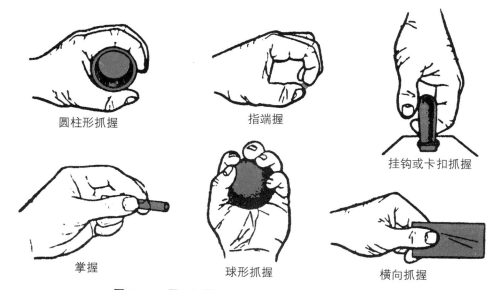

圆柱形抓握　　指端握　　挂钩或卡扣抓握

掌握　　球形抓握　　横向抓握

图 6-14　用于评估手部运动能力的功能性抓握模式。

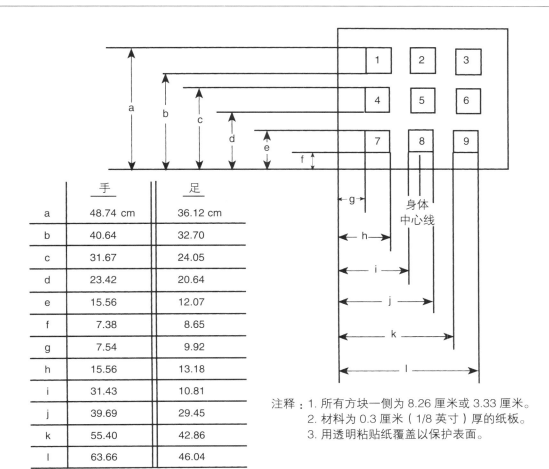

	手	足
a	48.74 cm	36.12 cm
b	40.64	32.70
c	31.67	24.05
d	23.42	20.64
e	15.56	12.07
f	7.38	8.65
g	7.54	9.92
h	15.56	13.18
i	31.43	10.81
j	39.69	29.45
k	55.40	42.86
l	63.66	46.04

注释：1. 所有方块一侧为 8.26 厘米或 3.33 厘米。
2. 材料为 0.3 厘米（1/8 英寸）厚的纸板。
3. 用透明粘贴纸覆盖以保护表面。

图 6-15 用于评估使用控制点击中目标的能力的范围和分辨率板。

供了关于工作空间的大致尺寸、控制接口的最佳位置，以及运动精度的粗略测量的信息。对两只手臂均做适当评估。

如果手无法作为控制点，则必须考虑身体其他部位作为控制点。例如，我们还可以评测足和头的范围和分辨率。在较小的尺寸范围和分辨率板上，可以使用相同的任务来评估足所能控制到的范围和目标技巧，以及评估客户使用口操纵杆、光指针或头指针的范围和分辨率。完成技能评估这一部分后，临床医生应该对用户的身体技能和最适合用来控制接口的身体部位控制点有一个很好的了解。

第七节 成效

一、最优控制点

评量过程的成效确定个体可用的身体控制点。身体控制点可能有几个或只有一个，这取决于个体的运动能力。初步评估可能仅表明通过练习发展的潜在控制点，或者无需额外培训和练习就可以轻松控制的部位。由于受白天的疲劳这样的短期因素或如退行性疾病这样的长期因素的影响，人的技能也有可能会随着时间的推移而降低，所以在可能的情况下确定"备用"控制点是一种有用的策略。

在大多数情况下，随着对运动动作的重复，个体对个别环境的控制将会改善。运动质量和速度可能会提高，甚至可能会增加运动模式（如头部运动和手部运动）的数量。

二、开发使用控制接口的技能

辅助技术为许多残疾人提供了第一次实施一个活动的机会，使他们能够接触沟通、移动和环境控制或者执行认知功能。没有这些技术支持，具有严重身体残疾的个体将很少或没有机会使用现有的运动。因此，在很多情况下，个体可能拥有控制点和控制单个开关的能力，但激活控制接口的能力不足以证实购买轮椅、计算机或增强沟通系统等辅助设备的合理性。于是，干预措施将成为改善个体运动控制的手段之一，个体也因此可以可靠地激活控制接口。

　　根据认知负荷、掌握程度、速度和用户特征，技能发展因输入设备不同而差异很大。Cress 和 French（1994）评估了三组人群中不同的控制接口的使用情况：具有计算机经验的无残疾成年人，在 2 岁 6 个月 ~ 5 周岁的正常发育的儿童和智力残疾儿童（心理年龄为 2 岁 6 个月 ~ 5 周岁）。无残疾成年人不需训练就能够掌握所有的设备（触摸屏、轨迹球、鼠标、锁定轨迹球和键盘）。在不进行训练的条件下，大约 50% 的正常发育儿童能够掌握除锁定轨迹球之外的所有设备。经过训练，80% 的正常发育儿童掌握了所有设备。轨迹球是最容易掌握的。智力残疾儿童平均在无训练的情况下能掌握 0% ~ 46% 的装置（取决于装置），经过训练能掌握的装置比例仍不足 75%。

　　成年人能够比儿童更快地使用设备，正常发育的儿童使用大多数设备的速度比智力残疾儿童慢。这个结果可能与智力残疾儿童的实际年龄比较大有关。不过触摸屏是个例外，正常发育的儿童使用触摸屏的速度更快。正常发育儿童的表现与年龄和粗大运动能力有关。除此之外，智力残疾儿童的表现也与模式分析技能相关，与正常发育儿童相比，智力残疾儿童的输入设备与认知和运动发展的关系明显不同。Li-Tsang 等（2005）的实验结果如下：

　　这项研究表明，智力残疾人群的信息技术（information technology, IT）能力差，进入 IT 领域存在障碍。高强度，有组织，有系统的培训似乎是未来的发展方向。这项研究揭示了如何为智力残疾人学习 IT 设定培训目标。针对智力残疾人，有许多有关其获取技术的限制因素被发现。如果具有智力残疾的人可以获得现代技术帮助，这有望提高他们的生活质量（p.133）。

　　个体控制接口的选择取决于特定界面提供的认知和运动需求，以及个体在这些领域的技能。从无残疾成年人或正常发育儿童的成功使用去推断残疾儿童能成功使用是不合适的。一般来说，要想成功使用控制接口，残疾儿童比正常发育的儿童或成年人需要更多的培训。

　　Findlater 等人（2013）和 Ng 等人（2013）使用下面四个电脑桌面和触摸屏任务来比较老年人和年轻成年人的表现：点击、拖动、跨越和转向，以及

放大图片（仅限触摸屏）。年龄和输入设备类型对种子和错误数量都有显著影响。老年人通常比年轻成年人使用起来慢，但如果使用触摸屏而不是鼠标控制，他们之间的差距较小，错误率也较低（Findlater et al., 2013）。然而，年长的用户喜欢轨迹球而不是触摸屏或鼠标，与年龄相关的性能差异并没有通过使用触摸屏得到完全补偿（Ng et al., 2013）。

　　把技术使用作为改善个体运动技能的模式之一的分级方法能够而且应该被实施。表 6-6 说明了这种方法中涉及的一般步骤和工具。该技术随后成为满足短期目标的工具，此短期目标是为了达成参与使用辅助技术活动的远期目标。重要的是要记住这个结果和目标，以便临床医生定期重新评估个体，并且允许她不再把技术只作为工具使用，进入功能性设备的使用。

表 6-6	关于开关使用的运动训练顺序步骤。
目标	**用来实现目标的工具**
1. 与时间无关的开关，用于发展因果关系	电器（风扇，搅拌器） 电池驱动玩具或广播 按下开关，软件就会产生结果
2. 时间开关，用于在合适时间使用开关	一种需要在特定时间响应以获得图形或声音结果的软件
3. 特定窗口开关以进行多项选择扫描	需要在"时间窗口"中响应的软件
4. 象征性选择	简单扫描沟通设备 一种允许按时间选择的软件，具有符号标签和沟通输出

三、训练和练习以发展动作控制

　　当个体受限于上肢精细运动控制时，有必要使用替代控制部位，如头部，手臂，手或腿部运动。无论使用哪个解剖位点，控制接口的有效使用都要求等效的精细运动控制。由于这些替代控制部位未被用于精细的运动控制，因此，必须结合训练和练习才能开发必要的技能。例如，为了有效地通过头部转动来激活开关，个体将需要通过练习来发展技能。随着时间的推移，最初被选为最佳控制部位点和适合个体的方法不一定保持不变。

　　个体可能具有使用特定身体部位运动技能的先决条件，但缺乏足够的技巧来控制推荐的控制接口。

她需要训练来使自身的技巧更加精确。改善运动技巧会提高输入率，减少错误或增加身体控制时的忍耐力。例如，个人可直接做选择，但需要进行训练以学习使用特定的键盘布局来减少身体疲劳度或加快打字速度（案例研究 6-3）。

案例研究 6-3

动作训练以增强身体功能

　　Bennett 夫人是你工作的专业护理机构中的患者。她遭受卒中，最近转移到你工作的机构进行护理。为了让她使用她的右侧身体功能，你被要求制定一个运动训练计划，让她使用操纵杆。你会怎么做？

精细化鼠标使用的动作技巧，特别是如果使用除手指和手指之外的解剖部位，也需要进行训练和练习。许多软件程序和应用程序都是为了逐渐提高人们使用鼠标或替代指针设备的能力而开发的，包括平板电脑和智能手机所需的手势（例如，滑动、按压、点击）。这些程序包括开发目标技能和掌握点击（指向＋单击）和拖拽（单击＋拖动）技巧的活动。

使用戴在头上的机械和电子指针通常需要大量的训练，才能逐渐使客户接受适应。使用附在头部指针上的绘画笔头进行绘画等活动（图 6-16），可以增加运动技能发展任务的娱乐性。使用打字棒、键板和口操纵杆等控制增强器的有效性（见第七章）也需要练习。同样，在让他执行写作或打字等任务

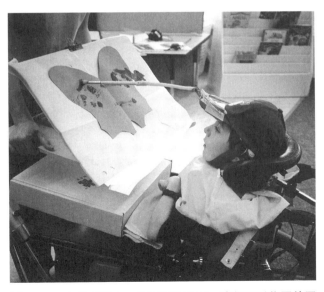

图 6-16　在艺术课上，为了辅助绘画，我们可以将画笔固定在头 – 指向操纵杆前面或棒球帽上。这种活动形式可以帮助孩子培养头部指向的运动技能。

之前，应该加强现有的颈部、面部和口腔肌肉组织的锻炼，并逐步培养对口操纵杆的耐受性。玩简单的棋盘游戏、绘画或打击气球等活动都可以被用于开发口操纵杆或头指针的使用技能。此外，许多游戏也可以被改编，以便使用光指针的人可以通过游戏活动来练习使用界面。例如，使用来自指针的光来"击中"标签的标签游戏可以使学习使用光标更有趣。

一个或多个控制接口操作的运动技能的发展也可以转化为更一般的运动技能发展。通过运动训练和练习计划可以获得成效：①个体可以扩大他的运动能力和可以访问的输入数量和类型；②个体可以精细化使用接口的运动技能，以提高速度、耐力或准确性；③缺乏运动技能的个体在功能上使用任何界面可以都发展这些技能。

一项有两名年龄分别为 1 岁 10 个月和 5 岁的参与者参与的多基线研究教导了多度残疾儿童在不同环境（多感知室和家庭）中转换技能（Moir，2010）。参与者的切换频率（参与者在每个会话中激活开关的次数），对刺激的响应，通过眼神的通信和发声都随时间而改善。对父母问的问题是：①切换活动对孩子产生什么不同了吗？②切换对你和你的家人产生什么不同了吗？③您的孩子参加转换项目有多重要？父母的回应表明儿童的行为发生了显著变化，也对家庭产生了积极的影响。这个有限的样本研究在相关的心理社会表现方面支持一些有趣的结果，而这些结果支持了这一领域的未来调查。

四、扫描技术的发展

表 6-6 列出了四个步骤，这些步骤可用于发展足以扫描辅助装置（例如，沟通设备、计算机访问设备或辅助日常生活中的电子设备）控制的运动技能。表 6-4 中所列出的步骤旨在满足用户短期目标的策略。长期目标是参与使用辅助技术的活动。对扫描的研究产生了关于训练和练习的有用信息（见框 6-2）。

Hussey 等人（1992）实施了类似于表 6-6 所描述的运动训练计划，并记录下两名年轻女性的进展情况。最初，Janice 和 Marge 都无法使用头部控制实现功能，甚至激活一个单开关。经过大量的训练，Janice 和 Marge 能够使用佩戴在头上的光指针，直接选择增强沟通设备。这两个例子说明，个体可以从系统的培训计划中获得功能活动的运动技能。

Piché 和 Reichle（1991）确定了手动（即无技术）或技术辅助系统扫描教学步骤：

- 选择一种信号响应机制。
- 学习有条件地使用信号响应机制（例如，表示某一选项）。
- 学习在更大数量的项目中使用信号响应机制。
- 学习在不同类型阵列（例如，垂直、水平、行列、循环）中使用信号响应。

Jones 和 Stewart（2004）调查了 56 名在教学扫描方面经验丰富的 OT 和 SLP，以确定如何进行此次培训。这项研究产生了四个主题：

- 扫描过程训练是渐进的、平行的。
- 在制定训练计划时，必须在个体的基础上考虑客户。
- 训练扫描与功能目标密不可分。
- 使用协作方式训练小孩和主要护理人员很重要。

他们还发现：

- 经常和作业治疗师（使用计算机上的扫描游戏和其他活动）与言语治疗师（在增强替代沟通设备上培养扫描技能）一起平行训练。当将新模式或设备添加到现有的有效模式时尤其如此。
- 通过使用分支数组，可以从线性列到行列的一般进程。
- 作业治疗师参与扫描训练的所有阶段，言语治疗师更多地参与到后期阶段。

AAC，扩大和替代沟通；OT，作业治疗师；SLP，言语治疗师。

修改自 Dowden P, Cook AM: Choosing effective selection techniques for beginning communicators. In Reichle J, Beukelman D, Light J, editors: *Exemplary practices for beginning communicators*, Baltimore: Paul H. Brookes, 2002, pp. 395-432。

扫描需要非直觉的认知技能，特别是对于有严重运动受限的个体来说。所需的认知技能是因果推理，等待能力，对在期望的选择出现时准备就绪的任务的警惕性，以及快速响应以选择想要的选项的反应时间。如果个体扫描有困难，那么很难确定难度是由于运动限制还是对任务的认知理解。因此，系统化的方法（见表 6-6）从评估因果理解（有时称为起因和结果）开始，并根据需要提供该级别的培训。因果理解是指个体理解自己可以控制环境中的事物并使事情发生的能力（den Ouden et al., 2005）。它包含注意力和客体永久性的前提技能。个体必须能够注意并意识到他所处环境和物体在该环境中的持久性。通过使用单开关，可以收集有关个体理解因果关系的能力的信息。

框 6-3 展示了准备这种类型训练的一些技巧。在表 6-6 的第一步中，与辅助技术使用相关的目标是让个体能够在任何给定时间激活开关，并将开关激活与结果相关联。要求个体使用控制部位激活连接到某种类型的加强件的单个开关。护理者和与个人打交道者可以提供关于个体享有和所发现的应该加强的初步信息。可以适应开关输入的有趣味的对象，包括电池供电的玩具、收音机、搅拌机或风扇。图 6-17 所示的孩子，正在使用带有电池驱动玩具的单开关作为加强件。通常，能意识到使用过程中所产生的效果的个体，将会表现出某种类型的响应，例如微笑，哭泣或望向加强物。

在学习者参与早期扫描活动之前，应确保：

- 在参与一项有趣的活动时，至少有一个舒适的位置。
- 已经给学习者的运动控制确定了适当的控制站点和开关。
- 一个精确定位且稳定的开关。
- 激活开关的运动对于学习者来说是件容易的事。
- 无扫描情况下，基于刺激和提示的学习者开关激活有接近 100% 的准确率。
- 扫描方法与学习者的动作相匹配（见表 6-1）。

调查人员发现，用户的反应时间与该用户的适当扫描速率之间的比率约为 0.65，我们称之为"0.65 规则"（Lesher et al., 2000; Simpson et al, 2006）。学习者无法从不适合的激活得到补偿（例如，在刺激期间）

- 除了目标之外，扫描阵列中还有空格（箔片）。
- 扫描模式简单：线性或环形。
- 选项的介绍对于学习者来说是非常重要的（McCarthy et al, 2006）。
- 提示或刺激模态应该和选项集项相同（例如，对于视觉扫描，提示应该是视觉的，并且对于听觉扫描，刺激应该是可听见的）。
- "使用自然提示"，例如，"你想要哪个玩具？"而不是不自然的提示，例如，"现在摁下开关。"
- 为了进行视觉扫描，请确保学习者能够持续看向测试器。
- 关于选择的反馈信息显著和强化（McCarthy et al., 2006）。

修改自 Dowden P，Cook AM：Choosing effective selection techniques for beginning communicators. In Reichle J, Beukelman D, Light J, editors: *Exemplary practices for beginning communicators*, Baltimore: Paul H. Brookes, 2002，pp. 395-432。

如果这些活动取得成功，计算机软件程序便可以作为替代的强化类型使用。这些程序每次启动开关时都会提供有趣的图形，动画和听觉反馈。所有年龄组别的个体都觉得程序饶有趣味。每个开关启动都可以收集到数据，包括①从提示到启动开关的时间；②个体是否能独立启动开关，是否需要语言或身体提示；③客户对结果的注意。有许多公司出售在不同阶段使用的软件程序，对此本节会有所描述。

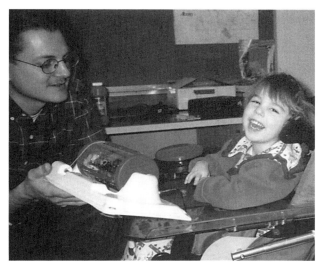

图 6-17　孩子使用带有电池驱动玩具的单开关作为加强件。

在表 6-6 的第二步中，目标是让个体在特定的时间内一直激活开关。在这个步骤中，警惕，等待能力和在正确的时间激活开关的能力很重要。通过一些电脑游戏，个体需要激活对象的开关以移动或执行诸如射击篮子、击中目标等动作。在一些程序中，只要个人成功激活开关，屏幕上物体的移动速度就会加快。

这种方法也可以被认为是一种扫描方式，在这种扫描中，开关在最基本的水平上要么被击中，要么没有选择。例如，对于一些电脑游戏，个人需要激活开关，使对象移动或执行一个动作，如射击篮子，击中目标，等等。在一些程序中，只要个体成功启动游戏，屏幕上物体的移动就会加快。由程序提供的任何数据（如速度，正确命中数，错误数）及关于个人在正确时间激活开关和是否需要提示的数据都被一一记录。

Linda Burkhart 针对可用于运动训练的、基于计算机和非计算机的活动提出了许多建议（另见 http://www.lburkhart.com）。对于非计算机活动，一个建议是使用安装电池的玩具消防员，只要开关被启动，玩具消防员就开始爬梯子。为了使活动过程与时间相关，一张加强件的照片被附在梯子的某个地方，并且要求个人释放开关，以使消防员停在图片上并接收加强件。

扫描训练程序的第三步增加了"时间窗口"，并要求个体使用开关从两个或多个选项中进行选择。在这个阶段涉及的技巧包括在第二步中的警惕、等待和反应时间。另外还需要的技巧是理解只有在要选择的项被突出显示的"窗口"中才有选择。在这

个阶段也可以使用玩具、电器和计算机软件程序。

训练目标是逐渐增加个体选择中的选择次数。如果扫描用于沟通或环境控制，则选择次数的增加是很重要的。一种方法是依次增强屏幕位置的亮度。当开关选中屏幕亮度区域时，程序输出一个有趣的结果。在某些程序中，增强显示区域可能会受到限制，因此只有一个是正确的，这有助于客户在没有基于语言的任务情况下开发扫描选择技能。除先前阶段收集的数据外，还记录了个人能够成功使用的最小扫描速率的数据。

表 6-6 所示的最后一个训练阶段目的是增加交际意图的任务。在这个阶段，符号表征的认知技能被添加到选择制作中。个体语言技能的发展可能与运动技能训练同时发生（框 6-4），这一语言步骤形成可能会自然而然地进行。对于残疾儿童而言，成功使用所需的训练量通常要超过处于正常发育中的儿童或成年人所需的训练量。与辅助技术使用的运动技能的开发相关的研究总述如框 6-5 所示。

框 6-4　扫描教学建议。

当教授早期开关控制参与沟通，可以使用以下技巧：

· 给 AAC 用户的提示应始终是自然环境提示（例如，在歌曲中间的沉默）。使用明确的口令语（例如说"打开开关"）会使学习者依赖于提示并阻碍学习。
· 学习者不应在预期正确的时间内反复或持续激活开关。这将不利于他或她学习等待正确的时刻（及扫描后的光标）。
· 在确保个体在界面上具有可靠的控制（操作能力）之前，期望沟通使用开关或选择方法是不公平的。

AAC，扩大和替代沟通。

修改自 Dowden P, Cook AM: Choosing effective selection techniques for beginning communicators. In Reichle J，Beukelman D, Light J, editors: *Exemplary practices for beginning communicators*, Baltimore: Paul H. Brookes, 2002，pp. 395-432。

如果需要电动行动，则下一步是使用专门用于开发使用操纵杆的技能的软件。或在本阶段使用针对单开关或双开关轮椅使用的扫描训练软件进行训练。

第十六章中讨论了符号系统的选择。通过这个阶段，个体从对象操纵（环境控制）转变为概念操纵（沟通）。现阶段有更多的资源可以传达需求，想法和其他信息。简单的扫描沟通设备或多选择的计算机程序也可以用作进一步的技能发展，作为扫描沟通设备的前身。

| 框 6-5 | 为辅助技术使用发展运动技能的研究。 |

使用开关和其他控制接口发展技能

Jagacinski 和 Monk（1985）对残疾成年人使用操纵杆和头指针进行了评估。这项评估任务包括从中心点尽可能快的移动到八个发光目标中的一个。使用这些装置来完成这项任务的技巧是在多次实验中经历一些困难才获得的。根据连续 4 天的速度提高小于 3％ 的标准，对于无身体障碍的，具有高强度运动技能的年轻人来说，精通操纵杆使用需要 6 ～ 18 天的训练，头指针使用需要 7 ～ 29 天的练习。

Jones 和 Stewart（2004）调查了 56 名作业治疗师和言语病理学家在教学扫描方面的经验，以确定他们如何进行训练。他们表示：

· 在儿童中，获得可靠结果所需的时间有很大差异。
· 大多数儿童在沟通设备上开发扫描技巧的同时，还接受了在计算机上使用扫描游戏的作业治疗师的平行训练。
· 作业治疗师参与扫描训练的所有阶段，言语病理学家更多地参与到后期阶段。

Angelo（2000）报道了由经验丰富的作业治疗师所确定的单开关评估的 11 个基本要素：运动的可靠性，运动的意志性，安全性，轻松完成运动，使用学习者定期参与活动的使用，运动效率，先前的成功运动，在一个时间范围内完成定时响应的能力，以及开关激活之间所需的时间适合于儿童的反应或响应时间。

Cress 和 French（1994）发现，不同的输入设备使用（触摸屏、轨迹球、鼠标、锁定轨迹和键盘）对技能发展差异影响很大。

· 三组成员：无残障成年人，2 岁 6 个月 ～ 5 周岁普通儿童和智力残疾儿童（心理年龄 2 岁 6 个月 ～ 5 周岁）
· 无残疾成年人无需训练即可掌握所有设备使用方法。
· 在不进行训练的条件下，大约 50％ 的成长中的儿童能够掌握除锁定轨迹球之外的所有设备使用。
· 经过训练，80％ 的成长中儿童掌握了所有设备使用。而轨迹球是最容易掌握的。
· 在不进行训练的条件下，智力残疾儿童平均掌握程度在 0 至 46％ 之间（取决于设备），经过训练后，智力残疾儿童掌握程度低于 75％。锁定轨迹球比其他设备更难以掌握。
· 成年人能够比普通儿童更快地掌握使用设备，平常儿童使用大多数设备比智力残疾儿童使用的速度慢（可能与智力残疾儿童的实际年龄比较大有关）。
· 普通儿童的表现与年龄和粗大运动能力有关。
· 智力残疾儿童的表现也与模式分析技巧相关，与正常发育儿童相比，其个体输入设备与认知和运动发展的关系明显不同。
· 对给定个体的控制接口的选择取决于特定接口所呈现的认知和运动需求，以及这些领域中个体的技能。
· 从无障碍成年人或普通成长中的儿童成功地使用设备推断出残疾儿童能成功使用设备，这是不恰当的。

OT, 作业治疗师（Occupational therapist）；SLP, 言语病理学家（speech-language pathologist）。
修改自 Dowden P, Cook AM: Choosing effective selection techniques for beginning communicators. In Reichle J, Beukelman D, Light J, editors: *Exemplary practices for beginning communicators*, Baltimore: Paul H. Brookes, 2002, pp. 395-432。

将选项集整合到日常活动中，可以通过多种方式进行评估。目标达成评级（Goal Attainment Scaling，GAS）是一种以标准为参照的、个性化的客观测量方法（Kiresuk et al., 1994），可用于评估训练计划的有效性。例如，Cook 等人（2005）使用 GAS，通过让儿童使用一组开关控制机器人完成功能性任务，来为其确定个性化目标。

研究针对每个孩子开发了个性化的机器人开关控制操作目标。对于为孩子设定的每个单独目标，建立一个评分层次结构，其中得分为 0，表示目标的实现。分数为 –1 或 –2，表示未能达到目标程度。分数为 +1 或 +2，表示孩子超出了目标。任务完成程度由五个分数来划分。对于机器人任务，典型的目标是根据所需的提示数量来确定（Cook et al., 2005）。得分为 0 意味着开关在没有提示的情况下被成功按下。0 分以上的成绩表示，成功完成日益复杂的任务。0 以下分数表示需要手把手（–2）或口头（–1）进行提示。

第五章还对标准化成效测量有所描述。例如，辅助设备量表的心理社会影响（PIADS）和魁北克用户对辅助技术满意度的评估（QUEST），可用于评估使用特定选择方法的个体的成效。

第八节　总结

在本章中，我们定义了人／技术接口的要素及其与辅助技术的其他组成部分的关系。人／技术接口的元素包括控制接口，选择方法和选项集。选项集包含用户可以从中选择的数组中的项目。用户进行选择的基本方法有两种：直接选择和间接选择。间接选择包括称为扫描，定向扫描和编码访问的选择方法的子集。每种选择方法都适用于一组不同的客户技能。用于扫描的运动和认知技能的发展需要一个周密和精心设计的方法。

思考题

1．定义人／技术接口的元素，以及元素与处理器和输出的关系。

2．主要用于辅助技术控制的身体部位是哪些？

3．描述每个身体控制部位的可行动作。

4．在考虑替代身体部位时，优先顺序是什么？为什么要使用这个顺序？

5．对于一个使用头部控制精细运动任务（如打字）的人来说，主要挑战是什么？

6．什么是选项集？

7．什么是控制接口？

8．控制接口使用的两种基本选择方法是什么？

9．哪些扫描格式可以用来加速扫描？

10．什么是"定向扫描"？它为什么有用？

11．为什么编码访问是间接选择方法？莫尔斯码的选项集合是什么？

12．查看表 6-2。两个示例系统中非标准部分列出的莫尔斯码是相同的吗？在没有标准的情况下，你为什么认为这些特定的编码是相同的？为什么你认为其他编码对于不同的系统是不同的？

13．描述扫描和定向扫描有三种不同的选择技术。哪一种技术为用户提供更多的控制，为什么？

14．三种常见扫描方法的相对优点和缺点是什么？选择可受益于每种类型的客户端配置文件。

15．使用扫描所需的认知技能是什么？

16．辅助技术系统中的"处理器"是什么意思？它有什么作用？

17．"速率增强"是什么意思？ 两种主要类型是什么？

18．在词的预测或词语自动补全时，人需要使用什么样的记忆技巧？

19．什么是"缩写扩展"？使用它需要什么认知技能？

20．通过实施运动技能发展培训计划，可以取得什么成效？

21．描述在培训计划中开发运动控制所采取的步骤。

22．为什么建议选择技巧（如扫描）在人们将其用于功能性任务之前与游戏或其他活动一起开发？

23．假设你被要求训练某人使用扫描。不同的个体，你的方法有何不同：

    a．一位最近卒中的 60 岁的男子

    b．一名 5 岁脑瘫小孩

    c．一位 45 岁多发性硬化症女性

24．如果你是负责新系统与个体匹配的人员，你将如何确定选择系统是否是个体的正确选择？

参考文献

Aaron A, Eide E, Pitrelli JF: Conversational computers, *Sci Am* 292(6):64–69, 2005.

Angelo J: Factors affecting the use of a single switch with assistive technology devices, *J Rehabil Res Dev* 37(5):591–598, 2000.

Bhattacharya S, Samanta D, Basu A: Performance models for automatic evaluation of virtual scanning keyboards, *IEEE Trans Neural Syst Rehabil Eng* 16(5):510–519, 2008.

Bailey RW: *Human performance engineering*, ed 2, Upper Saddle River, NJ, 1996, Prentice Hall.

Blackstone S: The role of rate in communication, *Augment Commun News* 3(5):1–3, 1990.

Bruckert E: A new text-to-speech product produces dynamic human-quality voice, *Speech Technol* 4:114–119, 1984.

Bruininks RH, Bruininks BD: *Bruininks-Oseretsky test of motor proficiency: Examiners manual*, ed 2, Circle Pines, MN, 2005, AGS Publishing.

Cook AM, Bentz B, Harbottle N, et al.: School-based use of a robotic arm system by children with disabilities, *IEEE Trans Neural Syst Rehabil Eng* 13:452–460, 2005.

Cress CJ, French GJ: The relationship between cognitive load measurements and estimates of computer input control skills, *Assist Technol* 6:54–66, 1994.

Davies TC, Mudge S, Ameratunga S, Stott NS: Enabling self-directed computer use for individuals with cerebral palsy: A systematic review of assistive devices and technologies, *Dev Med Child Neurol* 52:510–516, 2010.

den Ouden HEM, Frith U, Frith C, Blakemore SJ: Thinking about intentions, *NeuroImage* 28:787–796, 2005.

Dowden P, Cook AM: Choosing effective selection techniques for beginning communicators. In Reichle J, Beukelman D, Light J, editors: *Exemplary practices for beginning communicators*, Baltimore, 2002, Paul H. Brookes, pp. 395–432.

Drager KDR, Reichle J, Pinkoski C: Synthesized speech output and children: A scoping review, *Am J Speech-Lang Pathol* 19:259–273, 2010.

Findlater L, Froehlich J, Fattal K, et al.: Age-related differences in performance with touchscreens compared to traditional mouse input, *Proceedings of CHI*, 2013. Paris, April 27-May 2, 2013.

Henderson SE, Sugden DA, Barnett AL: *Movement assessment battery for children*, ed 2, London, 2007, The Psychological Corporation.

Hortsman HM, Levine SP, Jaros LA: Keyboard emulation for access to IBM-PC-compatible computers by people with motor impairments, *Assist Technol* 1:63–70, 1989.

Hussey SM, Cook AM, Whinnery SE, et al.: A conceptual model for developing augmentative communication skills in individuals with severe disabilities, *Proc RESNA Int 92 Conf* 287–289, 1992.

Jagacinski RJ, Monk DL: Fitts' Law in two dimensions with hand and head movements, *J Mot Behav* 17(1):7–95, 1985.

Jones J, Stewart H: A description of how three occupational therapists train children in using the scanning access technique, *Aust J Occ Ther* 51:155–165, 2004.

Kiresuk TJ, Smith A, Cardillo JE, editors: *Goal attainment scaling: Applications, theory and measurement*, Hillsdale, NJ, 1994, Erlbaum.

Latella D, Meriano C: *Occupational therapy manual for evaluation of range of motion and muscle strength*, New York, 2003, Delmar.

Lee KS, Thomas DJ: *Control of computer-based technology for people with physical disabilities: An assessment manual*, Toronto, 1990, University of Toronto Press.

Lesher GW, Higginbotham J, Moulton BJ: Techniques for automatically updating scanning delays, *Annual Conference on Rehabilitation Technology (RESNA)*, Orlando, 2000, RESNA Press.

Li-Tsang C, Yeung S, Chan C, Hui-Chan C: Factors affecting people with intellectual disabilities in learning to use computer technology, *Int J Rehabil Res* 28:127–133, 2005.

McCarthy J, Light J, Drager K, et al.: Re-designing scanning to reduce learning demands: The performance of typically developing 2-year-olds, *Augment Altern Commun* 22:269–283, 2006.

Mankowski R, Simpson RC, Koester HH: Validating a model of row–column scanning, *Disabil Rehabil Assist Technol* 8(4): 321–329, 2013.

Moir L: Evaluating the effectiveness of different environments on the learning of switching skills in children with severe and profound multiple disabilities, *Br J Occ Ther* 73(10):446–456, 2010.

Murray IR, et al: Emotional synthetic speech in an integrated communication prosthesis, *Proc 14th Annu Conf Rehabil Eng*, pp. 311–313, June 1991.

Ng HC, Tao D, Calvin KL: Age differences in computer input device use: A comparison of touchscreen, trackball, and mouse, in Á. Rocha et al. (Eds.): *Advances in Information Systems and Technologies*, AISC 206, pp. 1015–1024. 2013.

Nichols DS: Development of postural control. In Case-Smith J, editor: *Occupational therapy for children*, ed 5, St. Louis, 2005, Elsevier Mosby, pp. 278–303.

Piché L, Reichle J: Teaching scanning selection techniques. In Reichle J, York J, Sigafoos J, editors: *Implementing augmentative and alternative communication: Strategies for learners with severe disabilities*, Baltimore, 1991, Paul H. Brookes, pp. 257–274.

Russell DJ, Rosenbaum PL, Avery LM, Lane M: *Gross Motor Function Measure (GMFM-66 and GMFM-88: User's manual)*, London, 2002, MacKeith Press.

Simpson RC: *Computer access for people with disabilities*, CRC Press Boca Raton, FL: 2013.

Simpson RC, Koester HH, LoPresti EF: Selecting an appropriate scan rate: The ".65 rule," *Annual Conference on Rehabilitation Technology (RESNA)*, 2006. Atlanta.

Simpson RC, Mankowski R, Koester HH: Modeling one-switch row-column scanning with errors and error correction methods, *Open Rehabil J* 4:1–12, 2011.

Smith RO: Technological approaches to performance enhancement. In Christiansen C, Baum C, editors: *Occupational therapy overcoming human performance deficits*, Thorofare, NJ, 1991, SLACK.

Vanderheiden GC, Lloyd LL: Communication systems and their components. In Blackstone S, Bruskin D, editors: *Augmentative communication: An introduction*, Rockville, MD, 1986, American Speech Language and Hearing Association.

学习目标

学完本章内容，你将掌握以下知识点：

1. 描述人类／技术接口的要素及其在人类活动辅助技术模型的辅助技术部分中的作用。
2. 描述控制接口的特点。
3. 确定直接选择技术。
4. 确定间接选择技术。
5. 讨论控制接口评量框架。
6. 描述控制接口使用相关的情境问题。
7. 描述确定控制接口有效性的策略。

第一节　活动：实现参与

通常，通过使用电子辅助技术系统进行的活动包括沟通、移动（例如，电动轮椅或踏板车）、认知处理（如导航或记忆辅具），以及控制即时环境（如开灯或遥控电视）。本章讨论的设备将实现沟通、移动、环境控制和操纵活动。为了完成与这些活动相关的任务，个体必须激活控制接口（control interface）以提供操作设备的输入（如打开它，使其移动或使其说话）。

第二节　人类控制技能：受控运动特征

成功使用控制接口需要个体运动能力，感觉能力和认知能力。控制接口有许多不同的尺寸和形状，具体的活动决定了所选择的控制接口的类型，具体的装置必须与用户的运动和认知技能相匹配。一个人要知道她已经成功激活了该装置，就必须有感官反馈。这通常通过视觉或听觉显示，或者两者兼而有之。第十三章和第十四章将分别讨论了视觉或听觉障碍者的替代显示。

人类的运动、感觉和认知能力千差万别。因此，控制接口必须是灵活的，并且有各种各样的选择可以匹配用户的能力。控制接口根据空间、感觉和启用特点以及其所需的相应能力而有所不同。

受控运动特征

使用控制接口所需要的运动可通过多种方式来描述，如表 7-1 列出。通过定义身体解剖部位的精准度、范围、力量和灵活性，我们可以将这些与使用控制接口所需的技能联系起来。

表 7-1	效应器特点。			
效应器官	精准度	活动范围	力量强度	全能性
手指	高	小	低	非常高
手	适中	适中	适中	适中
手臂	低	大	大	低
头	适中	适中	适中	高
腿	低	适中	高	低
足	适中	大	高	低
眼睛	高	小	NA	适中

NA, 不适用.

（一）精准度

精准度（resolution）描述用户能够可靠控制两个对象之间的最小间隔。例如，键盘上各个键的间距需要相对精细的运动控制，或者用于打开玩具的直径约 15 厘米（6 英寸）的单开关需要用户较低的精准度。

（二）活动范围

最大可能运动程度是关节活动范围（range of

motion，ROM），其定义为"当作用在关节上的肌肉自主移动时，关节通过的运动弧"的活动范围（Early，2006，p.121）。一些任务需要很大的活动范围，而另一些则需要较小的活动范围。例如，在手动轮椅上使用手轮需要相对较大的活动范围，但是使用计算机鼠标就需要相对较小的活动范围。精准度和活动范围的组合能使我们定义用户的工作区。ROM 会受到疾病或损伤的影响。例如，挛缩，一种限制了关节活动度的肌肉和肌腱的缩短，便可能是由增强的张力引起的。ROM 限制也可以是长期的并只在挛缩等困难情况下才会变化，或者在个体的体位限制可用的 ROM 时短期出现。在后一种情况下，体位的变化可能导致更大的可用 ROM。

（三）强度

即使有必要的精准度和范围可用，激活控制的强度也可能不足。一般来说，上肢功能最适合运动精度和控制要求，下肢最适合力量和强度运动。辅助技术系统可能需要最低程度的强度来激活控制接口。

在某些残疾中，身体力量强度显著下降。例如，由脊髓损伤导致的瘫痪（paralysis），会阻止某些肌肉群反应，这取决于损伤的程度（表 7-2）。在这种情况下，主要办法是找到一个没有瘫痪的可运动部位；可能需要头部或下巴控制。部分瘫痪或轻瘫症状是肌肉无力，使其身体难以移动，但不会像瘫痪那样妨碍移动。在这种情况下，辅助技术控制接口必须适应下降的身体力量强度。例如，可以使用适合的门把手来减少开门时施加的力。在肌肉萎缩中，精细运动控制通常是可用的，但是肌肉无力导致非常低的力量强度水平，这可能导致大距离运动受限。然而，诸如小键盘所需的精细动作是可能完成的。

残疾也可能导致肌肉张力变化，从而影响控制接口使用。根据对神经系统的损伤程度，受损的肌

表 7-2	可用于不同程度的脊髓损伤的运动和功能。	
损伤级别	**可用的主动式运动 ***	**可能的功能**
C3	颈部运动 下巴控制	无法进行个人护理 指导他人转移、个人护理 使用嘴巴或下巴控制辅助技术、轮椅上的呼吸机
C4	颈部运动 耸肩	除了与 C3 相同之外还有： 没有呼吸机 可用的肩部开关
C5	一些肩膀的运动 伸缩肘，无延伸	可协助洗浴或穿衣，大小便护理，转移 可使用运动臂吃饭，打扫卫生，洗漱，书写，打电话（必须由护理人员设置） 可使用下巴或嘴巴控制辅助技术 可通过手轮推动手动轮椅短距离行进
C6	手腕伸展 前臂旋前 全肩关节运动	可独立移动，穿衣，做个人卫生 可使用配有合适的轮圈和手夹板手动轮椅进行书写，吃饭，做个人卫生，梳洗，打电话和打字
C7	手腕，肘，肩部运动；手指无法抓握	独立坐着 使用改装的控制进行驾驶；使用手夹板操作
C8	无先天手部肌肉；手指知觉受限	有限使用手夹板进行手抓握
T1	先天手肌麻痹；手的灵活度有限	无力抓握
T2–T12	充分利用上肢；在较低水平级别下，增加下肢功能与躯干控制	手动轮椅；可以使用够取器；可为更高级别需要提供躯干支撑

* 在每个较低的级别上，除了为给定级别列举的这些功能之外，还包括以上所有较高级别的功能。

修改自 Adler C: Spinal cord injury. In Pendleton HM, Schultz-Krohn W, editors: *Pedretti's occupational therapy: Practice skills for physical dysfunction*, ed 6, St. Louis: Mosby, 2006.

张力包括松弛、痉挛和僵硬。正常肌肉张力降低称为松弛性或低渗性。当肌张力增加时，称为高渗性或痉挛性。几种类型的疾病均可导致痉挛状态。增强的肌张力通常伴随着控制关节的对抗性肌肉组之间的反射区扩大和不平衡。由于僵硬，对抗肌和激动肌的肌张力同时增加，导致在整个范围和任何方向上对 ROM 产生被动抵抗力（Undzis et al., 1996）。一个人可能会表现出混合类型的肌肉张力，而这种张力会在一天的过程中波动。这种波动对效应感官使用和辅助技术控制具有直接的影响。在某些情况下，会产生不受控的过度用力。用力过度会限制精细运动控制。痉挛运动控制不好，往往导致超出控制所需的力度。由于诸如操纵杆的许多控制接口，都是为正常的上肢力量水平而设计的，所以由痉挛动作产生的过大的力可能会导致辅助技术系统的损坏以及不好的表现。

（四）耐力

耐力是指一段时间内维持一种力度并重复使用这种力度的能力。在某些神经肌肉障碍，如重症肌无力中，初始强度可能会在正常范围内。然而，随着个体重复运动，性能持续下降，直到彻底疲劳。辅助技术系统设计一些方面可以通过要求低能量消耗的激活，以多种方式最小化疲劳的影响。一个实例就是，轮椅的操纵杆只需很小范围的运动和较小的力度。仔细考虑用来移动效应器官的强度和耐力对于成功应用辅助技术系统至关重要。疼痛的出现也会影响控制器的使用。有时疼痛是持续的；在其他情况下，疼痛感会随着一天的活动或药物治疗而改变。

（五）多功能性

多功能性是指解剖控制部位可用于各种任务的能力，并以各种不同的方式用于相同的任务。例如，手（手指）和足（足趾）都可用于按下键或开关。然而，手也可以用于抓握手柄（例如，操纵杆），这使得手比脚更灵活。运动的质量可能平滑，也可能不协调；原始反射模式可能主导运动，也可能不存在；感觉障碍可能存在，也可能不存在。所有这些因素都会影响控制接口的使用。

第三节　辅助技术：控制接口的特性

在讨论具体的控制接口之前，我们先来看一些控制接口与特定用户的技能相匹配时有用的一般特性。

一、空间特征

控制接口（spatial characteristics）的空间特征：①其整体物理大小（尺寸），形状和重量；②控制接口内包含的可用目标数量（例如，键盘有超过100个目标项，操纵杆可能只有四个，单个开关有一个）；③每个目标的大小；④目标间距。

目标项大小和目标间距应与通过运动范围和精准度测量的个体的精细和粗大运动技能相匹配。对于具有良好运动范围，但精细运动控制受限的个体，如协调障碍或震颤障碍的个体，尺寸较大且间隔较远的目标是有用的。例如，单个控制接口有一个目标，目标大小是控制接口的维度（高度和宽度）。单个控制接口可以适应具有运动范围受限精细运动控制受限的个体。小且紧密排列的目标对于受限于 ROM、肌无力和精确运动控制（例如肌萎缩的人）的个体是有用的。

二、激活与失活特点

几个特性与控制接口的激活有关。这些特性包括激活方法、尝试、位移、灵活性、耐久性和可维护性。还需要考虑控制接口失活或释放问题，这可能与激活有所不同。

（一）激活方法

控制接口可通过表 7-3 所示的各种方法激活。左列标识了用户向控制接口发送信号的三种方式：运动，呼吸和发声；中间列显示这些信号中每一个是如何被控制接口检测出来的；右列提供了控制接口的实例。

控制接口可以通过三种基本方式检测用户的运动。最大的类别是机械控制接口，其检测身体能够产生力的运动。为了激活需要运动或力的大多数控制接口、键盘、操纵杆和其他控件都属于这个类别。激活机械控制接口总是需要外力。然而，机械位移可能发生，也可能不发生。例如，一些键盘需要非常小的位移就能激活。

电磁控制接口不需要与用户的身体接触就能激活。它们通过光线或射频能量来检测有一定距离的运动。例如头戴式光源和用于远程控制的 EADL（见第十二章）的探测器和发射器（类似于车库门开启器或电视遥控器）。电容控制接口对人体产生的电流很敏感。其中一种类型被称为电容开关，可以检测身体表面的静电。这类似于孩子们试图用静电来刺激某人时玩的游戏。手机和平板电脑等移动设备的触摸屏是这种类型控制接口的一个常见示例。控制接口不需要任何力量，因此对肌无力的个体很有用。

使用附着在皮肤上的电极可以检测肌肉收缩相关的肌电图（electromyographic，EMG）信号。放置在眼睛附近的电极可以测量眼睛的运动，并根据它们产生眼电图（electroculographic，EOG）信号。脑机接口（Brain-computer interfaces，BCIs）可以在颅骨表面或植入皮层的电极中检测脑电活动。邻近控制接口无需与身体接触即可检测运动。手势识别系统就归为这一类。

如表 7-3 所示，身体产生的第二种信号是呼吸。

检测到的信号是呼吸时的气流或气压。基于呼吸的通用控制接口称为吸 - 吹开关。该开关需要用户能够保持嘴唇紧闭将管子含在嘴里并保持一段时间，同时控制气流。吸（吸入空气）和吹（吹出空气）各自产生可用于控制的不同信号。

当气流产生声音或说话声时，我们将其称为发音，即表 7-3 所示的第三种激活方式。有一些开关依赖产生的点击声或一致的发声激活。语音识别接口也依赖于发声。由于身体参与使其他激活控制接口的方式很难实现的个体，可以通过产生足够一致的声音、字母或单词来激活控制接口。表 7-3 中的最后一个激活类型是直接的脑信号检测，对此我们将在第八章讨论。

表 7-3	激活方法。		
信号发送，信号检测	**用户动作（身体能做到什么）**		**示例**
1. 运动（眼，头，舌头，手臂，双腿）	1a. 机械开关：通过施加力而激活 1b. 电磁开关：通过接收电磁能（如光或无线电波）激活 1c. 电子开关：通过检测来自身体表面的电信号来激活 1d. 邻近开关：通过靠近但不接触检测器的运动激活		1a. 操纵杆，键盘，踏板开关 1b. 光指针，光检测器，远程无线电发射机 1c. EMG，EOG，电容式或接触式开关，触摸屏 1d. 热敏开关，相机（检测手势）
2. 呼吸（吸气 - 呼气）	2. 气流开关：通过检测呼吸气流或压力激活		2. 吐气和吸气
3. 发声	3. 声控或语音开关：通过检测发音或语音激活		3. 声控开关，口哨开关，语音识别
4. 脑电活动	4. 不同的思维模式产生独特的 EEG		4.BCI

BCI，脑机接口；EEG，脑电图；EMG，肌电图；EOG，眼电图。

（二）努力

要激活控制接口，个人必须付出一些努力。所需的努力从零（激活触摸开关）到相对较大（激活某些机械开关）。例如使用光指向器从不同项目的序列中选择，所需的努力是充分移动头部，以使光束瞄准一个选项并移动选项，以及保持足够的姿势稳定性以将光束固定在期望的选项上。

电气接口需要用户从零（用于触摸开关）到相对较高的努力激活使用 EMG 肌肉力。一些电气控制接口，如 BCI，也使用复杂的信号处理，并要求用户通过训练开发技能以利用该接口。电气控制接口通常具有可调节的灵敏度，以允许开关适应不同程度的努力。这种类型的调整也可以用来防止由于过度灵敏的开关引起的意外激活。

气动控制接口的启动努力是呼出或吸入空气的力度（压力）或者速度（气流）。例如，一些电动轮椅处理器使用这样一种系统，其中，使劲吐气（很用力，产生高压气流）导致向前运动，轻吐气（不费力，产生低压气流）右转，使劲吸气后退，轻吸气左转。这些控制信号的区别主要在于所产生的努力。

发声信号也具有与音量或响度相关的努力程度。噪声启动或声音启动的开关与一些玩具上的开关或灯具上的所谓"拍打开关"类似。对于语音识别控制接口，该努力还包括适当的发音，因为检测是基于特定单词的识别（见第六章）。

一些控制接口，例如触摸开关，需要一定的尝试调整激活它们。这种类型的控制接口可以用于评估目的或用于耐力不稳定或身体退化的个体。

（三）释放

一些控制接口的释放也需要力。肌肉的收缩是通过移除或释放用于激活的活动使接口失活所必需的。Weiss（1990）测量了几个机械开关的激活力和失活力，发现在所有情况下都需要力来释放控制接口，但失活力大约只是激活开关所需的力的三分之一到一半。

（四）灵活性

控制接口的灵活性是身体控制部位可以操作方式的多样性。有许多类型的键盘、操纵杆和开关以及用户激活它们的方式。身体障碍的个体在力量、运动范围、肌肉张力、感觉或协调方面可能有缺陷，也可能没有。某人可以用手指推开一个按键，另一个人可能使用到拇指，而第三个人可能使用到头指针。灵活的控制接口可以允许各种激活方式。

控制接口能被安装在个人工作区的最佳位置有助于启动。一些控制接口，例如计算机鼠标，无需安装，需要在桌子或其他表面上使用，而其他控制接口，例如摇杆，通常可以安装在各种位置，因此可以由下巴，手或足来操作。安装系统将在本章后面被加以讨论。

（五）耐用性和可维护性

控制接口的耐用性很重要。例如，塑料制成的开关和键盘在某些情况下可能支撑不住。难以控制其运动力量的用户，将很容易破坏由塑料制成的接口。从长远来看，购买较贵的金属接口可能会更划算，而且使用寿命会更长。

最后考虑的是控制接口的可维护性。重要的是要考虑在不损坏任何部件的情况下，接口是否容易清洁，以及如何清洁。是否需要定期更换任何组件吗？如果是，步骤过程是否很困难？例如，某些开关需要电池来操作，当电池耗尽时，就必须更换。知道什么样的维修可以由用户或看护人完成，哪些需要由特定维修人员来完成，如果需要修复是否有代替设备可供客户在此期间使用，同样会有帮助。

三、感官特性

感官特性（sensory characteristics）由在激活控制接口期间产生的听觉、体感和视觉反馈构成。一些控制接口（例如，使用机械开关的键盘）在激活时以点击的形式提供听觉反馈。其他接口（如具有光滑膜表面的键盘）不产生任何自然的听觉反馈。通常会发出一个音调，让用户知道已经进行了选择。

当接口在客户的视野内时，通过观察位置和控制接口的移动来获得视觉数据。对于某些个体来说，视觉数据的类型意味着使用控制接口的成功与否。例如，对处理环境中的物体有困难的个体来说，可能会更注意一个大而明亮的控制接口。

眼睛对于视觉光谱中的颜色敏感（从紫色到红色），但是眼睛对该范围内的所有颜色的敏感程度并不一样。如果眼睛直视前方固定不转动，则颜色视野的极限值与中线每一侧的夹角都是 60 度。在此范围内，视网膜对颜色的敏感度在所有波长（颜色）下不尽相同。[1] 当和依靠周边视野或很难通过眼睛转动跟踪物体的个体打交道时，这种色彩敏感度限制才具有实际意义。如果一个目标（如开关）为绿色或红色，则其位置可能会限制个体看到物体的能力。我们可以使用蓝色或黄色增强开关的可视性。

体感反馈是当控制接口被激活时感受到的触觉、肌肉运动知觉或本体感觉输入。例如，激活表面的纹理或"感觉"提供了触觉数据。当用户激活控制接口时，身体部位的空间位置及其运动提供了本体的反馈。控制接口在启动时的位移提供了肌肉运动知觉（运动）反馈，以及对用户有益的触觉和本体感觉反馈。如果是较小的运动，像使用膜键盘或触摸屏，感官反馈会较少，个体在按键时可能会比要求得更用力。这种额外的持续力可能会导致错误，因为如果按键超过一秒钟或两秒钟，许多键符将被重复输入（这可以在大多数计算机和许多辅助设备上进行调整，见第八章）。

控制起来更为费力的界面通常会提供更多的感官反馈。同样，控制较为轻松的开关则提供很少的感觉反馈。一些控件和触摸屏由身体的电荷激活。因为它是将电能从身体转移到接口的过程，所以它只需要触摸，而激活不会向用户提供任何体感或听觉反馈。许多机械开关通过感觉（触觉），可观察的机械运动（视觉）和听见的咔嗒声（听觉）提供丰富的反馈。

——————————
[1]　Woodson W, Conover D: *Human engineering guide for equipment desiganrs*, Berkeley: University of California press, 1964.

第四节　直接选择的控制接口

直接选择（见第六章）通常优于间接选择，因为它更快也更有效。由于这些原因，在尝试间接选择方法（扫描或编码访问）之前，寻找直接选择方法往往值得努力。直接选择的控制接口包括各种类型的键盘、指针接口、语音识别和眼睛注视。手部运动是直接选择的首选身体控制点，因为其内在的精细运动控制。许多个体也使用足或头部控制进行直接选择，而自动语音识别允许"免提"方式。

一、键盘

键盘是进行书面交流、计算机访问、智能手机或平板电脑输入信息的最有效手段。然而，许多残疾个体无法使用标准键盘。幸运的是，有一些替代键盘设备。表 7-4 提供了标准键盘的一些市售替代品的示例。

表 7-4	用于直接选择的替代键盘类别说明。	
类别	**描述**	**设备名称 / 制造商**
扩展键盘	一般来说，具有扩展目标区域膜键盘，通常可编程，这使得键的尺寸可以定制；适用于运动范围广，分辨率差的个体；对于认知或语言技能受限或视力障碍的个体也很有用。	IntelliKeys（IntelliTools），Big Keys LX, Clevy Keyboard, Early Learning Keyboard, Helpikeys, Jumbo XL II Hi-Visibility Keyboard, Jumbo XL II Keyboard, Jumbo XL Keyboard（Inclusive Technologies）；Expanded Keyboard（Maltron）
简约式键盘	微型全功能键盘，通常键盘表面带膜；对于运动范围受限且有较好分辨率的个体有用。	魔术棒键盘（触摸式系统）
触摸屏幕和触摸平板电脑	通过阻断非常细的光束或通过检测手指上的电荷的电容阵列来激活；电容阵列显然可用于检测手指或指针触摸位置；触摸屏可以放置在显示器表面。	15 英寸至 17 英寸触摸显示屏（瑞沃迪）；MagicTouch（Laureate Learning Systems, Inc.）
专用键盘	增强沟通和环境监控设备等专用设备上的键盘；与标准键盘相比，可用键的数量可能会受到更多的限制，或者更加具体。	见第十六章

来源：RiverDeep, San Francisco：(web.riverdeep.net/portal/page?_pageid=813,1&_dad=portal&_schema=PORTAL); Laureate Learning Systems, Inc. Winooski, VT (www.laureatelearning.com or www.magictouch.com of KeyTec, Inc.); IntelliTools (http://www.ablenetinc.com/Assistive-Technology/IntelliTools); Inclusive Technologies (http://www.inclusive.co.uk/catalogue/index.html); In Touch Systems, Spring Valley, NY (www.magicwandkeyboard.com); and Maltron-USA (www.maltron.com/keyboard-info/maltron-expanded-keyboard).

（一）标准键盘

对于那些由于疲劳或运动控制最小受损而书写困难的人来说，计算机上的标准键盘也许就是他们所需要的。标准键盘通常由字母，数字，标点符号，特殊字符（如 \ / @ # $%）和特殊键（例如，END 键，DEL 键，SHIFT 键，CONTROL 键和 ALT 键）组成的完整字母数字阵列。

键盘键大小、间距和键移动的距离取决于键盘的使用类型和制造商。笔记本电脑键盘比台式电脑键盘小，而且与全尺寸键盘上的分层键盘相反，笔记本上键盘通常设计成扁平状。这种设计增加了一些个体的使用难度。

（二）人体工学键盘

标准键盘使手放在不自然的位置，前臂旋前，手腕伸展并且尺骨偏离，导致肌腱和神经紧张。术语重复性应变损伤（*repetitive strain injury*，*RSI*），是由于长时间重复这种不自然的打字方式引起的（van Tulder et al., 2007）。腕管综合征是最常见的重复性应变损伤（RSI）。

人体工学键盘试图通过将前臂、手腕和手放在一个更自然舒适的中性位置来减轻压力。标准键盘的重新设计有三种基本方法。第一种也是最常见的人体工程学键盘类型是固定分割键盘（例如，图7-1A）。这里的键盘键间隔更远，键盘是弯曲的，这样可以使手放置在更中立的位置。这些键盘中有许多内置的腕托可以在打字时进行支撑。

人体工学键盘的第二种基本类型是可拆分键盘（图7-1B），它也将键盘布局分为两部分。键盘上的机械设计允许键盘的一面或两面从0～30度调节到最舒适的位置。

第三种符合人体工程学的键盘使用凹面按键井设计（图7-1C），其中键盘键布置于凹面中。这种设计背后的原理是将按键排列成与每个手指关节相同的距离来减少手指偏移距离（Anson，1997）。

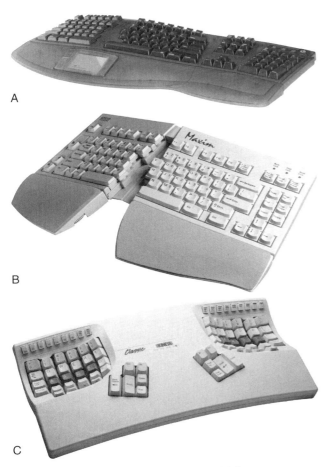

图7-1　人体工程学键盘。A. Tru-Form键盘。B. TheMaxim可调整键盘。C. 轮廓键盘。（A. 由Adesso提供，www.adessoinc.com；B和C，由Kinesis Corporation提供，www.kinesis-ergo.com. ）

可以为客户推荐人体工程学键盘的情况包括：① 满足身体障碍客户的需求（例如，运动范围局限性）；② 当用户发现人体工程学键盘比标准键盘使用起来更

舒适的时候。人体工程学键盘制造商声称，这种键盘减轻手腕和手上的压力。然而，这种使用人体工程学键盘可以受益的说法支持证据有限（Amini，2010）。

（三）扩展键盘

无法定位标准键盘上按键，但依旧拥有充分控制以使直接选择的个体也许可以使用扩展键盘。扩展键盘具有扩展的目标区域，个人可以从该区域直接选择（图7-2）。扩展键盘上目标区域的最小尺寸约为6.5平方厘米（1平方英寸）。如果个体对于这种大小的按键使用仍然存在困难，可以通过将按键分组在一起形成更大的键来定制扩展键盘。通过这种方式，键盘可以得到重新设计以匹配用户的技能。

扩展键盘的总体尺寸各有不同，其选择可以根据个体所需选项集尺寸和个体能够精确使用键盘键的大小。IntelliKeys键盘（Cambium Learning Group公司，总部位于达拉斯，官方网址：www.cambiumlearningtechnologies.com）具有较大的表面积，能为按键的各种尺寸和形状进行配置。它附带了一些标准键盘覆盖物，如图7-2B所示。这种覆盖是一个布局的示例，该布局在同一个键盘上配置了不同大小和不同形状的键。IntelliKeys键盘也可以通过使用附带的Overlay Maker软件进行定制以匹配特定的应用。键可以用字母，单词，符号或图片标记。由于其可定制，扩展键盘对于认知或视觉障碍的个体也很有用。扩展键盘的示例如表7-4所示。

（四）简约键盘

对于那些拥有良好精细运动控制选择目标键、但缺乏运动范围够得着标准键盘上所有键选择个体来说，简约或迷你键盘可能是解决方案。这些键盘使用凸起键或镀膜键。对于计算机使用，简约键盘使用其他额外的修改键，以便标准键盘的所有键均可用。图7-3显示了正被评估的客户在使用带有USB迷你棒键盘的口操纵杆。该键盘的总体尺寸约为18cm×10cm（7.25英寸×4.2英寸），每个键的尺寸约为1.2cm（1/2英寸）。

一些键有多个功能，具体取决于首先按下哪个修改键。与各种修饰符相对应的功能被着色以匹配修改键。字母键的设置位置是基于"使用频率"系统，其中最常用的英语字母被放置在中心，而较不常用的字母放置在键盘的外边缘以最小化用户在打字时为做选择而移动的距离。使用简约键盘的人用单个手指，手持式打字棒或口操纵杆来进行打字输入。

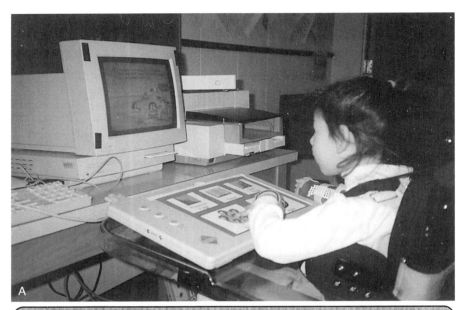

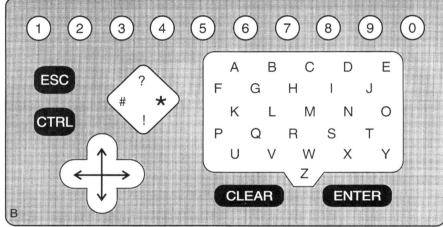

图 7-2　A. 用户用拇指使用扩展键盘。B. 可在同一键盘上配置不同尺寸和形状的键的扩展键盘。

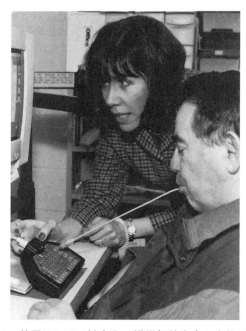

图 7-3　使用 WinMini 键盘和口操纵杆的客户正在接受评估。

智能手机（见第八章）也使用小型键盘或简约键盘进行输入。这些可能会给精细运动受限个体带来困难。

二、触摸屏

触摸屏应用于扩大沟通（见第十六章）、EADL（见第十二章）、笔记本电脑（见第八章）及手机和平板电脑（见第八章）。用户可通过诸如滑动、点击、拖动和多手指手势的运动进行选择，不过，这些动作对于精细运动障碍的个体来说很困难。对于许多用户，尤其是幼儿，使用带有图标的触摸屏使认知性选择更加容易，因为图标更直接和更直观。手持式指针也可以帮助用户提高精准度。

移动设备上的触摸屏幕使用图标来选择应用程序、功能和操作。图标的优点在于，不能阅读文本的儿童或其他人可以直接点击图片或符号，并使设备执行操作。触摸屏对于那些没怎么使用过计算机且使用鼠标操作困难的老年人也很有用。

三、认知障碍用户概念键盘

概念键盘使用表征所使用或教学的概念的图片、符号或单词代替键盘的字母和数字。当用户按下图像图标时，正确的字符会发送到计算机以创建所需的效果。例如，对货币没有概念的孩子使用概念键盘也许会对货币概念有更好的认识。每个键都对应特定面额的硬币，而不是硬币的价值（数量）或名称（字母）。孩子可以推动硬币，并将该金额输入购物计划。这种方法对于一些孩子来说更具有激励作用，而且按下标有四分之一的键比输入"2"和"5"更容易。像儿童游戏这样的非常简单的应用程序可能只需要几个键。

四、眼控系统

通常，客户把眼睛注视的方向作为唯一的指向手段。手动眼控通信系统已经使用了很长时间（见第十六章）。在手动系统中，用户通过眨眼来交流"是"或"不是"，或者用眼睛指向字母表上的字母来拼写语音。这种以眼球运动作为输入手段的人工形式，可以通过电子检测用户的眼球运动作为直接选择的控制接口实现自动化。

目前，有两种基本类型的眼控系统。一种类型是使用安装在计算机显示器附近的红外摄像头。来自相机的红外光束照射在人的眼睛上，然后被视网膜反射。当人看着计算机显示器上出现的屏幕键盘时，相机会拾取个体眼睛的这种反射。计算机中的特殊处理软件分析从眼睛进入摄像机的图像，并确定该个体看屏幕的位置以及时间。用户通过查看目标一段指定的时间进行选择，该时间段可以根据用户的需求进行调整。EyeGaze Edge 系统（LC Technologies, www.eyegaze.com），Quick Glance（EyeTech Digital Systems, www.eyetechaac.com）和 Tobii（Tobii-Technology, www.tobii.com）都是眼控系统设备的示例。操作原理通常要求使用该技术的用户能够保持稳定的头部位置（优先选择中线），并且能够在足够长的时间内将她的视觉观察点聚焦在目标上。还需要能通过大部分范围的平滑的眼球上下和水平转动。

眼控系统有益于那些四肢很少或无法运动并可能存在言语障碍的个体，例如，脑干中风、肌萎缩性侧索硬化（amyotrophic lateral sclerosis，ALS）或高度的四肢麻痹的个体。眼控系统的一些缺点是阳光、明亮的白炽灯光线和隐形眼镜可能会干扰系统跟踪。与其他输入方法相比，这种系统成本仍然相当高。然而，对于某些个体来说，这可能是控制辅助设备的唯一可靠的手段。

五、身体特征跟踪

另一种光标控制方法是使用摄像机跟踪身体特征（Betke et al., 2002）。该系统使用数码相机和图像识别软件跟踪特定特征。最容易跟踪的特征是鼻尖，但眼睛（粗略眼球位置，不是 POG）、嘴唇、下巴和拇指也常被用来作为跟踪特征。跟踪的特征移动被转换成控制屏幕上鼠标光标的信号。Betke 等人（2002）详细介绍了系统软件的技术特点。在一款对非障碍受试者进行实验的屏幕游戏中，受试者通过将光标指向目标，从而"捕获"目标，结果表明，相机鼠标的精度比典型手控鼠标更高，但速度要慢。使用屏幕键盘进行打字任务时，相机鼠标打字速度是常规鼠标的一半，但是在每个系统上获得的精度是相同的。11 名年龄在 2~58 岁之间的障碍者使用相机鼠标。11 位中有 8 位能够可靠地控制，并能持续使用鼠标。随着计算机内置相机可用性的增加，相机鼠标只需要一个软件程序来捕获身体特征图像并将其运动解释为鼠标指令，这可能会使这种方法更常见。

六、增强键盘控制

键盘控制可以通过键盘和个体的适当定位以及使用那些使选择更容易的设备来辅助。我们将选择的设备称为控制增强器。

便于键盘操作而安置个体

个体和键盘必须正确摆放才能最大限度地发挥功能。在第九章中，我们将讨论如何正确地摆放以最大限度地发挥个体的功能。当一个人使用设备时，应该观察其个人体位以确保控制接口的激活不会导致身体体位的不良变化。控制接口的位置也可以影响人的激活能力，甚至稍微改变控制接口的高度或角度都可能会极其显著提高人的控制能力。

控制增强器（control enhancers）是增强或扩展个体可用的身体控制（范围和分辨率）以使用控制接口的辅具和策略。在某些情况下，个人控制被增强到他可以直接选择的程度。在其他情况下，控制增强器可以使身体疲劳度最小。控制增强器包括改变控制接口的位置或特征等的策略以及诸如口操纵杆、头部和手部指针以及手臂支撑之类的装置。

有助于加强控制的特征有时被集成到接口中。例如，一些操纵杆具有被称为震颤抑制的特征，其允许对身体震颤者调整操纵杆。震颤抑制操纵杆能够把振幅快而小的颤抖，和更慢和更大的有意抖动区分开。操纵杆经过调节，可以不受震颤影响，而仅检测有意的颤抖，这使得身体有震颤的个人可以使用操纵杆来控制电动轮椅。

七、头部指针，手部指针，口操纵杆

对于手臂和双手缺乏功能运动的个体来说，他们可以随着头颈运动使用口操纵杆（图 7-4A）或头部指针（图 7-4B），以访问键盘或执行其他类型的直接选择任务（如拨打电话号码或书籍翻页）。机械式头部指针是连接到头部带橡胶尖端的杆。个体可以使用头指针的末端按下键。除了能够垂直和水平地移动头部，个人还必须具有向前移动头部以按下键的能力。

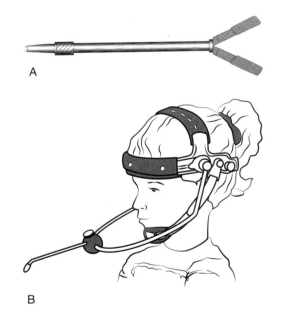

图 7-4 控制增强器。A. 口操纵杆。B. 头部指针。

还有可以佩戴在头上或手持在手中以控制设备的光指针。头部控制式光指针的一个优点是用户不必向前或向后移动头部。我们将在指向接口的章节中进一步描述光指针。

手指针可以用粗壮的手柄抓住（图 7-5A）。这些装置包含可用于按键的带有橡胶头的突出物。这些有时被称为打字辅具。指示辅具可以帮助那些可以在键盘周围移动手臂和手，但是难以伸出和分出一根手指按键的个体。有许多可以捆绑在手上以帮助指示的商业辅具，例如图 7-5B 所示的打字辅具。在某些情况下，有必要定制指示辅助，以便与客户的手相匹配。这些定制辅具，可以从复杂的手夹板到简单的工具，如带有大橡皮擦的铅笔。

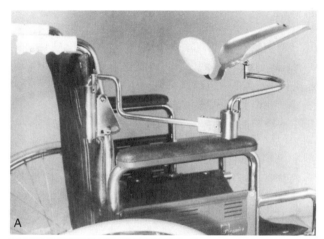

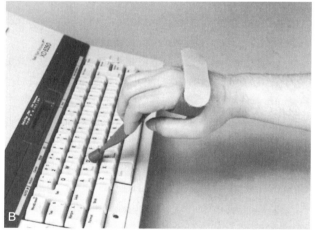

图 7-5 控制增强器。A. 用于增强上肢控制访问控制接口的移动臂支架。B. 打字辅具用于增强个体的指向和访问键盘的能力。（感谢 Sammons Preston Co., Boling-brook, IL. 友情提供。）

脊髓损伤导致四肢瘫痪的个体经常使用的口操纵杆是一个附着在咬嘴上的指针（见图 7-4A）。用户用牙齿咬住咬嘴并移动头部以操纵控制接口或其他物体。口操纵杆的轴杆可以由木销、塑料或铝

制成。在一些情况下，用于不同的功能（例如，绘画、书写、打字）的互换末端可以插入轴杆的末梢。咬嘴可以是夹在牙齿之间的标准 U 字形状，或定制的插入物。口操纵杆可以从供应商（例如，Patterson Medical，www.pattersonmedical.com/app.aspx?cmd=searc hResults & sk = mouth + stick）获得。使用口操纵杆需要良好的口部肌肉运动控制。

（一）移动臂支架

手臂无力的个体可能没有足够的力量去访问键盘全部的按键。移动臂支架装置（见图 7-5A），通过消除重力的一些影响来支撑手臂并协助手臂运动以允许个体访问键盘。

（二）键盘布局

QWERTY 键盘布局（图 7-6A）是人们最熟悉的键盘布局，它在 100 多年前最初设计的目的是减慢使用手动打字机的双手打字员的打字速度以免卡键。QWERTY 布局需要手指偏移量较大，并假定双手的 10 根手指都可使用。重新定义键盘字符布局可以减少用户访问键所需的手指移动量，从而减缓手指疲劳度和减低重复性应变损伤（RSI）的可能性。

替代键盘布局设计的开发使得个体用一只手或口操纵杆或者其他可替代访问设备时可以加快打字速度。计算机键盘上键盘布局的定义由计算机中的软件决定，按键上标有相应的字符。键盘硬件（按

标准 QWERTY 布局

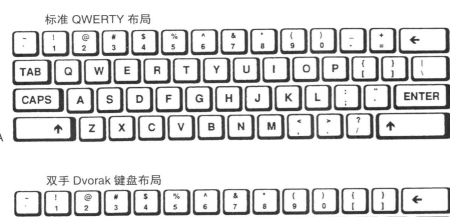

双手 Dvorak 键盘布局

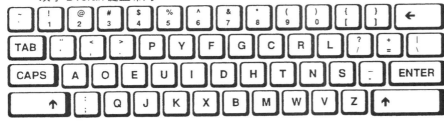

右手 Dvorak 键盘布局

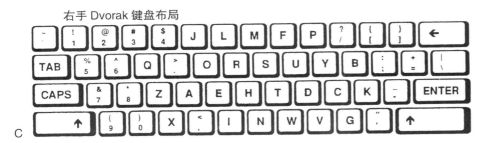

Chubon 键盘布局

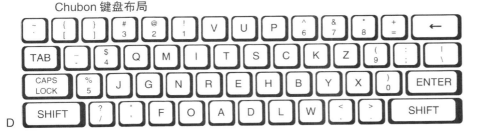

图 7-6　A. 标准 QWERTY 布局。B. 双手 Dvorak 键盘布局。C. 单手键盘布局，适用于右手操作。D. 使用单手指输入或打字棒输入的打字人员的 Chubon 键盘布局。

键标记符除外）不会因任何替代键盘布局进行修改。

Dvorak 键盘布局设计于二十世纪三十年代，通过把最常用字母放置在键盘的主排行以减缓疲劳和提高打字速度。在主排行的左边是 5 个元音字母。五个最常用的辅音位于主排行的右侧。有三种 Dvorak 键盘布局：一种是用于双手打字员（图 7-6B），一种适用于右手打字员（图 7-6C），一种适用于左手打字员（类似于右手打字键盘，但键盘布局左右相反）。关于如何将计算机键盘重新定义为 Dvorak 键盘布局的有关信息可以在 Windows 操作系统中的 Easy Access 中找到，也可以在 Apple OS X 操作系统中选择获取。

Chubon 键盘是一种为单手指或打字棒打字员设计的键盘布局模式（Chubon & Hester，1988）。在这种键盘布局（图 7-6D）中，最常用的英文字母紧密排列在中间。该布局将最经常一起输入的字母（例如，r 和 e）放置在非常接近的位置，减少了用户输入文本时所需的移动量并有助于提高字母输入速率。对于使用口操纵杆或打字棒的个体来说，减少按键的移动距离的替代键盘可显著提高打字效率。

另一个替代键盘布局是字母排列。通常，那些不会说话和使用手工交流板拼写的个体已经学会使用按字母顺序排列的序列。他们非常熟悉这种排序，并且能非常有效地选择字符。对于这些个体来说，让他们重新学习一个全新的字母排序，通常效果较差。在这种情况下，可以通过使用软件使得字母表排列来重新定义键盘。

当选择键盘模式时，需要考虑几个因素。首先考虑用户是否已经熟悉一个特定的键盘布局。如果是这种情况，关键要记住再训练使用新的键盘模式

所需的时间大约为 90~100 小时（Anson，1997）。另一个要考虑的因素是键盘是否与其他人共享。可行的方法是将计算机键盘定义以便使用两种键盘模式（例如，QWERTY 键盘和 Dvorak 键盘），并对按键进行标签，以使标准按键不被遮蔽（例如，通过新按键标签的清晰覆盖，放置在标准键盘时，原始标签仍然可见）。然而，这种修改可能会让所有打字员感到困惑。几乎没有数据可以支撑替代键盘模式提高打字速度或减少身体伤害的说法。与其他技术类似，选择替代键盘取决于用户的需求和技能，及其感觉最舒适和高效的使用方式。

（三）按键护罩，按键屏蔽和按键样式

有些人可能可以直接选择单独键，但是他们可能偶尔会错过所需的键并输入错误的键。对于难以准确定位和激活按键的个体，放置在键盘上的按键护罩（图 7-7）有助于隔离每个按键，并引导人员的动作。按键护罩对于那些每次将手从键盘上移开尝试输入新键都会有多余动作的个体是有用的。不用离开键盘就进行下一次选择，人们可以将手放在键盘护罩上面，而不会激活任何按键，并且做出相对独立、有控制（及因此更快速）的选择。尽管按键护罩已显示可以提高用户输入的准确性，但速度通常会受到影响（McCormack，1990）。在几乎所有的情况下，优选的是一个清晰的按键防护罩，这样可以将按键上标签的干扰降到最低。需要评估配有键盘护罩键盘的位置，以确保键盘标签不会干扰用户视角。普通电脑键盘可以找到商业化的键盘护罩。当个人在工作环境中使用特殊终端，并从按键护罩中受益时，其定制的按键护罩可用透明塑料制造。

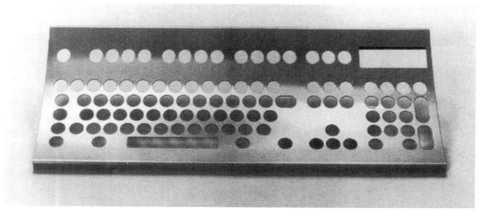

图 7-7 键盘护罩。（由 TASH, Ajax, Ontario, Canada 提供。）

与使用键盘护罩类似，键盘上的屏蔽键也可以被用来屏蔽某些按键。这种修改通常针对刚刚开始使用计算机而且其使用的软件程序只需要用到几个选择键的孩子。为了引导孩子正确使用按键，增加使用程序成功的机会，对不被使用的按键使用屏蔽键。

（四）减少意外输入的技术

通过长时间按下称为"重复键"的键，许多键盘会产生多个字符的输入。虽然此功能对于非残疾用户是有用的（如获得多个空格或下划线），但是它可能会给无法快速释放该键以防止重复输入的残疾者带来一个问题。有几种方法可以避免这种情况。

键盘的某些类型和灵敏度可以增加或减少双重输入，当按键被激活时的听觉反馈（例如，蜂鸣声）也可以提示用户及时释放按键。这两者都是控制接口的感官特征（本章前面所述），需要将其作为整体评估的一部分。有时，键盘护罩的存在有助于减少双重输入。如果双重输入仍然存在问题，可以使用当前操作系统中内置的功能（见第八章）。

八、因使用而固定键盘

为便于用户可以访问，固定键盘往往很重要。大多数键盘通过电缆连接到计算机，这使得在便于访问方面定位键盘有了一定的自由度。其他键盘通过蓝牙无线连接，因此可以更灵活地定位和安装（如轮椅）。也可以将键盘升高放置在架子上（例如，以便利用口操纵杆）或倾斜固定在画架上（例如，以便使用手或足）。

案例研究

Larry

Larry 两年前，也就是他 25 岁时，在车祸中遭受创伤性脑损伤。他参加了一个日间课程。他想要找份工作，但他所能做的所有工作中，都要求他去使用电脑。遗憾的是，意向性震颤使他很难打字。你会建议 Larry 试试什么类型的键盘？你为什么这样建议？

第五节 标准和可替代电子指向接口

在通用计算机中，直接选择的另一个常用控制接口是鼠标。还有可以替代鼠标的替代指示接口，例如轨迹球，头部传感器，旋转操纵杆，或使用键盘上的方向键（称为 MouseKeys）（见第八章）。

指示接口的选择包括两个步骤：①将光标移动到所需的、被称为目标的位置；②将光标放在目标上时间足够长以使其被选择。选择是通过另一个动作，通常使用指示设备上的"点击"按钮。一些指示接口也通过按住目标进行选择。将光标保持在目标上通常被称为"驻留"。用户还可以使用其他鼠标选择方法，例如拖动光标或双击进行选择。这些在第八章中会有相应描述。

一、鼠标

当鼠标移动时，计算机屏幕会显示跟随鼠标移动的指针（也称为光标）。图形用户界面（graphical user interface，GUI）用作选项集。在图形界面选项集中，屏幕包含选项列表、文字或图标。如果鼠标移动到选择项并按下按钮（通常称为点击），则选择该选项。鼠标快速双击，用于运行或执行与图标相关的程序。如果在鼠标指向菜单项的同时按住鼠标按钮，然后将鼠标向列表下方移动（称为拖动鼠标），则会显示新的选项列表。图形用户界面减少了按键次数，并为用户显示提示。

鼠标非常适合绘图、在文档间的移动或移动文本文件等功能，对于那些无法使用笔或铅笔绘制的残疾个体来说是有用工具。然而，鼠标使用需要高度的眼手协调和运动协调以及一定的运动范围。标准电脑鼠标有许多不同的形状和尺寸。

如果客户使用计算机附带的鼠标有困难，解决方法也许就是找到适合他或她的手的鼠标这样简单。然而，标准鼠标需要大量的运动控制，许多残疾个体发现使用标准电脑鼠标是困难的或不可能的。Simpson（2013）描述了残疾人使用鼠标时遇到的主要问题。这些问题包括难以握住和操纵鼠标，难以长时间操作或让光标直线移动，难以将光标定位到屏幕上的目标，难以单击或双击，以及难以点击和拖动鼠标。

基本操作系统允许调整鼠标运动速度、鼠标留下的轨迹以及鼠标的其他功能。对于严重运动障碍的个体，内置调整的鼠标速度、光标大小等不足以允许使其使用鼠标或其他指示装置。商业产品扩展了调整的范围，并添加了其他功能，例如当光标到达屏幕一边时，从另一边窗口出现（即，当光标到达屏幕的右边缘时，光标会再次出现在左侧）。

另一种选择是尝试使用不同的控制部位使用鼠

标。如果客户的双脚能够比其双手更好地控制鼠标，那么就可以选择使用脚控鼠标（www.fentek-ind.com/footime.htm#.UpyzQaNrZ30）。一些鼠标的替代方案对于许多障碍者来说更好实用。任何可以模拟鼠标平面移动（上/下，左/右）的控制接口，都可以像鼠标一样操作计算机。表7-5列出了鼠标输入和示例装置的主要替代方案。这些方法中的示例如图7-8所示。

表7-5	替代电子指向接口类别描述	
类别	**描述**	**装置名称/制造商**
小型键盘鼠标	鼠标在水平、垂直和对角线方向上移动由鼠标光标替代。一个或多个键执行鼠标按钮的功能（单击，双击，拖动）。ATEC计算机转换接口最多将五个转换口连接到USB端口，并且是所有标准接口中价格最低的。当关闭计算机时，甚至会记住先前设置！除了在其他装置上发现的常规设置之外，ATEC计算机转换接口还增加了鼠标控制的设置。用户可以使用五个转换口实现鼠标上移、下移、左右移动，并点击操作。	ATEC计算机转换接口（Adaptivation，公司.）
轨迹球鼠标	看起来像一个倒置的机械鼠标；轨迹球固定在基座上。在基座上包含提供标准鼠标按键功能的一个或多个按钮。基座和手保持固定，手指移动轨迹球。轨迹球鼠标操作需要较少的运动范围和更低的眼－手协调能力。	Big Track, n-Abler（包容科技，无线轨迹球鼠标型号M570，罗技）；EasyBall（微软）；Roller Plus and Roller II Trackball（Traxsys计算机产品）
连续输入操纵杆	操纵杆（连续输入和切换）常用作电动移动的直接选择接口。对于计算机使用，操纵杆运动类似于轮椅方向控制；操纵杆移动与光标移动（方向，速度和距离）相关联。	Jouse2（Compusult Limited）；Roller Plus操纵杆，Roller II操纵杆，和EasiTrax（Traxsys计算机产品）；JoyStick-C和JoyStick-C lite（包容技术）；所有制造商提供的轮椅中，电动轮椅都配有操纵杆
头控鼠标	通过头部控制接口；用户在头上佩戴传感器，该传感器由计算机上的芯片检测。头部的转动被转换成屏幕上的光标移动。	HeadMouse Extreme（Prentke Romich Co. & Origin Instruments Co.）；TrackerPro（AbleNet）；SmartNAV-4（包容技术）
光指针和光传感器	当光从物体反射时或光束被中断时，这些装置发射指向物体的光束或作为控制接口，或者它们接收光线，提供输出	（如果遵循框7-1中所示的注意事项，则可以使用激光指示指针。）

来源：Ability Research, Inc., Minnetoka, MN (http://www.abilityresearch.net/); Adaptivation, Sioux Falls, SD (www.adaptivation.com); Compusult Limited, Mount Pearl, Newfoundland (www.jouse.com/html/about.html); Logitech, Fremont, CA (www.logitech.com); Inclusive Technology (http://www.inclusive.co.uk/c atalogue/index.html); Microsoft, Redmond, WA (www.microsoft.com); Origin Instruments, Grand Prairie, TX (www.orin.com); Traxsys Computer Products (assistive.traxsys.com/staticProductListing.asp); and Prentke Romich Co., Wooster, OH (www.prentrom.com).

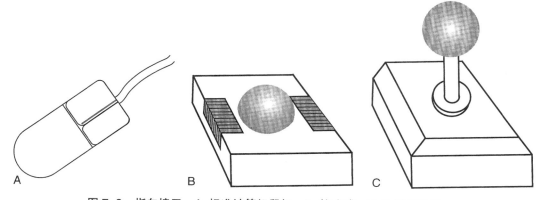

图7-8 指向接口。A. 标准计算机鼠标。B. 轨迹球。C. 比例操纵杆。

二、小型键盘鼠标

对于那些能够使用标准键盘但使用标准鼠标相对困难的个体，评估的首要替代方法是小型键盘鼠标。大多数标准计算机键盘都嵌有数字小键盘。在 Windows 和 OS 操作系统中，辅助功能选项允许使用键盘来模拟鼠标移动。当启用数字锁定键时，数字键盘上的每个键都将作为数字键使用（0~9）。当数字锁定键被解除并且鼠标键正在运行时，这些键可以执行与鼠标相同的功能。数字"5"键代表鼠标点击，周围的数字键分别代表鼠标在垂直、水平或对角线方向上移动。软件在鼠标键处于激活状态时会将数字键转换成鼠标输入，在鼠标键未被激活时会将数字键转换成方向键。鼠标键可以调整鼠标速度（光标移动距离，每个方向键按下）和加速度（光标移动速率）。

三、轨迹球

使用轨迹球是为身体健全的人群开发的一种方法，但经常被发现对于不能使用鼠标的人有帮助。这种装置看起来像一个倒置的鼠标；滚动球安装在固定的基座上。在基座上包含标准鼠标按键功能的一个或多个按钮。通过手移动或手指旋转轨迹球，使光标在屏幕上移动。因为轨迹球基座和手保持静止，只需手指转动球，所以这种方法比标准鼠标需要更少的 ROM，对于一些障碍的用户而言更容易使用。其他身体部位也可以轻松使用轨迹球，如下巴或脚。在大多数轨迹球上，用户可以锁定鼠标按钮，这使得单根手指或口操纵杆用户可以执行"点击和拖动"功能，而不必按住鼠标键的同时拖动鼠标。轨迹球有各种尺寸、形状和配置。有许多轨迹球鼠标产品（例如，Trackman Marble Plus，www.logitech.com/en-ca/product/trackman-marble）的轨迹球位于可由拇指控制的一侧。还有非常小的轨迹球，如 Tumbalina 迷你轨迹球（www.trackballworld.com/ 40-320.html），适合手掌操控。允许客户尝试使用不同类型的轨迹球很重要，即使这意味着需要到当地演示不同可供模型应用的计算机商店。

四、连续操纵杆

操纵杆提供 4 个方向的控制，因此作为鼠标的另一种替代方法非常合适。有两种类型的操纵杆：比例（连续）操纵杆和转换（离散）操纵杆。比例

操纵杆有连续的信号输出，因此控制手柄的任何移动操作会导致该方向上的命令（command domain）的立即响应。通过使用比例操纵杆，个体不仅可以控制运动方向，还可以控制移动的速度。比例操纵杆常用于电动轮椅（见第十章）移动方向控制。轮椅操纵杆离起始点越远，轮椅移动速度越快。比例操纵杆也更可能被用于鼠标替代使用，因为光标运动的方向和运动速度可以由用户自由控制（见 www.infogrip.com/products/manufacturers/traxsys/roller-joystick.html）。

Jouse 2 是一种由下巴或嘴巴控制操作的鼠标操纵杆（http://www.jouse.com/jouse3/ home）。鼠标按钮的激活可以通过使用内置在操纵杆中的吸 – 吹开关进行操作。就像用于轮椅控制的比例操纵杆一样，替代鼠标操纵杆偏离中心位置越远，鼠标指针移动速度就会越快。鼠标和轨迹球与操纵杆使用之间的主要区别在于，尽管操纵杆总是以中心点为基准，而鼠标光标移动是相对于当前位置。在第一次使用操纵杆时参考点的这种差异可能会给用户造成困难。用户必须花一定时间学习如何使用操纵杆，使其能有效替代鼠标操作（Anson，1997）。

Casas 等人（2012）描述了一种对轮椅操纵杆的改装使其可以替代计算机鼠标。他们改装的完全是操纵杆外部，这意味着它不会影响轮椅操纵杆的保修。他们的设计基于在操纵杆电子设备外部添加双轴加速度计来感测操纵杆的运动。将加速度计放置在操纵杆周围的底座盘中，并连接到处理加速度计信号的电子装置，这些电子装置将加速度计信号转换为鼠标状输入信号到计算机上的 USB 端口。这个电子盒包括两个插孔，允许外部开关连接执行像鼠标按钮一样的功能。第三个开关允许在轮椅控制和计算机控制之间进行选择。使用操纵杆对轮椅控制和计算机访问是本章后面讨论的集成控件的一个示例。

五、头控鼠标

对于缺乏手或足运动使用鼠标或操纵杆的个体，可以用头部运动来控制替代指示接口（Evans et al., 2000）。通常，使用跟踪芯片来操作头控鼠标系统，跟踪芯片感应测量相对于固定的参考点的头部位置。对光标来说，参考点是屏幕中心。当头从某方向离开这个参考点运动时，光标在屏幕上做相应移动。

用于感应头部运动的技术因系统而异。它可以是超声波、红外线（IR）、陀螺仪或图像识别（视频）技术。这些技术都依赖于将信号传输到用户头部的传感器，并且检测被发送回的反射信号。另一种替代方法是在用户头部上定位带有接收器的发射器，使用接收器监视头部位置变化（Evans et al., 2000）。不同的商业系统以不同的方式实现这种反射测量。在早期版本的头控接口中，用户佩戴的头部套装通过有线连接到计算机，限制了用户的移动性。当前可用的大多数系统配有无线连接，这使得用户更自由地来回运动。

这些系统适用于缺乏上肢运动能力但能准确控制头部运动的个体。例如，高位脊髓性损伤无法使用任何肢体动作的个体通常会发现头指针速度快且使用方便。然而，对于那些头部不能随意运动或无法将躯干和视频屏幕垂直轴对齐的个体，使用这种类型的输入设备往往会遇到更大的麻烦。

一些装置只需要将反射点放置在用户的脸部（通常是前额）上（图 7-9A）。计算机上的跟踪单元检测到头部反射点的运动，并将其转换成计算机解释的信号，就像鼠标发送的一样。通过移动头部（其头部固定信号发射光点），个体就能移动屏幕上光标。这种设计消除了早期装置中使用的庞大头控指针。（目前可应用系统包括 Tracker, AbleNet, www.ablenetinc.com/Assistive-Technology/Computer-Access/TrackerPro; HeadMouse, Origin Instruments, www.orin.com/access/headmouse; SmartNav, Natural Point; www.naturalpoint.com / smartnav / support / downloads.html）。一些扩大沟通设备（见第十六章）使用这种方法内置了头部跟踪器。

鼠标光标的控制可以是相对的（类似操纵杆），也可以是绝对的（类似鼠标）。使用绝对设备，鼠标光标位置与装置位置一致（例如，轨迹球，手控鼠标）。操作相对设备，个人通过操纵控制器来移动光标。当光标到达所需位置时，松开控制器。然后通过再次操纵控制器光标产生下一个运动。操纵杆是相对指示装置的示例。因为手控鼠标也可以被提起并重新定位光标，所以它可以像相对装置那样起作用。残疾用户更喜欢使用相对技术装置（Evans et al., 2000）。

对于无残疾者，头控光标系统的运动次数比常规鼠标更多（Taveira & Choi, 2009）。在无残疾者和脑瘫患者中，小目标与大目标、远目标与近目标之

间的运动时间更长。在减少平均运动时间作为相对学习的指标的基础上，15 套 48 项试验（其中一项试验定义为鼠标光标从中心屏幕移动到随机呈现的目标）足以获得无残疾者使用鼠标操作和头控系统的稳定性能。两名脑瘫患者参与了本研究。其中一名脑瘫患者的学习近似于无残疾者使用情况。另一名脑瘫患者的学习效率更快，但也变化更大，头部控制的速度和准确性都受到座椅系统提供的躯干稳定性的严重影响（见第九章）。

通过收集用户的主观评价，对五种目前可用的基于头部跟踪的鼠标替代方案的用户操作特性（包括满意度）进行了评估（Phillips & Lin, 2003）。用户包括高位脊髓损伤个体和脑瘫患者。在目标获取任务中，相关变量包括速度，准确度，距离或位移。对于脑瘫患者，在使用相同接口条件下，报告了使用表现。

3 种不同类型的技术，反射点红外线（Tracker）、超声波（HeadMaster，不再使用）和陀螺仪（Tracer, Boost Technologies, www .boosttechnology.com），由 6 位非障碍受试者进行评估（Anson et al., 2003）。通过使用屏幕光标进行绘图任务来对速度、精度和用户偏好程度进行比较。三种技术中的每一种方法，对于三分之一的受试者来说都是最快的，并且都是同样准确的。首选装置是追踪器（Tracker）。这种设备只有一个反射点连接到头部，但另外两种技术设备还连接着其他硬件。虽然残疾人群使用后的结果可能会有所不同，但这项研究确实表明，所有头控指向技术能够获得快速准确的结果。

在对 12 名脑瘫患者的一系列目标获取任务中，评估了头控鼠标系统（Tracker）对重复试验性能的影响（Cook et al., 2005）。测量了光标锁定目标时间、目标选择时间和光标移动到目标的距离（即，在选择动作开始到结束之间的路径上移动的屏幕距离）。这些目标的尺寸在每周一次、一次进行 1 小时的 4 轮测试中不断递减。在 12 位参与者中，有 9 名能够在测试结束时获取相比于初始目标更小的目标。对于相同大小的目标，6 名参与者减少了找到目标的时间，7 名参与者缩短了获取目标时的距离。然而，只有 2 名参与者表现出选择分数的时间缩短，这表明在预设停留时间内保持住目标的难度。这些结果表明，随着目标尺寸逐级递减，如果脑瘫个体有足够的练习时间，获得技能提升，他们就能够使用头部

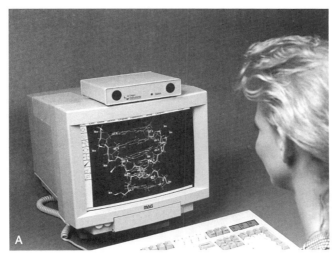

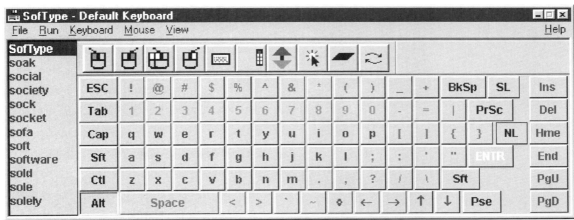

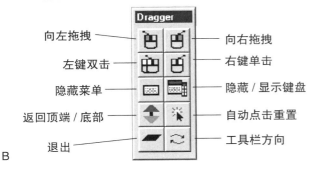

图 7-9　A. 头控鼠标。B. 微软操作系统屏幕的屏幕键盘示例。(由 Origin Instruments Corporation 提供 , www.orin.com.)

控制光标系统。

键盘鼠标和头控鼠标替代物比较

当客户难以使用标准鼠标时，考虑替代物，并且有必要在不同的替代物之间进行比较。一般来说，很少有实证来指导决策。在这点上，一项有用的研究比较了头控鼠标（Tracker）和用作键盘鼠标的扩展键盘的使用（Intellikeys; IntelliTools, Petaluma, CA, http://www.ablenetinc.com/ Assistive-Technology/ Intelli-Tools）（Capilout et al., 2005）。选择这两种装置是因为操控它们都需粗大运动，并可能都被考虑作为特定客户的替代物。这两个装置在无残疾大学生的目标获取任务中进行了测试。每种装置都被用来以屏幕中心为起点移动光标捕获目标。对于两种装置，捕获目标的时间都随着练习进行而减少，但头指针导致了更快的性能。对于距离起点更远的目标，获取目标的时间会更长，但是对于头指示装置，这种效果较小。操控头指示装置的反应时间也较少。所有这些结果和在键盘上的顺序动作的必然性有关

（即，和使用头指示装置的连续移动相比，从一个按键移动到另一个按键以改变鼠标移动方向）。

第六节 使用指示界面进行直接选择

因为直接选择涉及从一系列的项目阵列中选择，所以我们也可以将鼠标的使用或其他指示视为直接选择。当使用图形用户界面（屏幕上的图标）时，鼠标移动到所选图标，我们单击或双击打开或运行所选文件或程序，这属于直接选择。还有替代鼠标的替代指示界面，例如轨迹球，头部传感器，连续操纵杆，或使用键盘上的箭头键（称为 MouseKeys）。

一、用指示装置进行选择

指示装置可用于选择程序、功能或其他应用程序，就像典型鼠标操作图形用户界面一样。为了使用指示装置在屏幕上提供文本输入，屏幕键盘（on-screen keyboard）（视频屏幕上键盘的视频图像）与光标一起使用（见图 7-9B）。

要进行选择，必须将指针指向屏幕上的期望项目（目标），并在执行选择所需的操作时（例如，单击、双击或单击拖动项目）保持固定在目标上。这些都意味着目标选择是准确的。个人可能能够捕获到屏幕上的目标区域，但目标的大小可能会影响她在选择时保持那个位置的能力。屏幕上的任何位置都可以是目标，这些目标可以有不同大小。根据软件应用程序，目标的大小可以是固定的，也可以进行修改以满足用户的需要。

鼠标按钮的功能也可以因那些不能击中它们的群体，或者仅包括指向而不是点击的头控接口的使用而被替代。选择图标或文本字符，打开窗口，然后通过使用开关或接受（或停留）时间（可以调整以满足用户需求）来完成单击和双击。当使用开关时，它通常是直接连接到头部装置（例如，Origin Instruments，www.orin.com/access/sip_puf）的吸－吹式开关。个体吹一口气表示单击，吹两口气表示双击。为了执行拖动功能，用户必须在吹气开关上产生持续的压力，而一些个体可能没有足够的呼吸控制。开关选择为用户提供了良好的控制，但也需要额外的用户运动控制以便激活开关。

在接受时间（acceptance time）或停留时间选择中，用户在选择预定周期期间暂停（可调节）。在接受时间段结束时，装置自动执行所选功能（例如点击）。

屏幕显示为用户提供各种鼠标功能的选项。随着第三方控制接口被按下，商业程序允许用户选择激活哪个鼠标按钮功能（单击选择，双击打开并运行应用程序或拖动移动）。在某些情况下，所选择的功能仅在接受时间后才能执行。如果在接受时间（通常小于 1 秒）之前按压附加的控制接口，则取消选择，这允许操作选项之前进行纠错。扫描速度，扫描线宽度，休息或选择之前的停留时间以及其他特征在大多数商业产品上都是可调整的。其中的一些参数将在第六章中讨论。

鼠标选择的特定应用程序因制造商而不同。其中之一被称为 Dragger（Origin Instruments）（见图 7-9B）。Dragger 中的停留选择功能被称为自动点击。当自动点击功能处于活动状态时，每次指针停止时，停留期间都会发生左击。此单开关闭合可以产生使用 Dragger 工具栏双击、右键单击或左右拖动。在其他系统中也使用类似的方法，例如，在 Smart Navand Dwell Clicker 2（AbleNet 或 Sensory Software，http://sensorysoftware.com/more-assistive-tecthnology-software/dwell-clicker-2 /）。后者可以免费下载。

对于使用单开关或双开关具有良好运动控制的客户，有几种通用的扫描方法来模拟这些鼠标功能（Blackstein-Alder et al., 2004）。一种方法是笛卡尔扫描。按下开关使得一条线沿着屏幕缓慢移动，并与各种屏幕图标相交。第二次按下开关按钮使指针或垂直线在屏幕上移动。当指针或垂直线位于期望屏幕图标上方时，第三次按下开关按钮将选择那个图标，就像按下鼠标按钮一样。这种功能类似于矩阵式行列扫描，只是扫描是连续的，而不是在选择之间离散移动。第二种方法类似，只是线的运动是离散的，而不是连续的。这对于一些用户来说更容易执行，并给予他们特定的目标时间，在此期间他们必须击中开关。这种方法更接近于典型的行列扫描。

第三种方法是旋转扫描，其涉及两个步骤，指向目标，然后将鼠标指针移向目标。当用户第一次激活控制接口时，扫描线从中心到计算机屏幕的右手边一侧开始绘画。该扫描线以持续逆时针速度绕屏幕中心旋转，类似于雷达显示器。当线与屏幕上的目标相交时，用户第二次激活控制接口以停止旋转扫描。该扫描线一直可见，第二条垂直线从中心向外扫描。当这条线与期望的目标相交时，用户第三次击中控制接口进行选择。

鼠标仿真的另一种方法是在软件应用程序中创建屏幕上的"热点"。这些被顺序扫描。此方法将扫描优化到应用程序中执行处于活动状态的屏幕部分。例如，在孩子的阅读程序中，热点可以是故事中说话的人物。许多设置可用于通用程序中，并存储在特定应用程序中。可以使用各种扫描选择技术（例如，自动、反向和步骤）扫描一个或多个开关扫描热点。几种商业产品在扫描期间提供鼠标功能（Dragger，Origin Instruments，Grand Prairie，TX，www.orin.com; ScanBuddy，Applied Human Factors，Helotes，TX，www.ahf-net.com）。示例如图 7-9B。

通常，使用这里描述的任何扫描或热点方法选择目标之后，这些程序允许用户选择鼠标功能。更通用的方法是将窗口中的所有接口对象作为热点进行扫描，直到通过控制接口激活停止扫描（WiVik，www.wivik.com）。该操作开始下一个序列（例如，扫描打开的菜单中的选项列表）。

在触觉和本体感受反馈方面指示接口有所不同，这可能会影响用户的表现。使用指示接口还需要在执行光标移动的身体部位与眼睛跟随屏幕上的光标定位目标之间进行大量的协调。确定屏幕上的项目的布局（选项集）是否对用户的表现有利或不利，这一点很重要。例如，用户可能更容易看到屏幕的一部分而不是另一部分。由于运动控制受限，将指针移动到屏幕的某些部分也可能会更困难。可以重新排列屏幕上的元素，重新定位指示装置，并更改屏幕上元素的大小以补偿这些问题。选项集及其布局根据指示接口和正在使用的软件而有所不同。知道选项集的布局是否可以针对特定的指示接口进行修改，以及哪些类型的修改将有益于用户使用，这点很重要。

二、光指针

可视光束可以用于直接选择的指示接口。在一种简单的形式中，光束可以指向一个房间的物体或一张纸上的字母。光指针的有效性与它的亮度和焦点直接相关，反过来也影响光指针大小和强度。光指针最常见于佩带在头上的绷带，但也可以握在手中。高聚焦的光源，如激光笔，如果直接照射到眼睛中可能会造成伤害（框 7-1）（Hyman et al., 1992; Salamo & Jakobs，1996）。

框 7-1　使用激光作为头指针的安全提示。

激光光源（包括激光笔）是高强度聚焦光源。因为光源是集中的，如果光照在另一个人的眼睛里，所有的能量都集中在一个小区域——包括视网膜。激光分为五类：I（< 0.01 兆瓦），II（0.01 ～ 1 兆瓦），IIIa（1 ～ 5 兆瓦），IIIB（1 兆瓦 ～ 0.5 瓦），IV（> 0.5 瓦）。Salamo 和 Jakobs（1996）建议低于持续 1 秒 0.0004 毫瓦（0.4 微瓦）的暴露作为在教室中可能发生的安全连续暴露的限制。只有 I 类激光符合这个标准，这类激光很暗淡，在明亮的教室里不可见。激光指针至少达到 II 类标准。由于持续使用，保护反射的可能限制保护非障碍群体免于暴露于 I 类激光中和不可控环境（如教室），当使用激光指针做选择和指向时，应谨慎。

第七节　用于直接选择的控制接口

间接选择方法使用单个控制接口或一组控制接口，并要求客户能够执行一定的技能。这些控制可以和第六章中讨论的扫描和编码访问一起使用。

一、单开关类型

许多单个控制接口（开关）是商业化的。当选择或评估个体的控制接口的有效性时，重要的是考虑前面讨论的空间性、激活 – 失活和感官特征。单开关接口可以通过身体运动、呼吸或语音激活。表 7-6 总结了单开关接口的类型，并提供可用的开关抽样。

单开关具有许多不同的尺寸和形状，有不同的力量和感官要求。重要的是，客户有机会尝试被视为控制接口的任何开关。表 7-6 总结了单开关接口的类型，并提供了基于表 7-3 所示类别的可商业化控制接口的抽样。通过身体运动激活的开关以下四种方式之一来检测运动：机械、电磁、电气或接近。本质上是机械式的开关由身体的任何部分施加的力来激活。

（一）机械控制接口

机械控制接口是最常用的单开关类型，可以有各种形状和尺寸。扳扭开关（图 7-10A）在一个方向上运动。在某些类型的扳扭开关上，灵敏度可以根据用户需要进行调整。摆动（图 7-10B）和叶片开关（图 7-10C）有一个 5 ～ 10 厘米（2 ～ 4 英寸）的轴，

表 7-6　单开关接口类别说明示例。

类别	说明	开关名称 / 制造商
机械开关	通过应用开关力机械式激活；开关的通用名称包括：扳扭开关，板开关，按钮开关，杠杆开关，薄膜开关	Pal Pads，Taction Pads 开关和 Flexible 开关 [Adaptivation Corp; Big Red（现称为 Big Red Twist），Jelly Bean（现称为 Jelly Bean Twist）和 Buddy 按钮开关（AbleNet，Inc.）]；Lolly，Thumb，Lever（长和短），Leaf（长和短）和 Tread 开关（Zygo Industries）；Access 开关（unlimiter）单摇杆，双摇杆和摆动开关（PrentkeRomich Co.）；Moon，Membrane，Flexible，Wobble，Picture Plate 开关（AMDi）；Ultra Light 开关（Adaptive Switch Laboratories, Inc.）
电磁开关	通过接收到的电磁能量（如光或无线电波）来激活	Fiber Optic Sensor（Adaptive Switch Laboratories, Inc.）；SCATIR（AbleNet, Inc.）Infrared, sound, and touch 开关（Words+; now AAC Works）
电控开关	通过检测来自身体表面的电信号来激活	Brainfngers 9, Cyberlink（Adaptivation Corp.）
接近开关	由靠近检测器但没有实际的接触运动激活	ASL 204M, 204-3 Pin, 208M, 208-3 Pin Proximity 开关（Adaptive Switch Laboratories, Inc.）；Proximity 开关（AMDi）
气动开关	通过检测呼吸气流或压力激活	Pneumatic 开关（Adaptivation Corp）；Sip, Grip and Puff 开关（Toys for Special Children）；ASL 308 Pneumatic 开关（Adaptive Switch Labora-tories, Inc.）；PRC Pneumatic 开关模 PS-3（PrentkeRomich Co.）；Pneumatic 开关模型 CM-3（Zygo Industries）
语音开关	由声音或语音激活	Voice Activated and Sound Activated 开关（Enabling Devices）；Infrared/ Sound and Voice 开关（Zygo Industries）

来源：Ablenet Inc., Minneapolis, MN (www.ablenetinc.com); Adaptive Switch Laboratories, Inc., Spicewood, TX (www.asl-inc.com); Adaptivation Co., Sioux Falls, SD (www.adaptivation.com); AMDi, Hicksville, Northwest Territories (http://www.amdi.net/products); Emerge Medical, Atlanta, GA (www.emergemedical .com/); PrentkeRomich, Wooster, OH (www.prentrom.com); Saltillo (www.saltillo.com/), Enabling Devices—Toys for Special Children, Hastings-on-Hudson, NY (www.enablingdevices.com); and Zygo, Portland, OR (www.zygo-usa.com.)

可以由用户在两个方向上激活。摆动开关在被激活时发出可听见的咔嗒声，而叶片开关则不会。这使得摇摆开关在开关超出用户的视觉范围时（例如，在头部激活期间）更为理想。杠杆开关（图 7-10D）与摆动开关相似，除了摆动开关只能在一个方向上激活。这种类型的开关通常在轴的端部有圆形的填充区域，并且发出可听见的咔嗒声，这也使得它更适合由头部来激活。

从大型圆形开关，例如 Big Red 开关（www.ablenetinc.com/Assistive-Technology/Switches/Big-Red），到小按钮开关可由拇指和食指之间握住的小按钮开关，如 Spec 开关（www.ablenetinc.com/Assistive-Technology/Switches/Specs-Switch），按钮开关式样繁多，规格齐全。薄膜开关由非常薄的垫组成，它需要一定程度的力来激活。这些薄膜垫有各种尺寸，从 5cm×7cm（2 英寸 ×3 英寸）到 7cm×10cm（3 英寸 ×5 英寸）不一。这些薄膜垫的优点在于它们是柔性的，可以与物体配对（通过直接依附在上面），并且可以用于教导使用者在物体和开关之间进行直接连接。薄膜控制接口的主要缺点是它们提供较差的触觉反馈，这可能会导致额外的激活或无法施加足够的力来激活控制接口。所有这些控制接口都通过在控制接口上产生力的身体移动来激活。它们被认为是被动控制接口，因为它们不需要任何外部能源。

（二）接近开关

还有控制接口通过身体运动来激活，但不需要用力，甚至不需要与控制接口接触。这些被称为接近开关（例如，Adaptive Switch Laboratories, www.asl-inc.com; Candy Corn Switch, AbleNet, www.ablenetinc.com）。接近开关处于积极状态，这意味着它们需要外部能源（如电池）进行操作。当检测到

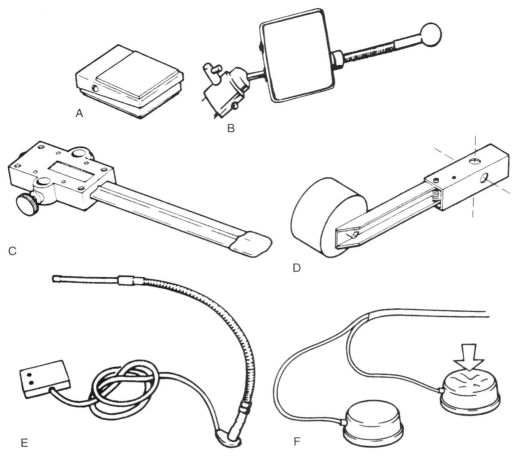

图 7-10 单开关示例。A. 扳扭开关。B. 摆动开关。C. 叶片开关。D. 杠杆开关。E. 吸吹开关。F. 按钮开关。（A, C, 和 D, 由 Zygo Industries, Portland, OR. B, E, 和 F 来自 Bergen AF, Presperin J, Tallman T: Positioning for function: Wheelchairs and other assistive technologies, Valhalla, NY: Valhalla Rehabilitation Publications, 1990. 提供。）

物体在其范围内（可从几近触摸调节到几英寸）时，开关被激活。当不具有激活典型开关所需的控制动作（例如，手足徐动型脑瘫）时，接近开关是有用的。

（三）气动控制接口

通过检测呼吸气流或压力来激活的气动开关，包括吹吸开关和按钮开关。吹吸开关（https://enablingdevices.com/catalog/capability_switches/sip-puff-switch-switches,www.ablenetinc.com/Assistive-Technology/Switches/Candy-Corn-Proximity-Sensor-Switch）（图 7-10E）由个体吹气或吸气来激活开关。个体可以向开关输入不同程度气压，为处理器提供不同的命令。在灯泡或垫被挤压时，按钮开关（图 7-10F）响应气压。

二、开关阵列，离散式操纵杆及和弦键盘

以预先配置阵列的控制接口（2~8 个）在商业上

可用。这些阵列有多个信号优点，同时保持单开关典型的低分辨率要求。我们讨论的任何单个开关都可用于设计定制阵列以满足客户的需求。

当期望 2~5 个输入信号时，扳扭开关通常用于开关阵列中。一种从一个控制器提供双输入的扳扭开关称为摇臂开关（图 7-11A）。摇臂开关类似于围绕支点的从一侧到另一侧的跷跷板摇摆。该设计允许用户保持与开关的接触，并且使控制部位进行旋转运动以激活每一边。这种类型的双开关阵列通常用于莫尔斯码输入，一侧为信号点和另一侧为短划线。插槽开关（图 7-11B）是一种市售扳扭开关阵列例子。插槽开关通常被粗大运动技能和运动范围相当大的人使用。还有一些其他开关阵列，它们被安装并由头激活。开关阵列通常用于电动轮椅控制；我们将在第十章更详细地讨论它们。

离散式操纵杆也被认为是开关阵列。它由 4 个或 5 个控制接口输入信号（上、下、左、右以及进

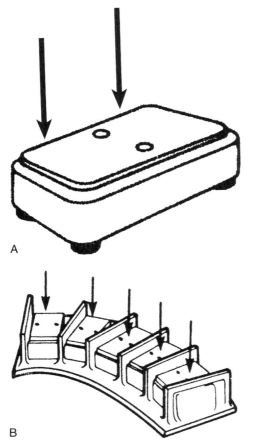

A

B

图 7-11　开关阵列。A. 双摇臂开关（Webster JG, Cook, A.M., Tomkins, W.J et al., editors: ***Electronic devices for rehabilitation***, New York: John Wiley and Sons, 1985. ）。B. 插槽开关。(由 Zygo Industries, Portland, OR. 提供。)

同时按下 1 个或多个（通常至少两个）开关。这类似于在钢琴上一起弹奏几个音符，以制作音乐和弦。最常用的和弦键盘是法庭速记员使用的键盘，他们可以转换每分钟单词量超过 150 个的讲话。和弦键盘经常被建议用于残疾人快速文本输入。

在和弦键盘上，每个字母、数字和特殊符号都是使用组合键（开关）输入。例如，要输入字母 C，可以将按键 1 和按键 3 同时按下。每个选择的编码都必须被学习和记忆，因为不可能对必需的编码进行按键标记。因此，使用和弦键盘的个体除了精细运动控制和手指的良好协调之外，还需要具有良好的记忆能力。

三、增强控制操纵杆模板

在操纵杆上用于指导个体运动的模板类似于使用键盘的键盘护罩。该模板有四个通道引导操纵杆的运动。通道的形状可以根据模板而变化。例如，使用图 7-12A 中的交叉形状的模板的个体可能需要更精确的运动来移动操纵杆进入所需的通道，但是操纵杆一旦进入到其中一个通道，即使遭遇震颤也能轻松保持稳定。图 7-12B 中的模板使个体把操纵杆轻松推入其中一个通道，但难以停留。图 7-12C 中展现了一个折中的办法。图 7-12D 模板中约束星形模板通道末端的移动（图 7-12B）。

入）组成，它们要么打开，要么关闭，两者之间没有任何状态。要关闭切换操纵杆，控制手柄沿其中一个开关的方向移动。切换操纵杆需要有限运动范围，但需要用户具有中等程度能力。它们具有各种位移、力和手柄以适应用户的不同抓握能力。如果选项集中最多有 5 个项目（例如，电动轮椅的方向），则操纵杆可作为直接选择的接口。当选项集超过 5 个时，需要使用定向扫描进行间接选择。使用这种方法的操纵杆，个体选择方向，而装置决定光标运动的速度。

　　和弦键盘是一组可用手指推动的开关或按键（通常为五个）（例如，BAT 键盘，www.infogrip.com/bat-keyboard.html ）。双手操作版本有 10 个或更多开关或按键（其中一些由拇指控制多个按键），并且单手操作版本具有 5 个或更多按键。为了进行输入，

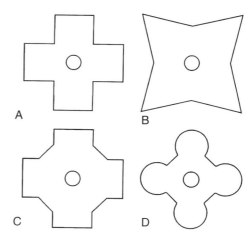

A

B

C

D

图 7-12　从 A 到 D，4 种可最大限度地提高用户的技能的不同形状的操纵杆模板。

四、为使用安装控制接口

　　还需要在一个便利的位置安装单开关、操纵杆

和开关阵列。最常见的安装位置是餐桌、书桌、轮椅、托盘或人身体。有可用于桌面和轮椅安装的商业安装系统。一些安装要求比其他要求更具挑战性。例如，对于脚或下巴使用的操纵杆通常比手使用的操纵杆更难定位。

有灵活和固定的支架系统。灵活的支架系统（图7-13）可以调整和放置在各种位置，这对于由于变化的技能或需求而要求改变其控制接口的位置的个体是有利的。灵活支架系统的缺点是控制接口必须每次在安装时确定位置。有时，即使是控制接口的位置稍微有些变化，也可能会使个体访问的能力有显著的差异。个体可以在不同的位置使用相同的设备（例如，坐在轮椅上或躺在床上使用 EADL 装置）（见第十二章）。

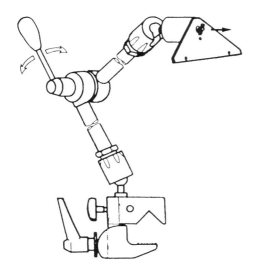

图 7-13　灵活的支架系统。（由 Zygo Industries, Portland, OR. 提供。）

其他支架系统是固定的，设计用于特定的控制部位和控制接口，使支架更加稳固不至于移动或改变位置和需要调整。了解开关的正确位置以最大限度地提高易用性非常重要。每次个体使用设备设置时，都需要将开关置于正确的位置。

大多数控制接口都有连接到所使用的设备的电缆。然而，有无线键盘、指示接口和开关。还有可以与大多数控制接口一起使用的单独的无线链路。表7-7列出了多个开关接口，其中一些是无线的。这些链路包括控制接口插入的发射器和插入设备的接收器。当控制接口被按下时，信号被传送到接收器和设备。控制接口没有通过电缆连接到设备，因此，

用户能更自由移动。无线控制接口通过蓝牙无线信号或红外电信号（如电视遥控器使用的信号）与处理器进行通信。

远程控制接口的明显优点在于，使缠绕用户的线更少并且看起来更好看。在许多情况下，障碍者需要个人助理协助将接口的电缆连接到计算机。当无线控制接口安装在轮椅上时，它允许个体移向或远离被控制的设备，而不必去连接或断开接口。对助理来说，使用远程连接控制接口可以减少把它插入物理连接控制接口的需要。无线设备也使得在不同地方使用更加容易。

第八节　情境

特定类型的控制方法总是会让使用它们的个体蒙羞，特定类型的控件也是如此。那些最类似主流应用程序的应用（例如，键盘和触摸屏）最少使人蒙羞。辅助技术最为独特的控制方法（如头部指示接口和开关阵列）更有可能对个体造成负面关注。

当个体残疾的严重程度更大时，通常需要更复杂和昂贵的控制接口，如眼控指向或自动语音识别。由于它们更昂贵，为它们办理资助可能比键盘等更常见接口更困难、更复杂。

某些控制接口在小组环境中有潜在的破坏性。特别是，自动语音识别（见第六章）在工作场所或教室中使用可能会让他人分心。

环境条件也会影响一些控制接口。例如，一些眼睛跟踪系统对环境采光度是敏感的，在有限的光线下可能比在户外阳光充足下会更好地工作。光指针的使用也可能受到环境采光度的影响。一些触敏屏幕和开关会受到空气中相对湿度的影响。它们在干燥、炎热的环境比潮湿的环境中性能更好。

第九节　评量

选择适合个体的控制接口是一个复杂的过程。控制接口用于启动一系列活动，包括移动性（电动轮椅，驾驶），日常生活辅助（电视、DVD、开灯、开门的电子控制），通信（语音生成设备控制），以及认知辅助技术（用于导航，提示系统）。这些活动

表 7-7	USB 开关接口。	
开关接口	**特征**	**评述**
AbleNet Hitch 计算机开关接口 *	这种即插即用开关接口允许 Windows 和 Macintosh 操作系统用户使用。Hitch 有五套功能。它一次有 5 个开关。	通过单次按下按钮来选择行的功能。Hitch 可以方便地向上，向下，向左，向右输入控制到开关
Crick USB 开关盒 †	4 个开关输入。	与 Crick 软件配合使用；自动检测应用程序和下载设置
Don Johnston 开关接口 Pro6‡	5 个开关输入和 4 个内置扫描阵列，用于各种教育程序。	无需软件；支持 Clicker 6 软件 扫描阵列：第 1 行：向上箭头，向下箭头，向左箭头，向右箭头，输入点击，右键单击，双击，空格，输入 第 2 行：空格，输入，标签，移动标签 第 3 行：点击 1，2，3，0 退格 第 4 行：点击，F3，F5，F7，F9
Inclusive Technologies 简单开关盒 §	2 种定义为空格和输入开关输入。	适用于任何需要这两个键的程序
Quiz Works 无线开关接口 ¶	接收器插入 USB 端口；最多 5 个开关插入信号器，可以安装在开关的任何地方。	开关输入可以在接收器上配置；不需要软件
Sensory 软件国际娱乐盒，USB¶¶	用于所有鼠标功能 12 个开关输入。	与 Grid 2 软件配合使用；开关驱动程序允许独立配置每个开关
Sensory 软件国际 无线电开关 **（用无线电开关移除混乱和电线）	接收器插入 USB 端口；2 个开关插入到可以安装在开关的任何地方的发射器中（如在轮椅上）。	无需驱动，流行的软件就能使用无线电开关，如 Grid 2，Clicker 或 Widgit 软件。开关驱动器的任何键配置开关功能（也可以用 Sensory 软件配置）
PRC USB 开关接口盒子 ††	6 个单开关输入。	与 WIVIK 3 屏幕键盘配合使用，可通过两个双开关连接和操纵杆连接来模拟所有鼠标功能

*webstore.ablenetinc.com/hitch-computer-switch-interface/p/10034100.
†http://www.cricksoft.com/uk/products/accessibility/usb.aspx.
‡http://www.donjohnston.com/products/access_solutions/hardware/switch_interface_pro_5/index.html.
§http://www.inclusive.co.uk/simple-switch-box-p2577.
¶http://www.quizworks.com/wireless_switch_interface.html.
¶¶http://www.sensorysoftware.com/
**http://www.sensorysoftware.com/
††https://store.prentrom.com/product_info.php/products_id/19?osCsid=g3lf6fe3g2smhghelnntjpsih5.

发生在家里、社区、学校和工作中。护理人员和使用辅助技术的个体通常都需要访问控制接口并了解其使用情况。

了解本章所述的控制接口的特征，并遵循一个系统的过程确定用户技能和评估控制接口有效性可以使选择过程更容易。图 7-14 概述了通过决策过程指导（辅助技术提供商）的框架，最终导致选择符合用户需求和技能的人 / 技术接口（HTI）。根据第五章描述的评估过程需求识别和物理感知组成部分的

信息，临床医生决定对以下两种途径之一进行进一步评估：①直接选择接口；②间接选择接口。

通常，用于直接选择的控制接口具有更多数量的目标并且需要更精细的精确度（例如，精细运动技能）技能。用于间接选择的控制接口具有 8 个或更少的目标，并且更适合于具有粗大运动控制的个体。为了让用户对最合适的控制接口做出合理的决定，ATP 需要了解可用的替代方案，并评估和比较客户的操作能力。

在评量期间，收集有关接口的使用频率以及用户在接口上产生的力量的信息，协助 ATP 进行与控制接口的耐久性相对应的建议。如果控制接口由不受控制的动作而对其施加巨大压力的人使用，则必须构造成能够经受得住这种使用的控制接口。

一、应用需求鉴定和物理感应评估的成效来选择控制接口

图 7-14 列举了人 / 技术接口选择相关信息。识别客户想要执行的活动为我们提供了需要多大输入域（input domain）（需要多少控制信号）信息，并因此考虑可能的控制接口。例如，如果客户需要电动轮椅并且有兴趣使用计算机，就不需要确定他是否可以同时使用操纵杆和键盘。或者，他可以对两个功能的使用集成控制。活动范围影响我们追求选择控制接口或多个接口的方式。我们需要考虑是否使用每个功能的不同控制接口或所有功能的单一集成控制。

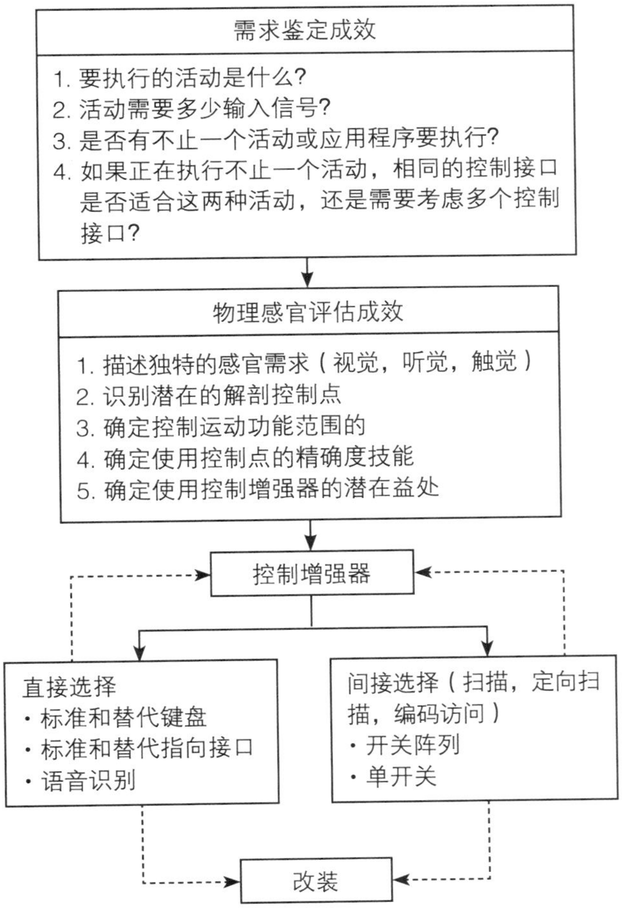

图 7-14 控制接口决策制定框架。

图 7-14 所示的在物理感知技能评估期间收集的信息，为我们提供了用户技能的评估文件，并可用于选择控制接口。范围测量确定个体工作空间的大小（例如，键盘或开关阵列的总体大小），并给出了放置控制接口（或接口）的可能位置的指示。精确度测量规定了客户控制其运动以选择紧密间隔的目标的能力（例如，智能手机触摸屏与扩大的键盘或单开关）。

选择匹配范围和精准度特征的潜在候选控制接口，并进行比较测试。使用控制接口进行比较测试的目的是确定评估的每个接口的速度和使用准确性，以及获得客户对使用困难的看法。

建议用户开发一系列控制方法，以扩大其可访问的设备的潜在数量。例如，如果以前使用单开关的孩子熟练使用操纵杆，则可以通过不同的活动来维持这两个控制选项。操纵杆可用于玩电脑游戏或激活通信设备，单开关仍然可用于播放音乐。平行干预模型（Angelo & Smith，1989；Smith，1991）提出，个体在参与运动训练程序的同时，使用初始开关来访问设备，以最大化操作控制接口的能力。例如，在经过一段时间的训练之后，用户可以取得从使用单开关到开关阵列或从扩展键盘到标准键盘的进展。

二、选择一种控制接口

通常，对于给定的客户，会考虑使用身体多个控制点和候选接口。对每种类型的接口使用一组关键问题来评估每个配对（控制点和接口），可以进行控制接口的建议。

（一）键盘评估

框 7-2 中提出的关键问题可以帮助 ATP 确定客户使用任何键盘的能力。当每个问题都被考虑时，答案"是"意味着评估进展正确，ATP 应该继续下一个问题评估。对所有 7 个问题的肯定回答表明，控制接口本身可能满足客户的需求。第一个问题的答案是通过询问客户到达键盘每个角落的按键来确定的。要获得第二个问题的答案，需要请客户按几个位于键盘不同区域并标有彩色圆点的按键。客户的输入速率可以看成是输入字符的时间。可以通过监测这些任务期间的错误来测量准确度。准确度的标准倾向于临床判断。我们建议通过至少四分之三的正确选择（75%）来确定准确度。

框 7-2 评估键盘使用关键性问题。

1. 客户可以使用键盘所有按键吗？
2. 按键的大小、间隔及按键的感觉反馈是否合适？
3. 客户输入速度是否足以完成任务？
4. 客户的目标按键有接近 75% 的准确率吗？
5. 客户是否能够在按住修改键的同时选择另一个键？
6. 在按键重复输入内容之前，客户是否能够控制按键必须被按住的持续时间？
7. 客户是否能够有效使用标准键盘布局？

一般来说，速度和准确度是对立的；也就是说，随着速度的增加，精度降低。在某些情况下，速度至关重要（例如，在学校或工作环境中）。在某些情况下，准确地说，客户可能会缓慢而谨慎地进行选择，致使被调查的控制接口使用变得不切实际。例如，如果选择一个按键需要几秒钟，则该速率可能相当于使用扫描进行选择。因为扫描不需要耗费太多体力，所以应该被认为是直接选择的替代方案。

如果框 7-2 中的任何问题的答案确定为否，则应考虑使用控制增强器，使用改装或较少限制的键盘。例如，如果一个标准键盘由于定位问题而无法使用，我们可能会考虑以下几点：①具有较大目标（限制较小）的扩大键盘；②键盘护罩（改装）或③输入辅具（控制增强器）。改装适用于所有类型的键盘，我们将在讨论不同类型的键盘之后予以处理。

（二）间接选择（开关）评估

当个体的身体控制不允许他直接选择时，就要考虑间接选择方法。间接的选择方法使用单开关或一组开关，并要求客户能够执行一组特定的技能。

框 7-3 显示了用以确定客户是否具有开关使用的基本技能的评估过程中提出的关键问题。在评估过程中，首先需要确认用户是否可以激活开关以确定在感觉、空间和开关被激活（例如，力量）需要的能力以及用户物理感知技能之间是否匹配。如果激活是可能的，则需要查看与开关用于间接选择的方式相关的其他技能（见表 7-3）。

第一种是等待出现期望选择的能力。这个任务要求客户具有意识到选项出现时的感官能力。根据客户的感官能力，选择被视觉或听觉化呈现。无法等待可能是由中枢处理或运动控制的问题造成的。如果客户等待有困难，确定潜在的原因（即，感官、中枢处理或运动）可以使改造任务变得可能，尽管原因并不总是易于确定。客户还必须能够在正确的时间可靠地激活开关（即，当出现期望选择时）。

框 7-3 评估单开关和开关阵列使用的关键问题。

1. 客户可以激活开关吗？
2. 客户可以等待适当的选择吗？
3. 客户能否在正确的时间激活开关？
4. 客户能保持开关激活（维持）吗？
5. 客户可以依照命令释放吗？
6. 客户能否反复进行选择所需的步骤？

另一个关键的条件是客户能够在信号从控制接口到注册器的时间内将开关置于关闭位置。这个时间可能不同于开关切换。此外，摩斯码，逆向扫描和轮椅移动等应用需要用户将开关保持在闭合状态。在这些应用程序中，这个保持时间的长度各不相同。例如，对于使用单开关莫尔斯码的人，根据输入信号（点或线），保持时间从较短到较长。反向扫描（见第六章）和轮椅移动（见第十章）是需要用户在不同长短时间内按住开关的其他应用。通过反向扫描，按住开关直到出现正确的选择；对于轮椅的移动性，开关被按下直到用户希望轮椅停止。如果客户难以激活或握住开关，则开关可能需要太多的力或位移来激活，或者其提供的感觉反馈可能不足。如果是这种情况，建议客户尝试使用较少限制的开关。下一个准则是及时释放开关。无法释放开关会导致无意中的选择。如果用户无法进行精确地握住和释放开关，可能会导致挫折、尴尬以及可能的移动性的严重伤害。对于一些人来说，激活并握住开关比释放开关更容易。最后，应该确定客户是否能够重复执行这些技能。

（三）指向评估

有必要确定客户是否可以使用指向接口操作选项集（目标）中的项目，并在执行选择所需的动作的同时保持固定在目标上。这些都意味着目标性选项是准确的。个人可能能够到达屏幕上的目标区域，但是目标的大小可能影响他或她在选择时保持该位置的能力。屏幕上的任何位置都可以是目标，大小可以是不同的。根据软件程序，目标的大小可能是固定的，或者可以修改大小以满足用户的需要。如我们所描述的，选择有两种技术：接受时间选择和手动选择。对于接受或停留时间选择，用户必须能够在预定时间段（可调节）内将光标保持在目标上，并且暂停信号选择。使用手动选择技术，用户必须能够激活附加开关，让设备知道已经进行了选择。第二种方法可以提供更多的控制，但也需要用户额外的控制。

框 7-4 列出了评量个体使用任何类型的指向接口时需要考虑的关键问题。有必要确定客户是否可以使用指向接口操作选项集（目标集）中的项目，并在执行选择所需的动作的同时保持固定在目标上。个体可能能够到达屏幕上的目标区域，但是目标的大小可能影响他或她在选择时保持该位置的能力。屏幕上的任何位置都可以是目标，这些目标可以有不同的大小。

框 7-4 评估电子指向接口使用的关键问题。

1. 客户能否使用指向接口到达屏幕上的所有目标？
2. 屏幕尺寸和间距合适吗？
3. 客户能否完成进行选择所需的操作，并执行应用软件所需的其他鼠标功能（单击，拖动和双击）？
4. 控制接口提供的感觉反馈和用户显示是否足够？
5. 客户能否有效地使用键盘布局？

指示接口提供的触觉和本体感觉反馈各不相同，这可能会影响用户的表现。使用指向接口还需要身体部位在控制光标移动眼睛跟踪屏幕光标和定位目标之间进行大量的协调。选项集及其布局将根据指向接口和所使用的软件而变化，ATP 应确定选项集中项目的布局对用户的性能有利或不利。

候选控制接口的比较测试

当开关被激活时，临床医生可以使用诸如开关控制的音乐播放器或适配的电动玩具之类的简单技术作为输出开始评估客户的技能。在确定客户可以可靠地使用开关控制输出后，可以使用为此设计的软件游戏来评估开关激活、保持和释放（www.oneswitch.org.uk/2/switch-downloads.htm）。

在选择了潜在的控制部位和候选控制接口组合之后，测量客户使用这些接口的能力。比较测试为 ATP 提供了有关客户使用特定控制接口的速度和准确性的数据。这些数据可用于比较指定部位操作的不同接口。如果正在考虑控制增强器（如口操纵杆，头指针）或改造（如键盘护罩），则还应该评估其使用结果。收集关于个人使用控制接口的能力的定量信息对于选择控制部位和接口方面的决策很重要。在比较评估过程中，注意客户的偏好是至关重要的。

速度响应通常用于比较控制接口。由于这些测

案例研究

指向接口的评估和选择

David 是一名 21 岁的男子，患有肌营养不良。他希望能够使用家庭电脑进行教育和娱乐。David 想玩基于计算机的游戏，使用通常需要鼠标配合的绘图程序。除了手腕和手指的运动之外，他还缺乏四肢运动能力。他能够将每只手伸到他身体范围内 3 英寸（约 8 厘米）处，身体外 8 英寸（约 20 厘米）处。使用右手，他可以到达中线右边大约 5.5 英寸（约 14 厘米）处，使用左手，他可以到达中线左边的 3 英寸（约 8 厘米）处。他的任何一只手都不能穿过中线位置。

David 尝试了一个简约键盘，他能够在键盘中间附近的受限范围内指向按键。没有手臂辅助的话，他无法访问键盘的其他区域。他能够在四个方向上移动一个连续的操纵杆，并利用屏幕键盘软件使用操纵杆，但这对他来说很困难。屏幕键盘软件还使用了一个轨迹球，以确定 David 是否可以使用它。他可以轻松地使用轨迹球作为指示装置来指向屏幕上显示的按键。通过使用绘图程序和轨迹球，他能够以足够的精度将光标定向到屏幕的各个部分，以绘制线条和形状。然而，他无法保持轨迹球在位置上的同时使用光标在期望的选项上，在使用同一只手按下轨迹球上按钮的同时进行选择。对于向他展示的接受时间选择技术，他能够轻松地使用这种技术。

问题

1. 从给出的数据中，ATP 应该会为戴维推荐简约键盘吗？
2. 从给出的信息来看，David 的最佳控制接口是什么？关于 David 的需求和技能，还需要哪些可能影响推荐的什么信息？
3. David 还需要什么软件来操作推荐的控制接口？

量通常在诊所的受控情景中进行，所以必须谨慎地将其应用于诊所以外的情景中。第二个测量是响应的准确性，通常基于直接选择或开关序列或操纵杆选择正确的目标。准确性表现标准通常是总试验次数中正确响应的数量。准确性也是以经验为基础，训练或练习可以极其显著地提高准确性。对于新手用户来说，响应速度和精度通常成反比。所选择的控制接口首先被放置在客户可以容易地激活它的位置。在找到客户拥有最大控制能力的位置之前，有必要尝试不同的位置。

计算机辅助评量提供了几个有用的功能。首先，数据收集和分析可以自动化，缓解临床医师繁琐的记录保存。可以获得每个可能的控制部位－接口对的性能测量。还可以测量控制接口不同位置的作用或控制增强器使用和改装。因为可以评估几个不同

的控制部位 – 接口组合，故而这种数据收集过程可以根据测量结果来促进接口的选择。第二，当控制接口被激活时，计算机可以提供各种依情况而定的结果（包括图形、声音和语音）。这种多样的结果不仅使得任务更有趣，而且还可以允许视觉和听觉能力的评量。已经开发了一些用于计算机访问评量的工具。对此，我们将在第八章讨论。

三、多控制接口对比集成控制接口

虽然通常使用个体的"最佳"可用控制点，但在某些情况下，必须确定 1 个以上的控制点。当一个人使用几种类型的辅助技术时，这种情况经常发生。例如，头部控制可以用于电动轮椅的增强沟通和脚踏控制。在其他情况下，如伴随某些神经肌肉障碍（如 ALS），由于发展性瘫痪，需要鉴定多个部位。这个发展过程可以跨越从几个月到几年不等。

在患病过程中，使用效果器的能力变化使得有必要找到可以与多个控制点一起使用的灵活的控制接口，或者开始时就为几个部位找到单独的控制接口。拥有多个开关控制部位的另一个原因是一天中的疲劳。有时，人们需要转向另一个控制系统，因为第一个控制部位可能会疲劳，他们无法在活动过程或一整天当中对其持续使用。

康复师和其他康复治疗专业人员的长期目标是把 AAC、功率移动性、环境控制和计算机访问系统整合成一个系统（Barker & Cook，1981；Caves et al., 1991）。对此强调的一个主要原因是需要允许几个应用使用相同的控制接口（也被称为集成控制）。集成控件可以让个体从多重控制中解放出来，并可以减少人员周围的电子装置的混乱。

Ding 等人（2003）综述了在功率移动性、增强沟通、EADLs 和计算机访问方面综合控制的应用。他们还描述了用于接口辅助技术的多主多从（Multiple Master Multiple Slave, M3S）协议（Linnman，1996）。该协议是开放网络标准，应用于互连电子康复设备，如电动轮椅（见第十章），日常生活电子辅具和机器人（见第十二章）和增强通信（见第十六章）。M3S 标准还包括安全功能，允许电子控制（特别是轮椅和机器人）在发生故障时可以快速关闭。它还为辅助技术接口提供了一个框架，使其更加兼容，更容易地结合到集成控件中。

主要装置或控制装置通常只能一次操作一个单一功能装置，并且用户指定其想要的功能模式。例如，一些电动轮椅具有允许客户使用一个接口（如操纵杆）来控制许多功能的处理器。通过选择驱动模式，个人使用操纵杆在各个方向上驱动轮椅。个人可以退出轮椅驾驶模式，选择为环境控制制定的模式，并打开或关闭房屋内的灯光。同样，许多增强通信设备允许控制电器和其他电子设备。

将对不同职能的控制整合起来所产生的简单化存在固有价值。然而，还存在许多情况，需要为每个功能提供单独控制接口［称为**分布式控制**（distributed controls）］和设备。在决定是否使用综合控制或分布式控制之前，应仔细考虑每种方法对客户的影响。作为指导原则，Guerette 和 Sumi（1994）建议在以下情况下使用集成控件：①个人拥有一个可靠的单控制部位；②每个辅助装置的最佳控制接口相同；③随着单一接口的使用，在速度、精度、易用性或耐久性方面增强；④个人或他的家庭因审美、性能或其他主观原因而喜欢集成控件。表 7-8 列出了使用集成控件的指导原则。

表 7-8　使用集成控件指南。	
集成控件在以下情况应被使用：（Guerette & Sumi, 1994）：	集成控件在以下情况可能没用：（Guerette & Nakai, 1996）：
1. 个人拥有一个可靠的单控制部位。 2. 每个辅助装置的最佳控制接口是相同的。 3. 随着单一接口使用，在速度、准确度、易用性或耐久性方面增强。 4. 出于审美、性能或其他主观原因，个人或他的家庭更喜欢集成控件。	1. 集成控件严重影响一个或多个辅助设备上的性能。 2. 个体希望从电动轮椅以外的位置操作辅助装置。 3. 身体、认知或视觉感知的限制妨碍集成。 4. 个体偏好使用独立的控件；发现集成控件可能不适合的情况。 5. 成本或技术限制等外部因素排除了集成控件的使用（p.64）。

在某些情况下，客户可能只有一个可以控制的身体部位，而且这个控制部位的范围和精准度也可能有限。尝试定位超过 1 个控制接口可能是困难的，使用相同的控制接口用于多种功能将更容易和更有效。客户操作每个辅助装置的最佳方式很重要。假设客户需要同时控制电动轮椅及扩大与替代沟通装

置。如果客户可以轻松地控制操纵杆，那将是电动轮椅的最佳控制接口。如果这也是客户用于控制增强替代沟通装置的最方便的控制接口，则操作两个设备的集成控制（操纵杆）将是有益的。然而，如果个人能够使用扩展键盘直接选择控制 ACC 装置，则键盘将是扩大与替代沟通装置的最佳控制接口。在这种情况下，对两个功能通过使用操纵杆集成控制接口将不是最佳的选择。

在一项调查中，大多数使用集成控件的客户对其集成控制设备非常满意或满意（Angelo & Trefer，1998）。调查对象对其集成控制装置满意的原因是独立性和使用主控制接口（如轮椅操纵杆或者扩大与替代装置）控制电视和计算机等设备的能力的提高。

第十节　成效：它是否工作？评估控制接口的有效性

在为个体选择和实现控制接口之后，必须对其有效性进行持续评估。有效性评估可能是在初次使用时，设备长时间使用之后，或发生变化的任何时候。改变控制方法的动力可能来自个体（例如，退化条件，其使用特定控制接口使用困难，或随着用户年龄增长而发生的变化）。最后，客户使用所需活动的控制接口时可能遇到困难（精度差、过度疲劳）。

或者，由于技术的变化，可能需要进行更改。例如，可能需要新的轮椅，并且控制接口将必须安装到椅子上并为用户进行设置，或者新轮椅可以使用不同的控制接口来操作它。可能引入的要控制的新设备（如更高级的增强沟通系统），需要改变控制接口。在所有这些情况下，都需要重新评估有效性。

评估选择和安装的控制接口的有效性具有挑战性的，因为可能涉及的因素很多。图 7-15 显示了一种系统的方法，用于评估控制接口对个体用户的工作效果。该过程包括观察客户执行所需的任务。可以使用控制接口的可能任务范围包括控制电动轮椅（见第十章），选择 EADL（见第十二章），使用扩大沟通系统（见第十六章），认知辅助技术（见第十五章），或者向计算机提供输入（见第八章）。

当观察客户执行所需的活动时，重要的是要注

> **案例研究**
>
> **开关的评估和选择**
>
> Antonelli 太太是一名 30 岁的女性，在 10 岁时因为脑膜炎患有痉挛性四肢麻痹症。她和丈夫及 2 岁的女儿住在一起。Antonelli 太太被要求对一种用于对话和写作的扩大与沟通系统进行评估。她的说话能力有限，主要是用左手手指拼写进行交流。她的丈夫能解释手指的拼写，但很多希望交流的人不懂她的手指拼写。她能独立地利用左手使用操纵杆控制电动轮椅。
>
> Antonelli 太太双手的运动范围都有限，她的精确度还算可以；因此，她使用键盘的能力是通过每只手使用简约键盘进行评量的。她用大量的精力习得了词语，准确率低于 50%。
>
> 由于 Antonelli 太太使用开关操纵杆控制她的电动轮椅，所以她在定向扫描模式下用电子通信装置尝试了一个开关操纵杆。安托妮莉用左手握着与轮椅操纵杆位置大致相同的操纵杆。她能够在 4 个方向上移动这个操纵杆。然而，当被要求在特定目标上放置和释放操纵杆时，Antonelli 太太感到困难。她能够做到，但是需要大量的努力和尝试才能成功地选择所需的目标。
>
> 在 Antonelli 太太的例子中，对于她来说，利用左手使用操纵杆控制她的电动轮椅是很容易的。然而，这种方法不是她用来操作通信设备最简单的方法。她选择使用另一个身体部位控制，结果发现，通过右手使用双摇杆控制接口是她访问通信设备的"最佳"方式。如果这些控制措施已经整合在一起，她使用操纵杆来控制动力移动和 ACC 装置，她的交流活动输出将受到严重影响。决定使用分布式控制，她的沟通表现大大改善。

意选择的速度和准确度是否足以完成所期望的任务，以及付出的努力是否会导致在常规使用期间的疲劳。一般来说，精度比速度更重要。如果使用间接选择，则通过依照命令按下开关（或一组开关）来测量精度。如果使用键盘进行直接选择，则精度不仅涉及键盘上的键或触摸屏上的位置，还包括击中正确的键或屏幕位置。使用适配鼠标进行输入的客户会被要求将鼠标指针移动到特定屏幕位置，并执行其他鼠标功能，如点击，双击或将图标拖动到新位置。用操纵杆控制电动轮椅的用户可能被要求将轮椅驱动到特定位置或转向特定方向。

评估控制接口有效性的第一步是确保个体被准确定位。所选择的人体部位必须尽可能自由地移动，而不受限制（例如，来自头枕、轮椅手臂或其他约束）。下一步是确保控制接口放置在客户可以轻松激活它的位置，而不用离开座位或施加不必要的体力。

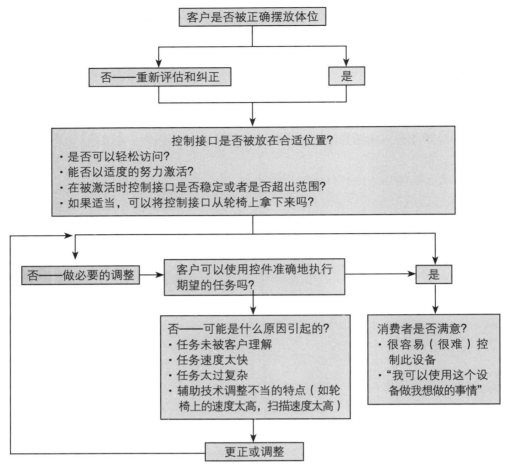

图 7-15　评估使用中的控制接口的有效性。

在个体和控制被正确定位之后，有可能要确定客户如何准确地使用控制接口。为了确定任务是否准确完成，观察者必须知道客户想要完成的任务。观察者应指导客户使用控制接口进行特定选择，跟踪完成任务所需要时间，完成工作的准确程度以及所需的工作量（包括身体上的和认知上的）。

精度、速度或疲劳程度的任何限制都需要改变系统。这可能意味着重新定位控制接口以使其更容易激活，选择需要较少力量或运动范围激活它的控制接口，或寻找更少引起疲劳的新的控制接口 - 个体部位组合。还要注意客户对控制接口 - 人体部位组合在满足他或她的需求方面成功程度的评估。

第十一节　总结

在本章中，我们定义了人 / 技术接口（HTI）的技术要素及其与辅助技术其他组件的关系。控制接口可以通过其感官、空间以及激活 - 停用功能来表征。理解这些特征可以帮助临床医生在控制接口众多选择中进行排序。本章还介绍了一个框架，为临床医生提供了一个系统化的过程，以将接口与客户的需求和技能相匹配。确定了与控制特定类型接口所需的用户技能相关的关键问题。在评估期间解决这些问题可以为客户选择适当的控制接口提供帮助。还描述了对控制接口的有效性的评估。

思考题

1．控制接口支持的主要活动是什么？

2．控制接口的功能是什么？ 描述离散输入和连续输入之间的差异，其中包括每个输入的示例。

3．定义人 / 技术接口的要素及它们与处理器和

输出的关系。

4．在评估客户的控制接口的有用性时，需要考虑的控制接口的体感特征是什么？

5．列出可能导致需要从控制接口增强感官反馈

的两种障碍或条件。

6．决定控制接口空间特征的两个因素是什么？

7．描述三个控制接口的激活特征。

8．列出使用控制接口的三种辅助技术的类型。

9．控制接口的感官和激活特性如何相关？

10．什么是控制增强器？列出几个例子。

11．列出三种类型的控制增强器。

12．什么类型的障碍或病症需要您在 # 11 中列出的每种类型的控制增强器？

13．比较用于标准键盘、人体工程学键盘、扩展和简约键盘的用户配置文件。

14．人体工程学键盘的主要用途是什么？

15．作为一种控制接口，检测眼睛位置和运动的两种最常见的方法是什么？

16．列出对键盘和指示装置的三种类型的修改，并给出每个解决问题的示例。

17．就客户如何激活单开关而言，它们的主要类型是什么？

18．什么是注视点，为什么眼睛跟踪系统有潜

在的局限性？

19．回顾在控制接口特性部分中对介绍控制接口的灵活性的描述。选择文本中描述的三个控制接口：一个非常灵活，一个适度灵活的，另一个不灵活。给出你选择的合理化理由。

20．在评估个体使用控制接口是否起作用时，哪些因素很重要？

21．您将使用哪些步骤来确定控制接口是否适用于个体客户？

22．描述分布式控制和集成控制。两者的优点和缺点是什么？

23．在确定是否给客户正确安装控制接口时，主要考虑哪些因素？

24．安装不良会造成什么样的问题？

25．控制接口的两种安装系统是什么？

26．正确的定位对成功使用控制接口有什么作用？

27．描述分布式控制和集成控制。两者的优点和缺点是什么？

参考文献

Amini D: Occupational therapy interventions for work-related injuries and conditions of the forearm, wrist, and hand: A systematic review, *Am J Occup Ther* 65(1):29–36, 2010.

Angelo J, Smith RO: The critical role of occupational therapy in augmentative communication services. In American Occupational Therapy Association, editor: *Technology review '89: Perspectives on occupational therapy practice*, Rockville, MD, 1989, American Occupational Therapy Association.

Angelo J, Trefler E: A survey of persons who use integrated control devices, *Assist Technol* 10:77–83, 1998.

Anson DK: *Alternative computer access: A guide to selection*, Philadelphia, 1997, FA Davis.

Anson D, Lawler G, Kissinger A, et al: A comparison of head pointer technologies, *Proc 2003 RESNA Conf*. Available from: www.resna.org/ProfResources/Publications/Proceedings/2003/Papers/ComputerAccess/Anson_CA_Headpointers.php. Accessed June 28, 2005.

Barker MR, Cook AM: A systematic approach to evaluating physical ability for control of assistive devices, *Proc 4th Ann Conf Rehabil Eng*, June 1981, pp. 287–289.

Betke M, Gips J, Fleming P: The camera mouse: Visual tracking of body features to provide computer access for people with severe disabilities, *IEEE Trans Neural Syst Rehabil Eng* 10:1–10, 2002.

Blackstein-Alder S, Shein F, Quintal J, et al.: Mouse manipulation through single switch scanning, *Assist Technol* 16:28–42, 2004.

Capilouto GJ, McClenaghan B, Williams HG, et al.: Performance investigation of a head-operated device and expanded membrane cursor keys in a target acquisition task, *Technol Disabil* 17:173–183, 2005.

Casas R, Quilez M, Hornero1 G, et al.: Mouse for computer control from the joystick of the wheelchair, *J Accessibility Design for All* 2(2):117–135, 2012.

Caves K, Gross K, Henderson K, et al: The use of integrated controls for mobility, communication and computer access, *Proc 14th RESNA Conf*, June 1991, pp. 166–167.

Chubon RA, Hester MR: An enhanced standard computer keyboard system for single-finger and typing-stick typing, *J Rehabil Res Dev* 25(4):17–24, 1988.

Cook AM, Dobbs BM, Warren S, et al.: Measuring target acquisition utilizing Madentec's tracker system in individuals with cerebral palsy, *Technol Disabil* 17:115–163, 2005.

Ding D, Cooper RA, Kaminski BA, et al.: Integrated control and related technology of assistive devices, *Assist Technol* 15(2):89–97, 2003.

Dowden P, Cook AM: Choosing effective selection techniques for beginning communicators. In Reichle J, Beukelman D, Light J, editors: *Exemplary practices for beginning communicators*, Baltimore, 2002, Paul H. Brookes, pp 395–432.

Early MB: *Physical dysfunction practice skills for the occupational therapy assistant*, ed 2, St. Louis, 2006, Elsevier.

Evans DG, Drew R, Blenkhorn P: Controlling muse pointer position using an infrared head-operated joystick, *IEEE Trans Rehab Engr* 8:107–117, 2000.

Guerette PJ, Nakai RJ: Access to assistive technology: A comparison of integrated and distributed control, *Technol Disabil* 5:63–73, 1996.

Guerette P, Sumi E: Integrating control of multiple assistive devices: A retrospective review, *Assist Technol* 6:67–76, 1994.

Hyman WA, Miller GE, Neigut JS: Laser diodes for head pointing and environmental control, *Proc RESNA Conf* 377–379, 1992.

Linnman S: M3S: The local network for electric wheelchairs and rehabilitation equipment, *IEEE Trans Rehabil Eng* 4:188–192, 1996.

McCormack DJ: The effects of keyguard use and pelvic positioning on typing speed and accuracy in a boy with cerebral palsy,

Am J Occup Ther 44(4):312–315, 1990.

Phillips B, Lin A: Head-tracking technology for mouse control: A comparison project. In *Proc 2003 RESNA Conf,* Washington, DC, 2003, RESNA.

Salamo GJ, Jakobs T: Laser pointers: Are they safe for use by children? *Augment Altern Commun* 12:47–51, 1996.

Simpson RC: *Computer access for people with disabilities,* CRC Press, Boca Raton, FL, 2013.

Smith RO: Technological approaches to performance enhancement. In Christiansen C, Baum C, editors: *Occupational therapy overcoming human performance deficits,* Thorofare, NJ, 1991,

SLACK.

Taveira A, Choi S: Review study of computer input devices and older users, *Int J Human-Computer Interaction* 25(5):455–474, 2009.

Undzis MF, Zoltan B, Pedretti LW: Evaluation of motor control. In Pedretti LW, editor: *Occupational therapy: Practice skills for physical dysfunction,* St. Louis, 1996, Mosby.

van Tulder M, Malnivara A, Koes B: Repetitive strain injury, *Lancet* 369:1815–1822, 2007.

Weiss PL: Mechanical characteristics of microswitches adapted for the physically disabled, *J Biomed Eng* 12:398–402, 1990.

学习目标

学完本章内容，你将能掌握以下知识点：

1. 描述想要使用主流技术的残疾人面临的主要问题。
2. 描述主流技术的用户界面。
3. 描述电脑键盘和鼠标仿真的主要方法。
4. 描述生成无障碍平板电脑技术的主要方法。
5. 描述生成无障碍智能手机技术的主要方法。

第一节　活动：访问信息高速公路

正如我们在第二章中讨论的那样，从机器制造业或制造业经济向知识经济的转变正在为残疾人创造机会。新的经济主要依靠信息和通信技术（information and communication technologies，ICTs）。对于残疾人来说，这可能意味着在家工作，避免了公共交通工具带来的挑战。它也意味着使用互联网进行商业活动，他们根据表现参与和竞争，而这种表现被视为面对面会议和办公室中的互动的一个重要因素（Bowker & Tuffin，2003）。

主流信息和通信技术包括台式机和笔记本电脑、普通手机、智能手机和平板电脑。这些技术不但在发达国家的商业和个人生活中普遍存在，而且也在资源不足的国家里不断增长。因此，为个人和专业使用提供这些技术对残疾人来说至关重要。

为了使信息和通信技术易于使用，我们需要了解操作它们的要求。让我们来看一个熟悉的例子。典型的智能手机具有用于输入信息或滚动菜单选择的键盘或触摸屏，通过图标或文本（或可能的语言输出）呈现选择的屏幕以及提供听觉信息（语音和声音，如铃声和文字警报）的扬声器。很有可能，它也会具有用于替代命令输入（例如，在导航系统中讲一个地址）的自动语音识别（automatic speech recognition，ASR）技术。用户必须能够使用输入（打字或说话），看到视觉显示并听到听觉输出，并充分地了解手机操作，以便执行语音或输入文本消息，浏览互联网和管理手机中的数据（例如，联系人信号、网站）。我们大多数人将这些操作功能视为理所当然，因为我们也将运用这些功能的必要技能的存在视为理所当然。本章的主题是如何创建这些技术的访问。

一、手机辅助功能

手机的使用遍及全球。在美国，有75％的成年人使用手机（Kane et al.，2009）。对于残疾人来说，使用手机可以增加独立性。美国约有5300万名残疾用户（Smith-Jackson et al.，2003）。手机和其他电子产品的潜在市场使得残疾人能够使用这些设备变得非常重要。在美国，还有一个原因使得手机制造商关心无障碍，这就是1996年的"美国电信法案"。该法案旨在确保20％的美国残疾公民能够平等使用手机和其他电信设备（Smith-Jackson et al.，2003）。其中便包括感官和运动障碍的个体类型。其他国家，特别是加拿大和欧亚国家也有类似的立法和政策，以确保残疾人能够使用到手机和其他电子设备。

二、互联网辅助功能

想要使用互联网的肢体残疾者，只需要一台可访问的计算机、平板电脑或智能手机，前提是这些技术对于他们无障碍。残疾人将互联网的使用视为"平衡游戏场地"，因为他们可以与其他没有残疾的人一样，访问互联网并进行交流（Miller Polgar，2010）。一位参与者评论说："我们在数字环境中被赋予完全相同的能力。当你在线时，没有人会知道你有残疾，所以（残疾）从来没有真正影响。"（Miller Polgar et al., 2009，p.20）。

一般来说，除了患有脊髓损伤（spinal cord injuries, SCI）的人外，肢体残疾者对互联网的实际使用情况尚未没有得到认真的研究（Drainoni et al., 2004）。来自模拟脊髓损伤系统（Model Spinal Cord Injury System, MSCIS）的 16 个中心的大型组（n = 516）的脊髓损伤个体参与了一项关于互联网使用的调查。来自较大群体的较小样本也参与了与健康相关的生活质量（Health-Related Quality of Life, HRQOL）工具要素的评量。残疾个体的互联网接入率为 66%，而普通人群的则为 43%。然而，根据种族、就业状况、收入、教育和婚姻状况的不同，残疾个体在使用互联网方面存在显著差异。健康相关的生活质量（HRQOL 机构）对互联网使用影响最显著的因素是疼痛干扰参数。使用频率从不用到偶尔到频繁不等。大多数（81%）的 SCI 受访者至少每周使用互联网。与在从罕见到频繁的使用中相比，从互联网使用中获得预期效果的成功率在从不频繁到罕见的使用中提高明显。其主要用途是社交（电子邮件，聊天室）和信息搜索（与健康相关的信息，网上购物）。

Vicente 和 López（2010）在西班牙调查了身体有残疾的互联网用户与身体无残疾的互联网用户之间的差异。因为残疾人的收入较低，负担能力是一个问题，他们也可能缺乏软技术（培训，技术支持）。残疾人和老年人对互联网的态度可能会限制互联网对他们的作用。一般来说，他们对技术使用缺乏兴趣，动机小并且对于技术的使用产生焦虑。所有这些因素都取决于社会经济背景。一旦上网，互联网使用的因素就起作用了。数字技能随年龄和性别差异而下降。残疾人和老年人对电子银行和电子商务等功能的享受和感知有用性也比普通人群的要低。与早期研究相反，Vicente 和 López 发现，与身体无残疾的用户相比，残疾人在线上使用模式上没有表现出差异。此前的研究表明，残疾人和老年人较少使用电子商务、教育、信息检索和电子邮件。在为残疾人或老年人建立主流技术应用时，应考虑到这些因素。这项研究表明，情况正在发生变化，更多的残疾人和老年人越来越发现互联网是有用的和无障碍的。

三、Raising the Floor 机构

为了解决全球障碍问题、信息和通信技术访问以及网络无障碍的基础设施，人们发起了一项名为 Raising the Floor 联盟（RtF）的倡议。其网站的授权（raisthefloor.org）是：

Raising the Floor 联盟（*RtF*）是一个由个人和组织组成的国际联盟，致力于确保因残疾、识字或年龄而遇到障碍的人们可以无障碍访问和利用互联网。并特别关注那些由于所拥有的残疾类型或组合型障碍、所居住的地区或可获得的有限资源（资金或程序）而得不到充分服务或服务的人。*Raising the Floor* 国际核心活动 是协调一个新兴联盟建立一个全球公共包容性基础设施（*Global Public Inclusive Infrastructure, GPII*）。

人类：肢体残疾者使用主流技术面临的挑战

运动障碍者使用标准键盘（keyboard）、鼠标（mouse）或触摸屏（touchscreen）的能力可能受到限制。键盘和鼠标访问问题将在第七章中被加以讨论。

智能手机技术的好处是可能的，但是必须考虑到特殊的因素以便使技术可用，而技术的设计需要某些技能、能力和知识是可用的。用户需要足够精细的运动控制来点击正确的位置或滑动以更换页面，并产生适当的力量来激活物理键或按钮。她还必须了解从打开程序或打电话到上网的所有操作程序。如果要成功使用设备，用户必须具有足够的运动、言语、视力、听力和认知能力。如果这些技能中的任何一项受到限制，那么就需要进行一些适配来创建访问。在本章中，我们将集中讨论上肢运动的限制。

由于键盘的原因具有上肢运动障碍的人可能需要替代输入。他们可能难以移动鼠标指针或触摸屏。对于具有视觉障碍的个体，显示项目的大小、对比度和间距可能受限（见第十三章）。对于认知障碍的个体，操作系统和多媒体网站的复杂性可能会阻止或严重限制其使用（见第十五章）。所有残疾人普遍存在主流技术和辅助技术（AT）网站的兼容性问题，如语音生成设备（见第十六章）。

尽管物理访问仍然是一个主要问题，但具有脊髓损伤的个体的问题略有不同。Kane 等人（2009）描述了有脊髓损伤的人的理想手机。在他引证的关键因素，有由于开关按钮很小，难以激活而设计的

持续通电；需要手指轻弹而不是连续按下多个键的触摸屏访问；与一个或多个电子邮件系统的同步，因手机可能会因精细运作控制受限掉落而设计的保护套，还有在手机掉落时用来找回手机的挂绳。蓝牙（Bluetooth）耳机不太重要，却很有用，但更重要的是能找到一款可以很容易地戴上和摘下的耳机。

Burgstahler 等人（2011）描述了三个案例研究，以说明运动障碍个体在接入计算机和移动技术方面面临的挑战。本文描述了分别患有高位脊髓损伤，脑性麻痹，肌营养不良症的三位个体访问计算机和移动电话面临的挑战和解决方案。在这些案例中，选择障碍的多样性为通过电脑和手机访问选择学校、工作和社区活动提供了丰富的现实生活选择。具有这三种情况的个体在访问中存在的挑战（主要在本章中介绍）也得到了强调。

智能手机技术还有可能为脑卒中、阿尔茨海默病（Alzheimer disease，AD）、充血性心力衰竭和帕金森病（Armstrong et al., 2009）等慢性病患者提供帮助。Armstrong 等人把阿尔茨海默病个体的未被满足的需求描述为在慢性病护理中使用智能手机的一个例子。这些需求是：①对一般和个性化的信息的需求；②对痴呆症状提供支持的需求；③对社交和陪伴的需求；④对健康监测和感知安全的需求（p.28）。一些针对阿尔茨海默病的技术解决方案（见第十五章）已经被开发了出来，但是仍有许多需求未能得到满足。

第二节　辅助技术：主流技术的输入无障碍

在包括美国在内的几个国家，许多计算机自适应都是通过立法规定的，例如美国公共法律 508 法案（US PL 508）。使一台计算机或其他信息通信技术适合有肢体残疾的个人使用的最佳方法是从最简单的修改开始，尽量减少用户身体的限制。这一级别的可使用性可能包括内置辅助功能、打字辅助、键盘保护，或者简单地将计算机重新定位到更易访问的位置（例如，在一侧，更高，更低）。如果最小的改变不足以满足给定用户，则需要考虑更复杂的改变。

无论适应如何复杂，目标总是要确保：①主流技术的所有功能都可供残疾用户使用；②所有在未修改技术上运行的应用程序都能在适配技术上运行。

所有键盘键，包括修改器和特殊功能键（如 shift，control，alt）以及所有指向功能，例如点、点击、拖动、滑动或敲击，都必须能在适配输入系统上可用。如果一个程序（例如文字处理器）能与标准技术（计算机，手机，平板电脑）兼容，那么它也应该为残疾人提供适应性。

一、主流设备的复杂性

残疾人关注当前手机的复杂性，他们希望手机具有易于学习的基本功能，并且可以被精细运动受限的个体使用（Smith-Jackson et al., 2003）。在一项针对各种感官和运动障碍患者的研究中，Kane 等人（2009）发现大多数参与者并不使用具有辅助功能的手机。24 位参与者介绍他们每周至少携带 90 多台设备。这些设备包括高科技（手机、电脑）和低科技（放大镜）设备。具体困难包括在走路时使用电话，在拥挤的空间中使用电话，长时间使用导致的疲劳和设备故障。参与者还确定了帮助他们的策略。一些参与者在他们的移动设备上安装了辅助功能软件，但并不是所有的手机都提供了添加软件的功能。一些参与者，特别是那些因为地理或其他安全原因依赖手机的人，携带第二台或第三台设备作为备份。第十三章讨论了具有视觉障碍的人使用的手机。

随着功能被添加到设备中，设备变得越来越复杂，按钮更少（根据应用程序具有更多功能），屏幕更小，以适应移动应用。对于视力、工作记忆力和精细运动技能随着年龄而下降的老年人，这种额外的复杂性可能会导致问题（Leung et al., 2010）。与伴随着这些技术成长的年轻一代相比，老年人拥有的计算机和智能移动技术经验较少，这进一步限制了他们利用这些技术的能力。这些因素为希望将现代技术融入生活的老年人带来了重大的学习和培训的挑战。专门设计用于协助老年人选择和使用手机的博客和网站正在增加（Pedlow et al., 2010）。

解决电子辅助装置复杂性和学习使用它们的挑战的一个软技术方法是开发多层次方法（Leung et al., 2010）。在多层系统中，新手（具有很少或没有经验的新用户）首先学习使用 HTI 的功能简化版完成基本任务。当他们掌握基本功能时，可以依次添加附加的功能层，直到所有必要的功能都被学习为止。在老年人（65~81 岁）和较小年龄（21~36 岁）的对照实验中，发现多层次方法对于老年人来说比年轻人更有利（Leung et al., 2010）。多层次方法是软技术应用的一个很好的例子。

二、信息和通信技术的通用设计

Hellman（2007）根据 10 种通用设计原则描述了移动设备设计的 10 条准则（见第二章）。它们是功能导航、处理错误、容易理解的搜索功能的标准，用户界面的替代方案，允许个体响应提示的充足处理时间，以确保容易阅读和理解的文本特征，使用诸如语音和声音的替代输出、图形的作用（并不总是有益）、限制 PIN 码和其他数字输入的必要性以及帮助信息呈现的标准。Hellman 将这 10 条准则应用于与挪威税务机关进行互动的手机应用案例研究。

案例研究

通用远程控制台

通用远程控制台（Universal Remote Console，URC）框架是由国际标准化组织（International Standards Organization，ISO）批准的一种协议，它为连接到主流产品的专门的用户界面（例如，具有有限的精细运动控制或视觉受限的个体）提供格式，使其可访问。这种方法结合了通用设计，主流公司以这种方法提供大多数个体使用的用户界面（如触摸板，鼠标和显示屏）。该公司还为其他公司提供了一种方式，将更多受限的群体与使用 ISO 标准的相同主流产品连接起来，以确保第三方接口与主流产品兼容。因此，更严重的残疾用户可以获得与其他人一样功能和访问的应用程序。基于它们都符合相同的 ISO 标准，其产品可以连接到许多不同的主流产品中，制造专业界面的公司可以实现更加可行的市场。使用嵌入式智能的概念（见本章后面），可以根据需要从基于云的资源下载专门的界面功能。正如 Emilani 等人（2011）指出，这给每个玩家提供了关注他的最擅长的领域的机会。主流公司可以专注于降低成本的大规模生产，也可以考虑市场规模带来的创新。专业接口公司可以专注于满足范围较窄的部分人群的特定辅助技术需求，但也可以实现一定规模的经济效益，因为它们的接口可以与一系列主流产品一起使用。"这将导致一个生态系统，为所有超过第 5 和第 95 百分位数的用户提供经济上可持续的解决方案"（Emiliani et al., 2011, p.110）。在这种分析中的一个潜在的限制因素是许多大公司认为用户界面是其产品品牌的一部分（Emiliani et al., 2011）。他们可能不愿意允许第三方将其专业界面连接到主流产品，因为担心它会以不符合其业务计划的方式改变用户体验。

手机中的设计缺陷可能是由于商业计划中缺乏辅助性问题，或者设计师缺乏对残疾的经验。人们根据通用设计指南，开发了一套旨在帮助对残疾人缺乏了解的设计师的针对无障碍手机的设计考量（Lee et al., 2006）。

电信行业采用了另一种使主流技术可以使用的方法。根据 1996 年《美国电信法》第 255 条，如果要使电信设备和服务"易于实现"，公司就必须为残疾消费者提供无障碍的产品［47 USC § 255（a）（b）（c）］（Schaefer，2006）。据 Schaefer 说，公司通过将产品差异化重点放在可以实现"无太多的困难或费用"的辅助性功能上，狭义地应用"可实现的"概念。这被称为可访问性的"产品线方法"（Schaefer，2006）。这种策略类似于模块化方法，不同之处在于它由一系列内置不同级别的可访问的辅助性产品组成。公司可能因为成本考虑而选择产品线方法，但这个方法对残疾人来说有几个缺点。由于不是所有的产品都具有可访问性，功能强大的产品可能不适用于残疾人。这可能会导致无法访问所需功能的残疾消费者的投诉。从通用设计的观点来看，产品线方法也有局限性（Schaefer，2006）。即使产品差异化，也可能难以满足高度残疾人的需求，辅助技术组件可能仍会需要他们获得主流技术。根据 Scheafer（2006，p.122），"通用设计的定义和原则仍然适用，因为通用设计的概念认识到与广泛辅助技术兼容性的设计需求"。

三、标准

各种技术标准都与辅助技术有关。适当的标准，尤其是跨平台互操作性（即类似于计算机、智能手机和平板电脑的操作系统）问题，可以增强辅助技术应用的扩散，但是它们也可能造成开发障碍，增加额外成本，并导致产品延迟上市（Engelen et al., 2011）。一些标准是区域性（如欧盟）或国家独有的标准，而其他标准则通过 ISO 全球化。Engelen 等人（2011）概述了辅助技术和通用设计标准以及标准开发过程。

第三节　跨平台无障碍性

一些无障碍方法可以在计算机、手机和平板电脑上找到。在本节中，我们将描述其中最常见的内容。在后面的章节中，将讨论单个平台独有的辅助功能。

一、作为替代输入的自动语音识别

（一）自动语音识别原理

自动语音识别技术可以应用于计算机访问，它允许用户说出键盘字符或关键词的名称，并且让计算机解释为输入的语言。这种方法是吸引人的，因为人类说话如此迅速，语音控制非常自然。自动语音识别系统非常可靠，灵活和易于使用，可用作全功能键盘和鼠标仿真。例如，如果正在运行文字处理程序，则可以使用诸如执行删除、移动和打印等控制功能以及使用人们通常使用的最常见的词汇、商务信函的问候和结语以及其他类似的词汇条目。如果用户更改为电子表格程序，他或她可以使用包含专门针对该应用程序的项目的词汇表。Microsoft Vista 将自动语音识别技术作为内置附件包的一部分。

案例研究

言语识别的评估和选择

Marilyn Abraham 是一名 44 岁的女性，她被诊断为双腕反射交感神经营养不良症（reflex sympathetic dystrophy，RSD）。显然由血管痉挛和血管舒张引起的 RSD 是损伤后疼痛的反应（van Tulder et al，2007）。这导致水肿、反光、斑点的皮肤和痛苦。Abraham 女士是一间大型州政府办公室的秘书，她和其他同事一起工作。她一天中大部分时间都在使用电脑。由于她在执行工作时重复的运动，她的右手腕出现了 RSD。受伤后，她接受了再培训，将优势手转移到了左手，并被推荐 Dvorak 单手键盘布局（见图 7-7）。随后，她在机动车事故中摔断了左腕，导致 RSD 加剧。在她的手和前臂肿胀之前，她只能打字或使用鼠标 10 分钟。Abraham 女士在打字时尝试了不同的位置和调整。例如，她用手掌中的袖口夹住指针打字，使其前臂保持中立位置。这种方法仍然会导致肿胀和疼痛。当她使用键盘时，她颈部也疼痛。

Abraham 女士首先尝试用手使用轨迹球和屏幕键盘。在短时间内使用轨迹球之后，Abraham 女士发现它也会引起痛苦。Abraham 女士接下来尝试使用右脚扩展键盘，然后用一个轨迹球。有人担心这两种方法的效用，因为向下看可能会引起颈部扭伤，此外，她的脚踝反复运动使用轨迹球输入字符，也可能会导致她的脚出现重复运动问题。

接下来，Abraham 女士尝试了一个头部控制的界面，戴在带子上并连接到她的头部。她用这个有屏幕键盘和受理时间的接口进行选择。她能够毫不费力地控制这个界面，但她认为使用一段时间后，她的脖子会变得很累。

问题

1. 你还可以和 Abraham 女士一起尝试哪些其他控制接口？
2. 如果您来评估 Abraham 女士的自动语音识别，您需要考虑哪些问题？

自动语音识别系统有两种基本类型。使用与扬声器相关的系统，用户通过产生相同元素的多个样本来训练系统识别他或她的声音。处理训练的方法因系统而异。系统分析这些样本，使得它可以识别用户语音中的变化，并产生与所讲内容对应的计算机输入（例如，输入给定的字母，如字母串或诸如 RETURN 的控制键）。即使系统已经用多个语音样本进行训练，系统也可能会无法识别用户的语音，不会产生响应。识别精度随着用于分析的计算机算法的进步而稳步上升。对于一般输入而言，准确率可能大于 90％，对于孤立词应用（例如，命令和控制，数据库，电子表格），速率可以接近 100％。讲话者依赖的系统可以进一步分为连续和离散的类别。Comerford 等人（1997）描述了自动语音识别系统的发展和这些系统的技术方面。

口音无关系统无需训练识别不同个体的语音模式（Gallant，1989）。这些系统的开发基于使用来自数百人的语音样本的词汇和语音学家提供的关于各种词汇发音的信息（Baker，1981）。这种总体识别系统的权衡是词汇集很小。在辅助技术应用中，独立于话语者系统主要用于环境和机器控制（见第十二章）及移动电源（见第十章）。

离散语音识别系统要求用户在每个单词之间暂停以进行识别，这是非常不自然的语音类型。已经有关于使用离散语音识别系统的语音问题的报告（Kambeyanda et al.，1997）。这是因为这些系统所需的语音的突然开始和停止以及良好识别所需的单音质量，两者都是不自然的语音模式。连续自动语音识别系统使用户能够以更正常的方式说话，不会出现大量停顿。输入率在人类语速正常的范围内（每分钟 150~250 字）。虽然这些系统减少对声带损伤的可能性，但并没有完全消除。因为离散系统对于单字识别更为准确，所以它们有时用于诸如电子表格和数据库应用中的命令和控制。一些制造商（例如，Dragon Systems, Nuance, Inc., Burlington, MA, www.nuance.com）提供连续（例如，自然说话）和离散（例如，Dragon Dictate）两种自动语音识别，有时也会把它们捆绑在同一个包中一起提供。

语音识别可用于计算机访问、轮椅控制和 EADL。表 8-1 所示的系统允许消费者使用语音直接将文本输入到计算机应用程序中。对文字处理器中使用的"保存文件"等控制字的识别也进行了训练。系统词汇量也在快速增长。早期系统能够识别（系统可以在口语中识别的单词列表）1000~5000 范围内的词汇。当前系统的词汇量为 50,000 字或更多。更快的语速、更大的词汇量、连续识别对主机速度和内存都有重要要求。连续语音识别系统需要大量内存和高速计算机。随着这种计算机的额外功能成本持续下降，这些额外的需求将不再那么重要。Simpson（2013）对计算机访问的自动语音识别技术包括应用该技术的主要挑战进行了详细描述。其中还包括更长的误差修正时间，由于在更正键盘错误时，是整个单词而不是单个字母重新输入错误。在有其他人存在的环境中，使自动语音识别技术因为可能会干扰他人会而变得不合适。而如果要输入敏感信息，窃听可能会危及安全性。

其他硬件问题在自动语音识别中也很重要。其中最重要的是麦克风（Simpson，2013）。虽然自动语音识别系统的麦克风适合普通用户使用，但是它们并不适合具有呼吸受限、有特殊定位需求或低音量语音的用户。大多数自动语音识别系统使用标准供给麦克风。残疾用户可能无法独立佩戴和脱下这些麦克风，他们通常使用台式类型。

日常生活中的电子活动也可以使用语音识别来访问其功能（见第十二章）。在这种设备中，个体可以通过语音指示系统关闭和打开灯，或执行其他功能。用户可以使用几乎任何声音、字母或单词来训练系统执行命令。

框 8-1 中列出的问题可用于确定给定消费者使用语音识别的有用性。成功使用语音激活系统的关键是用户能够产生一致的发声或言语表达。言语产生的不同之处不仅在于个别发言者之间，而且在同一发言者中。用户语音中的变化可能会导致识别问题。因此，这种类型的控制接口对于发音障碍个体可能没有效果。具有 SCI 并且没有上肢使用功能但具有良好语音控制的个体是语音识别系统的潜在用户。在考虑使用语音识别系统时，确定用户的语音音调、清晰度、响度是否随着时间的推移或疲劳变化非常重要。使用语音激活系统区域中的其他噪声或声音也可能使系统混淆，导致不正确的选择或难以注册任何选择的系统，致使用户多次重复发声。

（二）内置于操作系统的自动语音识别

一些主流的计算机和移动技术还包括一个内置的自动语音识别系统。这些系统包括 Microsoft

Windows（Speech Recognition），Apple iOS（Speak Selection）和 OSX（Dictation 和 Siri），Android（Google 语音输入）和 Blackberry（语音识别）。这些系统可以对语速、阻止令人反感的词语以及识别标点符号和特殊字符（例如，键入"："和"）"使设备说"说笑脸"）等参数进行调整。具体的调整因系统而异。

（三）作为附件的自动语音识别

适用于 iOS、Android 和 Blackberry 操作系统的应用程序（app）可以从应用商店下载。这些 app 扩展了功能，具有更好的适应性和可调整性，以满足特定用户的需求。Voice Finger（voicefinger.cozendey.com）是适用于 Windows OSX、iOS 和 Android 平台的可下载附件。它提供鼠标和键盘的完整语音控制，不需要额外的开关或键盘访问。

二、脑机接口

还有许多人无法有效地使用本章所述的任何接口。对于这些人来说，脑机接口（BCI）可以提供希望。虽然这种方法仍处于初步的研究阶段，但迄今为止已经取得了一些希望的结果。将来我们很可能会更好地了解用于计算机控制的生物物理接口（Applewhite，2004）。已被使用的特征或信号包括皮层慢电位、P300 诱发电位、皮层记录的感觉运动节律及皮层内记录的神经元动作电位。

（一）原理

BCI 系统的成功取决于大脑信号的类型、提取相关功能特征的信号处理方法、将特征转换为控制信号的算法（通常是屏幕上的鼠标状光标移动）、用户反馈和用户特征。脑机接口系统可以被分组成一系列功能部分（Mason & Birch，2003）。脑机接口输入设备提供放大、特征提取、功能转换和用户反馈。控制接口将该信号转换成控制输出设备（如电动轮椅，EADL，计算机）所需的信号。设备控制器向目标设备提供实际的控制信号（例如，向电动轮椅的电机发出的信号，鼠标光标移动到计算机的信号）。Schalk 等人（2004）给出了脑机接口系统设计的主要方法的技术细节。对信号进行数学分析以提取可用于控制的特征（Fabiani et al., 2004）。

由于神经信号幅度非常低，从颅骨外部记录下来的信号信噪比低，通常较弱。位于皮层表面的电极具有更强烈、更多变化的信号和更少的干扰肌肉伪影，并且比附着在头皮上的电极更稳定（Leuthardt et al., 2004）。然而，侵入性脑机接口系统的两个主要障碍是：①记录电极长满了结缔组织，导致其与脑组织的电接触丧失并降低其有效的功能寿命；②由于将电极连接到放大器的电缆必须通过颅骨上的孔（Frolov et al., 2013），感染机会更大。有鉴于此，预计无创脑机接口将在不久的将来进行大规模使用。

用户的一个典型任务是可视化不同的动作、感觉或图像。如图 8-1 所示，当想象不同运动行为时在皮质表面测量到不同信号（Leuthardt et al., 2004）。图 8-1 所示的唯一信号模式可用于产生控制信号。获

得有用的控制信号的过程是使用一个适应用户响应的分类器（Frolov et al., 2013）。最初，用户被指示执行几种类型的心理任务，并且识别那些生成最容易分类的信号。然后每个任务与外部设备的唯一命令相关联，例如计算机鼠标或电视控制器（例如，频道改变或音量改变）。用户必须解决相应的心理任务来生成所需的命令。

BCI 信号处理的另一种方法是使用诱发响应信号（Schalk et al., 2004）。"当它出现在频繁呈现的无意义刺激中"时，诱发电位的 P300 组分检测到一个"意想不到的、很少出现的显著刺激"（Frolov et al., 2013，p.198）。当使用诱发响应脑机接口从显示器中选择字符时，一种方法被称为字符闪烁，就是简单地突出显示字符（character flashing，CF）。Kauffmann 等人（2013）对于基于闪烁字符的相关电位（eventrelated potentials，ERPs）使用了不同的刺激范式。由于该范式基于闪烁字符和叠加的著名人脸画面，也被称为面闪烁（face flashing, FF）。

参与者有 16 名无障碍脑机接口的新手［11 名女

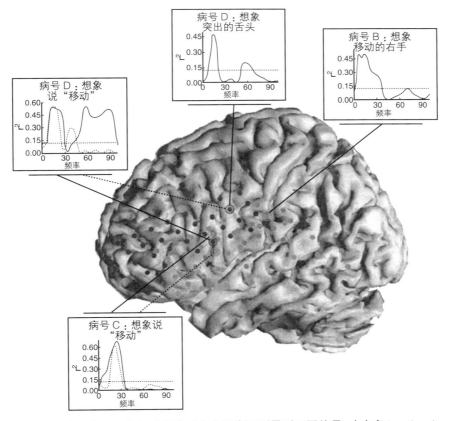

图 8-1 当想象不同的运动行为时在皮层表面测量到不同信号。（来自 Leuthardt EC，Schalk G, Wolpaw JR，et al.: A brain-computer interfaces using electrocorticographic signals in humans, J Neural Eng, 1:63–71, 2004）。

性；平均年龄 23.69 岁；标准差（standard deviation, SD），2.6；范围 19~33 岁］和 9 名具有神经退化性疾病的个体（8 名男性；平均年龄 50 岁；SD = 15.21；范围 26~72 岁）。所有参与者使用闪烁字符和面闪烁进行拼写任务。在 CF 使用方面，具有神经退化性疾病的个体与非特异性个体相比表现更差。当面闪烁使用时，组差异消失，两名使用经典闪烁字符范式效率极低的参与者使用面闪烁拼写得极为准确。

（二）临床评估

随着 BCI 技术的发展和越来越多的使用，人们有可能获得患者对该技术的反应，并开始研究 BCI 广泛临床使用背后的一些实际问题（Grübler et al., 2013）。人们访问了有关非侵入性 BCI 卒中康复和 AT 控制国际 BCI 研究项目的参与者。研究人员对两个不同的组中的 19 个研究对象（15 男 4 女，年龄范围 29~71 岁）进行半结构化访谈。其中 7 人为亚急性脑卒中者，12 人为脑卒中。研究分为两部分，包括成功的 BCI 培训和使用 BCI 来控制各种类型的辅助技术。所有 12 名运动障碍参与者以前都有过非 BCI 辅助技术的满意体验。在研究之前，所有参与者都没有使用脑机接口的经验。在 7 名脑卒中患者中，大多数人手部运动发生改善，这让他们感到满意，有些人也表示他们很满意，因为他们最初的期望并不高。

不同受试者的认可质量差异很大。在这项研究中有些人在使用心理意象的要求上遇到了困难，并指出使用要求不明确。有 4 个卒中患者报告说，BCI 康复计划改善了他们的功能。对受试者来说，长时间的注意力和集中精力的要求很有挑战性，Grübler 等人（2013）得出结论："尽管部分 BCI 的工程已经被清楚地了解，但研究人员目前无法预测设备是否能与特定人员合作，或者说为什么会合作或不合作。"

（三）莫尔斯码输入

编码访问，特别是莫尔斯码输入，在第六章中已讨论过。这里描述了与计算机和移动技术一起使用的一些方法。一些第三方设备向 Windows 和 Macintosh 计算机提供莫尔斯码。

DARCI USB（www.westest.com）使用一个，两个或三个开关提供莫尔斯码替代输入。它通过 USB 端口（USB port）连接。Darci USB 包括用于将控制接口（交换机）连接到计算机的硬件部分和用于将莫尔斯码条目转换为键盘命令的软件。必须激活 MouseKeys 辅助功能才能使用。

Comax（osa.comax.com/index.htm）是一款使用莫尔斯码代替键盘的 Windows 软件应用程序。如果鼠标单击被用于编码输入，则不需要额外的硬件。通过使用有键的鼠标，从 Comax 或其他 USB 开关输入，外部开关可以连接一路或两路莫尔斯码（见表 7-7）。莫尔斯的功能，如速度、点和线，是可调的。

Tandem Master（http://www.tandemmaster.org/home.html）是一款莫尔斯码输入设备，旨在为 Windows 和 Macintosh 计算机提供与莫尔斯码键盘相当的功能。当用户输入莫尔斯码时，该设备被视为 USB 键盘和鼠标。Tandem Master 设备被设计与 Morse-2USB 控制器一起工作，控制器提供输入，用于开关莫尔斯码。可以存储具有唯一摩尔斯序列的模板。莫尔斯功能可以调整。

原始莫尔斯码（仅限字母和数字）不包括其他键盘字符，如 ESC 或 RETURN 键，或者字符，如标点符号或 \ @ # $%。除了字母数字字符之外，没有任何的标准化编码，这导致不同的辅助技术莫尔斯码系统对于这些字符具有不同的编码。在几种不同产品中为计算机使用开发的编码示例如表 6-2 所示。请注意，在某些情况下，相同字符的编码对于两个系统是不同的，而在其他情况下它们是相同的。对用户来说，在学习了编码集并且开发运动模式之后，将很难改变到新的编码集，从一个系统改变到另一个系统往往既耗时又令人沮丧。

案例研究

Jim Lubin 学习莫尔斯码

我是一个通气孔依赖性四肢瘫痪的个体，头部运动很少，所以吹啜式装置最适合我。过去 22 年来，我一直在使用莫尔斯码访问电脑。当我在 1989 年进行康复时，我学到了这些。治疗师把莫尔斯码整合到了照片中，我记住了这些照片。例如：

A = .- = 一个箭头朝向靶心目标的图片。

B = .--- = 一个蜜蜂的图片。

H = ... = 四个角落布点的简单正方形房子的图片

我把纸张贴在我的床上面，这样我躺在床上就可以学习了。在作业治疗和言语治疗期间，我每天花约两个半小时在电脑上练习。我在大约 2 周的时间里学到了这些字母和数字。那时我还得考虑图片中的编码。现在这对于我来说是自然而然的。我不用考虑代码就能打字。

多年前我试着请过一个打字的辅导，并将打字速度提高到了每分钟 19 个单词。

words per minute (used after a number to indicate typing speed).

每分钟字数（用数字表示打字速度）。

Google Play 商店和 Apple Store 商店拥有手机和平板电脑的莫尔斯码输入应用程序。其中一些应用程序提供了基于莫尔斯码的替代键盘，屏幕上只有两个放大的键。其他设备与外部开关配合使用。

第四节　计算机访问

一、适应标准键盘和鼠标的内置软件

残疾人通常难以按下一个以上的键，因为他们是单指打字者。由于精细动作控制不佳，他们也可能会意外敲错。针对这些问题和其他问题的软件适应性如表 8-2 所示。这些软件的适应性内置于 Windows（Microsoft 无障碍网站：www.microsoft.com/enable）和 Apple（Apple Accessibility 网站：www.apple.com/accessibility）OSX 操作系统中。可以通过控制面板为个体用户调整软件适应性。

Macintosh 的辅助功能包括表 8-2 所示的功能。当使用 StickyKeys 时，修改键将转换为串行使用而不是并行使用。这意味着，不必同时按 Shift 键和其他键。用户可以按 shift 键，然后按另一个键，第二个键就将被移动。StickyKeys 允许使用单个手指或头部指针或脚趾来访问标准键盘上的所有功能。使用 FilterKeys 和其他设计，例如 BounceKeys，SlowKeys 和 RepeatKeys，都可以避免因为控制键太久或者由于缺乏精细动作控制而意外地多次敲击键所造成的重复输入。Windows 和 Macintosh 操作系统都提供了许多使键盘和鼠标使用更便捷的选项。在这两种情况下，操作系统都会根据需求描绘引导用户进行选择。

Windows 和 Macintosh 都有内置的屏幕键盘（on-screen keyboards）。当通过鼠标光标移动突出显示屏幕键时，可以使用两种输入模式：点击和停留。在后者中，用户将鼠标指针在屏幕的键上保持一段可调节预设时间，然后键被输入。屏幕功能还允许通过扫描进入。屏幕的一个区域可以被设计为其中存储有文本、图形或控制功能的"热键"（类似于打开文件或运行程序）。当通过点按、扫描、轻敲或其他方式选择热点时，存储的文本或功能被输入计算机中。可以提供听觉点击或闪烁图标或其他反馈来指示热点的选择。Windows，Macintosh 和几个智能手机操作系统（例如，Android：developer.android.com / resources / articles / speech-input.html 和 iOS）中也

包含有限的自动语音识别功能。

表 8-2	对标准键盘和鼠标的最小适应。*
待解决的	**软件方法**
修改器键不能与另一个键同时使用	StickyKeys†
用户在键开始重复之前无法将之释放	FilterKeys
用户不小心点错了键	SlowKeys，†BounceKeys，†FilterKeys†
用户无法操作鼠标	MouseKeys†
用户希望使用增强沟通设备作为输入	SerialKeys† 在 Windows XP 或一个替换键（类似于 AAC 键）
使用键盘存在困难	触摸屏（iOS，Android，Microsoft Surface）
用户无法访问键盘	屏幕键盘（Windows 和 OSX）内置自动语音识别（Windows，Apple OSX 和 iOS，Android）

* *Macintosh* 操作系统中的通用访问，*Apple Computer, Cupertino, CA; Windows XP*，*Microsoft Corp.*，*Seattle, WA* 中的辅助功能选项。† 麦迪逊威斯康星大学踪迹中心开发的软件修改。这些包括作为 *Macintosh* 操作系统或 *Windows* 的上市修改。每个程序的功能如下：

StickyKeys：用户可以按修改键，然后按下第二个键，而不需要同时按住两个。

SlowKeys：在通过按键输入的字符输入计算机之前，可以添加延迟；这意味着用户可以在输入之前可以释放不正确的按键。

BounceKeys：如果用户在按下并释放时弹出按键，则会防止输入双字符。

FilterKeys：在 *Microsoft Windows* 操作系统中 *SlowKeys*，*BounceKeys* 和 *RepeatKeys* 的组合。

MouseKeys：替换鼠标移动的箭头键。

SerialKeys：允许任何串行输入以替代鼠标和键盘；这个功能在很大程度上被 USB 标准设备所取代。

触摸屏带触摸屏显示器：在屏幕上使用手指移动图标、指向、调整窗口大小、播放媒体以及平移和缩放。

多点触控：可以使用轨迹板上的手势来控制输入、捏、滑动或旋转手势（类似于 *iPod Touch* 和 *iPhone*）。

残疾人通常难以按下一个以上的键，因为他们是单指打字者。由于精细运动控制不良，他们也可能会意外点错键。这些软件调整和其他问题如表 8-2 所示。这些软件适应性内置于 Windows 和

Apple Macintosh 操作系统中。总而言之，这些都被称为 Windows 中的"轻松访问"（Ease of Access）（Microsoft 辅助功能网站：www.microsoft.com/support/products/ windowsxp/default.aspx）和 Macintosh 通用访问（Universal Access）（Apple Accessibility 网站：www.apple.com/accessibility）。个人用户可以通过控制面板对之进行访问和调整。在 OSX 中，辅助功能位于"系统偏好设置 - > 通用访问"中。

Easy Access 功能如表 8-2 所示。当使用 StickyKeys 时，修改键将转换为串行而不是并行使用，这使得其他效果器（如头和脚）也可被用于访问标准键盘。在许多情况下，还需要 StickyKeys（Windows 和 Macintosh）操作系统和 FilterKeys（Windows）操作系统或 SlowKeys（Macintosh）操作系统适配器。FilterKeys 包括 BounceKeys、SlowKeys 和 RepeatKeys 的功能。在 Windows 操作系统中，可以选择多种选项来使键盘和鼠标使用更便捷。可以调整的选项在微软网站（www.microsoft.com/enable /products/windowsxp /default.aspx）中有描述。Macintosh OSX 操作系统还包括一个名为"Speakable Items"的功能，该功能使用语音识别来关闭或最小化窗口、浏览菜单、应用程序之间的打开和切换、将文本转换成粘滞便笺或启动屏幕保护程序（www.apple.com/accessibility /osx）。由于有一个可能选择的简短列表，这种语音识别功能不需要进行训练。

Windows 和 Macintosh 操作系统中的屏幕键盘实用程序的操作方式与本章中描述的方式类似，但它只具有基本功能。当通过鼠标光标移动突出显示屏幕键时，可以使用两种输入模式：单击和停留。在后者中，用户将鼠标指针保持在屏幕的键上停留可调节的预设时间，然后键被输入。屏幕功能还允许使用热键或开关输入设备进行扫描。包括几个键盘配置，并且可以激活听觉点击以指示字符的输入。Windows 操作系统将屏幕上的键盘、旁白和放大镜程序以及实用程序管理器组合在其可访问性菜单中以便通过开始菜单进行访问。可访问性向导通过可访问性功能选项引导用户为其使用专门配置系统。

所有 Macintosh 操作系统笔记本电脑和台式电脑（使用触控板）均包含允许触控板上的手势控制电脑的多点触控技术（www.apple.com/ca/accessibility/）。使用捏、滑动或旋转手势，用户可以放大文本、浏览文件或调整图像。这些手势在 Apple Accessibility 网站（www.apple.com/osx/what-is/gestures.html）上有视频演示。有些需要协调的运动，这对于精细运动控制受限的个体来说可能很困难，但是大多数容易实现。

二、第三方辅助功能选项

虽然内置的辅助功能可满足许多用户的需求，但更严重动作限制的用户可能需要更广泛的调整来访问计算机。

标准键盘上的每个键都有一个当键被按下时被发送到计算机中的编码［称为 ASCII（发音为"asky"）代码］。如果要使用另一个控制接口或不同的键盘作为替代的输入设备，则按下控制接口或键必须产生计算机从鼠标或键盘预期的同样编码信息。这要求在控制接口和计算机之间添加解码器（Anson，1997）。术语键盘或鼠标模拟器通常用于描述提供该解码功能的设备。仿真器只是一个替代的设备，其功能类似于键盘或鼠标。

图 8-2 显示了第三方辅助功能选项所涉及的主要部分。并非图中所示的所有部分都包含在每个系统中。残疾个体需求将决定需要什么组成部分。控制接口可以是第七章所描述的任何接口或者本章描述的自动语音识别和脑机接口。最常用的是扩展键盘或收缩键盘、单个或多个开关和操纵杆。

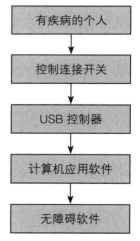

图 8-2　涉及第三方可访问性选项的主要部分。

（一）USB 开关连接器

控制接口必须具有连接到计算机的方式，以便替代键盘、鼠标或同时替代键盘和鼠标。USB 开关连接器（USB Switch connector）就可以实现这种连接，它通过 USB 端口将控制接口连接到计算机。

键盘或鼠标所需的解码内置在 USB 连接器中，通过 USB 端口提供给计算机或者包含在辅助功能软件中。USB 端口的另一个优点是从计算机向外部设备供电，这消除了 USB 输入设备的外部电源的必要性，对于基于便携式计算机的辅助技术应用程序尤其有价值。

许多开关连接器可用于将单个或多个开关连接到计算机中。表 7-7 列出了它们的一些特性。其中一些开关连接器模拟鼠标和键盘，或者其中的一个。一些连接器是无线的，提供更多的移动自由度，并减少了电线在使用适配计算的访问者的周围的缠绕。所有当前的商用设备都使用 USB 标准来提供适应的输入，并且被设计用于基于 Windows 和 / 或 Macintosh 操作系统的计算机。并均有用于附加控制接口的条款。

交换机连接器为外部控制接口控制计算机上运行的**应用程序**（application program）提供必要接口。应用程序只是计算机要做的任务。它可以是文字处理、电子邮件、社交网络或播放视频游戏。它也可以是一个帮助康复的教育计划或软件，如认知再培训软件。许多应用程序可以使用具有一些功能的通用设置。其他应用程序则受益于更多的定制。如表 7-7 所示，一些 USB 连接器具有与特定应用程序匹配的选项。其他 USB 连接器则具有与开关输入相关联的特定键。还有一些具有可以配置为满足应用程序需求的通用输入。

使用 USB HID 标准方面存在挑战，这可能导致 AT 设备之间和 AT 设备与主机之间的不兼容（Vanderheiden & Zimmermann，2002）。现有的 USB HDI 1.11 文档标准提供了常用的人类输入设备（如键盘、鼠标指针、操纵杆和游戏键盘）的定义（USB Implementers'Forum，2001）。然而，它目前没有专门针对辅助技术输入设备的定义。因此，辅助技术产品仍然必须模拟一个已定义的设备（例如，键盘或鼠标）以提供专门的输入。目前还没有为辅助技术开发人员制定通用标准。这导致不同的制造商以不同的方式使用 USB HID。缺乏通用标准导致辅助技术产品之间的一些不兼容与终端用户的困惑。为了解决这个问题，一群领先的信息技术和辅助技术公司、内容提供商和其他重要工程组织组成了可访问性互操作性联盟（Accessibility Interoperability

Alliance，AIA）。他们的目标是努力创造并统一无障碍技术的标准。

（二）辅助功能软件

允许访问所有计算机键盘字符和鼠标功能的通用键盘或鼠标模拟，需要一个额外的**辅助软件**（accessibility software）应用程序加载到计算机中。该软件是仿真过程中的关键要素。

仿真器具有一组通用特性，允许计算机针对特定的应用程序和特定的障碍者进行更改。这些通用的部分或全部特征包括在商业上可用的仿真器中。仿真器的特性是通过为个人应用程序和用户设置（setup）（也称为覆盖、屏幕或网格）来定制的，这一概念源自 Apple II 系列计算机的自适应固件卡（Adaptive Firmware Card，AFC）（Schwejda & Vanderheiden，1982）。仿真器还在"通话设置"中使用内置的合成语音反馈，允许用户接收听觉、视觉的提示和反馈。这对于可能无法阅读的年幼儿童、视力障碍者以及作为学习障碍者的额外投入模式而言非常有用。

如框 8-2 所示，设置由三个基本元素组成：①输入法；②覆盖；③一组选项。不同的制造商可能对这三个元素使用不同的名称，但它们的功能在制造商之间是可比的。该设置的特征可以在硬件（电子电路）、软件（程序）或两者中实现。设置也通常存储在仿真器硬件（例如，替代键盘）内的存储器中，或存储在计算机上的存储器中。该功能允许不同的设置可用于计算机的不同用户（例如，在教室设置中）；也可以根据需要将它们加载到计算机或仿真器中。如框 8-2 所示，该设置与应用程序一起使用。设置的概念也适用于认知辅助技术的定制（见第十五章）和扩大沟通系统（见第十六章）。

框 8-3 列出了为个体开发设置的关键步骤。请记住，许多标准设置可用于流行的程序。可能与不同应用程序一起使用的几个设置示例如图 8-3 所示。图 8-3A 所示的设置旨在用于商业环境中的文本输入。使用键盘有困难的人通过任何指向设备使用屏幕键盘。对于单开关用户，设置包括屏幕上的叠加层，用作包含特殊字符的扫描阵列，如图 8-3B 所示。

对于图 8-3A 和 B，应用程序是使用文本输入的任何程序（例如，文字处理器，电子表格，数据库，电子邮件）。自动大写自动化输入一个空格，并按照句尾标点符号（即，？！）锁定移位功能。缩写扩展或单词完整可以提高文本输入的速度（见第六章）。

| 框8-2 | 常用仿真器的主要特点。 |

一个设置包括以下三个部分：

1. 输入法

  键盘

  辅助

  缩放

  扩展

  虚拟

  正常

莫尔斯码

  单开关

  两双开关

ASCII

  并行

  串行

扫描

  线性或行列

  自动、反向或前进

  单、双、四或五开关

  切换操纵杆

比例

  鼠标

  轨迹球

  操纵杆

2. 覆盖：以下三个可能相同或不同：

用户：用户从选项集排列

计算机：用户选择时发送到应用程序的字符或字符串

语音：选择时合成语音作为提示或反馈给用户

3. 选项：

缩写：基于文本的编码

自动大写：句号、感叹号或问号之后的大写字母和两个空格

键重复率

等级：像 shift 键，在一个设置中有许多级别；扫描中的等效扫描是分支

宏：代码可以包括控制字符和功能

鼠标仿真：移动 \ 拖动 \ 单击和敲击

多任务：可以为另一个中断一个模式

预测输入：以前的字符确定用户覆盖

速率：描述用户输入到仿真器中的快慢

屏幕选择显示位置：屏幕上显示用户覆盖的位置

减慢程序

应用程序

正在使用的商业、教育或娱乐程序

宏通常用于控制应用程序功能。例如，将一个新的行添加到电子表格中通常涉及几个鼠标的移动和点击。宏可以通过单个扫描阵列选择来完成所有的任务。

| 框8-3 | 创建安装程序的提示。 |

1. 选项集元素被选择时，确定希望计算机执行的所需动作。
2. 确定用户可用的动作行为数量（即键盘与单个或双重开关或鼠标）。
3. 确定向用户呈现选择的方式（例如，图形 \ 文字或图片）。
4. 确定用户进行选择时会发生什么情况：
  a. 是否有听觉反馈（例如，"好工作"或所选对象的名称）？
  b. 是否有视觉反馈（例如，闪烁的图像或屏幕内容的变化，例如在程序中进行的字母输入或选择）？
  c. 当做出选择时，计算机做什么（例如，运行程序、翻动故事页面）？

如图 8-3C 和 D 所示，该设置适用于正在使用各种软件程序的幼儿，这些软件程序需要通过将光标（指针）位置与正确的项目相匹配来选择答案（图 8-4）。任务可能是使用右箭头移动光标返回（ENTER）进行选择来匹配数字、字母、形状、单词或图片。由于用户不太可能已经学习过阅读，所以我们在设置中使用符号和语音来帮助确定要做出的选择，并在如图 8-3C 和 D 选择时（"这一个"，"下一个"）作为加强器，示例设置如图 8-5 所示。图 8-3C 中的设置用于扩展键盘，图 8-3D 中的重叠使用屏幕上的扫描进行选择。

许多仿真器允许其他功能，如鼠标仿真和使用宏指令，以及通过辅助功能软件进行多任务（multitasking）处理。鼠标仿真用一组键、扫描阵列或莫尔斯码字符代替鼠标功能（类似于 MouseKeys；见表 8-2）。宏可用于根据存储的信息将鼠标光标返回到特定位置。当扫描是用于鼠标模拟的模式时，此功能可以节省时间。所有这些功能都可以并入一个可以在必要或期望使用鼠标时加载的设置。本章将讨论鼠标仿真。

辅助软件产品示例如表 8-3 所示。它们通常被归类为屏幕键盘，但除了包括在 Windows 和 Mac OSX 操作系统中的简单屏幕键盘功能，它们还有许多功能。所有这些辅助软件产品都配有一套可用于不同程序的屏幕键盘。这些我们在本章前面描述的设置也被称为网格或覆盖。大多数产品允许用户进行自定义设置或修改包含在程序中的设置。一些产品包括允许模拟鼠标的单击、拖动和双击的功能。这些产品支持各种控制接口。

	方法	覆盖	选项	应用
A	视觉键盘	用户：QWERTY 计算机：相同 语音：否	鼠标速度 • •	商业，生产力软件（例如文字处理\电子表格）
B	单个开关扫描	用户：ETA 箭头 计算机：相同 语音：否	比率 • •	
C	扩展键盘	用户：　→　　STOP 计算机：箭头，返回 语音："这一个" 　　　　"下一个"	语音 放缓 • •	早期教育任务与箭头和返回匹配
D	单个开关扫描	用户：--->　　OK 计算机：箭头，返回 语音："这一个" 　　　　"下一个"	比率 语音 放缓	

图 8-3　仿真器设置由三部分组成：输入法、覆盖和选项。A~D，显示了不同使用者和不同应用程序的四个设置示例。ETA 是数组开头为最常用字母的扫描阵列。

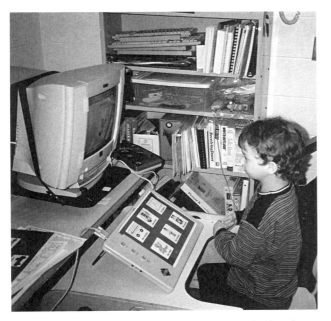

图 8-4　用于基于符号覆盖的扩展键盘和教育软件程序。

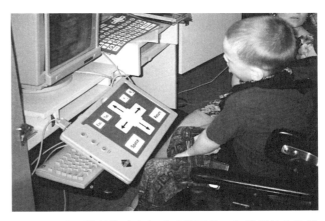

图 8-5　使用控制箭头光标移动的覆盖。与扩展键盘和教育软件程序一起使用。

大多数包括用于从屏幕设置中进行选择的单开关或双开关扫描。一些包括更广泛的开关输入选项，如表 8-3 所示。宏是指在选择时扩展为一组指令的单个指令。安装程序中的宏可以打开程序，使一个条目被说出或打印，或执行其他功能，例如通过将正确的组合键存储在设置的一个元素中来保存文件。宏可以从设置中将多个键输入或鼠标操作减少到单

个选择。表 8-3 中显示的大多数程序包括单词完整或单词预测（见第六章）。

一些程序中包含的其他功能是使用照片或符号作为设置元素、语音输出、高级字预测功能、将屏幕键盘定位在屏幕上不同位置的能力，以及当没有选择时使屏幕键盘变得透明或部分隐藏的能力。对这些程序进行在线评估。寻找屏幕键盘（例如 www.bltt.org/software/osk.htm）。表 8-3 列出了几个免费的屏幕键盘。有关免费屏幕键盘的部分列表和评估可以在 www.techsupportalert.com/best-free-onscreenkeyboard-osk.htm 找到。

表 8-3　计算机可访问性软件示例。

产品	平台	屏幕键盘特征	鼠标仿真特征	控制接口	扫描	宏指令	词完成预测？	其他特征	免费
Click-N-Type (www.lakefolks.org/cnt)	Windows	定制设计或修改现有屏幕		鼠标，轨迹球，触摸屏或其他指点设备	驻扎	是	是；免费单独下载	Autoclick 允许用户执行悬停延迟输入	是
Dasher (www.inference.phy.cam.ac.uk/dasher)	Windows Mac OS iOS Android	缩放界面；显示放大字母；你放大的任何点对应一段文字；通过选择大位置来选择你写的内容		操纵杆，触摸屏，轨迹球或鼠标；头鼠或眼睛凝视			是；缩放界面的一部分		是
Free Virtual Keyboard (freevirtualkeyboard.com)	Windows	触摸屏访问 OSK		需要被动触摸屏					是
Hot Virtual Keyboard (hot-virtual-keyboard.com)	Windows	触摸屏访问 OSK		需要被动触摸屏					是
Grid 2/Grid Player (www.sensory software.com)	Windows	屏幕用户定制设计（网格）		需要被动触摸屏			是		不是
Grid Player (www.sensory software.com)	iOS			标准或修改的键盘和鼠标；一到八个开关；触摸屏，头鼠眼睛注视，操纵杆内置触摸屏				语音输出；照片和符号作为网格元素	不是

续表

产品	平台	屏幕键盘特征	鼠标仿真特征	控制接口	扫描	宏指令	词完成预测？	其他特征	免费
REACH (newsite.ahf-net.com)	Windows	自定义，组合主题如程序覆盖	鼠标辅助；双击，拖动或左键，右键单击	指点界面 一个或两个开关	自动，反转；听觉扫描；纠错	是	是	智能钥匙 智能 名单 高级词 测照片和符号	不是
WiVik (www.wivik.com)	Windows	自定义调整大小键在屏幕上重新定位键盘	点，点击，停留	任何指针设备或一到六个开关	自动，反转，步	是		词和语音输出；缩写扩展	不是
KeyStrokes (www.assistiveware.com/product/keystrokes)	Mac OSX	布局厨房定制工具；布据需要自动显示和隐藏键盘	右键单击，双击，拖动	鼠标，轨迹球，头指针或其他鼠标模拟器	步，反转，自动	是	是的，美国英语，英国英语，法语，德语，荷兰语，挪威语，意大利语，西班牙语和俄语；照片和符号作为布局元素		不是
Switch XS (www.assistiveware.com/product/switchxs)	Mac OSX	布局厨房定制工具；扫描面板部分或完全透明时无扫描		一个或两个开关			照片和符号作为布局元素	音响提示；言语提示；关键重复；鼠标速度和运动	不是

第五节　访问手机和平板电脑

一、内置无障碍功能

手机技术的四大特征影响到残疾人的访问：①增加的处理能力；②易于将应用程序下载到手机中；③无线连接到全球网络；④由于这些功能是内置在标准手机中，因此成本低廉，残疾人可获得，（Fruchterman，2003）。开源代码是指免费提供给任何人的一个操作系统。这是导致大量"应用程序"涌现的功能，它们是可以在智能手机或平板电脑中下载的各种各样的应用程序。这意味着新的应用程序可以由许多人开发，而不必依赖软件的原始所有者来集成它们。

市售的手机具有种类日益增多的可用于文本到语音输出、语音识别等任务的软件，以及用于特定活动或任务的许多其他应用。典型的任务包括商业（银行、财务规划）、娱乐（音乐、游戏、书籍和杂志）、自理（例如健身或营养应用）、旅游（航班和酒店预订）等等。许多应用程序也正在开发以满足残疾人的需求。

（一）iOS 辅助功能

苹果公司手机和平板电脑的 iOS 操作系统在 iPhone、iPod Touch 和 iPad 上有与 Macintosh 计算机 OSX 操作系统中相似的辅助功能（www.apple.com/accessibility/ios/#motor-skill）。这些辅助功能包括画外音、辅助触摸和内置自动语音识别（称为听写）。辅助触摸允许创建自定义手势（例如，将捏手势转换成手指的敲击）。如果用户使用主屏幕按钮困难，也可以使用屏幕敲击。当设备安装在轮椅上时，也可以使用旋转和摇动等手势。自定义手势仅限于那些通常需要运动并对有运动问题的人来说（例如，摇动电话或旋转并锁定屏幕）可能困难的动作。键盘快捷键是缩写扩展的一种形式（见第六章）。可以为常用的单词或短语创建自定义快捷方式。

（二）安卓（Android）辅助功能

安卓操作系统用于手机和平板电脑应用程序。安卓辅助功能（开发人员 android.com/guide/topics/ui/accessibility/index.html）包括语音生成、触觉反馈、手势导航、轨迹球和方向板导航。安卓应用程序开发人员可以利用这些服务来使其应用程序更易于访问。第三方安卓开发人员还可以构建自己的辅助服务。

（三）黑莓手机无障碍

黑莓手机和平板电脑的操作系统包括内置的辅助功能（ca.blackberry.com/legal/accessibility.html#/h:/legal/accessibility/mobility.html）。预测文本和自动文本（缩写扩展）和快捷键（宏）可以节省按键（key strokes）。语音拨号、自动重拨和快速拨号可减少进行呼叫所需的操作步骤。这款手机采用使手持更省力的防滑表面。

二、售后辅助功能选项

面向运动障碍个人的智能手机和平板电脑的辅助功能是通过软件应用程序和硬件接口的组合来实现的，用于连接各种类型的控制接口。与计算机访问一样，不同的平台使用不同的方法。然而，有些通用原则是适用的，本节将重点关注这些原则。还包括有附加信息的链接。我们将这些选项称为售后选项，因为有些可用作制造商的附加附件，有些则由第三方公司提供。

（一）平板电脑和智能手机的外部控制接口连接

控制接口（如交换机、外部键盘和备用指点设备）的连接接口需要物理连接到手机或平板电脑中。有两种基本方法可以实现这一点，即通过端口连接器（例如，苹果公司的 30 针或闪电连接器或其他平板电脑上的微型 USB 连接器）或通过蓝牙无线连接。

蓝牙连接允许控制接口和平板电脑之间或手机之间有更多的物理独立性，但是它们消耗了设备的电力，可能缩短了在对平板电脑或手机充电之前可访问的时间。此外，手机或平板电脑蓝牙连接可用于连接扬声器、键盘、手机或其他设备。苹果公司的 iPad（Apple iPad）的多个开关连接器依靠 iOS 操作系统的读屏语音（Voice Over）功能。这可能会限制应用性，因为并非所有基于 iOS 的应用程序都与读屏语音（Voice Over）兼容。表 8-4 列出了用于平板电脑和手机控制接口设计的连接器示例。所列出的装置是示例性的，并且不是所有可能的输入装置。

（二）手机和平板电脑的辅助功能软件："有一个应用程序"

表 8-3 中描述的一些程序有在移动平台上运行的版本。例如，Dasher（www.in ference.phy.cam.ac.uk/dasher/MobileDasher.html）目前在苹果（Apple iOS / iPhone）和安卓系统（Android）上运行。Dasher 作为系统输入法。还有 Grid 的一个版本（Grid Player

表 8-4 外部控制接口连接到平板电脑和手机。

产品	平台	电话或者平板	连接方式	控制接口	特殊考虑	其他特征
ZyBox（www.zygo-usa.com/usa/index.php?option=com_virtuemart&page=shop.browse&category_id=142&ltemid=11）	iOS	iPad	苹果 30 针或闪电连接器	最多六个开关	适用于与 iOS Voice Over（VO）命令兼容的应用程序	自动检测开关连接，不需要应用或或设置；从 iOS 设备启动
APPlicator（www.pretorianuk.com/ipad-access-devices）	iOS	iPad, iPod, iPhone（specific versions）	蓝牙	最多四个开关	切换访问开发支持交换机的应用程序	可编程功能包括 24 个鼠标和键盘命令和完整的音乐控制，通过提供的 USB 连接器的可充电锂离子电池
Switch2 Scan（www.pretorianuk.com/ipad-access-devices）	iOS	iPad	蓝牙	最多四个开关	访问所有 iPad 功能，应用程序，音乐，媒体，iBooks 和数据输入	屏幕键盘扫描，步进和自动模式；通过提供的 USB 连接的可充电锂离子电池
J Pad（www.pretorianuk.com/ipad-access-devices）	iOS	iPad, iPad mini, iPhone	蓝牙	操纵杆扫描接口，2 个开关	切换到到 iPad 应用程序，音乐、媒体、iBooks、视频、图片；切换适配应用程序	屏幕键盘输入
Hook（http://webstore.ablenetinc.com/hook%e2%84% a2-ipod-switch-access/p/10035005/）	iOS	iPod Touch, iPod Nano, iPhone 4, iPhone 3GS	苹果 30 针或闪电连接器	单开关或双开关	控制音乐播放列表（音乐、播客、有声读物）	听觉扫描菜单，动机模式，在开关激活时播放一段时间的音乐
SimplyWorks integrated wireless system（www.pretorianuk.com/simplyworks）	iOS, Android,	Variety of tablets; see Website	Android 操作平板电脑上的 Micro USB 连接器，iPad 上的蓝牙	开关、轨迹球、操纵杆	集成无线系统	鼠标模拟器，选项
Tecla Shield（komodoopenlab.com/tecla）	iOS, Android,	iPhone, iPad, iPod Touch, Samsung Galaxy, and Google Nexus	蓝牙	多达六个开关输入，轮椅驾驶控制，兼容内置 ASR（iOS 和 Android）	适用于与 iOS Voice Over（VO）命令兼容的应用程序，需要 Android 版应用	内置可充电电池，持续 4 天以上切换到 Siri 2 和 Google 语音助手
Pererro（assistive-technology.co.uk/products/pererro）	iOS	iPhone, iPod touch, iPad	苹果 30 针或闪电连接器	单个开关	适用于与 iOS VO 命令，步进或自动扫描模式兼容的应用程序	扫描访问功能，如手机\短信\电子邮件和社交网络应用程序
iPorta（www.dynamiccontrols.com/iportal/iportalaccessibility）	iOS	iPhone, iPod Touch, and iPad	蓝牙	轮椅操纵杆或专用输入装置，包括头阵列	适用于与 iOS VO 命令和辅助触摸功能兼容的应用程序	旨在通过轮椅控制提供对 iOS 设备的访问

可以在 iOS 操作系统（www .sensorysoftware.com /home.html）中运行。

苹果商店"App Store"提供了许多平板电脑和智能手机上的应用程序，可以访问并大量下载（www.apple.com/accessibility/third-party/andplay. google.com/store/search?q=accesibility&c=apps）。其中一些由制造商（如苹果、安卓、黑莓）开发。其他由第三方供应商提供。一些应用程序涉及环境控制（见第十二章），视力（见第十三章），听力（见第十四章），认知辅助技术（见第十五章）或扩大沟通（见第十六章）等具体领域。其他应用程序专注于手机和平板电脑可访问性的通用方面。我们在这里将对此展开讨论。

运动访问应用程序的典型功能包括：

· 单词完整或预测，使打字更快。
· 单按钮访问程序，以避免使用精细运动。
· 自定义手势（例如，避免捏，双指滑动或敲击），以适应精细运动受限个体。
· 制作较大的自定义键盘，具有不同的键或排列不同。
· 运动练习，通常以游戏的形式存在。
· 扩大手机按钮。

第六节　安装

对于严重运动障碍者，安装设备和任何外部控制接口对于成功至关重要。例如，Bryen 和 Pecunas（2004）描述了一种应用程序，其中一个增强沟通用户将手机安装在头指针的范围内的轮椅上。他们描述了具体的问题，例如防止潮湿，从轮椅电池连续供电，以确保设备始终处于开启状态时持续供电，以及扩展扬声器和麦克风，以确保来自沟通设备的合成语音能清晰地被电话听到。我们已在第七章讨论了控制接口的安装。

有几家公司制造用于定位计算机电话或平板电脑使其方便在桌子、轮椅或地板上使用的安装系统（例如，DAESSY Mounting System, Daedalus, www. daessy.com/dms/indexm.html; Rehadapt, www.rehadapt. de/en; Blue Sky Designs, Mount'nMover, www. mountnmover.com）。除了专门从事安装系统的公司，许多提供辅助技术产品的公司也提供安装系统。安装系统组成部分通常包含支架（用于台面或地板安装）或管夹（用于轮椅安装）；用于定位设备的可调臂；以及用于将计算机、电话或平板电脑连接到支架或定位臂的板。一些型号具有"摆动"功能，允许将安装的设备以移出的方式进行运输。

各种型号包括便于轮椅的维护、转移、运输的安装和拆卸机制。位置的调节是通过可移动臂中的锁定接头的组合实现的。一些接头仅通过拧紧夹具"锁定"；其他的则可以选择可锁定的步骤。可锁定步骤能提供更稳定的操作，但是与连续可调夹具相比，它们具有有限数量（有时相当多）的位置。一些制造商也可以提供对安装设备上烫印姓名（例如，www.mountnmover.com）获得。Mount'nMover 的设计可以设置多个锁定位置，并允许用户独立进行调整。

安装系统通常根据要安装的设备类型、位置（如特定轮椅）和预期用途设置而有许多选项。选择正确的部件组合和组装安装可能具有挑战性。Rehabadapt 公司开发了一种虚拟安装系统（Virtual Mounting System，VMS）方法（http://www.rehadapt. com/ index.php / en / ），旨在简化安装选择过程。临床医生拍摄她想要安装设备的位置的数码照片。这些照片以及有关轮椅、控制接口和使用的设备的详细信息，通过电子邮件发送给公司。Rehadapt 公司使用此输入生成一个叠加在用户轮椅图像上的安装系统的可视化建议，以及需要订购以构建安装的零件详细列表。

第七节　情境

一、通过信息和通信技术的社会情境连接

关于互联网访问的一个担忧是，它可能会减少人际关系，并将残疾人与社会交往隔离开来。Drainoni 等人（2004）发现，事实正好相反，因为使用互联网接触减少了脊髓损伤（SCI）患者所面临的许多障碍（如交通、电话使用和外出旅行需要个人护理）。随着社交媒体的增加，无残疾者也将互联网作为主要的沟通媒介。

互联网有潜力为身体和多重障碍的儿童（如脑瘫、肌肉萎缩症或获得性脑损伤）提供社会交往机会，以进行和维持社会互动（Raghavendra et al., 2012）。这些交往可以导致同龄人群体的友谊和融

入，特别是对残疾青少年。Raghavendra 等人（2012年）对 15 名 11~18 岁身体障碍的参与者进行了定性研究，他们平均年龄为 14.6 岁。参与者报告表明，这代人通常使用家庭或学校电脑使用电子邮件、社交网络［例如，脸书（Facebook）］和即时通信及访问体育网站来检查分数并跟随玩家。他们还使用互联网完成学校作业和工作。参与者报告表明他们对互联网的使用与无残疾的同龄人的使用没有显著差异。虽然大多数参与者是独立使用互联网，但大多数人表示，他们依靠朋友或兄弟姐妹教他们如何使用互联网。

家庭支持、知识和技能及家庭成员使用互联网的舒适程度是最重要的推动者。辅助技术很少被使用，而且即便使用，也处在一个简单的水平。同样，使用的最大障碍是有限的家庭资源，例如，年轻人不得不与其他家庭成员共享一台电脑或互联网。诸如有限的下载或使用配额、技术故障或家庭互联网接入不足和无线连接有限（特别是农村地区）也被视为障碍。对于游戏或即时通信等在线互动来说身体残疾者的打字速度令人沮丧。

二、制度情景

（一）政治基础设施

在农村地区和整个发展中国家，电信与通信接口（ICT）基础设施可能不支持宽带连接。这种连接对于智能手机和高速上网是必需的。没有它，访问基于 Web 的服务（如社交媒体和嵌入式网络）的访问是有限的或不存在的。提供这些服务通常是基于结合政治和经济的考虑。在发展中国家，经济增长的主要动力是宽带互联网的发展（国际电信联盟，2011）。这种增长是否将障碍者包括在内，取决于本章讨论的辅助功能选项的可用性。

（二）服务提供商

提供辅助技术服务的组织在适应技术创新方面可能很慢（Emiliani et al., 2011）。这主要是因为辅助技术的创新可能需要在服务交付部分中更改，如终端用户的评量、资金授权、设置和培训。由于一些原因，服务提供部门并不总是支持通用设计方法。最重要的是，主流技术可能不会被社会服务机构支付，即使它们在功能上等同于（或更优于）辅助技术而且更便宜。第二个问题是，在主流技术中提供可访问特性可能会降低服务部分的价值，因为它们

的服务不会那么密集。

"残疾人的一些服务提供者也不愿意充分利用信息和通信技术和辅助技术的潜力，因为他们的角色和激励措施是让客户来评估和安装特殊的辅助技术评估"（Emiliani et al., 2011，p.108）。

（三）终端用户

终端用户也可能会怀疑基于主流技术的通用设计方法，他们担心不会有资格获得与辅助技术相同的资助。这一担忧是有根据的，因为美国医疗保险等政府机构拒绝为平板电脑和其他主流技术提供资金，即使它们提供了与专业辅助技术相同的功能。（Hershberger，2011）。然而，"这些解决方案的成本相对较低，这意味着更多的家庭、学区和其他机构能够自行考虑购买 AAC 技术；第三方资金支持可能不是必需的"（McNaughton & Light，2013，p.108）。这种范式的改变意味着，如果服务提供商提供了适当的应用程序和必要的支持服务，个体可以在获取辅助技术中发挥更积极的作用。

三、物理情境：环境和泛在计算

面向信息与通信技术的通用设计的目标是拥有足够的嵌入式智能环境，以便轻松适配（Emiliani，2006）。在这样的环境中，没有明确的预定义的服务；相反，服务被实时重新配置以适应不同使用环境中的不同需求。服务是高度互动的，本质上是多媒体的，并具有感知的多模式（即，通过听觉或视觉手段的访问具有同样可能性）。在各种使用环境中，用户或用户代表之间的这种合作至关重要。

总体目标是能够访问涉及具有广泛的运动、感官和认知技能的用户社区的信息，这些用户在共同（有时是虚拟的）空间中进行交互。辅助技术的物理情境包括环境智能（ambient intelligence）的概念，它被定义为"....一种环境，其中（i）技术被嵌入在人的物理和社会环境中；（ii）技术是情境感知 - 使用机器感知可以获得人们的活动模式及其社会和物理情境；（iii）技术是个性化的，把每个用户看待为特定个体；（iv）技术适应人的情境和活动；（v）技术是预期的 - 预测用户的需求并采取行动来支持他们"（Emiliani et al., 2011，p.110）。这些特点尤其满足残疾人的需求。由于技术嵌入在环境中，具有情境感知能力，并且可以预测用户的需求，因此无需采取行动访问技术即可有益于该用户。然而，对于认知

障碍患者，这会开启许多原本不可能的选择。例如，辅助技术系统可以检测该人的位置和他在该位置需要做什么（例如，购物或独立的生活技能，如自理），然后通过将适当的软件直接下载到他们的设备中来满足需要（Lewis & Ward，2011）。

智能环境的其他重要特征是能够个性化应用程序并适配个体的情境和活动。这些特征是监测系统的基础，例如那些确保老年人服用药物并在他们不服药时向护理提供者报告的系统（Pape et al.，2002）。存储用户配置文件的可用性还可以通过在需要时下载用户的配置文件（例如，视觉或运动访问特征）来实现包括 ATM 机、信息亭和其他公共 ICT 系统的各种信息环境的可访问性（Abascal et al.，2011）。在这种情况下，个人用户所需的特殊调整将在需要的时候被存储并下载到需要的设备上，而不需要用户的任何请求。不论使用何种 ICT，用户总是具有相同的可访问功能。比起适合所有人的通用设计方法，这种被称为"一刀切"的方法能提供更好地适应个人需求的机会（Emiliani et al.，2011）。周围环境也开辟了许多创新的方法，如满足障碍者的需求。这种环境被称为"平静，隐形和不引人注目"（Lee et al.，2010）。这些特性非常适合那些在人们不知情的情况下帮助他们的应用程序。

那么这个"周围环境"在哪里？它被嵌入各种设备，如家电，移动信息和通信技术（ICT），信息亭和其他公共场所（Carbonell，2007）。嵌入式应用程序的一个关键因素是网络环境的存在，包括但不限于互联网（Spaanenburg & Spaanenburg，2011）。家庭网络组成是 25% 无线、5% 电力线和 70% 专用线路（例如电话线）。电器通过电力线连接到网络是全球趋势。电力线网络的一个协议是 X10，通常在辅助技术中用于环境控制（见第十二章）。因为电话线是专为语音设计的，所以有必要为三个通道开发额外多路复用设备：音频（DC，3.4 kHz）、电话（25~1.1 MHz）和视频数据（5.5~9.5 MHz）（Spaanenburg & Spaanenburg，2011）。

辅助技术应用程序所必需的嵌入式环境包括"云"的概念，这是一个被链接的大型服务器的复合体（Murua et al.，2011）。常用的云服务包括 Google Apps（www.google.com/enterprise/apps），Amazon Web Services（aws.amazon.com）和 Apple 的 iCloud（www.apple .com/ca/icloud/?cid=wwa-ca-kwg-

features-0001）。有了云计算，各种设备，包括台式计算机、笔记本电脑和移动技术（智能手机，平板电脑）上的用户可以使用云计算提供商的服务访问互联网上的程序、存储数据和处理信息（Leavitt，2009）。还有基于云的辅助技术服务配置系统，包括为老年人或残疾人提供的特殊辅助功能（Murua et al.，2011）。在这些情况下，应用程序还包括一些功能，这些功能支持可访问性，并允许用户通过各种设备（如自动提款机的公共服务器，智能家电和个人设备，如计算机和移动技术）连接到云（Lee et al.，2010）。

第八节　评量

一、计算机访问评量

Scott（2006）进行了一项德尔福（Delphi）研究，以确定元素应该包含在全面有效的计算机访问评估中。本研究不是开发具体的评量，而是为了一个应该纳入为计算机访问决定辅助技术的设备中的要素制定标准。德尔福（Delphi）电子调查研究是基于神经科学和康复领域的文献综述。由于德尔福评估结果涉及 33 名计算机访问专家，斯科特（Scott）认为评量工具应该是广泛的，并整合内在因素和外在因素。

他的研究确定了应包括在计算机访问评估中的 25 个内在和 15 个外在因素。许多这些元素都是本书中描述的通用辅助技术评量领域。在计算机访问评量中应该回答的问题如框 8-4 所示（Simpson，2013，pp.257-258）。这些问题可以帮助组织评量。

Simpson 等人（2010）将计算机访问评量的障碍分为成本（通常不报销，除非是职业康复基金资助它），不断变化的消费者需求以及各种各样的可用选择。它们描述了以下三个特征的九个计算机访问评量工具：①收集的信息类型（定性与定量）；②数据收集和管理方法（手动与计算机化）；③方法的重点（评量能力与"最佳"设备指令）。其中的两个在这里被描述为用于计算机访问评量的可用工具示例。

Compass 软件（Koester Performance Research，www.kpronline.com）由四个部分（LoPresti et al.，2003）组成。与键盘使用、点击设备使用、文本输入以及扫描开关使用和其他替代输入法相关的技能通过测验

框 8-4 主流技术（包括计算机）访问评量问题。

　　在技术和人员方面，检查产品时需要考虑的一些重要问题包括：
- 这款设备会不会过时？是不是即将出现更好的设备？
- 它适合这个个体吗？
- 在客户环境中使用是否方便？
- 此设备是否代表完成任务最简单、最有效的方式，或者该设备是否太复杂？
- 它是否能有效和高效地工作？
- 学习使用此设备是否容易？
- 所有技术是否相互兼容，是否与客户端已经使用的计算机访问技术兼容？
- 制造商是否愿意在购买前为延期试用提供借款？
- 制造商是否提供使用设备的培训？
- 制造商是否有当地的销售代表？公司销售人员显得知识丰富和乐于助人吗？
- 使用安全吗？
- 设备是否适合用户的生活方式？
- 用户是否可以独立操作设备或在最低限度的帮助下操作设备？
- 设备是否显得过于"突出"，宣传了用户的障碍？
- 该设备是否有可能增加与非障碍同龄人相处的时间的数量和质量，或者设备是否将用户与其他用户分开？
- 设备提供的优势是否与成本相符？
- 是否有较便宜的设备或型号服务于此目的？
- 此设备是用户自己选择的吗？
- 客户端是否喜欢此设备并希望使用它？
- 用户是否希望使用其他一些设备或手段来执行任务？
- 使用设备会一直是一件苦差事，还是会成为一种习惯？特定于硬件的问题（如键盘指向设备）
- 制造商的维修政策是什么？
- 制造商在修理设备时是否提供保修或更换？
- 公司的服务人员是否知识丰富和乐于助人？
- 设备能保证工作多长时间？
- 是否提供维修服务？代价是什么？
- 产品的便携性如何？这包括大小和重量以及需要安装驱动程序或其他支持软件。
- 产品耐久性如何？

　　软件特定的问题包括：
- 软件是否设计为从外部磁盘或拇指驱动器 USB 运行，还是需要安装在计算机上才能运行？
- 公司的更新政策是什么？
- 多久发布一次更新？
- 更新是否自动安装？
- 公司多长时间收取一次更新费用？

进行评估，该测验被分层次组织以通过连续更复杂的技能方面（如按住和控制开关）及更高级的技能（如编辑一个句子）评估技能。层次结构还将测试的物理部分与感知和认知方面隔离开来。更高层次的任务包含更多的感知和认知技能。数据以直观和摘要的形式表现出来。数据表示允许临床医生、客户、家庭成员和案例工作人员检查在技能测试期间收集的数据。软件包括客户端技能的概述和控制接口方法之间的性能比较，或者跨越时间的反复测试。通过对康复专业人员的调查和访谈，Compass 软件的整体设计得到落实。

对计算机任务性能的评量包括 20 多个任务，这些任务被用于识别计算机使用过程中执行的操作，例如键盘输入（即，能够敲击键盘上的每个键并同时敲击两个键）和鼠标动作（即点击的能力，双击并覆盖屏幕的长度和宽度）（Dumont et al., 2002）。该工具在一项有 24 名有残疾和 30 名无残疾的受试者参与的研究中得到验证。对测试一再测试的可靠性、内部一致性、构建效度（因素结构）和已知组别之间的区分度进行了评量。Dumont 等人（2002）列出构成计算机任务性能评量的 20 多项任务。这些任务为客户提供结构化的工具，并提供数据来支持治疗建议。

二、电话访问评量

Nguyen 等人（2007）制定了一种评量肢体残疾者使用手机的方法。这种方法的主要组成部分如图 8-6 所示。评量确定了参与者的沟通需求和辅助功能问题，并在访问电信设备时测量了性能和挫败感。这个过程的结果是将个人需求与现有的解决方案相匹配。通过 10 名轻度、中度和重度身体残疾患者对这个评量方法学进行了评估。使用"ABA"风格方法：A 是在没有设备的情况下干预之前（试用前），B 是在设备干预期间（在试用结束时），C 是在干预后没有设备（试验结束后，设备撤出 2 周后）。参与者对他们确定的问题领域的表现和满意度采用加拿大作业表现测量（Canadian Occupational Performance Measure，COPM）调查问卷进行衡量（见第五章）。专门设计的无障碍调查问卷涉及电信使用的技术方面，包括：

- 语音通话（使用快速拨号、语音拨号或其他方式）。
- 短信（SMS）或电子邮件（打开、创建和发送）。
- 语音邮件（检索邮件）。
- 访问信息服务（例如，天气、新闻、体育、乐透数字）。
- 浏览互联网。

对具有妨碍其使用标准电信设备的轻度肢体残疾的参与者来说，浏览互联网的典型问题包括小键盘和显示器及在通话期间难以举起或握住的电话。身体有中度肢体残疾的参与者被限制使用一种通信方式，如文本或语音，或两者都被限制使用。严重的肢体残疾要求参与者使用开关扫描方法访问 AAC，而独立使用常规电信设备是不可能的。

参与者认为最重要的功能是免提解决方案（如语音拨号和扬声器）。使用语音识别、扬声器、语音和快速拨号的"汽车套件"，以及使用"魔术词"激活手机的语音拨号功能被安装在参与者的轮椅上。参与者报告表明其应答来电和拨打电话的能力有显著改善。在撰写和发送消息或打开和阅读消息的能力方面，文本消息传递也有重大改进。该过程还向参与者介绍了他们不知道的手机功能。此外，他们对第三方执行手机相关任务的依赖性也有所下降。

三、平板电脑访问评量

目前还没有平板电脑评量方案的报告。在所有的评量中，起点就是建立一个明确的个人需求和平板电脑使用目标的声明。第五章的总体评量指南也适用于此。与具有运动障碍的个体使用的平板电脑具体相关的主要考虑因素是能够理解和使用所需的手势（如捏、滑动、多手指滑动），以及握住装置或操纵它到一个可操作位置的能力。如果这些区域有限制，则可以使用本章前面描述的一些内置和第三方辅助功能。

第九节　成效

一、坚持创新

技术进步，特别是信息和通信技术方面的发展迅速而持续。重要的是，这些创新不仅造福广大公

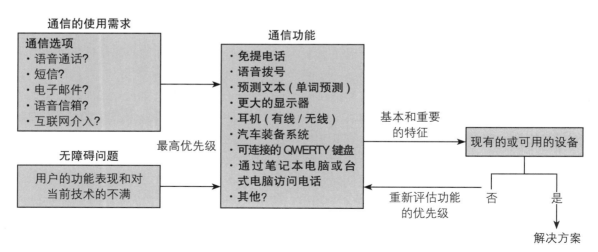

图 8-6　一项以配合手机特点的评估程序，以满足肢体残疾者的需要。

来源：Nguyen T, Garrett R, Downing A, et al.: Research into telecommunications options for people with physical disabilities, Assist Technol, 19:81, 2007.

众，也造福残疾人。跟上创新的步伐涉及所有参与到为残疾人提供技术的人（Emiliani et al., 2011）。主要参与者是行业（主流制造商和辅助公司）、服务提供机构、终端用户和研究团体。由于难以确定终端用户，基于自由市场竞争的传统商业模式在无障碍技术方面发生了变化（Emiliani et al., 2011）。

公司通常找到利基市场并专注于此。这可以限制服务人口的广度和创新能力。专攻辅助技术的公司通常是小型组织，没有资源进行研究和开发，这限制了创新。由于辅助技术产品通常是由社会服务机构支付，所以可能会存在一个与报销相关的重要官僚体系，尤其是对新产品而言。文书工作和获得批准的延误可能与一家小公司的经济可持续性不符。小型辅助技术公司喜欢通过满足他们所了解的客户的需求来填补利基市场，而不是更广泛地竞争（Emiliani et al., 2011）。

实例研究

Cohen 先生

在成人住院部工作的 Cohen 先生大约在两年前遭受持续闭合性颅脑损伤技术。他期待着居住在镇子外的儿子 Bill 的访问。Bill 带着 iPad 和问候来了："这正是爸爸通过互联网跟上世界所需要的！" Bill 已经好几个月没有看到他的父亲，他也不熟悉 Cohen 先生的安排。

问题

1. 在开始 iPad 对 Cohen 先生有用性的评估过程之前，你会问他什么问题？
2. 你会让 Cohen 先生做什么来检查这个设备是否真正满足他的需要？
3. 如果您得出 Cohen 先生不能使用 iPad 的结论，您将如何处理 Bill 对他父亲的关切？

相比之下，生产主流技术的大型公司（如 Apple, Microsoft, IBM, Oracle, SUN, HP）都意识到残疾用户的需求，并且可以使他们的产品完全无障碍，无需辅助技术公司提供的附加辅助功能。由于制造可访问的附加技术的较小公司终将被淘汰，或者正如同 Emiliani 等人（2011）所描述的："他们害怕被指责蚕食市场和扼杀辅助技术行业"（p.107），他们往往不会精确地设计这些功能。这就导致了这些功能的设计只包括为满足法律准则所必需的最小调整。

二、保持主流技术无障碍

通信技术变化迅速，每一次更改都可能导致需要重新设计可访问的接口。由于计算机软件公司和辅助技术开发商之间的合作，我们更接近于在主流计算机产品发布时准备好辅助技术适配的目标，但使残疾人能够使用主流操作系统、生产力软件和互联网访问的"解决方法"仍然存在许多问题。通常，第三方供应商提供的解决方案可能与新的操作系统不兼容，并且必须重新设计。一个例子（由 Randy Marsden 提供）是一种旨在通过使用主流笔记本电脑来提供增强型通信的产品。由于有必要包含单开关访问，因此开发人员在操作系统中选择了一个未使用的存储器位置来进行开关输入。不幸的是，几年后操作系统更新，软件公司决定将内存位置用作笔记本电脑的打开开关。所以，每当用户尝试用她的开关来控制沟通程序时，都会关闭电脑。

虽然现在主要操作系统（微软公司的 Windows 和苹果公司的 OS）的制造商在做出影响辅助技术产品的改变时会与辅助技术公司更紧密地合作，但是保持应用程序跟随上移动技术创新的挑战仍在继续。主流信息和通信技术产品（如移动电话和平板电脑）所做的创新正在影响到应用程序以及它们如何实施和控制。这对于依赖于主流技术的外部接口的应用程序尤其如此，例如用于单开关访问。因为那些应用程序的开发者通常与主流公司没有关联，所以在新版本发布之前，他们可能不会意识到操作系统或硬件的变化。然后，他们必须对其应用进行更改，这可能会导致在主流技术通过辅助技术应用软件再次可用之前出现显著的延迟。

对于残疾人来说，前景并不乐观，除非做出相当大的努力使其与 ICT 相关联，从而实现其商业、就业和个人成就。解决这个问题有两种基本方法：①使残疾人（通过通用设计）可以使用主流技术；②专门为残疾人使用辅助技术设计专用技术。

ICT 的发展和维护必须由残疾人的需求驱动。

第十节　总结

移动技术的可用性和功能的大幅扩展为残疾人创造了以低于传统专业辅助技术的成本获得具有扩展功能设备的机会。不幸的是，由于智能手机和平板电脑等主流技术的辅助功能缺乏，这种潜力往往会降低。在本章中，我们已经描述了通过内置功能、软件应用程序和第三方设备访问计算机、手机和平板电脑的各种方法。情境的各个方面都很重要，例如嵌入式智能环境和资助问题、负面影响和成本问题。总体而言，对计算机访问的评量很发达，但对移动技术的评量并不多。

思考题

1. 定义人 / 技术接口（HTI）的元素及它们与处理器和输出的相关性。

2. OS / iOS 中包含的辅助功能是什么？

3. 说明辅助技术拥有 USB HID 的意义。

4. 导致选择语音识别作为替代直接选择方法的主要考虑因素是什么？

5. 描述连续和离散语音识别系统之间的区别。

6. 与扬声器无关的语音识别系统和与扬声器相关的语音识别系统有什么区别？

7. 描述 BCI 的主要组成部分。

8. BCI 开发的主要方法是什么？你认为哪种方法最有希望？为什么？

9. 计算机鼠标的使用方式有几个方面会使残疾人感到困难。你能列出三个吗？

10. 电脑有几项内置调整可以帮助用户满足鼠标功能的需要。它们是什么？

11. 将开关连接到计算机的最常用方法是什么？

12. 可以限制它们对残疾人起作用的主流技术（手机、智能手机和平板电脑）的主要特点是什么？

13. 计算机或主流信息和通信技术设备的替代访问系统中的设置包含哪些内容？

14. 基于软件和基于硬件的替代访问设备的相对缺点和优势是什么？

15. 透明访问这个术语是什么意思，什么功能可用于其实现？

16. 当用于计算机访问时，莫尔斯码输入有什么独特的注意事项？

17. 社会情境对主流技术访问的影响是什么？

18. 在服务提供商、终端用户以及开发商和制造商部门方面，推动或阻止创新的主要因素是什么？

19. 什么是周围环境？

20. 周围环境对残疾人有什么影响？

21. 获得和保持残疾人访问主流技术的主要威胁是什么？

22. 在为主流技术及其控制接口开发安装系统时，应主要考虑什么？

参考文献

Abascal J, Aizpurua A, Cearreta I, et al.: Automatically generating tailored accessible user interfaces for ubiquitous services, *AS-SETS'11*, 187–194, 2011. October 24–26, Dundee, Scotland.

Applewhite A: 40 years: The luminaries, *IEEE Spectrum* 41(11):37–58, 2004.

Armstrong N, Nugent C, Moore G, Finlay D: Mapping user needs to smartphone services for persons ,with chronic disease, ICOST 2009, *Lecture Notes in Computer Science* 5597:25–31, 2009.

Anson DK: *Alternative computer access: A guide to selection*, Philadelphia, 1997, FA Davis.

Baker JM: How to achieve recognition: A tutorial/status report on automatic speech recognition, *Speech Technol* 36–43, 1981. Fall:30–31.

Bowker N, Tuffin K: Dicing with deception: People with disabilities' strategies for managing safety and identity online, *Journal of Computer-Mediated Communication* 8(2), 2003.

Bryen DN, Pecunas P: Augmentative and alternative communication and cell phone use: One off-the-shelf solution and some policy considerations, *Assist Technol* 16(1):11–17, 2004.

Burgstahler S, Comden D, Lee S-M, et al.: Computer and cell phone access for individuals with mobility impairments: An overview and case studies, *NeuroRehabilitation* 28(3):183–197, 2011.

Carbonell N: Ambient multimodality: An asset for developing universal access to the information society. In *Proceedings of 3rd International Conference on Universal Access in Human-Computer Interaction*, 2007. Las Vegas.

Comerford R, Makhoul J, Schwartz R: The voice of the computer is heard in the land (and it listens too), *IEEE Spectrum* 34:39–47, 1997.

Drainoni M, Houlihan B, Williams S, et al.: Patterns of internet use by persons with spinal cord injuries and relationship to health-related quality of life, *Arch Phys Med Rehabil* 85:1872–1879, 2004.

Dumont C, Vincent C, Mazer B: Development of a standardized instrument to assess computer task performance, *Am J Occup Ther* 56:60–68, 2002.

Emiliani P: Assistive technology (AT) versus mainstream technology (MST): The research perspective, *Technol Disabil* 18(1):19–29, 2006.

Emiliani P, Stephanidis C, Vanderheiden G: Technology and inclusion: Past, present and foreseeable future, *Technol Disabil* 23(3):101–114, 2011.

Engelen J, Blijham N, Strobbe C: The role of technical standards for AT and DfA equipment and services, *Technol Disabil* 23(3):149–161, 2011.

Fabiani GE, McFarland DJ, Wolpaw JR, Pfurtscheller G: Conversion of EEG activity into cursor movement by a brain-computer interface (BCI), *IEEE Trans Neural Syst Rehabil Eng* 12:331–338, 2004.

Frolov AA, Biryukova EV, Bobrova PD, et al.: Principles of neurorehabilitation based on the brain–computer interface and biologically adequate control of the exoskeleton, *Fiziol Cheloveka* 39(2):196–208, 2013.

Fruchterman JR: In the palm of your hand: A vision of the future of technology for people with visual impairments, *J Vis Impair Blindness* 97(10):585–591, 2003.

Gallant JA: Speech-recognition products, *Electronic Design News* 7:112–122, 1989.

Hellman R: Universal design and mobile devices. In *Lecture Notes in Computer Science (including subseries Lecture Notes in Artificial Intelligence and Lecture Notes in Bioinformatics)*, 4554 LNCS, Part 1. 2007, pp 147–156.

Grübler G, Al-Khodairy A, Leeb R, et al: Psychosocial and ethical aspects in non-invasive EEG-based BCI research—A survey among BCI users and BCI professionals, *Neuroethics*, 29-41, 2013

Hershberger D: Mobile technology and AAC apps from an AAC developer's perspective, *Perspect Augment Altern Commun* 20(1):28–33, 2011.

International Telecommunication Union: *Measuring the information society*, Geneva, 2011, International Telecommunication Union.

Kane SK, Jayant C, Wobbrock JO, Ladner RE: Freedom to roam: A study of mobile device adoption and accessibility for people with visual and motor disabilities, 2009. In *ASSETS'09: Proceedings of the 11th International ACM SIGACCESS Conference on Computers and Accessibility*, 2009, pp 115–122.

Kambeyanda D, Singer L, Cronk S: Potential problems associated with the use of speech recognition products, *Assist Technol* 9:95–101, 1997.

Kaufmann T, Schulz SM, Köblitz A, et al.: Face stimuli effectively prevent brain–computer interface inefficiency in patients with neurodegenerative disease, *Clin Neurophysiol* 124:893–900, 2013.

Leavitt N: Is cloud computing really ready for prime time? *Computer* 42(1):15–20, 2009.

Lee K, Lunney T, Curran K, Santos JA: Proactive context: Awareness in ambient assisted living. In *International Conference of Aging, Disability and Independence (ICADI 2010)*, September 8-10, 2010. Newcastle, UK.

Lee YS, Jhangian I, Smith-Jackson TL, Nussbaum MA, Tomioka K, Design Considerations for Accessible Mobile Phones, *Proceedings of the Human Factors and Ergonomics Society 50th annual meeting*:2178–2193, 2006.

Leuthardt EC, Schalk G, Wolpaw JR, et al.: A brain-computer interfaces using electrocorticographic signals in humans, *J Neural Eng* 1:63–71, 2004.

Lewis C, Ward N: Opportunities in cloud computing for people with cognitive disabilities: Designer and user perspective. In Stephanidis C, editor: *Universal Access in HCI, Part II, HCII 2011, LNCS*, 6766. 2011, pp 326–331.

Leung R, Findlater L, McGranere J, et al.: Multi-layered interfaces to improve older adult's initial learnability of mobile applications, *ACM Transactions on Accessible Computing* 3(1):1–30, 2010.

LoPresti EF, Koester HH, McMillan W, et al.: Compass: Software for computer skills assessment. Presented at *CSUN's 18 Annual Conference, Technology and Persons with Disabilities*, Edinburgh, March 2003.

McNaughton D, Light J: The iPad and mobile technology revolution: Benefits and challenges for individuals who require augmentative and alternative communication, *Augment Altern Commun* 29(2):107–116, 2013.

Mason SG, Birch GE: A general framework for brain-computer interface design, *IEEE Trans Neural Syst Rehabil Eng* 11:70–85, 2003.

Miller Polgar J: The myth of neutral technology. In Oishi MMK, Mitchell IM, Van der Loos FHM, editors: *Design and use of assistive technology: Social technical, ethical and economic challenges*, New York, 2010, Springer, pp 17–23.

Miller Polgar J, Winter S, Howard S, et al.: The meaning of assistive technology use. In *Proceedings of the 25th International Seating Symposium*, 2009, Orlando, FL. p. 75.

Murua A, González I, Gómez-Martínez E: Cloud-based assistive technology services. In *Proceedings of the Federated Conference on Computer Science and Information Systems*, 2011, pp 985–989.

Nguyen T, Garrett R, Downing A, et al.: Research into telecommunications options for people with physical disabilities, *Assist Technol* 19:78–93, 2007.

Pape TL, Kim J, Weiner B: The shape of individual meanings assigned to assistive technology: A review of personal factors, *Disabil Rehabil* 24(1/2/3):5–20, 2002.

Pedlow R, Kasnitz D, Shuttleworth R: Barriers to the adoption of cell phones for older people with impairments in the USA: Results from an expert review and field study, *Technol Disabil* 22(3):147–158, 2010.

Raghavendra P, Wood D, Newman L, Lawry J: Why aren't you on Facebook? Patterns and experiences of using the Internet among young people with physical disabilities, *Technol Disabil* 24(1):49–162, 2012.

Schaefer K: Market-based solutions for improving telecommunications access and choice for consumers with disabilities, *J Disabil Policy Stud* 17(2):116–126, 2006.

Schalk G, McFarland DJ, Hinterberger T, et al.: BCI2000: A general-purpose brain-computer interface (BCI) system, *IEEE Trans Biomed Eng* 51:1034–1043, 2004.

Schwejda P, Vanderheiden G: Adaptive-firmware card for the Apple II, *Byte* 7:276–314, 1982.

Scott B: Essential elements for assessment of persons with severe neurological impairments for computer access utilizing assistive technology devices: A Delphi study, *Disabil Rehabil Assist Technol* 1(1-2):3–16, 2006.

Simpson RC: *Computer access for people with disabilities*, Boca Raton, 2013, FL.

Simpson R, Koester HH, LoPresti EF: Research in computer access assessment and intervention, *Phys Med Rehabil Clin North Am* 21(1):15–32, 2010.

Smith-Jackson TL, Nussbaum MA, Mooney AM: Accessible cell phone design: Development and application of a needs analysis framework, *Disabil Rehabil* 25(10):549–560, 2003.

Spaanenburg L, Spaanenburg H: Bringing the cloud back to home, cloud connectivity and embedded sensory systems, part 4, 239–277, in L. Spaanenburg, H. Spaanenburg, Cloud Connectivity and Embedded 239 Sensory Systems, DOI 10.1007/978-1-4419-7545-4_7, C Springer Science+Business Media, LLC 2011.

USB Implementers' Forum: Universal Serial Bus (USB): Device class definition for human interface devices (HID) (Version 1.11). Beaverton, OR, 2001.

Vanderheiden G, Zimmermann G: State of the science: Access to information technologies. In Winters JM, et al.: *Emerging and accessible telecommunications, information and healthcare technologies*, Arlington, VA, 2002, RESNA Press, pp 152–184.

van Tulder M, Malnivara A, Koes B: Repetitive strain injury, *Lancet* 369:1815–1822, 2007.

Vicente MR, López AJ: A multidimensional analysis of the disability digital divide: Some evidence for Internet use, *Inform Soc* 26(1):48–64, 2010.

第九章

座椅技术带来的便能与参与

学习目标

学完本章内容，你将掌握以下知识点：

1. 确定座椅在姿势控制、组织完整性及舒适性方面的潜在成效。

2. 描述全面的座椅评量。

3. 描述与坐姿和座椅技术相关的关键生物力学原理。

4. 描述姿势控制的座椅原则。

5. 描述促使压疮发展的因素。

6. 讨论压力测绘系统与其在临床中使用的相关问题。

7. 描述用于组织完整性的座椅技术。

8. 讨论座位的舒适性原则。

9. 讨论座椅的设计和建造

10. 描述座椅材料的不同特性。

11. 讨论座椅建造材料的不同分类。

12. 描述专门用于座椅技术的成效测量的目的和内容。

第一节 引言

对于使用辅助技术（AT）的用户来说，任何交互或活动的首要条件都是舒适且提升功能的物理摆位。座位设备的主要目的是最大限度地提高一个人在所有表现领域（自我照顾，工作或学校，游戏或休闲）的活动能力。已经形成三个不同的座椅干预领域，每个领域都服务于特定的客户需求。这三种类型的座椅干预是：①用于姿势控制的座椅；②用于组织完整性的座椅；③用于舒适性的座椅（Geyer et al.，2003）。

本章的第一部分描述了座椅系统服务的需求，对座椅个体评量以及与座椅相关的生物力学原理。本章的其余部分深入介绍了三种类别的座椅需求，包括相关原则和用于干预的技术。座椅部件与某种类型的移动基座相关联。然而，在本文中，这两个系统是分开的。移动设备将在第十章中讨论。

第二节 活动

我们在坐姿上进行许多日常活动。大多数人并不考虑我们坐的是什么，直到我们变得不舒服或者坐姿限制我们的活动表现。想象坐在演讲厅，听着沉闷的演讲。首先，你不了解椅子（座椅支撑）表面。随着时间的推移，你越来越清晰地意识到这个表面和不舒服的地方，你不再认真的听讲座，而专注于你的不适。考虑另一种情况：想象你坐在一个高凳上，在上面有货架的工作间工作。现在想象一下，你坐着不动，伸手去够货架上一个你够不着的物品。当你要取这个物品时，高凳支撑不好很可能会使你觉着不安全。这些例子说明我们坐着会如何影响我们执行活动的能力。合适的座椅可提供稳定的基座，适当的生物力学位置以及舒适感。

ICF（WHO，2001）包括几种受良好生物力学和舒适坐姿影响的分类。这些分类中的一些被认为是其他复杂的作业基础，并且包括用手提起和携带（将物体从一个地方带到另一个地方），精细手部动作（拾取、抓握、操纵和释放），手和臂的使用（拉、推、伸、转，或扭手或胳膊，投掷和捕捉）（WHO，2001，pp.141-143）。

这些基础运动结合在一起支持坐着进行的复杂作业。吃饭（和准备一些饭菜）；在家、学校或工作中写作或使用计算机；驾驶车辆或作为乘客；执行缝纫等作业；制造中的装配过程；喂养儿童或成年人等的护理职业，都是在坐着的时候完成的。这些作业（及你可能想到的其他作业）都是通过一个稳定、舒适的座位支撑表面来实现的。

第三节 人类

一、姿势控制

脑瘫（cerebral palsy，CP）儿童和成人及其他神经肌肉疾病患者的需要导致了为控制姿势而进行的座椅干预的发展。这些个体通常具有异常的肌肉紧张、肌肉无力、原始反射或不协调的运动，这使得他们很难在没有其他形式的支持时在轮椅上保持直立姿势。受损的运动控制影响他们参与日常生活活动（activities of daily living，ADLs）的能力，还可能影响他们的健康状况，并可能导致骨骼畸形。

Lacoste 等人（2009）描述了脑瘫儿童样本（n = 31）中的稳定性和姿势控制问题。虽然这项研究样本很小，但它提供了关于这个人群不稳定性的有趣信息，这有助于我们了解这个人群的座椅需求。调查问卷被用来收集父母和临床医生对不稳定性和作业之间的双向关系的看法。该样本个体坐在轮椅中的平均时间长度为每天 11 小时。半个小时后他们开始出现坐姿不稳定，这一发现对了解儿童一整天参与各种作业的情况有一定意义。

稳定性（stability）被定义为在座椅中向前滑动或者躯干侧向或前屈时的状态，并受到活动、情绪以及表现这种状态所花费的力量影响（Lacoste et al., 2009）。完全伸出手臂、推动轮椅、说话或使用沟通设备、吃饭或喝水、阅读和写作等更难从不稳定的摆位中获得执行，这也增加了儿童在活动执行中的不稳定性。

脑瘫、头部损伤和一些中风后遗症的个体会有高肌张力，其中关节周围至少一个肌群中存在运动单位的过度活动。这种强张力使这些肌肉不能放松，导致拮抗肌肉的有限运动。通常情况下，抗重力肌（上肢的屈肌和下肢的伸肌）在患有脑瘫的个体中显示高张力。在一些情况下，经常在头部创伤后，在关节周围的所有肌肉群都过度活动，导致在任何方向上的非常受限的运动。这种肌肉不平衡影响无支撑坐着的能力。

相反的情况发生在运动能力丧失时，如营养不良，或者发生在下运动神经元损伤时，如脊髓损伤（spinal cord injury，SCI）。在这种情况下，个体不能主动收缩他的肌肉以产生运动所需的力量。缺少张力或低张力的个体由于力量和耐力的丧失而不能保持坐姿。

运动损伤的动态特性也影响坐的能力。中风个体会期望一些或者全部坐姿平衡能力会在康复之后恢复。类似地，具有脊髓损伤的个体可以在受伤后的初始阶段恢复一些功能，然后趋于平稳。儿童随着成长、发育和强壮会培养出坐的能力。另一方面，具有慢性疾病例如多发性硬化的个体，他们的坐姿能力会不断恶化。随着残疾个体年龄的增长，他们也经常出现更大的运动障碍。这些变化应在座椅评量期间被予以考虑。

二、组织完整性和压力再分布

长期卧床、使用轮椅且自身改变姿势能力有限的个体有发生压疮的风险。尤其是患有脊髓损伤的个体处于高风险，因为他们缺乏感觉并且受限运动在病变水平之下。患有多发性硬化、癌症、肌营养不良的人、老年人，其他行动不便并因此减轻承重表面压力的能力减弱的人，也受益于该类别的技术。

接受座椅干预类别进行压力再分配（pressure redistribution）的主要人群是患有脊髓损伤（SCI）的个体。这些个体可能部分或完全瘫痪，并在病变水平以下感觉减少或缺失。因此，他们易受负重表面骨突出处的组织被破坏的影响。据估计，大约三分之一的脊髓损伤个体在其生命期内将遭遇某种类型的组织破坏（Krause et al., 2001），与脊髓损伤后果相关的大约 25% 的医疗保险成本与压疮有关（Krause et al., 2001）。

压疮的发生率因环境而异。Woodbury 和 Houghton（2004）发现加拿大的发病率如下：急性护理医院，25.1%；非康复设施如康复中心和长期护理，29.9%；混合医疗保险（急性和非急性），22.1%；社区，15.1%。据估计，治疗单个压疮的成本从 50,000 美元到 500,000 美元不等，具体取决于严重程度。

Chen 等人（2005）通过国家脊髓损伤数据库在过去二十年中对跟踪的脊髓损伤患者的压疮患病率进行了调查。样本包括 3361 名脊髓损伤的社区居民，这些患者被 9 个参与了脊髓损伤模型系统项目的中心跟踪。之所以选择这 9 个中心是因为它们在整个研究期间收集了连续的数据。作者探讨了损伤后的危险因素和压疮发病率之间的关系。在进入研究时，33% 的患者有压疮。褥疮的风险在损伤后的头 10 年相对稳定。年龄较大的受试者（50 岁及以上）更容易患有压疮。其他重要的危险因素包括男性、非洲裔美国人、单身婚姻状况、教育程度低于高中以及存在其他合并症（Chen et al., 2005）。

据估计，大约三分之一的脊髓损伤患者在其一生中将遭遇某种类型的组织衰弱（Krause et al., 2001），并且与脊髓损伤相关的大约 25% 的医疗保健成本与压疮有关（Krause et al., 2001）。其他具有压疮高发病率的人群包括由卒中、多发性硬化症、癌症导致的偏瘫个体、老年人和已发生股骨骨折的个体。

除了医疗费用之外，社会成本对个人及其家庭影响更大。这些社会成本包括：①能影响到个人及其家庭的工作和学校的时间损失；②因其他有意义的活动造成的时间损失；③可能影响个人的社会发展的远离家庭的时间；④导致精神健康问题的个人独立性和生产力丧失（Allman，1997；Cutajar & Roberts，2005；Dorsett & Geraghty，2004）。

（一）压疮发展的物理原理

根据定义，压疮的发生是在压力的存在下发生的，与施加的压力的大小和持续时间有关。沿垂直方向施加在局部区域的外部压力被认为是表皮溃疡的主要原因。压疮可以在短时间内以高强度发展或者在长时间内以低强度发展。使用动物模型的几项研究已经证明了压力大小、持续时间和压疮发展之间的关系（Gefen，2009；Kosiak，1961；Linder-Ganz & Gefen，2004；Reswick & Rogers，2011，用于综述）。Gefen（2009）对通过临床、动物和工程模型形成压疮所需时间的证据进行了回顾。他断定在持续的高压下，在施加负荷一小时后，深部组织变化，可能最终导致压疮发生。坐着时在组织上的负荷要比在躺着时高，虽然还没有研究压疮在坐姿中发展的用时。

运动引入两个额外的压疮发展涉及的力，即剪切和摩擦。摩擦是处于危险或运动的两个表面之间的力。它导致皮肤表面的损伤和溃烂。当皮肤在粗糙表面（如床上用品）上移动时，皮肤会出现典型的摩擦损伤。水分、热量和材料（如衣服或轮椅垫材料）的性质可增加摩擦力。

当垂直力与运动同时发生时，剪切力产生，表现为表面结构（如与轮椅座垫接触的皮肤）相对于彼此不移动，而内部结构（如肌肉和血管附近的骨头）做动作。这些内部结构被挤压变形，导致损伤和形成可能向上发展到表面的内部组织损伤（Linder-Ganz & Gefen，2009）。因为压疮的起源很深，所以在损伤显著之前可能无法通过推荐的皮肤管理方法检测到。

最后要考虑的机制是组织再灌注性损伤。通过施加外部压力，在该区域的组织中，血液和氧气的正常流动减少。通常，在去除外部压力之后，该区域的循环得到恢复，导致组织的再灌注（即恢复氧）。然而，如果这种情况持续并且再灌注性受限，则组织细胞中发生变化，最终导致细胞死亡。

总之，压疮的形成是由对身体施加外力引起。施加力的大小和持续时间都会影响溃疡的发展。两个附加力（剪切和摩擦）是促成因素。最后，最近的研究表明，压疮可以从皮肤开始，它们被检测为发红、发热或皮肤磨损，或者发生在内部结构致使它们在损伤进展之前难以被检测。

（二）影响因素

加拿大脊髓损伤患者压疮的预防和管理最佳实践指南（Houghton, Campbell and Best Practice Guidelines Panel, 2013）确定了与压疮形成相关的几个因素，并在证据的支持下将这些因素分为保护性、风险和潜在类别。图 9-1 显示了根据人类活动辅助技术（HAAT）模型的要素分类的这些因素。压疮管理最佳实践指南的主要资源列于框 9-1。

保护因素

有几种因素被确定为防止压疮发展的保护性因素。这些因素包括已婚、女性、高等教育、就业或正上学（Houghton et al., 2013; Krause，2001）。健康促进行为具有被保护性的潜力，但目前的证据不足以将其做这样分类。这些行为包括保持健康的生活方式、适当的饮食、为残疾人维持足够的活动水平和细节，并保持有效的皮肤护理和检查方案（Houghton et al., 2013）。

（三）影响压疮发展的其他因素

1. 移动性和活动水平

与身体活动或移动性有关的压疮形成的风险涉及两个方面，即为减轻或重新分配压力而移动的能力以及个体参与的身体活动的数量。身体通过移动来缓解区域上的压力以防止组织损伤。通常，当缺

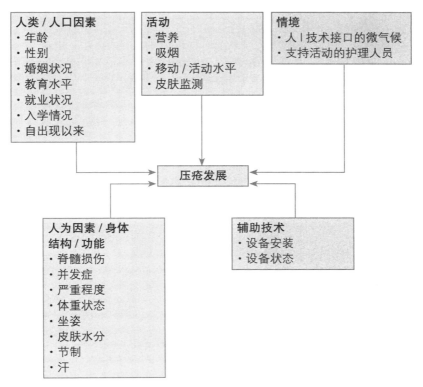

图 9-1　压疮危险因素。

框 9-1　压力溃疡管理最佳实践指南资源。

Houghton P, Campbell, K, Canadian Practice Guidelines Panel: Canadian Best Practice Guidelines for the prevention and management of pressure ulcers in people with spinal cord injury. A resource for clinicians, 2013. 来自 http://www.onf.org.

Registered Nurses Association of Ontario: Risk assessment and prevention of pressure ulcers, Toronto: Registered Nurses Association of Ontario, 2005, 2011 supplement. Available from www.rnao.ca/bpg/guidelines/risk-assessment-and-pressure-ulcers.

National Pressure Ulcer Advisory Panel. International Pressure Ulcer Guidelines. 可购买。

European Pressure Ulcer Advisory Panel and National Pressure Ulcer Advisory Panel. (2009). Pressure ulcer prevention: A quick reference guide. Washington DC: National Pressure Ulcer Advisory Panel. Available from www.epuap.org/guidelines/Final_Quick_Prevention.pdf. Accessed January 12, 2014.

Consortium for Spinal Cord Medicine: Clinical practice guidelines: Pressure ulcer prevention and treatment following spinal cord injury: a clinical practice guideline for health-care professionals, J Spinal Cord Med, 24(suppl 1):S40-S101, 2001.

Consortium for Spinal Cord Medicine: Pressure Ulcers: What you should know: A guide for people with spinal cord injury, 2007. Available from www.scicpg.org/cpg_cons_pdf/PUC.pdf.

乏氧气和化学刺激时，来自神经末梢的疼痛信号会触发姿势改变，此时人体几乎没有组织损伤。然而，当人没有感觉到疼痛或不适，且活动受限或没有活动能力时，她就不能对这些信号做出反应，这可能导致长时间保持一个姿势并最终导致压疮的发展。

缺乏正常感觉的个体，如持续脊髓损伤或脊柱裂的个体，不能识别和响应这些疼痛信号，尤其容易产生压疮（Chen et al., 2005）。由于疼痛、肌肉失神经或影响协调的神经功能障碍而导致运动受限的个体也同样有风险。移动性也可能受到客户的个人偏好的限制；例如，客户可能希望在一天中的大部分时间坐在他的轮椅上，并且拒绝被转移到另一个支撑面（如床）。

2. 脊髓损伤

患有脊髓损伤的个体很容易患压疮，原因有很多，包括感觉和运动的损伤、长时间皮肤和肌肉组织的变化、大小便失禁、坐骨结节肥大、自主性神经反射不良，以及温度调节导致更容易出汗。从最初损伤开始的时间长度、损伤水平（更大的损伤导致更大的风险）和严重程度（更全面的损伤导致更大的风险）都是导致压疮发展的危险因素（Houghton et al., 2013; Wolfe et al., 2010）。患病的时间会导致脊髓损伤患者组织改变（例如，胶原蛋白损失，血管异常，张力变化）。对坐姿特别重要的相关变化是坐骨结节（ischial tuberosities，IT）的肥大。随着时间的推移，肌肉纤维和皮质骨的损失，加上坐骨结节上的压力，导致它们肥大（Linder-Ganz & Gefen，2009）。由此产生的形状变化改变了这些力，进一步形成了深部组织损伤。高位损伤严重个体承受更大的知觉和运动性损伤，这限制了他们感知疼痛和不适的能力，以及通过移动来减轻压力的能力。完成定期皮肤检查以及相关的能力是潜在的保护因素。

3. 体重状态

个体的身体类型对压力分布具有一些影响。瘦的人具有较少的皮下脂肪作为填充物，因此增加了皮肤的每单位面积的力。超重个体有更多的填充，可以分配压力。然而，超重个体可能更难以进行压力释放练习。护理人员也可能更难搬动超重个体，这可能会加大剪切力和摩擦力发生的可能性。

4. 营养

营养不足通常与体重减轻和肌肉萎缩有关，这两种情况都减少了就座表面和骨突出之间的组织数量。饮食摄入不足会导致贫血、蛋白质水平降低和维生素C缺乏，更易导致压疮形成并阻碍已有溃疡的愈合（Consortium for Spinal Cord Medicine Clinical Practice Guidelines，2001；Houghton et al.，2013）。关于营养充分对预防和治疗老年人压疮作用的研究，支持了纳入对营养状况的评估和对风险个体使用适当的饮食（Houghton et al.，2013；Registered Nurses Association of Ontario，2005/2011）。

5. 合并症

一些合并症被确定为危险因素的原因有四个：它们影响移动性，导致感觉受损，导致循环受损，并影响适当的营养。加拿大指南找到足够的证据来认定心脏、肾脏和肺部疾病，泌尿道感染，深静脉血栓形成，肺炎及腿骨折作为危险因素（Houghton et al.，2013）。糖尿病和低蛋白水平被认为是潜在的风险因素，因为还没有足够的证据支持它们对压疮发展的影响。随着时间的推移，吸烟会导致不良的健康状况，损害循环，从而在压力释放时限制了组织的再灌注反应（Consortium for Spinal Cord Medicine，2001）。

6. 年龄

随着人们的年龄增长，皮肤失去弹性，肌肉萎缩，增加了遭受摩擦或剪切力的脆弱性。在日常活动期间，运动也许足以引起皮肤撕裂，再加上缺少活动和其他风险因素，便可能会导致压疮。肌肉组织的损失意味着骨头和支撑表面之间的填充物更少。许多其他风险因素（例如，较少的运动、营养不良和并发症）在老年人中更为普遍（Consortium for Spinal Cord Medicine，2001）。

7. 坐姿

姿势和畸形会影响座椅和臀部界面的压力分布，并可能导致皮肤损伤。造成压疮形成风险的两种具体姿势是盆腔倾斜和骶骨坐姿。将在随后的部分中详细讨论的骨盆倾斜会导致受影响下肢坐骨结节（IT）和下肢大转子后侧面的压力和剪切力增加（Hobson，1989；Zacharkow，1984，1988）。在坐着时，腰椎前凸消失是另一个危险因素。这种姿势的发生是由于髋部屈曲活动受限或脊柱伸展运动减少（Zacharkow，1984）。因此，通常认为骶骨坐姿导致骶尾区域上有大量压力。脊髓医学联盟将未正确安装或不适当支持用户的设备也视为一个影响因素（Consortium for Spinal Cord Medicine，2001）。

8. 微气候

人体和轮椅垫的界面处的湿度和温度会影响压力性溃疡的形成。潮湿皮肤比干性皮肤更容易发生压疮，因为水分增加了皮肤和支撑表面之间的摩擦。皮肤水分来自身体和座椅表面之间的微气候，以及与主要症状相关的大小便失禁。泌尿道感染也可能导致压疮形成，尽管加拿大脊髓损伤患者压疮的预防和管理最佳实践指南中指出（Houghton et al.，2013）没有足够的证据将其归类为风险因子。温暖潮湿的环境增加了细菌生长和感染的可能性。

三、舒适性

第三种类型的座椅通过姿势适应解决了提高个体舒适度的需要。这类人可能不一定定期使用轮椅，通常有正常或接近正常的知觉；然而，长时间坐着会感到不舒服，而且无法获得舒缓。因此，他们具有独特的需求，并且上述两种类别都不能服务于他们。有四种不同的人群可以受益于舒适的座椅技术：①坐着不舒服且痛苦的轮椅使用者（例如，脊髓灰质炎后综合征、肌萎缩性侧索硬化、截肢或多发性硬化的个体）；②行动受限的老年人（例如，骨关节炎或类风湿性关节炎引起的虚弱和行动不便）；③由于病态肥胖而行动受限的个体；④由于心脏或呼吸系统疾病而行动受限的个体。对于这些群体中的任何一个人来说，座椅的不适感会导致他们参与日常活动能力的减少。在严重不适的情况下，个体可能会在某些时候或全天被限制躺在床上，这进一步降低个体的功能能力，并可能导致医疗问题。

第四节　情境

一、物理情境

环境温度影响凝胶制成的座椅产品的性能。这种半流质材料在较高温度下变得稀薄，从而减少了该部分提供的缓冲量。该材料在温度低于零度的非加热环境中（例如，车辆或车库）就会结冰。

泡棉暴露在阳光下会降解，这也是为什么所有垫子都要以某种形式包裹的一个原因。然而，在最后装配之前，有时会将定制的坐垫或靠背去除包装以确保正确安装。在这种情况下，应避免这些暴露的泡棉遭受阳光照射。曝光也可以影响包裹坐垫的材料，影响其性能并因此改变坐垫的功能。

水分是影响坐垫功能的第三个物理因素。在前面关于压疮的部分中讨论了个体和坐垫界面处的微气候。户外雨中使用的坐垫将暴露于潮湿的环境中，或者在某些情况下可能有液体洒在上面。泡棉在受潮时特别容易降解。细菌也可以在湿的泡棉垫中滋生。

二、社会情境

用户可能在白天会得到许多人协助，包括家人、护理人员和学校人员。社会情境会影响给予系统用户的指导以及关于座椅系统的重量、复杂性和维护的考虑（例如，清洁和确保充气垫子的适当膨胀或凝胶填充物的均匀分布）。系统的滥用或维护不足会降低其满足客户需求的有效性。使用者和护理人员需要熟悉座椅系统的正确使用和保养。随着时间的推移而加强的适当指导，是防止滥用系统的关键。

经常抬起和携带座椅系统的个人必须拥有良好的身体机制来降低受伤的风险。近年来，用于构造座椅系统的材料已经改变，部分地减少了重量。然而，一些定制系统（例如，后面讨论的泡棉填充）可能会相当重。系统的维护则是另一个考虑因素。充气垫需要仔细注意，以确保它们正确充气和没有漏气。如前所述，一些材料的性质会受极端温度的影响，因此负责系统维护的人员必须注意避免损坏它，不要将之放置并暴露于极端温度下（例如，在炎热的夏天或寒冷冬夜的汽车中）。维护系统的个体在清洁设备时也应注意不要使用粗糙或磨蚀性的化学物质，因为它们也会导致损坏。在一些情况下，不能向客户推荐最理想的系统，这是因为护理者不能很好地对之使用和爱护。

三、制度情境

资金影响是一个关键的制度考虑因素。第五章描述了关于资金的一般考虑。临床医生通常有责任提供必要的文件以证明和保证座椅装置的资金。因此，在推荐座椅产品时，保持对资金需求得及时了解是很重要的。在资金方面，临床医生应主要注意获取资金的过程，包括谁负责过程的每个方面和设备的资格要求。

另一种对座椅产品有独特影响的立法是使用约束。医疗保险和医疗补助服务中心（Centers for Medicare and Medicaid Services，CMS）将约束（restraint）定义为"任何附加于或邻近居民身体且个体不能轻易移除、限制其行动自由或者正常身体接触的任何手动方法或者物理或机械的装置、材料或设备。"（医疗保险和医疗辅助服务中心），某些法律管辖区通过立法，规定对居住在公共机构设置中的个体使用约束。这项立法的目的是限制不适当地使用约束，例如，当安全不是问题时，将人体绑在轮椅上，仅仅为了阻止他或她到处行动。这种立法涉及用于座椅系统的定位和安全的皮带、骨盆带和附属额前上棘带（anterior-superior iliac spine，ASIS）的使用。立法通常规定如何在机构设置中使用约束，要求大多数机构在使用约束时制定计划和记录过程。临床医生应该知道该立法是否存在于她的管辖范围内，以及此类立法对推荐摆位皮带和其他被认为是一种约束的设备和装置的影响。

第五节　座椅和摆位的辅助技术

一、生物学原则

生物力学的原理，即身体摆位和运动行动的研究，是理解残疾人使用座椅、摆位和行动系统的基础。本节讨论了一些关键概念，并介绍了每种应用这些技术的座椅原理。

（一）运动学：运动的研究

客户的移动性和摆位、座椅系统组件的配置以及人与系统的交互影响了该干预的成效。运动学（kinematics）描述运动。位移（displacement）定义了身体在空间中的位置；位移的变化导致新的位置。例如，协助客户维持身体的中线位置是姿势控制座椅的目标。实现这一目标可能需要通过外部侧向支撑支架从静止位置向中线位移。位移的变化率被称为速度。速度的变化率（增加或减小）被称为加速度（acceleration）。最常见的加速度之一是重力加速度。重力加速度（gravity）实际上是指物体朝向地心的加速度。物体的加速度与物体运动产生的力直接相关。

有两种基本类型的位移：线性和旋转。当身体的所有部分在相同的方向上同时移动相同的距离时，运动是线性（linear）的（Low & Reed，1996）。例如，一个人在行走时会产生平移运动。由外部摆位组件引起的位移也可以是平移的。如果移动的方向、距离和时间同时发生，但是移动是通过一个角度而不是直线进行，则该运动被称为旋转（rotational）。旋转运动发生在称为支点的轴上。大多数身体运动是旋转的，例如髋关节和肘部的屈曲、肩部屈曲或伸展。一些摆位部件也会引起旋转位移（例如，使轮椅的背部倾斜导致骨盆和髋部的旋转）。

（二）运动学：力量

力量是残疾人在生物力学和座椅方面的主要因素。力量（force）是作用在物体上并改变其加速或动量的任何东西（Low & Reed，1996）。它可以由幅度和方向来描述（Sprigle，2000）。力可以从内部或外部应用于身体。体内产生内力，如引起关节运动的肌肉收缩。外部施加的力来自身体的外部并以某种方式作用其上，例如由支撑表面和座椅系统的部件（如侧面支撑）施加的。重力加速度造成的力量是另一种外力和永久的力量，作用于身体并影响其姿势和运动（Sprigle，2000）。身体上的这种力量沿着重力线（gravitational line）发挥作用，其作用被定位在身体上被称为重心（center of gravity）的一个点周围。地球引力场的力量往往将身体拉向地心，在设计座椅系统时必须考虑到这一点。随着姿势从站立和坐姿不断变化，重心也在发生变化。

力量的四个属性，即大小、方向、路线和作用点，最终决定了其结果。大小（magnitude）是以牛顿、磅或公斤测量的力的量或大小。力在一定方向施加，推动或拉动，并且沿着特定的路线施加。这个力量在身体的一个被称为作用点的特定点上发挥作用（Low & Reed，1996）。

（三）力的类型

有三种不同的力。每一种类型的力都会对身体产生不同的影响，在设计座椅和摆位系统时了解这些差异是重要的。拉伸力（tension）作用在相同的线上但彼此远离（拉开），例如在主动肌收缩期间施加在对抗肌上的力。压力（compression）发生在相互作用（推动在一起）的时候，例如当客户坐在坐垫上时，坐垫承受了体重的压力。剪切和摩擦是当力彼此平行（滑过表面）时发生的相关概念［National Pressure Ulcer Advisory Panel（NPUAP），2007］。当组织的表层相对于座面移动时发生摩擦（friction），例如，当客户完成滑动转移时会发生摩擦。剪切（shear）发生时，表层相对于支撑表面静止，但深层结构移动（NPUAP，2007）。例如，在小范围移动重量的运动中，客户的皮肤可能不会移动，但是该区域深处的肌肉和骨骼会运动，导致深层软组织的压力和变形。这些类型的力也可以在外部施加到身体上，例如由座位表面施加在坐骨结节上的力（压缩），由侧向支撑件施加的力以延长躯干（张力），或当座椅靠背倾斜（剪切）时施加在臀部深部组织上的力。

（四）压力

压力（stress）是生物（如软组织和骨）或非生物（如金属、塑料或泡沫）材料内部产生的分子变化。压力是由三种相同类型的力引起的，即张力、压缩力和剪切力，如果压力持续时间过长，就会导致生物组织或其他物质的损坏。例如，施加到泡沫坐垫上的剪切力可导致泡沫的撕裂。这是由外部施加的力引起的泡沫的分子结构的变化。同样地，由于坐位时（例如，在坐骨结节下）受到严重或长时间压缩的结缔组织也可能会因组织破碎而受损。这种外部施加的力导致组织内的压缩，引起生物材料的结构变化。

（五）压强

每个力都施加在表面区域上。例如，使用姿势支撑系统，每个部件的力被施加到身体的一个区域。压强（pressure）被定义为每单位面积上的力，这意味着施加在非常小的区域上的力比施加在较大区域上的相同力产生更大的压强（NPUAP，2007）。想象一只4.5kg（10磅）的猫躺在你的肚子上。由猫产生的力施加在其身体的整个表面上，并且压力是均匀的。现在想象同一只猫站在你的肚子上。猫的重量是一样的，但是猫的每只爪子表面产生的压强要大得多（并且伤害更大），因为受力面积（爪子）要远小于通过猫的整个表面分配力量的情况。通过增加受力面积来分解压力的基本概念广泛应用于座椅和摆位系统。

（六）牛顿运动定律

英国科学家艾萨克·牛顿（Isaac Newton）爵士制定了三项关于静止和运动的定律。牛顿的第三定律是最适用于座椅和摆位系统的定律。这项定律规定，如果一个物体对另一个物体施加力量，那么另一个物体就会产生一种大小相等、方向相反的反作用力（Low & Reed，1996）。这一定律适用于座椅系统的假设是坐在轮椅或座椅系统中的人体施加的每一个力量都由座椅表面施加给人的反作用力来平衡（Sprigle，2000）。由身体产生的力与座椅系统产生的力大小相等，方向相反，这通常被称为平衡（equilibrium）。当物体静止时，所有内外力均衡，物体处于静态平衡状态。当运动中的物体周围的力保持平衡时，便会产生恒定的速度，这被称为动态平衡状态。这两种类型的平衡状态在座位和摆位系统中都是重要的。

（七）摩擦力

在整个讨论过程中，一直假定存在理想的情况。例如，施加到身体的剪切力使其移动穿过表面，在理想情况下它不会遇到从该表面移动的阻力。实际上，这是不正确的，因为摩擦力存在于相互接触的两个物体之间（Sprigle，2000）。摩擦分为静摩擦和动摩擦。静摩擦力是一个启动物体运动的被克服的力。静摩擦力在大小上与将两个个体保持在一起的垂直（压缩）力成比例。它与两个物体之间的接触面积无关。当启动运动时，阻力通常较小，保持物体相对移动比启动运动所需的力更小。运动过程中的摩擦被称为动摩擦。这两种摩擦力都受到水分、热量、质地和润滑度等表面条件的影响，都是座椅表面推荐和设计中的重要考虑因素。

二、坐姿和压力中心

稳定性和移动性是坐姿姿态控制的两个相关概念。稳定性允许个人保持直立的就座姿态，移动性（mobility）黑色允许启用功能的行动；例如，移动性允许个体前倾和朋友握手。姿势控制的座椅干预必须在稳定性和移动性之间达到最佳平衡。

在讨论姿势控制时，重心和压力中心这两个结构很重要。重心的位置在站立时很明确。它的位置被描述为穿过颅骨的乳突，位于肩膀前面的一个点，位于髋关节中心的一个点，还有位于膝关节中心前面的一个点，在踝关节前方大约5~6厘米（图9-2）。在这种姿势中，骨盆处于中立位置，腰椎有自然脊柱前凸（Zacharkow，1988）。坐姿的重心位置较难确定，但通常被认为较低，臀部和大腿形成支撑基础。个体必须将重心保持在支撑基座的上面，以保持坐姿或站立的直立姿势。姿势控制的座椅干预有助于客户将姿势中心保持在支撑基座的范围之内。

在临床上测量或监测重心是不切合实际的，因为它由三维坐标（前后，侧面和垂直）定义。压力中心（center of pressure）只在水平面上描述，这使得它在临床上产生更有用的成效。通过使用压力映射系统，可以在临床上识别和监测其在正面和侧面的位置。这些系统使用各种技术来监测个体和支撑表面之间的压力（即在客户的臀部、大腿和坐垫之间）。当压力缓冲垫被评估时，它们通常被用于显示压力分布，因此在这一部分中将更详细地描述它们的功能。

压力中心的理想位置是坐骨结节的中间位置。Dunk和Callaghan（2005）发现，男女之间的平面压力中心位置有所不同。他们研究了从事计算机活动的大学生坐在不同的办公椅上的各种坐姿参数。他们发现，男子的压力中心落在椅子重心的后面，而女子的则位于该重心的前面。这个发现对座位干预意义非凡，虽然关于这方面的讨论仍是空白。

Parkinson等人（2006）描述了稳定性的区域（stability zone）或极限，它们被定义为坐着或站立着的人的平衡极限。座椅靠背和侧边或扶手将影响坐姿的稳定性极限。作者最初假设，在没有这些系统特征的情况下，稳定性受到侧向的坐骨结节和后面的尾骨的限制。大腿在个人前进时提供支持。年龄、力量和运动范围被确定为影响稳定区的附加因素。他们在横向任务期间量化了压力中心，样本包括年轻人和老年人及体重指数范围从很轻到肥胖的受试者。大转子而不是坐骨结节被发现更能表明稳

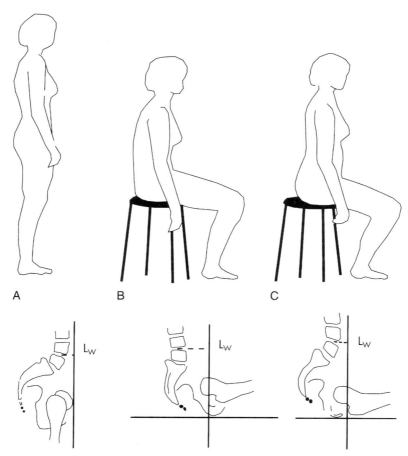

图 9-2　坐姿的质量中心。A. 直立站立的重力线。B. 松弛的坐姿不受支撑，导致骨盆向后倾斜，并使腰椎前凸肥大。C. 直立坐姿减少后盆骨倾斜和增加脊柱前凸。LW，杠杆臂。（来自 Frankel VH，Nordin M：Basic biomechanics of the skeletal system，Philadelphia，1980，Lea & Febiger）。

定区，因为受试者在到达稳定区时会横向移动体重。到达时的稳定性也受到年龄、到达方向（横向和前方抵达要大于后方）和臀部宽度（Parkinson et al.，2006）的影响。

　　压力中心是一个最近在非临床人群中研究过的有趣现象。上述研究表明，差异存在于男女之间的压力中心（Dunk & Callaghan，2005）、体重和年龄（Parkinson et al.，2006）有关的参数中。这些研究不包括残疾人，因此调查结果对这一群体的影响并不明确。需要进一步研究探讨压力与功能中心之间的关系及各种座椅干预对这种关系的影响。

第六节　座椅技术

　　用于解决姿势控制、组织完整性和舒适度目标的技术之间存在相当大的重叠。此外，许多客户需要座椅来达到其中两个或多个目标。框 9-2 显示了座椅技术使用的一些潜在目标或成效。总起来说，下面将讨论座椅技术，并在适当的情况下确定其对这些目标的具体应用。本节分为两个部分：座椅系统的设计和构造以及用于构建座椅系统材料的特性。本章中描述的评估过程指导选择最合适的系统。应允许客户有试用期，因为随着时间的推移，舒适性和功能性问题将会愈加明显。

　　NPUAP 将支撑表面（support surfaces）定义为"一种专门用于管理组织负载、微气候及其他治疗功能的压力再分配设备（即床垫、综合床系统、床垫更换、覆盖层或坐垫，或者坐垫叠加）"（NPUAP，2007，p.1）。本章将讨论轮椅靠垫。

一、座椅系统的设计与构造

　　座椅系统的设计是指座椅和背部中存在的轮廓

合适座位和摆位的潜在成效。

促进最佳姿势控制，使能参与功能活动。

在坐姿的稳定和移动之间提供最佳平衡。

维持中线骨骼对齐。

预防骨骼畸形；在存在固定畸形的地方尽量减少其对身体功能和日常生活活动的影响。

保持组织完整性和压力再分配。

保持舒适的位置。

提供舒适的、支持性的位置，减少用户坐着时所感到的身体疲劳。

增强呼吸和循环功能。

方便护理者的活动。

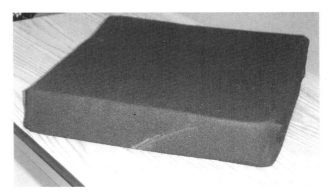

图 9-3　平面坐垫。

度，以及组件中存在的可调节程度。这些技术从没有任何匹配身体部件形状的轮廓相对较宽的系统一直延伸到尽可能接近用户身体轮廓的定制系统。在大多数情况下，预制技术是可用的，因此，临床医生不再需要在座椅系统中构建组件。

（一）平面

最简单的结构是平垫（planar cushion）。这些技术是依靠衬垫材料的性能来符合身体形状的厚表面。一般来说，它们适用于需要较小支撑或短时间使用座椅系统的个人。如果需要额外的支撑，可以将其他摆位组件添加到此基本结构上来。如图 9-3 所示，平面泡沫垫，是由大块泡沫设计的，其可以是单层泡沫或提供不同形式支撑的多种类分层泡沫。通常，较高密度的泡沫用于垫层底部的支撑，较低密度泡沫则被放置在顶部用于包裹身体。充气垫也具有平面结构。

预制平面部件采用标准尺寸制成，适合广泛范围个体。背部由塑料壳构成，泡沫附着其上。轮椅上的固体座盘通常为坐垫提供支撑基座。其他摆位部件用五金器件连接到座椅或靠背上（图 9-4）。座椅和靠背通过接口五金器件连接到轮椅框架上。大部分五金器件可以根据角度、宽度和深度调整各种部件的接口，以适应摆位需求，并使成长或姿势变化更加灵活。

定做平面系统由类似的材料制成并设计成预制系统，但是座椅系统部件的尺寸是针对个体而定制的。这些系统可以在现场直接为用户进行制作，或者可以将用户的测量数据发给制造商来进行制作。也可以选择泡沫块的密度来适应个体的需要。横向支撑、头枕和其他部件被安装到基础泡沫和胶合板

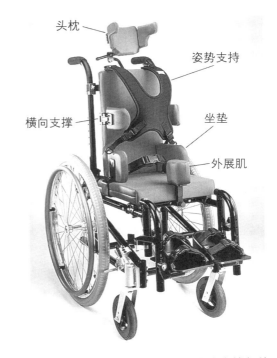

图 9-4　平面座椅系统，包括侧面和骨盆支撑部件。（由 Adaptive Engineering Lab，Inc. 提供，www.aelseating.com ）。

（或塑料）结构中。这种方法是劳动密集型的，并且由于大量现成技术的出现而在许多地方被替代。

（二）轮廓坐垫

目前，市场上的大多数坐垫都是有轮廓的。这些技术对于具有适度座椅和摆位需求进行姿势管理或者患有压疮发展风险的个体很有用。这些技术使用更接近人体形状的曲面。通常，轮廓坐垫（contour cushion）具有支撑大腿的前架。该前架可以进一步成型以帮助维持股骨对齐。座椅的靠背有一个压低的骨盆装载区域，这个区域使得骨盆可以"坐进"

坐垫。坐垫的前部经常是斜面的，以便在膝盖后面提供更多的舒适感，而且在需要的时候，可以增加膝盖的弯曲度。通过增加坐垫的轮廓程度可以获得更大的支持和控制。The matrix 是标准轮廓坐垫的一个例子（图9-5）。

（三）定制轮廓坐垫

坐垫提供最大面积的身体接触，因此支撑性最好的坐垫是那些已经制作或定制出来，符合人体的轮廓的坐垫。许多技术可用于实现定制系统。如图9-6所示的例子，这些系统类型的区别主要在于所使用的制造技术以及制造是在现场还是在中心位置完成。定制轮廓坐垫的缺点是坐进座椅和从座椅出来都很困难；系统是静态的，没有动态属性，从而将个体限制在一个固定位置；系统内的空间有限，阻碍个人的生长。框9-3描述了常用的自定义轮廓构造方法。

（四）定制靠垫

定制的靠垫分为可以调节的和不可调节的两种。这些部件通常由覆盖有泡沫层的硬壳来支撑身体，使得身体接触面积最大化，便于摆位、重新分配压力并增加舒适性。一般来说，这个座椅部件连接在轮椅的直立手柄之间，带有快速拆解五金器件，以便座椅和移动系统运输。图9-7显示的是不可调节的定制靠垫的示例。可调节的定制靠垫提供了可在临床环境中完成的最大限度的调节性。图9-8是可调节的定制靠垫的示例。临床医生可以根据靠垫的评估来确定最佳就座位置，然后进行调整。这些靠垫允许临床医生调整高度、深度和宽度、背部角度和侧向摆位。其中一些系统允许临床医生创建双背部平面，其中背部的上部和下部设置为不同的角度。这种配置通常用于提供特定的姿势控制。虽然枢轴点可以放置在任何脊柱水平处，但是当放置在髂后上棘的

| 框 9-3 | 定制轮廓施工技术的例子。 |

现场发泡
- 客户以舒适和施展功能的摆位坐在可变形物覆盖的框架中。
- 塑形覆盖物以形状符合客户的身体轮廓。
- 添加泡沫，扩展以匹配客户的身体形状。
- 客户从框架上被移走。
- 泡沫用几个小时硬化。
- 泡沫硬化后，手工进行轮廓加工。
- 当达到令人满意的合适度时，泡沫被覆盖，连接到牢固的基座上，并安装在客户的轮椅上
- 这种轮廓坐垫可以现场制作。

真空合并
- 客户以舒适和施展功能的摆位坐在里面装满珠子的乳胶袋上，乳胶袋放在他或她的轮椅或装配椅上。
- 使袋子成形与客户的身形相匹配。
- 使用真空抽出袋子中的空气，固定珠子。
- 通过先做一个反面模具再做一个正面模具来制成坐垫。
- 这种类型的坐垫是现场制作或发给制造商进行制作。

座椅模拟器
- 客户以舒适和施展功能的摆位坐在模拟椅上。
- 模拟椅可以多种方式进行调节（例如座椅深度、宽度、座椅靠背角度）。
- 座椅模拟器刻画客户身体的轮廓，并将刻画转换为数据表。
- 使用模具袋获得坐垫的最佳形状。
- 将该形状传输到制作公司。
- Invacare 的形状传感器系统（www.invacare.com）是该技术的一个例子。

计算机辅助设计
- 使用数字化技术获得客户的身体形态和尺寸。
- 转换这些数据以创建虚拟映像。
- 使用该虚拟图像指导座椅系统的构造。
- 精密雕刻（电脑导向）是一种制作方法。
- 真空成型是另一种制造方法。
- Ottobock 形状系统是该技术的一个例子（www.ottobock.com）。

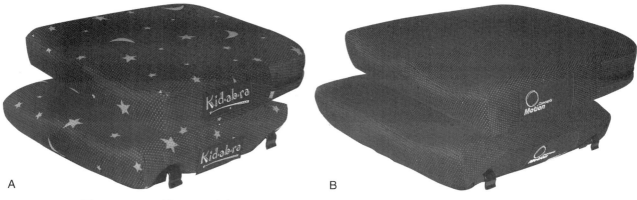

图 9-5 Matrix 垫。A. 儿童版。B. 成人版。(由 Invacare Corp 提供，www.invacare.ca)。

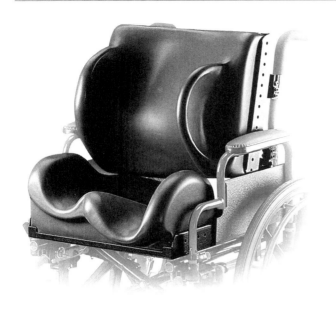

图 9-6　定制轮廓的座椅系统。(由 Inva care Corp 提供，www.invacare.ca)。

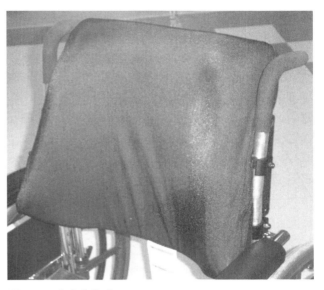

图 9-7　商业化靠背。

水平位置时，它可以帮助控制骨盆。有研究调查了骨盆稳定性对功能的影响（ Miller Polgar et al., 2000; Rigby et al., 2001 ），但没有临床研究评估这种特殊的背部配置对姿势控制和随后功能的影响。

二、用于构建座椅系统的材料属性

　　了解座椅技术中使用材料的特性将有助于选择合适的靠垫。关键材料属性包括密度、刚度、渗透性、包裹度、弹性和阻尼（ Brienza & Geyer，2000，NPUAP，2007; Sprigle，2000 ）。

　　材料的密度（ density ）是其重量与其体积的比值。更大的密度通常意味着更耐用的材料，但并不总是如此。在相同负载条件下，低密度材料疲劳将快于高密度材料。材料的刚性（ stiffness ）或渗透性描述了在负载下的变化量。在垫子上显示的就是用户压缩垫子的距离。柔软的材料可能会使用户直接坐到了底部，但是不够柔软也会导致就座压力的增加和组织破裂。国际标准组织还描述了横向和向前刚度，描述了缓冲垫对横向力的响应。在低刚度的缓冲垫上滑动更容易，但是剪切力更大，导致缓冲垫的稳定性比较低。滑动阻力（ sliding resistance ）是与摩擦有关的缓冲性能。阻力大的坐垫减少了用户滑动的次数，有助于保持直立的姿势，但是导致移动更加困难。

　　弹性（ resilience ）是材料在力移除后能够恢复

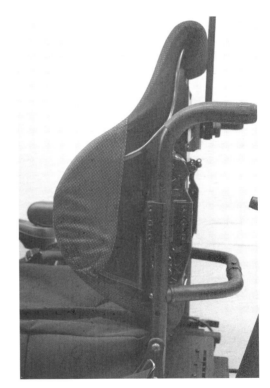

图 9-8　定制的可调节的靠背。

其原来形状的能力，或者是在施加负载时适应负载的能力。即时弹性是负载变化时（ 如当有人在坐垫上转移重量 ）的即时恢复。长期的韧性是一个负载又卸载的垫子的长期恢复的过程。缓冲（ dampening ）是坐垫减缓冲击力的能力；最好通过在材料上投放重物来观察。如果物体沉入材料中，则缓冲发生。如果材料反弹或材料对物体没有反应，那么材料缓冲性能不好。这是坐垫材料的"减震器"特征，对于在粗糙的表面或有障碍物的路面行进的个体，最小化地面力的传输是重要的。包裹度（envelopment）是人们沉入坐垫的程度以及衬垫包围臀部的程度。良好的包裹度促进稳定性，有助于降低峰值压力。恢复（recovery）是指负载移除时，坐垫返回到其预加载状态的程度。

三、支撑面技术分类

NPUAP定义了对本讨论很重要的四类支撑表面：反应式和主动支撑面，动力和非动力（NPUAP，2007）。电动或非电动的反应式支撑表面仅在有负载时起反应（例如，泡沫垫保持其形状，直到使用者坐在其上，此时它符合用户的形状）。相比之下，支撑面载荷分布特性因加入或卸下负载而发生变化。非动力支撑表面不需要任何外部能量源，但是动力支撑表面需要（NPUAP，2007）。

Sprigle等人（2001），Brienza和Geyer（2000）及NPUAP（2007）描述了用于构建轮椅垫子的材料分类的统一术语。他们描述了以下类型的垫子：①由细胞材料制成；②含有流体（Sprigle et al.）、细胞或囊状结构（NPUAP）；③其他结构［例如，弹性体、凝胶（NPUAP）］。表9-1总结了这些材料类型及其特点。

四、坐垫罩

选择座椅或靠背垫的罩与确定用于制造垫子的材料同等重要，因为一旦罩不合适，该材料的某些好处也会被抵消（Tang，1991）。所选择的罩应在坐垫的轮廓上非常服帖，特别是在非平面系统中。它不应该干扰垫子的包裹性能，也不会增加剪切和摩擦。太紧的罩将阻止客户进入垫子的轮廓。太大的会产生皱褶，产生额外的压力点。

临床医生应该知道织物如何处理由于失禁或出汗引起的潮湿。大多数垫子一年中至少有一段时间是在炎热潮湿的条件下使用，因此即使不存在大小便失禁，汗水也是一个问题。许多产业用织物，混合莱卡和涤纶，将水分隔离身体，这是预防压疮的重要考虑因素。坐垫罩的选项通常包括一个简单的弹性罩，当用户有大小便失禁的病症时，坐垫罩使用如前所述的织物，可起到防潮的作用。坐垫罩应易于拆卸和清洁。

第七节　座椅评量

在实践中，单一评量被用于收集信息，以提出有关座椅和移动技术的建议。在接下来的章节中，这个过程将被描述并应用于座椅，以及应用于移动技术。

为了推荐座椅和技术而评量个体的过程需要一种包括许多考量因素的系统方法。第五章描述了辅助技术需求和干预评估的一般过程。图9-14概述了一个框架，指导辅助技术专业人员（临床医生）通过决策过程和最终选择符合用户需求和技能的座椅和摆位技术。

与辅助技术的其他领域一样，提供座椅服务的过程涉及跨学科团队。客户，包括座椅系统的使用者和护理者及家庭成员，都是这个团队的核心。他们的需求、目标、能力和生活方式推动了评量过程。作业和物理治疗师通常提供身体、认知和情感表现的专业知识；日常生活活动；促进或阻碍日常生活、座椅或行动使用的环境因素。医生提供相关的医疗信息，例如，是否计划手术或其他医疗程序，以及这些程序对用户座椅的影响。一些司法管辖区还要求医生决定或者批准座椅的推荐。辅助技术供应商通常提供可用技术及其应用的知识来满足特定目标。有时康复工程师也提供这项服务。当商业产品不满足客户的需求时，康复工程师或座椅技术人员可以设计和构建定制系统。关于座椅和移动性评量的讨论假设临床医生已经了解为合格的、推荐的设备证明和获得资金批准的必要的制度和法规来。

一、需求识别

框9-2列出了座椅干预的预期成效。临床医生有责任在客户协作下促进这些目标的识别和优先排序。座椅系统的设计有时会牺牲各种目标。例如，当所得到的恰当对准的摆位不太舒服时，期望的生物力学对齐对于具有严重姿势畸形的人体是不现实的。

二、标准化措施

第五章介绍了对残疾人功能进行一般性评量的措施。对座椅和移动性有用的一般性评量包括大运动功能测量（Russell et al., 2013）和相关分类系统（Palisano et al., 2008）及Chailey能力水平（Pountney et al., 1999）。Field和Livingstone（2013）对姿态控

表 9–1 坐垫技术分类。

描述	优点	缺点
细胞技术制作的泡沫		
泡沫 用于制作座椅靠垫最常用的材料 出现各种厚度和密度 开孔泡沫具有相互连接的穿孔，透气性好（例如聚氨酯和胶乳） 闭孔泡沫由包裹在膜中的单个泡孔组成（例如，乙醇泡沫）	廉价轻便 压缩重量，所以具有良好的包裹性 开孔泡沫允许更好的透气性 比封闭泡沫密度小，所以它们重量较小 轻量级 容易塑型 为其他较软的泡沫提供良好的基座	太软的泡沫容易"漏底"，导致客户与底层的支撑结构接触容易发热 容易因水分和光线而变质 随着时间的流逝而失去弹性 吸收水分，使其难以清洁 容易比其他泡沫更快地分解 容易僵化，所以它们不提供很多的包裹，导致更少的姿势稳定性 会因潮湿和热量而分解 气流被限制而减少通风

描述	优点	缺点
弹性泡沫或模型（图 9–9） 例如：Sunmate，T–foam 和 Tempur–Med 品牌 最初为太空旅行开发 非常紧密的泡沫，其特征在于其保持其长时间的形状的能力 有时叫作"记忆泡沫" 有不同的密度	慢慢适应恒定负荷 有一个"记忆"，延迟他们回到原来的形状 提供良好的包裹性，为姿势提供稳定的基础 良好的热性能（使身体散热）	包容性可以提高滑动阻力 根据密度，弹性和阻尼可变
柔性模型（图 9–10） 示例：Supracor 公司的激活垫 由热塑性材料组成的蜂窝结构 以施压时会弯曲的互连的开放泡孔排列 可用于平面和轮廓版本	符合用户身体提供压力再分配 开放细胞允许气流通风，防止汗水或尿液中的水分积累 良好的弹性	比弹性产品更少的包裹性
含流体的垫子		
空气填充（图 9–11） 示例：ROHO 品牌 由装有空气的密封容器组成 可能是单个隔间，更常见的是有多个隔间	良好的长期和短期韧性 压力分布特性往往很好，但依赖于维护 许多型号允许将垫子充气到不同程度，根据需要提供压力再分配 轻量级 材料不会随时间恶化	必须适当充气：过度充气导致姿势稳定性差和包膜不足；欠充气导致坐垫"漏底" 不敏感的用户可能未能发现膨胀不足 维护成本高，易于破裂和穿孔，需要检测膨胀情况
弹性流体（图 9–12） 示例：Jay 垫子，动作垫 粘度是指流体分子相互移动的程度；低粘度流体容易移动（例如水） 这种类型的大多数坐垫材料具有高粘度	良好的减震和热性能 提供稳定的基座	包裹性差，短期和长期韧性 受温度影响，在寒冷的天气会结冰 流体会移动，允许用户坐在硬表面 需要来回揉捏以确保凝胶的均匀分布
其他结构		
混合坐垫（图 9–13） 示例：Otto Bock Cloud，Jay Cushions，Invacare Infinity Cushions 品牌 组合其他类别中描述的材料 最常见膜里包含凝胶、粘性流体、（顶部或切口充满）空气的封闭细胞泡沫基座	良好的包裹性，热性能和压力再分配 良好的姿势支持	材料不同，重量不同 组件的材料和配置不同，维护的方法不同

来源：Brienza & Geyer，2000; Sprigle et al，2001; Tang，1991。

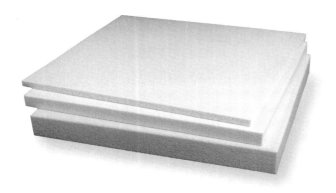

图 9-9　弹性泡沫。（由 Sunmate 提供，www.sunmate-cushions.com）。

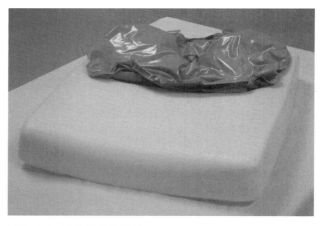

图 9-12　弹性流体填充垫。

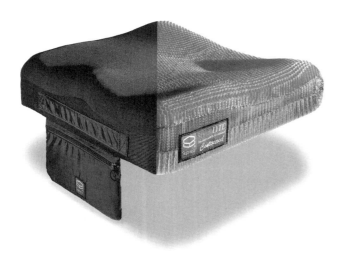

图 9-10　柔性模型垫。（由 Supracor Inc. 提供，www.supracor.com）。

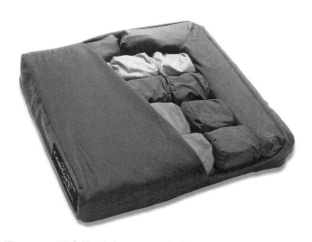

图 9-13　混合垫。（由 Ottobock 提供，www。ottobock.com）。

制的临床措施进行了系统的回顾。他们确定了 19 项此类措施，得出的结论是在目前的发展状况下，这些措施都不健全。他们发现临床用途因所需特殊设备的需求以及参与性、情境和家庭元素的考量缺失而受到限制。大多数的测量属性是非常有限的。评估者之间的可靠性通常是确定的，但其他类型的可靠性不是没有建立起来，就是没有以严格的方式完成。有效性研究在这个领域特别缺乏；当他们完成评估后，他们检查与措施内容有关的有效性，但不是与建设相关的，而这才是更重要的有效性考虑（Messick，1980）。

　　评量姿势控制的三个措施包括坐姿姿势控制措施（Seated Postural Control Measure，SPCM）（FCM et al., 1991, 1993）和坐姿姿势控制测量—成人版（Seated Postural Control Measure—Adult Version，SPCMA）（Gagnon et al., 2005）及姿势和姿势能力量

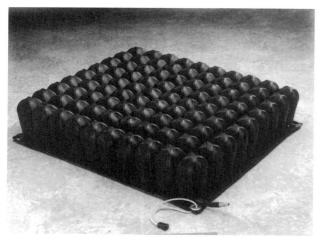

图 9-11　充气垫。

表（Posture and Postural Ability Scale，PPAS）（Rodby-Bousquet et al., 2012）。轮椅不适评量工具（Tool for Assessing Wheelchair disComfort，TAWC）（Crane，2004，2005，2007）提供了一种量化长时间坐着时（通常在轮椅和座椅系统中）舒适度的方法。

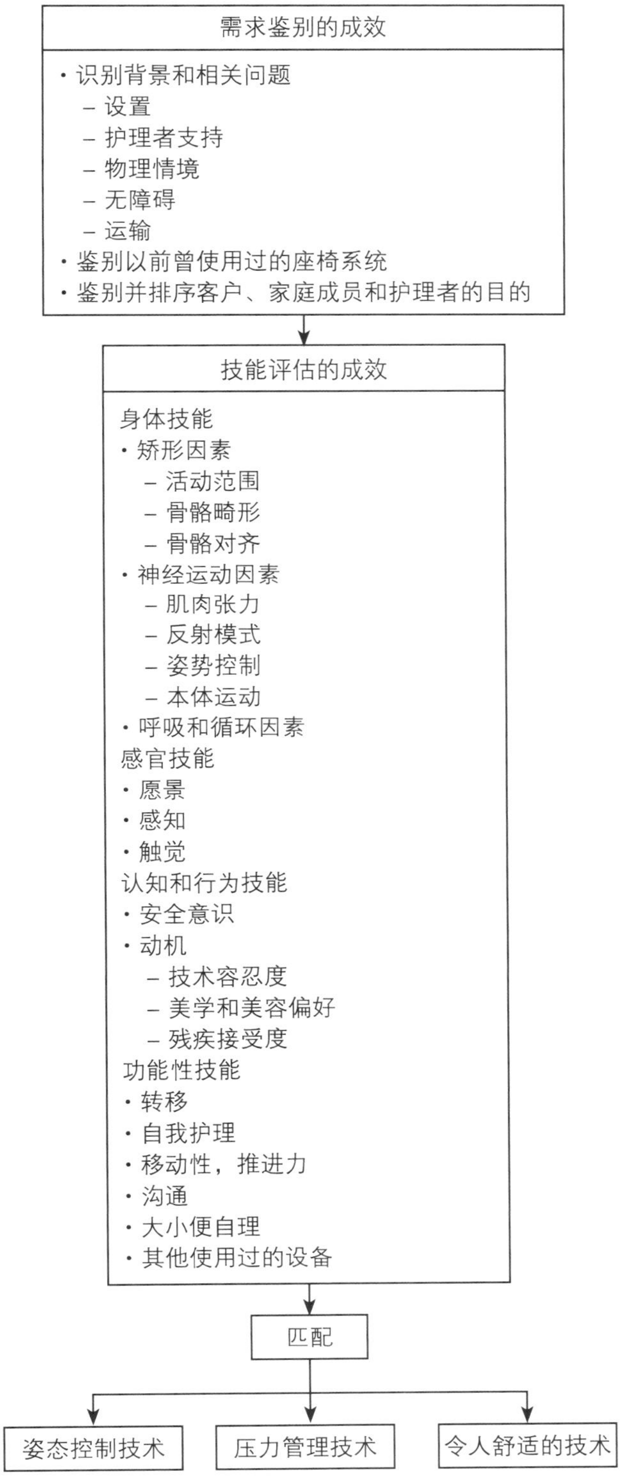

图9-14　座椅评量框架。

SPCM 和 SPCMA 每类都有三个组件：座位尺寸级别，就座时对齐，活动后对齐。座位尺寸级别提供关于当前的就座能力的描述，关于一个人维持坐姿所需的支持量以及在独立就座可能时这个人拥有的姿势稳定性的描述。它使用 8 点序数刻度。对齐部分包括在不同部位（例如，头部、躯干、骨盆）描绘对齐的图像，使得临床医师能够在静态和随后的运动中描述姿势调整（Fife et al., 1991）。

姿势和姿势能力量表被用来评量患有脑瘫的成年人。它使用 7 分序数量表来衡量仰卧、俯卧、坐姿和站立的姿势能力，得分 1 表示能力较差。通过从正面和矢状视角观察，采用是与否的量表评量质量和对称性（Rodby-Bousquet et al., 2012）。

TAWC（Crane，2004，2005，2007）提供了一种方法来量化一个人在长时间坐着时（通常是坐在轮椅上）所经历的不适程度。它有三个部分：统计收集关于轮椅和座椅使用、位置和活动的信息；能描述不适感（例如，疼痛、温度）的一般性不适评量；以及可以量化全身及不同部位不适度的评定量表（不适强度等级）。一般性的不适度以 7 分量表评级，以强烈反对，强烈同意为锚点。

三、活动

任何以确定座椅需求和推荐技术为目标的评量都是从讨论用户在使用座椅系统时希望并需要完成的活动开始的。诸如"加拿大作业表现测量"（Law et al., 2005）这类一般性措施提供了系统的方法来讨论自我护理、生产率和休闲领域的关键活动。

在评量中，个人使用座椅系统所需的辅助程序是一个重要考虑因素。当一个人希望独立使用座椅系统时，必须考虑个体是否可以转移到座椅系统，并能够独立地固定任意一个安全带。座椅系统的复杂性和使用的便利性影响了对使用转移器提供辅助技术的个体的要求。

功能性技能，包括从不同地方（例如，从床到轮椅，从汽车到轮椅）的转移、自我护理技能（如喂养、穿衣）、轮椅移动性、书面和口头沟通技巧以及大小便自理，都应该被评估。需要考虑到在座椅系统中可能会使用到的设备。例如，呼吸设备和增强沟通设备经常会安装在轮椅上，需要处于对用户有用的位置。

在现有系统和拟议系统的模拟中，评估个体执行功能活动的能力是很重要的。通过观察客户在他们现有系统中进行的功能活动，临床医生可以获知两件事情。首先，临床医生可以确定客户的独立程度和功能障碍的区域。其次，还可以了解客户目前是使用什么策略完成功能性活动的。通过使用本章所述的方法，临床医生可以模拟客户的不同摆位。在这些模拟摆位中，临床医生可以让个体执行功能性任务。改变坐姿会影响到人们进行某些活动的能力。重要的是选择一种系统，使人的功能最大化，并且不会干扰已被证明是有益的策略的使用。例如，不应该禁止青少年使用异常的非对称紧张性颈反射操作单开关，除非可以找到完成这项任务的另一个动作。有时需要把理想的坐姿换成一种能让个体更具功能性的坐姿。

四、人类因素

（一）身体技能或坐垫的评量

身体评估包括矫形因素、姿势控制、呼吸和循环因素。建议对处于坐姿状态以及在垫子等平坦表面上仰卧状态的人进行身体技能评估。

（二）矫形因素

矫形评估涉及关节运动范围的测量、以及骨骼畸形和骨骼对齐的评量，以确定最佳坐姿角度。获取关于运动范围和畸形限制的信息是必要的，以确定座椅系统的目标是防止畸形、矫正畸形或适应畸形（Trefer et al.，1993）。

从客户仰卧在垫子上开始，评量腰椎和骨盆的移动性，然后对臀部、膝盖、脚踝、上肢和脖子的运动测量范围进行评量。一旦进行了这些测量，客户就会坐下来。此时可以进行如图 9-15 所示的关节角度和身体测量。接下来确定个体头部、肩膀和躯干与骨盆的对齐（参见前面讨论的 SPCM）。评量个体坐着时的运动范围和骨骼对齐，以确定身体部位如何受到重力的影响。测量方法和姿势对齐评估的细节可以从（c.f.，Buck，2009; Waugh & Crane，2013）获得。

确定存在的骨骼畸形是固定或灵活，这是非常重要的。在固定的畸形（fixed deformity）中，限制特定关节的正常运动范围的骨骼、肌肉、囊状韧带或肌腱中会发生永久性变化。固定的畸形影响其他关节的骨骼对齐，通常需要设计一个座椅系统来适应畸形。通常，增加的张力和肌肉紧张度使得人们

采取一些姿势，但这些姿势可能会出现畸形。然而，在相反方向上的外部施加阻力（被动拉伸）的情况下，可以移动节点来减小变形。这个人的此处关节会被认为具有柔韧畸形（flexible deformity）。根据情况，座椅系统可以设计成矫正柔韧畸形。具体的畸形及其对坐姿的影响在关于姿势控制的座椅原理的部分中有所描述。

有些人通过手术纠正一个或多个畸形。临床医生应了解客户可能已经进行的任何手术，并了解其对座椅干预的影响。在其他情况下，团队在评估期间可能会决定在进行座椅干预之前考虑手术或矫正干预。如果是这种情况，转诊到适当的医疗机构是必要的。Letts（1991）研究了与坐姿有关的外科手术。

（三）姿势控制

用户的姿势控制（postural control）是评量的关键因素，特别是对于运动控制发育中的儿童、在神经损伤（例如创伤性脑损伤）后恢复运动功能的个体及由于慢性疾病而失去运动控制的个体。应该考虑两个重要的方面：个体控制坐姿的能力（即维持一个合理的舒适的坐姿所需的支持量）及对各种位置变化的反应。评量这些方面最有效的方式是让客户坐在垫子上。

一个人在坐姿中控制他或她姿势的能力可以通过让其双脚支撑坐在垫子上来确定。客户的就座能力是通过维持坐姿所需的支持量来描述的。而双手自由的就座者是那些不需要用手来支撑自己维持坐姿的人，依靠双手的就座者则需要用手来维持。没有某种额外的支持，依靠双手的个体不能实施就座活动。依靠双手的就座者根本没有足够的运动控制来支持自己的坐姿。姿势控制往往低于其他两类。坐姿等级也可用于确定维持坐姿所需的支持量（Field & Roxborough，2011，2012）。

帮助个体维持坐姿所需的外部控制量是重要的决定因素。Kangas（2000）建议提供最低限度的外部支持。支持可能因活动而异。当个人进行久坐活动时（如看电视等），可能需要较少的支持。或者，当个体使用他的手进行活动并且注意力集中于活动时，需要更多的支持。个体在参与活动时不应该将注意力转移到维持姿势上。

最后，临床医生需要确定个体对各种姿势变化的反应。首要的是，临床医生应评量骨盆位置变化对客户姿势控制的影响。当骨盆位于中间、前倾或

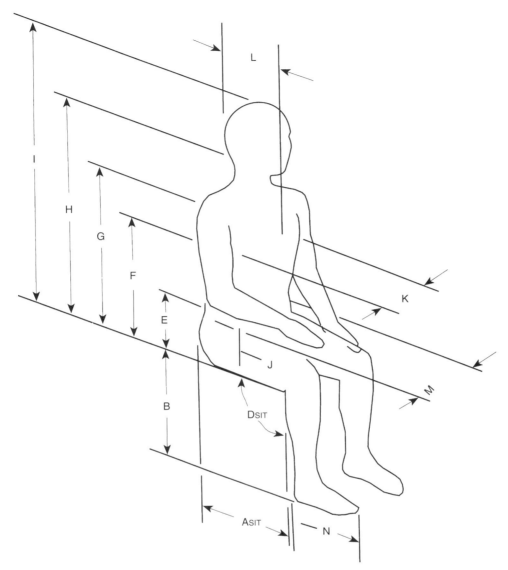

图 9-15　在座椅评估期间进行的关节角度和身体测量。ASIT（右和左），臀部/腘窝后面；B（右和左）腘窝/地面；DSIT，膝关节角度；E 座面/盆腔；F 座面/腋窝；G 座面/肩部；H 座面/颈部；座面/头部；J 座面/肘部；K 胸宽；L 身体厚度；M 臀宽；N 脚跟/脚趾。（来自 Bergen AF, Presperin, Tallman T: Positioning for function: wheelchairs and other assistive technologies, Valhalla, NY, 1990, Valhalla Rehabilitation Publications）。

后倾位置时会发生什么？类似地，脊柱对齐或下肢位置的改变对姿势控制有什么影响？客户对这些位置变化的反应将影响座椅系统的配置，以及是否需要提供其他动态元素。

（四）呼吸和循环因素

人的呼吸状态和循环是评估过程中处理的其他因素。随着骨骼畸形，肺和心脏功能可能受到损害。重要的是，要知道某些姿势是否增强或限制了呼吸。也需要考虑循环，特别是下肢的循环。一些个体可能易患循环问题的病症；特别是对于这些个体来说，

应该避免损害循环流畅性的摆位。

（五）感觉和感知技能

视力和视觉感知有助于一个人的平衡和坐姿，在评估期间需要考虑这些方面的缺陷。座椅的配置可能会影响到用户的视线。例如，如果座椅靠背角度设定为 90 度，那么有些无法保持脊柱延伸并伴有颈部弯曲的姿势控制不佳的个体可能无法将头部保持在直立位置。在此座位配置中，用户的视线将向下。一个人对空间中的身体位置（本体感觉）的意识也会影响身体的姿势。

案例分析

Jillian 是一名幸福的 5 岁女孩，患有脑瘫（CP）导致严重的运动障碍。Jillian 不会说话，她用微笑或眨眼来表示确定。对于她的处境，她非常警觉和敏感。她将在秋天上幼儿园。她没有轮椅，也从未做过座椅系统的评估。她的父母抱着她走动或者在需要时使用伞车。她每周接受三次神经发育治疗。当他们进行初步电话推荐时，Jillian 的父母表示，他们已经推迟了为 Jillian 提供一个座椅系统，因为他们不希望她"看起来是残疾的"。随着 Jillian 即将上学，他们觉得是时候给她一个轮椅和座椅系统了。

Jillian 患有混合型张力。她的下肢，特别是她的脚踝，张力升高。她的上肢的张力也增强了。她的躯干和颈部功能减退。她表现出惊跳反射和对称的颈紧张反射。她没有任何明显的矫正畸形。她无法保持头部长时间直立，除非她稍微倾斜。当她的头直立时，Jillian 可以用右手使用开关。她也可以使用电脑上的触摸屏，但是她需要帮忙坐着。Jillian 依赖于移动性和所有其他功能活动。

问题

1. 从你目前得到的信息来看，Jillian 座椅的目标可能是什么？
2. 写一份你将询问她的父母和治疗师的面试问题清单。
3. 你将如何进行 Jillian 的座椅评估？
4. 根据你现在所掌握的 Jillian 的信息，你会考虑什么技术方法，为什么？你会考虑什么类型的摆位配件，为什么？
5. 列出 Jillian 座椅系统的潜在资金来源。你如何证明她的系统符合资金来源（参见第五章）？

触觉是另一个需要考虑的因素。一些人可能会对身体的某些皮肤或摆位部分的触摸做出防御反应。其他触觉缺乏个体，会更容易出现皮肤损伤。临床医生应确定是否有任何已知的感觉的减退，特别是在臀部区域，以及是否有压疮的病史。应检查人体皮肤承重表面（包括由侧面支撑物支撑的躯干上的区域）的状况，以确定皮肤损伤、循环、颜色、光滑度、感觉和湿度的情况（Tredwell & Roxborough, 1991）。

对那些再摆位自己的能力或活动仅限于床或椅子的个体，应该评量其压疮发展的风险。可以通过衡量移动性和活动水平受限的程度来确定风险的大小。评量这些因素的三个常用量表是诺顿量表（Norton et al., 1975），Waterlow 量表〔Waterlow, 1985（2005 年修订版）〕和 Braden 量表（Bergstrom et al., 1987）。除了移动性之外，这些量表还可以评量压疮风险的其他因素，例如失禁、营养状况受损和意识水平的

改变。应使用一个验证的系统风险评量工具评量个体。框 9-4 总结了压疮治疗风险评量手段。

框 9-4 压力溃疡风险评估。

用于评量压疮形成风险的常用量表溃疡形成

Braden Scale（Bergstrom et al., 1987）

组成部分：

· 感官知觉
· 湿度
· 活动
· 移动性
· 营养
· 摩擦和剪切

前四项的分数为 1 ~ 4。最后一个项目的分数为 1 ~ 13，数字越高表示风险越低。小于或等于 9 的分数表明风险很高。（Braden, 2001）

诺顿量表（Norton Scale, Norton et al., 1975）

组成部分：

· 健康状况
· 心理状况
· 活动
· 移动性
· 失禁

项目评分为 1 ~ 4，数字越低，表明风险越高。

Waterlow 分数（Waterlow, 1985; 修订 2005）

组成部分：

· 身高和体重
· 皮肤类型视觉危险区域
· 性别和年龄
· 营养不良筛选工具
· 持续性
· 移动性
· 特殊风险
  · 组织营养不良
  · 神经缺陷
  · 近期手术或创伤

每个项目都以 0 ~ 3 或 0 ~ 5 的分值进行评分。10 分以上表示有风险，15+ 表示高风险，20+ 表示压疮形成风险非常高。

（六）认知能力

解决问题和行动规划等认知能力在座椅系统中不像在移动中那么重要。但是，仍有几个方面需要考虑。安全判断能力较差的个体可能不知道需要扣紧摆位皮带，从而需要特别考虑。当座椅系统复杂时，了解客户的认知能力将有助于教会客户或护理人员正确使用系统的方法。了解个体的语言和沟通能力（见第十六章）将有助于临床医生在评估过程中决定如何收集信息。例如，如果一个人依赖于增

强沟通设备或者是 / 否响应，则在评估过程中就应该使用这些沟通模式。如果知道客户的回答不可靠，那么临床医生应该向护理人员寻求帮助来解释客户对座椅系统的反应。

（七）心理社会因素

技术对个体的意义是与用户一起探索的一个重要因素，尽管它对于座椅和移动系统的移动性更重要。许多客户倾向于技术不要带来对残疾的注意。这种偏好将是选择座椅系统的一个因素。美学是接受和拒绝技术的一个重要因素（Pape et al., 2002）。行为问题也可能导致一个需要解决的安全问题。如一个焦虑不安的人，将自己撞在椅子背上。与客户和护理者合作解决这些担忧至关重要。

五、情境因素

（一）物理情境评量

座位评量应确定在哪些环境中使用座椅系统（例如，家庭、学校、工作场所和车辆及系统是否需要在不同的环境中使用）。知道座椅系统将在哪里使用有助于临床医生确定系统是否需要拆卸并重新安装到移动设备或其他设备中。例如，个体在从家到学校的路上换乘汽车座椅时，会将座椅系统移除以便将其存放在车内，并在到达目的地后更换。设计用于幼儿的许多座椅装置旨在与不同的基座配对（例如，该系统可以用在婴儿车、高脚椅或底层座椅）。

临床医生应确定座椅系统在户外的使用范围。温度是设计座椅系统时要考虑的重要因素。极端的温度会影响许多材料的功能，限制它们满足系统使用目标的能力。暴露于光源可能会影响用于覆盖系统组件的一些材料，改变其属性并再次影响系统的功能。

（二）社会情境

临床医生必须知道谁可以帮助客户在不同环境中使用该系统。这些知识会影响对系统用户的指导，以及对系统的重量、复杂度和维护方面的考虑。许多推荐座椅产品的临床医生都遇到过这样一种情况，即在移动座椅系统中，一个简单的坐垫被向后放置，结果给用户带来很大的不适感。复杂的座椅系统的误用风险要大得多。因此，临床医生必须确保使用者和护理人员熟悉座椅系统的正确使用。充分的指导是防止系统误用的关键。

（三）制度情境评量

资金影响是一个重要的机构考虑。第三章和第五章介绍了资金方面的一般考虑。临床医生有责任提供必要的文件以确保获得资金，但也可能依靠其他人（如客户、家庭或康复助理）提供文件中所包含功能的重要信息。

一些法律管辖区通过立法规定对居住在法律管辖区内的个体使用约束。这项立法的目的是限制不适当使用约束。立法通常规定在制度环境中如何使用约束，要求大多数机构在使用约束时制定计划和书面流程。框 9-5 提供了在有关座椅约束使用的机构指导和护理计划中要查找的信息。临床医生应该熟

框 9-5 在机构环境中对客户使用约束的注意事项。

约束指南
· 应使用约束最少的设备。
· 因为约束可以增加焦虑感，应经常重新评估客户对约束的回应。
· 应经常重新评估客户，以确定是否需要持续约束。
· 定期解除约束。
· 需要遵守该设施关于使用约束的指南。
· 根据管辖权，如需继续使用约束，医师需要定期发布医嘱。

护理计划
· 经常重新定位客户；监督用户的摆位，以确保他不会有受伤危险，也不会因为约束导致不能移动而造成压疮的危险。
· 定期进行皮肤护理，包括观察可能形成压疮的发红区域皮肤。
· 白天经常进行运动练习（主动或被动，视客户情况而定）。
· 协助日常生活活动；如果客户在这些活动中仍然受到约束，请确保约束并不限制其表现。
· 确保团队进行持续评量，以监测是否需要继续使用约束。

替代策略
· 观察用户，以确定促使使用约束的行为是否由环境中的某些因素触发，例如：
　· 环境中的其他人可能会引发激动的行为，所以限制这个交流可能会使行为平静下来。
　· 如果约束被用来防止掉床，请降低床位和使用垫子，以减少摔倒时受伤的风险。
　· 提供激发客户参与的活动，鼓励他们平静下来。
· 如有可能，将个体放在一个群组中，以便能够持续观察和协助。
· 请注意您的沟通和互动方式对客户情绪的影响，因为这些可能会使情绪更加激动。
· 在床上使用定位报警器，以便在客户试图爬出床时，工作人员可被提醒。
· 加强锻炼计划。
· 确保员工熟悉客户，了解他的需求和能力。
· 确保客户在床上是舒适的。

参考文献：Collins et al., 2009; Registered Nurses Association of Ontario, 2012.

悉机构的约束使用政策，这些政策如何影响其实践，以及在客户的座椅系统包括了被认为是约束的元素时，服务提供过程的所有部分的相关需要。

约束经常被用来防止摔倒。然而，很少有证据表明它们的使用确实能显著降低摔倒发生率。临床医生应监测客户使用约束的任何不良后果。这些后果包括客户因运动受限而焦虑、发红、皮肤磨损或压疮，或者因座椅部件过度约束，功能性活动受到不适当的限制。

六、匹配设备特征与消费者的需求和技能

收集到的有关需求和技能的信息提供了用户的配置文件。然后可以确定主要的座椅需求（姿势控制，组织完整性，舒适度），从而确定潜在技术并评估其在满足客户需求方面的有效性。

下一步是和客户一起实际模拟一个或多个选择方案。临床医生可以让客户尝试各种摆位系统来观察身体位置和材料变化的效果。试用摆位也有助于评量客户使用电动轮椅操纵杆等控制接口的能力。可以通过改变位置来判断它们对人的控制设备能力或执行其他功能技能的能力是否有利。模拟能够更容易记录特定系统的需求和有效性，从而可以获得资金。如果为客户考虑了具体的垫子或摆位组件，那么有助于让她尝试实际的产品并确定她是否喜欢它。在某些情况下，客户可能希望把系统带回家试用一段时间，以能够在自然环境中更长时间地使用该系统。

几个关键问题可以帮助临床医生评估已经模拟的技术有效性，并为客户选择适当的座椅系统。这些问题总结了需求评估、技能评量和模拟，具体如框9-6所示。应重点关注模拟座椅系统是否符合需求评量中确定的目标。临床医生应考虑系统在摆位、功能支持和舒适度方面达到预期目标的程度。护理人员抬起、携带和维持座椅系统的能力是另一个要考虑的因素。只有满足客户或护理人员要求的目标的系统才会被使用。

第八节　干预

一、姿势控制座椅系统的原则

患有不规则张力、肌肉无力、异常反射模式、

框9-6　知会座椅系统推荐的关键问题。

座椅系统是否满足客户的目标和需求（例如，姿势控制、压力再分配、舒适度）？

座椅系统是否提供稳定性，并允许在功能活动（例如转移、重心移动、日常生活活动）方面有最大化表现？

座椅系统是否足够耐用以满足消费者合理使用的需求？

座椅系统是否足够灵活以满足消费者不断变化的需求（例如，功能能力的变化、发育变化）？

是否有可用的资源来确保座椅系统的适当维护？

客户或第三方支付者能否为座椅系统的费用提供资金？

肌肉群萎缩或骨骼畸形的儿童和成人，可能需要外部摆位装置来控制其姿势并防止畸形。在这一类别中，一些个体具有轻度的损伤，仅需要很少的支持，但是有的个体具有严重的身体损伤，需要广泛的姿势支持。构成座椅系统的部件可以为身体提供支撑，以改善骨骼对齐、使张力正常化、防止变形、并增强运动。框9-7总结了实施姿势控制座椅的指导原则。

框9-7　姿势控制摆位指南。

1. 近端稳定（即稳定的骨盆）对于躯干和头部控制、上肢和下肢的支配是重要的。
2. 坐是一项动态的活动。姿势控制的座椅应使客户活动而不是限制其活动。
3. 骨盆是一个关键的控制点，因为它的位置会影响身体其他部位的姿势。
4. 下肢应在内旋、外旋、外展和内收时处于中间位置。
5. 躯干应直立并处于中立位置（即有限的侧向旋转和旋转）。
6. 颈部在中性位置时（颈部旋转和伸展、旋转和侧向旋转），头部也应处于中线位置。
7. 肩膀应该向前下倾斜，在内外旋转和外展内收方面处于中立位置。肘部应以90度左右的角度支撑。

姿势控制指南

与姿势控制相关的最重要的原则是，靠近身体中心的近端稳定有利于头部和四肢的运动和控制（例如，功能）。在正常发育期间，在使用远端肢体进行操作之前，婴幼儿需要在近端关节处获得稳定性。例如，宝宝坐着时要成功地伸出手来抓住玩具，他必须已经掌握保持平衡坐姿的能力（Bertenthal & Von Hofsten，1998; Hadders-Algra et al.，1998,1999; Savelsbergh & Van der Kamp，1994）。否则手必须被用来保持平衡，这也就限制了它们的操作。姿势控制的座椅为没有内部机制控制身体姿势的个体提供外部摆位组件。Tredwell 和 Roxborough（1991）提

出了一个分类方案（框 9-8），用于描述一个人在座椅上展示出的控制量。每个类别与座椅系统提供的支持程度的简要说明相匹配。

框9-8　坐姿姿态控制级别。

双手自由的就座者

不用双手支撑，可以长时间坐着。

设计座椅系统主要用于移动，提供稳定且舒适的基座支持。

依靠双手的就座者

一只手或双手用于在坐着时保持支撑。

座椅系统旨在提供盆腔或躯干支撑，以释放人的手进行功能活动。

被支撑的就座者

没有任何支撑自己就座的能力。

座椅系统提供全身支持。

在任何类型的外部支撑时，需要注意不能使个体过度被摆位。我们需要记住，坐是一种动态的活动。我们经常认为坐着是休息放松，是没有活动和运动的，实际上许多活动都是在坐着时进行的，如写作、驾驶、打电话和打字。即使安静地坐着，个体也会频繁调整姿势以保持舒适度。用户"适当地"进行摆位，使自己不再使用刚才的肌肉运动来完成功能任务，这种现象并不罕见。我们应该使用最少的约束来优化功能（Kangas，2000）。本节介绍了为个体开发姿势座椅系统的一套通用准则。

1. 骨盆和下肢

我们已经描述了骨盆在重心和坐姿方面的重要作用。骨盆是控制的关键点，其位置影响身体其余部位的姿势。因此，骨盆的对齐和稳定通常是解决个体摆位的首要部分。需要骨盆置于中立或轻微前倾的位置（Mayall & Desharnais，1995）。骨盆应水平并处于中线。

对于具有运动神经障碍的个体，建议经常采用约 90~100 度的髋关节屈曲位置（Bergen et al., 1990; Trefer et al., 1993; Tredwell & Roxborough，1991）。然而，有几种情况，这个位置并不是最好的。髋关节角度由用户在坐垫评量期间的姿势反应决定。90~100 度的髋关节屈曲角度旨在抑制伸肌张力和减少骨盆的后倾，从而使个体保持在座椅上。在一些情况下，需要增加髋关节屈曲量（从而将角度减小到小于 90 度），以进一步抑制伸肌张力。或者说，在一些情况，90 度的髋关节屈曲是无法实现的，因为畸形或者这不是最合适的位置。当在 90 度髋关节屈曲摆位时，有些人无法保持直立位置。类似地，绷紧的肌腱可能会阻止膝盖达到 90 度。在以确定骨盆、臀部和下肢的最适当的就座位置的坐垫评量过程中，临床医生需要确定畸形和肌张力对就座位置的功能和舒适度的影响。

可能存在于骨盆和髋关节的不对称姿势包括骨盆倾斜、盆腔旋转、盆腔倾斜和风蚀髋关节。这些姿势的不对称性往往是相互关联的。它们可能是柔韧的或固定的骨骼畸形，限制骨盆的移动性并限制到达推荐的骨盆位置。

在正面观察时，**骨盆倾斜**（pelvic obliquity）的个体骨盆的一侧高于另一侧（图 9-16 A）。倾斜被命名为较低的一侧；例如，左侧骨盆倾斜，左侧低于右侧。这种畸形通常伴有**盆腔旋转**（pelvic rotation），其中骨盆的一侧在另一侧的前方（图 9-16B）。**风蚀髋关节畸形**（windswept hip deformity）表现为一个髋关节内收，另一个髋关节外展。这种畸形通常被发现是如下畸形的最后阶段：髋部半脱位和脱位、骨盆倾斜、脊柱侧弯和风蚀髋关节。通常，所有这些部分都存在于这种畸形中。高侧的髋关节通常脱位，相对的髋关节可能脱位，也可能不脱位（Letts，1991）。当存在这些确定的畸形时，座椅系统应设

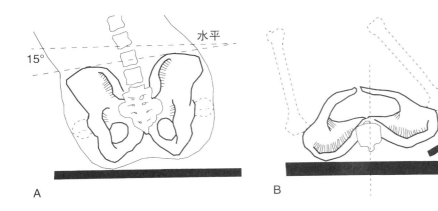

图 9-16　A. 从侧面图观测骨盆倾斜，B. 骨盆旋转（来自 Siekman A: The biomechanics of seating: a consumer guide, Action Dig March/April:8-9, 1992）。

计成适应它们，而不是试图改正它们（Mayall & Desharnais, 1995）。

可以在骨盆下面、后面、前面或侧面提供对骨盆的支撑。至少，一个牢固的座椅表面可以使骨盆平坦并稳定。中度至重度的个体通常需要更多的稳定支持。这种支撑可以由臀部周围的轮廓和腰部区域提供。当用户具有严重的伸肌张力时，可能需要改变座椅靠背角度。在坐垫评量过程中，在用户坐着的情况下，治疗师应该通过不同的髋部范围来移动客户，以确定哪个髋关节角度达到最大的姿势控制（Houghton et al., 2013）。这个最佳角度可以在座椅系统中复制，需要记住的是髋部（股骨与髋臼）的实际角度将比座椅系统的座椅靠背角度更小。具有骨盆装载区域的座椅（即，骨盆下沉进去的垫子背部的凹陷处）将支撑骨盆在中线位置并防止向前运动。可以通过轮廓化座椅以提供将大腿摆位的通道，或在骨盆水平处提供具有某种形式的侧向支撑的方法来防止骨盆的侧向移位或臀部的外部旋转。

骨盆定位皮带或骨盆定位棒从前面支撑骨盆。皮带的安置对于有效维持骨盆位置很重要。根据人的骨盆移动性、舒适性和摆位需要，骨盆定位皮带放置在与座位表面成 45~90 度的角度，如图 9-17 所示。在大多数情况下，具有 45 度倾斜角度的皮带将骨盆充分维持在适当位置。如果有过度的髋关节伸展或需要盆腔前移，将皮带定位在 90 度的拉力角度是更有效的。骨盆定位皮带可以是柔软和柔性的（例如，织带或填充的乙烯基），或在需要提供更多的支持时是硬的。一个刚性骨盆定位装置，也称为附属髂前上棘棒（Sub-ASIS）（图 9-18），通常是一个紧密的、有填充的金属棒，连接到轮椅框架或座椅插入件上，以将骨盆定位在个体的髂前上棘下方。它与完整的座椅和背部系统结合使用，适用于需要更大控制力来维持骨盆中线位置并防止骨盆旋转的个体。在坐垫评估期间，确定骨盆周围压力的影响或控制［例如，在髂前上棘（ASIS）或髂后上棘］，将有助于确定骨盆稳定装置的最佳放置方法。

适当地摆位下肢有助于维持骨盆和髋部位置。腿和脚的位置会影响骨盆的位置，因此需要同时解决。建议腿部摆位应使股骨在外展、内收和旋转时处于中间位置，膝关节屈曲大约 90 度，尽管下面将会说明一些例外情况。在座椅中经常使用某种形式的塑形，以保持股骨处于中性位置，并限制内收和内旋

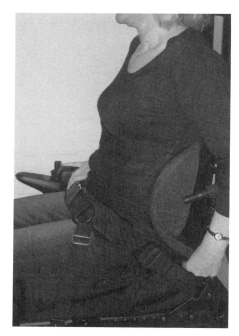

图 9-17　正确放置骨盆带。

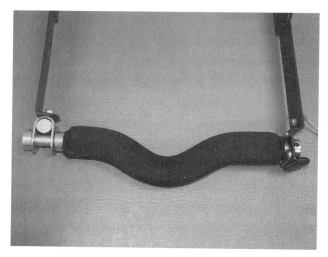

图 9-18　附属髂前上棘（ASIS）棒。

（图 9-19）。下肢经常遇到的问题是肌腱紧张，并可能会导致膝盖扭转挛缩。记住这些肌腱起源于骨盆，因此尝试摆位个体来拉伸这些肌腱并减少膝盖屈曲挛缩将导致骨盆因受到拉扯而后倾。客户可能会因此在椅子上向前滑动，成为骶骨坐姿。最好通过调整座位表面（减少座椅深度或削减前边缘）来适应这个问题，使腿部能够在座位表面下弯曲。这种轮廓能维持正确的骨盆位置。如果有固定的膝盖延伸，小腿必须由与膝盖运动范围相匹配的垫或槽完全支撑。

脚的支撑对于保持髋关节和膝盖位置，防止脚踝变形和分配压力很重要。如果脚悬挂或位置太低，

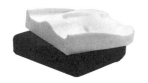

图 9-19 表面轮廓化以控制骨盆和对齐股骨的塑型泡沫垫。（由 Invacare Corp 提供，www.invacare.com）

则在大腿前部区域的压力会增加，这可能导致血流量的减少。将脚摆位得太高会对坐骨结节（IT）和骶骨造成过大的压力，导致压疮。建议将脚平摆，并将踝关节屈曲 90 度（Mayall & Desharnais，1995）。根据人的需要，脚的支撑面可以是一个或两个平台，并且具有不同的尺寸。在较短的腿下增加脚支撑的厚度可以适应不等长的小腿长度。脚踏板可以倾斜以适应脚踝固定的足底屈肌挛缩。也可以使用各种捆扎系统（包括足部上面、足跟后面和包裹脚踝的皮带）来保持所需的脚踝位置（图 9-20）。

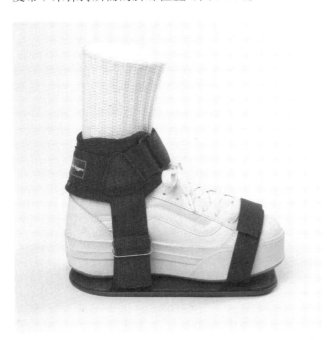

图 9-20 踝关节固定器。（由 Bodypoint Designs Inc 提供，www.bodypoint.com）。

2. 躯体

在获得骨盆和下肢所需的位置后，就该考虑躯干。躯体对准中线的直立位置是可取的。如果个体具有固定的畸形，则该位置可能是不可达到的。可能的脊柱畸形是脊柱侧凸、脊柱前凸、脊柱后凸或其组合。当脊柱侧向弯曲或旋转时，发生**脊柱侧凸**

（scoliosis）。根据涉及的脊柱的解剖部位，即颈椎、胸椎或腰椎进一步确定脊柱侧凸曲线。代偿（或次要）曲线是由于头部试图维持其直立位置的结果（Cailliet，1975）。脊椎的旋转也经常发现在脊柱侧弯中，并且可能导致比侧弯引起的呼吸困难更危险（Cailliet，1975）。

所需的躯体支撑量取决于个体对躯干的控制程度，并在对坐姿客户进行坐垫评量过程中被确定。像骨盆一样，后面、侧面或前面都可以提供躯干支撑。后面提供的支撑量与靠背高度和轮廓有关。靠背的高度可以变化，这取决于所需的上身支撑量。需要最小支撑的人可以使用较低的靠背高度；需要更多支撑的人需要使用更高的靠背。轮廓适应个体的身体形状，并提供最佳支持。如果这个人有后凸，背部就需要凹进使其不致在座位上被向前推。对于脊柱前凸，可以添加腰部支撑使座椅靠背与人接触。在肩部水平的背部轮廓可以减少存在的肩部收缩。

当一个人难以维持躯干的中线位置（左右）时，可以提供侧支撑。侧支撑的摆位也取决于在垫子评估过程中所确定的用户坐姿时的控制程度。放置在躯干上方和靠近身体的侧支撑比躯干下方的支撑更有效。（Buck，2009; Houghton et al.，2013; Mayall & Desharnais，1995）。由于横向支撑物作用在身体上的力量可能很大，因此放置这些部件和选择材料（充分填充）应小心行事，以防止组织损伤。图 9-4 显示了浮在轮椅上的侧支撑，以提供躯干支撑。

使座椅系统后背稍微倾斜一下可以消除重力对脊柱畸形、低张力、躯干强度降低或头部控制差个体的一些影响，也可以帮助个体保持更对称的姿势。重力在倾斜位置减小，这使得在躯干更容易保持在中线，并增加了侧面的舒适度。倾斜对躯干位置的积极影响必须通过该位置对功能的限制进行评估。当轮椅座椅倾斜时，视力、吃饭技能、托盘上的设备使用和社交参与都可能会受到影响。下一章关于移动技术的章节中将进一步讨论倾斜系统。

当需要控制以防止躯干向前弯曲时，可以使用前支撑。对于需要在功能或治疗活动中处于直立位置但并不具备独立维持直立位置能力的个体，这种支持是必需的。使用最常见的方法是肩带、胸部面板和硬性肩部支撑。一个简单的方法是使用附在肩膀下方的挂在座椅靠背上的肩带，越过肩膀，并将其贴附在座椅系统靠近臀部的位置（图 9-21）。胸部约束必须保持良好，因为如果下部附件松脱，使带子在脖子周围收缩，就会引起安全问题（Trefer et al., 1993）。

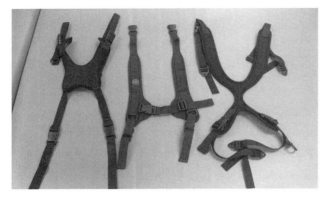

图 9-21　各种用于帮助客户保持直立的躯体位置的胸带配置。

3. 头部和颈部

探讨完骨盆、下肢和躯干的位置，下面让我们再讨论一下头颈部的位置。头部的位置对于抑制异常反射和最大化个体的视觉技能是重要的。在某些情况下，头枕只有部分时间是必需的，例如，当个体疲劳或乘坐交通工具过程中。导致需要摆位头部的最常见问题包括颈部过度伸展、颈部肌肉无力、颈部侧屈弯曲和颈部旋转。此外，当人倾倒或倾斜时，头部需要支持。就像在其他身体部位的摆位中一样，后部、前部或侧部部件都可用于支撑。图 9-22 显示了不同头枕配置的示例。后支撑范围从高靠背（对于那些需要最小支撑的人）一直延伸到不同类型的头枕。对于任何头后部支撑，重要的是避免伸展或将头部向前屈曲。前支撑可以由头带提供，头带与头后支架结合使用，但在使用时需要进行监督。Nodstop 特殊需求系统（www.nodstopspecialneeds .com）就是这样一个前支撑的例子。它由一个覆盖着柔软材料的带子和尼龙搭扣组成。带子附着在棒球帽等帽子上，并将系统连接到座椅系统的头枕上。

4. 上肢

上肢的支撑是座椅系统的基本组成部分。手臂缺乏支撑可能会对头颈部摆位产生不利影响。另外，悬吊的手臂可能在被某些东西缠住时会受到伤害，也可能导致肩部的盂肱关节半脱位。最常见的上肢支撑是轮椅的扶手，下一章将对此进行讨论。使用上肢支撑表面（如膝托）有助于头部和颈部的摆位，

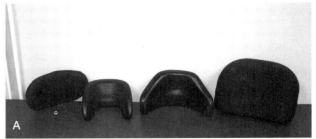

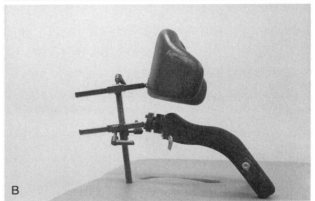

图 9-22　不同的头枕配置。A. 各种不同尺寸和深度的头枕配置。B. 头枕和硬性肩部支撑组合。

减少手臂和肩关节损伤的可能性，并将手置于中间位置，从而促进了两侧手动活动。膝托的高度取决于客户的需求。通常，托盘的安装允许个体肘部以 90 度弯曲并将前臂搁置在托盘上。有些个体不想要托盘，但仍然需要摆位上肢。对于这种情况，可以使用安装在轮椅扶手上的独立臂槽，如图 9-23 所示，为手臂提供通道和支撑。

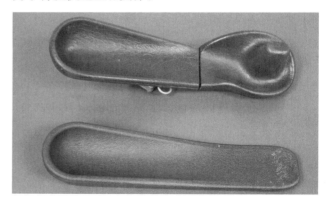

图 9-23　手臂槽。

二、组织完整性的座椅原则

座椅干预的第二个主要目标是压力再分配。该领域的重点是在轮椅垫子 – 人体界面上分配压力，并保持皮肤健康，防止压疮。压疮（pressure ulcer）

是由于"压力或与剪切力结合的压力导致的皮肤或下层组织的局部损伤（通常位于骨突处）"（NPUAP，2009）。骶骨、尾骨、坐骨结节、转子、外踝和足跟是受影响最多的部位。通过聘请国际专家，NPUAP参与了广泛的讨论和建立共识的过程，以制定一个确定不同阶段或类别压疮的战略。这些阶段和类别列于表9-2。

表 9-2　国际压疮咨询小组压疮阶段和分类。	
类别和阶段	**定义**
类别和阶段 I： 不发白，红斑	通常在骨头突出的地方，局部区域完好皮肤呈非白化发红。深色皮肤可能没有可见的发白现象；但其颜色可能与周边皮肤不同。与相邻皮肤相比，该区域可能是疼痛、坚硬、柔软、较热或较凉的。类别 I 可能难以在具有深色肤色的个体中检测到。可能意味"有风险"的人。
类别和阶段 II： 部分厚度	真皮的部分厚度减少，呈现为粉红色敞开性表面伤口溃疡，无脱落。也可以呈现一个完整的 / 破裂的血清或血清血液填充的水泡。呈现为有光泽或干燥的浅层溃疡，无脱落或瘀伤＊。该类别不应用于描述皮肤撕裂、胶带损伤、会阴皮炎、浸渍或表皮脱落。 ＊ 瘀伤表示深部组织损伤。
类别和阶段 III： 全厚度皮肤损失	全厚度组织损失。皮下脂肪可能是可见的，但骨、肌或肌肉不暴露。可能存在腐肉，但并不掩盖组织损失的深度。可能包括破坏和贯穿。III 级压疮的深度因解剖位置而异。鼻子、耳朵、枕骨和踝骨的梁骨没有皮下（脂肪）组织，并且 III 级溃疡可以暴露在表面。相比之下，脂肪明显过多区域可能会发展为非常深的 III 级压疮。骨 / 肌腱不可见或直接可触及。
美国的其他类别和阶段	
不稳定或未分类： 全厚度皮肤或组织损失—深度未知	全厚度组织损伤的伤口中的腐肉（黄色、棕褐色、灰色、绿色或棕色）和焦痂（褐色、棕色或黑色）完全遮蔽了溃疡的实际深度。直到足够的腐肉和焦痂被去除以暴露伤口的基部，才能确定真实的深度；但它将是阶段 III 或 IV。稳定（干燥、贴身、完整无红斑或发红）脚后跟上的焦痂作为"身体的天然（生物）膜"，不应该被去除。
怀疑深部组织损伤—深度未知	"紫色或者褐红色区域的变色皮肤或充血水泡都是因为压力和 / 或剪切力对皮下软组织的损伤。与相邻组织相比，这些区域的软组织之前可能有疼痛的、硬的、柔软、变湿、变热或变凉。深层组织损伤可能难以在具有深色肤色的个体中发现。可能会发生从一个小水泡到一个黑色伤口的恶化。伤口可能进一步发展，并被薄的焦痂覆盖。即使采用最佳治疗，恶化可能会快速暴露另外的组织层。"

资料来源：www.npuap.org/resources/educational-and-clinical-resources/npuap-pressure-ulcer-stagescategories/.

压力测量

压疮是由软组织的持续压迫引起的，特别是在有骨头突出处。关于压疮发病机理的主要假设包括局部组织缺血、细胞持续变形、细胞营养流失、再灌注损伤和细胞废物不能及时排出（Linder-Ganz & Gefen，2004; Stekelenburg et al., 2006）。Linder-Ganz 和 Gefen 证明，在深层组织测量的压力明显大于在表面测量的压力，尽管他们不能预测具体的关系。压疮的发病率以及由此产生的成本强调了测量施加到肌肉的力量以防止其长时间暴露于高负荷的必要性。目前已经开发了许多成熟的压力测量系统，包括近红外组织光谱仪、拉曼光谱仪和留置传感器。然而，这些系统在临床情况下并不可行。

在临床上，压力测绘（pressure mapping）系统是量化压力的主要手段。这些系统量化了臀部 - 坐垫界面处的压力，从而可以在各种坐垫之间进行比较。它们也可用于量化坐姿的不对称性以及坐垫配置在促进对称性方面的作用。三种最常见的压力测绘系统是力传感阵列（Force Sensing Array）（Vista Medical，www.pressuremapping.com）、体压管理系统（Body Pressure Management System）（www.tekscan.com）和 Xsensor（Xsensor Technology Corporation，www.xsensor.com / wheelchair_ Seating_systems）。这些系统都使用到压力传感器的柔度矩阵，提供对坐垫或者背部与客户身体之间的压力分配的映射。这些传感器在压力垫上以网格形式排列。在购买系统时应考虑到，不同的系统中传感器的数量及其敏感度也会不同。这些系统在用于测量压力的技术上各不相同。这些技术包括测量存储电荷的能力的电容传感器、施加力时测量电阻变化的压阻式传感器以及测量电流变化的导电传感器。

案例分析

Alex

20 年前，22 岁的 Alex 在一次单车事故中得了脊髓损伤（SCI）。病变处于 T1 至 T2 水平，使他完全瘫痪。在他最初的住院治疗和康复治疗后，他回到大学，拿到了职业咨询硕士学位。作为职业咨询师，他有很成功的个人经验，这使得他很忙，非常忙，事实上，他根本无暇注意自己的皮肤，结果在他的左坐骨结节（IT）处出现了一个小压疮。经过几周的治疗和数小时的卧床治疗，溃疡得以愈合，他准备重新工作。他的医生委托临床医生对他进行座椅系统评估，以管理他的压力。医生的报告指出他的脊柱开始出现侧弯。Alex 目前拥有一个轻便的手动轮椅、一个背带和一个置于吊带座顶部的 2 英寸的编制罩泡沫坐垫。他的上肢活动自如。他能独立驾驶轮椅到其他地方，包括进出他的车。他在所有的自理活动中都是独立的。他已经结婚了，他的妻子负责所有的家庭事务。他承认，在某些活动中，他确实已经习惯把他的左臂挂在轮椅推手后面，以保持稳定。他没有意识到这可能是他的一些问题的原因。

问题

1. 根据所提供的信息，Alex 座椅的目标是什么？
2. 列举初次采访时准备询问 Alex 的问题。
3. 临床医生应该如何进行 Alex 的座椅评估？
4. 根据所提供的信息，应考虑什么技术方法，为什么？应该考虑什么类型的摆位组件，为什么？
5. 怎么对资助来源证明他的系统符合要求（见第五章）？列出 Alex 座椅系统的潜在资金来源。

两个属性影响压力测量的可靠性，即蠕变和滞后。蠕变是指随着时间的推移，压力读数的稳定性。滞后是指装置加载和卸载时的压力读数的变化（例如，当客户坐在坐垫上时）。这些系统都在其软件中对这两个变量进行了校正，但是这些属性仍然在不同程度上影响测量系统的可靠性。当临床使用这些系统时，需要考虑这些变量。

尽管在比较使用不同系统获得的研究结果或测量结果时必须小心，但这些系统的输出通常是相似的。如下所述，这些系统的性能不同。所有系统都提供可视化输出（图 9-24），可以快速检查压力分布。可视化输出可以用色彩显示或以波峰和波谷形式显示压力。也可以显示每个细胞的实际压力值。以不同的采样率连续捕获数据。该系统提供有关峰值和平均压力、激活的传感器数量、最小和最大压力以及压力中心位置的数据。大多数系统允许多个显示器，例如一侧显示压力图，另一侧显示视频记录。另一个有用的功能是能够定义压力图的特殊区域，系统将为该区域产生压力统计。

这些系统提供的广泛信息既有用又分散。尽管显示峰值和平均压力的数据似乎很容易解释，但是对于座椅 – 臀部界面的最佳压力几乎没有共识。以下将在压力映射协议的讨论中讨论解释这些数据的不同方式。

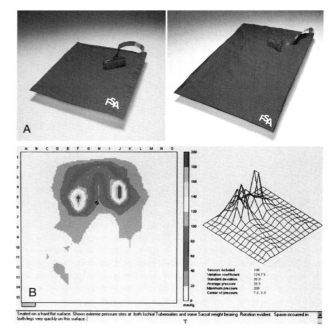

图 9-24　压力测绘输出。A. 压力测绘技术。B. 压力测绘数据收集的输出。（由 Vista Medical 提供，www.pressure-mapping com）。

Hadcock 等人（2003）通过使用平面和曲面，在静态和动态的不同条件下比较了 F-scan、FSA 和 Xsensor 系统的增量负载、低阈值和稳定性（蠕变）。曲面是圆柱形的，这与轮廓的座位表面是完全不同的，所以必须谨慎地解释这个方面的研究结果，以便进行座椅干预。这项研究包括实验室测试，不包括任何轮椅使用者的测量。平面上的结果表明，FSA系统是最准确的，然后是 Xsensor 和 F-scan。Xsensor和 F-Scan（分别为 17.62% 和 17.23%）系统的蠕变相似，两者均优于 FSA 系统（19.54%）（Hadcock et al., 2003）。Xsensor 在轻载条件下检测压力更好。

在临床情况下，压力映射用于各种坐垫之间的比较，因此临床医生可以根据压力映射系统测量坐垫分压的能力来对坐垫进行排序。Sprigle（2000）建议压力映射最好用于排除坐垫，并且是其他临床座椅评量的辅助手段。Swaine（2003）制定了一种在国际上越来越普及的用来获取和解释压力测量方法的倡议。Swaine 描述了要评估的设备和坐垫的统一设置、设备的初步检查、记录时间的长短、骨头突起的触诊以及记录。她还建议，对结果的解释是基于峰值压力、与压力垫接触的客户臀部面积以及压力分布的不对称性。

Swaine 的工作为临床医生使用压力映射确定客户需求的最佳坐垫提供了有用的依据。因为关于协议和数据解释的问题仍然存在，所以依然建议谨慎行事。例如，虽然 Swaine（2003）认为峰值压力是通过将围绕骨骼突出处的细胞四个最高传感器细胞的平均值确定的，但 Dunk 和 Callaghan（2005）取细胞周围 10% 范围内的所有传感器求平均值，测量最高峰值压力。Swaine 建议客户坐在坐垫上 8 到 10分钟，但 Stinson 等人（2002）建议 6 分钟就足够了。压力梯度而不是绝对压力被建议作为压疮发展风险的更好指标，但在可接受的压力梯度上并没有达成共识。这些关注点表明，虽然压力映射是一个非常有用的工具，提高了临床判断力，但并不能代替临床判断力。

存在两个主要技术来管理使用轮椅的个人压力，即压力重新分配垫子和轮椅上的倾斜部件。后者将在第十章中讨论。许多研究已经测量了各种压力再分布坐垫的特性和性质。大多数调查使用组织界面压力作为比较这些产品的基础。一些研究还比较了经皮氧张力和毛细血管血流量的变化。

处于压疮发展风险的个体也可以从轮椅上的适当摆位中受益。事实上，我们建议首先解决摆位问题，因为姿势对齐往往导致压力分布的变化（Minkel，1990）。通过姿势对齐，可均匀分布压力；可以减轻姿势畸形，如骨盆倾斜、脊柱侧凸和脊柱后凸；可缓解背痛；可以提高稳定性。这些变化将影响个体的移动性、能量消耗和功能。

描述的关于坐姿和姿势控制的许多原则也同样适用于有压疮发展风险的个体。一些用于姿势控制的技术对于有脊髓损伤的人是有益的，并且已经开发了明确满足这个人群需求的新技术。也描述了为这一群体摆位姿势管理的一些基本策略。

大多数日常使用的轮椅都有一个坚实的座椅底座，为坐垫提供了坚实的基座。市场销售的轮椅靠背一般都是有塑料模制外壳并且用五金器件连接到座椅立柱上（图 9-7 显示了市场销售的轮椅靠背）。（例如，Varilite Evolution Back 或 J2 Back，Sunrise Medical, Inc., www. sunrisemedical.com）。应该对座椅靠背进行适当高度和座椅靠背角度的评量。建议背部倾斜约 15 度，以帮助稳定躯干，并防止身体失衡前倾。背部高度取决于个体需要的支撑量。许多截肢者具有足够的躯干力量，并希望保持移动性（特别是运动），所以他们更喜欢低靠背轮椅，而不愿使用躯干摆位部件。C4~C5 四肢瘫痪的患者具有较弱的躯干控制能力，可以从支持全部或部分肩胛骨的较高座椅靠背中获益，而 C1~C3 的患者需要头枕。

三、座椅舒适的原则

坐在座椅系统（或轮椅）中的不适感可能会导致功能丧失、生活质量降低、与轮椅推进相关的人体工程学问题以及为减轻疼痛而采取不正确的姿势（Crane et al., 2007）。当个体以采取的摆位和承受的压力努力完成一个活动时，他们可能会体验到长时间坐着之后带来的不适。不适感随着持续时间、位置和强度而变化（Crane et al., 2007）。因为姿势控制或压力有关而感到不适的个体可以通过适用于这些群体的座椅原则来缓解。在其他情况下，结合这些应用并确定不适的根源是提高舒适度的有用策略。

（一）提升轮椅使用者坐姿舒适的技术

在一项评量轮椅使用者满意度的研究中，舒适度被评为轮椅座椅辅助的最重要变量（Weiss-Lambrou et al., 1999）。同时，在这些轮椅使用者中，舒适度被评为最不满意的变量。与舒适度有关的不满意的原因包括引起疼痛和不适的坐垫，令人疲劳、不舒服的头枕和胸部支撑，由不适引起在轮椅座位的滑动，以及不适当的安装导致的不良姿势。舒适度也与座椅系统和人之间的接触面相关。例如，提供良好的空气交换、保持恒温和控制湿度的材料更有可能提供舒适的就座状态。

患有不适和慢性疼痛的轮椅使用者需要座椅系统。这个系统可以减轻他们的不适感并使他们充分参与日常生活活动。这些需求最好通过全面的坐垫评量来确定用户最舒适的就座位置，并结合那些之前确定的最能解决舒适需求的技术来解决。第十章将讨论提供用户调整轮椅摆位能力的移动技术。TAWC（Crane et al., 2004，2005，2007）提供了强度、持续时间和不适位置的量度，使临床医生能够更直接地针对客户的不适。

（二）增加老年人座椅便利的技术

人类寿命越来越长，这意味着年龄较大的老人和需要专门护理的人数在增长。随着个体年龄增长，急性疾病或创伤（如中风，髋部骨折）或慢性疾病（如关节炎）可能导致行动性降低。因此，个人坐着的时间可能会增加。与其他类别一样，这个类别的座椅的目标也取决于个体的需求和技能。正如老年人有多少的需求，就应该有多少座椅技术来满足。老龄人口的座椅技术可以与个体具有的功能性行动水平相匹配：①行走；②移动，非行走；③依赖移动（Fernie & Letts, 1991）。需要用座椅来促进舒适性，安全性，进出的便利性以及必要时的推进力。

第九节　成效评估

使用座椅系统的成效通常与轮椅使用相结合，因为这些技术通常一起被推荐。本节将重点介绍专门评估座椅技术的工作。下一章将考虑对座位和移动技术结合的成效评估。

关于座椅技术的有效性的研究很少。部分原因是在座椅系统及其设置的建议高度个性化的情况下，进行严格、可控的研究具有挑战性。很难定义在大量研究参与者中普遍存在的单一干预，而这在一个受控的实验项目中是必需的。然而，以下三种座椅干预的成效在文献中得到了一些关注：骨盆稳定性的影响、就坐在支撑表面达到的效果以及压力再分配垫的效果。

一、骨盆稳定性

检查骨盆稳定性在促进功能方面的作用的研究，支持了确定适当的轮椅系统是从骨盆开始的说法。两项研究调查了两种骨盆稳定性方法的效果：一个正规腰带，通常使用钩桩加固，另一种是刚性骨盆稳定器［关于脑瘫儿童的功能（Miller Polgar et al., 2000; Rigby et al., 2001）例子中的附属髂前上棘（ASIS）棒和骨盆定位器（Body Tech NW, Mukilteo, WA, http://www.bodytechnw.com/ pelvic_positioners.php）］。在使用正规的腰带与刚性骨盆稳定器时，这两项研究都比较了参与者及其家庭的日常功能。两者结果相当，而刚性骨盆稳定器具有更好的效果。在刚性骨盆稳定器实施前后，加拿大作业活动测量表（Law et al., 2005）发现了显著差异。这些研究的结果受到小样本量的限制，但是他们研究成果的收敛性提供了在姿势控制座椅系统中控制骨盆练习的证据。

二、够取

有限的已发表的证据证明了座椅干预对够取能力的影响。Aissaoui 及其同事（2001）探讨了座椅坐垫在够取任务期间对动态稳定性的影响。他们使用座椅力平台和接触面压力映射来测量够取运动，来比较有截瘫或四肢麻痹的参与者与在使用 Roho、轮廓化泡沫或平面泡沫坐垫时的这些运动。在所有情况下，轮廓化泡沫垫在提供支持够取的稳定性方面最为有效。

三、压力再分配垫子

压力再分配垫子的有效性的证据来自四步探究：使用刚性压头（设计用于模拟臀部和大腿上部的形状和结构的机械装置）评估实验室中这些垫子的性质；提供垫子后的个案研究；关于使用的定性研究；单次随机对照试验（randomized controlled trials, RCT）；比较普通泡沫垫与压力再分布垫的使用成效。与压疮有关的所有干预的一些系统评价包括座椅技术。

实验室研究调查一些性能，如剪切和摩擦的减少、包裹性、渗透、施加负载后的位移，以及在卸载后"反弹"。Aikins 等人（2011）探讨了几种不同类型的减压垫中接触面剪切力与位移之间的关系。他们发现粘性流体垫子具有最小量的接触面剪切力，然后是充气的，弹性或粘弹性泡沫，蜂窝结构。Ferguson-Pell 等（2009）探讨了热湿耗散情况，比较基于材料和结构的垫子（轮廓化或非轮廓化）。他们提出了一个低热低湿耗散，低热高湿耗散，高热低湿耗散，高热高湿耗散矩阵分类系统。他们得出结论，垫子的材料影响散热，但不影响水分散失。垫子罩材料及其结构没有产生影响。他们的结果使他们能够将研究的垫子归入四个分类中的两个（高热低湿耗散，另一个未被识别）。他们得出结论，分类系统具有潜力，但目前没有临床意义。

已经完成了少量和压力再分配垫子相关的随机 RCT。大多数都是在 20 年前完成的。所以在这里没有做综述，因为当时使用的技术目前大部分没有使用。Geyer 等人（2001）& Brienza 等人（2010）在长期护理监督的护理机构的居民样本中，进行了一项标准分段泡沫垫与三种不同压力再分配垫（Roho Quadtro，J2 DEEP Contour 和 Infnity MC）的 RCT 比较。测量结果是坐骨结节压疮或坐骨结节和骶骨压疮的发生率。这些类型的压疮的发生率在接受压力再分布垫的组中较低，这使得研究人员得出结论，这些垫子能有效地重新分配该群体的压力（Brienza et al., 2010）。

第十节　总结

本章介绍了座椅在三个主要需求领域（姿势控制、组织完整性和舒适度）的潜在成效。介绍了设备特性与个人需求的评估和匹配程序。本章讨论了经常用于座椅和体位摆放的生物力学的基本原理。本章描述了不同类型的座椅技术和垫子分类，并将其应用于座椅的三个主要目标。

思考题

1. 描述座椅干预的三个主要目标。坐垫评量的关键要素是什么？请叙述这些问题。

2. 描述临床医生在设计座椅系统时应考虑的另外三个因素。

3. 描述自然、社会文化和制度情境对座椅系统设计的影响。

4. 三种类型的力是什么？为什么它们与座椅和体位摆放相关？

5. 压力中心是什么意思，它与座椅和体位摆放系统有什么关系？

6. 描述姿势控制的座椅干预的基本前提。

7. 当为姿势控制设计座椅时，骨盆为什么是坐姿姿势控制的起点？描述用于骨盆对齐和控制的主要方法。

8. 列出在姿势控制座椅系统中支撑躯干的三种方法，并描述每个方法的指示时间。

9. 描述头部如何后体位摆放、前体位摆放和侧体位摆放。是什么因素导致它们的使用？

10. 压疮发生的主要原因是什么？导致压疮发展的其他因素有哪些？

11. 描述 Swaine 的压力映射系统。描述压力映射系统的输出。讨论压力测量的两个有争议的方面。

12. 什么是蜂窝垫？它比其他方法相比有什么优点？

13. 粘弹性流体填充垫和泡沫垫有何不同？列出两者的优缺点。

14. 在开发座椅系统时，以舒适度为主要目标的主要群体是什么？

参考文献

Aissaoui R, Boucher C, Bournonnais D, Lacoste M: Effect of seat cushion on dynamic stability in sitting during a reaching task in wheelchair users with paraplegia, *Arch Phys Med Rehabil* 82:274–281, 2001.

Aikins JS, Karg PE, Brienza DM: Interface shear and pressure characteristics of wheelchair seat cushions, *J Rehabil Res Dev* 48:225–234, 2011.

Allman RM: Pressure ulcer prevalence, incidence, risk factors, and impact, *Clin Geriatr Med* 13:421–436, 1997.

Bergen AF, Presperin J, Tallman T: *Positioning for function: Wheelchairs and other assistive technologies*, Valhalla, NY, 1990, Valhalla Rehabilitation Publications.

Bergstrom N, Braden BJ, Laguzza A, Holman V: The Braden Scale for predicting pressure sore risk, *Nurs Res* 36:205–210, 1987.

Bertenthal B, Von Hofsten C: Eye, head and trunk control: The foundation of manual development, *Neurosci Biobehav Rev* 22:515–520, 1998.

Braden B: Risk assessment in pressure ulcer prevention. In Krasner D, Rodeheaver, G & Sibbald G Co-editors: Chronic wound care: A clinical source book for healthcare professionals, 3rd ed. Wayne PA, 2001, HMP Communications.

Brienza D, Geyer MJ: Understanding support surface technologies, *Adv Skin Wound Care* 13(5):237–244, 2000.

Brienza DM, Kelsey S, Karg P, et al.: A randomized control trial on preventing pressure ulcers with wheelchair seat cushions, *J Am Geront Soc* 58:2308–2314, 2010.

Buck S: *More than 4 wheels: Applying clinical practice to seating, mobility and assistive technology*, Milton, ON, 2009, Therapy NOW!. Inc.

Cailliet R: *Scoliosis: Diagnosis and management*, Philadelphia, 1975, FA Davis.

Centers for Medicare and Medicaid Services (42 CFR 483.13 (a)).

Chen Y, DeVivo MJ, Jackson AB: Pressure ulcer prevalence in people with spinal cord injury: Age-period-duration effects, *Arch Phys Med Rehabil* 86:1208–1213, 2005.

Collins LG, Haines C, Perkel RL: Restraining devices for patients in acute and long term care facilities, *Am Fam Physician* 79:4, 254–256, 2009.

Consortium for Spinal Cord Medicine Clinical Practice Guidelines: Pressure ulcer prevention and treatment following spinal cord injury: A clinical practice guideline for healthcare professionals, *J Spinal Cord Med* 24(suppl 1):S40–S101, 2001.

Crane BA, Holm MB, Hobson D, et al.: Development of a consumer driven wheelchair seating discomfort tool (WcS-DAT), *Int J Rehab Res* 27:85–90, 2004.

Crane BA, Holm MB, Hobson D, et al.: Test-retest reliability, internal item consistency and concurrent validity of a wheelchair seating discomfort assessment tool, *Assist Tech* 17:98–107, 2005.

Crane BA, Holm MB, Hobson D, et al.: Responsiveness of the TAWC tool for assessing wheelchair discomfort, *Disabil Rehabil: Assist Tech* 2:97–103, 2007.

Cutajar R, Roberts A: Occupations and pressure sore development in Saudi men with paraplegia, *Br J Occup Ther* 68:307–314, 2005.

Dorsett P, Geraghty T: Depression and adjustment after spinal cord injury: A three-year longitudinal study, *Top Spinal Cord Inj Rehabil* 9:43–46, 2004.

Dunk N, Callaghan J: Gender-based differences in postural responses to seated exposures, *Clin Biomech* 20:1101–1110, 2005.

European Pressure Ulcer Advisory Panel, National Pressure Ulcer Advisory Panel: *Prevention and treatment of pressure ulcers: Quick reference guide*, Washington DC, 2009, NPUAP.

Ferguson-Pell M, Hirose H, Nicholson G, Call E: Thermodynamic rigid cushion load indenter: A buttock-shaped temperature and humidity measurement system for cushioning surfaces under anatomical compression conditions, *J Rehabil Res Dev* 46:945–956, 2009.

Fernie G, Letts RM: Seating the elderly. In Letts RM, editor: *Principles of seating the disabled*, Boca Raton, FL, 1991, CRC Press.

Field DA, Livingstone R: Clinical tools that measure sitting posture, seated postural control or functional abilities in children with motor impairments: A systematic review, *Clin Rehabil* 27(11):994–1004, 2013.

Field DA, Roxborough LA: Responsiveness of the Seated Postural Control Measure and the Levels of Seating Scale in children with neuromotor disabilities, *Disabil Rehabil Assist Technol* 6:473–482, 2011.

Field DA, Roxborough LA: Validation of the relation between type and amount of seating support required and the Levels of Seating Scale scores for children with neuromotor disabilities, *Dev Neurorehabil* 15:202–208, 2012.

Fife SA, Roxborough LA, Armstrong RW, et al.: Development of a clinical measure of postural control for assessment of adaptive seating intervention in children with neuromotor disabilities, *Phys Ther* 71:981–993, 1991.

Fife SA, Roxborough LA, Story M, et al.: Reliability of a measure to assess outcomes of adaptive seating in children with neuromotor disabilities, *Can J Rehabil* 7:11–13, 1993.

Gagnon B, Noreau L: Vincent C: Reliability of the Seated Postural Control Measure for adult wheelchair users, *Disabil Rehabil* 27:1479–1491, 2005.

Gefen A: How much time does it take to get a pressure ulcer: Integrated evidence from human, animal, and In vitro studies, *Ostomy Wound Care* 54:10–17, 2009.

Geyer MJ, Brienza DM, Bertocci GE, et al.: Wheelchair seating: A state of the science report, *Assist Technol* 15:120–128, 2003.

Geyer MJ, Brienza DM, Karg P, et al.: A randomized control trial to evaluate pressure-reducing seat cushions for elderly wheelchair users, *Adv Skin and Wound Care* 14:120–129, 2001.

Hadcock L, Stevenson J, Morin E, et al: Pressure measurement applications for humans, *Proceedings of Association of Canadian Ergonomists Conference*, London, ON, August 2003.

Hadders-Algra M, Brogren E, Forssberg H: Development of postural control—Differences between ventral and dorsal muscles? *Neurosci Biobehav Rev* 22:501–506, 1998.

Hadders-Algra M, van der Fits IB, Stremmelaar EF, Touwen BC: Development of postural adjustments during reaching in infants with CP, *Dev Med Child Neurol* 41:766–776, 1999.

Hobson DA: Contributions of posture and deformity to the body-seat interface variables of a person with spinal cord injury, *Proceedings of the Fifth International Seating Symposium*, Memphis, TN, 1989, pp. 153–171.

Houghton P, Campbell K: Canadian Practice Guidelines Panel: *Canadian Best Practice Guidelines for the prevention and management of pressure ulcers in people with spinal cord injury. A resource for clinicians*, 2013. Available from http://www.onf.org.

Kangas KM: Creating mobility within mobility systems, *Rehab Manag* 13:58–60, 62, 2000.

Kosiak M: Etiology of decubitus ulcers, *Arch Phys Med Rehabil* 42:19–29, 1961.

Krause JS, et al.: An exploratory study of pressure ulcers after SCI: Relationship to protective behaviours and risk factors, *Arch Phys Med Rehabil* 82:107–113, 2001.

Lacoste M, Therrien M, Prince F: Stability of children with cerebral palsy in their wheelchair seating: perceptions of parents and children, *Disabil Rehabil Assist Technol* 4:143–150, 2009.

Law M, Baptiste S, Carswell A, et al.: *Canadian Occupational Performance Measure*, Toronto, 2005, CAOT Publications ACE.

Letts RM, editor: *Principles of seating the disabled*, Boca Raton, FL, 1991, CRC Press.

Linder-Ganz E, Gefen A: Mechanical compression-induced pressure sores in rat hindlimb: Muscle stiffness, histology and compression models, *J Appl Physiol* 96:2034–2049, 2004.

Linder-Ganz E, Gefen A: Stress analyses coupled with damage laws to determine biomechanical risk factors for deep tissue injury during sitting, *J Biomech Eng*, 131:011003, 2009.

Low J, Reed D: *Basic biomechanics explained*, Oxford, 1996, Butterworth Heinemann.

Mayall JK, Desharnais G: Positioning in a wheelchair: A guide for professional caregivers of the disabled adult, Thorofare, NJ, 1995, SLACK.

Messick S: Test validity and the ethics of assessment, *Am Psychol* 35:1012–1027, 1980. 10.

Miller Polgar J, Spaulding S, Mandich A, et al: Comparison of occupational performance between two methods of pelvic stabilization, *Proceedings of the Tri-Joint Congress*, Toronto, June 2000.

Minkel JL: Seating SCI clients, *Proceedings of the Sixth Northeast RESNA Regional Conference*, Washington, DC, 1990, RESNA.

National Pressure Ulcer Advisory Panel: *Terms and definitions related to support surfaces. Ver*, January 29, 2007. Available from www.npuap.org. Accessed June 10, 2013.

Norton D, McLaren R, Exton-Smith AN: *An investigation of geriatric nursing problems in hospital*, London, 1975, Churchill Livingstone. Original work published in 1962.

Palisano R, Rosenbaum P, Bartlett D, Livingston MH: Content validity of the expanded and revised Gross Motor Function Classification System, *Dev Med Child Neurol* 50:744–750, 2008.

Pape TL-B, Kim J, Weiner B: The shaping of individual meanings assigned to AT: A review of personal factors, *Disabil Rehabil* 24:5–20, 2002.

Parkinson MB, Chaffin DB, Reed MP: Center of pressure excursion capability in performance of seated lateral-reaching tasks, *Clin Biomech* 21:26–32, 2006.

Pountney TE, Cheek L, Green E, et al.: Content and criterion validation of the Chailey Levels of Ability, *Physiotherapy* 85:410–414, 1999.

Registered Nurses Association of Ontario, Promoting safety: alternative approaches to the use of restraints, Toronto, 2012, Registered Nurses Association of Ontario.

Registered Nurses Association of Ontario: *Risk assessment and prevention of pressure ulcers*, Toronto, 2005, Registered Nurses Association of Ontario. 2011 supplement. Available from www.rnao.ca/bpg/guidelines/risk-assessment-and-pressure-ulcers.

Reswick JB, Rogers JE: Experience at Rancho Los Amigos Hospital with devices and techniques to prevent pressure sores. In Kenedi RM, Cowden JM, Scales JT, editors: *Bedsore biomechanics*, Baltimore, 1976, University Park Press.

Rigby P, Reid D, Schoger S, Ryan S: Effects of a wheelchair-mounted rigid pelvic stabilizer on caregiver assistance for children, *Assist Technol* 13:2–11, 2001.

Rodby-Bousquet E, Agustsson A, et al.: Interrater reliability and construct validity of the Posture and Postural Ability Scale in adults with cerebral palsy in supine, prone, sitting and standing positions, *Clin Rehabil* 28(1):82–90, 2012. 2014.

Russell D, Rosenbaum PL, Wright M, Avery L: *The Gross Motor Function Measure, GMFM-66 and GMFM-88 (user's manual)*, ed 2, London, 2013, Mac Keith Press.

Savelsbergh GJP, Van der Kamp J: The effect of body orientation to gravity on early infant reaching, *J Exp Child Psychol* 8:510–528, 1994.

Siekman A: The biomechanics of seating: a consumer guide, Action Dig March/April:8-9, 1992

Sprigle S: Effects of forces and the selection of support surfaces, *Top Geriatr Rehabil* 16:47–62, 2000.

Sprigle S, Press L, Davis K: Development of uniform terminology and procedures to describe wheelchair cushion characteristics, *J Rehabil Res Dev* 38:449–461, 2001.

Sprigle S, Sonnenblum S: Assessing evidence supporting redistribution of pressure for pressure ulcer prevention: A review, *J Rehab Res Dev* 48:203–214, 2011.

Stekelenburg CWJ, et al.: Compression-induced deep tissue injury examined with magnetic resonance imaging and histology, *J Appl Physiol* 100:1946–1954, 2006.

Stinson M, Porter A, Eakin P: Measuring interface pressure: a laboratory-based investigation into the effects of repositioning on sitting time, *Am J Occup Ther* 56:185–190, 2002.

Swaine J: Seeing the difference, *Rehab Manag* 16(9):26–28, 2003. 30-31.

Tang S: Seat cushions. In Webster JG, editor: *Prevention of pressure sores*, Bristol, UK, 1991, IOP Publishing.

Tredwell S, Roxborough L: Cerebral palsy seating. In Letts RM, editor: *Principles of seating the disabled*, Boca Raton, FL, 1991, CRC Press.

Trefler E, Hobson DA, Taylor SJ: *Seating and mobility for persons with physical disabilities*, Tucson, 1993, Therapy Skill Builders.

Waterlow J: Pressure sores, a risk assessment card, *Nurs Times* 81:49–55, 1985.

Waugh K, Crane BA: *A clinical application guide to standardized wheelchair seating measures of the body and seating support surfaces*, Available from, rev ed, Denver, 2013, University of Colorado/Assistive Technology Partners. www.assistivetechnologypartners.org. Accessed January 10, 2014.

Weiss-Lambrou R, Tremblay C, LeBlanc R, et al.: Wheelchair seating aids: How satisfied are consumers? *Assist Technol* 11:43–52, 1999.

Wolfe DL, Hsieh JTC, Mehta S: Rehabilitation practices and associated outcomes following spinal cord injury. In Eng JJ, Teasell RW, Miller WC, et al, editors: *Spinal cord injury rehabilitation evidence*, version 3.0, 2010. Available from www.scireproject.com. Accessed October 22, 2013.

Woodbury G, Houghton P: Prevalence of pressure ulcers in Canadian health-care settings, *Ostomy Wound Manage* 50:22–38, 2004.

World Health Organization: *International Classification of Functioning, Disability and Health*, Geneva, 2001, World Health Organization.

Zacharkow D: *Wheelchair posture and pressure sores*, Springfield, IL, 1984, Charles C Thomas.

Zacharkow D: *Posture, sitting, standing, chair design and exercise*, Springfield, IL, 1988, Charles C Thomas.

第十章

发挥移动效能的技术

学完本章内容，你将掌握以下知识点：

1. 识别活动、人类和情境的影响。

2. 描述在轮椅功能系统中轮椅移动性的客户评量。

3. 描述轮椅的两个主要结构。

4. 识别手动轮椅的主要特性。

5. 描述使用轮式移动设备的电动移动系统的分类

及其特性。

6. 理解轮式移动使用中用户的重心和系统的质心之间关系的影响。

7. 描述在执行和训练轮式移动装置使用的关键要素。

8. 识别针对轮式移动装置使用的标准化评估。

移动性是每个人生活质量的根本，是在每个性能领域发挥作用的必要条件：自我护理、工作或上学及游戏或休闲。正如我们已经描述的其他活动产出，功能移动性的受限可以由辅助技术加以增强或替代。移动的活动产出可以用低技术辅具（如手杖，助行器或拐杖）来增强，或者由各种类型的轮式移动系统替代。除了在功能上获得更大的移动独立性外，还实现了其他目标，如积极的自我形象、社会交往和健康保障。在本章中，我们专注于手动和电动轮椅系统，以提高个体的移动性。我们的重点是将这些系统交付给需求者的整个过程，从初始需求和目标设定，到评量和建议，再到实施和训练。

第一节　活动部分

本章讨论了在建筑物内、建筑物周围和外部、建筑物之间的个体移动性（即，将自己从一个地方移动到另一个地方的能力）。个体移动性与通过使用任何形式的私人或公共交通（见第十一章）实现的移动性不同。世界卫生组织的功能分类将移动性确认为一种活动，而不是身体结构或功能的损害（WHO，2001）。只有使用移动设备这个子分类具体指使用装置四处走动。当使用 ICF 国际分类对影响健康状况的因素进行分类时，其他类别的移动分类不包括使

用移动设备四处走动的人。但在本讨论中，我们将确定相关的移动性分类，以此说明移动性的不同方面。

ICF 描述了在包括家庭和社区在内的不同类型的建筑物内移动。在建筑物内移动涉及进入和离开建筑物，移动到不同的位置，在楼层之间移动，以及移动到建筑物外部和周围。ICF 移动性章节还描述了在建筑物之间移动（即离开一个建筑物并行进到另一个建筑物）。

使用交通工具移动也包括在 ICF 移动性章节中，包括作为乘客或驾驶员旅行。为了 ICF 的目的，这种分类明确排除了移动设备的使用。然而，就我们的目的而言，我们考虑了轮椅在某种形式的车辆中被用作座椅的可能性，以及在车辆内外提升移动装置的相应需求。

移动性是许多其他技能和活动的基础活动。它使一个人能够移动到完成活动地点，无论是在建筑物内还是在社区内外。一些作者将缺少移动设备的使用描述为对全面参与社会的一种限制（Buck，2009；Mortensen et al.，2005）。

使用轮椅进行移动本身是一种活动，其在描述能力所需的技能方面受到颇多关注。轮椅技能测试（Kirby et al.，2002；Kirby et al.，2004）等措施被用来识别不同轮椅技能，其范围从轮椅的基本使用，例如接通和分离制动器，基本操纵例如移动轮椅前进

一段短距离，到复杂的动作，如攀爬路缘石或抬起前轮。这些技能在理解使用轮椅时的移动活动时都非常重要。

轮椅评量确定了在使用轮椅时个体将会参与的作业。因为轮椅和座椅部件是一个单元，所以识别的作业包括最重要的就座支持和移动需求。例如，在工作场所，当考虑到在办公桌完成的工作作业时，就座支持是至关重要的。当个体围绕建筑物移动以访问不同的位置或者进入和离开时，移动性就变得非常重要。这两种类型的作业都影响了从轮椅评量结果中得出的建议。

使用轮椅的频率是另一个活动的考虑因素。一些客户需要在大多数清醒时间使用他们的轮椅，可能除了在晚上休息时会转移到另一个座位，其他时间都会使用轮椅。或者，一些客户可能只在需要长时间移动、疲劳或者一些其他情况干扰时才会使用到轮椅。例如，一些客户在长时间出入社区或在机场等大型场所周围移动时，可能会偶尔使用到轮椅。在其他情况下，如在家中移动，就不需要轮椅，因为他们的移动能力使他们能够以另一种方式安全地移动。

了解移动活动也需要了解客户如何使用轮椅——客户是否在所有轮椅技能方面都是独立的还是在某种情况下需要帮助？例如，在业余时间使用轮椅的一个客户，可能没有发展出足够的技能来安全地操纵它，所以需要其他人的帮助。另一个正在发展使用轮椅技能或不能学会像抬起前轮这样的高级技能的客户，可能只需要在特定技巧方面得到帮助。一个经常使用轮椅的有能力的用户，除了在不寻常的情况下（如移动轮椅穿越沙地或雪地），可能很少需要帮助。

移动性，即在不同地点之间移动的能力，既是一项独立的活动，也是一项支持其他活动的活动。当考虑轮椅移动性的活动部分时，临床医生需要理解使用轮椅的频率，所需的帮助和需要该帮助的情况，可提供及所需轮椅技能，轮椅何时以及如何被运输，以及其他在轮椅中就座所实施的作业。

第二节　人类成分

在许多国家，使用移动系统的人数显著增加与以下三个趋势有关：①许多国家老年人比例增加（WHO，2011）；②肥胖率上升（2008，2011）；③无障碍立法。大多数发展中国家的人口正在老龄化，经合组织国家预测，到2050年，老年人（65岁及以上）的比例范围将在10%（南非）到约40%（日本）之间。对美国的预测是，20.2%的人口将超过65岁。对加拿大的预测是22.1%（Ministry of Industry，2010）。残疾人比例随年龄增长显著增加（Ministry of Industry，2010）。与年龄相关的身体变化，如关节炎，会导致需要使用移动设备来活动的身体障碍（Ministry of Industry，2010）。

世界各地，特别是在北美，肥胖病患者的比例正在上升，这导致人们开发了专门用于支持这些个体体型和体重的移动设备（WHO，2008）。这些因肥胖症和相关慢性疾病而行动不便的个体现在可以使用减肥椅（bariatric chairs）。

许多国家的无障碍立法减少了残疾个体参与社区活动的物理和制度障碍，更多的人使用移动设备进行日常生活活动。这种类型的立法以两种方式影响轮椅使用率：强制建造适宜使用轮椅的公共环境；建立资助机制来支持移动设备的获取。相关立法已在第三章讨论。

2000年美国人口普查中收集的数据表明，2090万个美国家庭中都至少有一个残疾个体生活在他们家里（Wang，2005）。其中，16.6%的残疾个体是功能受限的身体障碍。加拿大的残疾报告表示，13.7%的加拿大人患有行动障碍（Cossette，2002）。

Kaye，Kang和LePlante（2002）提供了使用移动设备的美国人数量的信息。这些数据来自1994~1995年国家残疾人健康访谈调查（NHIS-D）。调查表明，160万生活在机构以外的美国人使用移动设备。这些个体大部分（150万）主要使用手动轮椅（Kaye et al.，2002）。老年人（65岁或以上）移动设备使用率最高，占手动轮椅使用者的57.5%，电动轮椅使用者的69.7%（Kaye et al.，2002）。世卫组织关于在资源贫乏国家提供手动轮椅指南的报告（WHO，2008）估计，发展中国家约1%的人口需要轮椅。

一、移动性障碍引起的疾病

造成移动性障碍的原因有很多。导致运动障碍可以是神经、肌肉骨骼或主观认知性的。请记住，并非所有具有给定诊断的个体都经历类似的活动障碍。这种疾病的发作，无论是后天获得性还是先天性，都会影响个体的移动性需求。

Kaye 等（2002）提出了在美国导致使用轮椅或踏板车的 10 大状况。卒中患者是移动设备用户的主要群体（11.1%）（Kaye et al., 2002）。可能导致移动性障碍的其他神经障碍包括脑瘫（cerebral palsy, CP），吉兰 - 巴雷综合征（Guillain-Barre syndrome），亨廷顿舞蹈病（Huntington's chorea），创伤性脑损伤（traumatic brain injury），肌肉萎缩（muscular dystrophy），帕金森病（Parkinson's disease），脊髓灰质炎（poliomyelitis），脊髓损伤（spinal cord injury），脊柱裂（spina bifida）和多发性硬化（multiple sclerosis）。这些神经疾病的常见症状是肌肉无力或平滑肌症、感觉缺陷和异常肌张力。所有这些疾病可导致关节活动范围、姿势控制和移动性的限制。个体也可能由于该病症而具有认知和感觉障碍。

整形外科和风湿病患者是另一大移动设备用户群体（Kaye et al., 2002）。关节炎患者常见的一些症状包括疼痛、肿胀和关节僵硬（特别是手和手腕）；肌肉无力，受感染关节周围的肌肉萎缩、感觉疲劳，以及在后期，关节挛缩导致运动范围受限。影响肌肉骨骼系统并可能导致运动功能障碍的其他病症包括强直性脊柱炎（ankylosing spondylitis）、成骨不全症（osteogenesis imperfecta）、骨质疏松症（osteoporosis）、佩吉特病（Paget's disease）和脊柱侧凸（scoliosis）。获得性或先天性下肢截肢的个体可能也使用移动装置。

糖尿病、心脏呼吸病症和肥胖症是可能需要使用移动性装置的慢性病症。通常，与能量消耗有关的疲劳或限制是这些人使用移动设备的原因。糖尿病并发症引起的截肢也可能导致使用移动设备。

影响个体认知功能和学习能力的疾病，如阿尔茨海默病和认知损伤，也与运动障碍相关。在第一种情况下，如果用户对安全移动性具有有限的记忆或洞察力，则患有痴呆的成年轮椅使用者可能需要特别考虑安全措施（Mortenson et al., 2005）。例如，随着认知障碍的恶化，判断力可能受损。在这个阶段的客户可能认识不到危险的情况，例如在楼梯井尝试推动轮椅下来，或者不能控制愤怒和使用轮椅作为武器并将之推向其他人。在认知障碍限制安全移动的情况下，需要改进轮椅功能训练以简化指令并在熟悉的环境中给出额外的寻路线索；可以使用安

全带等措施来确保安全；以及考虑护理人员在必要时帮助推轮椅、提起和收起轮椅的能力。轮椅安全带在某些司法管辖区可能会被视为约束。第九章提供了使用约束的最佳做法的摘要。

Warren（1990）提出了一种有助于理解移动性需要的分类系统。移动性的限制程度在很宽的范围内进行变化，如框 10-1 所示。该范围的一端是边缘性下床活动的个体。该范围的另一端是那些具有严重的移动性限制并且依赖于手动移动的个体，电动移动是他们的唯一选择。

框 10-1 移动性范围的限制。

充分下床活动者： 没有运动障碍。
边缘性下床活动者： 可以行走短距离；可能需要轮椅，特别是在室外。
手动轮椅使用者： 拥有推动手动轮椅的某种方法，无论是两个上肢，两个下肢，还是一个上肢和一个下肢。
边缘手动轮椅使用者： 可能由于过度使用轮椅造成的上肢损伤，或者对于个体来说，手动轮椅移动性也许不是最有效的移动方式；部分时间使用手动轮椅，部分时间使用电动轮椅。
完全 / 严重的移动性受损的使用者： 无法在手动轮椅中自主推进；依赖移动性基础或电动移动性基础是其独立移动的唯一选择。

Warren（1990）描述了边缘性下床活动的个体能够在他们的环境中独立移动，但只能低速或短距离移动。边缘性下床活动个体可以在部分时间受益于使用电动移动设备，如电动滑行车，这允许他们使用助行架或拐杖在家里走动，并使用家庭内的电动设备增加下床活动。接下来是专门使用手动轮椅的个体。他们可以依靠护理人员推动轮椅，或者他们使用三种方法之一推动手动轮椅：①使用两个上肢；②使用两个下肢；③使用在身体同一侧的上肢和下肢（例如，已经中风的人）。边缘手动轮椅使用者能够手动推动轮椅，但是伴有上身虚弱，呼吸问题或由于推动而导致的姿势不对称，这限制了他们长时间推动手动轮椅的能力（Warren, 1990）。边缘手动轮椅使用者还可以包括以前为了他们的移动需要使用手动轮椅并且由于推动轮椅而遭受过度使用伤害的个体。不管推动轮椅的时间长短，都会损耗这些个体的能量，并损害他们在生活的其他领域的生产力。边缘手动轮椅使用者可以受益于全时或非全时的电动移动。

二、整个生命周期中的移动问题

移动性需求在整个生命周期中不同。在本节中，我们关注两个值得特别注意的问题：①年轻儿童的电动移动性；②老年人的移动性。

在过去十年中，幼儿使用电动移动受到极大关注。在过去，电动移动被认为不适合幼儿的原因有很多。这些关注涉及儿童安全操作电动轮椅的能力、轮椅的初始成本和随着儿童成长而更换它的成本，以及如果儿童依靠电动系统而不是自我移动，可能对身体发育造成不利影响（Kermoian，1998）。最近的文献支持向幼儿提供电动移动（Rosen et al.，2009;Furumasu，Guerette，& Teft，2004;Kangas，2010）。

早期移动不仅在身体上，而且在认知上和社交上对儿童具有广泛的益处（Deitz，Swinth，& White，2002;Jones，McEwen，& Neas，2012;Rosen et al.，2009）。能够在环境中独立移动的儿童可以启动与他人的互动；他们不需要等待其他人把他们带到他们想去的地方。

目前的大多数文献表明，提供机动性的时机应该发生在恰当的发育阶段。这种移动性的目标不是学习如何控制轮椅，而是体验在环境中运动，以及从事由移动性支持的相关功能性任务。和对任何幼儿一样，父母、护理者或临床医生负责确保儿童可以在安全环境中探索和体验移动（Kangas，2010;Rosen et al.，2009）。

文献中已经确定了老年人轮椅使用者特有的一些需求。舒适、安全、功能增强和在环境中移动时的安全感已被认为是长期护理设施居民在座椅和移动性方面的重要需求（Mendoza et al.，2003;Mortenson et al.，2005;Mortenson et al.，2006）。老年人轮椅使用者可能会依靠另一个人推动轮椅。因此，为老年人轮椅使用者配置服务人员容易使用的移动设备很重要（Buck，2009;Ham，Aldersea，& Porter，1998）。安全和保障对于轮椅的使用者以及护理者来说都很重要。例如，护理者能够安全地把个体移进、移出轮椅，这一点很重要。用户和护理提供者更倾向于使用舒适、安全、可靠且易用的轮椅。

三、移动性和肥胖

针对肥胖客户的轮椅是轮椅设计的最新发展。肥胖病学（Bariatrics）是描述有关显著超重的个体的医学实践的术语。它源自希腊语，"baros"意为体重，"iatrics"意为医疗。在一些情况下，客户的肥胖是移动性障碍的原因。肥胖已成为北美的主要健康问题。疾病控制中心数据（Center for Disease Control，CDC，2006）报告了肥胖患病率（通常被定义为30或更高的体重指数）的增长趋势。1995年，所有州的肥胖率低于20%。2000年，28%的州调查报告显示肥胖患病率低于20%，但到2005年，保持这一发病率的州下降到只有4个。2005年的数据进一步表明，17个州报告的肥胖患病率等于或大于25%，3个报告的患病率等于或大于30%（CDC，2006）。

糖尿病是一种与肥胖有关的严重慢性健康问题。这种人群的移动性受到体重过重、身体耐力低、心肺并发症和由糖尿病引起的并发症（包括视力障碍、循环和感觉损伤及截肢）的限制。典型的轮椅标准重量限制高达136千克（300磅）。肥胖客户的轮椅能够支撑重量高达272千克（600磅），在某些情况下高达453千克（1000磅）。这些轮椅的例子将在本章后面描述。病态肥胖的患者在做轮椅测量时会面临特定的挑战，稍后将对此进行讨论。

第三节　情境成分

一、物理情境

使用移动设备的物理情境影响客户使用轮椅的能力以及轮椅评量推荐的轮椅类型。一些关键的注意事项包括：设备会在室内和室外都使用吗？这些环境的可访问性如何？门口的宽度、地板表面、浴室布局以及通向目标的通道（例如，坡道，楼梯）都需要考虑。用户在户外使用设备时，会遇到什么类型的路面？用户是否期望或需要在不同地点（如家庭，学校或工作地点）之间运输设备？用户和移动设备将如何旅行（例如，用户将使用私人车辆还是公共交通工具）？用户是否使用其他交通工具（如火车、飞机或校车）？

如果客户只在室内使用，那么使用轮椅的能力和推荐的轮椅类型会与需要同时在室内和室外使用时有所不同。室内专用通常意味着客户在两种类型的表面上推动轮椅，硬质材料（如木材、陶瓷或油毡）或更软的地面（如地毯）。门口和走廊的宽度以及家具周围的行走空间可能会在家庭、办公室或学校环境中受到限制。相反，当客户在室内和室外都使用轮椅时，要对行进地面和行进类型有不同考虑。户外地面在地形（如沙子、砾石、草、混凝土）以及斜坡、坑洼和其他障碍物的存在而不同。这些障碍影响轮胎的选择以及操纵手动和电动轮椅的能力。行驶距离是影响个体耐力水平和轮椅电池充电时间的一个因素。

正如气候是座位系统建议的一个因素一样，它也影响了移动设备的选择。如果客户生活在冬天会经常下雪的地区，并且期望在户外使用该设备，则可以对设备进行与生活在下雪或低温并不常见的地区的客户不同的推荐。此外，当轮椅在户外使用时，行驶表面将会受到雨的影响（例如，软化的自然表面，草或形成水坑）。雨雪天气也会影响轮椅的耐用性和电子部件的性能。

居住在农村或偏远地区的客户与居住在城市的客户面临不同的情况。在第一种情况下，客户可能需要行动更长的距离，极少进入无障碍建筑物或人行道，鲜有机会使用无障碍公共交通。当出现与使用轮椅有关的问题时，客户可能无法随时联系临床医生或技术人员。

二、社会情境

家庭成员、同伴和社会环境中的其他人可以影响移动设备的选择和使用。使用过各种移动设备的同伴的经验可以是一个重要的信息来源，分享他们关于哪些设备有效、哪些无效的知识。相反，同伴和家庭也可能会在选择手动或者电动轮椅时施加压力。个体也许更喜欢使用电动椅，因为它允许他或她为其他活动节省能量，但是选择电动轮椅可能会被其他人视为懒惰。决策者在学校、工作场所和其他社区环境中适应各种类型的移动设备的意愿或能力也需要加以考虑。雇主缺乏设备适应方面的必要知识可能会导致工作环境对于客户来说是有物理障碍的。在这种情况下，雇主缺乏信息，而不是实际的物理障碍使得客户受限。

三、文化情境

文化情境以三种方式影响轮椅使用和选择：与文化和社会包容性相关的价值观、技术可用性和技术获取。重视包容性的文化力图实施能够使所有公民充分参与社会和社区活动的战略和方案。联合国《残疾人权利公约》（UN，2006）宣布，所有人，不论其能力如何，都有充分参与的权利，并确定充分参与的组成要素。本公约的签署国致力于建立满足构成本公约的条款中所有目标的方法。

技术的可用性意味着特定国家的所有居民都可以获得必要的设备。世界卫生组织《世界残疾人报告》（2011）指出，辅助技术的设备必须适合环境和用户，并提供充分的跟踪行动。这样的规定要求技术能够满足预期用户并支持用户的需要，并且在其环境中有用。例如，居住在没有铺设道路的偏远地区的客户在泥泞的道路上将很难操作一台配有光滑轮胎的轮椅。

世界卫生组织文件《在资源贫乏国家手动轮椅设备的准则》（WHO，2008）列出了与这些装置设备有关的进一步原则。这些原则包括：①设备对于环境中的用户和其他人是可接受的；②用户能够使用这些设备；③设备适应用户的需要和使用情境；④设备价格合适；⑤设备可用；⑥设备是高质量的（WHO，2008）。

当所有公民的参与都得到重视，技术变得可用时，最后一个需要满足的方面就是技术应是可获取的。立法、政策和其他帮助客户获得技术的计划也是文化情景的重要组成部分。承认所有公民权利的文化采取措施建立资金机制，以确保一些对技术（在本例中为移动技术）的合理获取来支持全面参与。

四、制度情境

制度法规和政策影响了移动设备的推荐。临床医生必须了解在其所在行政管辖范围内为这些设备提供资金的标准，包括谁有资格获得资金，对客户条件稳定性的要求，对设备必须被使用的地点的限制以及客户表现的要求（例如，在没有辅助的情况下将轮椅推进特定距离的能力）。临床医生需要考虑客户的未来需求以及当前建议对于将来获得合适移动设备能力的影响。例如，一些资助计划有一个规定的时间，在这期间，不资助替换现有设备。此外，还有这样的一些规定，如果客户接收了一种类型的移动设备（如手动或电动轮椅），则在特定时间段内，第二种类型的设备将不会在规定的时间内获得资助。

如前所述，《美国残疾人法案》（ADA，1990）等立法规定了对环境和技术的获取。这些立法规定了所需的不同类型的环境无障碍特征及必须实施这些特征的条件（例如，新建筑，特定年龄的建筑物的翻修）。它们进一步确定谁负责资助无障碍功能的构建。此外，这种立法确定了影响到移动设备使用的就业条件、获得公共设施和教育的机会。

个别机构，如长期护理或专业护理设施，经常有影响轮椅使用的政策。如果居民多次使用轮椅威胁自己或在环境中其他人的安全，其中一些政策会限制居民使用轮椅的能力（Mendoza et al., 2003）。出于对维护和安全的考虑，一些机构不允许居民使用电动轮椅。其他政策规定了用户在不同地点之间使用轮椅时进行轮椅日常维护和长期维护以及运输的责任。

第四节　轮式移动设备评量

通常，第九章中描述的用于确定最合适的座椅部件的评量和确定轮式移动基座的评量是相同的。因此，关于第九章中提出的评量的讨论在此将不再重复。

一、需求评量

轮式移动性干预的目的是支持用户在环境中能够移动（即，HAAT 模型的活动组件的移动性输出）。与第一章和第三章所述的 HAAT 模型一致，确定最适合的轮式移动性基座的评估首先要评量个体使用移动技术希望参与的活动。移动设备是主要用于从社区的一个地方移动到另一个地方，还是个体将其用作移动的主要手段，从而坐在移动设备上完成大多数活动（例如，ADL、工作和休闲作业）？临床医生决定用户需要完成哪些重要且必要或是用户希望参与的活动。此外，还确定了用户完成这些活动所需的帮助水平。如前所述，用户可以在另一个人的帮助下或者使用其他技术独立完成这些活动。在后一种情况下，需要考虑轮椅与其他技术的接口，例如沟通装置。

二、人类因素的评量

框 10-2 确定了为客户选择移动基座时应考虑的因素。有些信息可通过客户的图表或背景信息获得。这种背景信息的例子包括客户生活状况（独居、合租及住宿类型），诊断（包括发病后的时间跨度）、

现有技术和年龄。患有发展性损伤（如肌萎缩性侧索硬化）的客户将随时间的推移丧失身体机能，因此，临床医生应警惕轮椅不再满足客户需要的迹象。例如，如果一个客户的运动能力正在下降，当其推动手动轮椅一段之前很容易达到的距离时，可能会感到疲劳。或者，使用操纵杆来控制电动轮椅的客户可能会显示出失去可靠地停止轮椅或控制其速度的能力。认知能力正在下降的客户可能会在熟悉的环境中迷失，不适当地使用轮椅故意撞到人或物体，或忘记如何控制轮椅。

> **框 10-2**　选择轮椅时要考虑的因素。
>
> 消费者简介：障碍，发病日期，预后，身材和体重。
>
> 消费者需求：活动，使用情境（例如，无障碍性，室内 / 室外），偏好，交通，可靠性，耐久性，成本。
>
> 物理和感觉技能：运动范围，运动控制，力量，视力，认知。
>
> 功能性技能：转移和推进能力（手动或电动）。

注意客户的体重或姿势的变化也会提供关于轮式移动设备（和座椅系统）已无法提供合适服务的线索。评估个体的身体和感官技能，包括运动范围、力量、运动控制、皮肤完整性、视力和感知。该评量还包括确定用户推动轮椅的最佳控制位置和接口。收集关于人的重量和身材的信息以确定轮椅的尺寸和容量。在人坐着时，测量人的腿长、大腿长度、背部到肩胛骨底部的高度、背部到肩部顶部的高度和臀部宽度（参见第九章中的讨论）。肥胖的人需要一个宽大的轮椅。对肥胖的客户，应该在其坐着时测量，因为当他们躺下时脂肪组织会扩散，导致测量不准确（Daus, 2003）。如果客户是一个孩子而且预计会长大，那么预期的变化也应该在决定中体现出来。

用户的功能性能力也应被评估。有两个要素很重要。第一个是评估不同的 ADL 和 IADL。除了确定个体希望参与的作业外，本评估还将决定他们如何完成这些活动。第二个要素包括评估轮椅技能。轮椅技能测试（Wheelchair Skills Test，WST）[1]（Kirby et al., 2002; Kirby et al., 2004）是良好开发的各种轮椅技能的标准化测量。该测试评量个体使用基本轮椅技能的能力，例如，移除扶手并将刹车应用于更

---

[1]　轮椅技能测验 4.1 手册，http://www.wheelchairskillsprogram.ca/eng/manual.htm.

复杂、更高级的技能（如将前轮抬起放在道路的斜坡上）。这个测试是少数几个在其开发的所有阶段都进行广泛研究的测试之一。除了评估外，还制订和评估了一个训练方案。（有关此测试和训练计划的信息，请访问 www.wheelchairsskillsprogram.ca）。

当个体移动严重受限的时候，电动移动可能是获得功能性移动的最好选择。这些个体经常拥有一个由护理人员推动的手动轮椅作为后备椅。电动移动设备具有使用户能够参与学校、工作、娱乐和其他基于社区活动的潜力。现在可用的控制接口（见第七章）使得只有一个或两个运动（例如头部或肩部旋转的侧向力）的人能够操作电动轮椅；然而，感知、认知和行为障碍可能会妨碍个体使用电动轮椅，即使他们有必要的运动能力。例如，有视觉空间障碍的客户如果不能与环境中的人或物体保持安全距离，就可能难以在杂乱环境中前行。当个体还使用增强沟通系统或改装的货车时，在选择最适当的移动设备时应考虑所有这些设备的整合。所有移动设备用户都将需要一个系统来支持他们的座椅需求（见第九章）

三、情境的评量

（一）物理情境

先前关于物理情境的讨论，确定了几个轮椅使用情境影响推荐的几个问题。在可能的情况下，临床医生应走访客户家里，以确定环境对轮椅使用的限制。通常不可能访问其他相关环境，例如工作单位或学校环境（尽管后者是有可能的）。在这种情况下，临床医生应使用访谈来了解轮椅在这些环境中使用的相关问题。类似地，临床医生应询问交通运输情况以确定轮椅和移动模式之间的契合度。

（二）社会情境

如前所述，临床医生应确定在轮椅使用的环境中的人员以及对其使用的影响。在适当的情况下，临床医生确定谁是护理者以及可能影响其支持使用轮椅的问题。例如，临床医生确定护理者是否能够辅助移动、在需要时推动轮椅、抬起和移动轮椅（如移进和移出车辆）、将其固定在车辆中以及提供日常护理和维护。如果有多个护理人员帮助个体，诸如有家庭护理人员的情况，临床医生和客户应该认识到轮椅使用的潜在方面可能会对不熟悉客户的护理人员构成挑战。在这种情况下，人们开发了教育护理者的策略。

还考虑了其他人在环境中的影响，例如雇主和学校人员。在工作环境中，临床医生应确定是否存在任何可能限制在客户使用轮椅在环境中发挥功能的政策，例如，访问无障碍洗手间或高度可调以适应轮椅的书桌。在学校环境中也需要对学校人员是否拥有与使用轮椅个人配套的知识和态度进行类似的考虑。

（三）制度情境

在前面的章节中，确定了资金、获取与轮椅使用相关的政策、法律和法规。临床医生有责任在提出轮椅建议并提供用于资助的支持性文档之前熟悉所有制度因素，特别是那些会影响轮椅采购和使用的政策和法规。

第五节　辅助技术

在本节中，我们将讨论手动和动力移动系统的主要特性。表 10-1 列出了个人移动系统的主要制造商。现代移动系统更加灵活，能够适应各种功能任务。这些适应可以包括高度调节、侧倾、前后倾和轴位置调节以及这些调节的组合。

轮椅的选择基于上一节中讨论的评估，并且是一个将特征与客户的需求和技能相匹配的过程（Scherer，2002）。为了满足行动障碍者的不同需求，有三种大类的轮式移动系统：非独立移动性系统、独立手动移动性系统和独立电动移动性系统。非独立移动（dependent mobility）系统由服务员推动，包括手推车和运输椅以及由服务员推动的手动椅。当个体没有能力独立地推动轮椅，或需要轻质且容易运输的辅助系统时，可选择非独立移动系统。独立的手动移动（independent manual mobility）系统适用于那些有能力手动推动轮椅的个体。这些系统底座的后部有两个大轮子，并且有两个较小的前轮，让使用者可以独立地推动。当用户有推动手动轮椅（manual wheelchair）的困难时，就需要独立的动力移动（independent powered mobility）系统。这就是由用户驱动的电动轮椅（powered wheelchairs）。

这些类别的每一个种类都存在许多可用于满足个体用户需求的商业选择。在本节中，我们将从支撑结构和推进结构这两个轮椅的基本结构入手来

表 10-1	主要的轮椅制造商。		
制造商	**轮椅类型**	**网址**
Altimate Medical，Inc. 800-342-8968	站立系统	www.easystand.com
AmigoMobility International, Inc. 800-692-6446	电动滑行车	www.myamigo.com
Bruno Independent Living Aids 800-882-8183	成人和幼儿电动滑行车、轿车和厢式轮椅升降机	www.bruno.com
Columbia Medical 800-454-6612	非独立移动基座	www.columbiamedical.com
Convaid, Inc	非独立移动基座、运输轮椅	www.convaid.com
ConvaQuip	减肥轮椅	www.convaquip.com
Etac（in the USA） Balder USA, Inc. 888-422-5337	儿童和成人的独立手动轮椅	www.etac.com
Freedom Designs 800-554-8044	幼儿轮椅、空间倾斜轮椅	www.freedomdesigns.com
Invacare 800-333-6900	手动、电动和运动轮椅	www.invacare.com
Levo USA, Inc. 888-538-6872	成人和儿童的手动和电动的立式轮椅	www.levo.ch
Mulholland Positioning Systems, Inc. 800-543-4769	各种站立系统、儿童轮式基座和倾斜基座	www.mulhollandinc.com
Otto Bock 800-328-4058	儿童座椅和摆位系统、成人摆位系统、手动和电动轮椅	www.ottobockus.com
PDG 888-858-4422	具有特殊需求的个体的轮椅，如减肥轮椅，高搅动和手动倾斜轮椅	www.pdgmobility.com
Permobil, Inc. 800-736-0925	立式电动轮椅；带升降座椅的电动轮椅；运动轮椅、轻便手动轮椅	www.permobil.com
Pride Mobility Products Corp. USA 800-800-8586 Canada 888-570-1113	手动和电动轮椅、电动滑行车	www.pridemobility.com
Snug Seat 800-336-7684	儿童和成人专用基座、汽车座椅、依赖和独立移动基座、儿童轮椅	www.snugseat.com
Sunrise Medical 800-333-4000	非独立和独立的手动基座、运动轮椅、轻便手动轮椅、动力轮椅、附加动力单元；成人和儿童轮椅、倾斜轮椅和电动滑行车	www.sunrisemedical.com
TiLite 800-545-2266	成人和儿童钛制轮椅；手动轮椅；运动轮椅；ASK-see 动力	www.tilite.com

讨论移动系统的特性。图 10-1 展示了折叠手动轮椅的解剖图。图 10-2 展示了刚性框架手动轮椅的解剖结构。

一、支撑结构

轮椅的支撑结构（supporting structure）由框架及其附件组成。专门的座椅和摆位（见第九章）通常

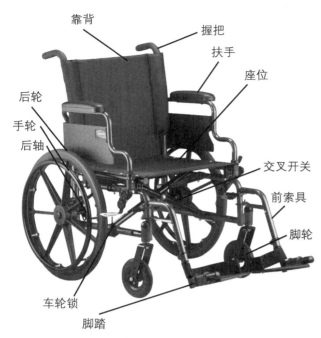

图 10-1 展示支撑和推进结构的主要部分的手动轮椅。

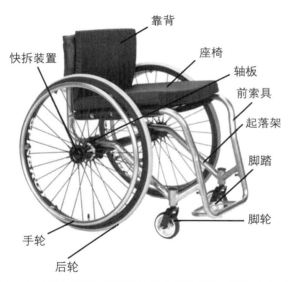

图 10-2 展示支撑和推进结构的主要部分的刚性框架轮椅。

被认为是支撑结构的一部分。框架的附件（如扶手、脚踏）也是支撑结构的一部分。在一些轮椅中，这些附件被制造为框架的一部分。支撑结构包括在站立姿势时提供倾斜或支撑的系统，其独特之处在于，它们可以根据用户在空间中的方位变化进行调整。

二、框架类型

在描述手动轮椅的不同分类之前，我们将讨论三个基本因素：框架类型（刚性或折叠）、后轮轴位

置的可调节性及用于构造轮椅框架的材料。

框架可以是折叠的或刚性的，并有三种常见的框架样式（Cooper，1998）。刚性框架有箱式、悬臂和 T 或 I 型框架样式。箱式框架结构（图 10-3）通常具有矩形形状，有一个座椅和车轮附接其上的牢固且耐用的底座。通过一根延伸在车轮之间的单个杆替换箱子，形成悬臂结构，从而实现更轻重量设计。来自该支撑的直立管用于附接座椅和靠背。脚托是座椅轨道的延伸部。T 构造使用类似于悬臂设计的杆，但是有一根单个杆附加在连接到单个前脚轮的悬臂中心。这种配置在座位下形成 T 形。如果使用两个前脚轮，则 T 变为 I 形。为了便于运输，所有这些轮椅上的轮子被移除，并且在一些情况下，后部会折叠下来。刚性或箱形框架和折叠框架样式之间的选择涉及许多因素，包括客户的需要、功能能力、转移方法和活动水平（Cooper，1998）。

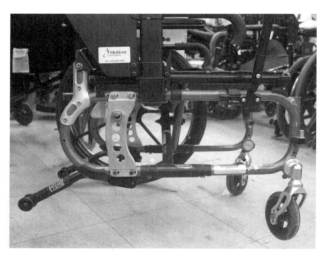

图 10-3 带框架式的刚性框架轮椅。

相对于使用者重心（center of gravity），驱动轮轴的位置影响了轮椅的稳定性和可操作性。图 10-4 显示了这种关系。空轮椅的质心位于座椅下方，在驱动轮前面（Engstrom，2002）。当使用者坐在轮椅上时，质心根据个体和驱动轮的就座位置在座椅上方前后移动。

当质心位于驱动轮轴线的前方时，脚轮上的重量更大，使其更难以提升（Engstrom，2002）。这个配置使得轮椅更稳定，但操作性变差。当质心向后移动，更接近驱动轮的轴线或甚至稍微后移时，轮椅稳定性降低，但可操作性增加。

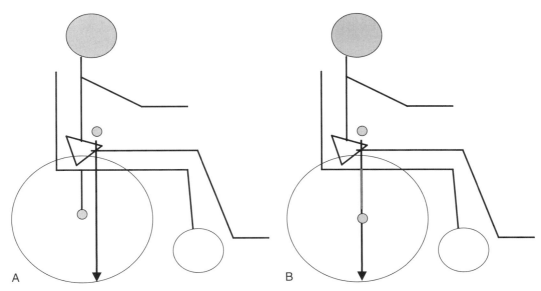

图 10-4　用户的质心与车轮轴的关系影响轮椅的移动性和稳定性。A. 当使用者就坐时，如其质心在轮椅的轴之前，则轮椅会更稳定。B. 当使用者就坐时，如其质心在轮椅的轮轴上方，则轮椅会更具移动性。

了解这种关系在设置轮椅时很重要。活跃的用户可能会想要一个易于操作的配置，并允许其执行前轮抬起活动（即抬起脚轮）以跨过人行道的路缘和其他障碍物。不太自信的轮椅使用者使用不容易向后倾倒、让其有安全感的轮椅可能会感觉最舒服。

轮椅工业中的最新进展在于轮椅框架的材料。材料的进步大部分源于自行车行业。轮椅框架由许多材料制成，包括钢、铝、钢／铝合金、钛和碳纤维复合材料。这些材料在重量、强度、成本、振动传导方式、连接部件方法以及组装方式等方面各不相同。轮椅根据重量、可调性和可用选项等参数进行分类。标准轮椅（Standard wheelchairs）通常用于非常短期的使用，例如，在机场或商场的租赁轮椅（Schmeler & Bunning，1999）。它们是折叠椅，调整非常有限；特别是后轮轴是固定的。诸如脚踏和扶手这样的特征可以是固定的或可拆卸的。座椅宽度和深度的选择有限。它们是最重的手动轮椅，不适于长期使用，因为它们需要大量的能量来驱动。

顾名思义，轻型（lightweight）和轻质的高强度轮椅（lightweight high strength wheelchairs）（Schmeler & Bunning，1999）的重量低于标准轮椅。另外，它们往往具有相似的特征。轮椅的座椅宽度选择和背部高度的调整更加灵活。标准和轻型的轮椅都具有一个较低的离地高度，允许使用者用脚推动。

超轻型轮椅（ultralightweight wheelchair）比标准轮椅轻得多。Schmeler 和 Bunning（1999）认为，标准和轻量级轮椅不适合长期使用。他们认为这种超轻型轮椅对把手动轮椅用作主动移动手段的用户来说非常有用。它保留了折叠框架，并且为用脚推动的用户提供了较低的离地高度。后轮轴可以根据用户的重心进行调整。

刚性运动超轻型轮椅（Rigid sport ultralightweight wheelchairs）（Schmeler & Bunning，1999）是轮椅行业的一个巨大的发展领域。这和以前类别之间的主要区别是刚性框架。这些轮椅能够快速释放后轮，并且椅背大部分可以折叠，以方便在车辆中转移和存储。这些轮椅的后轮轴可相对于使用者的重心进行调整。

最后，让我们讨论一下轮椅的离地高度。这个维度之所以重要，有两个原因：①可以使用桌子、柜台和其他结构；②用户可以脚着地推动轮椅。在第一种情况下，轮椅的高度应该允许用户将轮椅滚动到桌子下面，并使其膝盖不高于桌子。在第二种情况下，座椅被降低以提供座位到地板的高度，使人们能用脚在地板上"走动"，从而推动轮椅。

（一）配件

常规轮椅上的扶手（Armrest）可制造为框架的固定部分，也可以向后翻转或完全可移除。不可移动的扶手略微减少了轮椅的宽度，并由于不可移除而不致会丢失。向后翻转或可移除的扶手因为便于运输和其他活动，通常更有优势。扶手有两种长度。桌长扶手在前部较短，允许客户移近桌子或台子。全长扶手延伸到座椅导轨的前面，能提供更多的支撑。扶手的高度可以固定亦可调节。

高度可调的扶手可以上下移动以适应使用者躯干的长度并且为手臂提供适当的支撑。扶手上的防护罩可防止衣服和身体部位摩擦轮子。

护腿板（legrests）和脚踏板（footplates）被用来支撑腿和脚。这两个部件合在一起通常被称为轮椅的前索具（front rigging）。带 90° 或 70° 悬挂器的护腿板通常可以选择角度。这些选项通过适应客户喜欢的膝屈曲角度来增加其舒适度，但是它们也会增加转向半径，可能是这在一些环境中导致移动的因素。护腿板可以固定（内置在框架中）也可以拆卸（摆动）。摆动的样式使用户更容易进入和离开轮椅。脚踏板连接到护腿板，可作为单个板支撑两个脚或作为两个单独的单元，可单独调节高度。脚踏板的高度应能支撑下肢的理想摆位。脚踏板的角度也可以调节以适应脚踝弯曲或伸展。脚跟套可以连接到脚踏板的背面，以防止脚向后滑动（见图 10-1）。

静止不动的车轮锁（wheel locks）是防止车轮在运送和其他活动期间移动的装置。它们有多种配置，例如推或拉锁，适用于活动范围受限的个体的杠杆延伸，座椅安装座下方，坡形控制器（"保持"轮椅在倾斜处的装置，防止其滚下坡）和服务员控制器。图 10-5 显示了一些不同的制动方式。客户的首选传输方式、使用车轮锁的能力、操纵车轮锁的最可靠的方法以及用户或护理者维护该组件的能力都会影响该组件的选择。与机动车辆的制动器一样，车轮锁的适当维护是重要的安全考虑。不正确维护的车轮锁可能因无法与轮胎紧密接触而导致轮椅（特别是在转移期间或上下坡时）不稳定。

防倾倒装置（anti-tip devices）是附接到杆并安装在轮椅后部的小轮。这些装置防止轮椅向后倾斜。当驱动轮位于轮椅的前方时，特别是当个体不能安全地完成前车轮抬起离地时，推荐使用防倾斜装置。由于这些装置限制轮椅的向后倾斜，它们可能会阻挠轮椅越过路缘石等障碍物。防倾倒装置可以被移除或旋转，这样当服务员推动轮椅时，它们就不会不干扰这种移动。然而，当使用者恢复推动轮椅时，

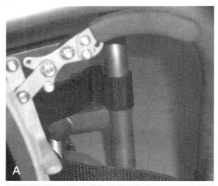
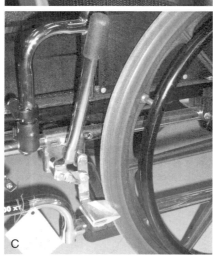
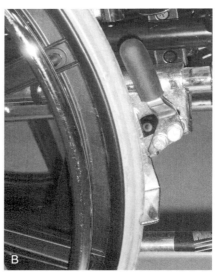

图 10-5　轮锁。A. 推锁示例。B. 拉锁示例。C. 带延长把手的车轮锁。

它们应当返回到它们的原始位置（Engstrom，2002）。在图 10-10 中可看大盘的轮椅背面上防倾倒装置，图中展示了一个复合磁轮。

握把（push handles）是手动轮椅上的另一种选择。这些是由服务员或护理人员用来操纵轮椅的把手。其中一些是高度可调节以适应推动轮椅个体的高度。扩展的手柄可用于儿童轮椅，以避免个体推轮椅的腰背劳损。握把具有不同的形状和不同的材料，以协助在恶劣的天气或爬山、下山等困难情况下抓握和处理。

大多数长期常规使用的轮椅的内饰被设计用于座椅系统。对于大多数轮椅来说，可以选择完全移除内饰，并用直接附接到轮椅的框架上的靠背或座椅来取而代之。通常只有那些偶尔使用的轮椅才会带有连接到框架上的吊床式内饰。

（二）侧翻与倾斜的框架

手动框架和电动底座都有侧翻（tilt）和倾斜（recline）功能。图 10-6A 和 B 显示了这些系统的示例。这些特征使人意识到，坐着不是一个静态的活动，我们需要为那些不能独立做到这一点的个体提供改变姿势的机会。侧翻是指围绕固定轴旋转特定座位位置，从而改变空间朝向的能力。倾斜指改变座椅到靠背角度，导致座椅到靠背角度大于 90°（Lange，2000）。座椅到靠背角度通常在从垂直到接近水平的范围内。侧翻和倾斜给用户带来了共同的好处。两者提供姿势改变和改善循环，从而带来压力缓解和更大的舒适感（Lange，2000；Wilson & Miller Polgar，2005；Smith，2004）。他们有改善头部和姿势控制的潜力，提供改善的功能性姿势和影响肌肉张力（Engstrom，2002；Kreutz，1997；Lange，2000; Smith，2004）。有神经问题的客户可能难以保持立姿的姿势控制（见第九章）。适度的侧翻和倾斜姿势可以减少重力影响，允许更直立的姿势，从而辅助功能。这可以改善呼吸功能，提供更好的视野，调节血压，舒缓转移，并允许白天休息（Kreutz，1997；lange，2000）。侧翻或倾斜可以用于实现更典型的脊柱对齐，如减少胸椎后凸（Engstrom，2002）。

倾斜对于那些坐直了一段时间而感到疲劳的个体也是有用的。具有倾斜功能的轮椅让人不用去床上就可以休息。患有限制其弯曲髋关节能力的髋部畸形的客户将受益于倾斜以实现舒适的就座姿势。它可以缓解直立性低血压（Kreutz，1997；Lange，2000），并改善肠道和膀胱功能。在工作或社会环境中，倾斜比侧翻更受欢迎，因为用户认为它较不引人注意（Lange，2000）。倾斜在姿势改变过程中不会抬起膝盖，这允许用户继续在桌子上工作的同时使用该姿势。

对某些客户来说，倾斜不是一个好的选择。打

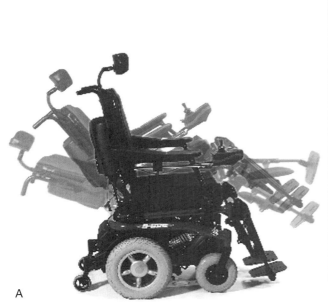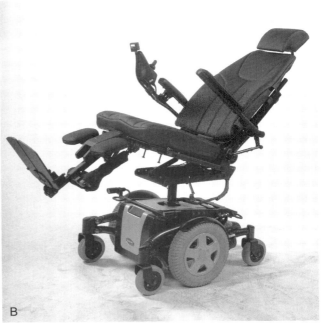

图 10-6　侧翻和倾斜轮椅支撑结构。A. 具有侧翻功能的支撑结构。B. 具有倾斜功能的支撑结构（A. 由 Sunrise Medical 提供，B. 由 Motion Concepts 提供）。

开髋关节角将在一些个体中引起过度的张力，特别是患有脑瘫的儿童或头部受伤的个体。显然，当用户髋部伸展运动范围受限时，这是无用的。使用定制轮廓座椅系统的个体不应使用倾斜系统，因为当改变座椅靠背角度时会不可避免地产生剪切力。

当改变座椅到靠背角度时，剪切力（shear）需要关注。在第九章，剪切力被定义为当两个表面彼此滑动时发生的摩擦。剪切力有可能撕裂皮肤，这可能导致压疮。大多数倾斜系统被设计成可以使剪切力最小化，称为低剪切系统（low-shear systems）。当系统倾斜时，这些系统跟随用户，从而减少了剪切力，但没有消除剪切力（Smith，2004）。低剪切系统有手动和电动两种选择。

当希望保持座位位置以用于启用或控制安装到轮椅上的其他装置（例如增强和替代沟通装置）时，推荐使用侧翻系统（Lange，2000）。因为整个座椅围绕轴线枢转，所以剪切不像倾斜系统那样显著。除了向后侧翻之外，一些系统还提供横向侧翻，这同样可以保持就座位置，但是在矢状面中使用户侧翻。前后和侧向侧翻的组合使得用户能够根据他或她的愿望改变姿势。

侧翻系统确实存在倾斜系统所没有的缺点。大多数系统增加了座椅到地板的距离。此外，当用户处于侧翻位置时，膝盖抬起，会使得膝盖高于头部。座椅到地板的距离和位置可能会干扰用户在桌子上工作的能力，并且如果用户坐在台子或桌子边试图移动到侧翻位置时有可能会受伤。当座位侧翻并且膝盖抬起时，下肢可能会碰到桌子（Lange，2000）。由于倾斜会一直保持髋关节角度（通常为90°），可能发生膀胱收缩，导致排空膀胱的问题（Kreutz，1997）。极度侧翻可能导致使用者感觉到体位不安全，这有可能增加肌肉收缩，从而破坏减轻疲劳的目的。此外，侧翻可能会干扰托盘的使用：当倾斜时，物体将滑出托盘。

在评估包含空间侧翻选项的轮椅时，质心（center of mass）偏移是一个考虑因素。必须考虑座椅的质心与基座的质心的关系。当座椅在某些系统上侧翻时，质心向后移动。如果座椅的质心相对于基座的质心向后移动得太远，则这种运动可能会导致后部不稳定。当前大多数的轮椅设计通过将座椅的质心保持在基座的质心上来弥补这一问题。

使用空间侧翻或倾斜系统的消费者也经常使用其他辅助技术，并且这种技术的使用必须与这些位置选项相结合，特别是控制具有头部阵列的电动轮椅，使用呼吸机和/或使用适配的厢式货车。当用户处于侧翻或倾斜姿势时，应当转动头部控制器，使其可以充分休息头部。当呼吸机安装在轮椅上时，必须注意确保侧翻或倾斜机构不会碰撞到机组上，并且呼吸机保持正确的位置（Lange，2000）。最后，当使用侧翻和倾斜选项时，必须考虑用户交通方式的评估。倾斜增加了座椅到地板的高度，这可能会阻碍用户转移到适应的厢式货车中。两者都有可能增加轮椅的总长度，这可能会限制用户和轮椅在货车中的可操作性（Lange，2000；Phillips，Fisher & Miller Pol-gar，2005）。第十一章在讨论交通运输时将考虑轮椅与改装车辆集成。

（三）立式框架

我们通常依据轮椅考虑移动性，也就是，用户坐着的时候。然而，将个体置于站立位置存在许多优点（Eng et al., 2001; Eng, 2004; Mogul-Rotman & Fisher, 2002）。站立的积极效果是改善膀胱和肠生理功能，减轻正位静息张力，预防压疮（见第九章），减少肌肉挛缩和骨质疏松症，以及改善循环。此外，还有能够与其他人面对面交流带来的心理上的好处。例如，坐着的人和站立的人之间的高度差可能意味着成人–儿童的关系，而站立和互动的面对面意味着同伴之间的关系。立式框架和立式轮椅是两种允许个体站立的支撑结构。

立式框架（standing frames）被分类为俯卧位、仰卧位、直立式和移动式支架（Mogul-Rotman & Fisher, 2002）。如图10-7所示的支架是最常见的类型。它们在身体的前侧提供支撑。对长骨和下肢关节的承重是一个主要的好处。承重加强骨骼，并且可以限制由于长时间不运动和缺乏承重而导致的骨质疏松症（骨密度的丧失）的发展。通常，附加到立式框架的托盘为两个目的服务。第一，当使用者靠在托盘上时，它为上肢提供支撑表面。第二，它为诸如写作、玩玩具或使用通信设备的活动提供工作表面。俯卧支架通常向前倾斜以使用重力来帮助维持支架中的直立位置。有些类型有固定角度，其他类型的角度则可以调节。长度调整被纳入一些设计中。这种类型的立式框架不像下面讨论的立式轮椅那样会给予个体选择移动到就座位置的选择。

仰卧立式框架类型不太常见，而且有较少选择。

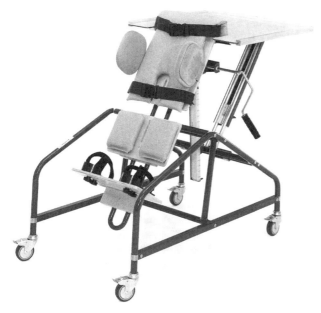

图 10-7　大角度俯卧立式框架。(由 Rifton 提供)。

这种类型的框架为身体的后表面提供支撑。因为用户向后倾斜，所以使用手会更加困难。视线也会受到影响。这种类型的框架对于不具有良好头部控制的人是有用的，因为框架支撑头部和颈部。直立式框架使下肢完全承重。具有良好的上半身力量的人可以使用固定模型。移动版本通常是坐立两用轮椅，允许全天候从坐姿到站姿变换。从坐姿到站姿的相互变化可以是电动的或手动的。当处于垂直位置时，这些单元通常起到类似于仰卧式框架的作用。

　　站立式轮椅（Standing wheelchairs）具有强大功能和社会效益。使用这种轮椅简化了日常生活的许多任务，例如烹饪。另外，使用立式轮椅还可以避免对家庭或工作环境的改装。例如，使用立式轮椅烹饪晚餐的人能够拿到橱柜上部的物品并且操作橱柜和炉灶的表面，而不需要重新改装。使用站立轮椅的个体在与其他人处于同一水平时会获得积极的心理效益（Eng，2004）。

　　立式轮椅（图 10-8）有三种基本配置：带有手动提升机构的手动驱动、带有动力提升机构的手动驱动和带有动力提升机构的动力驱动。带有手动提升机构的立式轮椅包括使用泵或杠杆将人抬高到站立位置的液压系统。如果带有动力系统，用户则可按动按钮将自己移动到直立位置。站立时，用户由膝盖和躯干上的填充条支撑。在直立位置的稳定性是站立轮椅的一个问题，因为运动到站立位置会使

得客户的重心向前移动超过基座的质心。因此，并不是所有的站立轮椅在直立位置都是可以移动的。被设计成站立位置可移动的那些轮椅，具有比正常支撑基座更宽的基座来调节用户的质心，使得其保持在驱动轮的中心上方。通常，那些不打算在站立位置移动的轮椅会装配驱动锁定。

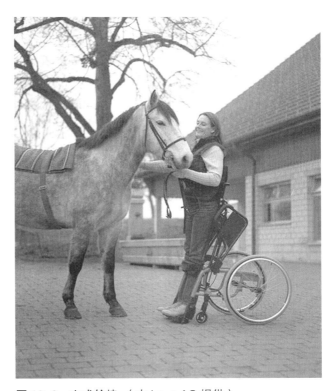

图 10-8　立式轮椅。(由 Levo AG 提供)。

（四）提供可变座椅高度的框架

　　电动轮椅框架上的另一个可用选项是升降座椅。人员保持在就座位置，并且当机械装置被启动时，轮椅座椅在给定范围内升高和降低。可以降低到接近地面的座椅对小孩子特别有用。处于地面高度允许儿童在地面上玩，并与同龄的儿童在同一水平上进行交流。

　　提高座椅的高度好处良多。与立式轮椅一样，通过减少对环境配套的需求，座椅升降器使个体更容易参与到某些自我护理、工作和教育活动。站立式轮椅与空间侧翻和倾斜系统一样，质心的位置对安全有影响。一些系统配有动力锁定功能，其座椅在被提升到一定高度时防止轮椅运动。如果质心相对于轮椅轨迹太高的话，则轮椅在拐弯时的稳定性可能会被损坏。

（五）适应生长的框架

儿童轮椅支撑结构的主要要求是适应儿童生长的需求。通常使用两种方法来适应生长（包括体重增加的客户）。第一个是设计支撑结构，使其可以直接调整。在第二选项中提供了配件更换框架上的各种管状物，从而增加座椅宽度和长度、座椅到地面的高度以及车轮的使用。可调节的轮椅现在越来越普遍。

驱动轮的使用是推荐儿童轮椅时的另一个考虑因素。为了改善这种使用，一个改善策略是将驱动轮设置轻微的弯度。第二种方法，对于很小的孩子，是逆转驱动轮的配置，将其放在轮椅的前面，将脚轮放在后面。使用此配置必须仔细评量轮椅后部的稳定性。

握把是儿童椅框架的最后考虑因素。可以使用延长的手柄，这样护理者就不需要侧身或向前弯曲以抓握推动手柄。这种构造通过在活动期间允许用户采用直立位置，从而大大减小了护理者后腰上的负载。

三、推进结构：手动

对于手动轮椅，推进结构主要由两个部分组成：①轮（包括轮胎和脚轮）；②客户用来移动轮椅的接口（Ragnarsson，1990）。我们将在本节讨论这些组件。

（一）轮胎

有三种主要轮椅轮胎类型：实心轮胎、半充气轮胎和充气轮胎（Robson，2005）。实心轮胎比其他类型的轮胎需要更少的维护，但是通用性最低。它们通常在光滑的室内地面上表现良好，但是在地毯表面或其他粗糙不平的地面上使用时效率较低。实心轮胎通常有一个光滑的表面。

充气轮胎有内胎或无气内胎。虽然它们比实心轮胎更适用于各种地形，但它们需要维护以保持适当的轮胎压力，并容易被刺穿，导致轮胎漏气。Sawatsky 等人（2005）发现，当轮胎充气到其推荐压力的 50% 时，滚动阻力和能量消耗显著降低。他们报告的临床证据表明，轮椅轮胎通常被发现只被充气到推荐压力的 25%。除了保持轮胎压力，用户应定期检查轮胎是否有任何可能导致车胎漏气的裂纹和缺陷。这些轮胎有不同的胎面深度；较深的胎面适用于在崎岖的地形上很有用，但是在更平滑的表面上使用会产生更大的滚动阻力。

（二）车轮

后轮有两种基本类型：复合轮或辐条轮，如图 10-9 所示（Robson，2005）。复合轮比辐条轮更经济，并且需要较少的维护。使用者将手卷入车轮中的风险较小。复合轮子比辐条轮子更刚性，因此可能造成不舒服的乘坐感受（Robson，2005）。辐条车轮通常需要维护，因为它们更难清理，而且辐条也经常需要重新调整。与较刚性的复合轮相比，辐条轮倾向于将更少的振动传递给用户（Robson，2005）。它们的重量比复合轮轻。高性能轮（如 Spinergy 轮）可用于活跃用户，例如定期长距离旅行的人、使用前轮在攀爬路缘石时改变高度功能的人或者一天大部分时间都在情境中使用轮椅移动的人。这些轮子使用轻质材料，提供更好的强度和避震。车轮直径从 45~66 厘米（18 到 26 英寸）不等。电动轮椅通常有 45 厘米（18 英寸）轮子，常规手动型轮椅有 60 厘米（24 英寸）轮子。

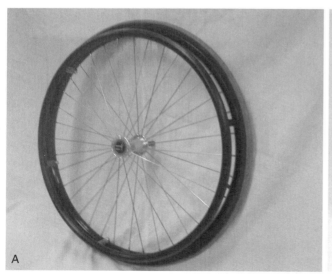
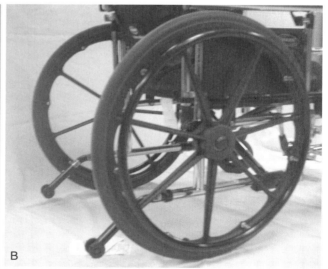

图 10-9　手动轮椅后轮的类型。A. 辐条轮。B. 复合轮。

许多轮椅允许在轮椅上前后调整驱动轮的位置。图 10-10 显示了一个可以调整驱动轮位置的安装板。车轮相对于用户重心的位置影响轮椅的移动性和稳定性。当车轮的轴线位于用户重心正下方或其前方时，就会产生一种被活跃用户所期望的更易操纵、反应更灵敏的轮椅。更多的轮椅新手或控制力小的用户感觉最舒适的是车轮轴稍微在其重心后面所造就的更稳定的轮椅（Engstrom，2002）。车轮外倾角影响轮椅的反应性能。外倾角（camber）是指车轮垂直安装的角度，通常为 1°～4°。外倾角使车轮倾斜，从而使轮椅顶端更加接近用户身体。当轮子以这种方式安装时，轮椅会变得更稳定并且推进更有效率，从而会被更多地使用。外倾角增加了轮椅的整体宽度，并降低了后座椅到地板的高度（Robson，2005）。车轮校准也影响推动轮椅的容易程度。校准（alignment）是指两个轮彼此平行的程度。如果它们不平行并且彼此距离相等，轮椅就会遇到更大的滚动阻力。

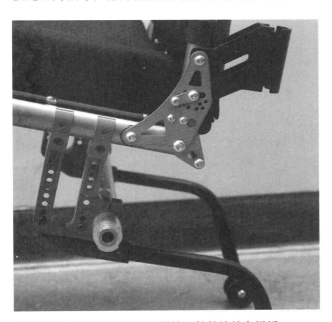

图 10-10　允许调节后轮位置的手轮轮椅的车桥板。

（三）脚轮

轮椅上的前轮被称为脚轮。它们的直径范围从 6.9 到 20.9 厘米（2¾ 到 8¼ 英寸）（Buck，2009）。较大的脚轮可以提供更平滑的驾驶，但反应较慢，并可能会干扰脚的放置（Robson，2005）。较小的脚轮响应更快，有助于更有效的推进，并允许脚的位置有更多的灵活性，但这些好处往往会被粗糙驾驶所抵消（Engstrom，2002 年；Robson，2005）。目前

可提供实心、半充气脚轮。用户的重心与轮椅的质心的关系在这里很重要。如果使用者在轮椅上坐得太靠前，则多余的重量被放置在脚轮上（即前部负载脚轮），由于克服惯性所需的力更大，使得它更难以推进（Engstrom，2002）。这种情况还可能导致前向稳定性的损失，增加轮椅前倾的风险。

关注脚轮的功能是重要的，因为它们有助于轮椅的整体功能。震颤是脚轮的主要问题之一（Buck，2009）。这个术语是指推动购物车时经常遇到的快速震颤。较小的脚轮比较大的脚轮有更少的震颤。震颤可能来源于脚轮叉和杆的位置、脚轮的不均匀磨损以及附着于框架上的脚轮轴和旋转机件中的张力。当轮椅在水平地面，其中一个脚轮不接触地面时，会发生脚轮漂浮（Cooper，1998），这可能导致轮椅稳定性和性能降低。如果脚轮被发现震颤，这表明需要对轮椅进行维护。一个脚轮过度磨损或后轮外倾角不等会带来脚轮漂浮。更换脚轮，调整后轮外倾角或使用垫片降低漂浮的脚轮可以消除这个问题（Cooper，1998）。

（四）手轮

手动轮椅的人/技术接口通常是一个附接到轮子上的环，称为手轮。手轮由各种材料制成，包括钛、铝和不锈钢。它们可以涂有乙烯基涂层。人体工程学设计的手轮使用的材料填充轮缘和手轮之间的空间，从而使其与使用者手掌自然贴合（图 10-11）。如果个体仅能使用一个手臂和手来推动轮椅，则在完好的一侧放置两个手轮，并且在内手轮和相对的轮子之间附加一个连杆（Buck，2009）。通过抓握两个手轮，用户可以向前移动。一次使用一个手轮可以使轮椅转向。通常，使用这种手轮构造的人也会使用至少一条腿来推动轮椅。

四、推进结构：电动

电动轮椅的推进结构（propelling structure）比手动系统具有更多的变化性。主要部件是带有车轮电动驱动器的轮式移动基座、客户用于引导轮椅运动的控制接口、电子控制器和电动配件（如倾斜、侧翻）。本节讨论了当前的方法。

（一）驱动轮

电动轮椅在过去十年中经历了巨大的变化。微处理能力的发展使得电动移动技术的开发者能够在这些设备中包含丰富的功能。最重要的发展之一是

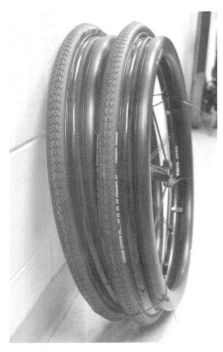

图 10-11　展示人体工程学设计的手轮。

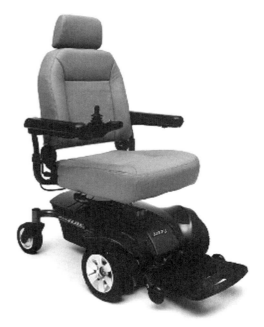

图 10-12　中轮驱动系统的电动轮椅。（由 Pride Mobility Products Corporation 提供）。

驱动轮位置的变化。在移动技术中，附加的车轮提供稳定性，动力传递到一对车轮上。直接驱动系统还通过提供停止电动机的电压来提供轮椅的动态或主动制动。比起电压转向电动机之后使轮椅滑行停止的普通情况，这种动作提供了更多的控制。根据推动轮椅轮子的位置，电动轮椅通常被分类为后轮驱动、中间轮或前轮驱动。后轮和中轮驱动轮椅是最常见的。除了脚轮外，防倾翻装置也可以存在于电动轮椅上。图 10-12 显示了一个中轮驱动电动轮椅，其电机和电池外壳位于座椅下方。

Denison 和 Gayton（2002）基于驱动轮与用户重心的关系及驱动轮上的重量与脚轮重量的比率，提出了一种附加的驱动器分类。后轮驱动轮椅的驱动轮位于用户的重心后面。在低比率后轮驱动中，它们位于重心后面。前轮是脚轮和可能存在的防倾翻轮。高比率后轮驱动的驱动轮更接近使用者的重心。除了前脚轮，防倾翻轮还位于驱动轮后面。中轮驱动椅的驱动轮位于用户的重心正下方。脚轮位于驱动轮前面和后面。这些脚轮用于在轮椅运动时与地面接触。前轮驱动轮椅的驱动轮位于用户重心的前方，高比率前轮驱动轮比低比率的更接近重心。驱动轮的位置影响轮椅的性能，这是向客户推荐轮椅时需要考虑的重要因素。

评估客户身体和认知能力以及检查其移动性需求，是确定哪种类型的电动轮椅最适合其需求和生活方式的重要步骤。评估电动轮椅功能以帮助客户和临床医生做出电动移动性决定的文献寥寥无几。Rentschler 和匹兹堡大学轮动车辆康复工程研究中心的同事们使用美国国家标准学会（ANSI）/ 北美康复工程学会（RESNA）标准对五种通常被推荐给退伍军人事务医疗系统的客户的电动轮椅进行了评估（Rentschler et al., 2004）。他们检查了两个后轮驱动椅、两个中轮驱动椅和一个前轮驱动椅。虽然他们的结果并没有明确指出五个轮椅孰优孰劣，但是，他们确实为比较轮椅的性能与满足用户的需求提供了一个良好的初步基础。

（二）电动移动系统的控制接口

有多种方式可以控制电动轮椅。在讨论各种技术之前，需要区分两种控制：比例控制和非比例控制。具有 360 度方向性的比例控制（proportional control）意味着轮椅可以沿着操纵杆移动的任何方向移动。位移越大，轮椅移动得越快（Lange，2005）。操纵杆用非比例控制（nonproportional control）控制较少的运动度。无论位移如何，轮椅均以预设速度行进。如果用户希望改变方向，就必须沿一个方向释放操纵杆并在变化的方向激活它（Lange，2005）。

有许多选项可进行动力轮椅控制。临床医生的初始评估包括判断客户是否能够可靠地进行的运动。可以使用类似的过程来确定最合适的使用方法，如第六章、第七章和第八章中所述的关于计算机和AAC的使用。对计算机使用的评估与对电动轮椅控制的评估之间的重要区别在于，临床医生需要确定用于控制电动轮椅的控制接口的移动是安全可靠的（即，用户必须能够根据自己的需求启动或停止正在控制的移动车辆）。

第八章中描述的许多类型的开关也可用于电动移动的控制。这些开关可以是机械的或电子的（Lange，2005）。机械开关必须被物理激活以启动控制命令。例如，它们必须被移动、按压、触摸或释放。电容开关不需要来自用户的物理接触。当用户靠近开关但并不一定接触开关时，电容开关就会被激活。光纤开关发射不可见的光束，并在光束中断时激活开关（Lange，2005）。

最常见的控制电动轮椅的方法是通过使用四向操纵杆进行直接选择。通常，操纵杆可以定位在轮椅的任一侧或中间，用手或前臂控制。它也可以固定或安装在便于搬运的摆动板上。还可以定位在下巴、脚、腿或头处并被使用。当使用下巴操纵杆时，可以使用附加的开关（通常由耸肩激活）来控制动力臂，该动力臂将操纵杆移动到使用位置，并且摆动它来吃饭、说话或使用口操纵杆。

大多数操纵杆都在顶部有一个球。然而，许多类型的手柄可用于不同抓握能力的用户（Lange，2005）。例如，在手侧面支撑人的U形形状可以增强对操纵杆的控制。其他变化包括更小、更大的球、T形杆（如图10-15所示）和扩展的操纵杆。新产品Touch Drive 2[①]使用触摸屏替代操纵杆。该产品允许客户使用不同的访问方法来控制它。向上、向下、向右或向左的运动使轮椅产生相应的运动。速度由触摸板上的移动速度来确定。只要在所需的方向上保持与触摸板的接触，就能保持轮椅在该方向上移动。

吸吹开关是具有高脊髓损伤的个体常见的控制接口。一根小管被放置在用户的嘴附近。用户用吹气（吹出口中的空气）或吸气（将空气吸入口中）来控制开关。用力吹气使轮椅向前移动，而用力吸气使其反向移动。轻微吹气使轮椅右转；轻微吸气使轮椅左转。前进方向被锁定（即，一旦用户激活向前移动，轮椅将继续沿该方向行进，直到反向被

激活）。使用吸吹系统需要良好的口运动控制。图10-13显示了用于控制轮椅的吸吹系统。

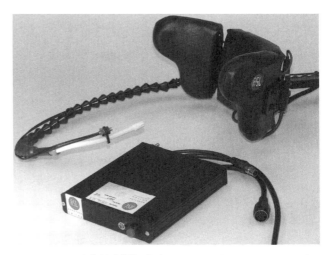

图 10-13　吸吹控制器。（ 由 Adaptive Switch Laboratories 提供 ）。

各种同样可用的头部控制系统以头部阵列布置在头枕中。图10-14显示了这种类型的控制接口的示例。这些是电子开关，而不是机械的开关。通常，用户可以使用三个开关：向后移动头部使得轮椅向前移动；向右倾斜使轮椅向右移动，并且向左倾斜使轮椅向左移动；向前倾斜头部阻止轮椅向前移动（Lange，2005）。根据用户的头部控制，控制可以分为成比例的，或者非比例的。颈部伸展时倾向于伸展的个体可能不适合这种类型的系统，这是因为如果伸肌抑制颈部向前屈曲，他们可能无法可靠地停止或扭转椅子。

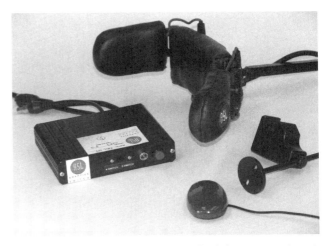

图 10-14　头阵列，电动轮椅控制器。（ 由 Adaptive Switch Laboratories 提供 ）。

---

① www.switchit-inc.com.

只能使用单个开关的客户也可以使用利用扫描的间接选择。在这种情况下，有四个灯，每个方向一个，以十字图案布置。灯光在模式周围扫描，直到用户按下开关。然后轮椅沿所选方向移动。其他功能也可以通过扫描来执行。单开关扫描是费时的，而且对认知上有要求，所以通常仅在排除其他选项之后才被考虑。这种方法的另一个主要问题是由于轮椅往往会偏离直线行驶，需要包括对行驶方向进行轻微修正的转向开关。

（三）控制器

电动轮椅控制器将控制接口连接到驱动系统。这个组件是我们的人类活动辅助技术（HAAT）模型的辅助技术组件中的处理器。图 10-15A 和 B 显示了一个典型的轮椅控制器。在比例驱动系统中，控制器通过操纵杆中的偏离量来确定供应给马达的电压量。该电压与电机速度直接相关。该类型的比例不是从开关控制接口获得的。为了允许轮椅逐渐加速（就像用户使用比例控制所做的那样），当选择任意方向时，控制器都会提供逐渐的加速度。在大多数控制器中，加速度的速率可以根据用户的需要进行调整。

例如，成手电动轮椅使用者可以把加速度设置到最高值，使得轮椅快速响应，而新手用户可以将加速度设置得小一点，以便可以较慢的起步。也可以调整减速（制动）。减速是一旦控制接口被停用，轮椅就停止的及时性。利用控制器上的这两个特征，可以设置一个加速度和不同的制动率。

控制器还提供瞬时或锁定开关控制。在瞬时控制中，电机仅在按下开关时被激活，这为用户提供了最大的控制能力。一些客户无法保持开关激活，但他们可以快速按下和释放。在这种情况下，就可以使用锁存控制。在此模式下，当按下开关一次时，电机打开并保持打开状态。再次按下开关时，电机关闭。重要的是，客户能够在其处于锁定模式时可靠且快速地激活开关，而且在必要时快速停止。此功能通常用于吸吹开关。它允许用户给予一次用力吹气以锁定轮椅的控制，向前或向后移动，然后使用轻微的吸气或吹气来进行向左或向右转动（Taylor & Kreutz，1997）。

大多数电动轮椅控制器可由用户在一定程度上自定义，这给予他们更大的灵活性和可调性。当轮椅被安装时，临床医生根据评量结果来完成初始设置。正向和反向的最大速度可以独立调节。在某些设备上，正向与反向速度的比率是可调的。在转弯时控制轮椅比在直线时更加困难，因此允许独立于（或者作为一个功能）前进速度设置转弯速度的控制器特征是有用的。

一些客户由于震颤而难以控制身体的运动，这可能使得使用操纵杆或其他轮椅控制接口变得困难。

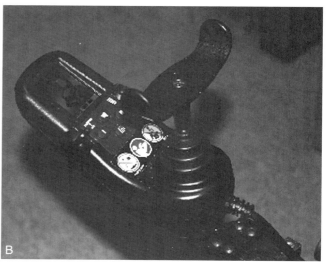

图 10-15　A. 带 LED 的电动轮椅控制器。B. 带 T 型操纵杆的电动轮椅控制器。

为了适应震颤，一些控制器中集成了平均特征。平均系统通过忽略小的快速运动并响应更大、更慢的运动而有效地抑制震颤（Aylor et al., 1979）。这种方法的缺点是系统可能变得迟缓，导致快速回应障碍的能力降低。此特征有时称为控制器的灵敏度或震颤抑制。

控制器允许的另一调整是能够改变个体操作控制接口所需的运动范围的程度。此特征称为短掷调整，最常用于操纵杆。它对于在所使用的控制位点运动范围受限的客户很有用。许多控制器型号都带有 LED 显示器，可直观地显示不同功能和调整的结果（图 10-15A）。

基于计算机的控制器允许存储如前所述的参数的一组值。然后可以调用这些参数以用于特定情况（例如，在户外的山上或在光滑地板的室内）。与逐渐掌握驾驶技术的客户合作的治疗师可以存储设置并在需要时查看。在多个客户可能使用同一个电动轮椅的训练或评量设置中，可以为每个客户存储不同的配置。大多数电动轮椅控制器还带有为附加"服务员控制"而设置的条款，这对于训练是非常有用的。该控制可以在紧急情况或训练中覆盖用户的控制接口。

许多控制器的另一个特征是能够使用相同的控制接口来操作轮椅或其他装置的不同功能。通常控制器的输出连接到外部装置（例如，扩大沟通系统或 EADL）。使用开关，用户能够将控制器的输出从电机传送到外部设备。然后，控制接口能够直接控制外部设备。一个视觉显示可以识别正在使用的功能。例如，如果操纵杆被用于移动性，切换到沟通辅助模式将允许定向扫描（见第七章）被用于扩大沟通装置的选择。开关允许用户在这两个操作中切换。

（四）电池

电动轮椅的电源由安装在座椅下的一对电池提供。使用的电池是可充电铅酸型蓄电池。不同电池在几个方面有区别。机动车电池需要高电流短时间启动汽车。另一方面，轮椅电池需要低电流长时间使用。这种差异反映在用于电动轮椅的深循环铅酸蓄电池的使用中。这些电池具有较厚的板，允许提供更长时间的电流。电池内的化学品可以是液态的，被称为湿电池，或被称为凝胶的半固体形式。湿电池更便宜，且持续时间更长；然而，它们比凝胶电池

更危险并且需要更多的维护，因此不常用于电动轮椅。湿电池中的流体易于溢出和蒸发。需要定期用蒸馏水更换液体。

凝胶（通常称为密封）电池不会溢出，这使得它们更适合运输。它们不需要任何维护，除了给它们充电．这些电池通常被允许应用到公共交通系统上，而湿电池常常不被允许。在需要充电之前，它们不需要完全放电。它们没有"记忆"，这意味着电池容量不受先前充电限制。充电之间的电池功率由以安培每小时为单位测量的容量决定。在室温下，轮椅电池在 12 伏时通常具有 30 至 90 安培每小时的容量（Cooper，1998）。电机类型、环境条件（如温度的极端值）和常规维护量都可以影响电池寿命和性能。不同的电池需要不同类型的充电器，并且必须使用正确的电池充电器。多年来，轮椅电池的技术几乎没有进步。体积更小、重量更轻、容量更大的电池将有助于减轻电动轮椅的重量，并且增加用户一次充电行驶的里程。

ANSI/RESNA 标准确定了一种测定轮椅电池单次充电容量的测试方法。该测试要求轮椅在 54.5 米轨道以最大速度向每个方向行驶 10 次。测量每小时的安培数，并根据该测量计算理论最大距离（ANSI / RESNA，1998）。Rentscher 等人（2004）指出，该测试没有考虑用户爬山、在不同的天气条件下或在不同的地形上行进时电池功率的变化。关于电池理论里程的信息是至关重要的，因为电动轮椅用户可能会因电池失效而导致严重伤害或死亡。

（五）呼吸机

当电动轮椅使用者依赖呼吸支持时，必须考虑呼吸机的放置和移动。像许多其他产品一样，呼吸机近年来变得更加紧凑和流线型，但它们仍然影响轮椅的总长度、重量和质心。呼吸机可以安装在轮椅的基座上或安装在靠背的垂直立柱的框架上。呼吸机支架可以是固定的或铰接的。呼吸机的朝向与固定安装座中的轮椅座椅的朝向一致。对带有侧翻或倾斜的轮椅框架需要使用铰接安装。座椅在侧翻或倾斜模式下移动时，这种安装方法可保持呼吸机的垂直朝向。此外，它还可以使呼吸机远离轮椅电池。

五、手动轮椅专用基座

描述了主要的轮椅特性之后，我们现在可以看

看具有独特结构和推进特性的依赖移动基座。因为服务人员或护理人员负责推动非独立性移动轮椅客户，所以在该活动期间应特别注意护理人员的生物力学。在这些系统中，独立手动移动性通常所需的物品（如装有手轮的大后轮）常常被忽略。非独立移动基座通常比独立手动移动的轮椅重量更轻，价格更低（Buck，2009）。

（一）婴儿车基座

类似于于运输婴儿的工具，婴儿车通常有两种类型：①带吊带座椅的折叠伞；②带实心座椅的全尺寸单元（Buck，2009）。虽然最初是为儿童设计的，但现在的婴儿车可以承受重达91千克（200磅）的客户。伞型通常不能提供良好的坐姿支撑，但是它容易折叠，方便存储在车辆中。使用婴儿车的客户不应该在婴儿车中被搬运，除非它已经做过碰撞测试（Kemper，1993）。在北美，符合碰撞测试标准的婴儿车底座会被列入WC19类别，其中列出了所有已经被测试并符合与承受车辆碰撞能力相关的标准的移动装置。这些装置带有作为框架的组成部分的附接部位。如需符合WC19标准的轮椅和座椅产品清单，请访问http：//www.rercwts.org/RERC_WTS2_KT/RERC_WTS2_KT_Stand/RERC_WTS2_19_Chart.html。

婴儿车基座的优点在于它们在外观上类似于一般婴儿车，这可能对父母很有吸引力。吸引父母的另一个特征是其易于携带。大多数婴儿车的小轮和短轴距使得它们很容易由服务人员操作。婴儿车的一个缺点是儿童或成人通常处于斜倚姿势，这可能限制其执行功能性任务的能力。婴儿车有时被作为第二个轮椅购置以方便运输，而标准轮椅被用于执行功能性任务。图10-16显示了实心婴儿车基座的示例。

（二）代步轮椅

代步轮椅被设计用于偶尔使用，通常可用于医院或短期情况下运输患者，例如穿过机场或商场。它们通常会装饰座椅和四个小轮子。它们没有任何可调整性，也没有被预期使用座椅系统。它们重量轻、耐用，相对来说不需维护。这些轮椅提供一个短期的独立移动的选择，并非长时间的就座和体位摆放。

（三）老年人使用的轮椅

老年人和更年轻、更活跃的用户所常规使用的手动轮椅的设置不同。与年龄相关的障碍，如关节

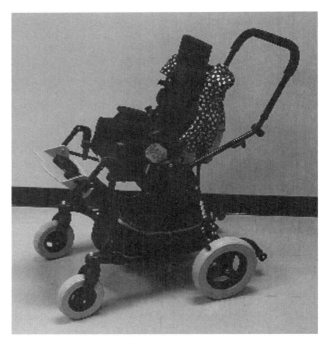

图10-16 实心婴儿车基座。

炎、骨质疏松症（骨密度丧失）和肌肉减少症（肌肉纤维损失）会减弱肌肉力量，缩小运动范围。而且，老年客户可能在运动中感觉不安全。与年龄相关的视觉变化，包括年龄相关黄斑变性和青光眼等疾病，是给老年客户使用的轮椅做配置时应进一步考虑的问题。应注意确保用户与驱动轮轴的重心比率提供最佳的稳定性和移动平衡性。与上肢运动范围和力量有关的驱动轮和手轮的使用需要与滚动阻力一起考虑。由脑血管意外引起的视觉感知变化会影响用户在环境中驾驶的能力，这个问题在提供轮椅技能训练时需要被加以考虑。

一些制造商正在生产具有摇摆功能的轮椅。通常这些轮椅也有侧翻功能。轮椅上的机制允许用户摇动轮椅的座位。在不希望摇摆的情况下，例如运输，这种机制可以被取消。这个功能可推荐给那些容易激动的客户，有观点认为摇摆运动会使用户平静下来。

（四）肥胖客户的轮椅

肥胖的客户是指身体质量指数（BMI）为30或超过30的个体，是在北美患病率增加的人群。这些个体需要适应其重量和大尺寸的框架。最典型的轮椅的最大重量为136千克（300磅）。肥胖客户轮椅最高可承重272千克（600磅），一些制作商供应的轮椅承重甚至可高达453千克（1000磅）（DAUS，

2003）。电动轮椅在座椅下方的机械位置允许使用较大的椅座，同时仍然保持尽可能窄的宽度。一些轮椅可以让用户调节椅座的深度和宽度。侧翻也是可以为肥胖客户提供的一个选项。Eclipse（图 10-17）是一个为肥胖客户设计的轮椅的示例。[1]

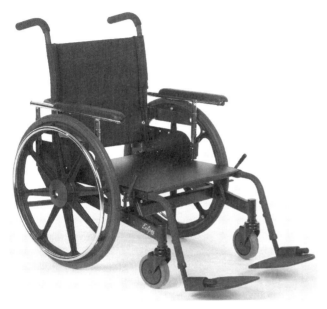

图 10-17　用于肥胖客户的 Eclipse 轮椅。（ 由 PDG Mobility 提供 ）。

由于软组织分布和积聚不同，肥胖客户具有不同的身体尺寸和形状（Daus，2003），所以为其适配轮椅需要特殊的考虑。应以坐姿且从就座表面为起点来完成测量。如果客户臀部周围存在明显的脂肪，则必须考虑座椅靠背的构造，因为臀部可以比肩部更突出，如果他的背部上半部靠紧座椅靠背，则需要个体后仰。一些制造商生产的靠背提供沿整个后背表面的支撑。制造商所做的另一种适应是靠背的宽度从臀部到肩部变化以适应不同的形状。

六、电动轮椅专用底座

（一）定制电动轮椅

电动轮椅的特征范围和其组合正在快速增加。其中一些特征在前面已经提及，如侧翻、倾斜、升高座椅和脚托。Attitude 品牌（图 10-18A）和 Latitude 品牌（图 10-18B）系统都提供电源选项以实现独立搬运。Attitude 品牌有一个可以降低到地面、然后上升到座椅高度的脚踏平台，可允许个人独立进行转

移。为了把客户转移到轮椅上，脚踏平台降低到地面；使用者转移到脚踏平台上，将其提升到椅座高度，然后转移到椅座上。Latitude 品牌系统与之类似，但在这种情况下，其整个椅座向前和向下移动到地面。[2]

（二）踏板车

踏板车（scooters）（图 10-19A）在动力系统市场中占很大比例。卧床边缘个体、使用移动设备节约能量的个体最常使用踏板车。因此，它最常被用于室外。杂货店和购物中心通常会提供踏板车。踏板车的驱动结构包括传动系统、轮胎、舵杆和电池。有很多类型可选，三轮或四轮、前轮驱动或后轮驱动。前轮驱动的踏板车在水平地形上行驶得更好，也更容易操作。因此，它们在小空间中表现更好。在后轮驱动踏板车中，车手的重量位于马达上方，因此它具有更好的牵引力和更大的动力。后轮驱动踏板车的基座比其他电动轮椅更宽更长。这些踏板车能够更好地处理坡度和不平坦或者崎岖的地形，因此更适合用于户外。

舵柄式控制器用于掌控轮椅，客户通过用手指抓住舵柄上的操纵杆或用拇指按压来实现加速。当加速器被释放时，踏板车就会慢慢停止。在一些踏板车上，舵柄的高度和角度是可调的。根据型号的不同，踏板车可以配有比例（可变速度）控制或切换（恒定速度）控制。有一个单独的控制设置被用于调节踏板车的速度。一些踏板车有一个提供一系列设置的拨盘，而另一些则有一个可调节高低的拨动开关。

踏板车的椅座安装到基座上的单个柱上。通常，椅座是一个桶型，对椅座宽度、深度或者靠背高度几乎没有选择（Buck，2009）。座椅分填充式和非填充式两种，并有几种类型的扶手样式（固定、翻转或无）可供使用。大多数踏板车具有椅座拆卸的机制，因此可以将其旋转到侧面，然后锁定。此特征有助于进出椅座和进入工作台面。图 10-19 B 显示了带有旋转座椅的踏板车。

踏板车的优点是它们重量更轻，可以拆卸运输，易于操纵，成本更低，并且比其他类型的电动轮椅更容易接受。踏板车的主要缺点是它们不提供灵活的控制接口。客户需要具有相当力度的躯干和上肢的控制力来操作踏板车的舵柄。踏板车在速度、制动或

① 　PDG Mobility, www.pdgmobility.com.

② 　来自 Motion Concepts: www.motionconcepts.com.

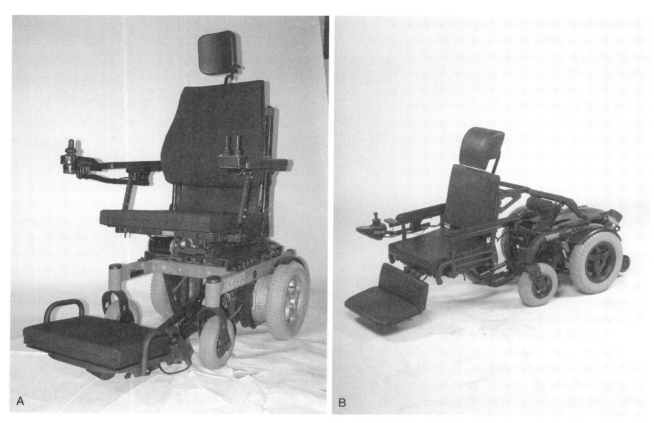

图 10-18　允许用户从地板独立地转移到椅子上的 Attitude 品牌和 Latitude 品牌电动轮椅系统。A. Attitude 品牌。B. Latitude 品牌。(由 Motion Concepts 提供)。

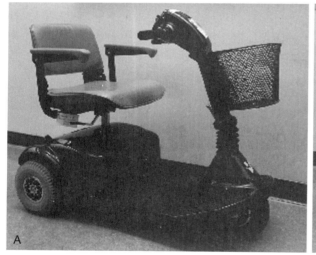
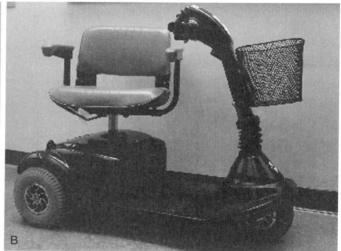

图 10-19　A. 踏板车。B. 带旋转座椅的踏板车。

转向控制方面灵活性也不强。此外，踏板车的椅座通常不提供足够的姿势支撑，并且有姿势控制问题的个体所需的许多类型的座椅系统不能与踏板车结合。

（三）助力机制

由于长期推进手动轮椅而产生的肩部损伤已受到相当大的关注（例如，Boninger et al., 2002，2005；Cooper et al., 1997b；Sawatsky et al., 2005；Veeger et al., 2002）。肩部疼痛的个体推进手动轮椅的能力会受到限制，电动轮椅不适合他们，他们的一个选择是推环激活的助力轮。这些轮子与手动轮椅的轮子互换。马达位于后轮的轮毂中，连接到手轮（Algood et al., 2005）。这个结构会根据用户的需要向手动轮椅供电。当使用者向手轮施加超过预设水平的力时，例如当上坡时，马达启动并帮助推动轮椅。推进和制动辅助提供向前和向后运动。这个结构也可以选择关闭，这就使手动轮椅还可以像往常一样使用。这些部件增加了手动轮椅相当大的重量，选择它们时应该考虑这个因素。Giesbrecht 和他的同事（2009）发现，参与日常活动和社会心理方面的设备使用在助力轮和电动轮椅上是相似的，这表明前者在某种情况下可替代电动轮椅。图 10-20 显示了助力产品的示例。

市场上具有类似目的的另一款产品是 Magicwheelels 品牌，它为手动轮椅提供齿轮传动技术（图 10-21）[①]。Magicwheelels 品牌为用户提供了与自行车档位概念相似的两个齿轮，第二个档位提供 2∶1 的机械优势。用户通过移动位于轮毂上的齿轮的壳体来选择第二档。更换档位不需要握力或强度。Magicwheelels 品牌在斜坡上最为有用，它们可以辅助向上推动和下行制动。Finley 等人（2006）完成了 Magicwheelels 品牌车轮使用对肩部疼痛、用户能够承受上坡行驶的时长以及任务期间的劳累感的影响的试验性研究。使用 A-B-A 设计，以客户典型车轮使用作为对比研究。使用 4 个月后，肩部疼痛稳定或减轻，使用者能够更长时间上坡行驶，且劳累感没有变化。Howarth 及其同事（2010）调查了健康志愿者在使用各种等级的坡道、使用 Magicwheelels 品牌车轮和无档位车轮时的肌肉力量。随着斜坡坡度增加，使用 Magicwheelels 品牌车轮的躯干肌肉力量更低，肩屈曲亦如此。总之，使用 Magicwheelels 品牌车轮需要更持续的肌肉力量，因为上升坡道所需的时间更长。由于本研究被试是健康志愿者，因此需要针对轮椅使用者重复该调查，以进一步研究 Magicwheelels 品牌车轮在上坡时的推进作用。

第六节　智能轮椅

智能技术正被应用到轮椅上，为无法以其他方式控制轮椅的个体提供更多选择。智能轮椅（smart

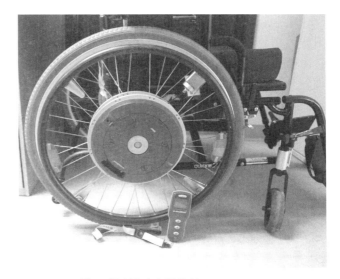

图 10-20　推环激活的动力辅助轮。

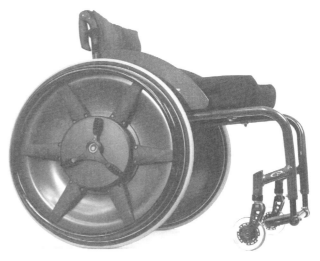

图 10-21　MagicWheel 品牌的手动轮椅多档位车轮。（由 Magic Wheels，Inc. 提供）。

wheelchairs）被定义为"添加了计算机和传感器集合的标准电动轮椅或已经附加椅座的移动机器人基座"（Simpson，2005，p.424）。这些技术适用于具有低视力或严重视野受限、诸如过度的张力或震颤的运动损伤，或其限制安全地导航轮椅的能力的认知损伤的轮椅使用者。智能技术可以集成到可用的电动系统中或作为附加特征构建（Simpson，2005）。

智能轮椅通常提供两个功能：沿路径或通过障碍物时避免碰撞和导航（Mitchell et al., 2014; Simpson，2005; Wang et al., 2013）。在第一种情况下，传感器检测到轮椅行驶路径中的障碍物，如果用户不能手

① 来自 Magic Wheels Inc.: www.magicwheels.com.

动来避免它，则轮椅会减慢或停止，或者提供某种形式的警告（Wang et al., 2013）。在第二种情况下，传感器引导轮椅在编程进轮椅控制系统的路径上或遵随环境路径行驶，或者通过门口等特征。

Mitchell 等人（2014）描述了一种共享控制系统，其中轮椅的控制在用户和车载计算机之间共享。这种控制方法对于用户更加可以接受，因为他们保留了一些控制，并且不用体验轮椅在没有他们的引导的情况下移动的感觉。自主控制系统是车载计算机完全控制轮椅的系统（Wang et al., 2013）。

四种主要类型的传感器用于引导轮椅：红外线（关于这种类型的传感器的进一步解释，参见第十二章）、声纳（声波技术）、激光测距仪和计算机视觉（Simpson，2005）。传感器也可分为接触型，即在采取行动之前需要物理接触；或接近型，即需要物体彼此接近但不直接接触（Wang et al., 2013）。

Wang 等人（2013）对智能轮椅潜在用户、护理人员和订购者进行了定性研究，调查了他们对避免碰撞技术的看法。他们的研究结果分为三个主题：①技术的潜在用途；②技术设计的关注；③技术的潜在用户。许多功能被认为有可能会由智能技术辅助，包括在狭窄的空间操纵、倒车、避免移动障碍，帮助学习驱动电动轮椅，以及管理物理的户外障碍，如路缘石、孔洞以及不平坦或倾斜的地面。对设计的担忧包括对控制完全由用轮椅掌控缺乏信心、识别用户的意图和轮椅附近环境、辨别对象、设备的可靠性（例如，当需要时避免障碍）、人/技术接口的性质以及智能技术会阻止用户意图（例如拉桌子）的情况。识别出安全关注，特别是环境中其他人的安全。大多数参与者表示，这种类型的技术对于视觉障碍客户最有用，对于认知障碍客户则作用较小（Wang，2013）。

可以预见，这些系统的成本非常高，尽管近期的"即插即用"技术可能降低这种成本（Mihailidis，个人交流，2013.10）。用于轮椅的智能技术目前还无法在市场上获得，仅存在于研究环境中。然而，研究继续使这项技术更容易获得、可靠和安全。在这里，我们介绍了智能轮椅的功能，并期望在不久的将来能为客户提供其中的一些技术。

第七节　轮椅标准

标准可用于提供制造指导以确保产品质量。轮椅是一个已制定标准的辅助技术的领域。国际标准组织（ISO）、ANSI 和 RESNA 已经出版了手动和电动轮椅、座椅系统和在运输过程中使用轮椅的标准。这些标准有很大的重复。ISO 和 ANSI / RESNA 标准的比较见框 10-3。

框 10-3 ISO 和 ANSI / RESNA 轮椅标准的比较。

标准	ISO	ANSI /RESNA
命名，术语和定义	×	×
静态稳定性的测定	×	×
确定总体尺寸、质量和转向空间	×	×
椅座和车轮尺寸的确定	×	×
静态、冲击和疲劳强度	×	×
虚拟测试	×	
测试表面摩擦系数的确定	×	×
信息披露、文档和标签的要求	×	×
测定可燃性		×
用作机动车辆的椅座的轮椅		×
用于机动车辆的轮式移动装置		×
立式轮椅的性能测定		×
安装过程		×
最大总尺寸	×	×
电动轮椅动态稳定性的确定	×	×
制动效率的确定	×	×
电动轮椅和踏板车的能量消耗以确定理论里程范围（ISO）	×	×
确定电动轮椅的最大速度、加速度和减速度	×	×
电动轮椅气候试验	×	×
电动轮椅越障能力的确定	×	×
电动轮椅的功率和控制系统测试	×	×
电动轮椅和电动踏板车的电磁部件的要求和测试方法	×	×
辅助可操作的爬楼梯装置的要求和测试方法	×	
用户可操作的爬楼梯装置的要求和测试方法	×	

虽然这些标准是自愿执行的，但是制造商有强烈的动机去遵循它们。例如，退伍军人事务部（Veterans Affairs，VA）有轮椅的购买要求。作为美国最大的轮椅购买者，退伍军人事务部（VA）采纳这些标准做参考而不是开发他们自己的标准，并以此强烈影响对框 10-3 所示的标准的遵守。一些已发表的研究已经将这些标准应用于手动和电动轮椅和坐垫（例如，Cooper et al., 1997a，1999; Fass et al., 2004; Pearlman et al., 2005; Rentschler et al., 2004; Sprigle & Press，2003）。

第八节 手动和电动机动性的实施和训练

正如我们在本文中所强调的，辅助技术系统包括的不仅仅是一件装置。为了使客户满意并成功使用辅助设备，系统必须包括适当的实施和训练。这同样适用于最大限度地提高使用移动系统的客户的性能。

一、移动系统适配

建议与客户和护理人员进行适配预约。这个见面的目的是对轮椅进行任何所需的调整，并尝试使用轮椅以确定是否符合评量期间概述的初始目标。在初始适配期间，还应该花费时间向用户和护理人员展示轮椅的重要特征以及维护说明。框 10-4 显示了在手动或电动轮椅的适配过程中所要涵盖的项目的清单。根据轮椅的复杂性以及是否涉及座椅部件，可能需要多次适配预约。

> **框 10-4** 轮椅适配过程检查表。
>
> 座椅位置
> 控制接口的位置
> 转移方法
> 室内：大小、障碍、门道、转弯范围
> 户外：路缘、软草、粗糙的地面坡度行驶所需的距离
> 社区中的可操作性
> 灯、喇叭
> 护理者的培训
> 装配和拆卸
> 充电方法
> 电池寿命和维护
> 在个人和公共车辆中运输
> 存储
> 维护和修理

改编自 Ham R, Aldersea P, Porter D: Wheelchair users and postural seating: A clinical approach, New York, 1998, Churchill Livingstone, p.238。

由于当今的轮椅通常是多功能的，轮椅上的多个部件都被设计为可调。一些调整和设置在出厂之前会在工厂进行，但是轮椅的提供商通常需要对来自工厂的轮椅进行修改以使其达到用户的需求。对轮椅的调整可以改变用户的舒适性、安全性和性能，包括车轴位置、车轮外倾角和车轮校准。适当调整座椅角度、靠背高度和角度及腿托和脚踏的高度和角度对于用户性能也至关重要。对轮椅的任何调整都应该仔细实施并考虑用户的安全。在进行调整之后，用户应该小心地试乘轮椅，直到适应调整。

二、个人移动系统的维护和修理

轮椅被设计成低维护，几乎没有需要用户维护的项目，特别是手动轮椅（Cooper，1998）。用户负责保持轮椅清洁，适当地给轮胎充气，适当地调整制动器，并且监督定期检查轮椅。电动轮椅的使用者需要确保使用和轮椅匹配的电池并且适当的充电。框 10-5 显示了轮椅使用者应该监测或定期监测的项目清单。轮椅的用户手册亦会订明定期检查和维护的计划表。

三、开发手动和动力系统的移动技能

移动技能的培训可以在最终轮椅交付给客户前后进行。在不确定哪个轮椅最适合于客户或者客户是否可以使用轮椅的情况下，可以进行轮椅体验。在体验期间，客户借用或租用手动或动力的轮椅以便对轮椅进行测试并且确定是否适合其需求。通常情况下，特别是对于电动移动装置，该体验还会涉及一段时间的训练，以确定用户是否能开发出轮椅的技能。例如，电动移动性可以被设为购买目标，但是个体可能还不具有安全控制电动轮椅所需的技能。如果有任何问题，最好是推迟购买昂贵设备，以及避免危及用户和其他人的安全。重要的是，潜在用户在永久获得装置之前必须通过训练计划开发这些技能。训练实施不应该总是以客户对装置的获取为结束。在许多情况下，还需要进一步的训练。当开发手动或电动移动技能时，重要的是为培训设置具体的、可衡量的目标。

对于手动移动，基本技能包括在室内的水平表面上、在狭窄空间中和周围以及在地毯、瓷砖或油毡等表面上操纵轮椅。对于手动轮椅的主动使用者，建议准备一些高难度的轮椅移动技能。这些技能包括越过粗糙、不平坦的地形的能力；独立推进和路缘的上下移动；将前轮离地。

轮椅技能计划是一个被精心研究的培训项目

框 10-5 基本轮椅维护清单。

收到	每周	每月	定期	
				一般
X			X	轮椅能轻易打开和折叠
X	X			轮椅径直滚动时没有多余的拖拉
X			X	脚托能轻松上下翻转
X			X	腿托摆动并能轻松锁定
X			X	背托容易折叠并能轻松锁定
X			X	扶手易于移动和锁定
X			X	所有的螺母和螺栓都很紧固
				车轮
X			X	轴线可轻松插入或滑入并正确锁定
X	X			转动时无吱吱声,过紧或过度侧面运动
X			X	所有轮辐和橡胶都很紧,无弯曲或缺口
X	X			轮胎压力正确,且两侧均等
X		X		轮胎无裂纹、松动、凸起
				脚轮
X		X		脚轮轮胎无裂纹、松动或凸起
X	X			脚轮无摇摆
X	X			脚轮主轴无过多的晃动
X	X			脚轮外壳垂直对齐
				轮锁
X		X		滚动时不干扰轮胎
X	X			操作员能轻松激活和释放
X	X			激活时可将轮胎固定到位
				电子系统
X			X	电线无裂纹、断裂或断开
X	X			指示器和喇叭正常工作
X	X			控件工作顺利且可重复
X		X		电池盒干净且无液体泄漏
X			X	电机运行平稳安静
				内饰
X			X	无裂口、撕裂、烧痕或过度磨损
X		X		无过度拉伸(例如吊床)
X	X			内饰干净

(Kirby,2005)[1]。该计划配合轮椅技能测试(Kirby et al.,2002,2004)开发。该计划教授用户基本的轮椅使用,如打开或关闭制动器、移除脚托和折叠轮椅。它教授基本的推进,如向前滚动和向后滚动,转弯和通过门口等操纵。更高难度的技能包括在斜

---

[1] 轮椅技能项目:www.wheelchairsprogram.ca.

坡上的推进、水平移动、前轮离地平衡的表现和各种平衡技能。技能分为室内技能、社区技能或高难度技能三种（Kirby，2005）。还提供了用于电动移动装置的版本，其要求用户演示使用轮椅的不同特征，例如控制器、电池充电器和其他功能。

使幼儿能够发展使用电动轮椅进行移动的能力和成人的不同。绝大多数开始使用电动轮椅的成年人，都有移动性的经验以及可能在驾驶车辆方面的经验。许多幼儿却没有。提供电动轮椅设备的目标是使孩子能够体验运动，而不是教其如何使用轮椅，（Kangas，2010; Livingstone，2010; Rosen et al.，2009）。目前关于幼儿的电动移动使用的实践表明，使用的唯一先决条件是儿童一方欲移动的动力，而不是要求一定水平的认知能力。一个正在学习走路的幼儿意识不到危险的情况，所以父母或护理者有责任确保一个孩子可以学习的安全环境。同样，学习使用电动移动的儿童也需要在安全的环境中学习。临床医生、父母或护理人员有责任打造环境，为探索电动轮椅的控制提供一个安全之所（Kangas，2010; Rosen et al.，2009）。

文献中描述了儿童使用电动轮椅的三个阶段：①探索；②使用轮椅功能；③使用轮椅进行功能活动（Kangas，2010）。目前的实践指南建议，对于能从电动移动获利的孩子们，只要他们一对运动有兴趣，就要马上提供这种机会。探索阶段让孩子有机会探索运动，学习在环境中移动。游戏是促进这种探索的主要手段。Kangas（2010）建议在孩子自己的环境中为其提供轮椅。在可能的情况下，让他们随意移动，而不是指示孩子向右、向左、开始或停止（这些概念需要理解）。她强调，成年人应对孩子的安全负责。当孩子对运动更有信心时，他们就能够更直接地控制轮椅，控制操纵杆并且欣赏其在操纵杆上的动作与轮椅的运动之间的因果关系。最终，轮椅控制变成了一个使儿童能够在环境中随意移动并同时完成日常活动的辅助技能（Bruner，1973）。

第九节　成效评估

一、成效评估工具

有几种工具可用于评估轮式移动干预的结果。表10-2提供了有关这些工具的信息。其中一些工具在临床设置中非常有用，包括辅助技术成效简介 – 移动性（Assistive Technology Outcomes Profle-Mobility）、功能性移动评量（Functional Mobility Assessment）、轮椅上日常运转工具（Functioning Everyday in a Wheelchair Instrument）及轮椅成效测量（Wheelchair Outcome Measure）。北欧成效测量和轮椅使用信心测量是正在研究和发展的新工具。这些工具在短期内将对临床医生更加有用。

参与活动测量系统需要使用传感器和连接到用户轮椅的地理信息系统（GIS）。该系统提供了海量使用轮椅时个体活动的数据，以及通过访谈获得这种数据使用的背景。至少在短期内，收集客观数据所需的技术可能会限制该系统用于研究目的。其他研究者（Cooper et al.，2011; Moghaddam et al.，2011）使用数据记录器和传感器来测量使用轮椅的个体的移动性。当该定量数据与定性信息配合给个体运动提供背景时，这种定量数据有助于更好地理解个体及其轮椅行进的位置、他们正在做什么以及在白天使用轮椅的时间长度（Harris et al.，2010）。

二、轮式移动装置使用的成效

存在一个重要的研究机构对轮椅使用的不同方面进行评估，如不同的推进技术、轮椅设置的效果和轮椅训练计划。这样研究不会在这里进行综述，虽然其中一些工作在本章前面的章节中已做介绍。在本节中，我们将探讨轮椅使用对家庭和社区参与的影响。尽管这项研究大多在使用轮椅的成年人中进行；但我们将从探讨轮椅使用和儿童参与的关系开始。

Rodby-Bousquet 和 Hagglund（2010）描述了在瑞典生活的脑瘫儿童使用手动或电动轮椅的情况。为此，对住在瑞典南部的 562 个儿童样本进行了调查。研究人员发现，随着儿童的年龄和脑瘫的严重程度增加，轮椅使用也会增加。具有 IV 或 V 级的粗大运动功能分级得分（Gross Motor Function Classification Score）的儿童更可能使用电动轮椅。研究人员探讨了轮椅在室内和室外的使用。165 名儿童在室内使用轮椅，其中：104 名儿童由服务员推动，32 名使用手动轮椅，12 名仅使用电动轮椅，17 名同时使用手动和电动轮椅。大量儿童使用轮椅进行户外活动；228 名在户外使用移动设备。在这组中，66 人独立推动他们的轮椅（18% 手动轮椅、36% 电动轮椅和

表 10-2　移动设备—特定的成效测量。

标题	参考文献	宗旨	预期用户	测量结构
辅助技术成效简介 – 移动性	Hammel J, Southall K, Jutai J, Finlayson M, Kashindi G, Fok D: Evaluating use and outcomes of mobility technology: a multiple stakeholder analysis. *Disabil Rehabil: Assist Technol*, 8:294–304, 2013	移动设备对活动和参与的影响的测量	使用移动设备作为移动性主要手段的成年人	68 项仪器测量活动（身体表现和 ADL）和参与（社会角色表现和酌情社会参与）。仅用于管理相关项目的计算机自适应测试方法。响应范围从无任何困难执行的能力到不能完成。两个分数：（1）有设备的移动性水平；（2）无设备的能力。
轮椅座椅日常运作 – 移动成效测量	Mills T, Holm MB, Trefler E, Schmeler M, Fitzgerald S, Bonninger M: Development and consumer validation of the Functioning Everyday in a Wheelchair（FEW）instrument. *Disabil Rehabil*, 24:38–46, 2002. Holm M, Mills T, Schmeler M, Trefler E. From www.Few.Pitt.edu	提供轮椅或踏板车使用者所理解的功能轮廓	具有进展性或非进展性疾病的使用轮椅作为主要的行动手段的成年人	工具由 10 个项目组成，用于评估轮椅的各个方面，包括操作、日常生活活动（ADL）性能、转移、移动和使用轮椅时的运输。项目为 6 分制：1 = 完全不同意6 = 完全同意。
功能性移动评量	Kumar, A, Schmeler M, Karmarker AM, Collins DM, Cooper R, Cooper RA, Shin H, Holm MB: Test-retest reliability of the functional mobility assessment（FMA）: A pilot study, *Disabil Rehabil: Assist Technol*, 8:213–219, 2-13.	移动干预的功能成效自我报告测量，包括座椅和轮椅干预	使用包括手动和电动轮椅在内的任何形式的移动装置的成年人	工具包括 10 个项目，用于测量一系列功能活动，例如完成日常工作、拿物和搬运物体、私人和公共交通、室内和室外行动。项目为 7 分制，从完全同意到完全不同意
北欧移动相关性参与辅助装置干预成效评估	Brandt A, Iwarsson S: Development of an instrument for assessment of mobility-related participation outcomes, the NOMO 1.0, *Technol Disabil*, 24:293–301, 2012	衡量与使用移动装置相关的参与成效	移动装置成年人用户；有丹麦语、瑞典语、冰岛语和挪威语版本	由两部分组成：（1）在不同环境下使用移动装置的难度和依赖性；（2）频次、参与的便利性和执行活动次数。
参与和活动测量系统	Harris F, Sprigle S, Sonenblum SE, Maurer CL: The participation and activity measurement system: An example application among people who use wheeled mobility devices, *Disabil Rehabil: Assist Technol*, 5:48–57, 2010.	衡量使用移动装置的成年人的健康、活动和参与	移动装置的成年人用户	由两部分组成：（1）客观测量，使用地理信息系统（GIS）和传感器来记录移动性因素，例如，在轮椅上使用的时间跨度、特征使用（侧翻，倾斜，站立）、行进里程、目的地、户外花费的时间；（2）为所获取的客观数据提供背景的提示回忆式访谈。
轮椅使用自信度	Rushton PW, Miller WC, Kirby RL, Eng JJ, Yip J: Development and evaluation of the wheelchair use confidence scale: A mixed-methods study, *Disabil Rehabil: Assist Technol*, 6:57–66, 2011.	衡量轮椅使用者在执行不同活动时的信心	从住院康复到社区重新融入的成年人手动轮椅使用者	六个不同的量度：议定物理环境、使用手动轮椅进行的活动、知识和解决问题、管理社会情况、宣传、管理情绪。

续表

标题	参考文献	宗旨	预期用户	测量结构
轮椅成效测量（WhOM）	Mortenson B, Miller W, Miller Polgar J: Measuring wheelchair intervention: Development of the Wheelchair Outcome Measure（WhOM）. *Disabil and Rehabil: Assist Technol.* 2007; 2: 275–285. Miller WC, Garden J, Mortenson WB: Measurement properties of the wheelchair outcome measure in individuals with spinal cord injury. *Spinal Cord,* 49:995–1000, 2011.	以用户为中心的对轮椅服务配置的功能和物理成效的测量	使用轮椅作为主要手段的成年人	要求客户评定家庭和社区的活动参与。活动的重要性（0~10量度从不重要到非常重要）。活动表现满意度评定（0~10量度从根本不满意到非常满意）。生成满意度和重要度分数。

12%两者都用）（Rodby-Bousquet Hagglund，2010）。大部分（228名儿童中的162名）在外出时被推动（Rodby-Bousquet Hagglund，2010）。这些数字给出了这个样本儿童在使用轮椅时的独立程度及室内和室外移动的效果。

关于为儿童提供电动移动的RESNA立场文件（Rosen et al., 2009）列举了儿童使用电动轮椅的许多好处。这些好处包括更有可能启发运动、增强探索、独立性和好奇心，与同伴的更多互动以及更多地参与到教育计划中（Rosen et al., 2009）。

Bottos等人（2001）和Jones等人（2012）进一步研究了电动移动对运动残疾儿童功能的影响。Jones等人研究了在14~30个月的严重运动障碍的小样本儿童（N = 28）中电动移动设备的效果，以确定其对儿童发育和功能的影响，并比较接受电动轮椅与不接受的儿童的表现。他们的研究结果表明，实验组的接受沟通、流动性、对护理者帮助的需求以及护理人员自我护理变化评分均显著不同于对照组。Bottos等人（2001）发现，在获得电动移动装置6个月后，脑瘫儿童的大运动功能、认知和儿童期疾病对父母的影响几乎没有变化。他们发现独立性水平有显著差异。这两项研究给出令人瞩目的研究结果；尽管，结合包含在RESNA立场文件中的关于儿童电动移动的文献（Rosen et al., 2009），他们只阐述了在这一领域支持临床实践的有限证据基础。

使用轮椅的成年人受到了更多的关注。在这里，我们重点研究它们调查移动装置在活动参与中的影响。以下评论并非详尽描述对轮椅使用在活动参与中的影响的研究。然而，研究的客户群体范围和跨论文的研究结果的融合，使得我们能够识别把HAAT模型应用到移动装置服务配置和使用中所反映出来的关键主题。研究对象为老年人（Evans et al., 2007; Lofqvist et al., 2012）；脑卒中成年人（Barker et al., 2006; Pettersson et al., 2006，2007）；多发性硬化成年人（Boss & Finlayson，2006）；和脊髓损伤成年人（Chaves et al., 2004，Cooper et al., 2011，de Groot et al., 2011; Kilkens et al., 2005）。

这些研究中反复出现了几个主题。参与者通过获得手动或电动轮椅体验了自由、独立和自主。（Barker et al., 2006; Evans et al., 2007; Pettersson et al., 2006; Rosseau-Harrison et al., 2012）几项研究的参与者指出他们感觉对家庭成员的负担也得到了减轻（Barker et al., 2006; Boss et al., 2006）。

提高生活质量是移动装置获取的另一个积极的成效（Pettersson et al., 2007）。与作为一个独立自主的人的感觉相反，一些参与者指出经历了羞辱和更强的残疾感觉，特别是在获得电动轮椅之后。一项研究报告指出，参与者自我限制了他们的社区流动性，就是因为担心自己被看出来残疾（Evans et al., 2007）。对其装置有更高满意度和使用时更舒适的个体，更有可能具有更高的参与度（deGroot et al., 2010）。此外，具有更强的轮椅技能的个体具有更高的功能水平（Kilkens et al., 2005）。

电动移动装置比手动装置提供了更大的社区移动性，人们发现手动设备在家庭中比在社区中更能提升作业水平（Rosseau-Harrison et al., 2012）。虽然许多研究报告，电动移动装置的用户能够在社区做更多事情（Barker et al., 2006; Blach Rossen et al., 2012; Cooper et al., 2011; Evans et al., 2007; Lofqvist et al; 2012; Pettersson et al., 2006），但也经历了限制访问

场所选择的障碍（Barker et al., 2006）。电动移动装置使个体能够在社区中移动，以执行必要的和期望的作业，例如散步或购物及增强社会交往（Barker et al., 2006; Blach Rossen et al., 2012; Evans et al., 2007; Lofqvist et al., 2012; Pettersson et al., 2006），如果其目的地可访问的话（Barker et al., 2006; Boss et al., 2006; Chaves et al., 2004; Evans et al., 2007; Pettersson et al., 2006）。电动移动装置本身由于缺乏与各种交通工具的适配而阻碍了参与（Chaves et al., 2004）。

这些研究证明了移动装置的使用，特别是电动移动装置的使用，对于具有移动性障碍的成年人有积极好处。然而，他们还指出了包括交通在内的环境无障碍问题限制了使用电动设备的成年人的社区参与。研究进一步突出了移动设备的使用对个体的意义及其如何影响参与活动。增强参与、增强对自我感知和无障碍问题等三个关键发现是服务配置过程的所有阶段的要素，并支持我们在本章中应用的人类活动情境基础。

第十节　总结

移动性对于参与自我护理、家庭、工作、学校和休闲活动非常重要。残疾个体的移动性需求根据用户的年龄和残疾状况而变化。环境中随意移动的能力将具有身体、心理和社会效益。在本章中，我们描述个人移动系统和各种类型的移动装置的一般特性，以满足用户的个性化需求。个人移动装置可分为独立手动、非独立手动和电动移动。同时描述了手动和动力轮椅选项。

案例研究 10-1

从手动轮椅更改为电动轮椅

　　Ted 是一名 53 岁的男子，他在 15 年前的车祸中遭受了 T12 不完全脊髓损伤。Ted 是一个商人，日常通勤使用适合的公共交通。他的工作和家庭均完全无障碍支持手动轮椅使用。Ted 喜欢积极的生活方式，特别是去看朋友，用轮椅在室外的路上行驶，和妻子一起旅行。由于多年推动他的手动椅，Ted 已经开始肩痛。在过去的一年里，由于肩膀疼痛，他发现自己无法随心所欲地活动。他还发现，当他推动轮椅时，更容易疲劳。Ted 最近因尿路感染入院接收康复治疗。期间，他的轮椅处方正在接受审查。座椅和移动团队与 Ted 将决定是否应该更换为电动辅助轮或电动轮椅。您是该设施的临床医生。您的评量将有助于做出这一决定。

问题

　　在与 Ted 的互动中，你会做出哪些观察来帮助你做出这一决定？

　　什么因素或观察结果将表明电动助力轮是最好的选择？

　　什么因素或观察结果将表明电动轮椅是最好的选择？

案例研究 10-2

长期护理机构中的轮椅安全

　　Maude 是一名 83 岁的女性，住在一家长期护理机构。她是一名中期阿尔茨海默病的患者。两年前，她患上卒中，紧接着是心肌梗死。这两种病导致她在中风初始恢复之后使用电动轮椅。在过去 6 个月中，长期护理机构的工作人员和居民对 Maude 安全使用电动轮椅表示了关注。她在机构内行动时与门框和墙壁发生许多碰撞，并且几次差点和工作人员或其他居民发生碰撞。上周 Maude 碾过了一名职员的脚。两天后，将举行家庭会议，讨论这些安全问题和改变使用手动轮椅的计划。工作人员认为家人会担心这种变化将限制 Maude 的独立性。您是长期护理机构的临床医生，因为您定期与 Maude 交流，您将参加家庭会议。

问题

　　在以下各方面应提供哪些重要信息？

　　　　身体能力

　　　　认知能力

　　　　情绪状态

　　　　环境方面

　　发生不安全轮椅使用事件的情境是什么？

　　你认为手动轮椅的哪些特征对于尽量减少这种变化将对她移动性的影响很重要？

案例研究 10-3

儿童轮椅训练

　　Matthew 是一个 4 岁的男孩，刚刚开始上幼儿园。他患有严重脑瘫，影响上下肢、躯干和头部控制。休息时他的语调很低。当兴奋或完成一个活动，他的语调会增强。他的头控制得很好。他不能独立地坐着。他对大声噪音有轻微的惊吓反射。Matthew 右手有一些功能，这可以从他使用四开关阵列玩电脑游戏的能力来证明。Matthew 不能说话，但可以用面部表情、手势、信号、是或否信号和画板进行沟通。他的沟通是有目的的。他能够表达自己的需求，并用他的画板进行有限的对话。现在他的词汇正在快速增长，因为他有一些手段来沟通。他的功能性视野似乎是完整的。

　　Matthew 的父母已经使用一个实心基座婴儿车来进行移动。他们不想要轮椅，因为他们希望 Matthew 可以走路。然而，最近他们意识到，Matthew 想要在自己的环境里能够独立地移动，于是同意购买一个电动轮椅。他最近收到了他的电动轮椅，有一个四位开关阵列嵌入到膝托作为控制器。你是负责进行电动轮椅训练的临床医生。

问题

　　描述电动移动装置使用训练的三个阶段，并给出你认为在每个阶段都有益的活动的示例。

　　在电动轮椅训练的初始阶段，你如何为 Matthew 安排训练环境？

　　你将使用什么方法帮助 Matthew 学会控制轮椅，同时确保他在训练环境中的安全？

　　在 Matthew 和其他儿童一起使用电动轮椅之前，你认为他应该不断展示哪些技能？

思考题

1. 描述轮式移动系统的三大类。

2. 描述临床医生可能观察到的为轮椅评估提供有用信息的居民的认知、身体和情感行为或技能的一个方面。

3. 描述可能影响客户使用手动轮椅的能力的物理、社会和制度情境一个方面。

4. 描述临床医生可能观察到的、并表明客户应把手动轮椅换成电动轮椅的三种情况或者行为。

5. 轮椅的两个主要结构是什么？

6. 描述和对比侧翻系统和倾斜系统的优点和缺点。每个建议的指征是什么？

7. 按本章所述讨论用户的质心与轮椅质心的关系。这种关系对功能的影响是什么？

8. 儿童轮椅可以适应生长的方式是什么？

9. 列出四种类型的站立系统，并给出每个系统的优势和劣势。这些系统的主要优点是什么？

10. 定义肥胖病并讨论轮椅的配置和使用对这一人群的影响。

11. 讨论轮椅使用和配置在老年客户方面的考虑。

12. 识别电动轮椅的驱动轮的不同位置，并描述它们如何影响轮椅的功能。

13. 电动轮椅通常使用什么类型的控制接口？

14. 电动轮椅使用什么类型的电池？它们与汽车电池有什么不同？湿电池和凝胶电池有什么区别？

参考文献

Algood SD, et al.: Effect of a pushrim-activated power-assist wheelchair on the functional capabilities of persons with tetraplegia, *Arch Phys Med Rehabil* 86:380–386, 2005.

American National Standards Institute/Rehabilitation Engineering and Assistive Society of America: *Wheelchair standards: Additional requirements for wheelchairs (including scooters) with electrical systems*, vol. 2, New York, 1998, ANSI/RESNA.

Americans with Disabilities Act of 1990, 42, U.S.C. §§ 12101 et seq.

Aylor J, et al.: Versatile wheelchair control system, *Med Biol Eng Comput* 17:110–114, 1979.

Barker DJ, Reid D, Cott C: The experience of stroke survivors: Factors in community participation among wheelchair users, *Can J Occup Ther* 73:18–25, 2006. DOI: 10.2182/cjot.05.0022.

Blach Rossen C, et al.: Everyday life for users of electric wheelchairs: A qualitative interview study, *Dis Rehabil: Assist Technol* 7:399–407, 2012, http://dx.doi.org/10.3109/17483107.2012.665976.

Boninger M, et al.: Propulsion patterns and pushrim biomechanics in manual wheelchair propulsion, *Arch Phys Med Rehabil* 83(5):718–723, 2002.

Boninger M, et al.: Pushrim biomechanics and injury prevention in spinal cord injury: Recommendations based on CULP-SCI investigations, *J Rehabil Res Dev* 42(3):9–20, 2005.

Boss T, Finlayson M: Responses to the acquisition and use of power mobility by individuals who have multiple sclerosis and their families, *Am J Occup Ther* 60:348–358, 2006.

Bottos M, et al.: Powered wheelchairs and independence in young children with tetraplegia, *Dev Med Child Neuro* 43:769–777, 2001.

Bruner JS: Organization of early skilled action, *Child Dev* 44:1–11, 1973.

Buck S: More than 4 wheels: Applying clinical practice to seating, mobility and assistive technology, Milton, ON: Therapy Now! Inc, 2009.

Center for Disease Control: State-specific prevalence of obesity among adults—United States, 2005, *Morbidity and Mortality Weekly* 55(36):985–988, 2006.

Chaves ES, et al.: Assessing the influence of wheelchair technology on perception of participation in spinal cord injury, *Arch Phys Med Rehabil* 85:1854–1858, 2004. http://dx.doi.org/10.1016/j.apmr.2004.03003.

Cooper RA: *Wheelchair selection and configuration*, New York, 1998, Demos Medical Publishing.

Cooper RA, Boninger ML, Rentschler A: Evaluation of selected manual wheelchairs using ANSI/RESNA standards, *Arch Phys Med Rehabil* 80:462–467, 1999.

Cooper RA, et al.: The relationship between wheelchair mobility patterns and community participation among individuals with spinal cord injury, *Assist Technol* 23:177–183, 2011. http://dx.doi.org/10.1080/10400435.2011.588991.

Cooper RA, et al.: Performance of selected lightweight wheelchairs on ANSI/RESNA tests, *Arch Phys Med Rehabil* 78:1138–1144, 1997a.

Cooper RA, et al.: Methods for determining three-dimensional wheelchair pushrim forces and moment—A technical note, *J Rehabil Res Dev* 38(1):41–55, 1997b.

Cossette L: *A profile of disability in Canada, 2001*, Ottawa, ON, 2002, Ministry of Industry.

Daus C: *The right fit, Rehab Manag*, Available online. Downloaded October 31, 2006. http://www.rehabpub.com/features/892003/4.asp, 2003.

deGroot S, et al.: Is manual wheelchair satisfaction related to active lifestyle and participation in people with spinal cord injury? *Spinal Cord* 49:560–565, 2011, http://dx.doi.org/10.1038/sc.2010.150.

Deitz J, Swinth Y, White O: Power mobility and preschoolers with complex developmental delays, *Am Jl of Occup Ther* 56:86–96, 2002.

Denison I, Gayton D: *Power wheelchairs selection*. Downloaded October 28, 2006 http://www.assistive-technology.ca/newdef2.htm, 2002.

Eng JJ, Levins SM, Townson AF: Use of prolonged standing for individuals with spinal cord injury, *Phys Ther* 81:1392–1399, 2001.

Eng JJ: Getting up goals, Rehab Manag. Downloaded October 28, 2006. http://rehabpub.com/features/1022004/5.asp, 2004.

Engstrom B: *Ergonomic seating: A true challenge*, Sweden, 2002, Posturalis Books.

Evans S, et al.: Older adults' use of and satisfaction with electric powered indoor/outdoor wheelchairs, *Age Ageing* 36:431–435, 2007, http://dx.doi.org/10.1093/ageing/afm034.

Fass MV, et al.: Durability, value and reliability of selected electric powered wheelchairs, *Arch Phys Med Rehabil* 85:805–814, 2004.

Finley MA, et al.: Effect of 2-speed manual wheelchair wheel on shoulder pain in wheelchair users: Preliminary findings. In *Proc 22nd International Seating Symposium*, British Columbia, 2006, Vancouver.

Furumasu J, Guerette P, Tefft D: Relevance of the pediatric powered wheelchair screeing test for children with cerebral palsy, *Dev Med Child Neuro* 46:468–472, 2004.

Giesbrecht EM, et al.: Participation in community-based activities of daily living: Comparision of a pushrim-activated, power assist wheelchair and a power wheelchair, *Disabil & Rehabil: Assist Tec* 4(3):198–207, 2009.

Ham R, Aldersea P, Porter D: *Wheelchair users and postural seating: A clinical approach*, New York, 1998, Churchill Livingstone.

Harris F, et al.: The participation and activity measurement system: An example application among people who use wheeled mobility devices, *Dis Rehabil: Assist Technol* 5:48–57, 2010. http://dx.doi.org/10.3109/17483100903100293.

Howarth S, et al.: Use of a geared wheelchair wheel to reduce propulsive muscular demand during ramp ascent: Analysis of muscle activation and kinematics, *Clinical Biomechanic* 25:21–28, 2010.

Howarth SJ, et al.: Trunk muscle activity during wheelchair ramp ascent and the influence of a geared wheel on the demands of postural control, *Arch of Phys Med Rehabil* 91:436–442, 2010.

Jones MA, McEwen IR, Neas BR: Effects of power wheelchair on the development and function of young children with severe mobility impairments, *Pediat Phys Ther* 24:131–140, 2012. http://dx.doi.org/10.1097/PEP.0b013e31824c5fdc.

Kangas K: *Powered mobility does not require any prerequisites, except the need to be independently mobile*, Orlando, 2010, ATIA. December 13, 2010.

Kaye S, Kang T, LaPlante MP: Wheelchair use in the United States, *Disability Statistics Abstract* 23, 2002.

Kemper K: Strollers: A growing alternative, *Team Rehabil Rep* 4(2):15–19, 1993.

Kermoian R: Locomotor experience facilitates psychological functioning: Implications for assistive mobility for young children. In Gray DB, Quatrano LA, Lieberman ML, editors: *Designing and using assistive technology*, Baltimore, 1998, Paul H Brookes.

Kilkens OJE, et al.: Relationship between manual wheelchair skill performance and participation of persons with spinal cord injury 1 year after discharge from inpatient rehabilitation, *J Rehab Res Dev* 42:65–74, 2005. http://dx.doi.org/10.1682/JRRD.2004.08.0093.

Kirby RL: *Wheelchair Skills Program v. 3.2*. Available from www.wheelchairskillsprogram.ca, 2005.

Kirby RL, Swuste J, Dupuis DJ, Mcleod DA: Munro, R: The wheelchair skills test: A pilot study of a new outcome measure, *Arch Phys Med Rehabil* 83:1298–1305, 2002.

Kirby RL, Dupuis DJ, MacPhee AH, et al.: The Wheelchair Skills Test (version 2.4): Measurement properties, *Arch Phys Med Rehabil* 85:41–50, 2004.

Kreutz D: Power tilt, recline or both, *Team Rehab Rep* 29–32, March 1997.

Lange M: Tilt in space versus recline: New trends in an old debate, *Tech Spec Int Sec Quart* 10:1–3, 2000.

Lange M: Power wheelchair access: Assessment and alternative access methods, *Proc 21st Int Seat Symp*, 87–88, January, 2005.

Livingstone R: A critical review of power mobility assessment and training for young children, *Disabil and Rehabil: Assist Tech* 5(6):392–400, 2010.

Lofqvist C, Pettersson C, Iwarsson C, Brandt A: Mobility and mobility-related participation outcomes of power wheelchair and scooter interventions after 4 months and 1 year, *Dis Rehabil: Assist Tech* 7:211–218, 2012. http://dx.doi.org/10.3109/17483107.2011.6194244.

Mendoza RJ, Pittenger DJ, Savage FS, Weinstein CS: A protocol for assessment of risk in wheelchair driving within a healthcare facility, *Dis Rehabil* 25:520–526, 2003.

Ministry of Industry: *Physical Activity and Limitation Survey, 2006: Tables (Part IV)*, Statistics Canada, 2010, Ottawa. Publication No: 86-628-X. Accessed February 10, 2014.

Mitchell IM, Viswanathan P, Adhikari B, Rothfels E, Mackworth AK: Shared control policies for safe wheelchair navigation of elderly adults with cognitive and mobility impairments: Designing a Wizard of Oz study, *Am Control Conf*, 2014. pre-print.

Mogul-Rotman B, Fisher K: Stand up and function, Available online *Rehab Manag*, 2002. Downloaded October 28, 2006, http://www.rehabpub.com/features/892002/3.asp.

Moghaddam AR, Pineau, J, Frank J, Archambault P, Routhier F, Audet T, Polgar J, Michaud F, Boissey P: Mobility profile and wheelchair driving skills of powered wheelchair users: Sensor-based event recognition using a support vector machine classifier, Proceedings of the Annual International Conference IEEE Engineering in Medicine and Biology Society, EMBS, art no. 6091711, 7336–7339, 2011.

Mortenson B, et al.: Perceptions of power mobility use and safety within residential facilities, *Can J Occup Ther* 72(3):142–152, 2005.

Mortenson B, et al.: Overarching principles and salient findings for inclusion in guidelines for power mobility use within residential care facilities, *J Rehab Res Dev* 43(2):199–208, 2006.

Pearlman JL, Cooper RA, Karnawat J, Cooper R, Boninger ML: Evaluation of the safety and durability of low-cost non-programmable electric powered wheelchairs, *Arch Phys Med Rehabil* 86:2361–2370, 2005.

Pettersson I, Ahlström G, Törnquist K: The value of an outdoor powered wheelchair with regard to the quality of life of persons with stroke: A follow-up study, *Assist Tech* 19:143–153, 2007.

Pettersson I, Törnquist K, Ahlström G: The effect of outdoor power wheelchair on activity and participation in users with stroke, Dis Rehabil: *Assist Tech* 1:235–243, 2006. http://dx.doi .org/10.1080/17483100600757841.

Phillips K, Fisher K, Miller Polgar J: Thinking beyond the wheelchair. *Proc 21st Int Seat Symp*, 2005, pp 97–98.

Ragnarsson KT: Prescription considerations and a comparison of conventional and lightweight wheelchairs, *J Rehabil Res Dev Clin Suppl* (2)8–16, 1990.

Rentscher, et al.: Evaluation of select electric-powered wheelchairs using the ANSI/RESNA standards, *Arch Phys Med Rehabil* 85:611–619, 2004.

Rodby-Bousquet E, Hagglund G: Use of manual and power wheelchair in children with cerebral palsy: A cross-sectional study, *BMC Pediatr* 10:59–66, 2010. http://dx.doi .org/10.1186/1471-2431-10-59.

Robson M: 25 Choices: Manual wheelchair configuration and new technology. In *Proc 20th Can Seat Mob Conf*, 2005, p 113.

Rosen L, Ava J, Furumasu J, Harris M, Lange ML, McCarthy E, et al.: RESNA Position paper on the application of power wheelchairs for pediatric users, *Assist Tech* 21:218–225, 2009.

Rosseau-Harrison K, Rochette A, Routhier F, Dessureault D, Thibault F, Cote O: Perceived impacts of first wheelchair on social participation, *Dis Rehabil: Assist Tech* 7:37–44, 2012. http://dx.doi.org/10.3109/17483107.2011.562957.

Sawatsky BJ, Denison I, Kim WO: Rolling, rolling, rolling, *Rehab Manage*, 2005. downloaded October 29, 2006. http://www .rehabpub.com/features/892002/7.asp.

Sawatsky BJ, et al.: Prevalence of shoulder pain in adult- versus childhood-onset wheelchair users: A pilot study, *J Rehabil Res Dev* 42(3):1–8, 2005.

Scherer M: Introduction. In Scherer MJ, editor: *Assistive technology: Matching device and consumer for successful rehabilitation*, Washington, DC, 2002, American Psychological Association, pp. 3–13.

Schmeler M, Bunning MJ: *Manual wheelchairs: Set-up and propulsion biomechanics*. Downloaded September 8, 2006 http://www .wheelchairnet.org/wcn_wcu/SlideLectures/MS/5WCBiomech .pdf, 1999.

Simpson R: Smart wheelchairs: A literature review, *J Rehab Res Dev* 42:423–435, 2005.

Smith ME: *The applications of tilt and recline*. Downloaded October 28, 2006. http://www.wheelchairjunkie.com/tiltandrecline .html, 2004.

Sprigle S, Press L: Reliability of the ISO wheelchair cushion test for loaded contour depth, *Assist Tecnol* 15:145–150, 2003.

Taylor SJ, Kreutz D: Powered and manual wheelchair mobility. In Angelo J, editor: *Assistive technology for rehabilitation therapists*, Philadelphia, 1997, FA Davis.

United Nations: Convention on the rights of persons with disabilities, New York: UN, 2006. Available from: www.un.org/ disabilities/convention/conventionfull.shtml.

Veeger HEJ, Roxendaal LA, van der Helm FCT: Load on the shoulder in low intensity wheelchair propulsion, *Clin Biomech* 17:211–218, 2002.

Wang Q: *Disability and American families: 2000*, Washington, 2005, US Census Bureau.

Wang RH, et al.: Power mobility with collision avoidance for older adults: User, caregiver and prescriber perspectives, *J Rehab Res Dev* 50:1287–1300, 2013. http://dx.doi.org/10.1682/ JRRD. 2012.10.0181.

Warren CG: Powered mobility and its implications, *J Rehabil Res Dev Clin Suppl* (2)74–85, 1990.

Wilson K, Miller Polgar J: The effects of wheelchair seat tilt on seated pressure distribution in adults without physical disabilities. In *Proceedings of the 21st International Seating Symposium*, Orlando, FL, 2005, pp 115–116.

World Health Organization: *International classification of functioning, disability and health*, Geneva, 2001, WHO.

World Health Organization: *Guidelines on the provision of manual wheelchairs in less-resourced countries*, Geneva, 2008, WHO.

World Health Organization: *World report on disability*, Malta, 2011, WHO.

社会人类学家 Robert Murphy 在《沉默的身体》（*The Body Silent*）一书中描述了自己患脊髓肿瘤的经历，雄辩地描述了驾驶能力的丧失是如何剥夺了他去一个想去的地方的自发行为：

无法开车不仅仅是种对移动的撤退，它离自发行为和自由行使意志也一步之遥。之前无论去哪里，我都可以随心所欲地行动，但我现在不得不进行规划和深谋远虑。即使是最简单的行动也是如此。（Murphy，1990）

第十章侧重于个人移动系统，特别是使个体能够在周边环境中移动以及本地环境间短距离移动的手动和电动轮椅。本章将考虑提供较远距离运动的移动系统，如家庭、学校、工作单位和社区（如购物和休闲场所）之间的移动以及社区之间的旅行。

技术是本章的重点，它们对于和交通、驾驶、车辆无障碍及乘客保护相关的三个关键活动来说非常重要。本章讨论使残疾人能够使用由原始设备制造商（original equipment manufacturer，OEM）提供的装置、婴儿／儿童约束系统或者轮椅乘客约束系统在车辆（私人或公共）中安全驾驶的技术。本章还描述了帮助个体进出车辆的装置，包括那些帮助护理者的装置。在这里将考虑驾驶的技术方面，但本章无意提供关于驾驶评量和康复的综合讨论。框

11-1 列出了一些有用的网站。

框 11-1　关于运输安全的推荐网站。

一般信息

　　美国国家公路交通安全协会：http://www.nhtsa.dot.gov/
　　健康加拿大人（加拿大卫生部）：http://healthycanadians.gc.ca/index-eng.php。
　　密歇根大学交通研究所：www.umtri.umich.edu
　　蒙纳士大学事故研究中心：http://www.monash.edu.au/miri/research/research-areas/transport-safety/

儿童安全运输

　　美国儿科学会：http://www.healthychildren.org/English/safety-prevention/on-the-go/Pages/Car-Safety-Seats-Information-forFamilies.aspx
　　澳大利亚：http://roadsafety.transport.nsw.gov.au/stayingsafe/children/childcarseats/index.html
　　加拿大：http://www.tc.gc.ca/eng/motorvehiclesafety/safedriverschildsafety-car-time-stages-1083.htm
　　婴幼儿协会：http://infantandtoddlersafety.ca/child-seat-safety

老年驾驶员的安全

　　美国汽车协会基金会：www.seniordrivers.org
　　美国作业治疗协会：www.aota.org/olderdriver
　　驾驶员康复专家协会（ADED）：www.driver-ed.org
　　加拿大作业治疗师老年驾驶员安全协会：www.olderdriversafety.ca
　　CanDrive：www.candrive.ca
　　国家老年司机研究与培训中心：http://driving.phhp.ufl.edu/
　　轮椅运输安全康复工程研究中心：www.rercwts.org
　　轮椅使用者的车辆安全：www.travelsafer.org

第一节　活动

运输是一种使个体能够访问所需的社区场所的支持。联合国《残疾人权利公约》（United Nations，2006）专门在第 9 条包括了运输权，并将之隐含在很多条款中，这些条款规定残疾个体有权独立生活、参与社区活动以及得到与无残疾者相同的服务的支持（第 24~27，29，30 条）。

WHO 的 ICF 包括一个特定于"使用交通工具出行"的领域（WHO，2001，p.146）。这一领域是活动和参与分类的一部分，它包括各种类型的运输工具（公共和私人）的使用，以及车辆（无论是人力，还是机动）的操作。ICF 的环境因素包括支持户外移动和运输的产品和技术（与 HAAT 型的辅助技术组件相一致），以及与运输有关的基础设施、立法和政策（与 HAAT 情景组件的制度方面一致）等相关领域。

无法使用未经调试的公共或私人交通方式的个体有权在社区移动中得到支持。缺乏便利的交通工具被认为是在社区中限制进行各种活动的一个因　素（Hammel，Jones，Gossett & Morgan，2006；Kochtitzhy，Freeland & Yen，2011；Rimmerman & Araten Bergman，2009；Wheeler，Yang & Xiang，2009）。当个体无法前往期待作业的地点时，显然就无法参与这一作业。交通不便限制了就业、教育、娱乐和公民职业机会。

在能力方法中表现出的观点有助于理解运输工具在支持障碍个体社区参与方面的作用。能力被理解为"实质性自由"（Nussbaum，2011；Sen，2009），它们是支持行动选择的机会集合。交通为从事喜欢的作业提供机会；没有交通，个体就没有能力选择行使社会赋予的机会（Nussbaum，Sen）。例如，如果潜在的雇员因为缺乏可到达的交通工具而不能从家到达工作地点，那么一个无障碍的工作地点就一点作用也没有。本章重点介绍无障碍交通的技术方面，虽然成本、态度这样的其他因素及基础设施不足（例如无障碍车辆、时间表、信息、政策）也会影响社区移动（Hammel，2006；WHO，2007）。

WHO 的《世界残疾人报告》（WHO，2011）显示，交通不便限制残疾人独立进入社区就业、教育、保健、社会和娱乐作业，从而导致残疾人生活状况恶化（p.170）。报告进一步将这种服务缺乏描述为所有国家在不同程度上存在的参与障碍。缺乏运输会

造成次级残疾（包括精神健康问题与无法获得安全医疗保险相关的其他身体障碍）的发展，以及个体及其护理者的社会隔离。此外，当教育和就业机会受到限制时，个体和他们的护理者的经济能力会受到更大的限制（WHO，2011）。

本章介绍了与运输相关的三种主要活动：乘客保护、车辆进出及驾驶。乘客保护是指有助于在正常交通或者发生事故时保护车辆乘客的车辆中的现有结构（如安全带和安全气囊）以及添加到车辆中的结构（例如，儿童约束系统和轮椅固定系统）。在第一种情况下种，活动涉及在车辆移动时的牢固的和安全的定位。例如，肌肉萎缩的小孩失去维持直立坐姿和头部直立的能力。他需要外部支持来使他在车辆行驶时处于直立的位置并防止头部向前倾斜，这种支持已经超出安全带的能力。在这个例子中，无法将头部保持在直立位置将是一个重大的安全隐患。在第二种情况下，约束系统通过限制乘客在车辆发生碰撞后快速减速时的过度运动来对其进行保护。

如果个体不能进出车辆，则单纯有权使用车辆是不起任何作用的。这种活动适用于公共交通工具和私人交通工具。它包括是否配有其他类型的辅助技术（通常是移动装置）的进出车辆。它还包括防止意外坠车，例如，防止认知障碍个体在车辆行驶时打开车门。

驾驶是最后的活动，由于这个话题的广度，本书将不会对其全面阐述。世界卫生组织将驾驶定义为"控制和移动车辆……根据自己的方向旅行或任意使用任何形式的交通工具，如汽车……"（WHO，2001，p.147）。在此可分为主要驾驶活动（加速、减速、停车和转向）和次要驾驶活动（例如，启动转向信号，设置停车／紧急制动器，操作车灯、娱乐系统、导航系统、温度控制和开关点火装置）。

第二节　人类

乘客保护和安全驾驶问题尤其受到残疾人（包括儿童）和老年人的关注，他们与年龄相关的运动、感觉和认知能力会影响其安全驾驶的能力。

运动障碍会影响个体在车辆中被保护的能力、使用或驾驶车辆的能力，它包括肌肉骨骼和神经障碍。无法独立坐着的个体（根据第九章描述的分类

系统，依赖扶手的个体）通常无法安全使用原始装置制造商（OEM）的安全带，因为它不能提供足够的支持以使其保持直立姿势。关节挛缩或使用支架或铸件的个体可能没有足够的联合行动能力坐在车内。平衡、力量、运动范围和协调性的限制都能够影响乘车旅行、安全进出车辆或者驾驶车辆时的安全能力（Dobbs，2001; Charlton et al., 2004; Marottoli, Wagner, Cooney, & Tinetti, 1994; Shaw, Miller Polgar, Vrkljan, & Jacobson, 2010; Sims, McGuin, & Pulley, 2001）。

视觉障碍对安全驾驶能力有明显的影响（Owsley & Ball，1992）。相关的障碍包括视野变窄，特别是外围视野的限制，与年龄有关的视觉变化，如对光线变化的调节缓慢、需要更大前景和背景对比度及黄斑病变等情况（Dobbs，2001，Charlton et al., 2004, Owsley et al., 2001）。与年龄有关的听力障碍和其他听力障碍对驾驶构成的挑战，较小而且，就其本身而言，并不会影响安全坐在车辆中或进出车辆的能力（Charlton et al., Dobbs）。随着人的年龄增长，反应时间变慢，会影响到安全驾驶的能力（Charlton et al., Dobbs）。

当相关行为导致不安全的动作时，例如解开安全带或打开行进中车辆的门时，认知障碍可能会影响在车辆中获得安全保障的能力。认知障碍，特别是轻度认知障碍和痴呆，是随着人的变化而引起安全驾驶关注的主要问题之一。记忆、判断和其他执行功能也都对安全驾驶的能力有影响（Charlton et al; Ducheck et al., 2003; Lundberg et al., 1998; Stutts, Stewart, & Mar-tell, 1998; Whelihan, DiCarlo, & Paul, 2005）。

残疾儿童通常可以安全地乘坐有商业化婴儿或儿童车辆约束系统的车辆（American Academy of Pediatrics, 1999b）。当这些商业化装置因为尺寸或者与身体体位有关的约束不适配时，例如，当一个孩子使用一个铸件或支架固定臀部，或者当她不能安全地保持坐姿时，保护坐在车里的残疾儿童就会出现困难。神经状态导致低张力的孩子可能无法在坐着时保持直立的头部位置，这使得当她坐在使其处于直立体位的商业化儿童约束座椅中时，很容易出现窒息（American Academy of Pediatrics）。随着残疾儿童的身体长高，商业化儿童约束系统不再能够提供足够的保护，这就要求家庭寻求其他形式的乘客

保护。

同样，不能被原始设备制造商（OEM）安全带系统充分保护的障碍成年者需要在车辆行驶时使用其他类型的约束系统。

驾驶车辆的残疾青少年和成年人由于身体问题（如运动范围、力量、协调、全部或部分截肢）可能会无法使用原始设备制造商（OEM）的控制器（例如方向盘、加速器，制动踏板，或二级控制器，如转向指示杆、挡风玻璃雨刷）。例如，脊髓损伤的个体缺少使用制动器和加速踏板所需的运动和感觉。患有运动范围受限肌肉骨骼病症或身体疼痛的个体可能无法充分利用车辆控制。患有神经系统疾病的个体也可能会在运动协调方面有困难，从而限制了其安全驾驶任务的能力（AMA，2010; AMC / CMA, 2012）。

脑卒中是一种影响安全驾驶能力的常见情况，它能导致影响日常活动的运动、感知、知觉后遗症。在某些司法管辖区，脑卒中个体的驾驶执照会自动撤销，直至获得医疗许可。

糖尿病个体的神经功能可能会导致下肢感觉受损，这限制了安全使用制动器和加速踏板的能力。

影响安全驾驶能力的与年龄相关的变化已经得到了很好的证明（AMA，2010; AMC / CMA, 2012）。年龄本身并不是安全驾驶的预测因素；但影响感觉、运动和认知功能的障碍情况是预测因素，这些情况在老年人中最为普遍。正因为如此，老年人的驾驶能力比其他任何群体受到更多的关注（CAOT，2009）。

第三节　情境

一、物理情境

车辆的选择

为了运输和辅助技术的目的，车辆被认为是物理情境。为身体残疾者选择车辆时，有许多因素都很重要。其中包括：该人是否使用车辆座椅或轮椅，车辆通道，视觉方面，主要和次要驾驶控制的位置和尺寸，以及安全带和安全气囊的设计。有资源可用于协助选择车辆的过程。其中大部分是针对老年人的（框 11-2）。

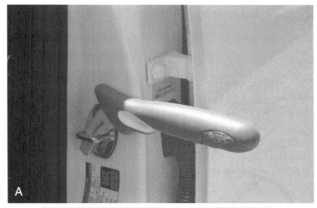

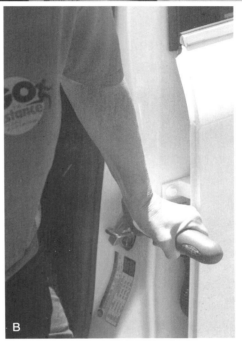

图 11-1　A. 手柄，一个与车架连接以协助出入车辆的售后装置。B. 显示了手柄如何被用来帮助用户在进 / 出车辆时站立或坐下。

　　参与 Shaw 等人研究项目的老年人（2010）反映了一些进出更容易的因素，包括座椅的高度是否与臀部大致相匹配，一个开着的大门，以及某种能帮助他们站稳脚跟的把手。较为平坦的座椅也使转移变得容易。手柄是一种小型的售后装置，可以安装在车辆的框架上，并提供可用于协助转移的手柄（图 11-1）。图 11-2 显示了一个乘客座椅的售后修改，该座椅转动 90 度，然后向前和向下移动从车上下来以方便转移。老年人还反映，门的重量影响出入；太重的门是一个关注点，因为老年人在伸手关门时会感觉到不太稳定。一旦进入车辆，驾驶员应确定可以使用方向盘、踏板和次要控制功能（如挡风玻璃雨刷）。

　　与转移儿童进出车辆相关的出入口的考虑包括安装儿童约束系统的座椅周边空间尺寸，以给使家长或其他人员能有充足的回旋余地来保证系统正确摆放并把儿童和座椅固定在车辆中。当孩子们长大，或有身体或行为方面的问题致使难以保证他们的安全时，充足的空间就显得尤为重要。

　　视觉方面是选择车辆时的另一个考量因素。驾驶员需要确定车辆中的视线，以及是否可以清晰地看到前面、侧面和后视镜。此外，驾驶员需要确定白天和晚上是否都可以读取仪表板上的信息。视觉的最后一个方面涉及各种控制器的位置。对于温度和雨刷等重要特征的控制器安装的方式是否能让使用者快速扫视道路，就足以引导使用者使用它们。

　　控制器的位置和尺寸具有物理和视觉意义。应考虑到达到雨刷、转向指示灯、温度和车窗除霜等特性车辆控制器所需的运动范围。它们的大小是否足以让驾驶员或者乘客在伸手触碰时能够准确地瞄准它们？启动它们需要什么力量？启动它们需要采取什么行动？这些控制器的改装将在后面的部分进行讨论。

　　参加 Shaw 等人研究项目的老年人（2010）压倒性地表示安全带是有问题的。它们很难被抓住，系上，解开。使用者难以看到配对机件。在一些车辆中，很难看到安全带系扣的位置。安全带不正确（如上所述）安装，经常会使坐着的个体脖子不舒服。一些售后市场的产品试图使安全带变得舒适。这些设备不受管制，因此有可能使安全带完成的任何碰撞测试失效，并限制安全带在碰撞中保护乘客的潜能。售后装置不应改变安全带的正确安装。

　　应考虑安全使用气囊。驾驶员应距离方向盘约 25 厘米（10 英寸）就座，以避免安全气囊打开时因为距离较小而产生伤害。乘客的身高和体重是另一个问题。汽车制造商建议，12 岁以下的儿童不应坐在装有安全气囊的汽车前排座椅，因为会有严重伤害或死亡的风险。和一般 12 岁儿童的身高或

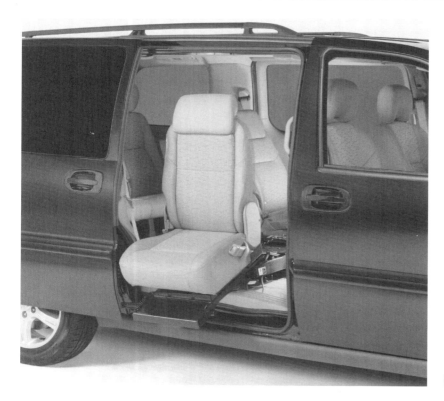

图 11-2　将座椅转动 90 度并将其移动到车辆外部方便转移的售后座椅修改。（由 Braun Corporation 提供）。

体重差不多的成年人也有类似风险。许多新款车辆的座椅上都装有感应器，可以根据乘客的体重来改变气囊的激活力，或者确定安全气囊是否在碰撞中激活。

应检查移动设备和任何定期运输装置的存储情况。如果车辆乘客使用与个体一起运输的轮椅，重要的是确定轮椅是否适合车辆，以及在车辆中抬起和摆放有多困难。这个建议似乎非常明显，但它却因令人沮丧的结果而被忽略。

最后的考量因素是使用轮椅的个体是将转移到车辆座椅，还是将在轮椅上被运输。由于驾驶控制的使用问题，本次讨论将侧重于驾驶者，但许多意见将适用于经常使用轮椅的乘客。转移到车辆座椅会为乘客提供最大的保护，因为原厂（OEM）安全带在碰撞中会提供最有效的保护（Schneider & Manary，2006）。车辆的座椅靠背和头枕也提供比轮椅座椅系统更好的保护。汽车座椅应使驾驶员处于更好的位置，以便触及必要的控制器。然而，车辆座椅使用确实需要有能力完成一个相对容易的转移。座椅系统通常将为用户提供比车辆座椅更好的功能定位（Phillips, Fisher, & Miller Polgar，2005）。使用车辆座椅的重要的限制涉及个体的压疮风险。车辆座椅在设计时并没有考虑组织完整性，在长途旅行中，压疮很容易发展。

运输过程中在轮椅中就座的好处和局限性依旧与上述附加因素正好相反。轮椅座椅系统旨在提供比车辆座椅更好的姿势控制和躯干稳定性，这对于驾驶员或乘客来说都是重要的安全考虑因素（Phillips, Fisher, & Miller Pol，2005; Schneider & Manary，2006）。任何车辆捆绑系统都不会像原厂（OEM）的约束系统一样安全。一个不太显眼的考虑因素是轮椅的悬挂系统。车辆座椅没有悬挂系统，所以座椅不会独立于车辆移动。但对于具有悬挂系统的轮椅来说，情况就不一样了。使用这些轮椅去旅行可能引起晕车等不舒服的副作用（Phillips, Fisher, & Miller Polgar，2005）。

二、社会情境

我们将讨论社会情境的以下两个方面：①社区移动作为所有个体的权利的社会观点（CAOT，2009）；②社会成员对老年司机的看法（AMA，2010）。将社区移动作为一种权利的社会寻找来向那些无法乘坐私家车旅行的个体提供交通选择的途径。一个"关爱老人的城市"（WHO，2007）和"包容性设计"（Sanford，2012）等倡议的目标是让广大个体都能享受到交通系统和基础设施。

把社区移动视为一项权利的核心是社区有责任提供这些交通选择和基础设施。除了提供替代交通工具，如大型无障碍交通车辆，这项责任还扩大到提供交通基础设施，以支持那些无法访问一般交通选择的个体需求。这种基础设施包括提供所有个体易于获得的信息、无障碍公共交通站点、了解和支持所有中转用户需求的中转运营商以及可供选择的替代交通工具（Hammel et al., 2006; WHO, 2011）。

通常受媒体影响的社会观点会影响对老年人的普遍看法（AMA, 2010; CAOT, 2009）。通常情况下，老年司机都会被以负面的方式描绘为方向盘后面的威胁，其没有能力安全驾驶是对其他社会成员的威胁。当涉及有过错的老年司机的事故发生时，媒体通常会呼吁对老年司机进行更严格的测试，或者吊销或限制其驾驶执照。

关于老年司机的另一类观点传达了家长式的信息，建议老年人必须得到保护；认为他们不再有能力做出关于驾驶的决定，并因此为他们做出上述决定，其实是因为该决定符合他们自己的最佳利益。当这种态度普遍存在时，老年人发现继续驾驶的机会受到限制，随后失去独立性、自尊和功能性，结果往往会导致其精神和身体健康状况不佳（Marottoli, 2000）。

限制残疾人交通选择的社会信念会导致其生活环境变差。缺乏交通条件可能会妨碍个体就业或受教育，致使其收入下降，并往往会导致贫困（Rimmerman et al., 2009; WHO, 2011）。同样，当个体无法前往医疗保健预约地点时，就会导致更差的健康状况，当其无法前往与其他人进行社会活动的地点时，就会导致社会隔离（WHO）。

三、制度情境

以下三类立法和相关政策或标准影响与运输有关的辅助技术用途：①乘客保护；②与碰撞试验有关的立法和标准；③与驾驶车辆许可证有关的立法和政策。关于乘客保护的立法包括使用安全带的规定和可以放弃使用安全带的条件。对婴儿和儿童约束系统的使用通常由立法、法规和政策规定。在大多数司法管辖区，都为儿童必须受到婴儿或儿童约束系统保护的情况设立了条件。

一般来说，这些条件包括年龄、体重和身高。大多数司法管辖区的法律规定儿童体重不超过18千克（40磅）和/或身高在100厘米（40英寸）以下都必须在一个约束系统内得到正确的保护。不过，36千克（80磅）以下的儿童（在某些情况下为45千克，即100磅）在只有安全带保护的情况下仍然容易受到伤害。这种认识导致在某些司法管辖区进一步立法，要求使用能正确定位安全带的增高座椅。

与碰撞试验有关的标准描述了约束系统和轮椅固定在车辆上时的步骤和成效。在这两种情况下，系统以预期的方式固定在钻机或"滑雪板"上，然后以规定的速度并通常在正面碰撞的情况下碰撞障碍物。标准描述了由于碰撞造成的损伤容忍等级。这些标准是情境依赖的；在一个情境中通过碰撞测试的系统可能会不符合另一个情境中的标准，这一点对于系统在一个管辖区内购买而在另一个管辖区中使用的情况来说很重要。

最后，围绕着车辆许可的立法、规定和政策列出了一个人能够控制机动车辆的条件。它们描述了一个人获得和使用驾驶执照不同分类的条件（例如，某些类型的驾驶执照要求驾驶员在前排乘客座位上有另一个持有驾驶执照的驾驶员）。

它们规定了获得驾照所需的最低视觉要求等条件。路上和路下的道路测试程序是标准化的。某些健康状况（诸如卒中或心肌梗死）对驾驶执照保留的后果也受到规范。在许多情况下，对驾驶执照分级的过程进行了规定。在该过程中，驾驶者在驾驶方面具有更大的独立性和在限制通行公路等更复杂情况下驾驶的能力。在出现相反的情况时降级驾驶执照不太常见，但已被列为一种方法，以使老年司机能够在被认为不那么有挑战性的路况下保持驾驶能力。

第四节　辅助技术

一、乘客保护

（一）儿童乘客保护

在绝大多数司法管辖区都存在着立法规定，要求一定体重和身高的儿童乘坐儿童车辆约束系统（child vehicle restraint system）出行。大多数司法管辖区要求体重小于18千克（40磅）的儿童必须用车辆约束系统保证安全。越来越多的司法管辖区也要求重量超过18千克（40磅）儿童使用增高座椅。

许多有轻度至中度座椅需求的儿童可以安全地坐在为没有特殊座椅需求的儿童生产的车辆约束系统中，因此我们将首先讨论这些产品，包括其正确使用和安装。产品类型繁多，不断变化。以下讨论是一般性的，读者应该审查自己所在司法管辖区的具体要求，特别是有关增高座椅的具体要求。

儿童车辆约束系统

儿童车辆约束系统有以下三种主要类型：后向婴儿座椅（rear-facing infant seats）、前向婴儿座椅（forward-facing infant seats）和增高座椅（booster seats）。许多网站提供有关这些设备在其特定司法管辖区正确使用和安装的最新信息（框11-3）。国家高速公路交通安全协会（National Highway Traffic Safety Association，NHTSA）推出一项"座椅检查"计划，该计划提供免费的汽车座椅检查并确定车辆约束系统是否正确安装。[①] NHTSA 维护车辆约束系统的最新信息。

框 11-3 残疾儿童安全系统制造商网站。

Britax www.britax.ca
Besi（安全背心）www.BESI-INC.com
Columbia Medical www.columbiamedical.com
E-Z-On Products www.ezonpro.com
Q' Straint www.qstraint.com
Preston Medical www.prestonmedical.com
Snug Seat www.snugseat.com

美国儿科学会还提供关于车辆约束系统的当前信息，包括特别针对残疾儿童的那些信息。另外，密歇根大学交通研究所（University of Michigan, Transportation Research Institute，UMTRI）最近还出版了使用婴儿和儿童约束系统的最佳实践信息（Klinich et al., 2012）。联邦法规规定了车辆约束系统的结构和测试，包括为残疾儿童服务的那些车辆约束系统。在美国，联邦机动车辆安全标准（Federal Motor Vehicle Safety Standards，FMVSS）组织制定这些规定，在加拿大，它们是由加拿大机动车辆安全标准（Canadian Motor Vehicle Safety Standards，CMVSS）组织制定的。满足这些规定的约束系统贴有标识 FMVSS 或 CMVSS 以及系统满足的特定标准的标签。对于美国标准或加拿大标准的法规可分别在两个网站查询到：http://www.nhtsa.dot.gov/cars/rules/rulings/

---

① http://www.seatcheck.org/.

ChildRestrSyst/Index.html 和 http://www.tc.gc.ca/ eng / motorvehiclesafety / safedrivers-safedrivers-childsafety-car-time- stages-1083.htm。

后向婴儿座椅（图 11-3A）旨在供自出生后离开医院到满 12 个月，并且不超过 10 千克（22 磅）的婴儿使用。虽然大多数车辆约束系统对儿童的身高和体重都有限制，但是后向婴儿车辆约束系统具有年龄和体重的限制，这意味着孩子必须在满 12 个月后才能转为前向位置，年龄小于 12 个月的婴儿没有足够的头部控制能力，他们的骨骼还没有发育到足以抵御轻微的碰撞（American Academy of Pediatrics, 1996）。父母常犯的一个错误就是过早地将孩子转移到下一种儿童车辆约束系统（Ebell et al., 2003; Winston et al., 2000; Winston et al., 2004; Yakupcin, 2005）。很多孩子在周岁生日前就能够超过 10 千克的体重上限。在这种情况下，他们应该被转移到一个适应其较重体重、但是允许保持脸朝后的姿势的车辆约束系统中。后向婴儿座椅通常不会留在车内。确切地说，孩子是坐在婴儿座椅里被车辆运送到了目的地。汽车安全带系统为车内儿童和座椅提供约束。一些座椅被固定在一个长时间地被固定在车辆上的基座上。

前向车辆约束系统（图 11-3B）旨在长期安装在车辆内。这些系统可容纳体重 18 千克和身高 101 厘米的儿童。正确安装这些系统至关重要。对前向车辆约束系统安装要求的生物力学研究发现，正确的安装需要付出超过很多受试者的最大力量的尝试和限制可能产生的力的姿势，特别是在肩部。此外，车辆内部结构配置导致了把父母置于面临下背部受伤的风险的姿势（Fox, Sarno, & Potvin, 2004; Sarno, Fox, & Potvin, 2004）。

安装前向汽车座椅时有两个常见错误：①不系带或滥用系带；②不正确地使用约束系统的捆扎体系（Klinich et al., 2014; Kohn, Chausme, & Flood, 2000; Lane, Lui, & Newlin, 2000）。这些座椅都用系绳带固定在车架上。所有新车配备有系绳锚位。系带必须系紧，以使约束系统的偏移不超过 1.26 厘米（1/2 英寸）。约束系统的捆扎部件应紧贴到座椅上，胸部搭扣低于儿童颈部约两指宽。这些带子通常是松的，允许孩子自由摆动。自 2002 年以来，车辆已经为儿童配备了使安装前向的汽车座椅更简单的下位锚和系绳（美国名称）及下位通用锚固系统

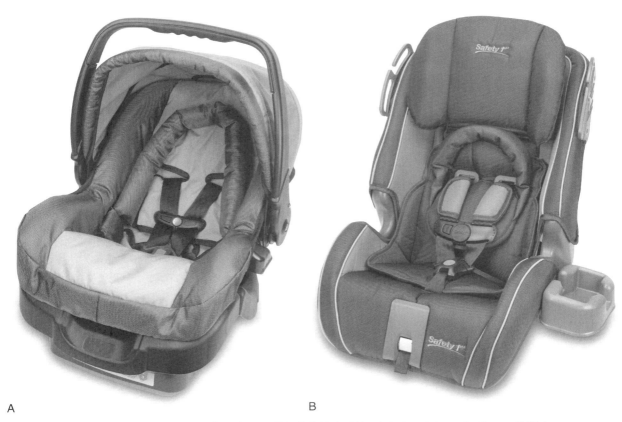

A　　　　　　　　　　　　　　　　　　B

图 11-3　A. 后向婴儿约束系统。B. 前向儿童约束系统。(由 Dorel Juvenile Group 提供)。

(加拿大名称)。附着在约束系统上的扣环被连接到由原厂（OEM）在座椅的水平处固定在车辆中的锚位。这些系统的测试承重为 21 千克（48 磅）。

　　一旦孩子达到 18 千克和 101 厘米，他或她就可以被移动到增高座椅上。这些座椅可以安放小孩，以使车座安全带正常使用。当使用增高座椅时，车辆安全带提供了约束。图 11-4 显示了安全带的正确定位，安全带越过肩膀，而不是穿过颈部，穿过膝盖，而不是腹部。关于增高座椅的法律相对较新，不一定对孩子何时准备单独使用车辆安全带组件有相同的规定。一般来说，只有当孩子达到 36 千克且至少高于 144.78 厘米（4 英尺 9 英寸）时，孩子才准备使用车辆安全带。

二、机动车辆中的位置

　　汽车中对于儿童最安全的位置是后排中间的座位（American Academy of Pediatrics，1996，1999a；Klinich et al., 2012）。当该座椅不可用时，优选的是外侧座椅（即，副驾驶座椅后面的座椅），因为该座椅通常位于靠近路肩的车道一侧，而不是面向迎面而来的车辆的一侧。增高座椅需要使用三点式安全

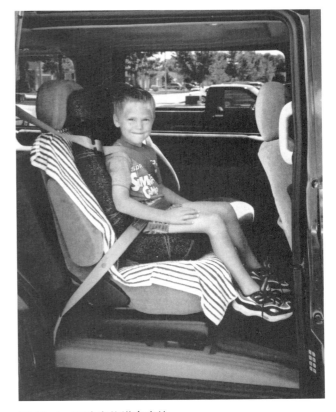

图 11-4　正确定位增高座椅。

带组件（即同时具有肩部和膝部部分），这有时会妨碍把坐在增高座椅的儿童安置在后排中间的位置上，因为这个位置的约束系统并不总是包括肩部。12 岁以下的儿童不应坐在安装有乘客侧安全气囊的车辆的前排座位。安全气囊展开时可能会严重伤害甚至杀死小孩。许多自动汽车包括"智能"安全气囊，其能感测前排乘客的重量，并且调节安全气囊展开的力或关掉它。许多车辆都有前部安全气囊和侧安全气囊，这两个安全气囊都可能会严重伤害甚至杀死坐在前排座椅上的孩子。

三、残疾儿童车辆约束系统

如前所述，一些有轻度到中度座椅需求的儿童可以使用专为无残疾儿童设计的汽车座椅。在可能的情况下会优先考虑这一选择，因为车辆约束系统的成本是专门为残疾儿童设计的。在某些情况下，孩子也许能使用进行任何改装的儿童约束系统。当需要进行改装时，原厂（original equipment manufacturer, OEM）提供的系统部件不能被替换或拆卸，因为系统已经以这些部件进行了碰撞测试。替换或拆卸可能会限制座椅在碰撞中保护孩子的能力。同样，也不能在衬垫或带子下方放置填充物。在捆扎系统的下方放置一些东西可能改变儿童身上的拉力方向，并可能会导致他或她在碰撞中从座椅上弹出。

然而，可以将滚轴放置在孩子的腿、躯干或头部旁边，以帮助保持直立姿势。还可以放在孩子的膝盖下面以减少伸肌张力（American Academy of Pediatrics，1999b）。

一些残疾儿童不能在专为无残疾儿童设计的儿童车辆约束系统中安全移动，或者一旦他们过重而不能安全使用其他约束系统时，没有得到足够的坐姿控制来被车辆安全带（vehicle seat belt）安全固定。特别针对残疾儿童设计的车辆约束系统所需的一些指标是气管狭窄儿童，一般约束系统不能为其提供足够支持的高或低张力儿童，以及在髋关节外科手术后的儿童。

市售的约束系统可以满足体重 59 千克（130 磅）和身高 142 厘米（56 英寸）的孩子。这些产品的重量限制会有所不同，因此临床医生需要检查以确定孩子是否可以安全使用。除了可以容纳重量超过 45 千克（100 磅）的儿童，这些系统还提供更多的姿态支持，并可以选择更大的系统倾斜度。姿势控制可

以通过座椅壳体的形式来实现，壳体提供座椅的轮廓并且整体上更符合儿童身体，或通过制造商提供的衬垫来实现。其中一些产品可以选择添加鞍座来维持腿部外展。系统中的倾斜有助于以类似于第十章所述的移动系统中提供的方式维持姿势控制。这些系统必须符合联邦安全标准，并进行碰撞测试，以用作车辆约束系统。满足联邦要求的系统将贴有 FMVSS 或 CMVSS 标签，或来自其他管辖区的适当标签。

对于那些无法维持坐姿的儿童来说，出行是很困难的。已经有为汽车床制定的联邦法则，但制造或分销这些装置的公司已不再生产了。E-Z ON Vest 是一种市面上仍有销售的、有助于抑制小孩仰卧位的产品。框 11-3 列出了为残疾儿童制造儿童安全系统的公司的网站。

第五节　轮椅上的个体安全运输

如果日常使用轮椅进行移动的人能转移到车辆座椅并使用由原厂（OEM）提供的安全带约束系统，其在机动车辆中的安全则可得到最大保障。当不可能进行转移时，个人可以乘坐机动车辆出行，同时保持坐在轮椅上。三个因素共同影响在乘坐机动车辆时坐在轮椅上的个人数量的增加：①促进残疾人权利的立法；②适用于轮椅和捆扎系统并与机动车辆上使用的相同设备的设计和测试有关的标准；③允许轮椅被安全地固定的车辆修改的可用性的提高。

一、轮椅和座椅系统的耐撞性

由美国国家标准学会（ANSI）、北美康复工程学会（RESNA）和国际标准组织（ISO）制定的自愿标准规定了轮椅和座椅系统的测试，以确定它们的在 21g / 48km（30 mph）正面冲击碰撞模拟中的表现。这些标准是：ISO 7176-19 "用作机动车辆座椅的轮式移动装置（2008）"，ANSI / RESNA WC4：2012-19 "用作机动车辆座椅的轮椅"，ANSI / RESNA WC1：2009-1 "轮椅（包括踏板车）要求和测试方法"和 ANSI / RESNA WC1：2009-4 "轮椅和运输"，ISO 16480 "用于机动车辆的座椅装置（2004）"和 ANSI / RESNA WC4：2012-20 "用于机动车辆的轮

椅座椅系统"。有关 ANSI / RESNA WC4：2012-19 标准的摘要，请参见框 11-4。前四个标准确定了碰撞测试程序和制造商对轮椅及其专用座椅的标识和信息提供的要求。使用售后座椅系统会使轮椅碰撞测试失效。因为许多消费者从一个制造商购买轮椅，从另一个制造商购买座椅系统，ISO 16840 和 ANSI / RESNA WC4：2012-20 制定了独立于特定轮式移动基础的座椅系统的测试条款。这些标准是针对正面碰撞的；需要进一步开发用来测试侧面和后方撞击事故耐撞性（crashworthiness）的标准。类似的轮椅运输标准在为加拿大（Z605），澳大利亚（AS-2942）和世界其他地区（ISO 10542，第 1 ~ 5 部分）已经出台或正在开发。

ANSI / RESNA WC-19 标准：
- 确定与手动和动力轮椅的正面碰撞表现相关的一般设计要求、测试程序和性能要求
- 适用于辅助客运系统、城市公共汽车、校车、长途汽车和个人执照车辆的乘客
- 适用于由儿童和大人使用的四点式绑带系统来固定轮椅
- 适用于各种轮椅，包括手动、电动基座、三轮踏板车、全方位倾斜轮椅和带有可拆卸座椅插口的专门移动座椅基座
- 确定轮椅固定点和轮椅上乘客约束锚点的强度和几何要求
- 提供轮椅附属部件、座椅插入件和姿势支撑装置的设计和在机动车辆中使用的要求和信息
- 主要适用于通过增加售后组件被改装为机动车座椅的轮椅

　　轮椅运输标准的更多信息可在关于轮椅运输安全康复运输安全研究中心（Rehabilitation Transportation Safety Research Center on Wheelchair Transportation Safety，RERC WTS）网站上找到。[1]

　　除了描述碰撞测试程序外，标准还规定了前后平面上头部、骨盆和髋关节的偏移极限的峰值。在碰撞测试后，标准对轮椅和座椅系统的状况进行限制，并为消费者的身体提供易于使用的分级系统和车辆约束系统的适配。重要的是要记住，为轮椅乘客提供约束的是车辆约束系统（即车辆安全带），而不是轮椅上的带子（Bertocci，Karg，& Fuhrman，2005；Schneider & Manary，2006）。评估车辆约束系统使用的分级系统需要考虑以下因素：车辆约束系统穿过

的开口的尺寸、系统与消费者的身体的接触以及接触的位置、约束系统骨盆部分的角度以及车辆约束系统是否与任何锋利的表面接触（ISO 2004,2008）。如前所述，对于儿童增高座椅中的车辆约束系统的体位摆放，车辆约束系统必须横跨骨盆而不是腹部，并且搁置在肩部而不是颈部上。此外，车辆约束系统不能通过轮椅或座椅系统的任何部分而远离使用者的身体。

　　ISO 7176-19 和相应的 ANSI / RESNA 标准要求制造一个具有用于轮椅固定系统（wheelchair tie-down system）的四个固定点的框架。这些标准适用于手动轮椅和踏板车。经过成功碰撞测试的轮椅通常被称为 WC-19 座椅。如最初所述，这些标准是自愿的，结果是只有一小部分轮椅进行碰撞测试。这一比例如此之小的原因在 "轮椅运输安全科学研讨会"（Karg，Schneider，& Hobson，2005）上得到了确认。这些原因包括制造商对轮椅与 WC-19 标准一致自己可能要承担轮椅营销的法律责任的担忧，缺乏安全运输要求的知识和许多 ATP 和消费者的问题，购买 WC-19 座椅的额外费用，标准的自愿本性，以及这些标准更严格并与联邦公共车辆安全运输法规相冲突的事实（Schneider，Manary，& Bunning，2005）。

　　对制造商警告用户潜在危害的要求给坐在自己轮椅上旅行的个人提供了关于交通安全的有用信息。最受保护的位置是让个体面向前方就座，而在许多公共交通车辆上，固定轮椅的配置却使个体就坐在侧向。除了在车祸中不安全之外，个体也会感觉不太安全，因为他们需要调整适应车辆的加速和减速。任何外围设备，例如沟通系统或笔记本托盘，都需要从椅子上取下并安全存放。

　　胸带仅在具有快速释放机制时才被推荐使用。虽然它们可能有助于帮助车辆约束系统的肩部部件的正确定位，但它们确实有可能会在松弛时限制使用者的呼吸道（Bertocci，Karg，& Fuhrman，2005）。头枕也被建议使用（Bertocci，Karg，& Fuhrman，2005）。

二、轮椅束带和乘客约束系统

　　如果残疾人转移到车辆座椅，并使用标准原厂（OEM）的约束系统（见框 11-5 摘要；J2249 指南，1999 年 6 月 9 日版[2]），其本人就可以更好地避免受

① www.rercwts.org

② http://www.rercwts.org/RERC_WTS2_KT/RERC_WTS2_KT_Stand/Intro_WC18.html

伤。然而，对于许多残疾人来说，转移到车辆座位是不可能或不切实际的。对于这些个体来说，轮椅就起车座的作用。一旦该个体作为乘客或驾驶员进入私人或公共车辆内，人员和轮椅都必须正确固定以防万一。配有三点式乘客约束系统（由车辆原厂提供）的四点式束带系统被认为是确保车辆中坐在轮椅上的乘客安全的标准方式（van Roosmalen & Hobson，2005）。将束带轮椅和乘客约束系统（wheelchair tie-down and occupant restraint systems，WTORS）视为旨在保护使用轮椅的乘客或驾驶员的系统的单独部分很重要（Tacker & Shaw，1994）。

| 框 11-5 | SAE 的主要要素推荐练习 J2249。 |

1. 提供上下部躯干限制。
2. 约束力应该被应用于身体的骨骼部位而不是软组织。
3. 姿态支持不能作为乘客约束。
4. 在车辆中，乘客面向前方（行驶方向）。
5. 坐在轮椅上的乘客周围应有足够的空间。

来自 J2249 Guideline, version June 9, 1999, http://www.rercwts.pitt.edu/ RERC_WTS2_KT/RERC_WTS2_KT_Stand/Standards.html.

将轮椅固定在车辆上的系统（轮椅束带系统）应与保护乘客（即如上所述的车辆安全带组件的乘客约束装置）的约束分开。确定设计、测试和制造商标签和信息的标准是：ISO 10542，"第 1~5 部分轮椅束带和乘客约束系统（2005）"。RESNA 开发了一份关于使用轮椅作为机动车辆座椅的最新立场文件（Bunning et al., 2012）。束带系统被用于将轮椅固定在车辆地板上（图 11-5）。

以下两种束带系统已经做过碰撞测试：四点式皮带式和对接类型（ISO，2012；Hobson，2005）。四带式系统是在公共交通工具车辆中最常用的系统，它在框架的每一个角落处固定轮椅。在前面，皮带连接到框架（而不是腿托）上，刚好位于前脚轮枢轴上方。WC-19 标准轮椅具有非常明显的用于附加这些皮带的位置。皮带系统和带扣类似于飞机工业用于固定货物的系带和带扣。皮带系统的主要优点是成本低，能固定大多数类型的轮椅框架。它们的缺点是使用费时、繁琐，不能由轮椅使用者独立完成。

对接系统有两个部件：固定在车辆地板上的支架和固定在与支架相连的轮椅下部的部件。这些系统均特定于轮椅的每一种型号，从而限制了它们在公共交通工具中的使用。图 11-6 A / B 显示了 E-Z

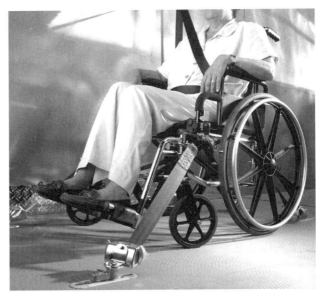

图 11-5　用于车辆轮椅用的轮椅束带固定系统。图为 Q 型轮椅束带系统。（由 Q-Straint 提供）。

锁定系统。其中一些设备具有自动接合功能；并均有告知用户轮椅正确固定的反馈机制（Schneider & Manary，2006）。由轮椅使用者或其他乘客车辆来激活的开关控制器，能使轮椅与对接部件脱离。其主要优点是连接快速方便和轮椅使用者能够独立使用。缺点是它们需要向轮椅添加硬件（这增加了重量），而且过于昂贵（是皮带系统价格的 2~5 倍）。

对于乘客约束，车中使用的座椅和肩带的变化可以与四点式皮带和对接系统相结合，形成完整的 WTORS。乘客约束可以直接连接到厢式货车地板上或与束带连接点的公共点上。如果乘客约束被连接到后一点，轮椅和乘客在碰撞时向不同方向移动的可能性较小。如果他们没有连接在同一点，轮椅可能会进一步移动，迫使乘客进入约束状态并造成伤害（Tacker & Shaw，1994）。上述四点式束带和对接系统都有缺点。束带系统不能由轮椅使用者独立使用。当前的对接系统是轮椅专用的，从而限制其用于私家车。ISO 10542 描述了通用对接接口几何形状（universal docking interface geometry）（ISO，2012）的规格。该标准规定了适配器的尺寸和形状、轮椅后部的位置以及适配器周围所需的空间尺寸（ISO，2012）。

车辆中的轮椅固定技术的另一个进步是一个在加拿大、澳大利亚和欧洲为大型无障碍交通工具（large accessible transit vehicles）中引入的被动后向

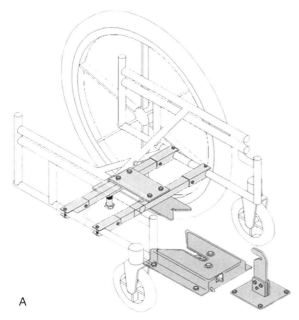

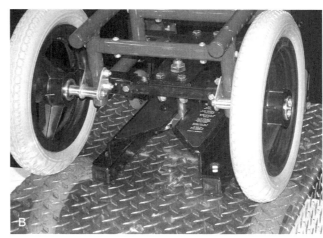

图 11-6　A. E-Z 锁定系统组件原理图。B. 在车辆中轮椅连接到 E-Z 锁定系统。(由 EZ Lock 提供 : www.ezlock.net)。

系统。该技术使用基于外部结构的安全基座而不是绑带来在发生碰撞时保护乘客。靠近背部和头部的填充结构保护向前运动，车壁和相对侧的一个杆限制横向运动，轮椅的制动器和使用者掌握限制杆的能力限制向后运动（van Roosmalen & Hobson，2005）。轮椅使用者喜欢这个系统，因为他们可以独立使用它。然而，问题仍然存在，最显著的是许多手动轮椅制动器的不可靠性和个体通过抓住栏杆来保持稳定能力的巨大差异（Hobson，2005）。这些部分没有行业标准。

第六节　运输和驾驶技术

驾驶是一个重要的活动，特别是在北美，那里的人们更多地依赖私家车，而不是公共交通工具。驾驶提供了独立性和自发性。即使他们意识到自己无法再安全驾驶，人们也常常不愿放弃他们的驾驶执照（Vrkljan & Miller Polgar，2007）。在全球范围内，拥有有效驾驶执照的人员数量正在改变。最近对 15 个不同国家人口统计数据的研究表明，在所有被研究的国家中，拥有有效驾驶执照的老年人的百分比都在增加（Sivak & Schoettle，2012）。由于数据来自每个国家的现有数据库，所以很难对各国进行比较。在 70 岁及以上老年人的报告统计中，美国和加拿大报告称，该年龄段的人口中约 75% 持有有

效的驾驶执照，瑞士和英国则报告称这一比例约为 50%，而芬兰和韩国报告的比例要小得多（分别约 38% 和 13%）（Sivak & Schoettle）。

一、车辆使用

上文已考虑了个人转入车辆座椅时的进出问题。本节将讨论在车辆中，依然坐在自己轮椅上个体的车辆使用问题。在这些情况下，车辆将是改装车。此外还将考虑售后装置，一旦使用者转移到车辆座椅中，这些装置将装载和存放轮椅。

货车改装通常包括提供一个斜坡和固定轮椅的捆绑系统。后者已在本章前面部分被讨论过。斜坡可以是侧装或后装，手动或电动操作。它们通过侧面滑动乘客门或后部提供通道。从侧面进入的乘客可以坐在前排或中排的货车座椅上。通过货车后部进入，则可坐在后排和中排座椅。图 11-7 显示了进入侧面滑动乘客门的斜坡。

较新的设计将斜坡设置在货车底盘上的凹陷区域内，从而避免干扰车辆内的通行。许多汽车制造商为售后货车所需的无障碍改装提供补偿。主要的货车改装公司网址列于框 11-6。

轮椅与货车改装的整合至关重要。这些移动设备之间的不匹配是非常昂贵的错误。客户需要知道自己轮椅的尺寸和配置，然后再进行货车改装。应考虑以下几点：①轮椅的宽度，应该可以通过进入

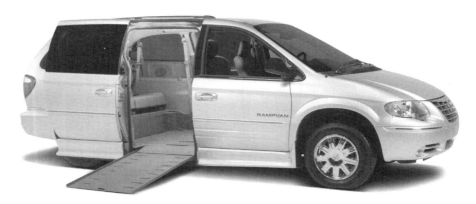

图 11-7　用于轮椅进出车辆的侧面斜坡。(由 Braun Corporation 提供，www.braunlift.com)。

车辆的门口并且在车辆内操作；②轮椅的高度，应考虑头部上面空间（记住倾斜椅子可能会增加整体高度）；③轮椅长度及转弯半径；前置束带装置和倾斜体位摆放需要会增加轮椅的长度。如果个体留在轮椅上驾驶，则需要做进一步考虑。他们必须能够进入分配给驾驶员的空间，座椅高度不得干扰方向盘的行程，他们必须能够触及控制器，此外，还必须能够从前风挡、侧窗玻璃看到外面并使用后视镜，在某些情况下，如果座椅太高，驾驶员将不能看到前窗户外面（Phillips，Fisher，& Miller Polgar，2005），这些都是重要的考虑；一辆不适合用户轮椅的改装车没有任何益处可言。

框 11-6	货车车辆改装公司。

布劳恩公司：www.braunlift.com
使用移动系统：www.accessams.com
Ricon 公司：www.riconcorp.com
使用无极限：www.accessunlimited.com

如果个体无法将轮椅手动装载到车辆中，电动轮椅装载设备可以协助完成这一功能。这些设备把手动轮椅放在后排轮椅上、后备厢中，或者固定在车顶或车尾的托架上。图 11-8 展示了一个装在装置的例子，该装置可以将传统轮椅折叠并存放在安装在汽车顶部的托箱内。这种类型的装载装置的另外一个优点是能使轮椅不占据行李箱或后座的空间。这些装载装置可以从车外或车内操作。

二、驾驶改进

（一）主要驾驶控制

汽车主要驾驶控制（primary driving controls）是那些用于停止（制动），行驶（加速器）和转向的控制器。改装可用来帮助驾驶者保持对转向轮的抓地力、使用踏板或者在驾驶员不用腿控制车辆时使用手臂控制车辆。我们将依次对每种车辆修改进行考虑。

对于使用单臂、假臂或手臂功能受损的驾驶员

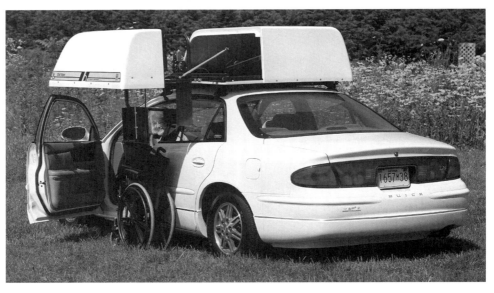

图 11-8　小轿车的轮椅装载设备。(由 Braun Corporation 提供，www.braunlift.com)。

来说，转向控制有很多选择可考虑。对于使用一只手转向的驾驶员，转向装置允许其始终保持对方向盘的控制（Lillie，1996）。通过评估客户手臂功能来确定转向装置的类型和位置（Bouman & Pellerito，2006）。转向装置直接连接到方向盘或者横贯车轮内径并连接到方向盘的每一侧的杆上。这些设备通常是可拆卸的，以便另一个人可以驾驶车辆（Bouman & Pellerito，2006）。转向装置（图 11-9 所示的顺时针方向）包括手柄、三针、叉柄或 V 形手柄、旋钮和截肢者所用环（用于假肢钩）。

对于转向的额外改装包括可以低功耗或者零功耗的转向机构、直径减小的方向盘、对转向柱高度和角度的调节以及减小的增益（使车轮从完全左转到完全右转所需的方向盘的圈数）。降低或低功耗的转向系统减少了车辆转向用力的 40%，而零功耗系统能够将所需的力量减少 70%（Peterson，1996）。

目前，有如下两种主要类型的踏板改装：左脚加速器和踏板扩展（Bouman & Pelelerito，2006）。后者可从许多原厂（OEM）获得，并被无法达到踏板的个体使用。顾名思义，左脚加速器允许驾驶员用左脚制动和加速。装置也可以为其他驾驶者而被拆卸。它要求有一个自动转换装置。

用作加速器和制动器的手动控制器包括连接到每个踏板的机械连杆、控制手柄和相关联的连接硬件。有以下四种常见的设计方法：推拉式、推扭式、推直角拉式（Bouman & Pellerito，2006）和推倾（Bouman & Pellerito）。在每种方式下，第一名称（如推动）是指制动器的启动，而第二个（如拉动或扭转）用于启动加速器。

通过使用推动控制（图 11-10A），客户通过在与转向柱平行的方向推动杠杆远离自己来激活制动器。

加速是通过拉回并旋转控制器或者以与转向柱成直角向下拉的方式实现。用户手的重量足以保持恒定的速度。当加速器被释放时，它返回到起始位置。这些控制器通过连接硬件可很容易地附接到绝大多数车辆上，连接硬件将杆固定到每个踏板上，并通过将安装支架附接到转向柱来使其稳定。

连杆长度可调，以适应不同的车辆。用户通常用左手操作它们，用右手转向；当然，也可以从各种制造商那里获得右手支架系统（Bouman & Pellerito，2006）。

上肢虚弱的人（例如高位脊髓损伤）需要额外的帮助。有两种基本方法：①机械辅助；②动力辅助。机械辅助系统使用上述方法之一，但是它们提

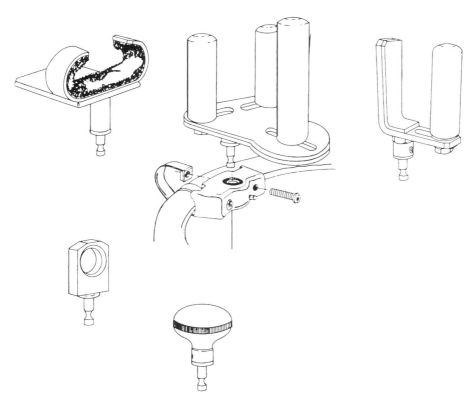

图 11-9　适应各种客户需求的不同转向辅具。（由 Mobility Products and Design 提供）。

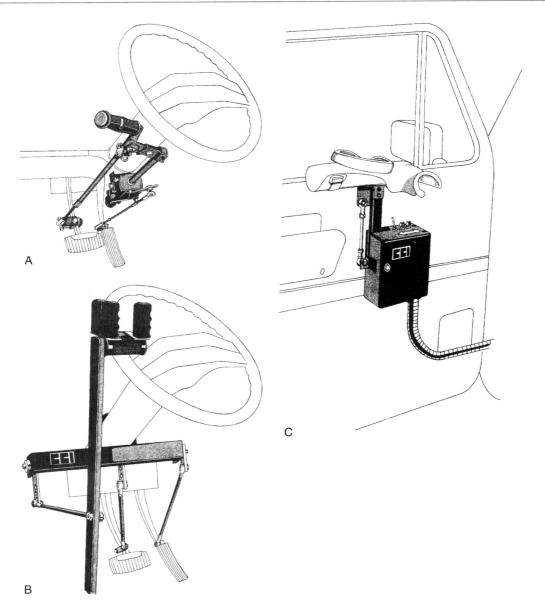

图 11-10 制动和加速的手动控制。A. 推扭手控制器。向下推动可使用制动器，将杠杆向左扭转可加速车辆。B. 机械辅助手动系统。C. 电气辅助控制器和接口。(由 Creative Controls，Inc. 提供)。

供了有机械优势的杠杆臂（图 11-10B）。不过，手动控制系统并没有直接连接到加速器和制动踏板上，而是有一个机械联动装置放大用户使用的力。通常该系统由附着在地板上的长臂组成，向后拉动是加速，向前推动是制动。长臂通过连接件连接到踏板上。动力辅助设备使用液压或气动辅助（类似于动力制动器或转向器）或电动动力系统。电子供电系统增加了对制动和加速系统施加力的伺服电机。电子辅助制动和加速控制如图 11-10C 所示。最近的发展之一是使用操纵杆，驾驶员向后推动加速，向前推动制动。

（二）次要驾驶控制

除了操纵车辆所需的控制之外，还需要次要驾驶控制（secondary driving controls）来保证车辆驾驶安全。次要驾驶控制包括转向信号、停车制动器、灯、喇叭、点火、温度控制（制热、制冷空调）以及挡风玻璃雨刷。用于操作次要控制的旋钮可能不在驾驶员的可控范围内，或者可能是驾驶员无法操作的形状（Bouman & Pellerito，2006）。这些旋钮可以通过添加扩展、改变形状或者重新布局来调整，以便驾驶员可以使用它们。包含所有这些功能的控制面板也可以替代标准控件。该面板是一种专用薄膜键盘，通过微型计算机接口来激活次要功能。它安装在方向盘的任一侧，位置在驾驶员的可及范围之内（图 11-11）。仅使用一只手的驾驶员可以选择通过语音命令激活上述功能的语音控制面板（Bouman & Pellerito，2006）。

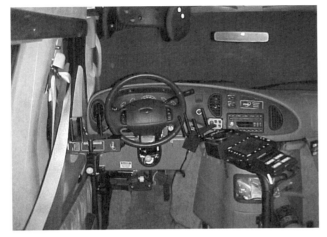

图 11-11　主要和次要的驾驶控制面板。（由 Access Mobility 提供，www.accessams.com）。

第七节　评量

许多网站提供了用于为一定年龄、高度和重量的儿童确定正确类型座椅的有用信息。框 11-1 列出了其中一些网站。汽车座椅诊断经常在许多社区举行，个体可以将车辆和儿童约束系统带放到一个特定位置，在那里，车辆和儿童约束系统将接受检查以确定座椅是否正确安装。

尽管有相关信息，但是对运输残疾儿童的最安全方式的评量并没有被形式化。加拿大运输局提交了一份报告，《有特殊需求的婴儿和儿童在私家车辆中运输：医疗保健从业者的最佳做法指南》（Transport Canada，2008），提供有关特殊需求的儿童最适当的约束措施的信息。以下问题可指导决策过程：

1. 孩子是否符合婴儿 / 儿童约束系统的身高和体重要求？

2. 孩子可以安全地保持坐姿吗？

a. 他们需要多少支持来保持这种坐姿？系统是否需要倾斜以允许孩子保持直立姿势？

b. 孩子直立姿势下能否保持呼吸顺畅？

c. 直立坐姿时是否对心脏有影响？

3. 如果孩子不能安全地保持直立的坐姿，那么对替代装置如运输床或改装过的背心（允许较大的孩子躺着运送）等对应的身高体重的指导选择值是多少？

4. 是否存在影响安全的行为问题，如孩子在运输过程中有能力解除安全约束（Transport Canada，2008）？

驾驶的评量

个人可能因为各种各样的原因需要进行驾驶评估，包括身体障碍，如脊髓损伤，脑血管疾病或创伤性头部受伤引起的损伤，或年龄相关的变化，如视力丧失。驾驶评估可用于确定由于疾病（如脑卒中）而被吊销驾驶执照的个体是否可以重新驾驶，或者目前驾驶的个体是否仍然可以安全驾驶。向监管机构建议个人驾驶不再安全的决定很难做出，原因有两个：①吊销个体驾驶执照经常导致社会活动减少和抑郁症（Marottoli et al.，2000）；②这一结论基于健全的评估程序。两个关于驾驶评估的共识会议发表了他们的观点（Korner-Bitensky et al.，2005; Stephens et al.，2005）。召开这些会议是由于人们担心没有使用一种常见的驾驶评估。国家公路和交通安全协会最近发表的一篇文章回顾了现行的驾驶员评量实践和手段（Chardury et al.，2013）。此外，美国和加拿大医学协会（AMA & NHTSA，2010; AMC / CMA，2012）发布了《老年司机评估指南》。

驾驶评估（driving evaluation）通常有两个组成部分：路下的纸质或电脑上的理论评量，以及有经过培训评估者陪伴的路上驾驶评估。在某些情况下，路下评量的成绩可能表明客户不能安全进行路上评估，或者路上评估应在诸如环路课程的更安全的环境中进行。

两个共识组都建议路下评量应包括认知、身体、视觉和感知因素，尽管这些要素不一定以同样的方式定义。国际组织（Steel et al.，2005）也将皮肤感觉作为一个要素，加拿大组（Korner-Bitensky et al.，2005）将行为作为一个组成部分。两组都建议完成医疗史、驾驶历史和道路规则知识评估。框 11-7 提供了被推荐作为驾驶评量一部分进行评估的功能的列表。目前，还没有足够的证据表明路下驾驶评量的成绩能对预测未来的驾驶能力有多大帮助。然而，目前正在进行的研究（Classen et al.，2013; Classen et al.，2012; Marshall et al.，2013）将为驾驶评量提供更为循证的方法。

加拿大小组继续就路上评估提出建议。他们建议，个体驾驶课程应包括许多常见的驾驶动作，例如在指示灯或停车标志下停止、左右转弯、在行驶中加速并道、反向驾驶以及在各种速度限制的道路上行驶。在评估期间得分的行为包括但不限于以下的驾驶能力，如以持续、适当的速度行驶，在适当的时候停止并在适当的时候持续前行（即，不在绿灯时停止），保持与前车的安全距离，保持停放在道路一侧的车辆和其他物体的安全距离，保持正确的车道位置，以及当存在额外的认知任务时，例如当乘客与司机谈话时能够安全驾驶的能力。

根据评估结果，制定驾驶推荐。评估的成效可以是以下之一：①个体具有继续安全驾驶的能力；②个体没有安全驾驶所需的技能；③个体具有基本技能并继续进行驾驶员培训项目；④个体具有限制了使用典型装置驾驶的能力的特定障碍，因此，必须进行评量和训练来使用合适的驾驶控制。

框 11-7 路下和路上驾驶的通用评量领域。

认知
· 注意力（持续，分开，交替）
· 记忆力
· 方向
· 脉冲控制
· 判断
· 洞察力
· 规划
· 解决问题
视力 *
· 敏锐度
· 有用的视野
· 对比的敏感度
· 视野
· 调节和适应
· 视觉跟踪
动力
· 运动范围（颈部，上下肢）
· 上肢和下肢力量
· 协调（粗细和粗大运动）
· 平衡和姿势控制
· 耐力
· 反应时间
体感
· 本体感
· 皮肤感觉
视觉感知
· 视觉扫描
· 前景背景
· 深度感知
· 空间关系
· 形式恒定
路上评估
· 在有停车标志或指示灯的地方停靠
· 右转和左转
· 并道进入正在行驶的路段
· 变换车道
· 在不同速度限制的道路上行驶
· 加速 / 减速
· 反向驾驶
· 在多路通道（例如街道）上行驶
· 在有限出入口的公路 / 高速公路上行驶

* 必须或应该由眼睛 / 视力保健专家（如眼科医师或验光师）完成的视觉检查，

资料来源：
AMA
CMA
Korner-Bitensky，N.,et al., 2005
Stephens B.W.,et al., 2005

对于正在考虑的任何改装，需要仔细评估残疾驾驶员。驾驶改装的个体评量以逻辑顺序进行，首先要评量的是操作主要控制的能力，然后再对次要控制的使用进行评量。该评量需要具有专业知识的驾驶康复专家。由于该专业知识的原因，在这里不对评量进行详细描述。一旦改装被建议，只有声誉好的经销商才能胜任这项任务。

案例分析

驾驶评估

Sandra 在 35 岁时患上了不完全性 C5-6 脊髓病变。她能很好地控制她的肩部运动，能在没有重力的情况下弯曲和伸展肘部，还有微弱的手部运动。与左侧相比，她的右侧肌肉更加强壮。她的躯干控制不太好，下肢松软无力。感觉在病变级别之下缺失。她使用中间轮驱动的电动轮椅，并用右手边的操纵杆来控制轮椅。她现在准备重返驾驶，并被推荐给你进行驾驶员评估、再培训和车辆改装。她仍然拥有受伤前的四门轿车。

问题

1. 描述你将要进行的驾驶和车辆进出的评估。

你会建议她坐在原厂（OEM）车座或电动轮椅上开车吗？证明你的建议。

2. 描述你对她的车辆评估。你会建议什么车辆改装？

根据您对 Sandra 的了解，您会推荐什么样的辅助技术来帮助她开车？

第八节　成效评估

使用这些技术的主要成效是碰撞的发生率和碰撞结果。这些数据通常由包括运输部、联邦运输机构和保险机构在内的各个机构收集。

一、驾驶员培训或再培训

驾驶员教育和培训给予了用户重新学习驾驶技能或正学习手部控制的个体学习驾驶技能的机会。这种培训可以包括课堂活动、驾驶模拟器的使用和路上教学。

许多驾驶学校为那些基本技能已经不能安全但是被评估确认有重新获得安全驾驶技能的潜力的个体提供驾驶教学。课堂培训是基于能力的，重点关注如应急驾驶程序、防御性驾驶技术、车辆采购、车辆维修、事故责任和交通法律。此课堂培训之后是基本驾驶操作的路上练习。

除了讨论道路规则外，教育计划还会教授安全驾驶策略，如路线规划、夜间或恶劣天气驾驶，还有避免长时间的高速公路行驶。

其他模块则讨论可能会影响安全驾驶的认知和视觉变化、药物对驾驶性能的影响、车辆安全特征以及如何判断适合驾驶的个体健康状况。虽然教育计划提供了优质的信息，但路上组件缺乏限制了确保参与者在实际行驶中成为安全驾驶员的能力（Bédard et al., 2004）。

驾驶模拟器允许在安全环境中训练具体的驾驶技术（Stephens et al., 2005）。有许多不同类型的驾驶模拟器。最简单的形式由显示预先设定路线的一台或多台计算机组成。方向盘、制动器和加速器踏板被连接到计算机上。客户可以坐在常规椅子、轮椅或车座上。更复杂的模型将驾驶路线投射到车辆周围三面的屏幕上。客户坐在车内，使用车辆的控制。车辆通常用这种类型的模拟器固定。最复杂的模拟器使用分离舱，其包含将路线投影到周围屏幕上的车辆。该分离舱被安装在提供六个运动自由度的系统中，来试图模拟车辆的运动。虽然技术不断改进，但是模拟运动与投影图像仍不能很好地吻合，这可能使客户产生恶心的症状。

驾驶模拟器是驾驶员教育过程中的有用工具（McCarthy, 2005）。它们允许教练将特定的驱动元素添加到系统中，来改变对客户的要求。例如，当个体正在学习使用手控时，路线可以是简单的直线驾驶。随着驾驶元素、其他车辆和行人的相互作用、意外的危险的增加，复杂性也在提高。然而，这些系统存在缺点。一个缺点是这些模拟在实际路上性能方面的有效性。从模拟器性能上预测道路性能的能力还没有很好地建立起来（McCarthy, 2005）。一个主要的缺点是模拟器病。许多客户，特别是老年人，不能容忍模拟器并产生恶心和眩晕，这显然限制了设备的有用性。

驾驶员评量和康复的主要目标是在道路上保持安全驾驶，并帮助有潜力保持安全的人重新获得必要的技能。评估和再培训是这一过程的相关组成部分。由于许多发达国家老年驾驶员比重日益增加，有许多资源可以提供关于安全驾驶以及识别驾驶不再是安全作业时的标志的信息（框 11-1）。

二、次要成效

鉴于运输支持社区移动性，因此成效评估还应包括确定个体及其家人是否能够使用交通工具来访问社区中的关键场所。迄今为止，几乎没有对运输技术使用的成效的研究，因为这一领域的大部分工作集中在老年驾驶员身上。此外，对社区中移动、使用公共或私人交通的不同形式的评估也缺乏标准化的工具。关于由不同形式交通工具支持社区活动的满意度与参与的重要性的数据可以通过使用"加拿大作业表现测量"（Law et al., 2005）获得。

第九节　总结

使用车辆可以提供独立性和参与社区活动的能力。对于涉及乘员保护和车辆使用的技术，无论是作为驾驶员还是作为乘客，都需要考虑其在车辆行驶时提供安全性的能力。本章考虑了帮助障碍者安全运输的辅助技术。主要关注的是乘客保护，其中包括选择和使用适当的车辆约束系统以保护不能使用车辆安全带装置的儿童和乘坐改装车辆仍然坐在轮椅上的行动障碍者。本章讨论了在决定个体是否可以转移到车辆座位或需要留在轮椅上时需要考虑的因素。此外，还讨论了指导在运输过程中轮椅使用以及车辆系带和乘员约束系统的测试和贴标签的自愿标准。本章还介绍了另外两个主题：乘客上下车辆和选择以及驾驶员评估和再培训，包括驾驶车辆改装。

思考题

1．车辆儿童约束系统的三大类别是什么？每个类别的使用情况如何？

2．适用于普通发育中的儿童约束系统可以对残疾儿童的定位需求进行哪些改装？不能对这些系统进行什么类型的改装？为什么？

3．描述在车辆行驶时转移到原厂（OEM）车辆座椅而不是留在轮椅上的优点和缺点。描述在车辆行驶时留在轮椅上的优缺点。

4．列出制定轮椅和座椅系统碰撞试验和标签的标准。这些标准的要求是什么？

5．定义轮椅束带和乘客约束系统。

6．描述车辆两种类型的轮椅固定系统的优点和缺点。

7．您将推荐哪些路下部件包含在驾驶员评估体系中？

8．您将推荐哪些路上部件包含在驾驶员评估体系中？

9．描述选择作为驾驶员或乘客的障碍者使用车辆的主要考虑因素。

10．讨论需要考虑以确保个体的轮椅与改装后的车辆兼容的因素。

11．什么是主要和次要车辆控制？

12．主要机械手控制是如何设计和操作的？主要类型是什么？

13．如何使用次要驾驶控制？

参考文献

American Academy of Pediatrics, Committee on Injury and Poison Prevention: Selecting and using the most appropriate car safety seats for growing children: guidelines for counseling parents, *Pediatrics* 97:761–763, 1996.

American Academy of Pediatrics, Committee on Injury and Poison Prevention: Safe transportation of newborns at hospital discharge, *Pediatrics* 104:986–987, 1999a.

American Academy of Pediatrics, Committee on Injury and Poison Prevention: Transporting children with special needs, *Pediatrics* 104:988–992, 1999b.

American Medical Association, National Highway and Traffic Safety Association: *Physician's Guide to Assessing and Counseling Older Drivers*, 2nd ed., Chicago, 2010, AMA. Available from http://www.nhtsa.gov/people/injury/olddrive/olderdriversbook/pages/contents.html. Accessed December 15, 2013.

ANSI/RESNA: Wheelchairs 1: Section 5: *Requirements and test methods for wheelchairs (including scooters)*, 2009, ANSI/RESNA.

ANSI/RESNA: Wheelchairs 1: Section 4: *Wheelchairs and transportation*, Arlington, VA, 2009, ANSI/RESNA.

ANSI/RESNA: Wheelchairs 4: Section 18: *Wheelchair tie-downs and occupant restraint systems in motor vehicles*, Arlington, VA, 2012, ANSI/RESNA.

ANSI/RESNA: Wheelchairs 4: Section 19: *Wheelchairs used as seats in motor vehicles*, Arlington, VA, 2012, ANSI/RESNA.

ANSI/RESNA: Wheelchairs 4: Section 20: *Wheelchair seating systems for use in motor vehicles*, Arlington, VA, 2012, ANSI/RESNA.

Association Médicale Canadienne/Canadian Medical Association: *CMA Driver's Guide: Determining medical fitness to operate motor vehicles*, 8th ed., 2012. Available from https://www.cma.ca/Assets/assets-library/document/en/about-us/CMA-Drivers-Guide-8th-edition-e.pdf. Accessed December 15, 2013.

Bédard M, et al.: Evaluation of a re-training program for older drivers, *Can J Public Health* 95:295–298, 2004.

Bertocci G, Karg P, Furhman S: Wheelchair seating systems for use in transportation. In Karg P, Schneider L, Hobson D, editors: *State of the science workshop on wheelchair transportation safety: final report 2005*, Pittsburgh, PA, 2005, RERC on Wheelchair Transportation Safety, pp 35–56.

Bouman J, Pellerito JM: Preparing for the on-road evaluation. In Pellerito JM, editor: *Driver rehabilitation and community mobility*, St. Louis, MO, 2006, Elsevier Mosby, pp 239–253.

Bunning ME, Bertocci G, Schneider LW, Manary M, Karg P, Brown D, Johnson S: RESNA position paper on wheelchairs used as seats in motor vehicles, *Assistive Technology* 24:132–141, 2012.

Canadian Association of Occupational Therapists: *National blueprint for injury prevention in older drivers*, Ottawa, ON, 2009, CAOT Publications ACE.

Chardury NK, Ledingham KA, Eby DW, Molnar LJ: *Evaluating older drivers' skills*. (Report No. DOT HS 811 733), Washington, DC, 2013, NHTSA.

Charlton J, Koppel S, O'Hare M, Andrea D, Smith G, Khodr B, Langford J, Odell M, Fildes B: *Influence of chronic illness on crash involvement of motor vehicle drivers*. Monash University Accident Research Centre, *Report* 213, 2004. www.monash.edu/muarc/reports/muarc213.html.

Classen S, Wen P-S, Velozo CA, Bedard M, Winter S, Brumbach SM, Langford DN: Psychometrics of the self report behavior driving measure for older adults, *American J Occup Ther* 66: 233–241, 2012. http://dx.doi.org/10.5014/ajot.2012.001834.

Classen S, Wang Y, Winter SM, Velozo CA, Langford DN, Bedard M: Concurrent criterion validity of the safe driving behavior measure: a predictor of on-road driving outcomes, *American J Occup Ther* 67:108–116, 2013. http://dx.doi.org/10.5014/ajot.2013.005116.

Dobbs BM: *Medical conditions and driving: a review of the literature (1960-2000)*. Report No. DOT HS 809 690, Washington, DC, 2001, NHTSA.

Duchek JM, Carr DB, Hunt L, Roe CM, Xiong C, Xiang K, et al.: Longitudinal driving performance in early stage dementia of the Alzheimer's type, *J Am Geriatri Soc* 51:1342–1347, 2003.

Ebell BE, et al.: Use of child booster seats in motor vehicles following a community campaign, *JAMA* 289:879–884, 2003.

Fox M, Sarno S, Potvin J: A biomechanical evaluation of child safety seat installation: forward facing. In *Proceedings of the Inaugural Ontario Biomechanics Conference*, Barrie ON, 2004, The Conference, p 53.

Hammel J, Jones R, Bossett A, Morgan E: Examining barriers and supports to community living and participation after stroke from a participatory action research approach, *Top Stroke Rehabil* 13:43–58, 2006.

Hobson D: Problem-solving the next generation of wheelchair securement for use in public transport vehicles. In Karg P, Schneider L, Hobson D, editors: *State of the science workshop on wheelchair transportation safety: final report 2005*, Pittsburgh, PA, 2005, RERC on Wheelchair Transportation Safety, pp 57–78.

ISO: ISO 16840–4: *Wheelchair seating—Part 4—seating systems for use in motor vehicles*, Geneva, Switzerland, 2004, ISO.

ISO: ISO 7176-19: *Wheelchairs: Wheeled mobility devices for use in motor vehicles*, Geneva, Switzerland, October, 2008, ISO.

ISO: ISO 10542-1: *Technical systems and aids for disabled or handicapped persons—wheelchair tiedown and occupant-restraint systems—Part 1: requirements and test methods for all systems*, Geneva, Switzerland, 2012, ISO.

Karg P, Schneider L, Hobson D: *State of the science workshop on wheelchair transportation safety: Final report 2005*, Pittsburgh, PA, 2005, RERC on Wheelchair Transportation Safety. www.rercwts.pitt.edu. Accessed November 9, 2010.

Klinich KD, Manary MA, Weber KB: Crash protection for child passengers: Rationale for best practice, *UMTRI Research Review* 43:1–15, 2012.

Klinich KD, Manary MA, Flannagan CAC, Ebert SM, Malik LA, Green PA, Reed MP: Effects of child safety restraint features on installation errors, *Applied Ergonomics* 45:270–277, 2014. http://dx.doi.org/10.1016/j.apergo.2013.04.005.

Kochtitzhy CS, Al Freeland, Yen IH: ensuring mobility supported enivornments for an aging population: critical actors and collaborations: *J Aging Res*, 2011, open access, article ID: 138931Z: http://dx.doi.org/10.4061/2011/138931.

Kohn M, Chausme K, Flood MH: Anticipatory guidance about child safety misuse: lessons from safety seat "check-ups," *Arch Pediatr Adolesc Med* 154:606–609, 2000.

Korner-Bitensky N, et al.: Recommendations of the Canadian Consensus Conference on driving evaluation in older drivers, *Phys Occup Ther Geriatr* 23:123–144, 2005.

Lane WG, Liu GC, Newlin E: The association between hands-on instruction and proper child safety seat installation, *Pediatr* 106(4 Suppl):924–929, 2000.

Law M, Baptist S, Carswell A, McColl MA, Polatajko H, Pollock N: *Canadian Occupational Performance Measure*, 4th ed., Ottawa, ON, 2005, CAOT Publications ACE.

Lillie SM: Driving with a physical dysfunction. In Pedretti LW, editor: *Occupational therapy: practice skills for physical dysfunction*, St. Louis, MO, 1996, Mosby.

Lundberg C, Hakammies-Blomqvist L, Almkvist O, Johansson K: Impariments of some cognitive functions are common in crashi-involved older drivers, *Accid Anal Prevent* 30:371–377, 1998.

Marottoli RA, Wagner DR, Coonery LM, Tinetti ME: Predictions of crashes and moving violations among older drivers, *Annal Int Med* 121:842–846, 1994.

Marottoli RA, et al.: Consequences of driving cessation: decreased out-of-home activity levels, *J Gerontol* 55:S334–S340, 2000.

Marshall S, et al.: Protocol for the CandriveII/Ozcandrive, a multicenter prospective older driver cohort study, *Accid Anal Prevent* 61:245–252, 2013. http://dx.doi.org/10.1016/j.aap.2013.02.009.

McCarthy D: Approaches to improving elders' safe driving abilities, *Phys Occup Ther Geriatr* 23:25–42, 2005.

Murphy RF: *The body silent*, New York, 1990, W.W. Norton.

Nussbaum M: *Creating capabilities: the human development approach*, Cambridge, MA, 2011, Belknap Press of the Harvard University Press.

Owsley C, Ball K: Assessing visual function in older drivers, *Clin Geriatr Med* 9:389–401, 1992.

Owsley C, Stavely B, Wells J, Sloane ME, McGwin G Jr: Visual risk factors for crash involvement in older drivers with cataract, *Arch Ophthalmol* 119:881–887, 2001.

Peterson WA: Transportation. In Galvin JC, Scherer JM, editors: *Evaluating, selecting and using appropriate assistive technology*, Gaithersburg, MD, 1996, Aspen Publishers.

Phillips K, Fisher K, Miller Polgar J: Transportation integration: thinking beyond the wheelchair. In *Proceedings of the 21st International Seating Symposium*, Orlando, FL, 2005, pp 97–98.

Rimmerman A, Araten-Bergman T: Social participation of employed and unemployed Israelis with disabilities, *J Soc Work Dis Rehabil* 8:132–145, 2009. http://dx.doi.org/10.1080/15367100903200445.

SAE Recommended Practice J2249: Wheelchair tiedown and occupant restraint systems for uses in motor vehicles, October, 1996, revised, January 1999.

Sanford JA: *Universal design as a rehabilitation strategy: design for the ages*, New York, 2012, Springer Publishing Company.

Sarno S, Fox M, Potvin J: A biomechanical evaluation of child safety seat installation: rear facing. *Proceedings of the inaugural Ontario Biomechanics Conference*, Barrie ON, 2004, The Conference, p 54.

Schneider LW, Manary MA: Wheeled mobility tiedown systems and occupant restraints for safety and crash protection. In Pellerito JM, editor: *Driver rehabilitation and community mobility*, St. Louis, MO, 2006, Elsevier Mosby, pp 357–372.

Schneider LW, Manary MA, Bunning ME: Barriers to the development, marketing, purchase and proper use of transit-safety technologies. In Karg P, Schneider L, Hobson D, editors: *State of the Science Workshop on Wheelchair Transportation Safety*, Pittsburgh, PA, 2005, final report 2005, pp 4–34. www.rercwts.pitt.edu. Accessed December 3, 2006.

Sen A: *The idea of justice*, Cambridge MA, 2009, Belknap Press of the Harvard University Press.

Shaw L, et al.: Seniors' perceptions of vehicle safety risks and needs, *Am J Occup Ther* 64:215–224, 2010.

Sims RV, McGwin G Jr, Pulley L, et al.: Mobility impairment in crash involved drivers, *J Aging Health* 12:430s, 2001.

Sivak M, Schoettle B: Recent changes in the age composition of drivers in 15 countries, *Traffic Inj Prevent* 13:126–132, 2012. http://dx.doi.org/10.1080/15389588.2011.638016.

Stephens BW, et al.: International older driver consensus conference on assessment, remediation, counseling for transportation alternatives: summary and recommendation, *Phys Occup Ther Geriatr* 23:103–112, 2005.

Stutts JC, Stewart JR, Martell C: Cognitive test performance and crash risk in an older driver population, *Accid Anal Prevent* 30:337–346, 1998.

Thacker J, Shaw G: Safe and secure, *Team Rehabil Rep* 5:26–30, 1994.

Transport Canada: Transporting infants and children with special needs in personal vehicles: a best practices guide for healthcare practitioners, *TC 14772E*, 2008.

United Nations: *Convention on the Rights of Persons with Disabilities*. New York, 2006, UN. Available from: www.UN.org/disabilities/convention/conventionfull,shtml.

van Roosmalen L, Hobson D: Looking toward future wheelchair transportation—what should be our vision and how do we realize it? In Karg P, Schneider L, Hobson D, editors: *State of the Science Workshop on Wheelchair Transportation Safety*, Pittsburgh, PA, 2005, final report 2005, pp 79–94. www.rercwts.pitt.edu. Accessed November 9, 2010.

Vrkljan B, Polgar JM: Linking occupational performance and occupational identity: an exploratory study of the transition from driving cessation in older adulthood, *J Occup Sci* 14:42–52, 2007.

Wheeler K, Yang Y, Xiang H: Transportation use patterns of US children and teenagers with disabilities, *Dis Health J* 2:158–164, 2009, http://dx.doi.org/10.1016/j.dhjo.2009.03.003.

Whelihan WM, DiCarlo MA, Paul RH: The relationship of neuropsychological functioning to driving competence in older persons with early cognitive decline, *Arch Clin Neuropsych* 20:217–228, 2005.

Winston FK, et al.: The danger of premature graduate to seat belts for young children, *Pediatrics* 105:1179–1183, 2000.

Winston FK, et al.: Recent trends in child restrain practices in the US, *Pediatrics* 113:e458–e464, 2004.

World Health Organization: *International Classification of Functioning, Disability and Health*, Geneva, 2001, WHO.

World Health Organization: *Global age-friendly cities: a guide*. Geneva, 2007, WHO Press. Available at http://www.who.int/ageing/publications/Global_age_friendly_cities_Guide_English.pdf.

World Health Organization: *World Report on Disability*, Malta, 2011, WHO.

Yakupcin JP: Child passenger safety in the school age population, *Pediatr Emerg Care* 21:286–290, 2005.

学习目标

学完本章内容，你将掌握以下知识点：

1. 列出能通过辅助技术帮助完成的功能性操纵任务。
2. 描述能用来实现操纵的操纵辅具的不同设计方式。
3. 列出电动翻页器的特征和设计性能。
4. 列出日常生活电子辅具所能产生的功能。
5. 描述日常生活电子辅具与其所控制装置的不同连接方式。
6. 描述日常生活电子辅具的基本部件及其使用方式。
7. 讨论机器人装置在协助残疾人操纵方面的应用。
8. 描述识别适合的操纵辅具的评量过程。

操纵是人类活动辅助技术（Human Activity Assistive Technology，HAAT）模型所描述的活动输出之一。在最基本的层面上，操纵通常指我们使用上肢（特别是手指和手）来完成的活动。许多操纵需要使用辅助装置，尤其是电子控制装置。例如，用按键来进行计算机输入，用操纵杆来控制电动移行装置，用开关激活沟通装置。在前面章节我们已经讨论了这些装置的类型，对此就不再进行具体讨论。在这里，我们将描述伸出、抓握/放开、提升、移位等大幅度动作，以及在推、拉、扔/接、旋转等协调性动作。精细动作包括手指的捏、指和灵敏度。这些基本动作整合到一起就形成了人们在日常生活活动中的动作。例如，手写、做饭、进食、够取和使用环境中的控制（门把手、电梯）及电器控制等活动都依赖于对物理对象的操作。这些活动的类型及其技术支持是本章讨论的重点。

图 12-1 给出了操纵类辅助技术装置的特征。就像辅助技术在许多其他领域中的应用，操纵辅具是替代性的（alternative）（用不同方式完成相同的任务）或者是放大性的（augmentative）（以通常的方式协助完成任务）。按照装置的用途，操纵类辅助技术装置可以划分为用于特定目的和用于一般目的。专用操作装置（special-purpose manipulation devices）仅用于一项特定的任务，通用操纵装置（general-purpose manipulation devices）则用于两个或更多的操作活动。一个通用放大性操纵辅助技术装置的实例为用来翻书的口操纵杆，该装置也可以用来按手机键盘。电动翻页器就是专用替代性操纵装置，它能在按钮或开关被按下时掀起并翻转书页。机器臂是一种通用替代性操作辅助装置，它可以被用来进食，也可以用于工作场合和很多其他领域。可用来抓握各种器具的手夹板是一种通用放大性辅具，它可以在用户进食时帮助握叉子或在用户书写时帮助握笔。这一章，我们将讨论图 12-1 所显示的所有四类操作辅助技术。

替代性 特定目的	增强性 特定目的
替代性 一般目的	增强性 一般目的

图 12-1 操纵辅助技术分为以下两个维度：一般目的与特定目的、替代性与放大性

在过去几年中，用来帮助基本操作的技术装置的种类和选择大大增加。可商业化获取的器具通常都能很好地帮助残疾人操作。目前可以通过商业化方式获取的许多日常活动工具，如烹饪或园艺工具，都具有扩大的或符合人体工程学设计的手柄。制造

商同样也在生产可伸缩或长柄的工具。

第一节　活动部分

在本章开始我们提到的操纵定义，是指用上肢来做的动作。这通常包括粗大动作（较大和较有力的动作和功能）和精细动作（较小和较精巧的动作）。精细动作的协调被认为是"肌肉群协同合作以产生所需运动的平滑而协调的动作"（Giuffrida & Rice，2009）。我们可以通过穿衣服这个活动来说明粗大动作和精细动作。将手举过头顶，伸到背的后面，穿过身体的中线，以及弯腰穿裤子都会需要粗大的肩部动作。为了帮助手伸到某个位置，肘部需要一个活动的范围。在穿、脱衣服时，需要握住和控制衣服，因而手需要抓握或放开。在穿衣和脱衣的过程中也需要手部抓握和放开的力量。在拉拉链、系扣、解扣、系鞋带、使用后背紧固件（如挂扣以及腰带扣）时，需要进行精细动作。重要的粗大动作功能包括将肢体伸到某个位置、抓握或放开物体、提升和搬运物体以及在推、拉、旋转物体等动作或控制。

WHO 的 ICF（WHO，2010）将操纵归为一种移动性的活动，并将之定义为："搬动、移动或操作物体"（WHO，p.138）。操纵活动被列在搬运、移动和处理物体的子类中。更具体的要素与本章引言中定义的操纵动作构件一致。

这些操纵所涉及的基本活动支持了日常生活的所有领域。相关的 ICF 分类包括自我照顾、家居生活（如家务、照顾他人等），重要生活领域（如就业、工作和社区）、社会和公民生活（包括休闲娱乐、社区活动、宗教与精神活动以及政治生活）。就像沟通、认知和移行这些辅助技术应用中的其他输出一样，这些操纵使日常活动得以开展。

第二节　人的部分

操作可能受一些会影响活动范围、力气的大小、引起疼痛或导致肢体易弯曲或畸形的疾病的影响。灵活性和精细动作的协调可能会因震颤和肌张力的不平衡而受到影响（如肌张力过高或肌张力不足）。那些影响操纵的肌肉骨骼疾病包括类风湿性关节炎、骨质疏松、骨折及截肢。影响操纵的神经肌肉疾病

包括脑瘫、脊髓损伤、中风、创伤性脑损伤，以及肌萎缩性脊髓侧索硬化症、多发性硬化、帕金森症、肌肉萎缩症等渐进性障碍。操作还会受一般疾病如身体虚弱、肥胖症等情形的影响，使身体失去力量和忍耐力。

操作技能不佳的用户在日常生活中能受惠于电子辅具或机器人的使用（有关机器人的情况我们将在后面高科技的操纵辅助技术部分介绍）。这些用户通常需要这些技术来代替他们不再拥有的功能。有高位颈椎脊髓损伤或创伤性脑损伤的人，或因进行性疾病功能严重衰退的人，如肌萎缩性脊髓侧索硬化症患者，是最可能使用高科技操作辅具的人。

Stanger 和 Cawley（1996）评估了 12 种与上肢功能减少有关的疾病的发病率，患有这些疾病的人可能会受益于机器人装置的使用。这 12 种疾病包括脑瘫、关节弯曲、脊髓性肌肉萎缩、肌肉营养不良、风湿性关节炎、青少年型风湿性关节炎、多发性硬化症、肌萎缩性脊髓侧索硬化症、脊髓灰质炎、脊髓损伤、头部受伤、闭锁综合征。机器人系统也被用于有认知障碍（自闭症谱系障碍、智力障碍）的儿童和成年人以及在日常生活中任务中需要帮助或遭受孤独的老年人。

第三节　情境部分

一、物理情境

我们所讨论的关于操纵辅具的物理环境将会考虑到这些装置主要在哪里使用。低技术与高技术装置的使用环境是不同的。低技术装置，如触控设备、装有手柄的餐具和工具及稳定装置等，在用于多个设备时往往是便携且实用的。口操纵杆是一种常见的低技术装置，可以从一个地方带到另一个地方并可用于不同环境的不同设置。口操纵杆可以用来按电梯按钮或用于不太费力的自动门按钮。口操纵杆也可以用来拨打电话、开关设备或在键盘上打字。当不需要口操纵杆时，可将其收折放置于另外的地方。低技术装置在家庭、学校、工作环境以及一些社区和休闲环境中很常见，如社区花园中使用的装有手柄的园艺工具。

相反，高技术装置往往被安装在一个固定位置，通常置于使用者的住宅中。正如本章后续部分将要

介绍的，这些装置可能通过硬线连接到建筑中的电气系统或配对的发射器和接收器。这些设备可能限制其他用户通过电视遥控器等其他方式来控制电器或娱乐设备，从而限制了它们在像办公室（例如，许多员工使用的商业机构中的计算机工作站）这样多人使用同一技术的情境中的使用。这些设备的高成本（通常不是由外部资助的）和潜在的使用上的复杂性是限制用户在家中使用该类装置的额外因素。

物理情境会影响人们使用高技术装置的能力，如日常生活电子辅具（electronic aids to daily living, EADL）和机器人。特别是光线（自然光和人造光）会影响人们对屏幕上呈现的视觉信息的感知。环境噪声会影响声控设备的功能，也会干扰用户利用发声装置来觉察声音或反馈的能力。

二、社会／文化情境

在对操纵辅具的讨论中，很难将社会与文化情境分开，所以本章将二者放在一起讨论。前面章节已经讨论了社会情境的一个方面，即"环境中其他人的影响"。正如其他类型的辅助技术一样，在使用该技术的环境中的其他人的知识（关于技术使用者技能和技术使用两个方面）会影响个体利用一个装置的意愿以及装置与日常生活的整合。本章后面要讨论的一些更复杂的装置很难设置与学习使用，使得其用户在整个使用过程中常常需要他人协助设置。

环境中其他人的态度也会影响技术的使用。家庭、朋友、合作者、老师，以及那些将辅助技术利用视为只是完成必要和所期望的活动的一种替代方式的人，都能接受并能使辅助技术在不同的环境使用。

在考虑如何将辅助技术融入我们的生活以及如何利用它的时候，要将社会和认知影响分开就更具挑战性了。首先看一些低技术的装置，如装有手柄的餐具和工具，我们可以看一个源自康复环境的改进如何进入主流市场的例子（参见第二章的讨论）。仔细观察商店的货架，你可以发现很多能够满足不同能力者需求的装置。在某种程度上，很多国家人口的老龄化可能会推动符合人体工学的装置在主流社会发展；随着个体年龄的增长以及某些能力（如抓握能力）的丧失，他们需要能够满足自己身体和感官需求的装置，以使他们能继续从事一些有意义的工作，如烹饪、园艺或木工活。

就像前面提到的，高技术装置是我们许多人生活中的固定设备。很多人都依赖智能手机与他人交流、存储信息、娱乐和获取信息。我们接受技术能增强我们从事日常活动的能力。同样地，在我们将要讨论的机器人技术中，机器人也经常用于工作和健康领域。在我们生活中，我们也会越来越接受机器人及机器人技术的使用。因此，从文化的角度上说，我们正处在技术类型和可用性的巨大进步时期。我们看到，原本为残疾人设计的技术开始进入主流社会，为残疾人设计的装置对残疾人也非常有用（见第二章）。这种文化的转变预示着残疾人有能力使用EADL和机器人等高技术辅助装置，并将其融入日常生活以使自己能够从事职业。

三、制度情境

资金是与使用 EADL 和机器人技术（尽管将要讨论，但很多机器人技术仍在研究中）相关的制度情境的重要方面。EADL 非常昂贵，而且在很多地方都没有来自外部的资助。消费者认为这些装置的成本较高（Stickel et al., 2002）。如果没有外部资金的资助，他们很难获得这些高成本的装置。一些保险政策为这些装置提供了资金，而且对于满足特定标准的人，如退伍军人，也有可获得一些资金以得到这些高技术装置。作为 EADL 的智能手机和平板电脑应用程序的不断增加可能会使这些装置更加经济。

第四节 低技术操作辅具

在第二章中，低技术辅具被定义为便宜、制造简单且容易获得。许多操纵辅具属于低技术的范畴。我们把这些装置分为通用装置和专用的装置两种。根据 HAAT 模型中的主要性能领域，我们可将专用装置分为自我护理、工作学习、休闲娱乐。这些装置和日常生活中的其他辅具可以从很多渠道获得，如家庭护理商店、网上购物和邮购商品目录。①

---

① Suppliers of the aids described in this section include: Maddak Ableware® (www.maddak.com), Patterson Medical (www.pattersonmedical.com). Useful websites for further information on devices described in this section include: Ability Hub (www.abilityhub.com) and Abledata (www.abledatacom).

一、通用辅具

被归类为通用辅具的操纵辅具可满足多个需求。这里介绍三个可以在很多环境中见到的通用辅具：口操纵杆、头指针和长柄夹。其中前两个通常作为控制增强工具来与控制接口连接。第七章已经详细介绍过口操纵杆和头指针，包括它们作为控制增强工具来激活控制接口。口操纵杆（mouth sticks）和头指针（head pointers）均可被用于直接操作。口操纵杆通常是一个木销钉，其中一头有不同的附加装置，另一头是模制件，以便让用户用口衔住木销钉。头指针的设计与口操纵杆类似，但是木销钉固定在前额的头箍上。这些装置都通过头部的活动来进行控制。翻页通常由口操纵杆或头杖配合安装在一个简单支架上的书或杂志完成。也可以将圆珠笔或铅笔固定在口操纵杆上来书写。其他的附件包括一个通过舌头活动来开合的钳子，以及一个通过吸口操纵杆的底端抓握物体（如一张纸）的吸盘。许多任务需要在桌子上滑动物体（如纸或笔），口操纵杆和头指针皆可用来完成这个任务。口操纵杆或头指针也可用于拨电话、打字、开关灯等活动。

很多人需要扩大他们身体范围。坐在轮椅上的人常常需要够取在柜台或橱窗上的东西，因而想要扩大身体延伸范围。另一种情况是，一个人需要够到地板上的东西，但是身体的弯曲度受限或平衡能力差。当一个人由于髋关节置换或髋部骨折，造成髋部运动受限时，他很难够到地板或向前弯腰。在这些情况下，长柄夹（reachers）是有用的。长柄夹有一个握把柄用来控制长柄夹的钳口以抓取物体。这个手柄的操控方式有以下几种：整只手抓握、手枪式抓握或者用手指触发。长柄夹的长度从61厘米（24英寸）到91厘米（36英寸）不等，有些可以折叠以便于携带。长柄夹的夹子可能是圆形的以便于抓取金属罐或折叠的东西，如拾起小的物体。夹子通常使用橡胶或其他防滑材料。长柄夹可以操控很多物体，包括食品（如罐装或袋装的），厨房用具（如锅、盆、盘子、碟子），办公物品（如纸、书、杂志）和娱乐或休闲物品（如书、录音带、光盘等）。

长柄夹可用多种方式来操控作物体。它的操作与头指针或棍子相似，可以推、拉物品到人可以使用的位置。长柄装置可用于协助穿衣、梳洗、自我护理及家务劳动等任何需要抓握或获得在个体活动范围之外的物体的活动。非常值得注意的是，由于长柄装置延长了胳膊的长度，也延长了杠杆臂的长度，从而增加了提起物体时所需的力。做一个实验，试着举起一本书并将它靠近你的身体，保持这个姿势30秒。感觉它的重量。现在把书拿到一臂远的地方，再保持这个姿势30秒，注意感觉上的不同。这本书离身体越远，你就会感觉书越重，需要用更多的力量来支撑它。在建议一个人使用长柄夹时，请记住这一点。

二、专用辅具

由于专用低技术辅具只设计用于一项或两项任务，所以它们能很好地完成任务。但是，因为它们是如此的专业化，可能有必要使用其中的几个辅具来满足自我照顾、工作和休闲等方面的需求。

大多数专用的调适性产品会涉及如下四种改装中的一种：①延长手柄或减少手柄需要延伸的距离，②改装长柄夹的手柄以便于抓握或操作，③将双手操作的任务转换成单手操作（提供另外一种方式来稳定正在使用的工具），④增强使用者自身手部的力量。这包括增大握把以便于抓握、使用能固定器具并缠在手指上的套箍、使用便于舀取的弯手柄（用于手腕运动受限的人）。弯手柄的末端可以根据空间里的不同位置（如在桌子上或嘴的附近）调整方向，手柄的端口可以调整方向来抓握不同方向的物体，而且手柄只需有限的握力。

三、自我护理

自我护理包括以下几个方面的辅具：进食、食物准备、穿衣和洗漱。进食辅具包含各种经过改进的餐具，如对手柄进行增大和人体工效学改造、使碗里的勺子能保持在水平的活动手柄、加长手柄及组合餐具——叉勺，也就是勺子和叉子的组合。对于盘子的改进方式包括用于稳定的吸盘、加宽盘子的一边使得食物比较容易舀进勺的盘子（勺盘）、可安在任何盘子上的可拆卸的防洒圈（防洒盘）。饮水辅具包括带有盖子和吸嘴盖的杯子，由此液体可以被吸吮；使喝水的人不用仰头的鼻型剪口杯；可以双手抓握的双手柄杯子。图12-2展示了很多辅助进食的低技术的辅具。

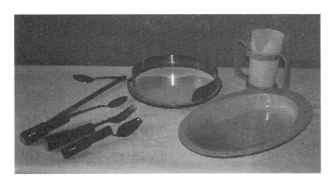

图 12-2 低技术的进食辅具。从左到右：可调节角度的长柄勺、组合手柄餐具、防撒盘、勺盘、双柄杯托。

穿衣辅具用来弥补精细动作控制不佳的情况，包括单手纽扣挂钩或拉链钩。这些穿衣辅具可以使用加粗、有吸力或方形的手柄。对于手部延伸受限的人，可以使用穿袜器、长柄鞋拔和穿裤器。图 12-3 中展示了大量的穿衣辅具和长柄夹。

洗漱方面可以利用特定目的的辅具提供辅助，包括：梳头和洗头、刷牙、刮胡子、洗澡和如厕等。通过使发刷、梳子、牙刷、沐浴刷、手动剃须刀等器具的手柄加粗、改变角度或加长可以获得经过调适的辅具。可以通过对牙膏和剃须膏管（瓶）的简单改进，使其可以用单手挤出。可以将指甲刀或电动剃须刀等工具安装在一个底座上，以便将其稳定供单手使用。其中一些装置见图 12-3。

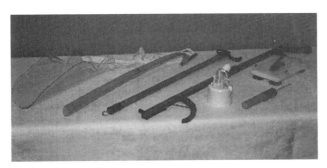

图 12-3 用于穿衣和洗漱的低技术辅具。从左到右：穿袜器、长柄鞋拔、穿衣器、长柄夹、牙膏固定器、纽钩、可单手使用的固定指甲刀。

食品准备方面的调适性辅具包括单手开瓶器、用于单手洗蔬菜的吸盘刷、单手搅拌时底部可以稳定的吸盘碗、碗和平底锅的支架（其中一些是倾斜的便于倒出）、切食物时可以固定食物的砧板。经过改进的手柄可用于刀、公用勺及其他餐具。图 12-4 展

示了上述装置中的许多品种，包括市场上可以买到的产品和康复产品。其他家庭中使用的自我护理的物品包括，用来抓握扫把和拖把等工具的套箍，具有加长手柄的簸箕、抹布和钥匙扣等家居用品。这些产品都是可以购买的。

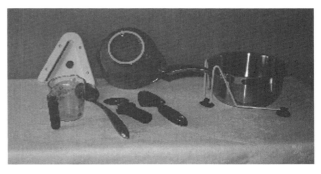

图 12-4 用于食物准备的低技术辅具。后面从左到右：单手开瓶器、底部防滑碗。前面从左到右：粗手柄量杯、可购买的加粗的厨房用具、符合人体工学的手柄、可单手固定的平底锅支架。

对于不能抓握者，如遭遇脊髓损伤者，现在有通用套箍之类的装置可用。这类装置用两种方式实现其功能。一种是套在手上的套箍，另一种是固定在拇指和食指中间、可滑到手上的坚硬的定形条状物。在使用通用套箍时，可以将梳子、牙刷、或笔等工具插入穿过手掌的套管内，使其不需要用手抓握便可以使用。

四、工作和学校

本书中已经介绍了协助使用者完成工作和学校相关任务的辅助技术（如电脑、扩大沟通装置）。本节中，我们将讨论在书写和阅读方面对工作和学习有特殊帮助的低技术辅具。

在工作和学习的书面交流中必然会用到手写。用来帮助书写的专用操作辅具的功能通常用如下两个方式之一实现：握笔或固定纸张。有些人缺乏握住普通笔的能力。解决这个问题的低技术方式包括：使用经过改进的握笔器，该器可以附着在手上，用来握笔；支持钢笔或铅笔离开纸并允许其在纸上滑动的金属丝、木头或者塑料支架；可以采用有助于减少与手部颤动相关的问题的重力笔（重量可变）；使用便于抓握的加粗笔。有几种可将纸张固定在特定位置以便于书写的办法。一般情况下可用

回形针或磁铁将纸张固定在板子上（在这种情况下，板子是钢制的）。也可以将书桌改进成一个"旋转餐桌"式的装置，通过旋转使物品触手可及。可以通过在文件夹上装钩子或圆环来使文件夹更便于抓握。圆环或钩子伸到文件夹外以便更容易抓握。

低技术阅读辅具用来支持一本书或翻页。图书固定架可为阅读材料提供支撑，这样使用者就不需要用手拿书。翻页器可以用手、头指针或口操纵杆来操作。下一节将讨论电动翻页器和其他辅助阅读的电子设备。图12-5展示了一些可以用在工作、学习或休闲中的低技术辅具。

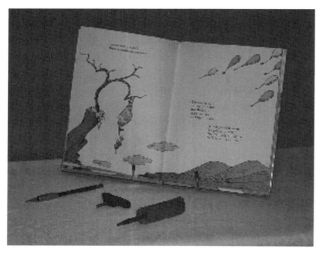

图12-5　用于游戏、学习和工作的低技术辅具。后面：图书固定架。前面从左到右：握笔器、钥匙固定套、通用握笔器。

五、游戏和休闲

正如其他类型的操作辅具一样，在休闲娱乐辅具中，缺乏抓握能力方面的问题通常也是以改变手柄的方式来处理。娱乐休闲方面的辅具包括改进了快门的照相机、改变了抓握方式的剪刀、改进了手柄的园艺工具以及经过改进的便于抓握的台球杆、网球拍或船桨。此外，许多改进的辅具也是可以购买的。一个操作力量有限的人可通过添加特殊的肘节或套箍来帮助控制风筝线。弹球机可配有更大的按钮以便于残疾儿童和成人操控[①]；船桨可以通过吸吹开关或其他开关来控制。这样使用者可以参加快节奏、有趣的游戏。第八章中描述的计算机访问方法使个体能够以获得教育资料的方式玩计算机游戏。

① 例如，http://www.rehabilitystores.com/.

固定装置的一个例子是一端固定在桌夹上的鹅颈式支撑臂。该支撑臂的另一端是一个刺绣架。利用这个装置，只有一只手的人可以进行刺绣、钩花边或缝补。用于单手者的其他装置有纸牌固定器、编织固定器和洗牌器。那些双手功能受限的人可以使用纸牌固定器。

帮助手臂伸展范围受限者的装置有，支撑台球杆在桌面上抬起的移动桥（一个帮助台球杆定位的带轮小支架），和用于保龄球的斜坡（球放在斜坡的顶部，当用户将斜坡对准目标后放开球）。不同的抓握辅具可以用来帮助人们握住曲棍球棍、网球拍或其他体育器材，使他们可以参与到很多运动中。

第五节　专用机电操作辅具

电动翻页器

在学习、工作或休闲中，通过无障碍阅读来获取图书、杂志和其他阅读材料上的信息是重要的。很多残疾人可以阅读图书，但却难以翻书。有多种方式可用来帮助这些翻书困难者。图书摆放架和口操纵杆（见本章中低技术辅具部分）可以使人独立翻书。这种方法的主要缺点在于要求书要摆放在阅读者适当的视觉范围和身体活动范围内。这种方法也需要高度的头部控制以及掌控口操纵杆的能力。一个机械头指针消除了后面这个要求，但是仍有许多限制。疲劳通常会影响长时间使用这些装置的能力。

随处可见的有声图书为读者提供了替代肢体翻页的方式（第十三章将进行详细讨论）。借助EADL，精细动作不佳的人也可以操作有声读物的播放装置。

最近出现的电子阅读器[②]以及有类似功能的智能手机与平板电脑的应用程序，大大提高了人们阅读图书和其他资料的能力。用户可直接从设备上下载阅读材料。大部分产品可以改变字体大小和调整对比度。它们可以被放置在一个支架上，以减少用手固定装置的需要。触摸屏可以使用户用最简单的动作来翻页。当手部功能有限时，可选择使用其他的翻页方式。例如，Airturn[③]是一个无线的不需要用手来翻页的装置，用户可以通过脚踏开关进行翻页。

② 例如，Kindle, Nook，以及Kobo及其在iOS和安卓操作系统上的应用程序。

③ www.airturn.com

第八章还描述了智能手机和平板电脑的其他开关控制方式。

最后一个可供选择的是电动翻页器（electrically powered page turner）。从操作的角度来看，翻页需要两个基本动作：①将要翻的页与其他页分开，②通过肢体将书页从一边翻到另一边（向前或向后）。其他的不是特别必要的动作包括翻许多页、翻到特定的一页、定位一个书签（确定书签位置）并翻到这一页。对于翻页器来说单独翻一页是最困难的，对于任意一个翻页器来说，能否单独翻开一页是衡量这个装置质量的重要指标。因为阅读材料在尺寸、装订（如统一装订、螺旋装订和活页式装订）和纸张类型（如粗糙、光滑、新闻纸）等方面有很大的差异，因此使用纸张大小、类型和装订方式各不相同的阅读材料对翻页器进行评估是很重要的。一旦页面被成功的分离，翻页器必须要把它移到图书或杂志的另一侧。

目前可用的翻页器采用如下两个方式之一来实现页面分离。一些装置使用真空泵将第一页吸起，与其他页分开。另一些则使用黏性的滚轴，将其放在页面的顶部。当它旋转时，滚轴将页面分开。滚轴可以用油灰、橡胶（像铅笔橡皮擦）或者双面胶制作。

Gewa 翻页器[①]（如图 12-6）使用旋转滚轴将各个页面分开，当页面被分开后，整个滚轴将从书或杂志的一侧移到另一侧。对于 Gewa 来说，标准控件是一个有四个方向的操纵杆。其中两个操纵方向可使滚轴顺时针或逆时针旋转，另外两个操纵方向可使滚轴向前或向后移动。也可以使用另外的有四个开关的控制接口来代替有四个方向的操纵杆。Gewa 翻页器的另一个附件是扫描选择方法，其中一个开关被用来对顺序呈现的四个功能中的某个功能进行选择。功能显示由小 LED 指示器组成，每个被标记的指示器对应一个操纵杆方向。

其他翻页器有不同的机制。触摸式翻页器[②]用橡胶轮子分离页面，然后旋转的半圆形圆盘将分开的一页从一侧推向另一侧。当圆盘旋转时，根据圆盘的旋转方向，页面向前或向后移动。

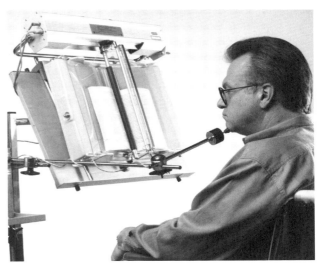

图 12-6　Gewa 翻页器。（由 Zygo Industries 提供）。

第六节　日常生活电子辅具（EADL）

日常活动通常涉及对家用电器、控制装置、电子设备以及环境特征（如门和窗帘等）的操控。现在已经有了许多替代人操控环境中设备和功能的技术。例如，我们大多数人都可以通过远程控制设备来开、关电视或 DVD 播放器、选择电视频道或光盘、控制音量、选择节目、记录一个喜欢的节目以及调整其他设置（显示器上的颜色对比度等）。同样，许多交通工具也使用远程钥匙输入系统，使人们不必亲自拿着钥匙来开/锁车门。这些装置还可以远程开门。当某种简单安全的功能被设置在新住房之后，住宅的灯就可以在设定的时间或检测到某个动作的时候自动打开或关闭。在社区中，很多建筑物都至少有一个入口的门是通过机械开关或能检测到有人靠近的感应器来控制。语音控制是一种新兴的控制手机功能和汽车控制功能（如温度）的手段。所有这些都是现有商业手段控制我们的环境的方式的例子。

许多物品仍然需要精细动作来操作，如电动器具（如灯、风扇、搅拌机或食物加工机等厨房电器），或环境中的器物（如门、窗和安全装置）。门窗可以通过安装可以对其进行远程控制的电动执行器来改造。这些电器设备和控制装置中的大部分都是由标准的室内布线（在北美洲是 110 伏交流电，在欧洲和其他国家是 220 伏交流电）供电。当一个人没有足够的动作能力去直接操作这些装置时，可以使用日

---

① 在北美，由 Zygo Industries 提供，Portland, OR, http://www.zygo-usa.com/.

② Touch Turner Company, Everett, WA, www.touchturner.com/.

常生活电子辅具（EADL）。本文将会介绍 EADL 的组成，包括传输和选择方式、评估的注意事项以及多功能 EADL 与用户需求的整合。

图 12-7 展示了 EADL 的不同的组成部分。图中描述了一个想要或需要控制装置的人、要控制的装置及其处理器（由选择方法和输出分配器构成）。由此，用户可通过控制接口或输入设备来控制 EADL（见第七章）。控制接口可以包括键盘或小键盘、操纵杆、单个或多个开关。选择方法指的是用户如何做出他们的选择（如直接选择或扫描选择，见第六章）。通过某种形式的用户显示，可能是显示器或屏幕、灯光或声音，来为用户提供反馈。由用户操纵的控制接口和 EADL 所给出的用户显示构成了人 / 技术接口。它们通过标记为选择方法的块体连接到系统的其余部分并相互连接（例如，控制装置中的按键，或用户界面上呈现的提示用户选择的高亮区块①）。输出分配组件将用户的选择转换为某种形式的装置控制，用户选择以直接连接（如硬线）或通过远程（无线）连接到输出分配组件。选择方式和输出分配组件组成了第二章所描述的 HAAT 模型的处理器要素。图 12-7 的右侧给出了一些可由 EADL 控制的电器的例子。这些装置通过硬线与室内布线连接，并有某种形式的接收器，这些接收器可能像

电视一样与装置融为一体，或通过连线与设备连接，并接收由输出分配装置发出的信号。

在某些情况下可以通过辅助沟通装置（AAC）（见第十六章）或电动轮椅（见第十章）或计算机（见第八章）来提供人 / 技术接口和选择方法。通过其他装置进行控制可以减少用户在工作区中的界面的总数，并且可以为两种功能提供同一用户界面（如用一个 EADL 同时操控电动轮椅和 AAC，或同时操控电动轮椅和计算机）。正如本章后面的讨论，平板电脑和智能手机也可以控制 EADL。

EADL 可以方便地开关电器、门或窗帘。这个简单的功能被称为独立控制（discrete control）。一个开关的功能被认为是二元的，因为只有两个可能的反应。其他的涉及单一事件的选择的独立控制的例子有电视频道的选择或预先存储的电话号码的选择。这里的每种事件都是独立输入，它的选择只会产生唯一的结果。EADL 中使用的其他类型的控制功能是连续的。连续控制（continuous control）可使输出连续变大或变小。EADL 连续控制的例子，有如开关窗帘、控制电视或收音机的音量、调暗或调亮灯光。

大多数 EADL 有两种类型的开关输出：①瞬时控制（momentary control）；②锁存控制（latched

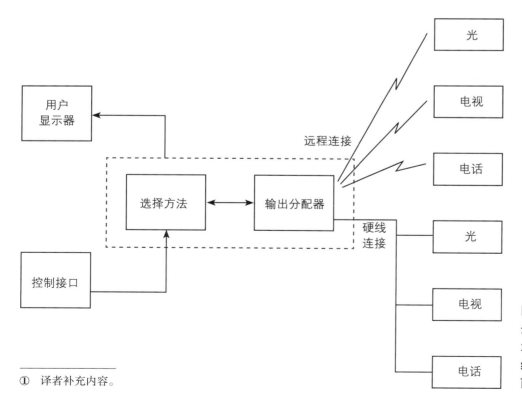

图 12-7 EADL 的主要部分。控制接口和构成人 / 技术接口的用户显示器。虚线框内是处理器。图的右面列出的电器是活动输出。

---

① 译者补充内容。

control）。瞬时开关只在按下开关时才会关闭。对于EADL来说，只要瞬时开关的控制接口被激活（如按下开关），该输出就持续有效。瞬时开关的输出模式适用于关闭窗帘等需要连续功能的活动。

持续输出的长短可以根据人的需要来定（如窗帘打开一半）。在锁存模式中，开关闭合由第一个激活打开，由下一个激活关闭，每次激活都在这两种状态之间切换。这个功能在需要开灯或打开收音机或在用户难以持续激活开关时非常有用。通过单开关激活来完成控制循环也是有用的。此类控制的一个例子是车库的遥控开门器，用户可以通过一次按压和释放来启动开门器。这一程序将会使门自动运行直至完全打开，而无需用户进一步的操作。这类电器控制装置常常被残疾人用来打开其他的门（例如，家门或房间门），这可能需要对车库开门器的开关进行改装，或者将其所有功能整合到EADL中。

一、日常生活中电子辅具的功能

Little（2010）认为EADL有四个功能：①环境管理；②信息获取；③保险/安全；④通信。环境管理功能可使用户调整室温、照明并使用一些压力释放装置。患有脊髓损伤、多发性硬化和其他疾病的人对温度的变化比无残疾人更敏感。温度的升高可能对他们的活动能力产生严重的负面影响，因此有一种独立控制温度的方法对其至关重要。这种类型的装置也可以用于打开或关闭窗帘。

能够获取信息的装置也可用来控制视听设备、电动翻页器和其他电子设备。这个领域中应用最普遍的装置可能就是我们大多数人用来控制电视、DVD和其他类似的娱乐设备的遥控器。为了安全起见，EADL装置会提醒用户有人在住宅或公寓的门口，允许用户看到这个人并远程打开（然后重新锁上）门。其他功能包括检测紧急情况或在紧急情况下联系服务部门或进行家庭远程监控。EADL的通信功能包括接打电话、对讲系统、呼叫服务人员等（Little，2010）。

二、传输方式

所有的EADL装置必须向所控制的设备传输信号。这种传输有几种方法。本文讨论以下四种：直接连接、室内布线（X10）、红外传输和射频传输。我们使用远程控制（remote control）这一术语表示在图12-7所示的各要素中不存在物理连接件。通常远程控制发生在输出装置和所控制的电器之间。但是，控制接口和处理器之间也可能存在远程连接。

（一）直接连接

直接连线要求被控制的装置以物理的方式紧密连在一起，或者用专线连接到EADL。连接到EADL的装置包括电话线、对讲系统、床的控制、护理呼叫和外部扬声器（Little，2010）。这种传输方法的优点在于增加了不适合远程控制的装置的可靠性以及对这些装置的控制。主要缺点是装置要与它所控制的装置连在一起（Little，2010）。虽然理论上可以直接通过电线将所有被控制的设备与其他EADL日常生活中的电子辅具相连接，但是这种方法并不实用。

（二）室内布线——X10

应用于家居自动化的设备之间通信的行业标准，也称为电线控制方法，采用家庭线路（电源线）将短波射频（radio frequency，RF）信号传送到需要控制的装置（如将设备插入到家庭线路系统）（Little，2010）。图12-8展示了这种方法的工作原理。数字控制信号通过室内布线从配电控制装置传输到插入标准电源插座的各个电器的模块中。分配和控制装置也插入壁式插座上。这个装置有一个发送器，可以通过室内布线发出两个代码。第一个代码识别被控制的装置，第二个代码选择要执行的功能（如打开或关闭，将灯调亮或调暗）。每个要控制的装置中被插入一个模块，然后再被插入墙里。每个模块包含一个接收器，可以解释分配和控制装置所发出的代码。由于这种类型的家电控制是为普通人群设计的，因此它既常见又便宜。很多电子商店都有这种设备。对于能够按压控制装置按钮的人来说，这种类型的装置足以作为一个合适的EADL来使用。

室内布线传输的主要优点为不需要改装家庭电子系统，而且该技术相对来说也很便宜（Little，2010）。缺点包括：①缺乏隐私；②同一电力系统（如在一栋公寓内）上的系统间可能会有干扰，导致性能不可靠；③当线路系统中使用多个电路时无法传输；④缺乏可携带性。

室内和商业布线经常使用并联电路。每个线路都有一个单独的断路器，它们在物理上彼此分离，这意味着连接到一个线路的模块不会接收到来自另一个不同线路所发出的控制信号。

（三）红外传输

另一种模式是使用不可见的红外线（infrared，

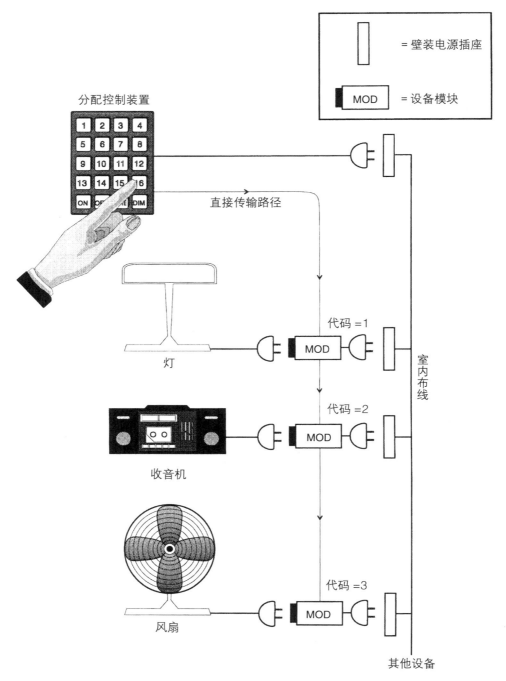

图 12-8　一个直接选择的 EADL。每个设备都有一个数字代码，可使用键盘来选择适当的模块。控制功能如开、关、调强度等也需要按下对应的按键来激活。这个图也说明了如何使用室内布线将控制信号分配至设备模块。

IR）作为传输介质。这种方法在家用电器（如电视、有线电视、DVD/CD 播放器）的控制中是最常用的。红外遥控器用于二元离散和连续控制。通常每个远程设备都有一组唯一的代码；一个公司生产的远程装置不能用于另一家公司的装置，这意味着需要多个遥控器来控制电视、电缆和其他设备，除非用编程后的"万能遥控器"来控制所有的设备。

EADL 也采用红外遥控。图 12-9 中的控制接口和分配控制装置的远程连接通常以与电视以及其他采用红外控制的装置相同的方式使用红外线。有时，控制分配装置和远程设备之间的连接也使用红外线传输。

IR 设备的主要优点是不需要安装成本（相对于室内布线来说）并且便于携带（Little, 2010）。其主

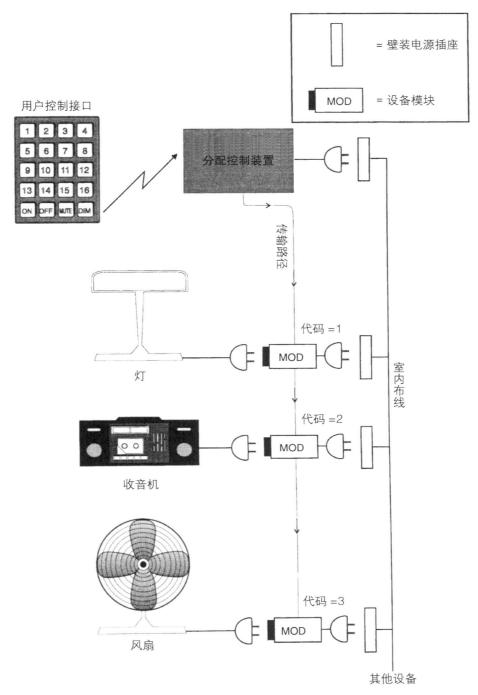

图 12-9　一个从控制接口到分配控制装置均采用红外传输的 EADL。类似于图 12-8，室内布线被用于将分配控制装置传输到设备模块。

要缺点为，因为 IR 是一种光波，信号会被很多材质阻挡，因此发射器和接收器之间不能有物体遮挡（Little, 2010），这意味着发射器和接收器必须要在同一个房间内。因为接收器必须要与所控制的设备连接（可能通过室内布线连接），视线要求限制了它的使用范围（如室外或室内不同的房间）。由于 IR 设备是感光的，因此在明亮的阳光下，它们通常不能

很好地工作。HAAT 模型即包括对给定活动发生的物理环境的考虑（见第三章，图 3-8）。在这种情况下，EADL 主要用来控制室内的灯光、热度或声音。

（四）射频传输

最后一个传输方法是用射频（radio frequency，RF）波作为分配控制装置与控制接口、受控设备，或两者之间的连接。这种远程控制最常见的典型例

子是车库门开启器和移动电话。之所以使用 RF **传输**这个术语，是因为它的信号与广播调频收音机的信号的范围相同。射频传输（radio frequency transmission）一般被用作控制接口和处理器之间的连接。

RF 传输的主要优点是不会被常见的家用材料所阻挡（它可能会被连接到地面的金属阻隔），并且可以在整个房间和院子等一个相对较长的距离内传输。由于它能受的限制很少，从而存在易受干扰和缺乏隐私的缺点。解决干扰问题的办法通常是，减少发射器和接收器之间的距离，或使用多个可用的传输通道。用户可通过切换频道（或设备会自动扫描）来寻找最强的信号。对于隐私问题，用户可通过选择一个传输代码，然后使发射器和接收器的代码相匹配来解决，这种方法通常称为两个设备的注册。

两种最常见的 RF 传输方法是蓝牙和 Wi-Fi 无线上网技术。蓝牙[1]通过低功耗的无线传输，将短距离内的手机、电脑和其他网络设备远程连接。所有蓝牙设备都必须遵守 IEEE 标准 802.15.1 的设计规范以确保其相互通信成功。蓝牙通信也用于一些 EADL。蓝牙最初用于个人电脑及其外围设备以及手机等移动技术（如用于免提操作），其使用范围可达 914 厘米（30 英尺）。

另一种类似蓝牙的无线通信技术是 ZigBee。ZigBee 所提供的控制具有射频传输的所有优点，也具有低电耗（这意味着电池寿命更长）与操作范围大的优点（足以从任何房间控制整个家庭，而不仅仅是最近的房间）。ZigBee 非常适合 EADL 等低数据速率的应用程序（即传输信息量小到和简单的开 / 关控制一样的应用）（Bessell et al., 2006）。ZigBee 装置的规范可以通过 ZigBee 联盟获得[2]。联盟的目标是在日常设备中建立无线智能和能力。联盟的这种合作为各公司提供了一个基于标准的经过优化的无线平台，以满足远程监控和控制设备在简单、可靠、低成本和低功耗（Kinney, 2003）等方面的独特需要。

另一个常见的 RF 传输方法是 Wi-Fi[3]。Wi-Fi 通常用来连接网络。大多数主流技术（如电脑、智能手机和平板电脑）都有 Wi-Fi 功能。作为 Wi-Fi 技术

基础的一系列不断演进的 IEEE 标准被称为 802.11，并已被无线联盟所采纳。使用 Wi-Fi 的网络可以是本地的（例如在电脑和打印机之间提供无线连接）或者通过无线路由器连接到设备，然后再连接到互联网。一些 EDAL 装置也使用 Wi-Fi 通信。

三、选择方式

EADL 控制的实现方式有语音识别、单 / 双开关、触摸屏以及与其他控制装置整合在一起（例如，AAC 上的控制装置，用来开关或控制（w/c）的操纵杆，或替代性的电脑使用方法）（Little, 2010）。第六章中，我们定义了几种用于辅助技术装置控制的选择方式，包括直接选择、扫描选择、直接扫描和编码访问。这些都可以用于 EADL。直接选择可以使用户直接选择任何输出。例如，用于控制房间的灯、风扇或者收音机开关的 EADL 可能有一个控制接口（可能是小键盘上的一个小按键或语音识别）对应每个功能（图 12-9）。如果是通过扫描访问来操作相同的三元系统，那么就需要用扫描面板取代小键盘，而这三个受控项目中的每一个都会在面板上有一个相应的灯。当要激活的项目的灯亮后，用户就激活控制接口并选择项目。此外，像莫尔斯码（见第六章）这样的代码也可以用于有四个输出设备中的一个。用户可通过输入与用以激活所需设备的数字数码相对应的一系列点和线来完成激活。

这些选择系统中的每一种都在当前 EADL 中使用，而且一些 EADL 还有多种选择可用。在本章的其余部分，我们将会讨论具体的选择方法。对与 EADL 一起使用的控制接口的选择是基于第七章提到的考虑因素。

四、可训练或可编程的装置

使用 IR 或 RF 的远程装置，通常都只用于操作一个设备（如电视、DVD 播放器）。如果某人拥有几个远程控制装置，每个装置都需要单独控制，就会导致"控制器混乱"。为了减少这种问题，一些制造商生产了可以适应各种设备的遥控器。其中一些被称作可训练控制器（trainable controllers）。这些装置通过存储任何特定设备功能（如开 / 关）的控制代码来操作。如图 12-10A 所示，实现存储的方式通常是将可训练控制器指向特定设备的控制器并向其发送特定的功能代码（图 12-10 打开电视）。然后这个

---

[1] http://compnetworking.about.com/cs/bluetooth/g/bldef_bluetooth.htm.

[2] http://www.zigbee.org/en/about/

[3] http://www.techterms.com/definition/Wi-Fi.

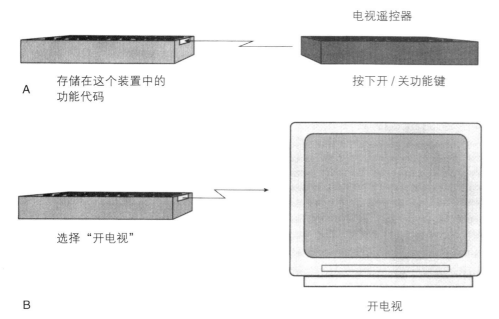

电视遥控器

A 存储在这个装置中的 功能代码

按下开 / 关功能键

选择"开电视"

B

开电视

图 12-10 一个可训练的红外控制器。左边是可训练或可编程的控制器。A. 通过将可训练控制器对准特定设备，按下所需按钮来完成训练（如开电视）。B. 经过训练的装置可以与设备一起使用，以完成所需的功能。

可训练装置存储这个代码以供将来使用。当存储的代码被发送到设备时，代码被接收和使用，一如设备自身的控制器发出来的一样。该过程如图 12-10B 所示。通过这种方式，个人设备控制器的所有功能可以存储在一个主控制器中，用户到时候只需激活这个设备即可。这些控制器大多有两种模式：训练和操作。图 12-11 展示了一个安装在轮椅上用于控制电视等电器的可编程的 EADL 装置。

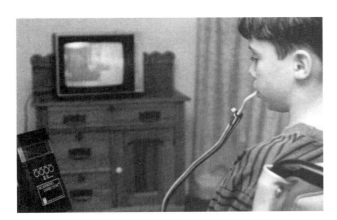

图 12-11 一个通过扫描方式使用的可训练的红外 EADL。图示中的 EADL 被安装在轮椅上。它是固定的，因此需要一个视线链路连接到电视以便使用红外线控制。（由 APT Technology, Inc., DU–IT CSG, Inc., Shreve, OH. 提供）。

一些控制器中永久存储着许多设备的代码。用户需要在控制器代码表中选择与所用设备相对应的代码，如某个厂家的电视的控制代码。一旦这

个代码输入到控制器中，它就能控制该设备。我们称这类控制器为可编程控制器（programmable controllers）。

用于普通家电的可训练或可编程控制器，对于那些能按下与这些家电相关的小按键的残疾人来说是有用的。对于那些不能使用标准控制器的人来说，可使用专门改装的可提供直接选择和扫描选择的可训练或可编程控制器[1]。控制接口包括扩展键盘、内置键盘或用来扫描选择的单开关。在后一种情况下，通常采用如下方法之一实现：①每个按钮旁边的小灯按顺序闪亮；②按顺序显示代表不同功能的字母数字标签或数字代码。不论采用哪种方法，用户都需要在所期望的选择标记出现时按下开关。

大部分可训练或可编程的 EADL 装置可以通过 USB 端口接入其他电子设备（如 AAC 装置、电脑、电动轮椅控制器）。要控制 EADL，就必须通过通信装置或电脑向控制器发送代码，所有的特定功能和不同的装置代码也必须存储在通信装置或电脑里。一些制造商生产的通信软件程序中包括用于 EADL 的控制软件（见第十六章）。当 EADL 通过电脑或通信设备控制时，该软件生成控制信号并通过 USB 端口将信号发送给 EADL。

为了方便对家用电器、手机和其他电子设备的控制，通用遥控器（universal remote）的概念得到

[1] 要获得关于 EADL 的详细介绍，包括比较图表，请访问 Michelle Lang 的网站，www.atilange.com，并选择参考资料。

了发展（Zimmerman et al., 2004）。通用遥控标准的意图在于使用户能在其环境中与网络设备和服务进行互动。控制器规范的通用性质意味着所有满足这个标准的装置都能够进行互动。因为每个装置的制造商都会遵循预定的协议而不是各行其是。通用遥控标准为装置和服务提供了一个多用户界面描述，称为"用户界面接口"，从而使任意的通用远程控制台（universal remote console，URC）都可以由此连接。每个 URC 可以电子方式发现在其范围内的远程装置或服务，然后访问并控制它们。服务的例子包括手机和无线计算机网络。这里所说的装置指由 EADL 控制的任何装置（如电视、CD/DVD 播放器、标准电话等）。这种情况下的一个主要优点是，只用一个用户界面描述就可以支持不同的 URC 技术，包括通过台式电脑、笔记本电脑及智能手机和平板电脑等使用移动技术的设备连接。

五、电话控制

上肢肢体残疾的人常常难于执行与使用与电话有关的任务，包括拿起手机、拨号、通话时握住听筒、将听筒放回原处等。电话的使用方式可能很不相同（如便携式、免提式、旋转式或按键式），但都需要执行如上所述任务。如同其他领域的辅助技术一样，也有很多方法可以完成这些任务。口操纵杆或头指针（见本章中低技术辅具部分）的作用是，按下按键以接听免提电话（相当于拿起接听器），按下按键以拨打电话，并在对话结束后挂断电话。也有一些简单的电话支架用于放置手机，使用户可以免手持操作；有加长手柄的机械开关可以控制电话上的开关键，使用户可以接、挂电话。此外，电话公司也为残疾人提供电话转接服务，用户只需要按 0 找到接线员由其代为拨打对方的电话即可。本节的重点是电子电话利用装置，这些常常被整合到 EADL 中使用。

现代电话实际上是复杂的电子设备，通过电子**电话控制器**（telephone controllers）实现自动化相对比较容易，目前已有很多商业产品能够帮助残疾人使用电话[1]。许多通用的 EADL 具有内置的电话功能[2]。图 12-12 展示了电话控制器的功能组件。单个设备可以用不同的方式组织这些组件。为残疾人

① 见 www.atilange.com. 网站上的比较

② 见 www.atilange.com. 图表。

设计的电话控制器是建立在标准的电话电子系统基础上的。在某些情况下，控制器连接到标准电话上，在另一些情况下，控制器绕过电话，直接插入电话线中。这些装置的几个重要功能和一般的电话相同，如自动拨打所存储的号码、重拨等。当前可用的调适性电话的另一个有用的特征是用户能通过电子控制的方式接电话，而不用拿起手机。这个功能可作为扫描菜单的附加选项或 EADL 的电话控制面板的直接选择完成。

图 12-12 中所示的电话控制器的其他部分只适用于需要通过单开关使用系统的人（如用户显示器）。控制接口连接到一个控制装置，这个装置也与显示器和电话电子设备连接。虽然系统设计各不相同，但一个典型的方法是在显示器上按顺序显示数字。当要拨打的号码显示出来时，用户便可通过按下开关来选择该数字，然后扫描再次从零开始。通过这种方式，可以输入任何电话号码。一旦号码输入，就会被发送到电话电子设备进行自动拨号。

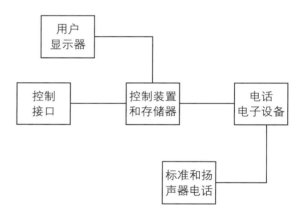

图 12-12　电话自动拨号器的功能性组件。控制接口和用户显示构成人 / 技术接口，控制装置、存储部分和电话电子装置为处理器，电话是活动输出。

很多残疾人反应较慢，每次按开关可能需要几秒钟。如果假设我们需要 2 秒的反应时间，那么每个数字必须至少显示 3 秒钟，并且可能需要扫描 10 个数字（30 秒）才能找到所需的数字。如果所有想要的号码都很大（如 7、8、9），拨打一个长途号码（11 位）可能就需要花费 5 分钟（300 秒）的时间。由于这个原因，所有实际使用的装置都采用存储的号码并自动拨号。这些装置还可以使用扫描的方式输入数字、存储或拨号。重拨也可以加快速度，电话通常都包括这个功能。大多数专门用于残疾人的

电话拨号盘都有一个独特的功能，就是包含可以快速拨打的求助键（如拨打邻居号码）或者紧急电话键（如拨打 120）。

自动电话拨号器有几种操作模式，需要用户选择。首先，用户必须在拨号、接电话或挂电话之间进行选择。如果选择拨号，那么用户必须决定是利用存储的号码、重拨号码、求助号码还是未存储的号码。当使用单开关设备作为选择方法时，做这个决定通常有两种方式：①系统向用户顺序地呈现选择，在所需的选择出现时按下开关；②使用两个开关：一个仅用于操作方式的选择（如拨号、接电话、存储电话），另一个开关只选择号码。无论哪种方式，如果选择求助号码，电话就会自动拨号，而无需进一步输入。一些设备将求助键安排在存储号码的拨号键盘的首位，另一些设备则可能使用特殊的选择方案，例如，长按开关键。重拨键通常安排在求助键的后面。

如果用户没有选择重拨，设备通常会通过代码来显示所存储的号码。许多电话装置都允许在存储号码上附加照片，从而极大地简化了选择过程，尤其是对有认知障碍的人来说（见第十五章）。大多数电话系统可以存储多个号码。用户只需等待所要拨打的电话代码或图片显示出来，按键选择即可。在这一点上，一切都是自动的。如果用户想拨打电话或者存储新号码，只需待该号码显现，然后激活开关。一旦采用这种模式，用户使用上述方式输入号码，控制器就会询问用户这个号码是用来储存还是用来拨号。

由于在正常运行中电话控制器可以利用电话线，因此在适配控制器的操作中很容易包含其他的基于电话的功能。例如，公寓楼经常将电话系统作为对讲机和大门开关使用，经过改装后的电话拨号器可以通过包括用户选择的额外编码来访问系统。

当一台电脑作为 EADL 的一部分时，电话拨号功能可以通过与连接电话线的数字电话界面相耦合的软件程序来实现。这些软件和电子设备经常用于在电脑之间通信的调制解调器中（如接入互联网），并且它们已适用于 EADL 装置。类似地，也有用于智能手机和平板电脑的用来增加拨号功能的程序。

六、日常生活电子辅具的配置

在研究了通常构成 EADL 的部件之后，我们接下来将讨论如何选择和配置 EADL 以满足残疾人的特殊需求。这个过程的第一步是对人的需求和能力进行评估。

（一）单一装置的二元控制 EADL

只对日常生活中一个电器进行控制的电子辅具对发展动作控制以及像因果关系这样的认知概念是有用的[1]。第六章介绍了一个利用该类 EADL 的动作训练计划。这些单一设备控制器大部分都有瞬时和锁存两种模式，并包含在预设的几秒内激活设备的计时器。在用户仅可理解一个单一设备控件（如在发展障碍的情况下）或者只需要一个装置（如收音机或灯）的情况下，这些装置是有用的。这些装置成本低［不到 1402 元（200 美元）］，并可以大大提高独立性。单一功能的 EADL 的使用常常会将用户引导到对多功能 EADL 或电子通信装置的使用（见第十六章）。这一进展在第六章已有说明。

（二）将多功能的 EADL 的特征与用户需要相匹配

在打算要一个 EADL 满足特定需求时，需要将要评量的任务按表 12-1 所示的五类进行划分。这个基于常用的特定功能的实现方法的分类是指定 EADL 的第一步。表 12-1 的左边一列是所需的 EADL 的功能。右边一列给出的对应的信息是 EADL 使用中的可采用方法。

表 12-1　EADL 的功能。

功能	实施方法
交流电（AC）设备的二元锁存控制（如灯、收音机、开 / 关）	室内布线传输 直接超声波控制
设备的单独或连续控制（如电视、录像机、CD、录音带控制）	红外远程传输
设备的随机控制（如开门装置、窗帘控制）	射频远程传输
电话控制	硬线开关控制
开关控制（任何需要一个或两个开关的设备）	硬线红外连接到开关盒

表 12-1 的第一类是由标准家用墙壁电流操作的设备的二元（开、关）开关（在下次激活前保持开或关）控制。正如前面所介绍的，目前 EADL 控制这

---

[1] 例如，the Power Link, Ablenet, Minneapolis, MN, www.ablenetinc.com.

些设备有两种基本方法：①将它们插入与室内布线连接的接收器，通过室内布线传输控制信号；②通过直接传输（红外线或射频）连接到设备插入的接收器。室内布线传输所使用的最常见的商用组件是 X10 模块和控制器[①]。这些模块可以并入到很多 EADL 中。

表 12-1 的第二类是需要单独或连续控制的设备，如电视频道的选择或音量控制。用于单独或连续设备的最常见的 EADL 控制方法是 IR 远程传输；一些 EADL 利用集成的可训练或可编程的 IR 控制器。这种技术可以使多个设备（如电视、CD/DVD）并入一个由 EADL 控制的程序包。每个设备必须有它自己的红外控制，以并入可训练或可编程的控制器。适配 EADL 的临床医生的选择取决于用户所用的设备以及是否有红外远程控制。如果有红外远程装置，那么就选择使用具有可训练或者可编程红外装置的 EADL。如果用户需要连续或单独控制，但没有用红外控制的设备，那么临床医生应该考虑内置有单独或连续控制的 EADL，这可能需要改装设备或购买一个单独的红外控制器。

如果用户想要控制窗帘这类的器具，则需要瞬时控制（即设备打开一段可变时间然后关闭）。例如，将窗帘电动机或床的高度控制机打开足够长的时间，可以将窗帘或床的高度移动到合适的位置，然后必须关闭电机。在这种情况下，锁存控制通常会有一些问题。锁存控制不可能在很短的时间内激活，特别是在用户的肌肉动作反应延迟的情况下。在一些情况下，任务的活动范围都是相同的（如开门），我们可以使用一个由用户启动且在任务结束后自动停止（如当门完全打开或完全关闭）的装置。这种类型的控制通常使用射频传输来实现。硬线开关控制也可以实现这些功能。常见的例子是在大门旁边加开关以便于残疾人使用，或者通过活动地垫或光传感器来开门。

电话控制之所以在表 12-1 中被单独列出，是因为它的功能表现与其他 EADL 任务不同。通常电话控制器会利用直接与电话连接的开关。整合所有 EADL 的功能的做法通常会受到欢迎。如果用户也使用红外连续或单独控制，那么适配 EADL 的临床医生应该考虑使用红外控制电话。这种选择使用户能够用控制电视、CD、DVD 等设备的方式来控制电话。

表 12-1 中最后一类是需要一个或两个开关控制的装置。需要开关控制的其他电器有呼叫信号、窗帘以及门控装置。实现这种类型控制的最简单的方法是将开关的硬线连接到 EADL 的组件。然而，这种方法主要有两个缺点：①用户必须要在能控制装置的位置才能使用开关，因此移动的灵活性受限；②难以将开关控制与其他 EADL 功能整合到一个仅由一个控制接口控制的总程序包里。如果用户必须使用不同的开关来控制不同的设备，那么他们的独立性便会降低。如果用户动作控制不佳，还需要在控制接口上仔细定位才能成功实现控制，那么问题就更棘手了。

一种整合开关控制和其他 EADL 功能的方式是采用可检测红外线或蓝牙信号并生成开关式输出的组件。有时这种类型的输出被称为继电器输出。例如，如果一个用户使用可训练或可编程的红外 EADL 控制器控制电视、CD、DVD 和电话，还需要控制窗帘机，那么他可使用双输出的红外可训练开关盒（如图 12-13）。红外 EADL 可直接提供等效的开关输出，用户不需要用两个额外的开关来控制窗帘（如一个打开开关，一个关闭开关）。一些 EADL 有内置的开关或继电器输出。

并非所有的遥控都使用红外传输。家用电器的二元锁存控制通常由射频传输实现，可训练或可编程的红外控制器则不能采用这些功能。有两种基本方法可以用来整合二元设备控制和远程红外控制器。如图 12-13 所示，第一种有一个使用红外传输的控制和分配装置。用户通过传输代码选择设备（设备的数量在 4 到 256 之间），然后完成这个功能（开关或灯光变亮、变暗）。一旦用以识别这些代码的可训练或可编程的红外装置被编程，这个遥控装置就可将设备控制和双开关接收器视为红外遥控装置来进行处理。

整合单独或连续的红外控制与二元锁存设备的第二种方法是将射频控制整合到具有红外传输的可训练或可编程的设备。在这种情况下，不需要单独的红外传输分配和控制装置，因为射频传输内置在可训练或可编程的远程控制器中。该技术将用于电视、CD、DVD 等的红外设备的可训练性与射频传输的简易性相结合以实现设备的二元控制。这种配置使用户在选择个人环境控制组件时有更大的灵活性，并且使我们可以更加关注 EADL 用户的需求，而不是关注那些可用的设备。

---

① 　X-10 Powerhouse, Inc., Northvale, NJ, www.X-10.com.

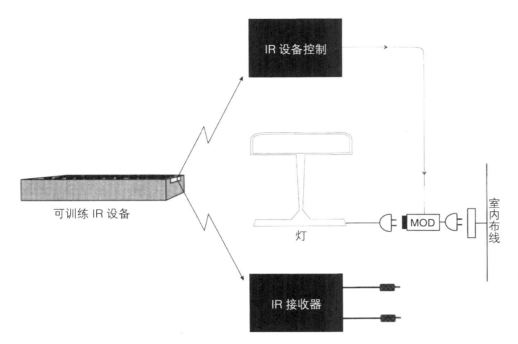

图 12-13　整合设备控制和单开关或双开关控制的一个方法是使用 IR 接收器，在激活时它可以提供单或双开关闭合输出。图表右下方的两个插孔可以像其他任何开关一样被连接。

可训练 IR 设备

IR 设备控制

灯

室内布线

MOD

IR 接收器

第七节　帮助操作的机器人辅具

因为机器人或机器系统（robotic systems）是用来辅助操作的，所以对于残疾人来说，它们是一种自然的替代操控装置。然而，在残疾人使用机器人和工业使用机器人之间有显著的不同。工业机器人常常由于力量、安全或精确度等原因而取代人类操作者。在生产线环境中（如汽车制造），常常需要搬运大型或重型物体，或者把它们固定到其他物体上。机器人比人类更强大，在多个小时的工作后也不会疲劳。许多工作环境都很危险（如涉及辐射、高温或低温的工作环境）。为了确保工作人员的安全，在这些环境中，对物体的操作通常通过操作人员控制的机械手来完成。与搬运重物不同，在重复组装小的部件（如电子组装）时，机器人可以被编程，来反反复复执行相同的任务，并且不会感到疲劳，也不会降低准确性。在这些情况下，人类是整个系统的辅助部分。

与之相反的是，对于辅助机器人，人是整个过程的中心。使用机器人的目的是提高用户操作物体和独立工作的能力，而不是取代用户，这使得辅助机器人的安全性问题更为重要。与功能相对有限的工业机器人比较，辅助机器人能够执行很多功能。尽管一些任务（如进食）是重复的，但是总体上辅助机器人必须要能够自发地完成一些事先没有安排的活动。

Brose 等人（2010）描述了辅助机器人的进步，这些机器人有帮助残疾人的潜力。他们把辅助机器人分为两大类：肢体性辅助机器人（physically assistive robots，PARs）和社会性辅助机器人（socially assistive robots，SARs）。PAR 用来帮助操作物体方面。Feil-Seifer 和 Mataric（2005）将 SAR 定义为：以"与人类用户创建密切有效的互动，以在恢复期、康复和学习中给予帮助并获得明显进步"为目标的机器人设备（Feil-Seifer & Mataric，2005，p.465）。

一、辅助机器人的原理

机器人被定义为"一种在三个或更多轴线方向上可自动控制、重复编程、多功能的操作机械手，该装置可以固定在某个位置或以移动的方式用于工业自动化操作中"（ISO 8373）。这个定义适用于工业领域以外的其他应用，包括用于改善残疾儿童和成年人的身体感知和认知局限的辅助机器人（Cook et al., 2010）。

（一）自由度

自由度（number of degrees of freedom，DOF）的量值是确定一个机械装置在空间的位置所需的变量数。在机械臂中，每一个关节代表一个自由度，这些关节有基座、肩、肘、腕关节（可以有多个关节）等。人的手腕可以向内旋或外旋、屈曲或伸展、向左或向右移动（尺骨或桡骨侧倾）。因此，它需要三个自由度来确定它的空间位置。如果每个关节的自由度由双向开关控制，它将很难执行复杂的运动。要理解其复杂性，可将铅笔或钢笔放在桌子上。现在需要伸手握住它并提起来，但一次只能在上述自由度中的一个（如，一个关节）内移动。这种运动需要高度专心。现在，像平时那样拿起钢笔或铅笔，叫作端点定位，这样就比较容易完成，但是它使控制系统和机器人变得更加复杂。

如果一个辅助机器人固定在移动支架上，它就有更多的自由度，这些自由度必须由用户来控制以定位机器人完成某一特定任务。这个活动类似于驾驶一辆遥控汽车。在某些情况下，辅助机械臂安装在轮椅上。在这种情况下，将手臂置于空间所需的自由度由轮椅的位置控制。例如，可能需要转动轮椅将机械臂从左边移到右边。

坐标系统

控制的类型（关节、端点定位等）与机器人操作涉及的坐标系统有关。用户必须开发一个新的坐标系统来控制机器人，这个坐标系统关系到机器人的工作空间，而不是用户自己的肢体。这个参考框架的改变可能是困难的，而且对机器人的掌控需要练习。

可能会用到多个坐标系统。如前面所述，关节定位是一种操控机械臂的方式，在用于延伸操作时，会让人感到困难和疲劳。可通过存储机械臂的动作并回放的方式来训练机械臂。在工具坐标系中的操作更为常见。在这里，用户必须控制机械臂，使之移动到需要操控的物体旁。这种模式的缺点是，每个自由度都需要有一个可用的控制接口。对于动作控制受限的人来说，这种方法是有局限。一种满足多个控制信号需要的方法是使用间接选择的方式（如扫描，见第六章）。这种模式的缺点是要求一个控制接口对于每个自由度来说都是可用的。对于动作控制受限的人来说，这种方式是有局限的。可以通过间接选择方式来处理多个控制信号方面的需要（如扫描，见第六章）。

（二）自主层次

机器人可以根据用户的控制实现不同层次的自主操作。在一个极端的情况下，机器人可以接受定义需完成任务的高级指令（如从架子上取出杯子，装满水，然后把它给用户）。机器人将会执行任何必要的子任务，并做出必要的决策（如确定杯子是满的）而不需要任何人为干预。这被称为全自主。

或者，用户可以在整个任务中直接控制机器人的移动。这被称为遥控。因此，如上面所述，需要有针对机器人每个自由度的多方面控制。

如框图 12-1 所示，在全自主和遥控这两个极端的自主之间，可以定义若干层次的自主（Parasuraman et al., 2000）。辅助机器人通常采用自主的中间层次，在这种情况下，用户只需要点击或按住开关以重新展示预先存储的活动。

框 12-1　Sheridan 机器人自主层次（Parasuraman et al., 2000）。

1. 电脑不提供任何辅助；由人来完成所有工作。
2. 电脑提供全套行动选择方案。
3. 电脑把选择缩小到几个。
4. 电脑建议采取某个行动。
5. 电脑可以执行用户允许的操作。
6. 电脑允许用户在自动执行之前的有限时间内禁止该操作。
7. 电脑自动执行后必然通知用户。
8. 电脑自动执行后仅在用户要求下通知用户。
9. 电脑自身决定在自动执行后是否需要通知用户。
10. 电脑无视人的存在而自主地决定每一件事情和行动。

（三）配置

独立的辅助机器人可架在桌面上\附设在轮椅上\安装移动基座或架空轨道上（图 12-14）。一些商业机器人在配置方式上更加灵活。其他的则是为特定的应用而设计的，如安装在轮椅上。

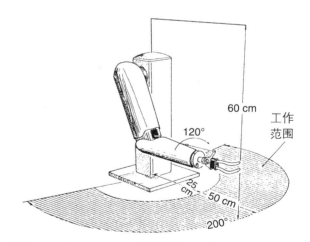

图 12-14　APLRAWT 系统的坐标系统和工作范围。（引自 Seamone W, Schmeisser G：Early clinical evaluation of a robot arm/worktable system for spinal-cord-injured persons, *J Rehabil Res Dev* 22:38-57, 1985）。

二、作为个人助手的机器人

本节中，将讨论辅助机器人开发和应用的基本原理。与本章其他部分所讨论的技术相比，辅助机器人仍主要处于研究和开发阶段，尽管已经报告了许多临床和社区评估，但这些系统的应用尚不广泛，（Brose et al., 2010）。

机器人经常被用作个人助手，目的是为有动作缺陷或智力残疾的人提供操纵辅具。辅助的典型任务包括日常活动如进食或个人卫生等。个人助手可能是独立的机械臂，通常被称为机器人工作站，集成到轮椅或者自主移动机器人平台上。

机器人工作站

工作站可以被定义为一个专门用于执行特定工作或活动的区域。活动包括设计（如工科学生的计算机工作站）、阅读（如图书馆工作站）和文书任务（如文字处理、电话接听、文件操作工作站）。这些工作站涉及纸张、书籍和其他设备的操作。当工作站的用户在上肢功能和操作上有困难时，**桌面机器人**（desktop robots）可以在完成工作站的活动中起重要的作用。因为工作站固定在一个位置，机器人系统的设计可以只专注于物品的操作，而不是移动到物品位置然后再操纵它。

Birch 等人（1996）进行了一项研究，以确定与使用个人助手相比，使用机器人助手完成办公任务的实际成本。他们使用一个模拟的办公环境和标准化的任务。研究发现，尽管机器人助手确实减少了辅助的时间和成本，但也导致了用户工作效率的降低。他们认为工作效率降低的原因是机器人动作所需的等待时间，这些动作比相应的个人助手的动作慢。

三、移动辅助机器人

由于我们很少在一个固定的位置进行所有的操作，因此开发出了**移动机器人**（mobile assistive robots）。这通常分为两类：①安装在轮椅上的；②安装在由用户控制的移动基座上的。第一种方法的主要限制是，实际使用的机械臂相对较大。这样一个大尺寸的手臂，再加上其他必须要安装到轮椅上的设备，使得机械臂在很多情况下难以安装在轮椅上。近年来小型化的机械臂已经解决了这个问题。同样也解决了这些问题的单独移动的基座，对家庭或工作环境来说是很实用的。然而这种方法也有缺点。移动机器人需要用户将"转向"添加到必要的控制命令中。然而机器人用户在控制信号集合的使用上通常会受到限制，可能无法增加转向命令。要

将移动基座从一个位置转移到另一个位置非常困难。这就像搬运两个电动轮椅一样。因此，移动机器人最实际的应用就是在一个位置内使用。当然，这个位置可以是住宅中的所有房间，或者学校、工厂或办公室内的任一位置。

安装在轮椅上的机械臂

如图 12-15，Manus 机械手，目前被称为智能辅助机械臂（Intelligent Assistive Robotic Manipulator，iARM）[1]，是一个安装在轮椅上的机械臂（Verburg et al., 1996; Driessen et al., 2001）。该机械臂是为上肢严重受限者设计的通用操纵辅具。这个机械臂有八个自由度，当手臂完全伸展开时，能够举起 1.5 公斤重的东西，其最大抓力可达 20N（牛顿）。iARM 重 9 千克。iARM 可以定制功能，以存储于菜单并回放。iARM 可以通过键盘、操纵杆或单独的开关控制。iARM 可以在不同的坐标系统框架中使用。例如，被称为笛卡尔或者直线的控制通过自动调整每个关节使其沿着直线运动，从而使水杯或盘子在运动中保持水平。iARM 还可以存储常用的特定位置。这些位置可通过菜单选择恢复。几个研究小组对 iARM 进行了调整，以增加其临床功能。Brose 等人（2010）对其中的一些情况进行了描述。

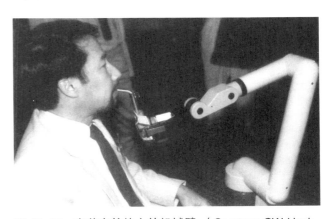

图 12-15 安装在轮椅上的机械臂。（Courtesy CW Heckathorne，Northwestern University Rehabilitation Engineering Research Center, Chicago, IL）。

来自 6 个欧洲国家（荷兰、德国、挪威、法国、意大利和瑞士）的 14 位参与者对 Manus 系统（机械手装置）的使用进行了评估（Oderud, 1997）。这些以社区为基础的评估表明，Manus 操作臂常用于家庭

---

[1] Exact Dynamics, http://www.exactdynamics.nl/site/.

日常生活活动（如取出物品、进食饮水、用微波炉准备食物等）。在家庭环境中使用机械臂的局限性有轮椅在安装机械臂后会加大形体和重量及需要对用户和相关人员进行培训。在这些研究中，机械手装置通常不能用来完成职业性任务，因为它不能预先编程以进行重复性的工作。iARM 在功能上已经突破了这种限制。

另一个为康复应用开发的机械臂是由 Kinova[①]公 司 生 产 的 JACO 机 械 臂（Maheu et al., 2011）。JACO 机械臂系统（图 12-16）是一个重量较轻的 6 千克重机械臂，通常被安装在轮椅上。JACO 机械臂还可以安装在桌上、床上或者工作站。JACO 手长12 厘米，有三个手指，每个都能独立活动。手臂能举起 1.5 千克（3.3 磅）的物体，伸展最大可达 90 厘米。七个自由度能使它达到任何工作空间位置，并能从任何方向或角度接近物体。JACO 机械臂可以在三维空间内移动（上、下、左、右、后、前——三个自由度）。机械臂的手腕有外展、内收、屈曲、伸展、内旋、外旋（6 个自由度）等六个动作，并且三个手指能张开或合拢（1 个自由度）。

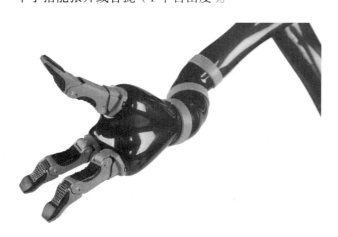

图 12-16　JACO 机械臂系统。

JACO 机械臂采用有三个轴线方向的操纵杆进行控制，它可以安装在轮椅的扶手上或者在机械臂被固定在桌上、床上或工作台时用户可访问的位置（Maheu et al., 2011）。这三个轴线方向是：①轴向前或向后；②轴向左或向右；③手柄顺时针或逆时针转动。JACO 有三种可由两个按钮来操作得控制模式。在第一种控制模式中，在机械臂的手的取向固

定的情况下，用户可以在三维空间内移动机器人的手。在第二种模式中，用户可以修改手的方向，但是手始终要以某个点的空间位置为中心。第三种控制模式中，用户可以使用两个或三个手指抓握和松开手。

34 位 18~64 岁之间的参与者对 JACO 机械臂进行了评估，他们通过标准的操纵杆来控制电动轮椅，并且能按下操纵杆上的控制按钮（Maheu et al., 2011）。机械臂被固定在桌子上。评估要求参与者执行 JACO 的 16 个基本动作两次，包括机器人装置的所有可能的动作：触碰位于机械臂上、下、左、右的目标物；转动手指；推动物体；激活抓握功能；将手臂置于缩回的位置。参与者还必须要完成框 12-2 中所示的 6 个任务。评估完成任务的容易程度和满意度，并估算每个任务的重要性。

框 12-2　参与者用 JACO 机械臂所需完成的 6 个任务。

拿起在桌子左侧的瓶子。
拿起在桌子右侧、靠近地面的瓶子并将之放在桌子上。
按计算器的按键。
从桌子上的盒子里拿出一张纸巾。
从桌子上的杯子里拿出一根吸管。
将瓶子里的水倒进玻璃杯内。

Maheu 等人发现，大多数参与者在第一次尝试时就能完成测试任务。大部分参与者认为，JACO 机械臂使用比较容易，大多数人能够完成这 16 个基本动作以及与日常活动相关的 6 个任务。

为了评量 JACO 机械臂对使用者的日常生活活动的帮助程度，研究者调查了护理人员在几个日常生活活动中所花费的平均时间。然后，要求参与者说明在使用 JACO 机械臂完成相同任务时是"能完全做到"还是"能非常好地做到"。26%~47% 的参与者选择的是"能完全做到"。48%~79% 的参与者选择"能非常好地做到"。他们还发现，护理人员平均每天在所选择的日常生活活动中为参与者提供 3.2 ± 2.1 个小时的服务。为了评估带薪护理人员所节省的加权时间，"能完全做到"和"能非常好地做到"两个结果的平均值被用来计算"平均节省时间"。结果是每天的平均潜在时间减少为 1.31 个小时，Maheu 等人得出的结论为：使用 JACO 机械臂系统可以减少 41% 的护理时间。

① http://kinovarobotics.com/products/jaco-rehab-edition/.

四、社会融合机器人

随着人工智能的发展,社会性辅助机器人(socially assistive robots,SAR)出现并在很多方面显现出人类智慧。SAR具有身体形态(通常是拟人化)、个性特征和情感表达(Seelye et al.,2012)的特点。一个社会性辅助机器人通过非物质的社会互动为人类用户提供辅助。通过使用各种传感器,社会互动机器人能够感知环境并与人互动。这些特点使它们在促进社会融合方面发挥了作用。社会辅助机器人的两个主要目标人群是:自闭症谱系障碍儿童和需要陪伴的老年人。远程操控的机器人还包括视频监控功能,当老人独自生活时,照顾者或护理人员可通过它对老人进行监控(Seelye et al.,2012)。

这些机器人可以使用户与家人或朋友保持联系。远程操作机器人是远程控制的,他们通常不能像SAR那样提供人与机器人的社会互动。

(一)用于自闭症谱系障碍的社交辅助机器人

人们已经开展了大量的研究以确定机器人是否能积极影响自闭症。自闭症谱系障碍者在社会互动、社会沟通和社会想象中存在障碍(Dautenhahn & Werry,2004)。对于可能患有自闭症谱系障碍的儿童而言,当人类干预成为其学习的一种障碍时,机器人可能会对他们有所帮助(Dautenhahn & Werry,2004)。也有人假设自闭症谱系障碍儿童与机器人可能发展出来的"社会"关系也可以转移到人类身上。该领域的发展包括:可模仿人的面部表情和手势的固定机器人以及通过动作与孩子互动的移动机器人(Michaud et al.,2007)。Nourbakhsh 和 Dautenhahn(2003)调查了用于自闭症儿童的社会互动机器人。

五、辅助老年人的机器人

近年来,促进老年人与他人互动的辅助机器人获得了很多关注。这些社会性辅助机器人和遥控(远程控制)机器人主要分为两类(Seelye et al.,2012)。下面我们将介绍对每一类示例所进行的评估。毋庸置疑的是,将机器人看作日常活动中需要大量帮助的老年人的助手已是大势所趋(Brose et al.,2010)。

机器人也被看作是独立和孤独的人(主要是老人)的伴侣(Seelye et al.,2012)。机器人的这些应用会涉及到第四章所讨论的伦理方面的问题。

(一)用于老年人的社会性辅助机器人

随着社会性辅助机器人的发展,它们可以成为独自生活的老年人的伴侣。通常这些机器人被开发成动物的样子。Shibata 等人(2012)描述了用户对一个外形类似于斑点海豹宝宝的社会辅助机器人 Paro 的评估。为了创造逼真的面部表情,海豹的眼皮可以睁开或闭合,用来表达快乐和悲伤的情绪。这些动物通常不采用猫或狗这种常见宠物的形象,意在避免有关的偏见。然而,开发者设计的机器人在大小和形态上通常像一个婴儿,有真正的动物一样的正常体温。它也被称为"精神寄托机器人",旨在与人共处,通过身体互动为人们提供快乐和消遣。所有的这些特征都可能带来伦理方面的问题,即人类误以为机器人能够像宠物或其他人一样感受和回应情绪(见第四章)。在这项研究中,人们更容易接受不熟悉的动物。Paro 首先在日本上市,总体销量蔚然可观。

Shibata 等人(2012)在 2005 年 3 月 28 日到 2007 年 7 月 24 日这一期间,调查了与 Paro 一起生活的人。结果显示,与 Paro 的互动改善了老年人和病人的情绪,使他们更积极、更乐于与对方及照顾者交流。一项经验性评估认为使用者的变化因机器人的动作、外观、产生的声音以及触觉的不同而有所不同。在参与这项研究的 Paro 的使用者中,72%的人为女性。男性数据中的关注点是:"眨眼"16(72%),"脸"11(50%),"哭"11(50%),"体型"13(59%),他们使用机器人的主要原因是"期望有治疗效果"16(73%)。女性数据中的关注点是:"触摸的质感"46(75%)、"眨眼"42(69%)、"脸"36(59%)、"哭"35(57%),她们使用机器人的主要原因也是"期望有治疗效果"37(61%)。Paro 的这些设计特点是用于居家生活老人的社会性辅助机器人的典型特征。

(二)辅助老人生活的遥控机器人

带有机械臂和无机械臂的自主移动平台已经开发出来,以帮助居家老人或残疾人(Dario et al.,1999;Michaud et al.,2008)。本节将更详细地探讨一个这样的应用程序。

Seelye 等人(2012)研究了使用和接受包含监控和通信功能的视频遥控机器人的可行性。本研究中使用了 VGo 机器人系统(VGo 通信①)(见图 12-17)。这个机器人系统包括一个带手持本地控制器的遥控机器人和一个远程驱动控制器。在家中使用该

---

① www.vgocom.com/.

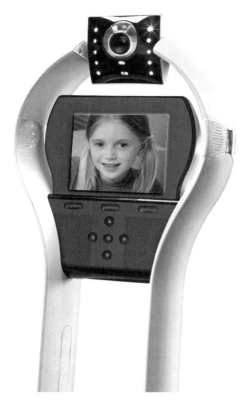

图 12-17　VGo 机器人系统旨在家中提供监控和一些社会互动。

机器人系统需要有符合 802.11 要求的可快速接入互联网的本地无线 Wi-Fi 宽带网络。它配备了可用于双向远程通信的屏幕、摄像头、麦克风和扬声器。

一项研究评估了 8 名认知正常且独立生活的老年人以及家庭成员和护理人员的态度和偏好。这些家庭成员和护理人员及与老年人有关的人被统称为旁系人员。参与者来自一个旨在了解普通计算机和其他技术如何随着人们年龄增长支持或改善其健康和独立性的研究团队，年龄不一。他们普遍对这种技术在提高身体健康、保持心情愉悦及与家人和朋友沟通的潜力上持肯定的态度。旁系人员发现机器人系统易于安装和设置，他们特别喜欢在通话期间有移动机器人的能力。他们也喜欢机器人在增加他们所爱之人的安全感和社会联系方面的潜力。如果使用者有认知障碍，操作该装置中的挑战很可能会增加。

六、儿童使用的游戏和学习机器人

Seymour Papert（1980）的开创性研究证明，机器人能够提高动机并为"边做边学"供了测试平台。机器人为残疾儿童提供了可以让他们参与到游戏和

学业中来的手段，特别是那些涉及对环境进行探索和操作的活动（Cook et al., 2005）。

大多数康复机器人系统是为成年人（如那些严重的脊髓损伤的人）而设计的，对它们的控制需要相对高水平的认知能力，超过了儿童的发展水平（Van Vliet & Wing，1991）。重度的身体残疾也会限制标准康复机器人的使用（Eberhardt et al., 2000）。教育环境对机器人系统的使用施加了额外的限制。首先，由于用户年龄可能很小，因此需要简化，提供适龄的控制方案和用户界面。其次，对一个儿童使用的机器人增加了安全要求，因为学校中的儿童无法像成年人一样谨慎。

（一）作为残疾儿童学习辅具的机器人

Kwee 等人（1999，2002）对机械臂进行了改装，使其适合 6 名 7~29 岁的脑瘫患者进行各种抓放活动。所需的改装集中在两个方面：机器人的肢体控制和对所需完成任务的认知理解。直接控制机器人的困难通常是要通过扫描而不是直接选择来解决。单开关扫描过去被用来选择移动方向，激活手臂。然而，扫描需要更高的认知技能，这种对肢体功能的调适导致个体需要大量的训练和实践以了解可能涉及的认知问题（Van Vliet & Wing, 1991）。

使用单开关扫描的 Handy 1 号机器人也可以完成绘画这样的开放式的任务（Smith & Topping，1996）。在这种情况下，使用单开关扫描可以选择笔的颜色、移动笔的位置、向上（移动）或向下（画）以及笔的运动等任务。这些任务在认知上是有要求的，参与研究的三名受试者的成功程度存在很大不同。

一个专门用于科学实验活动的机器人被用于有 7 个 9~11 岁肢体残疾儿童参与的试验（Howell & Hay, 1989）。Aryln 机械臂工作站是专门为教育活动开发的（Eberhardt et al., 2000）。它有一个便携式的底座和一个有 6 个自由度的手臂。有 2 个操纵杆的控制装置用于手臂定位、控制终端操作器（假手）和指挥可动的底座。该装置还有一个内置真空系统。Eberhardt 等人（2000）将这个机械臂用于 5 个因身体残疾而不能参加科学和艺术活动的受试者。这些受试者通过使用机械臂完成了这两个领域的任务。在治疗性游戏活动中机器人被当作一个工具来使用（Latham et al., 2001）。在这种情形下，一组传感器附着在孩子身上以检测其手臂、手指或头部的运动，然后将这些信号用于控制机器人。一个讲故事机器人也

被用来满足残疾儿童的认知、语言和情绪上的康复需求。

英国开发了另一个用于教室的装置（Harwin et al., 1988）。该装置不同于与其他教育应用，包含了基于电视摄像机和图像识别软件的视觉系统，这使得该系统可用于更复杂的任务，如寻找积木和搭积木。该装置用来完成三个任务：①用两个开关（是／否）搭积木和推倒积木；②用四个开关（每个功能一个）或两个开关（是／否）将物品按形状或颜色分类；③用五个开关（左、中、右、拾起、放下）玩搭积木游戏。该装置使肢体残疾儿童从中获得了快乐，并成功完成了上述任务。通过机械臂的使用，他们完成了原来根本不可能完成的任务。

PlayROB 是专门用来帮助重度肢体残疾儿童玩乐高积木的机器人（Kronreif et al., 2005）。3 名 5~7 岁的健康儿童和 3 名分别患有多重残障、四肢轻度瘫痪和横脊髓综合征的 9~11 岁的残疾儿童参加了试验。Kronrief 等认为，大部分儿童喜欢和机器人一起玩，机器人能为操作乐高积木提供必要的支持。为了调查有关学习效果的可能性并给予评估，人们使用升级版机器人进行了一项有常人儿童和残疾儿童参加的多目的研究。（Kronreif et al., 2007）。

当年幼的学生参加交互式实践活动并口头反映其学习收获情况时，数学教学是最有效的（Van De Walle et al., 2010）。有重度肢体残疾和复杂沟通需求的学生可能无法操作数学教学中的教具。为了解决数学课中用肢体使用教具的问题，Adams 和 Cook（2013）利用通过语音生成装置（speech generating device，SGD）（见第十六章）控制的机器人，使有肢体和沟通受限的学生能在数学测量活动中展示他们的知识。一个整合了沟通的机器人操作的装置可以让残疾学生参与到数学教学中，并能够"建立数字的概念，设计自己的问题，思考自己在做什么并表达自己学到的知识"（Ginsberg et al., 1998, p.440）。

3 个学生参与了在数学教学中将机器人作为操作辅具的研究，他们分别是一个 14 岁的女孩、一个 10 岁的男孩和一个 12 岁的女孩。他们都有重度肢体障碍和复杂沟通需要（complex communication needs，CCN），每个人都使用语音生成装置（SGD）的红外输出来控制乐高头脑风暴机器人。SGD 被安装在他们的轮椅上。选择由两个开关对头部动作扫描的感

测来完成。研究在标准数学课程中进行。学生通过控制乐高机器人来操作物体，同时通过 SGD 来表达自己的想法。他们展示出机器人可以用来实现数学教学任务中的操作，这就使得老师可以评量每个学生操作程序方面的知识。参与者在操作程序的认知上有一个漏洞，他们没有意识到他们必须将要比较对象的底部对齐才能进行比较。在询问哪个东西更长之前，他们的教师或教育助手总是先完成这个动作。如果没有直接操作，这个漏洞就不会被发现。

机器人和 SGD 的结合为参与者提供了多种方式来展示他们对概念的理解。他们可以使用其中最有效的方法来证明或解释，而且，由于两种模式经常都是可用的，他们也可以用其中一种模式来扩充另外一种。

所有参与者都说明并解释了他们对数学概念的理解，他们知识上的漏洞也被揭示出来，如果没有把操作和沟通整合到教学上，这些问题就可能会被忽视。教学助手认为这些知识上的漏洞是由于缺乏独立操作活动经历而引起的。

（二）能与残疾儿童玩耍的机器人

玩耍最常见的特点是：①内在动机；②以过程而非结果为导向；③享受和快乐；④主动参与和内部控制；⑤忘记现实（Bundy，1993）。作为童年时期最普遍的活动，玩耍在儿童的发展中起着重要作用（Ferland，2005）。玩耍为儿童提供了发现和尝试、操作物体、做决定、理解因果关系、了解后果的机会（Missiuna & Pollock，1991）。自由玩耍为孩子们提供了通过创造性解决问题及与人和物互动来学习的机会。他们也会体验到内部控制感和掌控感（Bundy，1993）。

由于身有残疾，有动作缺陷的儿童可能会遭受玩耍剥夺之苦（Missiuna & Pollock，1991）。玩耍剥夺的后果包括儿童的焦虑、沮丧和被动，这经常会导致二次残疾。二次残疾包括儿童的自我效能感、自信感、满意度和幸福感的降低（Blanche，2008）。基于这些考虑，一些团队正在解决涉及儿童同伴或玩伴的机器人的开发的更普遍的问题（如，Howard et al.，2008；Besio，2008）。

Besio（2008）根据《国际功能、残疾和健康分类》儿童和青少年版（Children and Youth version of the *International Classification of Functioning and Disability*，ICF-CY）（WHO，2001），开发了帮助肢体或认知损

伤儿童在教育和治疗中玩耍的机器人。本文选择使用 ICF-CY 作为框架的原因与最初选择 ICF 相同：因为 ICF-CY 考虑到与人及生活环境相关的所有方面，并将技术作为促进活动和参与的重要工具。ICF-CY 直接处理与儿童和青少年发展有关的特定问题。

Besio 明确了 ICF-CY 详细描述的以机器人为媒介的残疾儿童玩耍的五个因素。

- 与人相关的因素
- 与环境相关的因素
- 与技术和机器人相关的因素
- 与方法相关的因素
- 与玩耍相关的因素

基于这个框架，游戏场景开发的依据应为如 ICF-CY 所述的儿童的功能性损伤。（Besio，2008）。因为机器人是打算用在融合教育中的，因此 ICF-CY 中的环境因素也需要考虑在内（Besio，2008）。该框架对从简单的感官游戏到对肢体功能有一定要求的复杂游戏（如声音和语言、心理、肌肉骨骼和感官功能）的可能游戏活动进行了仔细考虑。活动和参与组成部分，如一般任务和要求、沟通和移行，也被包含在该游戏框架中。正如我们所描述的，技术被包含在 ICF 的环境组成部分中。这些用来沟通和游戏的产品和技术（调适的或未经调适的）构成使残疾儿童能够玩耍的工具。

第八节 操纵辅具使用的评量

本节主要讨论一个评量过程，该过程将导致对 EADL、智能技术的推荐及未来对机器人的推荐。正如第五章所讨论的，初评需要仔细确定用户的需求，特别是在日常生活环境需求方面（如家中、工作中）。用户、临床医生和家人（视情况而定）合作制定了有可能通过这种技术来解决的用户需求。使用 ICF 分类可以帮助临床医生确定用户必须要参加的和想要参加的活动。操纵辅具能帮助用户够到、抓握和取回物体，开门或关门，控制各种电器、家庭设施和设备。智能技术可以支持用户完成很多沟通和认知活动。机器人也可以为用户完成许多活动。测量工具，如《加拿大作业表现测量表》（COPM）（Law et al.，2005），可用于确定用户想要或需要从事的重要职业。

与第三章和第五章所讨论的 HAAT 模型中的应用一致，先确定目标活动后再考虑人的因素。用户精细动作和粗大动作操作的评量可以提供关于用户在该方面的表现和设备所需要提供的支持程度的信息。这样，临床医生可以确定一个或多个能够可靠地控制 EADL 或机器人的动作（如手指动作、吸气或呼气、眨眼）。认知功能的评估是因为最初的学习过程和装置的持续使用需要高级认知能力，特别是如果设备有多个功能或在选择过程中需要多个步骤时。同时，也需要评估感官功能尤其是视觉、听觉和触觉在人 / 技术接口（HTI）中的作用。

与其他技术一样，临床医生需要确定使用该技术对用户的意义、用户使用该技术的意愿以及用户先前的使用经验。在确定了目标活动、评量了用户的功能性性能力及对该技术的使用意愿之后，用户和临床医生便可以为使用高技术装置设定目标。

下一步是考虑技术的使用环境。当考虑使用高技术装置时，情境是最重要的。前面，我们已经确定了影响技术使用的光和声音等物理方面的因素。也确定了用户住宅的实际尺寸以及所需控制的设备。例如，如果要安装一个 EADL 来开门或关门，则必须要考虑门的实际尺寸及门是往住宅里开还是往外开（或者可能是推拉门）以选择适合的装置。当装置连接到家庭线路时，上述细节也是必须要考虑的。资金也是评量的一部分。

EADL 评量的结果包括：①识别控制场地和控制接口；②确认与 EADL 操作有关的认知能力；③列出所需的 EADL 功能（按优先顺序）；④评估用户使用电子环境控制动机；⑤列出用户所使用的其他的电子装置；⑥确定 EADL 使用环境。EADL 的功能列表包括可能需要控制的灯光、电视和窗帘等。其他电子设备的清单可能包括客户的电子设备（如电视、CD/DVD 播放器、电脑和扬声器电话）和辅助技术（如沟通装置和电动轮椅）。有了这些信息，就可以与用户一起选择出满足其需求的 EADL。

Holme 等人（1997）对在脊髓损伤和疾病中心工作的作业治疗师（OT）进行了调查。虽然这个研究已有些久远，但文献中近年来没有一项更新的研究，该研究的结果也仍然很有见地。调查的目的是了解脊髓损伤患者对 EADL 的使用情况、作业治疗师推荐使用（不使用）EADL 的原因、评量用户使用 EADL 所需的技能，并推荐适合的装置。研究者发现，在这些中心工作的作业治疗师中，有84%的人将EADL作为患者康复过程的一部分。残疾程度在C4或更高层次的使用者普遍认为能从EADL的使用中受益。推荐使用EADL的四大原因为：①用户的许可；②用户生活质量的提高；③增加了呼叫装置的使用；④照顾者护理的需要减少。Holme等人（1997）还发现，超过50%的被推荐和购买的EADL仍在使用。他们确定了不推荐使用EADL的主要原因：①资金缺乏（64%的被调查者）；②EADL的高成本（47%）；③无法使用EADL；④负责用户康复的作业治疗师缺乏EADL方面的知识。用户未使用推荐给他们的EADL的主要原因是，他们更喜欢由另一个人提供必要的帮助。Holme等人（1997）得出结论，作业治疗师是否更频繁的推荐使用EADL取决于两个因素：①是否有证明EADL性价比方面的研究成果；②作业治疗师的培训中是否包含与EADL相关的知识和技能。

一、急症护理和康复情境影响

接受急症护理的用户从事日常活动的能力已发生突然变化，例如在脊髓损伤后动作能力和感觉能力的丧失，在创伤性脑损伤后动作控制和认知功能的改变，或在患有肌肉萎缩性侧索硬化症等进行性疾病之后的基础状况的改变。用户的肢体能力有限，在脊髓损伤的情况下，他不再知道自己的身体能做什么，也不知道该如何控制自己的环境。用户长时间被限制在床上或病房里。在这种情况下，用户的必要活动包括使用呼叫铃以请求护理帮助或者开关电视。此时，只要为用户提供一个简单的可用来控制这两个设备的EADL，就可以向用户证明他仍能在一定程度上独立地参与活动和控制环境。急症护理环境可以提供EADL方面的专业知识和专业人员，以支持用户使用这些技术。

当用户进入康复环境，他的主要任务是学习如何参加更多活动，并尽可能恢复一些动作功能。在这种情况下很可能需要请EADL专家来参与评量、建议、安装和技术培训。这样用户将可能有更好的移行能力，并将学习使用电动轮椅以获取更大的独立性和在设施及其场地周围移动的能力。在康复期间，用户也有机会进入社区。康复期间也为用户提供学习支持更为复杂的功能的EADL的机会，如电话的使用或不同电器的控制。

二、社区情境

一旦用户回到社区，无论是回到自己家中还是某种支持性生活，他们都需要参加更多活动。在家中使用EADL的核心问题是要使他们能处理日常活动。

例如，用户回到家后需要能识别门口的人，在适当的时候解锁或打开门让这个人进来，然后关上门。这是前面两个情境中都不要求的活动。用户需要控制环境的不同方面，如温度和照明、在紧急情况下使用电话或控制窗帘。同样这些活动也是前面两种情境不要求的。对家中的护理者或辅助人员的支持和培训不能少于康复机构所能给予的，特别是在回家的最初阶段。不可否认的是，家庭环境确实提供了在稳定环境中确定EADL需求以及如何将所需的技术整合到用户的日常生活中的机会。

Little（2010）描述了几个影响EADL引进的问题。在创伤后的急性期，用户对EADL的态度很不相同，装置可能会被拒绝，因为用户需要时间来适应他功能的改变以及确认技术是如何来强化该功能的。在急诊医院的康复阶段引进EADL的理由包括发展用户的操纵感和可能的独立性，以及提供装置并为安装和培训提供重要支持（Ability Research Centre, 1999）。对于进行性疾病患者，早期引进装置可以让他们集中精力精通设备的使用，而不是在努力学习设备使用的同时还要适应其功能的丧失。Little（2010）建议在康复期尽早使用设备，而不是等到用户回到社区后才开始使用，这样可以更好地了解用户可以做什么，需要做什么，以及使用装置所需的环境支持。

第九节　日常生活电子辅具使用成效

目前能为EADL技术的使用效果提供证据的研究还比较少。然而，关于EADL在用户住宅中使用情况的调查已经完成。缺乏该方面研究的原因有两个，技术的复杂以及变化的迅速，使当前对这些技术在整个用户中的可推广性以及它们的评估方面的研究变得困难。该方面的研究也因EADL或其他高技术使用成效测量方法的缺乏而受到了阻碍（Boman et al., 2007）。现有研究使用了第五章所描述的测量方法:《辅助设备对用户的社会心理影响量表》（PIADS）和《魁北克用户对辅助技术满意度评估》（QUEST）。通过上述测量方法可以了解装置的使用对用户的社会心理影响（PIADS）和用户对所用装置的满意度（QUEST）。

框 12-3 总结了影响 EADL 使用和不使用的因素，以及临床医生推荐和不推荐这些装置的原因。在探讨这些装置的使用成效的研究中，一些描述装置使用和不使用原因的主题得到了回应。文献中有少数研究探讨了 EADL 的获得和使用的影响。这些研究只调查了主要生活在社区中的成年人对 EADL 的使用情况。这些人包括患有高位颈脊髓损伤、多发性硬化症、创伤性脑损伤、肌肉萎缩和脑卒中的患者。

框 12-3 研究的看法：用户使用日常生活电子辅助设备和临床医生建议使用的原因。

影响 EADL 使用的因素

用户、护理人员和工作人员可获得培训和可持续的支持（Ability Centre，1999，Boman et al.，2007）。

设备是可信赖的，很少出现错误和故障（Ability Centre，1999）。

用户有机会在购买前试用该设备一段时间（如两周）（Boman et al.，2007）。

设备为用户提供了更多的安全感和舒适感，让他们有更多的独处时间（Verdonck et al.，2011）。

用户可以弄懂装置在通信、安全/保险、家庭、工作和学习任务等方面的应用（Boman et al.，2007）。

影响停止或减少 EADL 使用的因素

当上述的情况不存在时，用户可能在短期或长期内放弃使用该设备。

用户可能更愿意通过其他人（护理人员或个人陪护）的帮助来完成 EADL 可以完成的任务。（Palmer & Seale，2007）。

推荐 EADL 的主要原因（Holme，1997）

用户授权。

用户生活质量的提高。

减少陪护人员照顾的需要。

在环境中实现对服务呼叫系统和其他装置的利用。

EADL 未被推荐的主要原因（Holme et al.，1997）

外部资金缺乏，且所需配备装置的成本太高。

一些供应商不经常推荐这些装置其可用性受到限制。

由于服务提供者不经常推荐这些设备，他们对设备的了解范围有限。

设备的成本和安装的复杂性限制了用户试用这些设备的机会。

通过在评量和获取装置的过程中利用 PIADS，用户对 EADL 作用的感知得到评估（Ripat & Strock，2004）。在装置获得前，潜在的 EADL 用户在能力和自信方面的抱有正向的期望，认为该装置能使他们

呈现积极的状态。在获得 EADL 一个月后，他们对 EADL 的看法仍然是积极的，但不如在装置获得前。3~6 个月后，这种积极感知的水平恢复到获得前的状态，最初的预测得到了证实。中间的阶段，积极作用减少的最可能的原因是用户正在学习使用新装置，并正在适应使用 EADL 参与日常生活这一新方式。

Ripat（2006）报告了后续研究的结果。研究发现，正如 COPM 和 PIADS（见第五章所描述的两个措施）所测量的那样，积极作用会持续一段时间。新老用户都感受到 EADL 在各个方面产生的积极作用（Ripat，2006）。能够衡量人在日常生活活动中的知觉表现和满意度的 COPM 和能够衡量辅助技术对个人影响的 PIADS 都取得了相互间高度关联的积极结果。Stickel 等人（2002）报告了类似的结果，他们认为随着时间的推移，对 EADL 使用的满意度普遍且稳定存在。

关于 EADL 使用的研究得出的结论是，在经过一个培训和技能发展期之后，这些装置不但表现得有用而且易于使用（Boman et al.，2007）。研究发现 EADL 能够融入用户的日常生活和现有的习惯，而不是打乱他们的生活模式，这个结果很有意思，但也并不奇怪（Boman et al.，2007；Erikson et al.，2004）。研究还发现使用 EADL 的用户的生活质量高于不使用的人的生活质量（Boman et al.，2007；Rigby et al.，2011）。Palmer 和 Seale（2007）、Rigby 等（2011），以及 Verdonck 等人（2011，2014）的研究也表明装置的使用提高了用户的满意度和生活质量。

Palmer 和 Seale（2007）使用扎根理论的方法探讨了肢体残疾者对使用电子控制系统（electronic control systems，ECS）的态度。在有关装置作用的描述中，一种基本的看法是将装置视为一种工具。那些认为这些系统有积极作用的人认为它不仅仅是一个工具，ECS 的使用改变了他们的生活。与此相反，对 ECS 的使用持消极态度的参与者表达了对装置使用成效的不满。Palmer 和 Seale 研究参与者的上肢功能的不同是导致他们在 ECS 的使用中感觉满意或不满意的差异性因素。有较好的上肢功能的参与者，对活动的参与方式会有更多的选择，更有可能对 ECS 的使用持消极态度。（Palmer & Seale，2007）。

Rigby 和同事们（2011）对使用 EADL 和不使用 EADL 的四肢瘫痪患者的生活质量问题进行了比较

研究。他们使用《生活质量：肢体残疾表》（Quality of Life Profile—Physical Disabilities）（Renwick et al., 2003）来比较这两组人的生活质量。所有的参与者都是 C5、C6 或更高程度的脊髓损伤患者。他们还使用《功能独立量表》（Functional Independence Measure）评量参与者的残疾程度；结果显示两组之间没有差异（Rigby et al., 2011）。生活质量量表包含如下三个维度：存在感、归属感和自我成就感。存在感由身体、心理和精神状态组成，归属感涉及肢体、社会和社区等方面的归属感；自我成就感包括实作、休闲和成长（个人发展）等领域（Renwick et al.）。受访者对这些领域的重要性及满意度给予了回应。两组之间没有发现显著的差异性。EADL 使用者对所有三个自我成就量表的满意度、生活质量总分和存在感显著高于不使用者（Rigby et al., 2005）。

Verdonck 和同事们（2011，2014）对高位颈脊髓损伤患者的 EADL 的使用经验进行了现象学研究。由此研究可以看出自主被认为是首要问题，其含义为能做自己想做的事（Verdonck et al., 2011）。自主有两个子主题：独处和人际关系改变。被调查者表示 EADL 的使用可以让他们独处，给他们隐私和他们自己的空间。

他们也可以用这些装置走出家门。人际关系改变的主题反映了他们和其他人在相处时心理负担更小、不必道歉、烦恼更少的感觉（Verdonck et al., 2011）。在最近的一份出版物中，Verdonck 和他的同事指出了使用 EADL 的困难和参与之间的相互影响（Verdonck et al., 2014）。6 名高位颈脊髓损伤患者被提供了 ECS 设备的"试用包"，并在使用这些设备一段时间后接受采访。他们描述了使用技术的麻烦（包括需要打破习惯来使用设备），以及通过使用装置帮助参与工作的焦虑。参与被形容为享受快乐、感觉良好，并对 ECS 对他们生活的影响感到惊讶（Verdonck，2014）。

总而言之，这些研究为 EADL 对用户生活质量的积极影响以及这些装置对其功能性能力的强化作用提供了一些证据。Verdonck 的研究（2011，2014）在装置的使用经验方面提供了引人关注的见解。Rigby 的研究（2011）为 EADL 的使用对生活质量某些领域的作用提供了初步的依据。这些设备的使用人数较少，会在一定程度上导致这些研究样本较小。

可用来检测该类装置使用情况的专门性工具不足也使该类研究受限。此外，该领域现有的少量文献显示了令人满意的效果，还需要有更多研究来加强支持使用这些装置的证据基础。

第十节 总结

帮助操作的辅助技术可以帮助用户完成通常用上肢完成的任务。一些操纵辅具是通用的，也就是说它们是多功能的，另一些专用于一个任务。在某些情况下，操纵辅具可协助正常的手部功能（如书写辅助）；我们称之为增强型辅助。其他情况下可能采用替代性的方式（如一个用来移动桌子上的物体的机械臂）。此外，专用装置和通用装置都可以是高技术或低技术。低技术的通用操纵辅具包括口操纵杆、头指针和助臂夹。专用装置可以满足生活自理、工作或学习、娱乐或休闲等一般活动中的需求。

通用电动装置有两种类型：EADL 和机器人系统。日常生活的电子辅具包括电器控制、电话利用、电视和 CD、DVD 控制以及门、窗帘、窗户的远程控制。机器人可用来满足家中、工作中和教室里的操作需求。EADL 和机器人都由电脑控制，并且每个都可以通过大量的操作界面和选择方式来操作。

案例研究 12-1

用来增加独立性的 EADL

Joyce 是一位 39 岁的脑瘫患者，刚刚和陪护人员搬进一个住宅。她不能说话，只能使用笔记本电脑上的沟通装置。Joyce 通过靠近她膝盖的脚踏开关控制这个装置。这个沟通装置由安装在笔记本上的软件程序组成。Joyce 系统中的沟通和环境控制由连接到笔记本电脑端口的红外可训练或可编程的远程装置集成。这些远程装置可通过计算机上的扫描沟通软件激活，以直接控制电视和 DVD。

一个具有开关输出的双通道红外接收器被用来控制电话自动拨号器。电话控制器还可以控制四个超声波接收器，Joyce 把它们连接到两个灯和一个用来自动打开窗帘的窗帘控制器。所有 EADL 功能都是通过菜单选择设备，然后通过红外远程装置发出指令来激活设备（打开电话拨号器开关、更换电视频道等）来控制。

---

*Scanning WSKE, Words Plus, Lancaster, CA., www.words-plus.com

†Relax II, TASH Inc, Ajax, ON Canada, www.tashinc.com

‡E.A.S.I. Dialer, TASH, Ajax, ON, Canada, www.tashinc.com

案例研究 12-2

卒中患者使用的 EADL

62 岁的 Eileen 是脑干卒中患者，日常生活需中要极多的帮助。她在家里的大部分时间都坐在躺椅上。Eileen 使用一个安装在头带上的内置追踪器（Madentec Tracker）的光指针来控制沟通装置，通过头部运动来进行沟通选择。

Eileen 也需要一个简单的 EADL 来控制电视（开关、选择频道、控制音量）、灯以及在丈夫离开房间时所需使用的呼叫系统。她使用安装在她头旁边的单开关控制一个扫描可训练红外遥控装置，从而可以直接控制所需的电视功能。对于电话装置，她使用一个红外感知开关来控制 X-10 模块。模块可以插在房子的任何地方，并可被她丈夫在外出或到房子里较偏远的位置时随身携带。这样一来，Eileen 可在任何必要的时间召唤他。她可以通过头部运动激活开关，而不必把光指针取下来。这使得她的沟通功能独立于 EADL 的功能，与 Joyce 喜欢将它们整合到一起的做法形成鲜明对比。

*Edmonton AB, Canada, www.madentic.com
†Vantage, Prentke Romich, Wooster, Ohio, www.prentrom.com/
‡Relax II, TASH Inc., Ajax, ON, Canada, www.tashinc.com

案例研究 12-3

进行性疾病患者使用的 EADL

Dorothy 是一个 45 岁的肌萎缩性脊髓侧索硬化症患者，她与儿子、女儿及丈夫生活在一起，每天都接受护理。Dorothy 能使用电脑进行书面交流，使用 EADL 控制电话、门、电动床和电器。在书写方面，她通过虚拟键盘和轨迹球进行文本输入（见第七章）。

设备和电话使用单个触摸开关的独立 EADL 控制。这种方法将沟通和环境控制功能分开，因为在写作时，Dorothy 通常不需要使用 EADL。自动电话拨号通过上述的扫描方法完成。人们通过将 X-10 模块插入室内布线来满足 Dorothy 控制 AC 设备的需要。EADL 还与室内布线连接，以与模块进行通信。这些可以控制灯、电器或呼叫信号。电动开门器由 EADL 的输出开关控制。

*Conrol 1, formerly available from Prentke Romich, Wooster, Ohio

思考题

1. 列出和描述帮助操作的四种类型。

2. 识别低技术专用操作辅具的四种产品改造类型。每类举出一个例子。

3. 低技术操作辅具所支持的自我照顾活动有哪些基本类型？

4. 电动翻页器采用了哪两种主要形式？

5. 电动翻页器提供了什么功能？

6. EADL 的四个控制功能是什么？描述它们之间的不同并分别就每一种功能给出一个 EADL 的例子。

7. 讨论二元锁存交流电装置控制的相对优势和劣势。

8. EADL 装置中使用的四大主要传输模式是什么？

9. 可训练或可编程的红外控制器是如何工作的？这些类型装置的主要优点是什么？

10. 可训练和可编程红外控制器的区别是什么？

11. 描述自动电话拨号器的功能。

12. 列出为特定用户确定最佳的 EADL 时所需考虑的主要评估领域。

13. 脊髓损伤者能否使用 EADL 的重要影响因素是什么？

14. 描述 Manus 移动机械臂的关键设计特点。

15. Manus 机械臂的设计特点是如何增加或减少有效性和用户的满意度的？

16. 在确定机械臂是否适合用户的需求和目标时，需要考虑哪些关键因素？你同意这些看法吗？同意或不同意的理由是什么？

17. 从设计要求和用户与机器人互动的角度来描述桌面和移动机器人主要的区别。

18. 机器人装置在教育方面的应用与在工作或日常生活方面的应用有何不同？

19. 如何使用机器人装置评估和提高幼儿的认知和语言功能？

参考文献

Ability Research Centre: *Environmental control systems for people with spinal cord injuries*. Retrieved from http://www.ability.org.au/images/stories/ftp/research/environmental_controls_systems_report.pdf, 1999.

Adams K, Cook A: Access to hands-on mathematics measurement activities using robots controlled via speech generating devices: Three case studies, *Disabil Rehabil: Assist Technol*, 2013 (Online August).

Besio S, editor: *Analysis of critical factors involved in using interactive robots for education and therapy of children with disabilities*, Italy, 2008, Editrice UNI Service.

Bessell T, Randell M, Knowles G, et al.: Connecting people with the environment—a new accessible wireless remote control, *Proceedings 2004 ARATA Conference*, November 17, 2006. Retrieved from.

Birch GE, et al.: An assessment methodology and its application to a robotic vocational assistive device, *Tech Disabil* 5:151–165, 1996.

Blanche EI: Play in children with cerebral palsy: doing with—not doing to. In Parham L, Fazio L, editors: *Play in Occupational Therapy for Children*, St Louis, 2008, Mosby Elsevier, pp 375–393.

Boman I-L, Than K, Granqvisst A, et al.: Using electronic aids to daily living after acquired brain injury: a study of the learning process and the usability, *Disabil Rehabil: Assist Technol* 2:23–33, 2007, DOI: 10.1080/1748310069856213.

Brose SW, Weber DJ, Salatin BA, et al.: The role of assistive robotics in the lives of persons with disability, *Am J Phys Med Rehabil* 89(6):509–521, 2010.

Bundy A: Assessment of play and leisure: delineation of the problem, *Am J Occup Ther* 47(3):217–222, 1993.

Cook AM, Bentz B, Harbottle N, et al.: School-based use of a robotic arm system by children with disabilities, *IEEE Trans on Neural Systems and Rehabilitation Engineering* 13:452–460, 2005.

Cook A, Encarnação P, Adams K, Robots: assistive technologies for play, learning and cognitive development, *Technology and Disability* 22(3):127–146, 2010.

Dario P, Guglielmelli P, Laschi C, et al.: MOVAID: a personal robot in everyday life of disabled and elderly people, *Technol Disabil* 10:77–93, 1999.

Dautenhahn K, Werry I: towards interactive robots in autism therapy: background, motivation and challenges, *Pragmat Cognition* 12(1):135, 2004.

Driessen BJ, Evers HG, van Woerden JA: MANUS—A wheelchair-mounted rehabilitation robot, *Proc Inst Mech Eng [H]* 215: 285–290, 2001.

Eberhardt SP, Osborne J, Rahman T: Classroom evaluation of the arlyn arm robotic workstation, *Assist Technol* 12(2):132–143, 2000.

Erikson A, Karlsson G, Soderstrom M, Tham K: A training apartment with electronic aids to daily living: lived experiences of persons with brain damage, *Am J Occup Ther* 58:261–271, 2004.

Feil-Seifer D, Mataric MJ: *Defining socially assistive robotics*, Presented at the International Conferenceon Rehabilitation Robotics (ICORR'05), Chicago, IL, 465–468, 2005.

Ferland F: *The Ludic Model*, ed 2, Ottawa, 2005, CAOT Publications ACE.

Fong T, Nourbakhsh I, Dautenhahn K: A survey of socially interactive robots, *Robotics and Autonomous Systems* 42:143–166, 2003.

Ginsburg HP, Klein A, Starkey P: The development of children's mathematical thinking: connecting research with practice. In Siegel IE, Renninger KA, editors: *Handbook of child psychology, Volume 4: Child psychology in practice*, ed 5, New York, 1998, John Wiley and Sons, pp 401–476.

Giuffrida G, Rice MS: Motor skills and occupational performance: assessments and interventions. In Blesedell Crepeau E, Cohn ES, Boyt Schell BA, editors: *Willard and Spackman's occupational therapy*, ed 11, Philadelphia, 2009, Lippincott, Williams & Wilkins, pp 681–714.

Harwin WS, Ginige A, Jackson RD: A robot workstation for use in education of the physically handicapped, *IEEE Trans Biomed Eng* 35:127–131, 1988.

Holme AS, et al.: The use of environmental control units by occu-

pational therapists in spinal cord injury and disease, *Am J Occup Ther* 51:42–48, 1997.

Howard AM, Park H, Kemp CC: Extracting play primitives for a robot playmate by sequencing low level motion behaviors. In *Proceedings of the 17th IEEE International Symposium on Robot and Human Interactive Communication*, Munich, Germany, August 13, 2008, Technische Universitat Munchen.

Howell R, Hay K: Software based access and control of robotic manipulators for severely physically disabled students, *J Art Intell Educ* 1(1):53–72, 1989.

Kinney P: *ZigBee Technology: Wireless control that simply works*, Communications Design Conference, October 2003 July 10, 2014. Retrieved from http://www.zigbee.org/en/resources/#WhitePapers.

Kronreif G, Prazak B, Mina S et al: PlayROB—robot assisted playing for children with severe physical disabilities, *Proceedings of the 9th IEEE International Conference on Rehabilitation Robotics*, June 28–July 1, 2005, Chicago, IL.

Kronreif G, Kornfeld M, Prazak B et al: Robot assistance in playful environment—user trials and results, *Proceedings of IEEE International Conference on Robotics and Automation*, April 10-14, 2007, Rome, Italy.

Kwee H, Quaedackers J: POCUS project adapting the control of the Manus manipulator for persons with cerebral palsy, *Proceedings ICORR: International Conference on Rehabilitation Robotics*, Stanford, CA, pp. 106–114, 1999.

Kwee H, Quaedackers J, van de Bool E, et al.: Adapting the dontrol of the MANUS manipulator for persons with cerebral palsy: an exploratory study, *Technol Disabil* 14(1):31–42, 2002.

Latham C, Vice JM, Tracey M, et al.: Therapeutic play with a story-telling robot, *Proc. Conf. Human Factors in Computing Systems*, 27–28, 2001.

Law M, et al.: *Canadian Occupational Performance Measure*, ed 3, Toronto, 2005, CAOT/ACE Publications.

Little R: EADL, *Phys Med Rehabil Clin N Am* 21:33–42, 2010, http://dx.doi.org/10.1016/j.pmr.2009.07.008.

Maheu V, Archambault PS, Frappier J, et al.: Evaluation of the JACO robotic arm: clinico-economic study for powered wheelchair users with upper-extremity disabilities. *2011 IEEE International Conference on Rehabilitation Robotics*, ETH Zurich Science City, Switzerland, June 29-July 1, 2011, Rehab Week Zurich.

Michaud F, Boissy P, Labonte D, et al.: A Telementoring robot for home care, technology and aging, selected papers from the, *2007 International Conference on Technology and Aging* 21, 2008.

Michaud F, Salter T, Duquette A, et al.: Perspectives on mobile robots used as tools for pediatric rehabilitation: assistive technologies, *Special Issue on Intell Syst Ped Rehabil* 19(1):21–36, 2007.

Missiuna C, Pollock N: Play deprivation in children with physical disabilities: the role of the occupational therapist in preventing secondary disabilities, *Am J Occup Ther* 45:882–888, 1991.

Verdonck M, Steggles E, Nolan M, Chard G: Experiences of using an electronic control system for persons with high cervical spinal cord injury: the interplay between hassle and engagement, *Disabil Rehabil: Assist Technol* 9:70–78, 2014. http://dx.doi.org/10.3109/17483107.2013.823572.

World Health Organization: *International classification of functioning, disability and health*, Geneva, 2001, WHO.

Zimmermann G, Vanderheiden G, Gandy M: Universal remote console standard—toward natural user interaction in ambient intelligence. *Extended Abstracts for the 2004 Conference on Human Factors in Computing Systems*, pp. 1608-1609, New York: ACM Press, 2004. Retrieved from. http://myurc.org/publications/2004-CHI-URC.php Novermber 28, 2006.

学习目标

学完本章内容，你将掌握以下知识点：

1. 描述感官替代视觉功能的主要方式，包括各自的优点和缺点。

2. 描述可以通过辅助技术帮助的视力丧失的主要原因。

3. 描述视觉障碍者使用的阅读和移行装置。

4. 描述计算机输出如何适应视觉受限者的需要。

5. 描述为移动技术创造视觉通道的主要方式。

6. 描述视觉障碍者利用互联网的主要方式。

7. 描述影响视力障碍辅助技术的环境因素。

8. 描述与辅助技术利用有关的视觉功能评量要素。

当某人有视觉感官障碍时，辅助技术可以在信息输入上提供帮助。本章主要介绍用来补偿或替代视觉的方法。这包括阅读、移行方面常用的感官辅具，以及专门用来为计算机和移动技术（如手机和平板电脑）提供可视访问的辅助技术（AT）。

第一节　活动部分

视觉对于辅助技术装置的有效使用非常重要（但并非必不可少），特别是在访问系统方面。例如，在使用扩大沟通装置时（第十六章），必须在词条阵列中找到单个项目，搜寻需要追踪的光标，并经常使用视觉反馈来表示消息的成功生成。同样地，在使用电动轮椅时（第十章），必须对周围环境视觉扫描，并且必须有足够的敏锐度和视野来引导轮椅有效、安全和高效地绕过障碍物。对于有视觉障碍的人来说，阅读打印材料或电脑显示器是困难的或不可能的，而辅助技术可能会有所帮助。我们将在本章讨论用于视觉障碍的辅助技术。

一、视觉丧失对活动的影响

Stelmack 等人（2003）为确定对低视力者在辅助技术装置方面的主要需求对其进行了调查。这个调查涉及步行、食品和购物、通信、家庭任务、自我

保健、娱乐、社会化等大类中的 63 项活动，并包括对比。调查人数共 149 人，年龄介于 51~96 岁（平均年龄 76 岁）。其中 2/3 是男性。调查内容包括：被调查者是否可以独立地参与活动，是否使用了低视力装置，是否认为使用装置对独立地完成任务很重要。排名最高的项目包括：步行（如明确路径、确定地标、识别交通信号和走下路缘）；生活自理（如化妆、刮胡子）；阅读（如看大字印刷本、查看标志、在厨房里看食物说明书）；以及娱乐（看电视、识别人物特写）等。Stelmack（2003）提供了详细的调查结果。本章将介绍该调查中认为有用的辅助技术装置。

二、对视觉障碍成人的计算机利用研究

盲人或低视力者比起正常人来对电脑利用较少并不出乎意料。与正常人相比，视觉障碍者上网的机会更少，上网频率更低，而且更有可能是在工作时上网（Gerber & Kirchner, 2001）。障碍的严重程度或多重障碍的存在都会减少患者对计算机的获得和进一步的利用。65 岁以下的人比 65 岁以上者使用电脑的机会更大，频率更高（Gerber & Kirchner, 2001）。这是因为在 65 岁以上的人群里，视觉障碍的发病率很高。无论残疾与否，有工作的人都更有可能使用电脑和互联网，他们使用电脑的比例在这两个群体

中几乎相同。

主流的家用电器、娱乐产品以及生产力工具为我们的日常生活提供了支持。随着复杂的电子技术新功能的出现，这些技术正在不断进步。有视觉障碍的人担心，如果这些电子技术的进步不是视觉无障碍的，他们就将会被抛弃。在这种背景下通用设计原则变得非常重要（第二章）。

第二节　人的部分

术语低视力指某人能够使用视觉系统进行阅读，但不能采用普通字号、对比度或字间距阅读。术语盲是指某人的视觉系统不能为计算机的输出显示或打印机的输出提供有用的输入通道。对于盲人，必须使用声音（听觉）或触摸（触觉）这样的替代感知通道来提供输入。由于盲和低视力的需求各不相同，故以下将分别对之加以讨论。

常见的视觉障碍

有许多种眼病会导致低视力和盲。由一些类型的眼病导致的低视力可以通过辅助技术来辅助。在本章中，我们将重点介绍其中最常见的老年性黄斑变性（age-related macular degeneration, ARMD）、青光眼、白内障及与糖尿病有关的视觉丧失。

（一）先天失明

在全球范围内，不同地区儿童致盲的主要原因有很大的差异。主要决定因素是社会经济的发展水平以及可能获得的基本卫生保健和眼睛护理服务。在高收入国家，视觉神经和高级视觉通路损伤是造成儿童先天性失明的主要原因。在低收入国家，还包括其他的原因，如麻疹造成角膜瘢痕、维生素A缺乏、使用有害的传统的眼药以及新生儿眼炎。[1]早产儿视网膜病变是中等收入国家的一个重要致盲原因。白内障、先天异常和遗传性视网膜营养不良是所有国家的重要致盲诱因。"据估计，在今天近一半的失明儿童中，他们致盲的根本原因本可以预防，或者

说他们的眼病本可以通过治疗，使得视力得到保护或恢复光明。"（Gilbert & Foster, 2001）。

（二）老年性黄斑病变

老年性黄斑病变（Age-related macular degeneration, ARMD）是西方国家老年人致盲的一个普遍原因（Galloway et al., 2006）。它最常见于65岁以上的老人，一般先从一个眼睛开始，然后逐渐发展到双眼。老年性黄斑病变有两种：萎缩型黄斑病变（干）和渗出型萎缩型黄斑病变（湿）。萎缩型黄斑病变很常见，但80%~90%的老年性黄斑变病变是由于渗出型萎缩型黄斑病变引起的。老年性黄斑变病变主要影响中心区域的视力，周边视力除外。随着病变的发展，中心视野区的损失逐渐扩大。一个有关ARMD及其治疗、患者及其家庭的有用资源是AMD联盟（AMD alliance, http://www.amdalliance.org/en/home.html）。其它的信息和资源可通过美国国立卫生研究所（US National Institutes of Health）获取。[2]

（三）青光眼

青光眼是因眼压增加损伤视神经所致的一类眼病（Galloway et al., 2006）。在超过60岁人群中极为常见。与老年性黄斑病变相比，青光眼对视力的影响主要是周边视野，中央视野区的损失较小。早期治疗可以防止视力进一步的丧失。[3]随着疾病的发展，本章所讨论的低视力辅助技术可能会有所帮助。

（四）白内障

白内障是眼睛晶状体混浊导致的视力模糊（Galloway et al., 2006）。最常见的治疗是通过手术置换人工晶状体。在有些情况下，低视力辅助技术对于白内障或白内障手术造成的视觉损失是有用的。[4]

（五）糖尿病眼病

糖尿病患者也更有可能患上导致严重视力丧失的眼疾（Galloway et al., 2006）。与糖尿病有关的眼病可能包括糖尿病视网膜炎、白内障和青光眼。糖尿病患者的白内障发病时间相对较早，糖尿病患者患青光眼的概率是普通人群的两倍。糖尿病视网膜病变是伴随糖尿病患者的最常见的眼病，是导致失明的主要原因。[5]该疾病引起的眼部血管变化会影响

---

[1]　新生儿眼炎是发生在新生儿身上的结膜炎。结膜炎是眼睛表面或覆盖物的炎症。任何发生在婴儿出生后第一个月的眼部感染都可以归类为新生儿眼炎。(http://pediatrics.med.nyu.edu/conditions-we-treat/conditions/ophthalmianeonatorum.)

[2]　http://www.nei.nih.gov/health/maculardegen/armd_facts.asp#1a.

[3]　http://www.nei.nih.gov/health/glaucoma/glaucoma_facts.asp.

[4]　http://www.nei.nih.gov/health/cataract/cataract_facts.asp.

[5]　http://www.nei.nih.gov/health/diabetic/retinopathy.asp..

对视网膜的供血，由此引发的随机出现的黑色区块会造成部分视野丧失。

第三节　视觉辅助技术

第一章和第三章详细地描述了 HAAT 模型中人的组成部分。这个模型中，人的两个主要的内在动能因素是感觉和知觉。如果这些功能有损伤，就有必要使用感官辅具。在设计或应用感官辅具时，损伤的程度是一个关键问题。如果在被协助的初级感官系统还有足够的残余功能，那么可以通过增强信息输入，使其对人有用。例如，眼镜放大（增强）了视觉信息的大小等级。另外，如果没有足够的残余感官能力，那么就必须采用替代性感官通道来提供帮助。例如，在没有视觉感知功能时，盲文（触觉通道）可以用于阅读。本节将介绍视觉信息的增强和替代。

一、感知辅具的基本途径

图 13-1 展示了基于 HAAT 模型的辅助技术部分的感官辅具的构成要素。环境界面用来检测人类不能通过自己的感官系统获得的感官数据。很典型的有用于视觉数据的照相机、用于听觉数据的麦克风和用于触觉数据的压力传感器。环境界面的信号被传送到信息处理器，处理器的功能取决于辅具的类型。对于使用与用户相同的感官通道的感官辅具，信息处理器的基本作用是放大信号。例如用于视觉输入的视频放大器（closed-circuit television，CCTV）和用于听觉输入的助听器。在其他情况下，信息处理器可能更为复杂。例如，在一个听觉替代阅读装置中，信息处理器可以将来自传感器的视觉信息转换为语音，然后将此语音形式的信息传送给用户。就感官辅具而言，人类／技术界面是一个用户的显示界面（user display），用来为人类用户描绘感官信息。经过处理的信息被呈现给用户，以便替代通道处理。对于视觉通道，它是可视显示（如视频显示器），对于听觉通道，它是音频显示（如扬声器），对于触觉通道，它是振动头或电极阵列，由此可为用户提供压力或触摸数据。

（一）现有通道的增强

对于低视力的人来说，基本通道（即通常用于

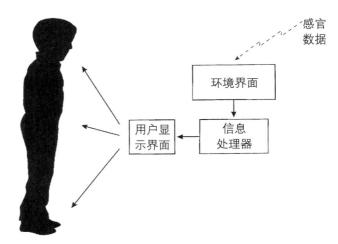

图 13-1　感知辅具的主要部件。

输入的通道）只是受限，还是可用的。这种受限可能只是几种类型之一。最常见的受限类型是信号强度。对于视觉信息来说，这种限制意味着输入信号太小而不能被看见。眼镜是解决这种问题最常见的辅具类型，还有其他方式可以用来放大信号。第二类损伤被称为频率或波长限制。对于视觉输入来说，在辨别色彩、前景与背景之间的反差表现上有明显不足，而这个问题可以通过滤光片或者改变对比度来解决（例如，白底黑字，而不是黑底白字）。此外，还有视野局限。解决这类问题最常见的方法是采用可以拓宽视野的镜片。

（二）替代感知通道的利用

当一种感官输入方式受到损伤，以致不能通过该感官通道输入信息时，我们就必须用另一种感官系统（alternative sensory system）来代替。盲人使用盲文进行阅读就是触觉输入替代视觉输入的例子。触觉与听觉系统替代了视觉系统，而视觉与触觉系统用来替代信息的听觉输入。第十四章讨论了视觉与触觉替代听觉信息的输入。当这种替代类型形成时，辅助技术从业人员（assistive technology practitioner，ATP）必须意识到触觉、听觉和视觉系统之间的根本差异。

1. 触觉替代

触觉系统是许多视觉替代系统的基础。视觉信息是以空间形式组织的（Nye & Bliss, 1970）。这意味着视觉信息是以物体在空间中的相互关系的形式呈现在中枢神经系统中，也就是说，物体的上、下、左、右、远和近的特征都被保留了下来。相反，听觉系统是暂时性的组织方式（Kirman, 1973）。这意味着听觉信号提供的信息与时间有关。例如，言

语是短暂的声音时间序列，这些通过听觉系统形成词汇及产生含义。而触觉信息具有时间和空间组织特征（Kirman, 1973），触觉系统的感知输入需要空间和时间的提示。例如，手指能够识别硬币上的细微特征。然而要把区别一个硬币与另外一个的不同的面额，就需要在手上操纵它们。硬币的移动提供了暂时（时间序列）信息，这有助于弄清空间信息，仅仅将手放在硬币上而不移动，要区分两个硬币的面额是非常困难的。这种移动和触摸感觉的结合被称作时空信息。触觉、动觉或本体感觉信息的结合被称为触觉感知系统。

　　Kirman（1973）用一个例子来说明了视觉和触觉信息阅读的不同之处。页面上的印刷文字是在空间上进行的组织。人们阅读时使用的是眼动扫描，这种扫描是从一组字母跳跃到另一组字母。随着每一个新的焦点的出现，新的信息被吸收进来。这使视觉系统（包括眼睛、外围通路和中枢神经系统组件）能通过提取空间特征来识别字母，将它们组成单词，然后将含义联系在一起。与此相反，阅读盲文的人的手会在一行凸起的盲文点上移动，同时获得空间（六点盲字的组成方式）和时间（手指下的移动的图案）信息。如果视觉正常的人采用盲文阅读方式，文本就会在眼前不停地移动，这就会因为空间信息的不断变化，造成图像模糊不清。因此我们会说移动（时间因素）干扰了视觉信息的输入。另外一方面，假如盲文用户使用有视力的读者使用的方法，将手指放在一个字符上，输入信息后跳到下一个字符。这可能会严重限制盲文信息的输入，因为触觉系统所需的运动将会缺失。因此感知输入的触觉和视觉方法是非常不同的，在使用一个系统替代另外一个系统时必须考虑到这一点。

　　视觉被用于移行和被用于阅读有一些不同之处。在这种情况下，视觉图像随着个人行走而持续变化。当眼睛扫描环境时，由于人的移动，物体和人的空间布局信息以及人的相对于这些物体的位置的信息都会随之变动。视觉系统（包括眼球运动部分）的功能是稳定视网膜上的图像，以便输入数据，即使是在运动之中。这使得不断变动的空间信息的输入最大化。视觉障碍者使用的移行方面的其他感官方式以及辅助装置将在本章后面的移行部分讨论。

2. 听觉替代

　　听觉系统已以多种方式用于视觉信息替代。其

中的一些方法比其他的更为成功，成功或失败的原因说明用一种感觉替代另一种感觉的困难。最不成功的方法是将字母的视觉图像转换为一组音调。其中一种是被称为立体音调机的文字声音转换装置（Smith, 1972）。这种装置的环境界面是由一组水平开口组成的摄像机。当摄像机掠过字母，黑色部分（如一个字母的部分）就产生了一个音调，白色部分则保持缄默。当摄像机掠过一个字母，就会听到一系列的音调，就像变换的音乐和弦。尽管有人能以每分钟 40 个单词的速度利用这些信息，但这种装置总的来说是不成功的。Cook（1982）对此列举了几个原因。首先，这种装置需要用户识别一个和弦的模式，然后组装成字母，最后根据整句的上下文把字母组合成有意义的单词。这对于听觉系统是一个困难和不自然的过程。其次，必须逐个阅读字母的方法也导致输入信息的速度变慢，并给用户增加了额外的记忆要求。最后，因为使用立体音调机需要注意力高度集中，从而容易产生疲劳。从这个例子中得到的主要经验是，听觉系统最适合接受特定形式的语言信息（如语音），但是不适合接受表示空间模式的复杂信号（如立体音调机）。这是阅读设备采用听觉替代所需要遵循的基本原理，这里的听觉替代涉及所有以言语方式呈现的信息。

　　视觉移行装置已经非常成功地采用了听觉替代。这是因为移行更多地依靠粗略的提示而不像阅读那样需要精确的空间信息。在移行中，问题变成了将大型物体识别为潜在危险。

二、视觉障碍者的阅读辅具

　　视觉障碍者面对的主要问题是，①实现印刷资料的阅读；②定向行走（安全和方便的行动）；③利用电脑、手机和平板电脑，包括上网（internet）。该部分首先描述了低视力者的阅读辅具，低视力者仍然可以通过视觉系统来获取信息。然后讨论了盲人的触觉和听觉替代辅具。这里所用的术语"阅读"涉及利用文本、数学和图形表示（例如，地图、图片、图画和手写等）。后面还会讨论多种非常专门化的阅读替代类型（例如，代替地图的语音指南针，用于药品和食品罐的语音条形码阅读器）。

（一）放大类辅具

　　与阅读的视觉系统的表现相关的三个因素为：大小、间距和对比度。本节讨论阅读印刷资料的低

视力辅具的原理。这些装置通常被称为放大辅具（magnification aids）。放大可能是垂直（大小）或者水平（空间）或者是两者兼而有之。放大也包括强化对比度的辅助技术。有三种类型的放大辅具：①光学辅具；②非光学辅具；③电子辅具（Servais，1985）。框图 13-1 给出了该方面辅具的实例。

框 13-1　低视力辅具的分类和实例。
光学辅具 手持放大镜 落地放大镜 视野扩大器 望远镜 **非光学辅具** 文本放大 高强度灯 日常生活辅具 高对比度物体 **电子辅具** 视频放大（CCTV） 便携式视频放大装置 幻灯片放映机 不透明（实物）投影机 缩微平片阅读器

来自 Servais SP: Visual aids. In Webster JG et al., editors: *Electronic devices for rehabilitation*, New York: John Wiley, 1985.

辅助技术也能用来增强低视力儿童的视觉提示（Griffin et al., 2002）。颜色和对比度可以通过色调（指定的颜色，红、蓝等）、亮度和色彩饱和度（色彩上的可以感知的差异）来增强。儿童的色觉缺陷可能难以察觉。Griffin 等人为低视力儿童使用视觉放大器、软件或者网站设计给出了以下参考意见：①使用颜色的亮度差异要尽可能小；②避免光谱两端的颜色；③避免使用白色、灰色和任何亮度相同的颜色；④避免使用在色谱上彼此相邻的颜色；⑤避免使用浅淡的颜色。空间的考虑是提高低视力儿童视觉无障碍的另外一个问题（Griffin et al., 2002）。空间包括文本和图画的尺寸、图案、边框以及文本和图片的清晰度。视觉放大器、软件程序和网站无障碍标准都可以解决这些功能上的要求。

1. 光学辅具

超过 90% 的视觉障碍者有残余视力（Doherty，1993）。因此通过仔细地选择低视力辅具来满足他们的需求非常重要。随着光学辅具（optical aids）的

使用，低视力者可能能够看清印刷文字，做精细的工作或者增加视野范围。光学辅具对呈现在眼前的图像有直接的作用。

最简单的光学辅具是手持放大镜。这些装置的优点是它们仅需要很少的训练，轻便小巧，能放进口袋和手提包，而且价格便宜。一些辅具还有内置光线来增加对比度，而另一些有多个可根据应用单独或组合使用的镜头。图 13-2 显示了一组光学辅具。当无法拿着放大镜来完成任务（如刺绣这样的需要双手完成的任务），或难以稳定放大镜（例如，老人或身体不好的人）时，可以考虑使用其中一些有内置光源的落地放大镜。许多安装在眼镜框上的放大镜已达到解放双手的目的。

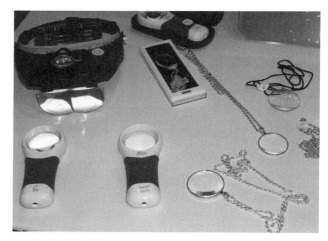

图 13-2　一组低视力者的光学辅具。

解决视野受限的办法之一是采用视野扩大器。这些通常是装在眼镜框上的棱镜和特殊镜头。在使用放大镜时，视野的扩大缩小了图像的尺寸，并产生一种平衡。这种效果可以在汽车的后视镜上看到，这些后视镜扩大了视野，同时也缩小了视野中物体的尺寸。在电脑屏幕上查看地图时也会观察到同样的效果。当你缩小焦距时，视野扩大了，同时图像呈现的细节更少。棱镜则不会减少图像的尺寸。

望远镜可用来帮助观看远景。望远镜可以戴在头上或者拿在手上，它们可能是单筒或双筒（Mellor，1981）。例如，它们可以用来帮助学生看黑板或者用来帮助成人照看户外玩耍的孩子。望远镜式的辅具提供放大但同时缩小了视野。头戴装置可以附加到镜框上，也可以有一个单独的框架。在需要长时间佩戴时（如看电视），头戴式装置特别有用。

青光眼的生活

　　Karen 是一名 68 岁的青光眼女士。她的中心视力完好无损，但她正在失去她的周边视力。她最近大部分时间都在打桥牌、缝被子和阅读。她希望尽可能地继续这些活动。哪些类型的光学辅具可能会帮助她做到？

2. 非光学辅具

　　这种放大方式是基于待读资料的变化（Servais, 1985）。常见的例子有大字本图书或其他材料，如菜单、计划和报纸。高强度的灯可以显著增加阅读材料的对比度，环境中的高对比度物体可以帮助定位。例如，色彩明亮的家具或者盘子有助于其可视化。突出于台面的杯子更容易被发现和被注满液体。Servais（1985）指出非光学类视力辅具在合适的环境中可能更有用，但由于它们专门针对一个或者一些任务，所以在应用时可能会受到限制。

3. 电子辅具

　　光学放大方式利用固定的镜头，因而限制了放大的倍数以及可获得对比增强的强度。电子型的低视力辅具被称作视频放大器（video magnifiers）。这种装置源于闭路电视（closed-circuit television, CCTV），由此这个术语现在仍被制造商所采用。视频放大装置有两大优势：①放大的倍数远大于光学辅具；②可以控制和操作图像。这是数码照相机变焦功能所使用的原理。例如，对比度可以通过颜色或前景与背景的反转（例如，黑底白字）得到显著的改变。现在许多视频放大器是基于电脑运行的，因此电脑具有的常见的文字处理功能（如文档查找或其他文本操作等功能）都能被整合到视频放大器中。图形对比度可以通过颜色或图像的反转（如黑底白字）得到戏剧性的改变。

　　视频放大器的组件是照相机（环境界面）、视频显示器（用户显示界面）和图像展示控制部分（信息处理器）。平板视频显示器可以通过商业的方式获取。用户可以将要阅读的材料放置在扫描台上，然后通过前后左右移动阅读材料来呈现页面中的不同部分，其他的实物也可以通过这种方式来查看，例如处方单子、食谱和小孩照片。扫描台也可以用来锁定需要放大的那部分图像。许多扫描台都有用来帮助对准阅读材料的刻度，还有一些有可调边线。

　　当用户放大文本时，页面上的有些部分是看不见的，有时会使用高强度聚光灯聚焦在用户需要阅读的那一部分。通过使用分屏，视频放大器可以与尺寸更大的电脑显示器一起操作，将电脑数据和普通印刷材料的视频图像同时得到放大。视频放大器还可以被用来完成工作方面的任务、利用各种层次的教育资料，也可以用于娱乐性阅读以及像缝纫和绘画这样的业余爱好。

应对老年性黄斑病变

　　Marco 今年 65 岁，最近退休了。他患有老年性黄斑病变，他的中心视力正在逐渐丧失。他希望日常生活能尽量独立。这包括管理他自己的财务（涉及阅读账单、写支票、管理家庭预算）和对家庭用车进行小保养（他的妻子现在开着车，但他还是想检查一下油量、测量轮胎气压等等），就像他一直做的那样。他希望你能给出对他可能会有帮助的辅助装置的建议。你会告诉他什么？考虑一下本章所讨论的所有低视力辅具。

　　图 13-3 显示了一个正在使用的视频放大器。然而，一些专用装置中也有较多的功能可用。视频放大器可分为台式和便携式两大类。台式装置的大小和所占用空间主要受两个因素的影响：①视频显示器的尺寸；②电子设备的放大量。典型的视频显示器的尺寸从 43.18 厘米（17 英寸）到 63.5 厘米（25 英寸）不等，最大电子放大倍数为 45 倍到 80 倍以上。此外，显示器的尺寸和整套装置的所占用的空间的搭配要合理。如果电脑、打印机和其他办公设备必须和视频放大器共享空间，就可能会有空间的限制。一个分屏系统不仅可以呈现印刷材料，而且可以很大程度上解决电脑屏幕空间不足的问题。Topaz[①] 就是这样一款产品，它可以将屏幕分为 2 个画面。屏幕的一半被用来显示打印材料，另外的部分被用来做电脑画面的放大。这个系统也可以仅用作电脑屏幕放大器或视频放大器。其他厂商也有类似的产品。许多视频放大器具有倍数放大、对比度和亮度等简单控制的功能。为了方便使用，按钮被设置在视频显示屏的正下方。

　　用户使用视频放大器的主要问题是在文本中搜索需要阅读的部分，因为可以看到的放大部分仅仅是文本中的 1~2 行。这种情况可能会导致错过有关的词汇或在寻找下一行文字起始位置时感到困难。解决这类问题的一种办法是先生成印刷本的数字页

---

① Freedom Scientific (www.freedomscientific.com).

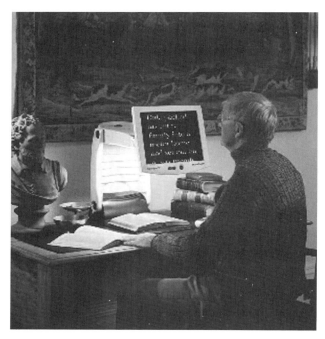

图 13-3 利用视频放大器。（由 NanoPac, Tulsa, Okla. 提供）。

面图像，然后让基于电脑的视频放大器自动滚动文本。[①] 自动阅读可以在整个屏幕上逐行滚动，或者以用户可以控制的速度，逐字显示。屏幕移动速度、放大倍数以及光标在文本中的移动都可以由用户调节和控制。

对比度的增强可以通过灰度或色彩来实现。在之前的方法中，前景和背景的对比度是可调的并且可以对调，如白底黑字，或反之。由于用户可以选择前景和背景的颜色，因此色彩可以显著增强对比度。但并不是所有视觉障碍者都有相同的色觉，而且色觉随视觉范围的变化而变化。有一些前景与背景的色彩组合可以根据用户的需求定制。一些商家的视频放大器给出了有 20 多种对比度选择的组合，还有很多预设的前景与背景的颜色组合。彩色显示器的另一个优点是使打印材料的原始色彩得到保留。如地图的色彩可以被显示，预印表格上的红色签章可仍然显示为红色。与用彩色显示的图像相比，大倍数放大的黑白图像可能会更加鲜明。大多数视频放大器也提供了黑白模式，以便用户获取更清晰的图像。

全便携式视频放大器专为用户携带方便而设计。便携式和桌面视频放大器最重要的区别是尺寸、重量

和电池电量。便携式放大镜重量仅为 544 克（1.2 磅），其显示器只有 22.86 厘米 ×7.62 厘米（9 英寸 ×3 英寸），照相机只有 10.16 厘米 ×5.08 厘米（4 英寸 ×2 英寸）。[②] 一些便携式设备配备一个可以在页面上移动的手持照相机，另外一些则有可折叠的支架，以便对页面、教室黑板或者其他物品（如药瓶）成像。

便携式放大装置被称作便携式阅读器，包括数字形式的存储文本。[③] 这些装置内置了一个高分辨率照相机。所显示的图像可以放大。一些便携式装置基于手机技术，其他的则有一个定制的电脑与封装体。这些便携式放大器可以通过内置摄像头对文本进行拍摄和放大，并像其他便携放大器那样显示在内置的屏幕上（就像用数码照相机拍照）。然后图像被放大或转换成语音。用户可以放大其中某部分以获得更清晰的页面。有些装置还可以帮盲人通过语音合成将视觉文本转换为听觉文本。耳机可以为用户保护隐私并避免打扰他人。存储数据可以上传到电脑中，以便进一步处理或转换成 MP3 或 DAISY 格式。

一些便携式视频放大器可以连接到笔记本电脑上进行图像显示。[④] 便携式视频放大器包括摄像头和软件，可以控制视频的放大倍数。放大倍数为 3~64 倍不等。一些便携式视频放大器的照相机可以与桌面视频显示器或电视机连接，从而用户可根据自己的需求选择便携或固定模式。这些照相机尺寸很小〔如 5.08 厘米 ×5.08 厘米 ×10.16 厘米（2×2×4 英寸），体积约 177.42cm³（6 盎司）〕。当某些材料需要放大较高倍数（如某些精细的印刷品），或在某些时刻（如在一天结束或疲惫时），或用户一天中必须前往不同的地点，这种灵活性非常有用。便携式视频放大器对学生以及到处旅行的商业应用都很有用。

（二）作为触觉阅读替代的盲文

尽管仅有 10%~15% 的盲人可以使用盲文（braille），但这是视觉障碍者使用最为广泛的触觉替代方式。

---

① myReader, Human Ware, Concord, Calif (http://www.humanware. com/eninternational/home).

② 例如，Smartview, HumanWare, Inc., Concord, Calif. (www. humanware.com); Magnilink, Vision Cue (http://www. visioncue.com).

③ 例如，Intel Reader (www.intel.com/healthcare/reader/about.htm); KNFB Reader (http://www.knfbreader.com/products-mobile. php).

④ 例如，Smart View Graduate, Human Ware (www.humanware. com); Pearl, Freedom Scientific (www.freedomscientific.com).

盲文字符由有 6~8 个点的单元组成。图 13-4 为标准的六点盲文。第 7 和第 8 盲文点被用于计算机，以显示光标的移动，或提供字母的大小写、数字、特殊符号和回车（ENTER）之类的控制字符的单盲字显示。图 13-4 展示了字母和数字的例子。当文本被逐字翻译成盲文时，这被称作一级盲文。图 13-4 也显示了一些词汇的盲文编码（成为词语符号）和词汇结尾。这些缩写的使用显著加快了阅读的速度，根据缩写使用的数量，这种类型的盲文被称为二级或三级盲文。阅读二级盲文的速度大约是每分钟 104 个单词（Sardegnaet al., 2002）。阅读一级盲文大概是二级盲文速度的 75%（Legge et al., 1999）。三级盲文有更多的缩写以及一些元音的省略，它主要被用于记笔记（Sardegna et al., 2002）。传统上的盲文是在厚纸上刻制凸点，这种方法仍然被广泛使用。对于掌握这种技能的人，盲文是利用印刷资料的迅速和有效的方法。

1. 印刷型盲文的局限

刻印的盲文资料很笨重，每个盲文页面上的信息量明显少于同样大小的印刷页面。例如，一种盲文版图书大约是其印刷本的 2.5 倍大（Lazzario，2001）。第二个缺点是刻印盲文的成本高于印刷版本。因此只有印刷文献总量中的一小部分被刻印成盲文。此外，读者很难通过浏览盲文文献来查找特定的文本片段，这通常需要利用普通印刷资料来完成。此外，盲文刻印的错误无法改正。

除了格式，盲文自身还有很多限制。最明显的是，只有少数重度视觉障碍者学习使用盲文。部分原因是因为大多数人是在 65 岁后致盲，其中许多病例是由糖尿病所致，这种病影响了触觉，使得盲文不如有声图书等其他选择更受欢迎。尽管有这些缺点，对于许多重度视觉障碍者来说，盲文仍不失为一种选择方式，使用刻印纸之外的格式显著地增强了这种方式的有效性。一个使用最广泛的替代方法是由凸点组成的可更新的盲字。计算机输出系统可使用可更新的盲文显示器，或通过盲文刻印机复制刻印资料。

2. 可更新盲文显示器

由于盲文是由一系列的点来表示，因此凸起的针点可以用来替代传统的刻印纸格式。如图 13-5 所示，这种方式被称为可更新的盲文显示（refreshable braille display）。这种方式有几大优势。其中最重要的是，可更新盲文显示可由连接到电脑显示屏或盲文键盘的电路控制。这使得信息可以通过电子形式存储，与刻印盲文相比，极大地减少了体积。其次，因为文本材料是电子格式，它可以被编辑和搜索，所以电子形式的盲文材料可以很容易地生成复本，并可通过存储媒介进行保存或共享。可更新盲字（或盲字排列）也可用作自动阅读机的输出方式。本章后面部分会讨论到一些使用可更新盲字的便携式的阅读和做笔记的辅具。

每个可更新盲字都列有一组小凸针，其形式与

标准盲文点

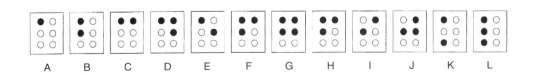

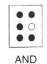

AND　　　THE　　　　DOT 5 + D = DAY　　　　DOT 5 + E = EVER

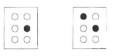

图 13-4　盲文字母、词语符号和缩写形式。

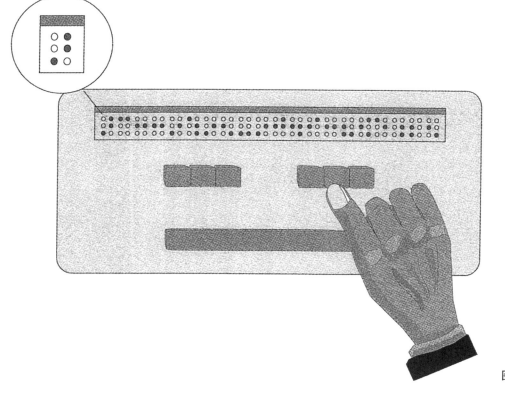

图 13-5　一组可更新盲字。

标准盲字相同。与字母或词汇符号的盲文图案中凸点对应的凸针会升起。可更新盲文显示器可利用软件呈现一级和二级盲文，这种软件可将 ASCII 码（美国标准信息交换码）格式的文本转换为盲文。从1 个到 80 个盲字的排列都是可获取的。一些盲文显示器还包括盲文键盘。①

固定的可更新的盲文显示器由多个盲字组成，并可通过 USB 接口连接到电脑。典型的盲字组的大小通常为 20、40 和 80 个盲字。② 这些可更新盲字组也可以作为电脑视频显示的替代方式来显示电脑上的信息。许多可更新盲文显示器有无线蓝牙，这增加了使用的灵活性。

ALVA③ 盲文终端分别有 44、70 和 80 个盲字可更新盲文显示的台式机和有 23、44 个盲字的可更新盲文显示的便携式（电池型）。所有版本都有 8 点盲字。所有的 ALVA 型号都提供显示额外状态的盲字，用以显示系统光标的位置、以盲文显示的文本行、被激活的属性以及这些属性与屏幕上的字符的关系。在用右手阅读盲文显示器上的文本时，左手可以用来监测这些信息。USB 和一系列端口可用于数据传输。文本可以一级和二级盲文的方式显示。

Freedom Scientific④ 生产有 40 和 80 个盲字的盲文显示器。40 个盲字的显示器包含盲文键盘。40 和80 个盲字的盲文显示器都有无障碍导航功能，用户可以利用显示器上的一系列按键实现这个功能。用户可以使用组合按键输入指令。其另外一个产品PAC Mate Omni 便携式盲文显示器是一个 20 或 40 个盲字的可更新的盲文显示器，它的作用相当于一个手提电脑。用户可以通过 USB 端口连接到任何一台电脑来同步处理电子邮件、日程表或传输文件。该机还采用了盲字间的无缝设计，使之犹如在纸上显

---

① 例如，BrailleNote or Braille Displays Humanware, Concord, CA (www.humanware.com), Focus 40, Freedom Scientific, St. Petersburg, Fla. (http://www.freedomscientific.com/), ALVA BC640, Vision Cue, Portland, OR (http://www.visioncue.com).

② 例如，Brailliant BI 40, Brailliant B 80 and Brailliant BI 32, Humanware, Concord, CA (www.humanware.com); Focus 40, Freedom Scientific, St. Petersburg, Fla. (http://www.freedomscientific.com/); ALVA BC640 or ALVA BC680, Vision Cue, Portland, OR (http://www.visioncue.com).

③ Vision Cue, Portland, Ore. (http://www.visioncue.com/braille-displays.html).

④ Freedom Scientific, St. Petersburg, Fla. (http://www.freedomscientific.com/).

示。它适用于大多数基于 Windows 的软件包。

图 13-6 给出了 Human Ware 公司 ① 推出的一系列可更新的盲文显示器。24 和 40 个盲字的 Brilliant 可更新盲文显示器可用于笔记本电脑或台式电脑。32、64 和 80 个盲字的 Brilliant 八点盲文显示器适用于台式电脑。所有的型号都支持多窗口显示或可编程盲字，并可与蓝牙和 USB 连接。后者可以通过点击位于盲字上方的感应器将鼠标指针或光标迅速移动到一个新的编辑位置来访问。所有型号可以进行二级盲文转换。

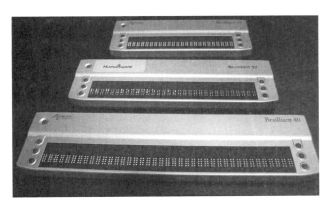

图 13-6　可获取的具有不同数量盲字的可更新盲文显示器。

对于熟悉盲文的电脑用户来说，可更新盲字比屏幕阅读器更为有效。然而，盲文和语音相结合的方式可能是最有效的。在某些情况下，盲文软件和硬件可以与已有的语音合成屏幕阅读技术结合使用。Supernova（Dolphin Computer Systems, San Mateo, Calif., www.dolphincomputeraccess.com）屏幕软件为 Windows 应用程序提供了屏幕放大（2~32 倍）、语音和盲文输出三种功能的软件包。并有以下六种观看方式：全屏、分屏、窗口、局部放大、自动局部放大和直线阅读（滚屏阅读）。同时，在逐字逐词键入输入时还会有语音输出。该公司的 Voyager 可更新盲文显示器可以使用多种语言和语音合成器。利用 Supernova 的挂钩功能可以使屏幕的某部分（例如文字处理器中的当前行）持续放大显示。Supernova 也支持图像标注、语音输出和盲文版式。

3. 便携式盲文笔记本电脑和个人信息管理器

许多盲人在会议室或教室使用数码录音做笔记。其他的便携式盲文笔记本电脑可作为独立的数据管

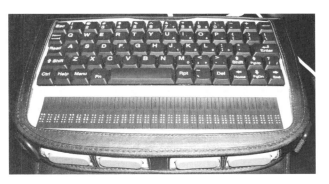

图 13-7　有盲文显示与合成语音输出的个人信息管理器。

理器或个人信息管理器。这些装置的尺寸从 11.43 厘米（4.5 英寸）见方、约 3.81 厘米（1.5 英寸）厚到笔记本电脑的大小（大约 9 英寸 × 12 英寸）不等 ②。图 13-7 提供了一种典型机型的照片。有些机型使用盲文键盘输入，其他的则使用普通标准键盘。对于每个盲字的 8 个点，盲文键盘上都有一个键与之对应。附加键用于控制、编辑和数据管理。所有的型号都有语音合成功能，可通过扬声器或耳机输出合成语音。一些型号包括可更新二级盲文显示（8~32 盲字）。语音合成和可更新盲文显示器可以作为该装置的输出，以替代视频显示器的输出，也可与 PC 机的屏幕阅读器软件连接。所选型号可用的附加功能还包括计算机文件传输、上网、处理电子邮件和打印。有些机型还可以通过内置的地址簿自动拨打电话。

不同型号笔记本电脑的内置程序也会有所不同。所有型号的笔记本电脑都包括文字处理，以便在没有台式机时写作（例如，当你坐在湖边或者乘车去工作的时候）、编辑在台式机文字处理器上生成的文件以及在教室和会议上做笔记。特定的型号还可能在多种软件组合中内置了其他的程序，包括日历、地址簿、计算器、定时器、时钟、电子邮件以及互联网浏览器等。所有软件都可通过语音或盲文进行使用。数据可以存储在电脑硬盘和闪卡中。可通过 USB 端口直接把电脑上的数据传输到便携式盲文阅读器，反之亦然。许多装置可通过蓝牙和 Wi-Fi 连接网络使用 MP3 音乐播放器和浏览网页。一些记事本也可通过内置的 USB 端口用作电脑键盘或具有手机

① Human Ware (www.humanware.com/en-international/products/blindness/braille_displays).

② 例如，the Braille Desk 2000, Braillino, Handy Tech Elektronik GmbH, Germany (www.handytech.de); Braille Note, HumanWare, Concord, Calif. (www.humanware.com); Aria, Sensory Tools, Robotron Proprietary Limited, St. Kilda, Australia (www.sensorytools.com/products.htm); PacMate, Freedom Scientific, St. Petersburg, Fla. (http://www.freedomscientific.com/).

的功能。存储和处理信息的方式可能是盲文或打印或两者兼有。控制功能可以通过具有特定功能的附加键或通过选项语音输出菜单来实现。

（三）作为听觉阅读替代的语音

因为阅读基于视觉语言，所以听觉替代阅读使用语言也就是言语是合乎逻辑的。音频技术是盲人存储和检索信息所利用的最基本的方法（Scadden，1997）。本节中讨论的所有方法都将语音作为输出方式。用于盲人阅读装置的各种语言形式的语音合成均可以第六章描述的方式使用。

案例研究 13-3

在学校中使用盲文记事本电脑

Jenny 是八年级的学生。她在学校用了许多技术来帮助自己成功地完成学业。她从五年级开始就一直用盲文笔记本电脑（具有盲文和语音功能）来做课堂笔记、完成作业、参加考试、做作业笔记、记录个人电话和地址簿。回顾该装置（http://www.freedomscientific.com/）的功能并列出在这些应用程序中可能使像 Jenny 受益的功能。

---

1. 录音资料

视觉障碍者使用时间最长、最广泛的听觉替代方法是录音资料。目前用于录音资料的技术是 CD 和数码录音（如 MP3 设备格式、可下载的文件）。[①]还有一些网站为没有办法利用数字媒体的人提供盒式磁带图书。磁带播放需要专门的设备。这些资料都可以从一些图书馆获得，包括美国盲人服务图书馆（National Library Service for the Blind，NLS）。[②] 可变的速度能使聆听者以比原来语速更快的方式复习资料。通过练习，聆听者可以理解比正常语速快 4 倍的语音。有些用户使用数字录音和回放来记录讲座，并以之代替笔记进行复习。当前常见的数字格式如表 13-1 所示（Courtesy Recording for the Blind and Dyslexic）。

光盘是一种将大量的信息放置在单个磁盘上的设备。它可以储存大量的信息，而且复制成本低廉。光盘的主要优点是由于具有更高的频率响应和索引而大大提高的保真度，并可用来查找特定的轨道。

数字音频信息的利用可以使录音与标题混合，从而使文本搜索更容易。多媒体演示也普遍带有数字音频信息，并可以视觉和听觉两种方式呈现信息，从而增加了潜在市场并降低了价格。

通过计算机和语音合成技术，音频播放被用来呈现数学信息，并成为数据呈现（例如，表、图表）的一种替代方式（Scadden，1997）。以这种形式，一本书可以装载在基于微软或苹果系统 PC 机的文字处理器中，并显示在屏幕上。因为光驱是电脑的基本存储媒介，因此可以用复杂的搜索策略来查找特别项目或者文本位置。便于获取的光盘格式的阅读资料为盲人或低视力者利用印刷资料提供了更多的选择。例如，使用屏幕放大镜，低视力者可以通过电脑浏览光盘上的阅读材料。更为重要的是，无论是计算机的盲文输出还是语音输出，盲人都可以通过读取光盘来实现。

任何一种电子格式都会遇到标准化的挑战。对于磁带上的语音图书，不同的国家有不同的录制格式，数字形式的文字处理也有很多种格式。因此一个被称为 DAISY 联盟的国际集团（www.daisy.org）制定了一个数字语音图书（digital talking books）的国际标准（Kerscher & Hansson，1998）。这个标准包括数字语音图书的生产、交换和使用。DAISY 联盟的目标是促进采用国际标准的数字图书的利用。这个联盟的成员是在世界各地为盲人提供阅读材料的协会和组织。DAISY 标准与硬件平台和操作系统无关，它利用了万维网联盟（World Wide Web Consortium，W3C）开发的网站无障碍标准。有几个提供 DAISY 格式图书的在线资源[③]。许多图书都使用 DAISY 格式和 BRF 二级盲文格式印刷，或使用更新盲文显示。这些网站的书包罗万象，包括儿童和成人的图书、教科书和报纸。DAISY 格式光盘播放器[④]可以在多个厂家获得。图 13-8 显示了典型的 DAISY 格式阅读器。

---

① 例如，Recording for the Blind and Dyslexic (www.rfbd.org); National Library Service for the Blind and Physically Handicapped, Library of Congress (http://www.loc.gov/nls/index.html). Recording and Playback Devices at National Federation of the Blind (https://nfb.org//).

② http://www.loc.gov/nls/index.

③ 例如，Benetech (www.bookshare.org), National Library Service for the Blind and Physically Handicapped, US Library of Congress (www.loc.gov/nls), Recording for the Blind and Dyslexic is now LearningAlly (https://www. learningally. org/); Dolphin Audio Publishing http://www.yourdolphin.com/.

④ 例如，FSReader, Freedom Scientific, St. Petersburg, Fla. (http://www. freedomscientific.com/); EasyReader, Dolphin Computer Access (http://www.yourdolphin.com/index.asp); Victor Reader, Human Ware, Concord, Calif. (http://www.humanware.com/en-international/products/blindness/dtb_players).

表 13-1　有声图书的格式。			
功能特征	可下载 DAISY（AudioPlus）	CD DAISY（AudioPlus）	可下载 WMA（AudioAccess）
需要单独购买专门的 DAISY 格式硬件或软件	是	是	否
与 MP3 播放器和微软播放器兼容 **	否	否	是
下载书籍章节	否	否	是
增强（DAISY 格式）导航、书签和变速控制	是	是	否
需要在线利用	是	否	是
与苹果机系统兼容	是	否	否

在如上表格中 DAISY 为 Digital Accessible Information System（数字无障碍信息系统）的缩写，用来帮助视力障碍者阅读的电子图书的格式标准。WMA 为 Windows Media Audio 之意，是微软推出的音频格式。

可下载 DAISY 格式图书提供了即时访问、增强的导航功能、书签和变速控制功能。可在 Microsoft® Windows® 系统中播放。与装有 RFB&D 公司数字图书播放软件的计算机或专业的 DAISY 播放器兼容。

DAISY 格式 CD 提供了增强的导航，并可在支持 RFB&D 的专用 DAISY 播放器上播放。

WMA 中下载的图书可以在微软视窗系统的视窗媒体播放器（Windows Media Player）第 10 版或更高版本的上进行播放。这些书可以同步到具有 DRM（数字版权管理）功能的商业的 MP3 播放器。

感谢 RFB&D（Recording for the Blind and Dyslexic）（www.rfbd.org）公司提供。

*MP3 播放器必须有 DRM（数字版权管理）功能来播放加密内容。

** 使用 Windows Media Player 第 10 版及其以上版本。

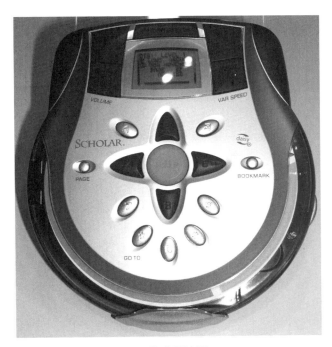

图 13-8　典型的 DAISY 格式阅读器。

2. 提供文本自动阅读的装置

如图 13-1，自动读取文本需要三个组件：环境界面、信息处理器和用户界面。环境界面是提供打印页面图像的摄像头，用户显示可能是触觉（盲文）或合成语音形式。图 13-9 显示了自动阅读机的主要部件 ①。装置的操作涉及扫描、光学字符识别（optical character recognition，OCR）、识别字符的转化、文本转盲文或文本转语音等。大多数阅读机提供语音输出，一些机器提供盲文或盲文和语音。一些自动阅读装置可使用各种语言的合成语音。一些自动阅读装置使用标准的计算机信息处理专门软件，并采用可更新盲文显示或合成语音输出。②

单独的自动阅读机包括作为基本装置的扫描仪，并提供简单的一键操作文档扫描和阅读。这些装置也提供手动操作，例如，在文本中移动光标、存储和检索文件以及将文本转存到电脑或磁盘。自动阅读装置也可以连接到屏幕阅读器和网页浏览器上使用。

① 例如，ScannaR Compact, Humanware (www.humanware.com/).

② 例如，Open Book, Freedom Scientific (www.freedom-scientific.com/).

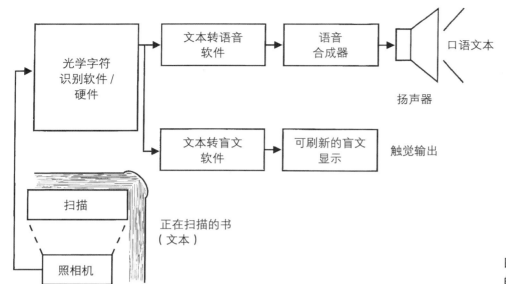

图 13-9　用于视觉障碍者的自动阅读机的主要部件。

一些桌面阅读装置已经内置扫描仪。[①] 这些系统包括内置的平台式扫描仪、电脑、语音输出和多达 50 万页文本容积的硬盘空间等。在一些情况下 DAISY 的数字图书阅读能力也包括在内（见前面）。扫描文献可以被保存为 MPS、WAV、DAISY 和纯文本格式。许多装置只需要一个按钮就能扫描和阅读文档。一些装置还提供多种语言的口语输出。[②] 其他的阅读装置涉及光学字符识别以及文本转语音软件，这些软件已用于可商业化获取的扫描仪和电脑。[③] 一些装置完全是便携式的，例如，只有 0.68 千克（1.5 磅）重的 ReadDesk 扫描、阅读和放大装置，[④] 就可

折叠放入电脑包。

3. 照相机和扫描仪的自动阅读特征

要将信息输入到机器，可以利用的读取装置有平板扫描仪、手持扫描仪或两者的组合。平台式扫描仪有一块 45.72~60.96 厘米（18~24 英寸）长和 25.4~35.56 厘米（10~14 英寸）宽的玻璃板。根据平台的大小，扫描仪有严格的或法定的尺寸。这种类型的扫描仪也称为桌面扫描仪，类似于复印机，然而厚度仅 7.62~10.16 厘米（3~4 英寸）。使用时，待读材料被放在玻璃表面，这类装置的一个优点是，它几乎可以扫描任何类型的文档，小到一张纸，大到一本杂志或书。文献自动推送器附件可以添加到许多扫描仪上。这样可就可以加载多个页面并扫描。扫描仪被广泛用于家庭或商业，如扫描用于网页的照片；或在没有电子文档时，通过扫描获取可编辑文献。随着技术的进步，价格也因整个市场需求的扩大而逐渐下降（Grotta & Grotta,1998）。这种进步有益于使用自动阅读装置的盲人用户。手持扫描仪的扫描范围比页面窄，扫描仪的摄像头必须沿着文本的行进行扫描，然后移动到下一行，如此反复，直到扫描完这一页。对于盲人来说这可能是困难的，因为没有参照框架使扫描仪保持在一行上或仅向下移动一行。平台式扫描仪就克服了这个问题。手持扫描仪可以将许多类型的材料扫描为图片，包括单张印刷品和装订成册的文献。另外一个优点是它可以与笔记本电脑一起使用，以创建一个便携式阅读机。

① 例如，Ovation, Telesensory, Sunnyvale Calif. (http://www.telesensory.com/product.aspx?category=4&id=6); Sara, Freedom Scientific, St. Petersburg, Fla. (http://www.freedomscientific.com/); PlusTech Book Reader V100 (www.plustek.com); POET-Compact 2, Baum (www.baum.de/index-e.php); ScannaR Compact 2, HumanWare, Concord, Calif. (www.humanware.com); Sophie, Handy Tech Elektronik GmbH (https://www.handytech.de/downloads /pdfs/29_pdf_en_SOB_ENG_V24.pdf).

② 例如，Open Book, Freedom Scientific (www.freedom-scientific.com/), SARA CE (http://www.freedomscientific.com/products/lv/SARACE-product-pag e.asp); CleaReader (http://uk.optelec.com/); Poet BE (http://pamtrad.co.uk/); ExtremeReader (http://www.guerillatechnologies.com/index.html).

③ 例如，Open Book, Freedom Scientific, St. Petersburg, Fla. (http://www.freedomscientific.com/products/fs/openbook-product-page.asp); Cicero, Dolphin Products (www.dolphincomputeraccess.com).

④ Read Desk, Issist, Georgetown, Canada (http://pediatrics.med.nyu.edu/con ditions-we-treat/conditions/ophthalmia-neonatorum).

4. 光学字符识别（OCR）

照相机和扫描仪提供由被称为像素的黑点和白点或彩色点阵列组成的图像。使用光学字符识别软件可以将图像转化为语音或盲文。光学字符识别（OCR）的主要功能是分析原始像素数据，并将其组成字母、空格（用于描绘单词）和标点符号。有时，图形（包括用在图书章节起始位置的照片、画片和复杂的字符）必须从文本中清除。光学字符识别软件有许多必须要解决的问题。其中最重要的是字符识别中一定会出现不同的印刷字体。能完成这个任务的OCR称为全字体光学字符识别。对大多数扫描仪来说，都有与扫描仪捆绑的OCR产品。这些OCR提供基本的光学字符识别功能，但是它们不能与单独的OCR产品匹配。自动阅读装置使用专业的单独的OCR产品可达到最好的效果。一些公司提供拥有自主知识产权的OCR软件的自动阅读装置，另一些自动阅读装置则使用商业版的具有专业品质的OCR软件。在自动阅读装置中使用较多的商业化软件是Xerox或Caere OCR。目前大多数扫描仪使用OCR软件OmniPage LE（Nuance Corp., Burlington, Mass.,www.nuance.com.）和TextBridge Classic（Nuance Corp.），或专有OCR软件。所有单独购买的OCR软件都兼容视窗操作系统，并且一些自动阅读装置使用标准的个人电脑、OCR软件和外接的扫描仪。

三、为盲人或低视力者开发的无障碍主流技术

电脑的利用对工作、家庭、教育和娱乐是非常重要的。台式机和笔记本电脑内置的无障碍功能促进了视觉障碍者的利用。第三方产品为计算机的使用提供了更多的选择。手机和平板电脑等移动技术的进步为残疾人，特别是盲人或低视力者提供了重要的机会。现在用户已经可以在网络上存储（例如，在云服务器）定制的课程，并在需要的时候远程下载。

（一）用于视觉损伤者的主流技术调适原则

信息和沟通技术（Information and communication technology，ICT）包括计算机、智能手机和平板电脑等，其互动是双向的。了解需要对ICT的输出如何适用于感觉障碍者很重要。ICT通常通过视觉显示器提供用户输出，输入选择（键盘或图标）也通过视觉呈现。这种类型的视频显示也被称为软拷贝。打印输出被称为硬拷贝。ICT也提供声音、音乐或合成语音的音频输出。这些输出对视觉障碍者非常重要。可视的标准ICT输出通常不适合视觉障碍者。

（二）图形用户界面

将信息输入计算机以及主流技术装置（智能手机和平板电脑等）的最常用的方法是利用图形用户界面（graphical user interface，GUI）。GUI有三个明显特点：①可在屏幕上被鼠标指针移动；②出现在屏幕上的图形菜单栏；③提供菜单选择的一个或多个窗口（Hayes,1990）。鼠标或与鼠标相当的（如键盘、轨迹球、头指点器、操纵杆、触摸屏）的移动可以使光标在屏幕上移动。在辅助技术的应用中，GUI有两个特别重要的基本性能：①使用图形化的菜单和图标，由此用户可以通过指点、点击的方式输入信息，而不是使用键盘；②允许多个程序同时被加载并运行的多任务能力。图形环境的创建可以节省输入、减少工作量并增加准确性。由于图标依靠的是识别记忆而不是回忆，所以通常可以帮助用户解决记忆方面的问题。GUI允许使用Windows系统，该系统将屏幕分成更小的区域，每个区域显示一个特定的应用程序。当一个应用程序或功能通过点击被打开或运行时，窗口中会显示一个特定对象（如，一个计算器）或应用程序（如，一个文字处理器）。图13-10显示了多个打开的窗口及用来操作数据和信息的菜单和对话框的示例。各种特定的GUI操作方式略有不同，但基本原理与这里所描述的相似。

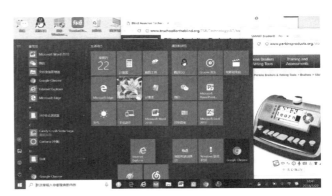

图13-10　有几个不同的应用窗口的图形用户界面实例（由译者提供）。

GUI对残疾人有正反两方面的作用。正向的特性适用于无残疾者。在辅助技术中使用GUI的主要限制是，用户可能没有必要的肢体（手眼协调能力）和视觉技能。此外，对输入或输出装置的替代性改造通常是困难的，基本操作系统一旦发生改变，改造就需要重新进行。GUI是标准用户界面，因为这

样对新手来说操作简单，同时也使专家间的操作方式保持一致。后者确保了每个应用程序以基本相同的方式工作，如同样任务的屏幕图标看起来一样，打开和关闭文件这样的操作也总是相同。GUI 的另一个特点是，它在屏幕上提供了特定的、一致的控制版面。这有助于用户（特别是新手）利用程序，因为无论是在应用程序之间还是应用程序内部，一切都是一致的。

（三）图形化的用户界面（GUI）：视觉障碍者的挑战

GUI 给盲人用户带来独有和困难的难题，因为比起文本来，用视频显示方式描述图形信息增加了许多选项。许多不同的图形符号得以创建。这些符号对于明眼用户非常有用，因为他们可以依靠图形的"视觉隐喻"（如一个垃圾桶代表删除文件）（Boyd, Boyd & Vanderheiden, 1990）。用来描述这些功能的图形标签称为图标。对盲人来说，图形界面表达存在一些问题。首先，图形符号很难以一种替代方式描述出来。文本转语言程序和语音合成器旨在将文本转换为语音输出（见第六章）。然而，这些并不太适合用图形描述，包括在 GUI 中使用图标。GUI 中大多数图标都有文字标签，一种调适的方法是将截取的文字标签发送到文本转语音的语音合成系统中。这样一来，当图标被选中时，标签就会发出声音。

对于盲人用户来说，GUI 的表达存在的另一个主要问题是屏幕定位（在使用 GUI 时很重要）难以用替代方式进行表达。视觉信息是以空间形态组织的，听觉信息（包括语音）是有时间性的（基于时间）。所以很难仅单靠语音来表达一个指针在屏幕上的位置。二维空间属性很难用语音描述。除非屏幕上的位置一直不变。例如，一些屏幕阅读器使用语音来表示屏幕的边缘（如右边界、屏幕顶部）。经常使用的方法是每经过一个图标都说出图标的名称。

用户在使用鼠标时遇到的一个重要问题是，屏幕上的光标位置是相对的，而不是参考一个绝对的标准位置。这意味着从计算机中可获取的唯一信息是鼠标移动的距离和方向。如果用户没有视觉信息可用，便很难知道鼠标该指向何处。

视觉损伤用户在使用 GUI 时面临的其他挑战包括：将屏幕元素以空间的方式聚集在一起；对于同时打开几个窗口的多任务，存在一个挡住另一个的可能，例如，尽管窗口都被激活，但只能看到上面的那个；空间语义（通过在表、群组中的位置呈现

的信息）；图形语义（通过字体大小、颜色和样式等视觉元素描述的信息）（Ratanasit & Moore, 2005）。

视觉障碍者面临的另一个问题是利用表格或图表中的图形信息。他们可能会遇到的三个主要问题是表的大小（例如，提供页面边框信息）、语音信息过载和在表中当前位置的知识。现在已经开发出了多种以听觉方式表达信息的方法（Ratanasit & Moore, 2005）。非言语声音用来提供空间关系（如拉响的小提琴弦声的耳标可以用来表示表格或图表中的线条），表格或图形中的基于文本的信息由语音来提供。或者在描绘趋势和类似的图形数据时，将较高的声高与较大的数字、较低的声高和较小的数字相关联。一项对视觉损伤参与者的评估表明，他们在非口语提示和有口语信息结合的情况下使用表格较为成功。另一个有关图形的如上面所述方法是用音高代表数值，但使用不同的音色（乐器的声音）表示不同的数轴。框 13-2 描述了图标的非言语声音表示方面的研究。

框 13-2　非言语声音研究。

Ratanasit 和 Moore（2005）回顾了三种主要用来表示 GUI 中使用的视觉图标的非言语声音提示：①听觉图标；②耳像；③听像。听觉图标用来表示图形对象在日常生活中的声音。例如，用敲击玻璃窗的声音表示窗户或用打字机的声音来表示文本框。屏幕访问模型和视窗系统声音库被一些应用程序采用。耳像是抽象的听觉标签，它们与其所代表的对象之间没有必然的语义关系。耳像的组件是节奏（如音符长度、拉丁节拍）、音高（如音乐中的 C 对 A）、音色（如乐器的声音）以及音域（如音阶的八度音阶）等各方面的变化。耳像的一个例子是在文件、窗口或程序打开或关闭时播放的音符或音符串。不同的乐器可以用来代表不同的动作。例如，用小号表示打开文件，用鼓表示关闭。在盲人用户所给出的评估中，对比那些缺乏节奏、音高或其他提示之类的无组织的声音，与音乐特征相关的耳像更有效。听像可能是大自然的声音、音乐作品或乐器。听像是听起来像河流、小鸟或音乐作品这样的完整的音乐，而耳像则是独立的音频组件。在视觉损伤参与者给出的评估中，听像并不能充分有效地描述语义关系。现在普通文本和超链接文本中字体类型由合成的男性和女性声音来表示，更温柔和更大的声音被分别用来表示普通字体和粗体字。

各种通过声音方式表示空间信息的方法已被开发出来（Ratanasit & Moore, 2005）。非语音的声音被用来提供空间关系，例如，一个拨动小提琴弦的声音可以用来表示表格或图表中的线条，而表格或图表中包含的基于文本的信息则由合成语音提供。在描绘趋势和类似的图形数据时，还可以用高音和较大的数字联系，用较低的音高和较小的数字联系起来。视觉损伤参与者的评估显示，当非言语线索与基于语音的信息相结合时，使用表格的成功率会更大。另一种有关图形的方法是用音高来表示数值，用音色（乐器声）来表示每个不同的数轴。

四、视觉障碍者的计算机调适

计算机用户通常通过观看视觉显示器接收计算机的输出。为了帮助那些视觉受限者，有必要了解计算机输出如何适应。计算机、掌上电脑（personal digital assistants，PDA）、手机和许多其他的设备都有视频显示。打印输出也通常被计算机采用。计算机还提供普通声音、音乐或合成语音的音频输出。这些输出对视觉障碍者都很重要。

标准的可视计算机输出对视觉损伤者来说通常是不可用的。视力丧失的情况（如表 13-2 所示）决定了成功利用计算机所需要的调适程度和类型。对于盲人来说，他们必须用触觉或听觉通道来提供输入。因为低视力和失明的需求不同，我们将分别予以讨论。框 13-3 描述了与视觉障碍者使用计算机相关的研究。

（一）用于低视力者的可视计算机显示

放大屏幕的一部分的屏幕放大软件是最常见的用于低视力者的调适。没有放大的屏幕被称为物理屏幕。屏幕放大有三种操作方式：镜头放大、部分屏幕放大和全屏放大（Blenkhorn et al., 2002）。无论什么时候放大观看的视窗所显现的仅是用户已经使

用的物理屏幕中的一部分。镜头放大功能类似于拿着手持放大镜观察屏幕的一部分。屏幕放大程序选取了物理屏幕的一个部分，然后进行放大。这意味

表 13-2　视力损伤分类推荐版（来自 WHO）。

分类	呈现的远视力	
	差于：	等于或好于：
轻度或无视 觉损伤 0		6/18 3/10（0.3） 20/70
中度视觉 损伤 1	6/18 3/10（0.3） 20/70	6/60 1/10（0.1） 20/200
重度视觉 损伤 2	6/60 1/10（0.1） 20/200	3/60 1/20（0.05） 20/400
盲 3	3/60 1/20（0.05） 20/400	1/60* 1/50（0.02） 5/300（20/1200）
盲 4	1/60* 1/50（0.02） 5/300（20/1200）	有光感
盲 5	无光感	
9	未确定或未指明	

* 或在一米的距离数手指（counts fingers，CF）。

框 13-3　研究告诉我们什么：关于视觉障碍成年人使用电脑。

盲人或低视力者使用电脑要比非残疾的人少（Gerber & Kirchner, 2001）。
· 更少上网。
· 在线时间少。
· 更可能是在工作地点上网而不是在家。
· 重度损伤的影响和多重损伤的存在：
  65 岁以下的人比 65 岁以上的人更有更多的使用和利用机会。
  65 岁以上人群中视力障碍发病率高是很重要的原因。
  有工作的人更有可能用电脑和上网，占比与非残疾人群的比例相同。
· 视觉障碍者使用电脑情况（Gerber, 2003）：
  · 在技术和视力损伤出版物订阅者全国大会上的焦点小组 *。
  · 这个样本代表了使用电脑和上网的视觉受损者，但并不能代表更广泛的视觉损伤群体。
  · 50% 的人没有视力，另外 50% 的人有不同的视力。
  · 50% 的人在出生后就失明了，85% 的人接受过大学教育，73% 的人就业。
  · 计算机可以用来就业，并为找工作提供了灵活性，包括远程办公。
  · 计算机还可使已就业者因为成功就业来创造一种文化认同。
  · 计算机的使用创造了获取信息的途径，包括报纸和杂志以及基于网络的信息来源。
  · 被调查者报告说，不用别人给自己阅读，自己通过技术就能阅读，这太值得了。

· 提升了写作技能
· 计算机使用的主要好处是：通过互联网建立了社会联系，减少了孤立和孤独的感觉；能独立发送和接收电子邮件；能参与在线讨论。
· 问题
  对使用适配计算机培训不足。
  无障碍形式的培训资料。
  无障碍的滞后造成进步不大。
· 培训可用性（以美国为主）（Wolfe, 2003）：
  · 群体培训比个别培训更普遍。
  · 现有机会不能充分满足需求。
  · 训练涉及所有的主要技术类型。
  · 让培训师与技术的进步同步是最主要的困难。
· 培训的品质（Wolfe, Candela & Johnson, 2003）：
  · 正面评价：培训的整体质量好，受训者更自信，培训师的素质较好。
  · 负面评论：培训时间太短或太少，可动手实践的电脑太少，培训与工作需要的技术关系不大，培训速度过慢或过快，资料层次太低，内容变化太多，实习覆盖的内容有限。
  · 需要跟上技术的变化。
· 互联网使用的数量和类型（例如，社交网络、电子邮件、购物、银行等）与视觉障碍者的社会支持感和个人幸福感没有统计学上的联系（Smedema & McKenzie, 2010）。

*Access World: Technology and People with Visual Impairments, American Foundation for the Blind, New York, http://www.afb.org

着放大窗口必须移动以显示物理屏幕上正在发生变化的那个部分。部分屏幕放大器类似于放大镜放大，只是单独显示的放大窗口通常出现在屏幕的顶部或底部。

屏幕放大的部分被称为放大窗口，在这个窗口中的文本的尺寸被放大。当前放大程序的放大倍数的范围为 2~36 倍以上。放大程序将跟随屏幕中称为屏幕焦点的特定部分移动（Blenkhorn et al., 2002）。典型的焦点是鼠标指针的位置、文本输入光标的位置、突出的显示项目（如下拉菜单中的一个项目）或当前活跃的对话框。屏幕放大功能自动跟踪焦点和放大屏幕的相关部分，跟踪放大窗口并显示物理屏幕上发生的变化。例如，如果导航或控制框被激活，那么所查看放大窗口可使那个框突出显示。如果鼠标产生移动，放大窗口会跟随鼠标光标移动。如果正在输入文本，那么放大窗口会跟随文本输入的光标和物理屏幕的突出显示部分。

表 13-3	用于视觉障碍者的简单调适 *。
需要解决的问题	**软件方式 ****
用户不能看见普通大小的文本和图形	放大镜（M），Zoom 展文软件（A）
用户不能看见所打开的窗口、对话框等的状态	语音描述（M），有声切换键（M），语音提示（A）
用户需要前景和背景间有较大的对比度，或屏幕上有较大的字符	放大镜或高对比度配色方案（M），变焦或高对比度配色方案（A）
用户需要语音输出而不是视觉输出	视窗讲述人功能（M），Voice-Over 苹果语音辅助程序（A）

* 威斯康辛大学 Trace 中心（Trace Center）开发的调适软件。这里包括微软视窗和苹果的 OS X、iOS X 操作系统以及一些智能手机上市前的调适。

**M：微软视窗系统，A：苹果 OS X、iOS X 操作系统．

使电脑屏幕能适合于低视力者的调试技术可以通过几种商业方式获取。Lazzaro（1999）描述了几种潜在的实现计算机无障碍的方法。计算机制造商提供了简单和便宜的内置屏幕放大软件（见表 13-3）。一个用于苹果电脑操作系统的软件是展文（Zoom），这个程序可以放大 2~40 倍，同时拥有快速、简单的文本和图形处理功能。放大功能的重要选项为：颜色对比、光标大小和放大方式。更多信息可以在苹果无障碍（Apple accessibility）网站上

获取[1]。表 13-3 所示的放大镜（Magnifier）是视窗系统应用的一个最低功能的屏幕放大程序[2]。它显示的屏幕放大部分为 2~9 倍。该放大镜的其他选项设置包括背景与文字的反转（如黑色背景、白色字母）、放大窗口位置的改变以及高对比方式。对于仅需要高对比选项的用户，有许多文本、背景、窗口以及 GUI 功能的色彩组合选项，用户可通过控制面板的无障碍图标进入使用。这些内置选项无意取代功能齐全的第三方屏幕放大镜。在视窗系统鼠标控制面板的鼠标指针设置中可以改变在 GUI 互动中所用的所有指针的大小、样式和颜色组合。

视窗系统网站（在 www.microsoft.com/enable/ 点击 "Products" 标签）或苹果台式机操作系统网站（在 www.apple.com/ accessibility/macosx/ 选择 "Mac OS X solutions from third parties"）有许多屏幕放大程序可用[3]。相比内置屏幕放大镜，这些屏幕放大程序提供了更大的放大范围和更多的功能。这些屏幕放大程序通常可以兼容视窗系统的应用程序，包括电子表格、文字处理、电子邮件和网络浏览器。许多屏幕放大程序还可以兼容屏幕阅读器（语音输出功能）。在一些情况下，屏幕阅读器与放大软件绑在一起。有时，屏幕放大镜语音输出功能的运行，需要与一个单独的屏幕阅读器连接。放大倍数可达 36 倍以上。上述各种类型的屏幕放大方式在大多数屏幕放大软件中都是可行的。这些程序也可以追踪光标、确定键盘输入位置和进行文本编辑。放大窗口可以与一个或多个这样的窗口配合使用，以方便用户导航。所有的屏幕图像（包括窗口、控制按钮以及其他窗口目标）都可以被放大。当文档被放大时，自动滚屏（上、下、左、右）功能可使放大的长文档更容易阅读。

对于低视力者来说，硬拷贝（打印）输出也是一种挑战。对于正常视力的人来说，可以使用前面描述的方法在屏幕上编辑文本，然后按照标准大小

---

① www.apple.com/accessibility/macosx/.

② www.microsoft.com/enable/.

③ 例如，SuperNova from Dolphin, Computer Access, San Mateo, Calif. (http://www.yourdolphin.com/); MAGic, Freedom Scientific, St. Petersburg, Fla. (http://www.freedomscientific. com/); Zoom Text, Zoom Text Mac, Zoom Text Large-Print Keyboard, Zoom Text ImageReader, Zoom Text USB, Zoom Text Camera and Zoom Text from AI Squared, Manchester Center, Vt. (www.aisquared.com).

的打印字体的来打印。然而，如果视觉障碍者需要利用硬拷贝输出，这时就需要使用激光打印机和可以产生较大字符的特殊软件来获得所期望的放大打印输出。

案例研究 13-4

低视力者的计算机利用

　　Cheryl 是一名大学生。视力的局限使她不能使用普通的计算机显示器。她希望辅助技术专业人员（ATP）能帮她找到一种使用电脑的方法。她的局限是，她在一天中必须使用不同种类的计算机。她在家时使用台式机，在课堂上用随身携带的笔记本电脑记笔记，并需使用学生实验室的计算机。ATP 会向她推荐什么方法呢？ATP 将建议她购买哪些特殊的软硬件来满足她的需要，或者她能利用视窗系统中哪些内置的功能？ATP 将会如何评估你为 Cheryl 提供的解决方案的成功？

（二）盲人利用可视计算机显示

　　盲人想要使用计算机就需要有一个视觉屏幕的替代，这种替代是以触觉或听觉的形式来获取屏幕上的信息。呈现文本或图形信息的两个基本选项是语音或盲文。为盲人用户提供语音或盲文输出的系统被称为**屏幕阅读器**（screen readers）。盲人计算机用户应该像正常人一样能够使用所有的图形和文本。视窗系统有一个包括基本功能的称为讲述人[1]（见表 13-3）的屏幕阅读器，它能用来阅读屏幕上所显示的文本。音频描述提供了视窗系统视频显示内容的言语描述。当大写锁定、数字锁定键或滚动锁定键被按下时，切换键（表 13-3）将会生成一个声音。苹果电脑操作系统包含 VoiceOver[2] 的内置软件。这个工具提供了屏幕以及阅读文本的声音描述。对于许多盲文显示器来说，VoiceOver 还具有即插即用功能。Talking Alerts 软件可以自动播报通知和对话框的内容，这和切换键的功能类似。

　　明眼的计算机用户通常会在屏幕上浏览特定的信息，或者在书面材料中获取持续和移动的感知，其中包括查找特定的屏幕属性（如突出显示或加了下划线的材料和 GUI 特点）。而对于盲人来说，复制该功能需要调适的输出系统提供文本阅读和图形描述。总之，屏幕阅读程序在程序运行期间为用户输入提供屏幕上的信息或提示。图形符号应附加文字标签。这些标签可以通过使用语音合成软件读取给用户。

　　当前可用的屏幕阅读程序通过键盘指令来协助导航。典型功能的例子是在文本中移动一个特定的点，寻找鼠标的位置，提供屏幕图形或特定功能键的语音描述以及利用帮助信息。[3]

　　屏幕阅读器也能监控屏幕，并在特殊文本块或弹出菜单出现时起作用（Lazzaro, 1999）。此功能会为用户自动读取弹出的窗口和对话框。屏幕阅读器通常可以设置为按行、按句子或按段落进行阅读。还有其他的功能，例如，视窗系统的 Jaws 屏幕阅读器[4] 可以使用户通过指定键阅读前面、当前或下一个句子或段落。例如，用 ALT + UP ARROW 读前一个句子，用 ALT + DOWN ARROW 读下一个句子，用 ALT + NUMPAD 读当前句子。用户可以用标准的视窗系统方法在应用程序间进行切换（ALT + TAB）。在 Jaws 中还可以采用多种按键组合来浏览文本、图表、网页和其他文献。像微软 Office、[5] 网页浏览器等这样独特的程序也有特殊功能。

　　所有的屏幕阅读器都提供导航，然而，它们的功能键和功能组织方式各有不同。一些屏幕阅读器还提供"窗口列表"，按字母顺序显示所运行的应用程序。这使得用户可以在任何活动应用程序之间切换、关闭或查看状态。当许多应用程序窗口被打开时，比起将光标移动到下拉菜单或关闭框，用这种方式进行切换更快。SuperNova[6] 是一种用来操作屏幕上可见的信息的屏幕阅读器。它通过寻找不同的属性、形状、边界和亮点等来识别目标。这与使用普通的视窗系统标签形成了鲜明的对比，这意味着，无论 SuperNova 是否遵守 Windows 编程规则，它都是独立的应用程序。SuperNova 通过对象在屏幕上的最终形态，而不是它们的视窗系统属性，来进行识

---

①　www.microsoft.com/enable/.

②　www.apple.com/accessibility.

③　例如，Jaws for Windows from Freedom Scientific, St. Petersburg, Fla. (http://www.freedomscientific.com/); Zoom Text Magnifier/Reader from AI Squared, Manchester Center, Vt. (www.aisquared.com); Supernova ScreenReader from Dolphin Computer Access, San Mateo, Calif. (www.yourdolphin.com); Magnum and Magnum Deluxe from Artic Technologies, Troy, Mich.; Protalk32 for Windows; Window Eyes from GW Microsystems, Fort Wayne, Ind. (www.gwmicro.com).

④　Freedom Scientific, St. Petersburg, Fla. (http://www.freedom-scientific.com/).

⑤　Microsoft Corporation, Seattle, Wash. (www.microsoft.com/).

⑥　Dolphin Computer Access, San Mateo, Calif. (http://www.yourdolphin.com/).

别。这种方式的优点是，一旦对一个应用程序进行了设置，所有类似的应用程序都可以正确对话，而不需要修改任何设置。大多数的屏幕阅读器都含有盲文的输出模式，可以通过一个 USB 端口连接不同的可更新盲文显示器。这些仅仅是产品功能的例子；对于任意计算机应用程序来说，通常都会迅速改进。

许多屏幕阅读器都有特定的程序类型、操作方式或应用软件。包括应用于视窗系统的 SuperNova、[1]JAWS[2] 和 Window Eyes[3] 的例子。这些被称为脚本（scripts）的应用软件是小型的计算机程序，它包含了一系列用来激活和控制各种各样的计算机应用程序的单独步骤。脚本的作用在于使屏幕阅读器和屏幕放大镜和特定程序配合良好。当用户加载一个文档时，脚本会运行，并为特定用户提供定制的应用方式。每个脚本或功能都包含指令，用来告诉屏幕阅读器如何导航和在不同情况下读哪些内容。这些功能在应用程序加载时自动加载。脚本用于电子邮件、网页浏览器、文字处理以及其他应用程序之类的软件。屏幕阅读器通常允许修改脚本，并为用于使屏幕阅读器可以访问任何应用程序的脚本提供开发工具。通过分析在所给应用程序中正在发生的操作，脚本可以优化屏幕阅读器的使用。脚本需要使用一个专有的脚本语言，该语言因不同的屏幕阅读器或放大镜制造商而不同。

Window-Eyes[4] 使用微软 ExcelDOM（文献对象模型）直接与微软 Word 和 Excel 通信，包括为特定文档保存特定的设置（如标题、总量和显示的单元格）。VIRGO 4[5] 使用微软 Visual Basic 编程语言作为一种脚本语言来为特定应用程序定制屏幕阅读器。具有计算机编程技能的用户可以编写自己的脚本来使任务自动化，或为特定应用程序优化阅读器。

这些应用程序都要求为特定的应用程序单独开发特殊的脚本或应用程序文件。另一种方法是开发一种可以通过观察根据用户在当时的行为自动开发脚本的软件（Ma et al., 2004）。当一个与应用程序相关的脚本存在时，软件也会通知用户。可能开发的脚本的例子是查找天气预报或股票价格。智能屏幕阅读器（Intelligent Screen Reader）（Ma et al., 2004）与内置的 JAWS 宏记录器和脚本生成界面一起工作，自动生成带有计划识别网络（plan recognition networks, PRNs）的脚本。PRN 是由计划识别网络自动合成产生的程序化的概率模型（Huber & Simpson, 2004）。这种软件方法的关键是识别用户在执行任务时的意图。这种方法的优点是，用户不需要学习脚本编程方法，也不需要依赖预先存储的制造商开发的脚本。

对于熟悉盲文的计算机用户，可更新盲文显示器可能比屏幕阅读器更有效。然而，盲文和语音结合的方式是最有效方式。用于盲文的硬件和软件可以与使用语音合成的屏幕阅读器一起使用。

打印盲文输出由盲文刻印机产生。盲文刻印机有单面和双面刻印两种格式。它们分为便携式和固定式装置，单面打印时速度为每秒 30 到 60 个字符，行宽为 32 到 40 个字符，双面打印时速度为每秒 55 个字符，行宽为 56 个字符[6]。Viewplus 盲文刻印机系列[7] 可以不同的速度在各种不同厚度的纸上进行刻印。Mountbatten Brailler[8] 是一款盲文打字机，具有盲文键盘、内置内存、自动校正和多种格式控制方式等功能。Mountbatten 可以用作计算机的盲文刻印机或一个盲文转换装置。它可以将打印文本转化为盲文或盲文转换打印文本，并可通过交流电和电池驱动两种方式使用。所有的盲文刻印机都有一个内部软件，用以接收来自主机的普通打印机输出，并将这些普通打印格式文件转换为 6 点或 8 点盲文刻印在厚纸上。美国 Thermoform 公司[9] 生产各种盲文刻印机。这些应用涵盖了从批量生产到为个人定制的装置。

---

[1] Dolphin Computer Access, San Mateo, Calif. (www.yourdolphin.com/).

[2] 例如，JAWS, Freedom Scientific, St. Petersburg, Fla. (http://www.freedomscientific.com/).

[3] GW Microsystems, Fort Wayne, Ind. (www.gwmicro.com).

[4] GW Microsystems, Fort Wayne, Ind. (www.gwmicro.com/gwie).

[5] Baum, Germany (www.baum.de).

[6] Enabling Technologies, Jenson Beach, Fla. (http://www.Brailler.com/index .htm); Pulse Data Human Ware, Concord, Calif. (http://www.pulsedata.com); GW Microsystems, Fort Wayne, In. (https://www.gwmicro.com/); View Plus, Corvallis, Ore. (http://www.viewplus.com).

[7] Human Ware, Concord, Calif. (http://www.humanware.com/en-international/home).

[8] Quantum Technology, Sydney, AU (http://www.mountbatten-brailler.com/).

[9] La Verne, Calif. (http://www.americanthermoform.com/index.html).

盲文翻译程序可通过 DuxburSystems[①] 公司获取。无论是对于苹果电脑操作系统还是微软操作系统来说，这些程序都可以将计算机数据（文字处理器的文本文件、电子表格、数据库文件）转化为可打印的二级盲文。Duxbury 盲文翻译软件具有提供翻译和格式化功能，以自动完成从常规印刷转化为盲文（反之亦然）的过程，并且提供直接使用盲文或印刷格式工作的文字处理功能。显示在屏幕上盲文字符可以用于印刷前的校对。无论是懂还是不懂盲文的人通常都可以使用此软件。Duxbury 盲文翻译可以使用户创建盲文教科书和教学材料、办公备忘录、巴士时间表、私人信件和标签。该软件可以处理来自普通文字处理器和其他资源的文件。

五、低视力者或者盲人使用手机和平板电脑

手机和平板电脑已经变得越来越强大，其功能类似于个人电脑。Fruchterman（2003）描述了支持残疾人，特别是低视力者和盲人的四个重要因素：①普通手机已有足够的处理能力，几乎可以满足视觉障碍者的所有需求[②]；②应用软件可以很容易地下载到这些手机上，③可以无线连接到全球网络（包括云端），并能以高速移动的方式提供广泛的信息和服务；④在普通手机上可以实现上述许多功能，对于残疾人来说成本低且无障碍。许多手机行业（iPhone 例外）已经像个人电脑一样从专有软件转移到开源方式。这就使得用于文本转语音输出、语音识别和多语言光学字符识别（OCR）这一类的软件更加多样化。用户可以在网上下载很多应用程序。例如，将 DAISY 阅读软件下载到手机中，就可以利用数字图书馆，而语音输出或放大视觉显示器可以用来阅读普通短信。

无障碍的手机和平板电脑所拥有的添加特殊功能应用软件的能力，为视觉障碍者提供了一系列的选项。这些选项包括日历或约会提醒、个人通讯录、便签、多媒体短信以及浏览网页等功能。还有许多其他的可能性，例如，通过内置的摄像头和网络接入，盲人可以连接到提供图像描述的在线志愿者，获得一个场景的口头描述。这类进步会迅速发生。

对于这些进步，一种乐观的看法认为信息技术产品的通用设计应用正在增长（Tobias，2003）。通用设计原则（见第二章）主张主流技术对各种有残疾或无残疾的人来说都是无障碍的。Tobias（2003）描述了许多国家通过的政府无障碍法规及其实施上的困难。当主流技术采用开源操作系统时，用户可以在不使用专门设备的情况下实现基于网络的调整。这可以降低成本，从而提高了可用性。这些应用包括 ATM 机、手机、自动售货机以及其他日常使用的装置等（Tobias, 2003）。

在英国皇家盲人研究所（Royal National Institute of Blind People，RNIB）拥有关于手机和平板电脑方面的无障碍信息（http://www.rnib.org.uk/Pages/Home.aspx）。RNIB 为需要使用的电脑、手机或平板电脑的视觉障碍者提供了许多有用的资源。另一个有关手机无障碍的网站是 www.accessible-devices.com。这个网站包含了产品信息和用户案例研究，为低视力者在选择和使用手机方面提供了很多实用性的建议。

对于需要使用平板电脑和手机的视觉障碍者的另一个有用的信息资源是 Code Factory 公司网站（http://www.codefactory.es/en）。Code Factory 开发了用于手机的无障碍应用程序软件。他们的网站包含一个选择向导，帮助用户根据他们打算使用的平板电脑或手机发现满足自身需要的特定产品。该网站描述的产品包括屏幕阅读器、屏幕放大镜、GPS 导航支持以及移动的 DAISY 播放器等。

Code Factory 有三种类型的手机产品：①利用文本转语音的软件及手机扬声器和耳机的手机屏幕阅读器[③]；②手机屏幕放大镜[④]；③用于导航的移动工具（Mobile Geo GPS aid）、移动 DAISY 播放器以及颜色识别应用软件。

有关苹果平板、手机、iTouch 的无障碍（accessibility）功能的介绍，可查询苹果网站（www.apple.com/accessibility）。屏幕阅读器（VoiceOver）、屏幕放大器（Zoom）、反转对比（白在黑上）等功能可以是标准的形式或内置的形式。所有这些功能都可以通过触摸屏或手上动作（如滑动或点击）来进行选择或在网页中搜寻。也有许多适于苹果手机的用于残疾人

---

① Westbury, Mass. (http://www.duxburysystems.com/).

② Popular applications-oriented operating systems include Android (http://marke t.android.com/); Apple's iOS (http://www.apple.com/accessibility/third-party/); and BlackBerry OS (http://us.blackberry.com/apps-software/blackberry6/).

③ Mobile Speak (Symbian, Windows Mobile), Mobile Accessibility (Android), Oratio (BlackBerry).

④ Mobile Magnifier (Symbian, Windows Mobile).

的第三方软硬件产品。这些都被列举在苹果无障碍网站。

有关视觉障碍者的安卓手机和平板的无障碍使用信息的查询网站为 http://eyes-free.googlecode.com/svn/trunk/documentation/android_access/index.html。该网站介绍了有关盲人或低视力者的内置功能以及第三方应用程序。声音输出及改变字体大小和对比度等无障碍功能已内置于采用安卓系统的装置。因为它是一个开源系统，故而有大量的可用于应用软件无障碍开发者的信息。

苹果影音商店 iTunes 有很多用于苹果手机系统 iOS 的应用程序（www.apple.com/ accessibility/third-party/），Google 播放商店（Google Play Store）也有许多安卓系统的装置（https://play.google .com/store/search?q=accesibility&c=apps）。应用程序包括屏幕阅读器、自我护理（如使用语音输出阅读条码）、导航辅具以及娱乐（例如视觉调适游戏）。

对于需要利用移动技术的盲人，内置方式和基于标准硬件的应用程序有时不能提供有效应用。目前已开发出基于语音和触觉显示结合的方法。Oliveira 等人（2011）对有 13 个盲人参与的四种触摸输入方法进行了评估。所有文本输入方法都被作为安卓应用程序在三星 Galaxy 触摸屏设备上使用。其中两个应用程序类似于苹果的 iOS VoiceOver 的功能。QUERTY 文本输入方法使用传统的电脑键盘，MultiTap 移动电话文本输入方法使用布局类似基于小键盘的装置。在这两种方法中，用户需要通过点击空格或双击屏幕来输入字母。第三种方法是采用盲人触摸文字输入法 NavTouch，这是基于自定义的手上动作而不是采用固定布局的方式。文本输入通过引导的方法来完成：随着语音反馈，手指可以在屏幕上向左或向右移动，以查找按字母顺序排列的水平方向的字母，或上下移动手指来查找垂直方向的字母（例如，在两个元音之间）。选择当前字母后用户可以点击空格或双击。最后评估的系统是可呈现在手机屏幕上的盲文输入方法 BrailleType，这要求用户认识盲文。与六个盲文点对应的六大目标，被映射到屏幕相应的方位，以方便使用。该方法需要通过长按来标记或清除一个点，并提供了听觉反馈。用户在屏幕上任意位置双击进入后选择一个盲文字符的 6 个点，盲文点可按任意顺序选择。

Guerreiro 等人（2008）明确了影响用户有效使用触摸界面的三个决定性的特征：①空间能力、②压力敏感性和③言语智商。确定这些特征是很重要的，因为大多数方法忽略了盲人的个体差异及其对用户表现的影响。测试结果表明，参与者觉得 NavTouch 比 MultiTap 手机文本输入方式更容易使用，盲人输入法软件 BrailleType 比 MultiTap 和普通键盘方法更容易理解。用户使用 BrailleType 和 NavTouch 错误更少，同时每分钟打字数（WPM）最少；调查问卷也反映用户对这种方法的偏好较低。NavTouch 和 BrailleType 速度较慢，但也更容易、更准确。使用 MultiTap 时的错误源于多重敲键的困难。

Oliveira 等人（2011）发现空间能力、压力敏感性和语言智商对盲人用户使用触控屏幕和准确执行能力起着重要作用。用户在独立地进行文本输入时，较年轻的用户总是比较老的用户快。在采用 MultiTap 手机文本输入方式时，有更好的压敏度的参与者的表现明显更好。对于屏幕摸索至关重要的 QUERTY 和 MultiTap 手机文本输入这两种方法，参与者的表现与空间能力显著相关。对于传统键盘使用的速度和准确性，不同级别的电脑体验并没有显著差异。能快速度阅读盲文的参与者使用 BrailleType 时最快。NavTouch 和 MultiTap 在注意力和记忆力上有更多的要求。这项研究很重要，因为它表明盲人使用触摸屏时，触摸屏的大小并不能解决所有的问题。

六、用视觉利用互联网

随着互联网越来越依赖复杂图形、动画和声音信息等多媒体呈现方式，残疾人的困难也随之增加。这对于盲人来说是最明显的障碍。学习障碍者和阅读障碍者也发现浏览带有闪烁图片、复杂图表和大量音频和视频数据的内容繁杂的网站越来越困难。这些群体面临的困难在将在第十五章中讨论。据估计，在美国有多达 4000 万人患有肢体、认知或感官方面的残疾（Lazzaro, 1999）。要使这些人都能利用互联网是非常重要的。

本章讨论的许多计算机输入和输出方式对于保障残疾人的信息利用非常重要。Emiliani、Stephanidis 和 Vanderheiden（2011）全面回顾了残疾人利用互联网方面的问题。残疾人利用互联网方面的两个有用的信息资源是万维网联盟网页无障碍倡议（W3C WAI; www.w3.org）和 Trace 中心（www.trace.wisc.edu/world/web）。The W3C 联盟在网站 www.w3.org/

WAI/WCAG20/quickref/ 上提供了网页无障碍指南
（guidelines for web content accessibility）。

（一）利用互联网的用户代理

上网需要有独立的个人装置。装置的独立意味
着用户必须根据其特殊需求选择输入和输出设备，
并以此与用户代理（及它给出的文献）进行互动。
用户代理（user agent）指用来访问网页内容的软件
（www.w3.org/wai）。这包括与浏览器一起使用的桌面
图形浏览器、文本和语音浏览器、移动电话、多媒
体播放器以及软件形式的辅助技术（如屏幕阅读器、
放大镜、键盘和鼠标仿真器）。在本章的前面部分和
第九章介绍了许多用来上网的输入设备。鼠标、替
代鼠标的指点装置、头指针、键盘和替代普通键盘
的屏幕键盘和盲文输入键盘、开关和开关组合板以
及麦克风都可以用作用户代理的输入装置。本章也
描述了上网的输出装置，如屏幕阅读器、屏幕放大
镜、盲文显示器和语音合成器等。

基于现有和新兴技术，万维网联盟网页无障碍
倡议（W3C WAI）为开发无障碍的用户代理提供了
可实行的解决方案。能使图形桌面浏览器和相关的
辅助技术之间的兼容性最大化的商业产品最为有用，
这些产品有屏幕阅读器、屏幕放大镜、盲文显示器
和语音输入软件等。这些发展也将有助于通过掌上
电脑、电话和平板电脑上网的人。用户在阅读或理
解文本时也可能遇到困难。低视力或盲人用户需要改
进计算机以便于利用，并且需要使用用户代理无障碍。

万维网联盟网页无障碍倡议（W3C WAI）制订
的指南向用户代理的开发者提供设计方法以使其设
计的产品让残疾人无障碍使用。万维网联盟网页无
障碍倡议（W3C WAI）还提供了基于现有和新兴技
术为用户代理的无障碍开发的切实可行的解决方案。
这些资源也将增加对所有用户的可用性。万维网联
盟（W3C）倡议强调使用设计来增加图形桌面浏览
器和独立辅助技术之间的兼容性，这些技术有如屏
幕阅读器、屏幕放大镜、盲文显示以及语音输入软
件。这些发展也有利于那些不使用标准键盘和鼠标
上网的人，如通过智能手机、平板电脑和汽车终端
移动上网的人。

万维网联盟网页无障碍倡议（W3C WAI）的用
户代理指南根据如下几个原则确定[1]。首先，确保用
户界面对于使用经过调适的输入装置的用户是无障

碍的，就像无残疾者那样能无障碍地使用普通键盘、
鼠标和视频显示器。其次，用户必须能够控制文档
风格（如颜色、字体、语速、音量）以及文档格式。
本章前面部分描述的许多屏幕放大方式，如滚动、
查看随时变化的窗口等功能，有助于用户更容易地
利用网页内容。用户使用屏幕阅读器或放大镜的困
难是要知道他们可能需要的网站或网站链接在屏幕
上的位置。普通人通过视觉来获取这类信息，但残
疾人在使用语音、盲文或屏幕放大时，常常很难跟
踪一个网站的链接或相关网站的链接。因此，第三
个原则是帮助用户确定他在文件中或一系列文件中
的位置。这个功能通过显示文件含有的链接数量、
当前链接编号以及允许用户跳转到一个特定的链接
的其他的数字性位置信息来完成。

（二）网页浏览器

网页浏览器含有不同程度无障碍特征。万维网
联盟（W3C）倡议描述了浏览器的标准（见 www.
w3.org/standards/agents/browsers）。浏览器的很多功
能独立于操作系统，不同的浏览器的无障碍功能也各
不相同。层叠样式表（Cascading style sheets，CSS）
允许以用户选择的任何布局查看网页（Lazzaro，
1999）。与屏幕放大镜、屏幕阅读器和盲文兼容的样
式表布局也可以使用。一个超文本网页无障碍标准
的例子是替换有关文字的超文本属性。这个功能可
将文本与每个图形目标联系起来。用户在键盘上按
压 ALT 键，所选择目标的描述就开始播放。这也可
以与屏幕阅读器或盲文输出装置相连。

微软的 IE 浏览器[2]包含了很多用于残疾人的功
能。这些功能包括键盘导航（在链接、框架和客户端
图像映射中）、具有图像的文本描述的选项显示、多
种字体大小和样式及禁选字样表，以便用户设置自
己想要字体、颜色、大小及其个性化的样式表。此
浏览器还允许关闭或者打开声音、视频、图片和背
景。工具栏按钮和图标大小、文本颜色、字体、大
小都是可调的。功能还包括自动填写用户名、密码、
网络地址和普通论坛。IE 浏览器还使用高对比度功
能来增加易读性，并且结合微软活动无障碍（一个
用户界面无障碍应用程序编程接口[*]）来提供有关文
件的信息。IE 浏览器兼容大多数屏幕阅读器和屏幕
放大器。

---

[1]　W3C WAI Webpage（www.w3.org/wai）.

[2]　Microsoft: Seattle, Wash.（www.microsoft.com/enable/）.

Safari[①]是苹果 OS X 操作系统附带的浏览器。它也可在 Windows 系统以及移动的 iPod Touch、iPhone 和 iPad 上运行。Safari 有网页无障碍功能。例如，用户可以通过点击一个框来防止文本以小于屏幕设置的大小显示。Safari 还有一些用来帮助网页导航的特殊功能。它还可以通过使用弹出菜单的层叠样式表来添加附加的无障碍特性功能。基于 CCS 的网页调整功能包括颜色、字体大小、列数以及其他的修改所显示网页的方法。

屏幕阅读器的听觉界面不过滤内容，所有的内容都能以口语的形式表达，因此可能会造成明显的信息过载。Mahmud、Borodin 和 Ramakrishnan（2008）开发了一种非视觉方式的网页处理简单方法。他们使用上下文和关键字来识别与网页上所呈现的其他页面链接相关的各种概念（例如，"添加到购物车"、"项目描述"），从而有助于用户减少信息过载，改善浏览体验。大多数概念可以分为三个板块：①使用关键字检测到的概念（如"加入购物车"），②通过使用简单方式或规则捕获的概念，③跨不同网站具有不同内容和表现形式的概念。第三类概念不能被关键字和简单方式检测到（如"项目细节"）。12 个典型成年人对这种方法进行了评估。总体来看，12 位评估者中有 11 位认为该系统完全能够用来进行数据处理。

谷歌浏览器 Chrome 和安卓操作系统有许多相同的无障碍功能。[②]其中包括屏幕布局，如字体大小、对比度以及屏幕缩放。ChromeVox 是 Chrome 浏览器系列的具有文本转语音输出功能的屏幕阅读器插件。其他的用于用户和开发者的无障碍功能都被显示在 Google 无障碍网站上（Google Accessibility Website，https://play.google.com/store/search?q=accesibility%26c=apps）。对于视觉障碍者，火狐浏览器[③]也有类似的功能，如字体大小、对比度调整、屏幕放大镜和其他无障碍特征。伶牙屏幕阅读模拟器给出了网页优化工具的文本版，类似于说明屏幕阅读器如何阅读，以向开发人员演示屏幕阅读器读取网站内容的方式。

（三）针对老年人的专门考虑

许多低视力者或盲人也是老年人。他们可能在使用电脑方面没有经验，也可能不熟悉屏幕阅读器或放大器的许多特性。为了满足该群体利用计算机收发电子邮件或浏览网页等功能的需要，海豚公司开发了海豚指南（Dolphin Guide）。[④]这个程序给出了简单的基于菜单驱动的用户界面，可使有部分视力的人能更容易地利用计算机。所有的指令和屏幕元素都可以使用语音和放大文本的格式。自动语音识别（第八章）也可以用于输入，以创建一个完全免提的环境。

（四）使网站无障碍

万维网联盟网页无障碍倡议（W3C WAI）也为创建无障碍网站制定了指南。框 13-4 给出了使网站无障碍的小提示。这些指南特别针对网站的布局方式和为创建网站而进行的编程。指南有助于使用替代输入或输出的人利用网页；并为设计者提供了指导，以使其内容对于视觉、听觉或操作障碍者是无障碍的。在指南中出现的技术术语（例如，层叠样式表、超文本语言、脚本、Java 语言小程序）在 W3C WAI 主页上均有定义。

框 13-4 使网站无障碍的技巧。

图像和动画。使用"ALT"属性来描述所有可视部分的功能。

图像区块。使用客户端区块和文本作为热点。

多媒体。提供字幕和音频的文字记录，以及视频的描述。

超文本链接。使用在阅读上下文中有意义的文本。例如，避免"点击这里"。

页面组织。使用标题、列表和一致的结构。尽可能使用层叠样式表来布局和安排。

图形和图表。进行概述或使用图形描述属性。

脚本、程序和插件。提供替代内容，以防激活的功能不出现、无法访问或不支持。

多窗口页面。使用 no frames 元素和有意义的标题。

表格。使用可以理解的逐行阅读或进行概述。

检查你的工作。使用 www.w3.org/tr/wai-webcontent 网站上的工具、检查表和指南进行确认。

完整的指南和检查表，见 www.w3.org/wai。

（五）评估网站的无障碍

有很多评估网站无障碍水平的方法。万维网联盟（W3C）倡议为如何确定网站是否无障碍、在何

---

① www.apple.com/safari.

② http://www.google.ca/accessibility/products/#blind-low-vision.

③ https://play.google.com/store/search?q=accesibility%26c=apps.

④ www.yourdolphin.com/productdetail.asp?pg=1&id=30.

处查找工具以确定网站无障碍、评价的一般性程序的大纲以及使网站无障碍的技巧等方面提供了信息（http://www.w3.org/standards/webdesign/）。对网站无障碍的评估因不同的残疾和不同的情况（如网站的开发和网站持续利用）而不同。W3C 网站还介绍了正在使用的评估工具的优缺点。这种评估工具的主要优点是节省时间和精力。然而，这些工具并不能取代人的判断，这可能需要对网站进行人工测试。最后，网站也列出了选择网站评估工具需要考虑的重要问题。

第四节 视觉障碍者的定向行走辅具

定向是指"某人在相关环境中的位置的知识"（Scadden, 1997, p. 141）。有五种方法可以帮助盲人步行：明眼人指引、导盲犬、导盲杖、电子辅助装置和其他移动装置。本节讨论最后三种。

对于低视力者或盲人来说，定向行走是主要的困难。失明步行者使用了很多方法来确定自己在环境中的方位和步行的安全〔美国盲人基金会（American Foundation for the Blind，AFB），http://www.afb.org〕。注意气味、声音、气流和表面纹理等感官输入，可使盲人对地形和环境保持警觉，盲人同时也可以学会捕捉物体的线索。声音线索来自反射、声音追踪和回声定位。温度的变化同样也很重要。例如，在寒冷的日子里经过窗户或在炎热的天气穿过遮阳棚，这些温度的变化都提供了可用来定向的信息。来自餐馆和人群的气味及其他强烈的气味也能提供信息。关于人行道或草的纹理的输入是由肌肉运动感觉提供的。最后，有视觉障碍的人也使用移动辅具，其中一些将会在本节中得到讨论。

一、盲杖

最常见的视觉障碍者移动辅具是长杖（盲杖）（Farmer，1978）。标准的盲杖由三部分组成：握柄、杆体和杖头。整个手杖的设计是为了最大限度地利用环境中的触觉和听觉输入。握柄（把手的形式）由皮革、塑料、橡胶或其他材料制成的，能很容易地将触觉信息传递到用户手部。杆体和杖头协同工作，然后将触觉信息传递给握柄。杖头，特别是用于像混凝土这样的硬路面的金属杖头，是高频听觉

信息输入的主要来源，盲人使用回声定位探测障碍物和路标。在获得足够用以抗风、抗弯曲的硬度和获得足够的用来传递表面纹理的触觉和听觉信息的柔韧性之间获得一种细微的平衡。盲杖的优缺点见表 13-4。熟练使用盲杖一般需要 6~12 周的时间（Ramsey et al., 1999）。

表 13-4	长杖的利与弊。
利	**弊**
低成本	只能探测用户前面一步的障碍
使用简单	不能感觉到在腰部以上的物体例如，拐杖可能在桌面下桌腿之间穿过。
完善的培训计划	不能感觉头部高度的像树枝这样的障碍

许多盲人旅行者使用折叠式或伸缩式的盲杖，其优点是不用时便于收捡。它们通常由碳纤维等复合材料制成的。折叠的盲杖可以放入口袋或手提包。

盲杖的主要优点是成本低和使用简单。但是它们也有很大的局限性。其中一种与获得感官信息的范围有关。在使用过程中，盲杖在用户前面大约一步的距离呈弧形移动。任何超出此范围的障碍物都不能被探测到，而且在某些情况下，盲人很难在一步的空间内调整和避免障碍物。第二个限制是，盲杖只能探索到腰部以下的障碍物。在许多情况下，等到探测到膝盖以上的障碍物时已经为时太晚。例如，如果有一个桌子在用户的路径上，盲杖可以穿过在桌腿之间的空间。但是探测不到桌子的存在，直到之后碰到桌子。高于腰部的障碍也不能被探测到。最令人担忧的是头部高度的树枝等障碍。

二、替代性移行装置

Roentge 等（2008）确定了 12 种专门用于障碍物探测和定向的装置。替代移行装置（alternative mobility device）这一术语用来描述用于帮助盲人，尤其是幼儿移行的各种方法（Skellenger, 1999）。这些装置中许多都是专门定制的，如呼啦圈、玩具购物车、附在手臂上的 PVC 和类似的物品。Skellenger（1999）将替代移行装置定义为"在步行者前面相对静止的、主要用来探测障碍物和深度的变化的除长杖以外的移行装置"（p. 517）。Skellenger 发现，这些装置被 5 岁以下儿童的定向和移行培训老师广泛

采用，但很少用于成年人。替代装置主要用于培训，而且通常会被其他的某种移行辅助手段取代。

三、用于障碍探测、定位和移行的电子步行辅具

电子步行辅具（Electronic travel aids，ETA）的开发是为了克服盲杖的一些局限。这些辅具补充而不是取代盲杖和导盲犬。它们旨在提供盲杖探测不到的额外环境信息，并能探测到那些被盲杖遗漏的障碍物。ETA 还能提供帮助盲人步行者定向的信息（Scadden，1997）。本节将讨论这些应用程序。

如图 13-1 所示，电子移行辅具（ETA）由三个部分构成：环境界面、信息处理器和用户界面。环境界面通常是一个看不见的光源和接收器（通常在红外线范围内使用），或一个超声波发射器和接收器。这些技术类似于电视遥控器。信息处理器可以是专用的电子电路或基于微型计算机的装置。用户界面可以是一个不同频率的可以听到的音调（例如，障碍物越近音调越高）或触觉界面。触觉界面通过使用振动针或电机提供触觉输入，离目标越近振动速度就越快。Zelek 等人（2003）开发和测试了一个触觉手套，它用三个独立的电机为拇指、中指、小指提供振动，震动取决于障碍物是在用户右侧、正前方还是身体上。马达的振动每秒钟更新两到三次。评估表明，该手套可为盲人受试者在一个未知的空间进行有效（测量路径的长度）和准确（成功避免障碍）地导航。Zelek 等人（2003）还描述了视觉和触觉映射的概念。

（一）电子增强盲杖

多年以来，人们已经开发出了多种替代方法来扩展标准盲杖的范围，并增加了检测悬置和 / 或感知陡降的能力。盲杖发射出 1~3 束窄激光或高频声波（超声波）。商业产品有 1~3 束激光。一束激光直接向上，它能检测到头部高度的障碍。如果在这束光中遇到一个物体，反射的信号会引起针的振动，或者当物体被探测到越来越近时，它的音调就会上升。震动针和音调扬声器位于盲杖的握杆上，手指可以轻松放在上面。最后一束激光是向下的，它的目的是探测陡降。如果反射的光束被打断（因为下降的光线不能像平面那样反射光线），那么就会发出低频的声音。在某些情况下，来自激光的听觉和触觉信号会误导用户（Mellor，1981）。例如，激光束可以穿透玻璃门窗而没有反射，而玻璃则不会被探测到。

门的非玻璃部分（如门框架或把手）通常都能被检测到，但它们必须被激光信号识别为门的一部分。高度反光的光亮表面也会为盲杖用户带来令人困惑的反光。

目前有一种称为 UltraCane（超声杖）的基于电子步行辅具的盲杖，[①] 它使用了超声波技术。UltraCane 如图 13-11A 所示，它不仅提供所有通常可以通过长杖获取的信息，并且添加了两个超声束和传感器。一个直接探测前面的目标，一个探测头部高度的目标。它有 7 个长度类型，长度从 105 厘米（41 英寸）到 150 厘米（59 英寸）不等。超声束避免了盲杖激光遇到透明玻璃的问题，因为超声束能从玻璃或光滑的表面反射而不失真。用户界面（图 13-11B）提供触觉反馈，三个振动针分别位于两侧和中间，以指示探测到目标的位置。振动的强度表示离目标的远近。与早期的激光盲杖相反，UltraCane 不但可折叠而且重量轻。它能以与普通盲杖相同的方式使用，用户行走时可以将之在前面扫成一个弧形。它的反应不像普通盲杖那样灵敏，主要是因为添加了电子元件，但它提供了常用的触觉和听觉信息。UltraCane 的一个优点是它具有故障安全性，即在电池电量不足或出现电子故障时，它可以像普通的盲杖一样使用。激光盲杖的使用需要移行培训，以帮助学员正确地持杖，并以正确的方式使用（Mellor，1981）。UltraCane 也可以用类似的方式使用。培训完成后，学员可以选择普通盲杖或继续使用 UltraCane。UltraCane 还可为先天失明的儿童提供重要的信息，如目标的大小及其在空间的位置。

另一种基于盲杖的电子步行辅具是 EasyGo[②]（易行杖），它装有可以附加在普通长杖上的超声波发射器或传感器，传感器瞄准前方。当超声束探测到障碍物时，手柄会通过整合在手柄上的环给用户提供触觉反馈。在使用过程中，用户的手指靠在环上，当检测到目标时环就会旋转。用户步行时可以像使用普通盲杖那样使用该杖。通过转动环，超声传感器可以在向右（2.5 米）或向左（4 米）两个范围内可用。

增强盲杖最显著的缺点是性价比。这些装置的价格比普通长杖高出 8 倍，而且每个用户还必须确定从增强盲杖收到的附加信息对其工作、生活方式或

---

① Sound Foresight LTD, Barnsley, UK (www.ultracane.com).

② Q-tec B.V., The Netherlands (www.q-tec.nl/uk/easygo.htm).

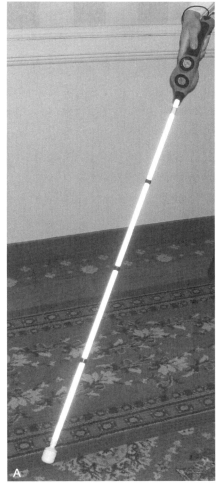
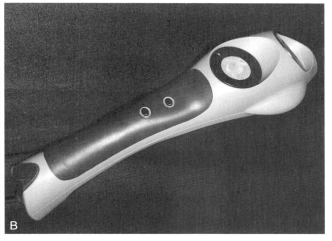

图 13-11 A. UltraCane（超声杖）通常能提供可由盲杖获取的一般信息。B. 两个超声波束和传感器被内置到手柄中。

安全的重要性。还有各种专门设计的或在普通盲杖上附有其他装置的增强盲杖（Roentgen et al., 2008）。

四、盲人的导航辅具

为躲避障碍设计的电子移行辅具不涉及使个人明了位置和前进方向的定向问题。要让导航装置起作用，导航系统应：①能在用户在环境中移动时跟踪其当前位置和前进方向；②能在周围和经过的各种环境找路；③能成功地找到并指引通往目的地的最佳安全步行路径；④能提供环境的显著特征信息（Walker & Jeffery, 2005）。要开发导航辅具，就必须确定重要的环境要素，然后开发用来检测这些要素的技术方法，最后提供一种非视觉的方式以便向用户提供这些环境要素信息。

描述信息的最有效的听觉方法是语音，这是导航辅具中描述信息的主要方法。合成或录制的语音

提示和环境描述常用于导航辅具。所采用的其他听觉提示有：用来认路的沿途的路标，如将长路分成短路段，并给出有声路标信号，以帮助步行的用户；特定对象的有声提示，例如家具；地点有声信号，如办公室、实验室或商店；地面情况变动情况有声提示，例如地毯到瓷砖、斜坡。需要强调的是，听觉信息的表达不能干扰自然环境中的提示要素，如交通工具的声音、水声等。

电子步行辅具的主要困难是在嘈杂的背景中识别障碍物。有声化是将环境数据转换成便于理解和沟通的听觉信号的过程（Nagarajan et al., 2004）。在自然环境中，背景目标可能会影响重要表达。为了克服这个问题，Nagarajan、Yaacob 和 Sainarayanan 采用了模拟人类眼睛的信号处理方式。由于系统是在实时模式下使用的，所以每个信号的处理时间都很短（大约 0.7~1 秒）。两种主要的处理方式为：边

界检测和弱化背景。边界检测突出了环境中重要目标的边界，使其脱颖而出。这类似于在视觉图像中强调物体的边界。因为一些背景目标可能很重要（例如，一棵大树），背景可以被弱化，而不是被消除。最终的结果是，对于导航来说，重要目标会被增强，而不那么重要的目标的展示强度则会被降低。

普通人都会转动头部来观察环境。在听觉替换系统中也应用了这项技术，将重要目标保持在用于感知环境的数码照相机的中心。立体声的意义是使用大量的声学属性来增加用户界面的丰富性。这些属性包括音调、响度、音色（喇叭声的声波不同于小提琴的）以及位置等。物体的定位可以通过立体声的呈现来给以帮助，可以通过转动头部，聆听每只耳朵的信号变化情况来给予强化。Nagarajan、Yaacob 和 Sainarayanan（2004）描述了他们在系统中使用的信号处理算法。

协助定位的最简单的装置是经过改进的指南针。盲文指南针在东、南、西、北四个方向有盲文标记，中间方向用凸点标记。打开时的界面就像一个盲文手表，可以让人感觉到方向。C2 语音指南针[1]（图 13-12）使用语音来帮助用户定位。用户把指南针朝向一个方向并按下按钮。这时指南针就会说出东、南、西、北四个方向或者西北等中间的方向。购买指南针时可以安装两种语言，目前有 20 种语言可供使用。

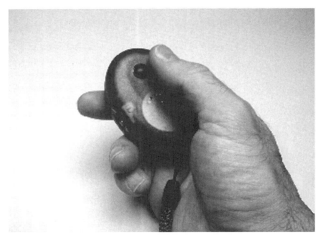

图 13-12　C2 语音指南针。

① Sensory Tools division of Robotron Group（www.sensorytools.com/c2.htm）.

（一）全球定位系统的用户偏好

基于卫星的全球定位系统（GPS）提供有关特征、地形、车辆或建筑的精确信息。它最初是为军事应用开发的。全球定位系统（GPS）技术是最适合盲人使用的导航系统。Golledge 等人（2004）对盲人进行了一项调查，以确定他们对开发基于 GPS 的导航辅具的偏好。报告中最常见的问题是应对十字路口、避免未知障碍物的危险、了解新路线和走捷径。难以获得的导航信息被确定在几个领域，包括了解和跟踪前往目的地的方向，知道面前的是哪一条路，知道他们是在一条街的转角处，在哪里转弯以及像商店和公交车站这样的地标的位置。需要导航的信息类型（按优先考虑顺序）为地标、街道、路线、目的地、建筑和交通信息。所有参与者都认为自动语音识别（见第八章）是装置最理想的输入形式。其他高评价的输入装置是普通键盘、盲文键盘、手机键盘。用户最认可的输出装置是置于衣领或肩部的语音或声音装置。在使用耳机时可能导致周围听觉信息丧失，这种状况是最不能接受的。找路集团（Wayfinding Group）正在合作开发基于 GPS 的装置（http://www.sendero group.com/wayfinding/）。

（二）全球定位系统的显示

为了确定最为有效的 GPS 装置的用户显示方式，Loomis 等人（2005）评估了五种空间显示。空间显示器（spatial display）被用来提供与用户的环境定位有关的方向和距离方面的直接空间信息。所评估的五种显示方式为：①虚拟语音；②虚拟音调；③触觉指针界面（haptic pointer interface，HPI）和音调；④ HPI 和语音；⑤肢体指示器。HPI 类似于语音信号技术（见下文），它可以接收由环境目标产生的识别信号。虚拟语音和音调描述了定向的信息，这些信息的信号被定位到通过立体声用户显示装置接受的方向。Loomis 等人使用的 HPI 由附带指南针的手持指示器组成。基于 HPI 的显示提供了与指针指向相应的声音信息（音调或语音）。肢体指针显示器与 HPI 音调装置完全相同，只是指南针是架在腰部，而不是握在手中。结果表明，虚拟语音被认为是最佳的显示；而肢体指示器比其他的 HPI 选项和虚拟声调显示更受欢迎。使用耳机限制了环境信息的输入，成为语音方式中的负面因素。替代性语音显示是必须要具备的。

（三）基于 GPS 的移行辅具

对于盲人步行者，有以下三种基于 GPS 的装置可用：①存储有数字地图或有位置、街道名称、邮政编码信息的数据库；②仅使用数据库；③系统没有地图或数据库，仅依赖用户产生的路径（Roentgen et al., 2008）。如果使用的是第一种设备，则可以规划路线，并可包括用户的当前位置信息和环境中可能关注的兴趣点。第二种类型只使用有沿途路标信号的数据库，这些路标信号用来引导盲人步行者。所有基于 GPS 的装置都可与其他移行辅助装置一起使用，例如导盲犬、盲杖或电子移行辅具（ETA）。本节将描述这些类型的导航装置的示例。

使用在微软移动 6.0 操作系统上运行的 PAC Mate Omni 的一种方式是，将其作为 Street Talk VIP 软件[①]与 GPS 接收器结合的平台以便使用盲文或语音输出对用户进行导航。该数据库包含数以百万计的兴趣点，如餐馆、银行和公园。进入特定区域，还可以为插入到 PAC Mate Omni 的闪存卡购买该区域的地图。重复的路线可以存储起来以帮助用户旅行。这些路线也可以刻印在纸上、上传、保存或发送给其他用户。

全球定位系统的 LookAround[②] 是一种会说话的地图，它可以作为苹果手机操作系统和安卓手机操作系统的应用程序。使用过程中，手机将以震动的方式播放当前的标题、街道、城市、十字路口和最近的兴趣点（point of interest，POI）。POI 信息是基于数据库的一个类别选项，兴趣点包括由街道名称、公交车站、最受欢迎的餐馆、经常光顾的商店、朋友的住宅、公共建筑、地标和博物馆等。在按下按钮时，"我在哪里"（where am I feature）功能即被激活，"环顾周围"（LookAround）功能就会告诉用户当前的位置。它还有一个功能是告诉用户邻近区域有什么兴趣点。

Trekker Breeze[③]（轻松旅行）（见图 13-13）是一个手掌大小的 GPS 装置，可以由单手控制，包括一个数字地图和一个兴趣点数据库。Trekker Breeze 可以语音播报街道、十字路口和地标的名称。当用户按下一个按钮时，Trekker Breeze 就能说出当前的位置。在车辆行驶过程中，Trekker Breeze 会说出十字

路口的名称。Trekker Breeze 还提供了用户附近区域的位置和兴趣点。它还可以记录一次旅行的路径，并且可以慢速回放以重复这条路径。它可以在普通人的指导下记录一条路径，然后用户可以利用这条路径独自旅行。用户可以用语音或书面文字输入信息。许多国家都有各种可以从网上下载的地图。Trekker Breeze 可以记录沿途的地标，比如用户的家或最喜欢的餐厅，并在用户经过时发出通知。

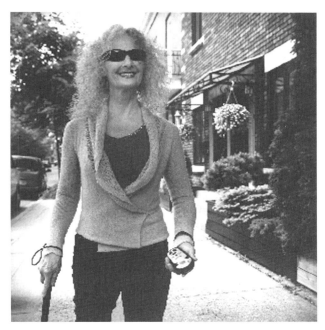

图 13-13　手持式全球定位装置——Trekker Breeze。

BrailleNote GPS[④]（盲文笔记本电脑 GPS）是便携式盲文或语音记事本电脑的附件，由软件和手机大小的 GPS 接收器组成。它可以中转全球定位系统的卫星上的信息，使便携笔记本电脑可以利用这些信息计算用户的位置，并规划出通往所选目的地的路线。BrailleNote GPS 包括带有地图的 GPS 软件和数百个兴趣点，用户可以计算出街道地址或十字路口的距离和方向，找到感兴趣点的相对位置，自动生成步行或乘坐车辆的路线，并提供有关的行进速度和方向的详细信息。

iWalk 是一款在 iPhone、黑莓和安卓智能手机上运行的用于视觉障碍者的导航软件（Stent et al., 2010），它不依赖于专用的硬件。iWalk 以语音和文本的形式提供实时的路线规划导航服务。除了播报

---

① Freedom Scientific (http://www.freedomscientific.com/).

② Sendros, Davis, Calif. (www.senderogroup.com/index.htm).

③ Humanware, Concord, Calif. (http://www.humanware.ca/).

④ Humanware, Concord, Calif. (http://www.humanware.ca/).

街道名称之外，它还支持 GPS 的导航服务，这样用户就不必阅读街道标识。iWalk 可以根据需要访问云端的各种服务器，以实现以下功能：自动语音识别、本地业务搜索、地理编码、反向地理编码以及规划路线。以下是 iWalk 为用户如何去比萨饼店提供导航的步骤（Stent et al., 2010）：

在查询过程中，用户提供有关的位置信息（如披萨店），给出名称或地址。

iWalk 从 GPS 获取用户的当前位置信息。

iWalk 利用所输入的查询和用户位置从包含有数千万个列表的数据库中检索，并给出有 10 个披萨店的一览表。

用户可以使用左和右屏幕键，或前进与后退键在一览表中查找。

然后，iWalk 按与用户当前位置的距离逐渐增加的方式，将一览表上的店家逐一呈现给用户。

然后 iWalk 利用距离、估计的时间信息以及街道名称给出指示。

当所需的目的地显示时，用户可以单击所列出的简介或方向键。

（四）室内导航

基于 GPS 的装置的主要问题是，当 GPS 信号丢失时，它无法进行导航（例如，在室内和有高层建筑的城市定位）。因为 GPS 信号在室内是不可用的，所以需要一些其他的定位技术。Wi-Fi 跟踪技术已得到推荐，但它只在房间层面上准确，只能用于特定房间的特定座位等任务。如果有室内空间的地图（一些公司正在开发），那么基于云计算的室内导航就将成为可能。通过增加图像处理功能以探测周围的人，或通过光学字符识别来检测建筑物内的标志，将进一步加强室内导航。曾经造访之地的数据库可以存储在云端，以便用户重新造访时检索。

当需要室内导航，而环境受到限制时，可通过技术简化。Ross and Henderso（2005）开发了一种室内导航系统，名为"Cyber Crumbs"（赛博颗粒）。这个概念是在建筑物内加载导航指示到一个中央数据库。当一个有视觉障碍的人进入大楼时，这个人将利用信息咨询台选择想要的目的地。然后，咨询台将规划最直接的路径，然后将按 cyber crumb 地址排序的路径一览表下传到用户包中。用户可以通过不会阻止自然听觉信息输入的骨传导耳机使用存储的语音指令。当这个人向目的地行进时，探测功能可以探

测到 cyber crumb 所处的重要位置，并相应地更新指令。cyber crumbs 能确定重要的位置，如电梯、走廊交叉口、出口和入口等。用户包有重复按钮。按下这个按钮，指令就会重复。在对 CyberCrumbs 系统进行的初步试验中，视觉障碍者表示该装置改善了他们的表现。在没用该技术的基线试验中，视觉障碍者的速度是普通人的 35%。在 Cyber Crumbs 技术中，其速度是正常人控制组的 80%（Ross & Kelly, 2009）。

CyberCrumbs 等室内导航系统依赖于特定的基础设施。这些系统并没有充分地利用云计算供应商所提供的资源或互联网上特定的位置资源。Angin 和 Bhargava（2011）描述了一种利用现有基础设施和云计算来创建一个背景丰富且可扩展的导航系统的替代性方法。其系统设计的主要组件如图 13-14 所示。照相机内置于太阳镜，以确保所处理的图像基于用户视线。视觉数据与集成的指南针、定位模块和云计算整合。该系统通过 GPS、Wi-Fi 接入点和发射塔的三角测量来增加盲人步行者的可用信息。相关环境的本地数据，例如城市交叉路口的导航、移动或固定障碍物的检测及公共汽车站的识别等功能都包括在内。语音输出用来向用户反馈环境情况，并且用户可以使用语音识别咨询系统。Angin 和 Bhargava 选择了安卓移动平台来进行开发，因为这个平台具有开放式架构。

在繁忙的城区提供交叉路口的导航是户外导航的一个重要方面。Angin 和 Bhargava（2011）在他们的概念模型中开发了用于安卓移动电话的行人信号检测器和在云服务器上运行的基于云的交叉路口导航程序。他们推荐的系统如图 13-15 所示，说明了有待解决的问题，以及将本地和云端资源结合为视觉障碍步行者提供增强导航信息的可能。Angin 和 Bhargva（2011, p.5）为该系统的操作给出了如下几个步骤：

安卓应用程序捕获 GPS 信号，并与谷歌地图服务器通信，以检测盲人用户的当前位置。

一旦应用程序检测到盲人用户在城市交叉路口，它就会激活本地照相机拍照（或多张连拍），并将图片发送到运行在 Amazon EC2 云端服务器上。

服务器对图像进行处理，应用行人信号检测算法，并反馈用户在交叉路口是否安全这一处理结果。

该系统使用的环境线索包括：十字路口同一方向的其他行人，斑马线，以及同一方向交通信号灯

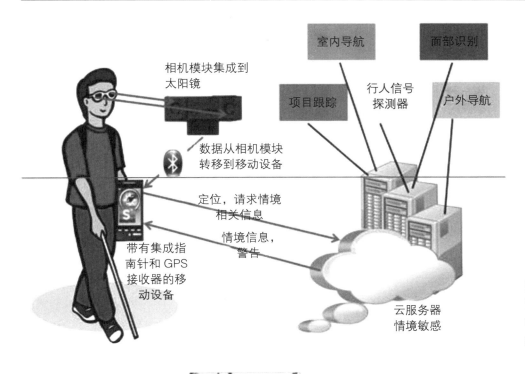

图 13-14　受到推荐的盲人移行导航增强系统架构。（ Angin & Bhargava, 2011, p. 3 ）。

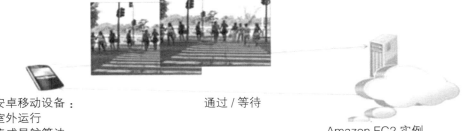

图 13-15　行人信号探测器的系统架构。（ Angin & Bhargava, 2011, p.3 ）。

状态。Angin 和 Bhargva 对这个例子给予了进一步的详细说明，以显示本地资源（照相机、电话）和基于云的资源的混合对用户可用信息的强化作用。

（五）基于环境数据的导航辅具

街道标志和建筑标志为明眼的步行者提供了数量丰富的定位信息。盲人或阅读困难者需要同样的信息以便可以保持他们旅行的方向。Talking Signs（语音标记）[①] 的语音信息源自体现各种环境特征的标记符号，并通过红外线远程传输到用户的手持接收器上。由于红外传输的性质，传输是有方向选择的。当用户的接收器直接瞄准标记符号时，标记符号语音信息的强度和清晰度就会增加。这种改变会使用户将注意力集中在 Talking Signs 装置上，并将驱使自己转到标记符号的方向。为了使其运行，Talking

Signs 发射机必须作为附件安装到所有的标记符号上。这是一个很大的任务，但现在许多标记符号都已经安装了发射机。Talking Sign 也可以用来标记像大楼入口、饮水机、电话亭或洗手间这样的物体（Scadden, 1997）。

（六）用于盲人的云导航辅具

找路技术的一个方面是"智能环境"的概念（Baldwin, 2003）。这些环境被设想为具有一系列与基于 GPS 的网络和存储的地图相连接的嵌入式发射器（形状标记、十字路口、商店图标等）。基于定位的技术有两个组成部分：用来做标记的无线系统和带有经纬度的地理数据库。这个智能环境将有利于普通公众，例如，作为旅行中的导航助手，这可以被视为环境通用设计的一部分（见第二章）。如果将这些网络的传感器嵌入到可穿戴计算机中，这些感知

[①]　Talking Signs, Inc., Baton Rouge, La. (www.talkingsigns.com).

及其用户显示功能将会基于现有为普通公众开发的找路技术，隐秘而有效地促进盲人步行者独立行动。Baldwin（2003）描述了这些主流技术对盲人旅行者的作用。

五、特殊用途视觉辅具

在开发第三章的 HAAT 模型时，我们定义了活动部分的三个大类：自理、工作和学校、玩耍和休闲。盲人或低视力者可能在这些领域都有需要，目前已有专门装置来为这些领域的活动提供协助。服务于阅读及定向行走需要的装置，还可用于所有三个性能领域。在本节中，我们将介绍一些服务于这些需求的专门性装置。美国盲人基金会（AFB），[①] 感知利用基金会 [②]、Smith-Kettlewell 眼科研究所和康复工程中心 [③]、纽约灯塔公司 [④] 等都是有关特定需求的良好的信息来源。这几家公司销售了大量的有关这三个活动领域的产品 [⑤]。

（一）自理装置

听觉和触觉替代可以用于许多家务。美国盲人基金会网站 [⑥] 列出了近 200 种可用于家务、自理和独立生活的装置。例如，盲文贴（类似于盲文标签）可以用来标记罐头食品和电器开关。另一种识别家庭物品的方法是使用条码和录音（Crabb, 1998）。条形码通常用于超市的结账扫描。然而，存储在超市电脑里使用的条码信息，不能在家阅读。Crabb 开发了一种名为"I.D. Mate Quest"[⑦]（身份识别伴侣）的装置，它让明眼人用阅读器扫描条形码，并记录简短的语音描述信息（如番茄汤）。然后，当盲人顾客在杂货店扫描到类似的物品，语音信息就会被回放。I.D. Mate Quest 数据库包含有超过 100 万件物品。家用物品也可以被扫描。在美国，大约 90% 的商品都有条形码，包括扑克牌、卡带、CD 和许多其他物品。也可以通过输入条形码并记录相应的语音信息来对 I.D. Mate Quest 进行定制。这种方法可以用来识别家居用品、衣服和类似的个人物品。

Digit-Eyes[⑧]（数字眼）是一款用于 iPad 和 iPhone 的应用程序，它使用 VoiceOver 读取超过 3400 万种产品的条形码标签。个性化的二维码标签可以在 Digit-Eyes 网站上制作，并打印在地址标签上。标签可以附在日历或一盒剩菜上。记录有关物品信息的预印可洗的条码标签可以缝在衣服上，这些信息有如颜色、织物护理方法以及应该与什么衣服搭配穿着等。Digit-Eyes 支持的语言有英语、丹麦语、法语、德语、意大利语、波兰语、葡萄牙语、挪威语、西班牙语和瑞典语。

语音输出也可以用于一些装置，比如微波炉。厨房定时器、温度计和闹钟都有放大和听觉或触觉两种形式。盲人通常用语音手表。电器经常使用有触觉标签的盲文开关，以便盲人调节控制。用户也可以使用来自本地电话公司的刻印或放大打印的电话号码本。还有用来阅读纸币并说出其面额的装置。还有许多类似的经过改装的设备，以及用于许多城市公共交通的自动售票机。一种便携式纸币阅读器如图 13-16 所示。[⑨] 当把面额 1 到 100 的美元纸币插入该装置时，装置会自动打开并读出纸币的面额。这种装置支持英语和西班牙语的语音输出，用户可通过使用耳机来保护隐私。当拿走纸币时，这个装置自动关闭。该装置有专门针对美国和加拿大现金的版本及通用型号。

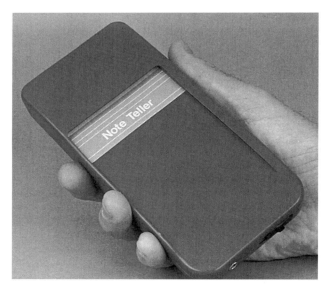

图 13-16 Note Teller 纸币阅读器。（由 Brytech, Nepean, Canada. 提供）。

① New York City (www.afb.org).

② Palo Alto, Calif.

③ San Francisco, Calif.

④ New York (www.lighthouse.org).

⑤ LS&S Group, Northbrook, Ill. (www.Lssgroup.com); Maxi Aids, Farmingdale, N.Y. (www.maxiaids.com); Independent Living Aids, Inc, Plainsview, N.Y. (www.inde pendentliving.com).

⑥ www.afb.org/ProdBrowseCatResults.asp?CatID=3.

⑦ En-Vision America, Normal, Ill. (www.envisionamerica.com).

⑧ www.Digit-Eyes.com.

⑨ Note Teller2, Brytech, Ottawa, Canada (www.brytech.com).

使用触觉标签（例如盲文）和语音输出，已使得自动取款机（automatic teller machines，ATM）可为同时为明眼人和视觉损伤者所用。网上银行也适用于盲人或低视力者。《美国残疾人法无障碍指南》（Americans with Disabilities Act Access Guidelines，ADAAG）[①]中含有关于自动取款机的规定。在加拿大安大略省，类似的立法被包含在《残疾人法的无障碍要求》（Accessibility for Ontarians with Disabilities Act）（Legislative Assembly of Ontario, 2005）。这些指南为视力障碍者提供了性能标准。ATM 机应通过盲文的说明和控制标签的方式来提供非视觉信息。并需提供有声装置和耳机以保护用户使用反馈涉及的隐私。但可不采用盲文输出。具有适当软硬件的触摸屏也应对盲人实现无障碍。其主要条款[②]是：通过听觉或触觉提供不同的控制或操作机制，为输入和输出提供可能的隐私保护，用触觉字符标注功能键，提供视觉和声音操作说明，输出零钞纸币（如果需要）按降序排列并将最小的面额置于最上面，单独使用或兼用打印或有声形式接收收据。

鉴于许多失明由糖尿病所致，一些胰岛素注射装置开始为盲人用户提供独立操作。装置有专门的经过改进的注射器和瓶子架。瓶子架将注射器导入瓶中，注射器可以设置为只能从瓶中抽出一剂的剂量。其他家庭保健设备包括有语音输出的用于测量血压的血压计以及体温表，压力计可以通过其表面突出点或合成语音输出使用。

（二）工作和学校的设备

职业和教育的主要需要是阅读、移行和计算机。本节阅读、移行和计算机方面的方法和装置通常都能满足这些需求。许多工具的操作，就像所设计的那样，需要用到视觉。为此需要通过触觉或听觉方面的调适来让这些工具能被视觉损伤的人所用。木匠采用有大钢球的水平仪，中心标签的一端有一个调节螺丝。该螺丝转一圈有半度倾斜。为了使设备达到水平，木匠调整螺丝直到球在中心。这样用户就知道有多少倾斜角度，并且可以校正倾斜。还有一种触觉卷尺，在 1/4 英寸标有一个凸点，半英寸处标有两个凸点，1 英寸处标记一个大凸点。卡钳、分度器和千分尺也采用了类似的标记方式。一种可听

的装置被机械师使用来确定使用机床时的切割深度。还有语音形式的卷尺、计算器、天平和温度计。这些工具中许多也有触摸版。

许多电子测试仪器都使用很容易与语音合成器相连接的数字显示器。电表的输出（例如，技术员用来测量电压）是听而不是读。示波器也有听觉和触觉两种形式。具有语音输出的电子计算器可以替代基于视觉显示的装置。一个完全视觉损伤者可以通过使用适当的工具和仪器完成电子或机械设计、制造和测试所需的几乎所有的任务。Color Teller（颜色识别器）（Brytech, Ottawa, Canada, www.brytech.com/）是一种手持器具，可用来检测颜色、色调和色度，比如粉色、浅蓝绿色、深棕色和鲜艳的黄色，颜色用英语、法语或西班牙语来表达，音量可调。它还可以用来确定房间里灯的开关情况。

（三）娱乐和休闲的装置

几乎任何常见的棋盘游戏都可以通过放大形式获得。有放大的和触觉标识的扑克牌，也有盲文或其他版本的普通棋盘游戏和骰子。强调文字而不是图形的计算机游戏也可以与计算机屏幕阅读软件一起使用。

更活跃的游戏包括砰砰球（beeper ball），这个游戏就用听觉信号取代了视觉线索。在这个类似垒球的游戏中，球中有一个电子振荡器，它可以发出一种砰砰响的声音。垒打用声音做目标。垒也用声音做标记。类似的方法可以用来玩飞盘、足球和橄榄球。在每种情况下，被投掷或被踢出的物体都会发出砰砰的声音，目标也会用听觉标识标记出来。通过有视力的向导以及来自滑雪回转点和栅栏等障碍物的听觉信号的指引，盲人也可以滑雪。

案例研究 13-5

视觉辅具的需要正在改变

今年秋天，Ken 作为一名学生进入了州立大学，他患有色素性视网膜炎。色素性视网膜炎是一种随着时间的推移逐步扩大的中外缘环形盲点，因此到中年时中心视力会逐渐下降。早期会出现夜盲症，最终可能全盲。Ken 最近注意到，他的视力似乎已经显著恶化。他想通过学习成为一个记者。Ken 一个人住在校园附近的公寓里，这样他就可以走路到学校，或在下雨天乘公交车。随着 Ken 的色素性视网膜炎加重，哪些类型的感觉障碍辅助技术可能有助于他继续如下领域的活动：①学校；②家庭或自我护理；③娱乐和休闲。

[①]　http://www.access-board.gov/ada-aba/adaag/about/guide.htm#Automated.

[②]　Trace Center, University of Wisconsin (trace.wisc.edu).

第五节　情境部分

阅读和移行的感觉输入有几个重要的不同之处。阅读中不准确只会导致信息的丢失，而定向和移行（orientation and mobility）的错误可能会导致伤害或困窘。用阅读辅具（reading aid）的输入让人感觉不舒服。这意味着人们总是以文本或图形形式来感知信息。虽然在文本字体和阅读需求方面有所不同，但所有阅读材料之间的差异相对较小。

然而，在移行方面可能输入的幅度就很大。失明的步行者需要躲避像旱冰鞋和树木那样的障碍物。环境变化频繁（例如，椅子移到新的位置），盲人必须能够感知这些差异。盲人旅行者最关心的障碍物是自行车、街道、邮筒、玩具、梯子、脚手架、悬挂的树枝和遮阳篷等。我们定义的必要的移行环境方面的输入应是没有限制的，因为变化不可预测，并涉及广泛的输入。为了取得成功，盲人移行辅具的设计和规范必须考虑到这些因素。

低视力者和盲人描述了在使用手机时出现的几种类型的问题（Kane et al., 2009）。环境照明会极大地影响视力低下者的易读性，而疲劳则会使这种情况变得更糟。最常见的辅助装置是具有电话功能的便携式盲文笔记本电脑。专门性辅助技术的相对较高的开支使许多参与者选择普通装置，即使这些装置在满足其需求方面效率较低。一些人还提到，使用辅助装置有负面影响，因为这样会被认为是残疾人，而使用普通商业装置没有这个问题（Kane et al., 2009）。

嵌入式环境和云（见第二章）为导航辅具和需要大量内容的应用程序提供了重要的环境。接入这个环境的移动技术提供了无形的个性化智能协助，而且所用移动技术的物理尺寸和重量不会因功能增强而受到影响。

然而，使用周围环境和云服务器来存储个人数据和个人资料也带来了隐私（privacy）方面的问题（Angin & Bhargava, 2011）。例如，如果一个盲人用户提交位置信息到有关的云，那么这些信息可能会被用来定位用户，从而伤害或利用用户。如果一位盲人用户提交个人联系信息到云服务器，以便他以后打电话或进行定位导航，这也可能会为这位用户及其所有联系人带来安全隐患。提交的数据可能包括照片（用户所处环境中的其他人）、电话号码（可导致手机被追踪）和联系地址（可用来推测某人某时可能在某地），这些都是个人身份信息的一部分（Angin & Bhargava, 2011, p.9）。老年人可能会拒绝使用手杖，以免让他们显得虚弱，这也是一个社会环境因素。

第六节　评量

一、视觉功能

视觉功能可通过几个参数来测量。本节将讨论那些最重要的辅助技术应用。

（一）视觉敏锐度

视觉敏锐度（视敏度）是通过测定眼睛的屈光度来衡量的，并且通常以斯内伦视力表（Snellen chart）为依据来报告，这个视力表中的字母以固定距离读取。报告结果的依据是视力正常者能够阅读被测人在 6 米（20 英尺）处阅读字母的距离的相对值。报告这个得分的方法有三种。在美国和其他一些国家，得分以分数形式报告。值为 20/20 意味着这个人的视力正常，可换算为 6/6。一些国家使用小数，1.0 为正常。比正常情况更好的是 20/10、6/3 和 2.0。WHO 基于表 13-2 显示的视敏度来定义视力损害程度。

视觉损伤并不意味着个体没有能力去看。通常，视觉损伤者都有一些视力，但损伤的程度影响了功能。参与和活动受限调查（Participation and Activity Limitation Survey，PALS）（Statistics Canada，2006）将低视力定义为尽管使用了矫正镜片，但从 3.66 米（12 英尺）远的距离看东西或看报纸仍感到困难。换句话说，即使使用了眼镜这样的视力矫正装置，虽然也能看到一些东西，但视觉能力仍然受限。

（二）视觉调节

在正常的眼睛放松时，远处的物体聚焦在视网膜上。当物体靠近时，图像就会落在视网膜前，除非眼晶状体的曲率发生改变。视觉调节是睫状肌改变晶状体的曲率并由此改变眼睛焦点的过程。对于一个不到 20 岁具有正常视觉调节能力的人来说，眼睛可以看清位于眼前约 10 厘米的物体。该调节能力随年龄增长而下降。例如，在 50 岁的时候，眼睛就难以调节到看清眼前 30 厘米之内物体的程度。这种情况导致采用老花镜的需要。许多类型的残疾都会影响调节，在调节方面的受限称为**调节不足**，在利用辅助技术时，这是一个重要的因素。例如，某人正在使用键盘和显示器这两个分离的系统组件，这可能需要持续的调节，因为视觉注视是先指向键盘，然后在显示器上，还要回到键盘上。键盘和视觉显示器的适当放置可以减少所需的调节量，并能显著改善系统的整体性能。

（三）视野

另一种需要检测的视觉功能是视野。在头部和眼睛固定在一个中心点上的情况下，右眼的正常视觉范围是左边 70 度，右边是 104 度（Bailey, 1989）。如果眼睛被允许旋转，但头部保持固定，那么从每一边到中心点的距离是 166 度。世界卫生组织的标准规定："如果考虑视野的情况，较好的眼睛中心固定而周围视野半径不超过 10°的患者应列入第 3 类（盲）"［见表 13-2（WHO, 2010, p. 51）］。

这一典型的视觉范围可能会由于眼睛、视觉通道或大脑方面的疾病或损伤而发生多种改变。最常见的视野不足类型如图 13-17 所示。视觉损失可能发生在左边或右边的一个或多个象限。Dunn（1991）讨论了这些损失的主要原因。在有脑瘫、创伤性脑损

伤及影响眼睛和视觉系统的疾病的残疾人中，这些视觉丧失的类型很常见。在对辅助技术装置进行专门化的处理和设计时，必须考虑用户视野的大小和性质。

二、定向行走评量

有鉴于在开发听觉导航系统时，有大量的显示和感知选项以及无限制的环境数据，Walker 和 Jeffrey（2005）将虚拟环境作为开发工具。这种方法可以控制环境障碍、评估替代用户显示的技术和格式以及替代性环境感知方法。他们利用这个虚拟环境开发可穿戴音频导航系统（Sytem for the Wearable Audio Navigatio，SWAN），并用失明和明眼的被试对此进行评估。三种不同的有声导航地图被评估。宽带噪声路标提供了最好的性能，因为它很容易被定位。他们的研究还表明，即使只有少量的尝试，练习也能显著改善表现。Walker 和 Jeffrey 也得出结论，虚拟环境训练已延伸至自然环境导航。他们还发现，盲人和明眼人的表现几乎没有差异。

可通过有各种需要避免的障碍的室内移行路

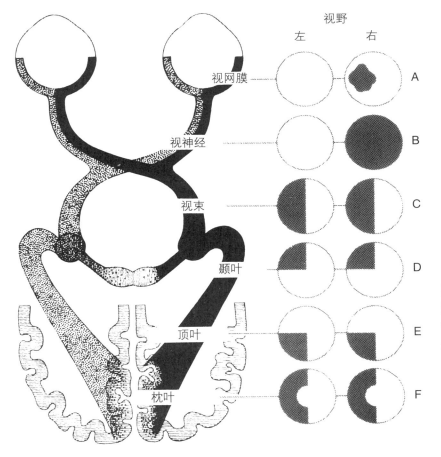

图 13-17　视野缺陷类型 A. 视网膜病变：受影响的眼睛产生盲点。B. 视神经病变：眼睛部分或完全失明。C. 视束或外侧膝状病变：两个视野相反的一半失明。D. 颞叶损伤：两个视野相反一侧上象限病变失明。E. 顶叶损伤：两只眼睛相应的下象限对侧失明。F. 枕叶损伤：每个视野对应的一半对侧失明，但有黄斑保留区。

线来对移行的表现进行量化（Leat & lovikitchin，2006）。测量包括走完这个路线的时间和产生错误（移行中的事故或与物体的碰撞）的次数。典型的测量参数包括：移行误差、行走速度、首选步行速度（preferred walking speed，PWS）——没有障碍、首选步行速度百分比（percentage preferred walking speed，PPWS）——有障碍、视觉对象检测距离（visual object detection distance，VDD），以及视觉对象识别距离（visual object identification distance，VID）。这里首选步行速度为步行者喜欢选择的速度。

第七节　成效

本章讨论了与特定装置有关的成效研究。也涉及计算机使用成效和用户培训作用等整体成效检测方面的问题。支持低视力者和盲人阅读的辅助技术是有效的。屏幕阅读器提供了计算机的利用。精心设计的网站可以让盲人和有部分视力的人读取。还有一些研究着眼于更多的全局性问题。

为了获得更多的关于视觉障碍者电脑使用方式的详细信息，Gerber（2003）组织了一系列的进行质性研究的焦点小组。有四个焦点小组被使用，三个用于全国性会议，一个用于一种基于技术和视觉障碍的出版物（Access World: Technology and People With Visual Impairments, American Foundation for the Blind, New York, http://www.afb.org/）的订阅者。有一半参与者报告没有可用的视觉，另一半则有不同的视觉。一半受访者出生后就失明了，85% 的人受过大学教育，73% 的人已就业。该样本代表了使用计算机和互联网的视觉障碍者群体，但它并不能代表更广泛的视觉障碍群体。科技之所以重要和有用的主要原因是实现了就业和创造了灵活的找工作方式。对一些人来说，可以通过电脑实现远程交流和在家就业。计算机还使已经就业的人通过成功就业产生一种文化认同。

经过确认的计算机使用的第二个主要好处是信息利用，这包括报纸和杂志以及基于网络的资源。这种好处只是最近才可获取的，因为越来越多的信息可以通过互联网以数字的形式使用。能独立获得这些信息被确认为是主要的好处。技术使得视觉障碍者自己阅读成为现实。写作技能的改善也被确认为是受益于计算机。

焦点小组参与者所确定的最后一个好处是通过互联网建立了社会联系，例如使用经过调适的计算机可以独立地发送和接收电子邮件。参与和他们的残疾有关的在线讨论组或其他感兴趣的话题组，有助于消除孤独寂寞感。缺乏培训以及没有无障碍培训教材被认为是计算机利用的主要障碍。能获得无障碍形式的帮助被认为是有视觉障碍用户和明眼用户之间的主要差异。许多参与者很担心，随着计算机和软件的变化，他们可能会因为无障碍方面的原因，被关在技术进步的大门之外。例如，一个新版本的视窗系统可能无法与用户所使用的无障碍屏幕阅读器或盲文显示装置兼容。

由于缺乏培训已被认为是使用计算机的主要障碍，Wolfe（2003）对美国的公共和私人康复机构进行了一项调查，以确定与视觉障碍者有关的培训的可用性。相对个别化培训，公共部门和私人部门通常更多地提供群体性技术培训（一般培训以及和工作有关培训）。培训涉及本章所描述的屏幕阅读器、屏幕放大镜、网页浏览器、视频放大器和笔记本电脑等多种产品。据报告，对培训的需要远远超过了机构提供培训的能力。Wolfe 报告培训的主要困难是技术进步要求培训师的知识不断升级、在普通产品的新进展与无障碍版本之间的差距、培训中计算机与其他设备的可用性以及合格的培训师的短缺等等。

为了更多地了解培训的需要和作用，我们组织了一系列有接受过培训的视觉损伤成人和培训师参与的焦点小组（Wolfe et al., 2003）。根据培训的充分程度，评价分为正面、中性和负面三类。正面评价集中在培训的整体质量、培训后受训者更为自信、培训师的素质（考虑程度较小）上。中性评价主要反映一般而不是特定的领域培训的充分性。负面评价分为六个方面：① 培训太短或太少；② 用于实习的电脑太少；③ 培训的技术与职业无关；④ 训练的进度太慢或太快；⑤ 所给的培训教材层次太低；⑥ 受训者经验不一，导致培训涵盖内容受限。培训师的问题集中在课程内容和受训者对培训的准备方面，但对这些领域都没有一致的看法。要与技术的变化保持同步，也是这一群体所面临的挑战。

第八节　总结

对于低视力者，通过改变字体大小、对比度和间距来提高性能是可能的。低成本的放大辅具和滤光器在这方面可以提供帮助，而电子辅具则提供了更多的灵活性。盲人的阅读辅具需采用触觉或听觉替代。其中最有效的是基于语言的方式，如语音或盲文。全自动阅读装置能够生成图片格式的打印文件，并通过语音合成将它们转换为语音。

电子步行辅具（ETA）为盲人步行者提供了有用但有一定限制的帮助。就像阅读辅具采用听觉和触觉输入这样的替代性感知通道，ETA 也采用了这样的方法。图 13-1 所示的感知辅具主要部件，适用于阅读辅具，也适用于 ETA。环境界面可以是光（激光或红外线发射器和传感器），或声音（超声），用户显示可以是能听到的音调，也可以是一系列具有可变频率和振幅的音调，或可用触觉感知的振动。信息处理器将所接收到的光或超声波信息转换为呈现给用户的听觉或触觉显示信息。目前的技术只能对盲杖提供有限的替代或强化。可以肯定的是，关于障碍以及目标在环境中的方位和位置的信息性越强，这些设备的效用就会越大。具有定向作用的帮助盲人步行者的电子辅具是可用的，其中一些利用了 GPS 信息。

移动技术正越来越多地被用于阅读以及移行或导航。许多用于安卓、苹果和黑莓的平台的应用软件都是可用的。

思考题

1．在感官通道利用方面，感官辅具所采用的两种基本方法是什么？

2．列出感官辅具的三个基本部分，并描述每个部分的功能。

3．什么是视觉调节，它对辅助技术的利用有什么影响？

4．为了增加视觉输入，可以改变的三个主要特质是什么？

5．如果你知道和你一起工作的人有严重的周边视觉损失，你会用什么颜色来刺激他，以最大化他的能见度？

6．比较视觉、听觉和触觉装置的基本功能以及相互替代的情况。

7．什么是 GUI？它为残疾人提供了什么好处？

8．对于盲人用户，GUI 带来什么特殊的问题？

9．在主流技术中那些帮助低视力者与盲人的无障碍选项的功能是什么？

10．在为低视力进行调适时必须考虑的三个因素是什么？在利用软件时通常如何处理它们？

11．低视力的光学和非光学辅具是什么？

12．在屏幕放大软件中使用的三种模式是什么？

13．用来帮助有视野问题者的主要辅助技术方法是什么？

14．用于计算机输出的主要触觉方法是什么？

15．专用于计算机输出的盲字做了哪些专门的调适？

16．在介绍屏幕放大或屏幕阅读程序时，术语导航的含义是什么？

17．描述盲人或低视力者所报告的使用电脑的主要好处。

18．盲人或低视力者报告的使用电脑的主要障碍是什么？

19．什么是网页浏览器？网页浏览器需要有哪些功能来确保有残疾人可以使用？

20．请列出无障碍网站的主要功能。通常用什么工具来测试网站的无障碍？

21．在使用包括智能手机和平板电脑在内的移动技术时，盲人或低视力者面临的主要挑战是什么？

22．低视力和盲目设备对于阅读设备和为移动设备开发的设备的错误影响有哪些主要的不同？

23．被盲人作为移行辅具的长杖的主要限制是什么？

24．什么是电子步行辅具？

25．用于盲人的电子辅助技术是什么？

26．GPS 装置是如何被用于帮助盲人的？

27．选择一个工具或测量仪器，并指出如何使其适应盲人或低视力者。重复一项日常生活的任务，如准备食物和娱乐活动。

参考文献

Angin P, Bhargava BK: Real-time mobile-cloud computing for context-aware blind navigation, *Proceedings of the Federated Conference on Computer Science and Information Systems*, pp. 985–989, 2011.

Bailey RW: *Human performance engineering*, ed 2, Englewood Cliffs, NJ, 1989, Prentice Hall.

Baldwin D: Wayfinding technology: A roadmap to the future, *J Vis Impair Blindness* 97:612–620, 2003.

Blenkhorn P, Gareth D, Baude A: Full-screen magnification for Windows using directx overlays, *IEEE Trans Neural Syst Rehabil Eng* 10:225–231, 2002.

Boyd LH, Boyd WL, Vanderheiden GC: The graphical user interface: Crisis, danger, and opportunity, *J Vis Impair Blindness* 84:496–502, 1990.

Cook AM: Sensory and communication aids. In Cook AM, Webster JG, editors: *Therapeutic medical devices*, Englewood Cliffs, NJ, 1982, Prentice-Hall.

Crabb N: Mastering the code to independence, *Braille Forum* June:24–27, 1998.

Doherty JE: *Protocols for choosing low vision devices*, Washington, DC, 1993, National Institute on Disability and Rehabilitation Research.

Dunn Winnie: Sensory Dimensions of Performance. In Christiansen C, Baum C, editors: *Occupational Therapy: Overcoming Human Performance Deficits*, Thorofare, NJ, 1991, Slack.

Emiliani P, Stephanidis C, Vanderheiden G: Technology and inclusion—Past, present and foreseeable future, *Technol Disabil* 23(3):101–114, 2011.

Farmer LW: Mobility devices, *Bull Prosthet Res* 30:41–118, 1978.

Fruchterman JR: In the palm of your hand: A vision of the future of technology for people with visual impairments, *J Vis Impair Blindness* 97:585–591, 2003.

Galloway NR, Amoaku WMK, Galloway PH, et al.: *Common diseases of the eye*, ed 3, London, 2006, Springer-Verlag.

Gerber E: The benefits of and barriers to computer use for individuals who are visually impaired, *J Vis Impair Blindness* 97:536–550, 2003.

Gerber E, Kirchner C: Who's surfing? Internet access and computer use by visually impaired youth and adults, *J Vis Impair Blindness* 95:176–181, 2001.

Gilbert C, Foster A: Childhood blindness in the context of VISION 2020: the right to sight. *Bulletin of the World Health Organization*, 79(3), 227–232, 2001. Retrieved September 19, 2014, from http://www.scielosp.org/scielo.php?script=sci_arttext&pid=S0042-96862001000300011&lng=en&tlng=en. 10.1590/S0042-96862001000300011.

Golledge RG, et al.: Stated preference for components of a personal guidance system for nonvisual navigations, *J Vis Impair Blindness* 98:135–147, 2004.

Griffin HG, et al.: Using technology to enhance cues for children with low vision, *Teaching Except Child* 35:36–42, 2002.

Grotta D, Grotta SW: Desktop scanners: What's now…what's next, *PC Mag* 17:147–188, 1998.

Guerreiro T, Lagoa P, Nicolau H, et al.: From tapping to touching: Making touch screens accessible to blind users, *Accessibility and Assistive Technologies*, pg 48–50, IEEE, 1070-986X/08/, 2008.

Hayes F: From TTY to VDT, *Byte* 15:205–211, 1990.

Huber MJ, Simpson R: Recognizing the plans of screen reader users: Proceedings of the *AAMA*S 2004 *workshop on modeling and other agents from observation* (MOO 2004), New York, NY: www.marcush.net/irs_papers.html. Accessed March 8, 2006.

Kane SK, Jayant C, Wobbrock JO et al: Freedom to roam: a study of mobile device adoption and accessibility for people with visual and motor disabilities, *ASSSETS '09, Pittsburgh, PA, USA*, pp. 115–122, 2009.

Kerscher G, Hansson K: Consortium—Developing the next generation of digital talking books (DTB): *Proceedings of the CSUN conference*, 1998. http://www.dinf.org/csun_98_065.htm.

Kirman JH: Tactile communication of speech: A review and analysis, *Psychol Bull* 80:54–74, 1973.

Lazzaro JL: Helping the web help the disabled, *IEEE Spectrum* 36:54–59, 1999.

Lazzaro JL: *Adaptive technology for learning and work environments*, ed 2, Chicago, 2001, American Library Association.

Leat SJ, Lovie-Kitchin E: Measuring mobility performance: Experience gained in designing a mobility course, *Clin Exper Optom* 89(4):215–228, 2006.

Legge GE, Madison CM, Mansfield JS: Measuring braille reading speed with the MNREAD test, *Vis Impair Res* 1(3):131–145, 1999.

Loomis JM, et al.: Personal guidance system for people with visual impairment: A comparison of spatial displays for route guidance, *J Vis Impair Blindness* 99:219–232, 2005.

Ma L et al.: Effective computer access using an intelligent screen reader, *Proc 26th RESNA Conf*, Atlanta, 2004, Rehabilitation Engineering and Assistive Technology Society of North America.

Mahmud JU, Borodin Y, Ramakrishnan I: Assistive browser for conducting web transactions. In *IUI '08: Proceedings of the International Conference on Intelligent User Interface*, Canary Islands, Spain, January 13–16, 2008, pp 365–368.

Mellor CM: *Aids for the '80's*, New York, 1981, American Foundation for the Blind.

Nagarajan R, Yaacob S, Sainarayanan G: Computer aided vision assistance for human blind, *Integrated Computer-aided Eng* 11:15–24, 2004.

Nye PW, Bliss JC: Sensory aids for the blind: A challenging problem with lessons for the future, *Proc IEEE* 58:1878–1879, 1970.

Oliveira J, Guerreiro T, Nicolau H, et-al: Blind people and mobile touch-based text-entry: acknowledging the need for different flavors, *Proceedings of ASSETS'11,* October 24–26 2011 Dundee, UK 2011

Ontarians with Disabilities Act, Bill 118, Chapter 11 of Statutes of Ontario, Legislative Assembly of Ontario, 2005.

Ramsey VK, Blasch BB, Kita A, et al.: A biomechanical evaluation of visually impaired persons' gait and long-cane mechanics, *J Rehab Research Dev* 36(4):323–332, 1999.

Ratanasit D, Moore M: Representing graphical user interfaces with sound: A review of approaches, *J Vis Impair Blindness* 99:69–93, 2005.

Roentgen UR, Gelderblom GJ, Soede M, et al.: Inventory of electronic mobility aids for persons with visual impairments: A literature review, *J Vis Impair Blindness* 102:702–724, 2008.

Ross DA, Henderson VL: Cyber crumbs: an indoor orientation and wayfinding infrastructure: *Proceedings of the 28th Annual RESNA Conference*, June 2005, http://www.resna.org/Prof Resources/Publications/Proceedings/2005/Research/TCS/Ross .php. Accessed November 26, 2005.

Ross DA, Kelly GW: Filling the gaps for indoor wayfinding, *J Vis Impair Blindness* April:229–234, 2009.

Sardegna J, Shelly S, Rutzen AR, et al.: *The encyclopedia of blindness and vision impairment*, Facts on File, 2002. New York, NY.

Scadden LA: Technology for people with visual impairments: a 1997 update, *Technol Dis* 6:137–145, 1997.

Servais SP et al.: Visual aids. In Webster JG, editor: *Electronic devices for rehabilitation*, New York, 1985, John Wiley.

Skellenger A: Trends in the use of alternative mobility devices, *J Vis Impair Blindness* 93:516–521, 1999.

Smedema SM, McKenzie AR: The relationship among frequency and type of Internet use, perceived social support, and sense of well-being in individuals with visual impairments, *Disabil Rehabil* 32(4):317–325, 2010.

Smith GC: The Stereotoner—A new sensory aid for the blind, *Proc Annu Conf Eng Med Biol* 14:147, 1972.

Stelmack JA, et al.: Patient's perceptions of the need for low vision devices, *J Vis Impair Blindness* 97:521–535, 2003.

Statistics Canada: The 2006 Participation and Activity Limitation Survey: Disability in Canada, 2006, http://www5.statcan.gc.ca/bsolc/olc-cel/olc-cel?lang=eng&catno=89-628-X. Accessed January 20, 2014.

Stent A, Azenko S, Stern B, (2010) iWalk:ALightweight NavigationSystemforLow-VisionUser, *ASSETS' 10.* October 25–27, 2010. Orlando, Florida, USA, 2010, ACM978-1-60558-881-0/10/10.

Tobias J: Information technology and universal design: An agenda for accessible technology, *J Vis Impair Blindness* 97:592–601, 2003.

Walker BN, Jeffery J: Using virtual environments to prototype auditory navigation displays, *Assist Technol* 17:72–81, 2005.

Wolfe KE: Wired to work: An analysis of access technology training for people with visual impairments, *J Vis Impair Blindness* 97:633–645, 2003.

Wolfe KE, Candela T, Johnson G: Wired to work: A qualitative analysis of assistive technology training for people with visual impairments, *J Vis Impair Blindness* 97:677–694, 2003.

World Health Organization, Cumulative Official Updates to the ICD-10 (pp. 51–52), 2010, http://www.who.int/classifications/icd/Official_WHO_updates_combined_1996_2009VOL1.pdf, accessed January 20, 2014.

Zelek JS, et al.: A haptic glove as a tactile-vision sensory substitution for wayfinding, *J Vis Impair Blindness* 97:621–632, 2003.

第十四章

用于听觉损伤者的感知辅具

学完本章内容，你将掌握以下知识点：

1. 描述听力损失的主要类型及其原因。
2. 描述助听器的类型及其特点。
3. 列出聋人与重听者使用电话的方法。

4. 描述常见装置如何适应聋人与重听者。
5. 讨论用来支持聋盲者沟通的主要方式。
6. 描述计算机输出方式如何适应听觉受限者。

当一个人有感官损伤，在通过视觉或听觉获取信息时就会受到限制。辅助技术能通过感官系统提供信息输入的帮助。本章将重点关注旨在满足听觉受限者的辅助技术。这包括通用的感官辅具及专门的用于计算机听觉访问的辅助技术。

第一节　活动部分

听觉功能损伤主要有两个方面的影响：输入信息的缺失和不能监测话语。后者可能导致严重的口头沟通困难。一些辅助技术可用来帮助听觉障碍者口头沟通。一种方式是提供代表人的言语方式并将其与典型言语联系起来的视觉或触觉反馈。第二种是提供口头沟通的替代方式，如供听众阅读的视觉显示器。本章将讨论这些方法和其他方法。辅助技术可以极大地改善听觉部分或完全损伤者的生活。

第二节　人的部分

一、听觉功能

听觉功能可以从几个方面来衡量。听觉阈值包括可听到的声音的振幅和频率。声音的振幅用分贝（dB）测量。正常听力最小阈值为成人25分贝和儿童15分贝。这两个不同的临界值反映了一个事实，这就是儿童仍在获得说话和语言技能，因此对听力

的需要更大。不妨看一下图14-1显示的各种典型声音的声压等级（Bailey，1989）。人耳可以听到的典型频率范围是20~20000赫兹（Hz），但耳朵对这个范围内所有频率的反应并不相同（Martin & Clark，2012）。耳朵对包含在言语频率（250 × 8000 赫兹）范围内的声音最为敏感。听力学家在评量听力时会用到几种类型的测试。纯音听力检测采用单一频率的纯音来对每只耳朵进行测定，并由此确定某人的听觉阈值。

案例研究 14-1

Carolyn

　　Carolyn 时常去大商场购物（背景噪声70分贝）并经常出去吃饭。她选择吃饭的餐厅，可能是嘈杂的快餐店（70~80分贝），也可能是安静、优雅的餐厅（50~60分贝）。因为正常会话的音量大约60分贝（图14-1），安静的餐厅更适合这个活动。利用这些数据，可以评估不同的语音输出沟通工具是否满足 Carolyn 的需求。例如，若装置一的最大输出为50分贝，装置二的为75分贝；装置二的较大输出通常会导致设备更重且更大，因为扬声器和电池都需要相应地加大。如果了解 Carolyn 的一些其他的事情，比如她是否能步行或坐轮椅，她步行时的稳定性，那么就可以对这额外的尺寸和重量与更大的振幅输出能力进行权衡。

二、听力损失

在各种测试的基础上，听力学家可确定听力损失的程度和损失的类型。现在已经确定有四种典型

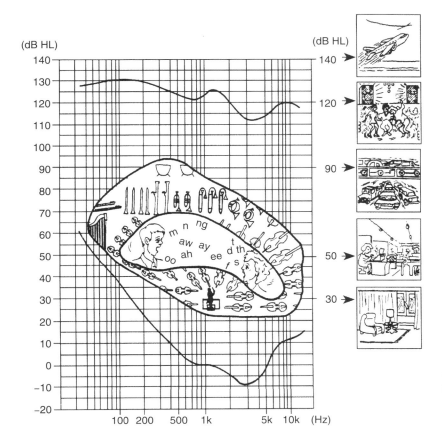

图 14-1 人耳对振动频率的敏感性如图所示。这条曲线通常设定 1000 赫兹处为 0 分贝。参考压力为 0.0002 dynes/cm²。图的每一个边和中心对显示出常见声音与语音的频率和强度。

的听力损失类型（Martin & Clark，2012）：①由外耳和 / 或中耳疾病引起的传导损失；②由耳蜗和 / 或听觉神经缺陷引起的感音神经损伤；③大脑听觉皮层的中枢感应损伤；④由于知觉缺损而不是生理疾病导致的功能性聋。一些病人可能有混合听力损失，这是一种损伤的组合，如传导性和感音神经性损伤的组合。轻微听觉损伤的听觉损失是 20~30 分贝，轻度是 30~45 分贝，中度是 60~75 分贝，重度是 75~90 分贝，极重度是从 90~110 分贝（Martin & Clark，2012）。听力损失的原因包括先天性损失、物理性损害、疾病、老化和药物影响（Martin & Clark，2012）。这些情况会影响外耳、中耳或内耳。

第三节 听觉感知辅具所采用的基本方法

第十三章描述了感官辅具所采用的基本方法。图 13-1 适用于听觉以及视觉感知辅具。现有通道的增强与替代通道的利用是感官辅助技术的两种基本方法。在听觉系统方面，替代性听觉通道是触觉和视觉。本章将逐一讨论这些方法。

一、现有感官通道的增强

在某人为重听的情况下，其基本通道（即通常用于输入的通道）仍然可用，只是受限而已。强度不足意味着信号太弱，以致难以听到，因而有必要考虑扩音器。对比其他人，重听人在某些频率上更加受限，所以在设计或指定助听器时必须考虑到这一点。例如，比起在低频率上的听力损失，老年人在高频率上的听力损失更大。听觉通道可通过利用助听器、耳蜗植入和骨导助听器（bone anchored hearing aids，BAHA）或辅助听力设备（assistive listening devices，ALD）来增强。

二、替代感官通道的利用

有两个适用于聋人的替代感官通道。其中最常见的例子是手势手语的利用（用视觉替代听觉）。本章将讨论触觉、视觉、听觉系统之间的本质区别。

（一）触觉替代

用于听觉信息输入的触觉替代不同于用于视觉信息输入的触觉替代（如盲文）。一个主要的区别是，与触觉系统输入信息所需的时间相比，听觉信息变化的速度相对较高。工程师称之为两个系统的相对带宽（频带宽度）。听觉系统比触觉系统有较大的带宽（在给定的时间内可以处理更多的信息）。听觉信息是一系列的声音，所以必须转化为触觉信息以呈现给用户。这些触觉信号被中央神经系统检测到并组合成有意义的单位。因为触觉系统涉及空间和时间信息，输入速度要慢于听觉系统。触觉系统对于听觉输入的另一个重要的限制是它缺乏一种把声音（机械振动）转换为神经信号的手段。这通常是耳蜗执行的功能。

唯一能将听觉信息成功输入的触觉方法是盲聋人使用的泰德马方法（Tadoma method）。海伦·凯勒曾使用这种方法，在这种方法中，人们通过将自己的手放在说话者的脸上来接收信息，拇指在嘴唇处，食指在鼻子旁边，小指在喉咙上，其他手指在脸颊上。在讲话过程中，手指检测到嘴唇、鼻子以及脸颊的运动，并感觉在喉咙处喉头的振动。通过联系，从这些来源获得的肌肉运动的感觉被演绎为说话的方式。这种方法成功的原因之一是发音器官（反映在嘴唇、鼻子以及脸颊的运动中）和感知到的言语信号之间具有的基本关系，对于使用泰德马方法（Lieberman，1967）的个体来说，这种关系至少就像言语信号中声音信号（音调和响度）那样重要。

（二）视觉替代

有多种听觉信息的视觉显示方式。例如，有时用于言语治疗或作为聋人学习说话的助手是一幅在像屏幕一样的示波器上显示语言信号的图像。通常情况下，描绘理想的语音信息的示范图案被放在屏幕的上半部分，而学习者的语音信息图案被放在屏幕的下半部分。学习者通过练习尝试与示范图案匹配。现在一些装置也使用计算机图形学来使这个过程更为有趣和刺激。这种用视觉替代听觉信息的感官替代是一种康复技术，对于辅助技术来说并不现实。其原因在于它与听觉替代视觉有关的文字声音转换器的表现相同（第十三章）。

用视觉替代听觉信息已经在多个领域取得成功。这包括视觉提示（如用闪光灯表示电话或门铃声响）和用文本标签表示计算机生成的合成语音。语音是语言最自然的听觉形式。同样，书面文本也是视觉语言最自然的呈现方式。因此，用视觉替代听觉沟通的辅助装置设计的主要目标是提供语音与文本之间的转换。在这种类型的装置中，语音被计算机接收并转换为文本显示出来，以便听觉障碍者读取信息。

第四节　听觉障碍者的辅具

一、助听器

助听器（Hearing aids）通常被视为一种简单的放大声音和基本言语的装置，虽然助听器包含放大器，然而听力在整个语音频率范围内的损失很少是一致的，在某些频率上的听力损失通常会比其他频率更大。在数字助听器的设计中这种关系也被考虑在内。如果在所有的频率被放大相同的数量，对用户来说声音将是不自然的。因此，人们利用用户所测量阈值或听力图对助听器的频率响应（频率反应曲线）进行规划。因为左耳和右耳的听力损失可能不同，每只耳朵的助听器都需要单独选配。提供助听器的高保真性能的另一个困难是组件小，小型化的组件会限制麦克风和扬声器的频率响应，进而影响辅助语音的品质。

语音信号约 60% 的声学能量包含在低于 500Hz 的频率中（Martin & Clark，2012）。然而，语音信号不仅涉及声音的特定频率，也关系到把这些声音组织为有意义的听觉语言单元（如音素），95% 以上的语音信号的可理解性问题与 500Hz 以上的频率有关。由此，语音的可理解度（而不是声级）常常被作为助听器成功适配的更重要的标准。

（一）助听器的电子声学参数

助听器输出通常以分贝表示，0 分贝的参照标准为 20 微帕斯卡（micropascals，声压单位）。该参数用声压级（sound pressure level，SPL）表示。美国国家标准协会（S3.46, 1997；http://web.ansi.org/）和国际电工委员会（60 118-0-10；http://www.iec.ch/）制定了助听器规格标准。这些标准允许对不同制造商的助听器进行比较，并规定了用以比较的参数。

选配助听器时，必须要知道助听器到聆听者传递的输出级别。根据说话人与聆听者的距离以及说话人的声音大小，平均会话语音范围为 40~80 分贝声压级（Olsen，1988）。因此，需要评量助听器输出，以响应各种类型和层次的输入（如纯音和语音或类似语音的信号）。强大的助听器能够产生 130~140 分贝的声压级输出。即使输入的持续时间很短，这种声压级也可能损伤听力机制。因此，助听器的最大输出功率也需要确保助听器的输出等级不会引起进一步的不适或进一步的听力损失。Dillon（2001）就助听器的电子声学性能与测量提供了完整的回顾。

（二）助听器的类型

传统助听器可以分为空气传导和骨传导两种类型。所有的气导助听器都将助听器的输出传到聆听者的耳道。然而，一些人由于慢性耳部感染或畸形耳道而无法戴空气传导助听器。对于这些人，骨传导助听器是最合适的。最常见的骨传导助听器是骨锚式助听器（bone-anchored hearing aid，BAHA）（图14-2）。骨锚助听器的固定基座通过手术附着到颅骨上，在愈合过程中基座与骨组织结合为一个整体（D' Eredita et al., 2012）。在植入后的前两周，基座的稳定性迅速增长，术后 3 周趋于稳定。儿童需要经历的过程类似，穿过皮肤的 BAHA 植入体被旋入耳朵背后的头骨，在那里有一个快速连接口将声音处理器附着在植入体上（Miculek，2009）。该类助听器将输入的声音转换为机械波，并以此通过植入的基座振动头骨。BAHA 充分利用这一事实，即在感官层面上，声音来自气导助听器还是骨传导助听器并不重要（Snik et al., 2005）。一项对接受植入的成年人、单侧听力传导损伤者（Hol et al., 2005）和儿童（Hickson et al., 2006; Mulla et al., 2013）的 18 年回顾性研究（Rasmussen et al., 2012）发现，人们对骨锚助听器的性能在总体上是满意的。具体来说，用户反映了在日常生活、声音定位和语音识别（当语音和和噪声在空间上被分开时）中的受益。用户报告中提到的困难包括对声音的定位（对于某些用户）、

电话的使用以及缺乏持续的支持。骨锚助听器也用于治疗单侧耳聋（Kerckhof et al., 2008）。FM 传输提供了 BAHA 与个人 FM 调频系统、个人聆听装置和一些手机之间的连接。

气导助听器有几种不同的配置（Palmer，2009）。图 14-3 图示了几种常用的助听器类型。耳部助听器的主要类型有耳背式（behind-the-ear，BTE）、耳内式（in-the-ear，ITE）、耳道式（in-the-canal，ITC）及完全在耳道里的深耳道式助听器(completely-in-the-canal，CIC）。体配式助听器（body-level aid）用于重度听力损失的情况，有更大的处理器，以适应更多的信号处理选项和更大的放大率，并可悬挂在腰带上。体配式助听器通常在不能使用其他类型的助听器时才会使用。

耳背式助听器（BTE）安装在耳朵后面，包含图 14-4 中的所有组成元件。放大的声学信号通过一个小耳钩输入耳道，小耳钩延伸到外耳的顶部，并将助

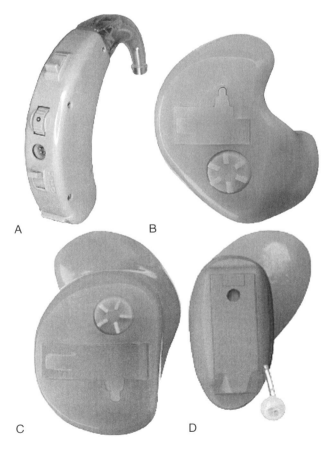

图 14-3　助听器的类型。A. 耳背式（BTE）。B. 耳内式（ITE）。C. 耳道式（ITC）。D. 深耳道式（CIC）（由 Siemans Hearing Instruments, Inc. 提供）。

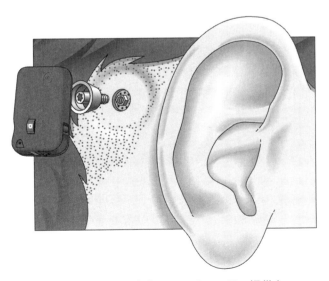

图 14-2　骨锚助听器。(由 Entific Scientific. 提供)。

听器固定于适当的位置。小管道使声音通过作为声音耦合器的耳模进入耳朵。这个耳模根据个人耳朵的感受制作以确保用户舒适，它最大限度地将声能耦合到耳朵，并防止声音反馈引起的啸叫声。制作模具时要在耳模和鼓膜之间留出一个 2 毫升的空间，添加在模具（所有类型）上的通气孔在一定程度上有防止阻塞和提高用户声音质量的作用。如果助听器不适合或程序不正确，通气孔可能会导致声音反馈和失真。在选配气导助听器时，个体结构特点是一大限制。助听器的外部开关可用来选择麦克风（M）、用来直接电话接听的拾音线圈（T）或关闭（O）。MTO 开关和音量控制位于耳背式助听器的后面。

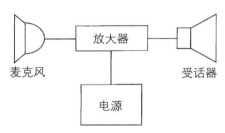

图 14-4　助听器的主要组件。*

* 麦克风又称传声器或话筒，用来接收声音并将其转化为电波形式，即把声能转化为电能；放大器，用来放大电信号（晶体管放大线路）；受话器又称耳机，用来把电信号转化为声信号。

某些类型的听力损失只影响部分频率范围（通常是高频率），而其他部分（典型的是较低的频率）则在正常范围之内。用于这种情况的助听器被称为开放式助听器。它们有一根线连接到放入耳道内的扬声器，但并不会阻挡正常情况下能听到的声音。这是受话器置于耳道内类型（receiver-in-the-canal，RIC）的一种形式。受话器（扬声器）通过一根细管内的金属线连接到耳背式助听器的主机。RIC 助听器的外壳体积更小，但仍然可以提供与 BTE 助听器相同的放大能力。开放式助听器通常用于老年性听力损失患者。受话器置于耳道内的 RIC 助听器可以是开放式，也可以是封闭式（耳模）（Palmer，2009）。开放式助听器使人们能自然地听到正常范围内的频率（通常是低频率），有助于减少堵耳的感觉。这些也可以通过反馈管理技术的提升来实现。由于增加了麦克风和受话机之间的距离，RIC 助听器也可提供更多增益。

耳内式助听器（ITE）利用电子微型化技术将放大器和麦克风制作成一个适合耳道的模块。ITE 助听器的面板位于耳道入口处。麦克风位于面板上，这给麦克风提供了一个很自然的位置，因为它接收的通常是直接传进耳朵的声音（Palmer，2009）。耳内式助听器的外部控制包括开关和音量控制。耳道式助听器（ITC）是 ITE 助听器的一个较小型的版本。深耳道型助听器（CIC）最小，并且它被插入耳道1~2 毫米内，扬声器靠近鼓膜。因为这种助听器不会突出到耳道外面，所以几乎看不见。助听器的所有控制开关都安装在耳内式、耳道式和深耳道型助听器的面板上或通过远程控制连接。

（三）助听器的基本结构

图 14-5（从 A 到 C）展示了模拟和数字助听器的基本组件。麦克风是环境传感器（environmental sensor）（见图 13-1）；它是接收语音或其他声音信号的组件。助听器的整体保真度与该组件的品质有直接关系。助听器使用了几种类型的麦克风（Palmer，2009）。麦克风的功能是将声音信号转换为电子信号，并将电子信号发送到放大器。麦克风可以是全向的（放大来自任何方向的声音）或定向的。定向麦克风在嘈杂的环境中极具优势（Palmer，2009）。与在各个方向敏感度相同的全向麦克风相比，定向麦克风在个人面对的方向最灵敏，在后面或两边的灵敏度较低。通过对数字麦克风响应方式的调整，助听器电路系统能使用户调整助听器，以聚焦于从前面、左、右或背后传来的声音（Palmer，2009）。

助听器中的信息处理器（图 2-3）是放大器。它执行几种功能，第一个也是最基本的一个是将带有频率响应的输入信号放大，使其具有与语音信号匹配的频率响应。频率响应指在不同的频率下，放大器的输入和输出之间有不同的增益。其次，信息处理器限制响亮信号的输入，以防失真和不适，并保护用户不受周边声音系统的伤害。此外，该装置还提供信号处理以最小化噪声和最大化语音信号。

数字信号处理可将助听器的响应与个人用户听觉系统的声学性能相匹配。数字助听器有较低的失真、较少的声学反馈，并可更精确地压缩响亮信号，从而使传到耳朵的语音信号有更高的保真度和可理解度。动态和舒适的声级范围都是通过适当的适配获得的，包括测量不适程度。当前使用的助听器大多是数字式的（Palmer，2009）。

数字处理技术可用来处理更复杂的数字信号。

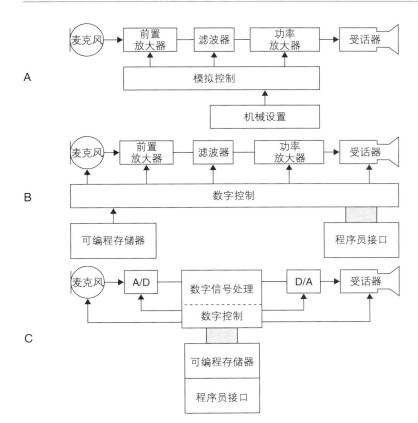

图 14-5　助听器电子设计的三种方式。A. 模拟助听器。B. 数控模拟助听器。C. 数字信号处理助听器。（改编自 Stach BA: *Clinical audiology*, San Diego: Singular Publishing Group, 1998.）。

尤其是在语音的差异放大和噪声放大的减少这一领域。处理这个问题的办法是，假设噪声信号是恒定的而语音信号是随时间变化的（Palmer，2009）。根据随时间变化的信号强度（噪声）或稳定状态（语音），对输入的信号持续评估。如果信号处理算法检测到恒定的信号，认为这个信号主要是噪声信号，就通过调整麦克风的定向来减弱麦克风在噪声方向的灵敏度，从而使信噪比得以提高。尽管有这些进步，在噪声情况下的聆听仍然是听力损失者最具挑战的任务之一。这在一定程度上是由于他们经常不想听到的（噪声）实际上是周围的语音。Kerckhof，Listenberger 和 Valente（2008）详细描述了降噪技术。

助听器的用户显示器是扬声器（图 2-3）。这个组件通常被称为接收器，它把经过放大的电信号转换为声波，然后将声波耦合至耳朵。这些装置的尺寸太小，严重限制了助听器对超出语音范围的信号的频率响应。如前所述，大多数接收器都是空气传导类型的，这种接收器通过声学的方式将语音信号耦合入耳道。然而，当中耳或外耳的问题妨碍了耳模的使用，如慢性耳炎、畸形、耳廓缺失，就可能需要使用骨导接收器。

（四）助听器信号处理

数字助听器基于低能耗、外形小、数字信号处理电路（Palmer，2009）。数字电路的优势之一是形成助听器的频率响应能力。这为消除助听器的声学反馈和提高其信噪比提供了可能（Palmer，2009）。例如，有些程序在嘈杂的环境中可以有选择性地放大语音。麦克风可以进行调整，以便在某一方向（如用户的侧面、前面或背面）提高信噪比。每只耳朵的音量级别可以单独调整。许多性能常常可以通过手持遥控器来控制。许多助听器也有可将手机或娱乐设备（电视、DVD、音乐播放器）连接起来使用的蓝牙连接（Palmer，2009）。蓝牙连接使人们在使用助听器时可以有选择性地调整音量并执行其他功能（如接听手机）。由于电力限制，蓝牙接收器目前还不能被纳入助听器的主机中，一些助听器有挂在脖子的辅助配件，可用来接收蓝牙信号，这些信号会被耦合至助听器。Kerckhof，Listenberger 和 Valente（2008）详细描述了助听器的蓝牙选项。

二、耳蜗植入

如果内耳的耳蜗受到损伤，可以用听觉假体来提供一些声音的感知。200 多年前意大利物理学家亚历山德罗·沃尔特（Alessandro Volta）[伏特（volt）由此命名]第一次报道了用电来刺激内耳的情况。他把电线插入他的耳朵，并把电线连接到一个50V的电池上，当电压被施加时，他体验了一种"听的感觉"。最近，工程师和生理学家开发了一套复杂的辅具，来弥补耳蜗所失去的功能。

这些装置被称为人工耳蜗（cochlear implants），其组件如图14-6所示（Feigenbaum，1987）。只要第八脑神经完好无损，就有可能通过植入的电极来提供刺激。现在人们已经证明了耳蜗植入装置对后天性听力损失（即获得语言后听力受到损失）的成年人和年轻人是有益的（Sarant，2012）。据报道，人工耳蜗植入对年幼的语言前儿童也有显著益处（Balkany et al.，2002；Waltzman et al.，2002）。18个月大的孩子主要通过听觉输入来发展言语。近年来，为了利用其神经的可塑性，接受人工耳蜗植入的孩子的年龄越来越小（Feigenbaum，2002）。大多数人工耳蜗有两个主要的部分（Ramsden，2002）。体外部分有麦克风（环境界面）、从语音信号中提取重要参数的电子处理线路以及一个将信息传入颅骨的发射器。植入部分由一个电极阵列（1~22个电极）、一个连接外部数据和能量到颅骨的接收器，以及为电极阵列提供适当同步和刺激参数的电子电路组成。据报道，人工耳蜗内部和外部组件总起来的10年失败率低于3%（Ramsden，2002）。

人工耳蜗移植者必须符合一定的听觉和年龄标准。双耳纯音听力损失为重度或深度（大于90分贝），短句识别评分不到30%，听力损失大于90分贝的2岁或更大年龄的儿童是可以进行人工耳蜗植入的主要标准（Loizou，1998）。儿童年龄和成人耳聋的持续时间是人工耳蜗植入成功的重要影响因素（Ramsden，2002）。在儿童年龄较小或成人耳聋时间较短时植入，效果会更佳。

手术过程包括将电极阵列嵌入耳蜗并植入内部组件，并连接传输数据与电力的经颅天线。Ramsden（2002）描述了手术方式和可能产生的手术并发症。手术后的愈合期一般会持续1个月左右，之后就需要进入到"开机和调试"过程。这时需要测量两个临界值：感知声音的最小值以及使声音听起来恰好感到舒适的等级值。然后对电极阵列进行测试，并开始进行信号处理。

目前的耳蜗植入方式在几个重要的方面有所不同。Loizou（1998）对主要的不同之处进行了深入的讨论。本节内容概述了这些主要不同之处。

（一）电极

电极设计的三个主要考虑是：①材料的生物相容性；②电极的配置；③阵列中电极的数量（Shallop & Mecklenberg，1988）。当前装置中大部分电极的刺激部分是由铂铱合金材料制作的，因为铂铱合金电稳定，并且不与生物组织发生反应。将激励器连接到铂电极的"导线"，需要有足够的柔韧性以便能在耳蜗周围弯曲，但也须有一定的硬度，使之能在插入时不会弯曲。电极阵列和导线都涂有聚四氟乙烯（特氟隆）或硅酮，使它们彼此间以及与组织之间绝缘。如果绝缘层有小洞或破损，破洞附近的人体组织就会接触电流。这可能会使电线和组织受到

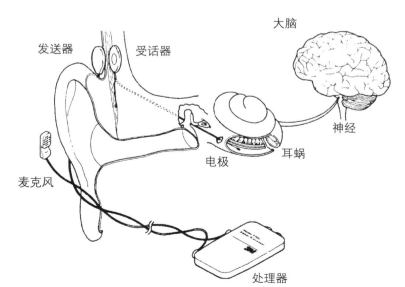

图14-6　人工耳蜗的组件。（来自 Radcliffe D: How cochlear implants work, *Hearing* J November: 53, 1984.）。

损害。绝缘材料不能因体内离子液体的渗出而受到影响。

电极放置在耳蜗内部，电极的大小是由耳蜗的解剖结构决定的。耳蜗平均约为 32 毫米长，插入这个腔体（通常是鼓阶）的电极阵列可达 25 毫米长。刺激可以是单极性或双极性的。在单极刺激的情况下，耳蜗外放置了一个参考电极，在耳蜗内沿着头骨基底膜放置一个单电极阵列。这种安排可使刺激的电耗较小，但也可能会使耳蜗内的刺激在准确或聚焦方面受到影响。在双极刺激的情况下，电极沿基膜放置。此时需要更准确的定位和更精准的刺激，但同时也会消耗更多的电量。更大的电耗意味着更大的尺寸，这决定了外部套件类型。外部套件可能是耳背式或体佩式（体佩式由导线连接悬挂于身上，耳背式与麦克风一起挂于耳后）。迄今为止，大多数人工耳蜗植入装置一直是体佩式。随着微型化技术的发展，耳背式装置已变得越来越普遍。基于电刺激参数，电极端的最小间距是 0.5~4 毫米（Loizou，1998；White，1998）。这使得一个阵列中实际上最多可设置 22 个电极。目前耳蜗植入装置采用了几种不同数量的电极。最初，所有装置只用了一个电极。目前可用的耳蜗植入装置[①] 有 12、16 或 22 个电极（Loizou，2006）。

（二）电力和数据传输

因为人工耳蜗植入装置的麦克风和言语处理组件需要调整，加之它们的大小与重量原因，它们被放置在颅骨外面。而电极阵列必须在耳蜗内，并且必须通过颅骨连接。最初，这是通过穿过颅骨的导线和在导线被移除时采用的经皮插座来完成的。这种穿过皮肤的连接容易造成感染，它已被发射器—接收器方法所取代（Ramsden，2002）。在皮肤外面的小感应线圈连接到发射机。这个线圈发射信号到皮肤下面直接对应的接收线圈。接收线圈连接到内部电子体和电极阵列。用于内部电子体的电能也通过皮肤耦合。在某些情况下，内部电路完全是被动的，只是把刺激信号传递给电极。在其他情况下（如图 14-6 所示）内部电路处理输入的信号并将其分配给阵列中的不同电极。这会消耗电能，而电能通

常像数据一样通过皮肤耦合。

（三）言语处理

耳蜗植入的目的是提供一种电触发的、可能与语音和环境的声音有关的生理信号。耳蜗、听觉神经和高级中枢处理语音的过程很复杂，要设计一种能为电极阵列提供有生理意义的数据的电子语音处理器是很困难的。

发送到电极的信号的语音处理或编码领域是在不同的人工耳蜗之间存在差异的领域。语音信号的数字处理旨在从麦克风中提取相关的语音数据，并将其转换为一种可通过听觉神经刺激向用户提供最可能信息的形式。为了识别语音，需要对频率、强度和时间模式进行编码（Loizou，1998，2006）。在正常耳蜗中，频率沿着基底膜（称为音质组织）的位置被编码。多电极阵列可以在沿基底膜不同的位置提供不同的频率，但正常耳蜗使用其他更复杂的方法来进一步编码频率（Loizou，1998）。强度或振幅（我们主观感知的响度）可通过在任意电极位置的刺激强度的大小来编码。然而，正常的耳蜗也通过借用相邻毛细胞来增加强度。在刺激强度增加时，随着神经组织的电刺激，电极通道之间的借用或相互作用也可能会发生。

连续交叉取样（Continuous interleaved sampling，CIS）信号处理旨在通过向每个电极发送时间偏移脉冲序列以避免通道相互作用的一些问题。（Loizou，1998；Wilson et al., 1998）。连续交叉取样（CIS）是基于非同步交叉刺激的方法。在交叉刺激中，在耳蜗不同部位的电极按顺序刺激，而不是彼此相邻的电极依次相互刺激，且一次只刺激一个电极，这有助于消除通道之间的相互作用。一个关键性特征是每个通道的刺激有相对较高的速度（大于 800 脉冲/秒），这为通过利用电极的脉冲振幅变化来跟踪语音的快速变化提供了基础。使用高速刺激能带来更多的跨通道互动。输入的语音信号的振幅必须经过压缩，以避免过度刺激带来损害。在助听器中，这个过程称为压缩。由于听觉系统的特性，耳蜗植入中通常使用非线性（对数）压缩（Loizou，1998，2006）。微安培的电信号强度类似于分贝的声刺激强度。经过改进的 CIS 处理方法可以检测出多个频段语音信号的峰值。频段数大于电极数，并且发送到电极的信号是任何给定时间内输出最高的频段。这种方法叫作 ACE（以前称为 SPEAK），并被植入在

---

① Clarion, Advanced Bionics Corp., Sylmar, Calif., www.cochlearimplant.com/; Nucleus 24, Cochlear Inc., Lane Cove, Australia, www.cochlear.com/; PUL SARCI, Med El, www.medel.com/.

人工耳蜗植入体 Nucelus-24 装置上（Cochlear Inc., Lane Cove，Australia，www.cochlear.com/ ）。采用 CIS、SPEAK 和 ACE 信号处理方法的语句识别测试表明，使用 ACE 比使用 SPEAK 或 CIS 策略能获得更高的分数（Loizou，2006）。Loizou（1998，2006）深入讨论了人工耳蜗的语音处理并描述了当前的商业性方式。

许多人工耳蜗制造商还提供用于植入体信号处理特征编程的软件，以满足用户的需要。这些软件可在手术完成且伤口愈合后使用。为了确定最佳信号（脉冲或模拟）和电极组合的类型，需要将信号提供给植入体并进行心理物理学测量。这种方法使用了纯音反应。随后还要对语音输入进行评估和调整，以最大化语音清晰度。

（四）用户评估结果

几乎所有的语后聋者都可以通过利用耳蜗植入装置而不用读唇就可以获得一定程度的开放式言语感知（未知的测试词语或句子）（Ramsden，2002）。一些用户还可以通过电话交流。改善的程度取决于许多因素，包括所采用的人工耳蜗技术的特点。一般来说，通道或电极越多言语感知越多（Loizou，1998）。如果存活的听觉神经元较少，增加电极或通道的数量将不会有效。信号处理的类型也会影响耳蜗植入的结果。例如，即使只用很少的通道，采用频谱处理方法也可以产生高于 90% 的正确语音识别率，而连续交叉取样（CIS）处理方法则需要 8 通道才能达到类似的结果（Loizou，2006）。目前一个持续研究的领域是增进音乐方面的感知和享受。

就语前儿童来说，有效的听觉感知是口语发展的关键。对于聋儿来说，人工耳蜗植入术已被证明能促进语言的发展，其速度与普通的健听儿童相当。（Balkany et al., 2002）。这些结果取决于许多因素，包括植入时的年龄、失聪和使用的时长（对人工耳蜗植入的习惯）（Waltzman et al., 2002）。在年龄小于 5 岁时接受植入的儿童在言语知觉测试中比年龄较大时接受植入的儿童表现更好。在 2~5 岁间接受植入的儿童与在 2 岁前接受植入的儿童表现得同样好。现在最小植入年龄是 12 个月（Balkany et al., 2002）。整天使用人工耳蜗的儿童表现明显好于非整天使用的儿童。一般来说，随着使用时间的增加，植入者的表现会越来越好（Balkany et al., 2002；Waltzman et al., 2002）。在一项研究中，在植入前词语识别评分

不到 1% 者，植入一年时提高到 1%，植入 3 年时提高到 30%，并最终达到 65%，句子识别分数从 18%（1 年）提高到 42%（3 年）一直到 80%（Waltzman et al., 2002）。这些平均得分受植入年龄影响（患者接受植入时年龄越小，得分越高）。Waltzman 等（2002）描述了选择植入候选者的推荐标准以及接受植入的耳朵的选择标准。人工耳蜗通常只植入一只耳朵。这使得听觉定位更困难并可能导致不均匀的听觉输入。

在嘈杂的环境中，使用单侧耳蜗植入可能在定位和辨别声音上存在困难，耳蜗植入者需要努力追踪谈话。双侧耳蜗植入技术克服了其中的一些问题（Kimura & Hyppolito，2013）。在双耳刺激中，听觉输入被提供给双耳并整合到听觉感知通道，这种处理带来更好的声音空间定位。

在个体使用单侧人工耳蜗植入装置时，一个局限体现在感知多个独立声源的能力方面。冲突信号的出现会导致理解语音和识别环境中声音位置的困难。对比单侧听力，双侧听力有三大优势：减少头部阴影影响、减少对静噪能力的影响和实现双耳总合。头部阴影指头部对到达两只耳的声音的阻碍。例如，如果只有左耳有人工耳蜗，到达右耳的声音可能会被头部阻碍。静噪能力指听觉系统使用两只耳朵在所接收声音中分离语音和杂音的能力。双耳总合表示听觉系统采用来自双耳的信号来处理听觉信号的能力。

Kimura 和 Hyppolito（2013）描述成人与儿童双侧耳蜗植入的指标。一般来说，儿童的植入指标是双耳达到重度到极重度感音神经性听力损失，且无认知障碍。在 5~18 个月之间进行双侧耳蜗植入的用户显示，他们的听觉和语言发展水平与同龄（测定智商的数据）健听孩子相同。双侧耳蜗植入的成人也显示出更大的空间定位和聆听舒适度。也有人认为，早期双侧人工耳蜗植入可保护中枢听觉系统。

当一只耳朵有残余听力时，一种可选择的方法是一只耳朵使用助听器，另一只耳朵植入人工耳蜗（Ching et al., 2001）。助听器和人工耳蜗的结合使用已经表现出明显的优势，但同时需要考虑几个重要的因素。使用人工耳蜗可能会减少对使用助听器的渴望，助听器并不那么有吸引力，还可能会被认为干扰了耳蜗植入的言语感知。如果儿童习惯使用助听器，也许就不能像习惯使用助听器那样频繁

地使用人工耳蜗。Ching 等人（2001）给出了同时配备助听器和人工耳蜗植入儿童的四个案例研究，并描述了用来优化这二者结合成效的成功的因素和策略。

Sarant（2012）对儿童人工耳蜗植入情况作了综述。植入人工耳蜗的儿童在言语感知方面相当于植入耳蜗的语后聋成人，也可达到轻度听力损失使用助听器的儿童的程度。在较小年龄接受耳蜗植入的儿童，有机会利用不断改进的技术，甚至可以表现出更好的言语感知能力。

耳蜗植入为儿童提供了环境意识，因为他们能听到像流水声、鸟鸣、水壶啸声、汽车转向灯的咔嗒声，以及电话铃响声等各种声音。这些声音能使儿童与周围世界建立更多的联系，也在一定程度上保障了安全。而单侧人工耳蜗植入则难以做到声源定位。语音感知分数的提高主要归功于技术的进步，特别是更为有效的语音处理策略的发展。儿童的表现有很大的差异。然而，一些在较小年龄植入耳蜗的儿童获得了与轻度至中度听力损失儿童相当的口语能力，而那些在很小的年龄就接受了人工耳蜗植入的儿童，通过改进技术获得听力发展速度达到与健听儿童相同的程度。"也没有证据表明，与在特殊教育环境中的儿童相比，在主流教育环境下使用人工耳蜗植入的儿童（其言语专门用于沟通）发生社交或情感障碍的概率更大。"（Sarant，2012，p. 345）。双侧人工耳蜗植入者的言语感知能力超过单侧人工耳蜗植入者。儿童双侧人工耳蜗植入对声源定位没有明显的作用。

Gaylor 等人（2013）对成人耳蜗植入情况进行了系统的综述。一篇回顾了 42 项研究的综述表明，通过开放性句子和多音节词语测试，单侧植入在改善平均言语得分方面具有统计学上的意义。元分析表明，单侧植入后患者生活质量得到显著改善。研究显示，对比单侧植入者，双侧植入者在交流方面有更大的改善。也有研究表明，双侧植入提高了声源定位水平。生活质量研究结果各不相同，仅少数研究说明了这个问题。

三、聋人电话

考虑到 Alexander Graham Bell 发明电话时就是和聋人合作，电话对聋人的隔离是具有讽刺意味的。对于一些人来说，额外放大的音量足以使他们用上电话。这个额外放大音量的装置可能内置于某人的电话，也可作为附加装置置于电话耳机上。这两种装置都可以从当地的电话公司获得。正如上一节所讨论的，许多助听器都有磁感应功能（拾音线圈），它使电话的输出能以电磁方式耦合到助听器上。还有一些装置能使一些人所佩戴的带有拾音线圈的助听器连接到外部的蓝牙上[1]。就像那些可用于助听器的蓝牙连接装置，用户可在脖子上套一个感应环路挂件，用作助听器拾音线圈的天线。

对于许多有严重听力损失的人来说，即使增强放大声音，他们也不能听见电话铃声。这些人要实现电话交谈，就需要使用可视的来电信号装置。这些人常常使用万能铃声指示器，它可以放大电话铃声，也可以将铃声器连接到一盏台灯上，以便在电话铃响时台灯闪烁。这些改装装置可以从地方电话公司获得。

（一）聋人电话装置

最初，聋人使用电传打字机（teletype，TTY）通过电话线发送天气和新闻信息，以提供"视觉电话"。为帮助聋人彼此交谈，IBM 和其他公司捐赠了许多 TTY。最初的 TTY 现已过时，它由一台打字机和电子线路组成，电子电路将输入的字母转换为脉冲，脉冲可通过电话线发送到另一个 TTY。第二台 TTY 将脉冲转换为可在远程 TTY 上打印的文本。由于成本低，尤其是对于盈余单位，TTY 在聋人中非常受欢迎，一些 TTY 仍在使用中。加劳德特大学的技术评量项目是该方面信息的很好的来源（http://tap.gallaudet.edu）。

早期 TTY 的电子版仍称为 TTY。当前 TTY 的几个型号均为轻量级的、电池供电的便携式装置。[2]它们使用键盘、视觉显示和将电子信号转换成脉冲的调制解调器（modem）。并可通过以下三种方法连接到电话服务：①直接把脉冲耦合到电话听筒的声音耦合器；②直接通过电缆连接到电话线；③通过电缆连接到手机。一些 TTY 也通过附加放大装置使其具有电话功能而用于重听用户。其中一些装置与手机兼容，从而进一步促进了聋人用户的使用。

---

① 例如，Linear Blue SLC, http://www.independentliving.com/prodinfo.asp?number=617400.

② 例如，Clarity, http://shop.clarityproducts.com/products/ameriphone/; Compu-TTY, http://www.computty.com/; Ultratec,. http://www.ultratec.com/products.php.

TTY 的其他功能包括与电话应答机一起使用远程检索电文以及通过传呼机和打印机发电文通知。打印机的功能使谈话能永久保存，并提供了在回复之前检查信息的机会。一些 TTY 也包括粘滞键特征（见第八章，表 8-2），支持单手打字的改装键，例如，在需要同时按下 Shift 键和 Ctrl 键来进行功能转换时，单手打字者就需要使用粘滞键。许多 TTY 可直接插入手机和无绳电话，以便于移动使用。有些用于电池供电的便携式 TTY 的一个例子如图 14-7 所示。在付费电话上接听电话时需要有声音耦合器。

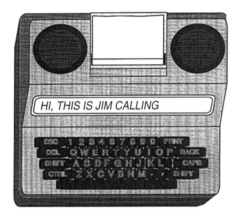

图 14-7　有电子显示和输入键盘的典型的 TTY。

在电话中使用 TTY 有两种主要的方式。如果需要通话的双方都有一台电传打字机，那么一方只要键入信息，发送"GA"指令（字母 GA）来表明他已经完成，然后等待另一方的回复。一些 TTY 包含只用一个键发送 GA 指令的按钮。如果聋人需要和没有 TTY 的某个人谈话，可利用由电话公司提供的电话转接中继服务。转接人员有一台 TTY，转接人员读取由聋人发来的信息并用语音传给健听人，然后再将健听人的响应键入 TTY 并发送到聋人的 TTY 上。对于那些能说但是不能听的人，语音传递（Voice Carry-Over，VCO）[①] 电话业务可让使用语音和文本的双方进行交流。这些人可以使用中继服务自然地讲话然后读取屏幕上的回复。对于那些能听见但不能说话的人来说，听觉传递（Hearing Carry-Over，HCO）能让某人键入并发送信息然后听取回复。听觉传递用户键入信息发送给中继服务转接人员，然

后转接人员向通信的另一方大声朗读信息。TTY 也支持短信服务（Short Message Service，SMS），[②] 文本通信协议使手机短信的使用成为可能。

高级 TTY 的性能包括与电话应答机一起使用、远程检索电文以及通过传呼机和打印机通知电文。打印机功能既提供了交谈的永久记录，又提供了在回复前对信息进行检查的机会。

有许多聋人拥有并使用 TTY（采用 Baudot 传输协议），也有许多人拥有采用 ASCII 传输协议的调制解调器的个人计算机。因此，当前 TTY 通常包括 ASCII 和 Baudot 两种传输协议，现在已有将一种代码转换到另一种代码的计算机程序。为了用计算机与 TTY 进行通信，用户必须有 TTY 软件和一台可以模拟 TTY（300 波特的 Baudot）的调制解调器[③]。TTY 软件生成 Baudot 码并将信息发送到以硬件方式插入计算机的 TTY 的调制解调器。接下来调制解调器与一台 300 波特的独立电传打字机通信。为了保证通信成功，采用 Baudot 码的 TTY 的调制调解器必须满足所有的传输协议（如频率、5 位代码、半双工通信）。这些协议在标准计算机调制解调器上无法使用，这也是成功与 TTY 通信需要专门的 TTY 调制解调器（使用设置为 300 波特的 Baudot 码与其他 TTY 进行通信）的原因。一个基于软件的 TTY 正在使用程序的屏幕截图（如图 14-8 所示）。使用了几个窗口，包括输入和输出的信息、电话簿，以及过去信息的日志。

如果聋人需要与没有电传打字机的人交谈，电话公司提供了电话转接（中继）人员。转接人员拥有一台 TTY，读取由聋人发送给健听人的信息。然后将健听人回复的信息发送至聋人的 TTY 上。《美国残疾人法》（Americans with Disabilities Act，ADA）第四章（Title IV）电信部分规定，提供给公众的所有电话服务必须包括为使用 TTY 的人提供州际和州内电话转接（中继）服务。美国联邦通信委员会（Federal Communications Commission，FCC）发布了第四章的条例并监督遵守情况。这些规定还要求转接（中继）服务提供 ASCII 和 Baudot 功能。约 95% 的通过转接人员的电话都使用 Baudot 传输数据格式。

---

① 例如，Clarity, http://shop.clarityproducts.com/products/ameriphone/; Compu-TTY, http://www.computty.com/; Ultratec,. http://www.ultratec.com/products.php.

② SMS is based on the original short messaging used in TTYs.

③ 例如，Next TalNXi Communications, Inc., http://www.nextalk.net/ nextalk62/nextalk.pl?rm=homepage; Phone-TTY, Inc., www.phone-tty.com; Ultratec, Inc., www.ultratec.com.

第四章条例还规定了转接中继人员的行为。这些条例的最重要的特征是完全保密和信息的逐字传输。

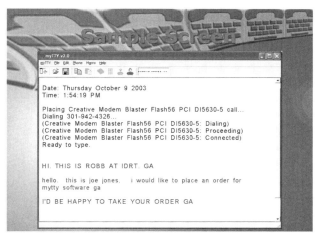

图 14-8 基于软件的 TTY 系统屏幕截图。（由 SoftTTY 提供）。

AT&T 在其中继服务中使用了本章所描述的技术的有趣组合（Halliday，1993）。盲人转接人员成为中继通信助手，将接收到的语音信息输入计算机终端中转发送到聋人的电传打字机。接收到的 TTY 文字信息通过所使用可更新盲文显示器被转换为盲文，然后盲人将所获取的盲文信息以通过语音形式中继传递给健听人。这是聋人和盲人独特的技术组合，它充分利用了每个人的技能上的优势。

> **案例研究 14-2**
>
> **选择一个 TTY 程序**
>
> 当地一所学校的教育听力治疗师向一位辅助技术专业人员（ATP）寻求关于一个严重失聪儿童的建议。孩子的家里没有单独的 TTY，但有一台计算机。他们家人很想将它作 TTY。比起那些老式的只能阅读一行文字的狭窄键盘来，这台计算机的全屏、全键盘优势更便于孩子使用、阅读。然而，这台电脑不便携带。另外，如果在计算机关机时电话响了，那么电话就将被错过。每一种方法的价格大致相同，辅助技术执业者（ATP）应该采取什么方法来帮助这个家庭做出选择呢？应特别注意帮助他们：①确定他们的计算机和调制解调器是否可以使用 TTY 软件；②在单独的 TTY 与带有电传打字软件、基于计算机的 TTY 二者之间做出权衡。

基于 Baudot 码的 TTY 的主要优点之一是简单，因为所有 TTY 都有相同的传输协议。ASCII 使用提供了多种协议，这些协议在很大程度上是不同的。成功的传输取决于发送和接收方具有相同设置，这就要求发送方知道接收方的协议。健听人可通过语音获得这些信息，这是聋人无法使用的选项。

（二）聋人可视电话

因为每说一句话都需要打字，TTY 电话的传输速度很慢，通常是人类语言速度的三分之一到四分之一（Galuska & Foulds，1990）。另一方面，视觉手语能产生与人类语言相媲美的通信速度，是聋人使用的主要通信方式。当然，它要求说话者和听者都懂得手语或者有翻译人员可用。在许多情况下，这种选择是不可行或不切实际的。例如，在工作环境中，通常无法为非正式的或不定期的交谈提供手语翻译。如果标准电话线可以用来发送手势信号的视觉图像，那么它的通信速度将大大提高，超过使用 TTY 的通信速率。

在工作环境中，除了视频电话，还有一种可以提供与之相同的许多好处的替代方案：使用个人计算机（personal computers，PCs）和局域网（local area networks，LANs）。局域网可以用来为聋人雇员或客户提供翻译服务。翻译员可以通过网络视频连接到员工。对讲电话提供了从会议到翻译员的音频连接，以及从听觉障碍者通过翻译员到会议中其他人的音频连接。网络视频为听觉障碍者提供了来自翻译员的手语翻译，并使听觉损伤者的声音借助翻译员中转到会议。支持中继呼叫的应用程序也可用于移动电话。[①]

另一种方法是利用互联网并使用位于远程位置的翻译员，翻译员听到对话后通过视频向聋人打手语翻译。这种方法通过专门为聋人与重听人设计的宽带可视电话装置实现（Sorenson VP-100）。[②] 索伦森（Sorenson）视频中继服务是一项免费服务，通过有资格证的手语翻译员、索伦森视频电话、电视和高速互联网连接，聋人可与家人、朋友和生意伙伴进行视频中继通话。聋人用户在电视上能看到翻译员并向翻译员打手语，翻译员通过标准电话线与健听用户联系，将双方的对话进行转述。也有一些应用程序用于支持翻译服务的移动电话。[③]

---

① 例如，Android, https://play.google.com/store/apps/details?id= us. purple.purplevri&hl=en.

② Sorensen Communications, Inc. Salt Lake City, Utah, www. sorenson.com/.

③ 例如，Android, https://play.google.com/store/apps/details?id= us. purple.purplevri&hl=en.

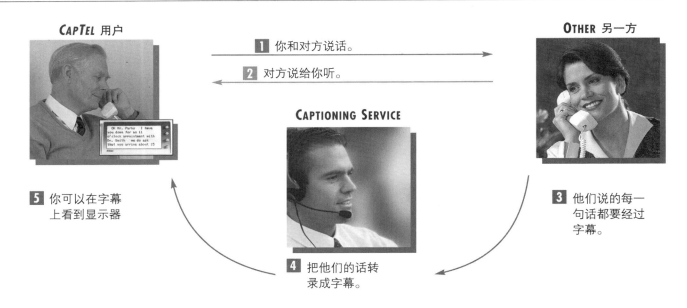

图 14-9 CapTel 私人电话字幕系统是建立在与电话转接中继人员相同的概念上的。（由 CapTel 提供）。

　　一家公司扩大了作为中介的电话转接人员的用途，其中包括这些人员在来电话时接听电话，然后将听觉信息以字幕方式显示在电话机中的小显示器上。图 14-9 说明这个系统的工作原理。有了这个系统，用户可以在其他任何电话上拨打电话。当电话被拨打时，它还连接到字幕服务。此外，用户字幕服务还可通过语音识别技术将另一方说的一切内容转换成书面文本。书面文本与口语几乎同时出现在字幕电话的视觉显示屏上。根据《美国残疾人法》第四章，字幕服务费用由电信中继服务资金支付。这种方法需要专门的字幕电话和可用作州提供的中继服务一部分的 CapTel 字幕服务。① 该装置也适用于外部语音应答机信息。还有用于支持翻译服务的移动电话的应用程序。②

（三）网络电话

　　大多数电话都是通过公共电话交换网（public switched telephone network，PSTN）进行的。现在越来越多的健听用户开始使用基于互联网的电话服务，即网络电话（voice over Internet Protocol，VoIP）。这种变化有很多优点，包括较低的成本，包含多媒体，以及通常可以通过手机或地面网络使用的功能（如语音信箱、来电显示、三方通话）与包含在网络电话（VoIP）软件或 VoIP 服务基本订购价格中的其他

功能。最初互联网电话都是保持在互联网内（网络电话），现在互联网电话技术成为了公共电话交换网（PSTN）的桥梁。

　　虽然有很多原因使得健听人和聋人用户被网络电话（VoIP）吸引，但网络电话（VoIP）也存在一些无障碍方面的问题（Harkins，2004）。其中一个问题是电话中继转接服务，根据《美国残疾人法》，该服务由监管机构（FCC）授权公共电话交换网（PSTN）执行，公共电话交换网（PSTN）公司向每个用户支付费用。网络网际电话（VoIP）公司通常没有参与这个项目，一般不提供中继服务。第二个无障碍方面的问题是网络网际电话中的 TTY 消息可能会出错，特别是在网络通道拥挤时。如果为了节省带宽，电话中使用了低品质语音编码，这时 TTY 消息就可能出错。许多 TTY 无法连接到网络电话（VoIP），而一些网络电话（VoIP）除了采用声学耦合之外无法连接到任何 TTY。这样就会减少健听用户的使用，有一些技术（NXI NexTalk VM,www.nxicom.com/products-biz/nextalk_vm.html）允许互联网协议（IP）在组织的 IP 网络内对文本进行 IP 访问，并允许与在公共交换电话网络上的 TTY 进行外部通信。这是一个有局限的解决方案，它只适用于有这种技术的组织，而不是整个网络。语音质量也可能因网络电话（VoIP）变化，这可能会影响重听者。在网络电话（VoIP）的多媒体方面，该技术可使视频的使用更有效，也可用于手语翻译或唇读。毋庸置疑，随着网络电话

---

① CapTel, Ultratec Madison, Wis., http://www.captel.com/.

② 例如，Android, https://play.google.com/store/apps/details?id=us. purple.purplevri&hl=en, iOS: http://support.apple.com/kb/HT4526.

（VoIP）的普及，该技术必将迅速进步，而 TTY 的兼容性也将会包括在内。

四、聋人对移动电话的使用

聋人可通过使用移动电话来满足六个方面的需要：社交、安全、通信、交通、消费和娱乐（Chiu et al., 2010）。这些方面都是相互关联的，其中最重要的是社会联系。为了满足这些需求，手机的有些功能很有用。许多聋人将短消息服务（short message service，SMS）（通常称为"发短信"）作为手机通信手段（Power et al., 2007）。使用手机的聋人用户表示，触摸屏键盘、手写识别、标准键盘（QWERTY）的设计均支持短信功能（Chiu et al., 2010）。正如前面所描述的，可视电话能支持手语交谈。聋人用户也希望这种功能出现在手机上（Chiu et al., 2010）。专门用来支持手语功能的照相机位于显示器和大屏幕一侧。许多需要都可通过可以上网的智能手机得到满足。聋人希望通过连接 wifi 和无线网络来获得这些功能。其他可取的性能包括用于监控设备的语音输入并改进与他人的通信的"文本转语音"技术，以及将所接收的语音信息以可读文本呈现的"语音转文本"技术（Chiu et al., 2010）。

一些聋人想把移动电话当作 TTY 使用。这通常需要某种类型的适配器（通常只是一个电缆）和能提供 TTY 功能的应用程序。目前已有支持 TTY 功能的手机应用程序。[①]

有很多用来满足聋人与重听人需求的手机应用程序[②]。其中包括 TTY 功能、手语交流、替代音频铃声的闪烁或振动铃声，带有独特模式的来电显示，以及用于聋人与其他聋人和健听朋友间社会交流的应用程序。

五、健听人和聋人之间面对面交流的技术

索伦森方法对于面对面交谈是有效的，但它需要安排时间，无论工作会议还是非正式交谈都必须事先计划好。为此使用无需口头或手语翻译交流的辅助技术可能会非常有效。一种称为 Interpretype[③]

的产品即专门为该方面应用而设计。该系统由一个预编程笔记本计算机组成，该计算机能向其他 TTY 装置或计算机发送键入的信息（Gan，2005）。内置显示器显示所接收到的来自通信伙伴的文本，并显示通过其键盘输入的信息。这种方法的主要优点是简单。然而，相对于 TTY，这种独特的装置是昂贵的。因为这个原因，一些公司已经开发了经过简化改造的 TTY，使其能用做面对面沟通装置[④]。在这种情况下，TTY 之间被相互连接，而不是连接到电话线。一旦连接，它们的功能就像 TTY 装置：一方输入文字时，文本就出现在另一方的屏幕上。将这个简单的技术用于面对面交流的主要优点是：装配简单、携带轻便、直观易用。由于许多聋人拥有便携式 TTY，因此对其 TTY 进行面对面使用的改装会更为划算。不过，即便他们还需要购买第二个装置，这两个装置的开支也会低于 600 美元，总重量也会小于 1.5 千克（3 磅）。

六、听觉损伤者的警示装置

除了言语，环境里的许多声音也是聋人需要知道的[⑤]，如电话、门铃、烟雾警示声、孩子哭声等等。目前已经有一些可以检测到这些声音的警示装置（alerting devices），这些装置检测到声音后会产生振动、闪光信号或两者兼而有之，以引起人们对这些声音的注意。其中一些装置是非常专门化的。例如，一个设备被调到烟雾警示装置的频率，它就只会对声音做那个声音出反应。在检测到烟雾警示听觉信号时，可见烟雾探测器就会将之传输到一个连接到普通灯的闪光装置，灯就会闪烁。

电话警示装置包括放大振铃器。放大振铃器可以插入标准电话插孔并提供高达 95 分贝的铃声（McFadden，1996）。另一种方法是使用连接到电话线的闪光灯。这可以提醒聋人有 TTY 来电。一些装置连接有闪光灯；还有一些将台灯插入警示装置。

---

① 例如，Android, https://play.google.com/store/apps/details?id=us .purple.purplevri&hl=en.

② http://code-idea.org/index.php/accessibility-tools/applications.

③ ITY, Interpretype, Rochester, NY, www.interpretype.com/index.php.

④ Modern Deaf Communication, Inc., Danbury, Conn., http://www.modern- deafcommunication.org; Independent Living aids, http://www.independentl iving.com/default. asp?division=sb&amsutm_medium=email&utm_source=In de pendent+Living+Aids%2c+LLC&utm_campaign=1509312_ FriJuly27remind er&utm_content=LowHearing&dm_ t=0,0,0,0,0&dm_i=ZQ7,WCLC,6Y5OJQ, 2ODVA,1.

⑤ 例如，http://www.hearmore.com/store/default.asphttp://www. lssproducts.com/category/alerting-devices, and similar sites.

对这些调适来说，唯一需要改造的就是一个双插座的电话适配器，使之可以插入经过改造的警示装置和电话。

门铃可以直接连接到闪光灯并能被麦克风探测到，然后转换成可见的闪光灯或触觉信号（振动）。对于更一般的声音探测，有一种无声警报器可以探测任何信号，然后传送给戴在手腕上的接收器。振动和闪光都能表明有声音出现。有些装置可以容纳16 或更多个通道，每一种声音闪烁不同的灯。麦克风和发射机可放置在每个可能产生重要声音的位置。例如，一个放在前门附近，一个放在电话附近，一个放在孩子的房间里，最后一个放在后门附近。声音在其中任一位置中被检测到时，手腕装置都会振动，同时会有一盏灯亮起来指示检测到的是哪种声音。

聋人警示闹钟通常是可见的床头柜上的闪光或可通过触觉感知的枕头下的振动。它们可以被内置于时钟中，如使整个钟面闪烁，或者可以探测闹钟铃声，然后引发振动或闪光（或两者皆有）。

聋人所面临的一个主要困难是缺乏与交通有关的声音意识。警示声、喇叭以及周围的各种交通噪声都有助于我们驾驶。不同类型的交通喇叭（如载货卡车的喇叭与小轿车的喇叭）、汽笛、铁路公路交叉道口或火车都有各自不同的声音，这些都可能需要有不同的反映。

案例研究 14-3

伴随听力损失的生活

Sandra Robinson 独自住在与她已故丈夫 Russel 40 年前买的房子里。她非常依恋这所房子并想继续留在那里。不幸的是，她的听力损失一直不断加重，她没法听见电话、门铃、厨房定时器、微波蜂鸣器以及烟雾和家庭安全系统的警示器。她的女儿安担心母亲会越来越隔离于他人。在这种情况下，如果要求你推荐一些东西使她与家人（其中一些人住在几百英里之外）的联系变得更紧密，并且让她在自家环境中感到更安全。你会推荐什么呢？

七、辅助倾听装置

本章所讨论的装置都是用于听力障碍者的。还有一类辅助装置用于在嘈杂的环境中个人的面对面交流或用于群体环境，如讲堂、礼堂、商务会议、法庭和广播电视。这些装置被称为辅助倾听装置（assistive listening devices）。

（一）个人辅助倾听装置

对于许多有听力障碍的人来说，助听器只是在进行一对一近距离对话时或使用电话时有效。如果环境有混响，如有回声的热闹的房间，这些人就可能有困难。由于听觉系统的异常，背景噪声很轻易就能把语音信号淹没。如果没有如前所述的分离噪声和语音信号的信号处理，助听器会同时放大想要的语音信号和背景噪声。因此有噪声时听力损失者听音会更加困难。为了使戴助听器的人能够区分语音和背景噪声，语音必须比噪声大 5 到 10 倍。无线技术可以在有背景噪声的情况下保护语音。有时，这些系统被称为小群体或个人倾听装置。

被称为 FM 调频系统的无线技术，包括麦克风、戴在说话人脖子上的由电池驱动的无线发射机以及由听力损伤者携带的接收器。接收机的输出可以输入个人耳机的调频装置，或通过拾音线圈或蓝牙直接耦合到助听器。如果这个人不经常使用助听器，或所用的助听器不适合直接耦合信号，就需要利用耳机。这样，讲话者只要使用麦克风，不管她说什么，传递给听众的声音都会有较高的信噪比。有的助听器采用内置 FM 接收器来改善其倾听效果（Palmer，2010）。调频系统在各种情况下都非常有用（见 http://www.hearingli nk.org/fmsystems 详细描述）。

一些制造商生产将传统耳背式助听器和调频系统集为一体的装置。一些制造商通过嵌在耳背式助听器底部的音靴，将放大的声音直接耦合到助听器。还有一些制造商直接将调频接收器置于耳背式助听器套子内。无论哪种情况，发射机都要将来自讲话者的电信号发送到附着在或内置于耳背式助听器的无线接收器上。助听器用户可以用开关在助听器模式、助听器加 FM 模式或 FM 模式间切换。在 FM 模式下，用户只能听到戴着发射机的人的讲话。然而，如果用户想要知道自己的语音或在课堂上听到另一个孩子的应答，那么助听器加 FM 模式可能会更适合。

个人倾听装置的功能也可以通过带有一些附件的智能手机来实现。一个研究案例描述了使用苹果手机的定向麦克风和降噪耳机的情况（Eisenberg，2012）。在嘈杂的环境中助听器可能效果很差。这时需要摘下助听器，将定向麦克风安装到苹果手机上，并启动 app17，就可以获得 FM 倾听装置所有的功能[①]。

---

① soundAMP R, https://itunes.apple.com/ca/app/soundamp-r/id318126109? amp;mt=8.

当有电视、声频播放器之类语音之外的声源需要放大时，可利用一种称为听力环路系统的装置，该装置连接到声源，然后通过线圈在整个房间内传播。[①] 线圈可绕着房间边缘铺设，或放置在椅子下的垫子里，或置于一个垫子下的衬垫里。

（二）小群体装置

对于许多有听力障碍的人来说，助听器只在近距离一对一谈话时或使用电话时有效。当这些人聚在一起时，即使是五个人或人数更少的小群体，他们要听懂其他人所说的话也是非常困难的，这时小群体或个人倾听装置是很有帮助的[②]。在有几位参与者的小群体会议中，扬声器和麦克风可以放在会议桌的中间，以收集所有的声音。如果不止一人需要放大声音，小群体装置的一个发射机可以配多个接收器。数字调频系统可以对发射机和接收机进行配对，这样多个用户就可以分别接受来自不同的扬声器的私人信息。数字传输的特殊性使其有可能比以前的模拟系统有更高的安全性。每个发射机都可以发送编码秘钥到接收机以便与之配对。

（三）教室应用技术

在课堂环境中，有几项影响语音感知的声学参数（Crandell & Smaldino，2000）。它们是信噪比（signal-to-noise ratio，SNR）、反响时间（reverberation time，RT）及与说话人的距离。

教室噪声可能是来自教室建筑物之外的街道上噪声，或建筑物内其他班级、走廊上的噪声等。教室噪声也可能来自教室里其他学生的谈话声、供暖设备和空调以及桌椅移动的声音。信噪比是教师的语音振幅和背景噪声之间的关系。随着噪声等级的增加，有和没有听力障碍的儿童的言语感知能力都会下降。对于有感音神经性听力损失的儿童来说，言语感知能力下降更突出。最大的影响是对辅音的感知，因为噪声往往会掩盖在其之上的频率，因此低频噪声的影响会更大。Crandell 和 Smaldino（2000）建议信噪比至少 +15 分贝。

混响时间（RT）是声音遇到坚硬的表面反射而导致的延长或持续，此处特指为时间延迟。混响时间越短言语感知越好，频率越低混响时间越长，因为高频率声音更容易被吸收。像信噪比（SNR）一样，混响时间对听力损失儿童的影响比对健听儿童

要大。建议教室混响时间值低于 0.6 秒（Crandell & Smaldino，2000）。

最后一个因素是与说话人之间的距离。随着距离增加，音量会降低到临界值，这个临界值取决于房间的体积、语音信号相对于听众的方向以及混响时间（RT）。在临界距离之外，反射信号从来源（如墙壁、天花板）到听众的距离比从说话人的声音信号更近，并在更大程度上遮盖了原始信号。将孩子放在靠近教师的房间前面并不能解决这个问题，因为反射信号和其他语音（如参与讨论的孩子的声音）来自整个房间。这些因素表明，无论儿童有没有听力限制，一个声学设计良好（低噪声来源，混响时间短）且具有一致的扬声器到听众距离的房间都是最有效的。在这些指导方针下设计的教室被证明对阅读、拼写、专注和注意力方面的学业成绩有积极的影响（Crandell & Smaldino，2000）。

目前声场系统已被用来保障整个房间的声音距离一致以避免因与说话人之间存在距离而引起的问题（Ross & Levitt，2002）。如图 14-11 所示，教师的声音被发送到位于房间周围的扬声器以保证出现在整个教室的声音是一致的。最初的系统使用调频无线传输。最近，红外传输系统已经开始投入使用。红外系统的主要优点是信号被限制在教室范围内，并且没有教室之间或来自外部的无线信号源的干扰。在一个典型的教室中，教师的声音通常在背景噪声之上约 6 dB。声场系统可以将其提升到 8-10dB，这是一个更合适的信噪比（Ross & Levitt，2002）。这些系统的有效性取决于声音的声学空间设计能使信噪比（SNR）最大化、混响时间（RT）最小化。声场系统特别有利于轻度的听力损失儿童、有注意力缺陷的或有学习障碍的儿童。对极重度听力损失儿童，声场系统允许学生的调频系统耦合到其耳机直接传输声音。声场系统已被证明可以提高言语感知能力，提升阅读、拼写等方面的学业能力，有助于处理学习障碍方面问题，如注意力问题。一般来说，健听学生也可受惠于声场系统，除了学生注意力更集中，教师还可受惠于更小的声带压力。一些声场系统的另一个好处是使用环境噪声补偿（ambient noise compensation, ANC）（Ross & Levitt，2002）。在如空调启动这样的瞬态噪声突然增加或教师说话的声音变小时，噪声等级上升，环境噪声补偿（ANC）就会使用数字信号处理方式，自动提高放大率。环

[①]　For example: Contacta, http://www.contactainc.com.

[②]　For example: http://www.williamssound.com/catalog/pkt-c1.

境噪声补偿（ANC）对这些变化进行调整，使声场系统能为学生保持恒定的信噪比（SNR）。

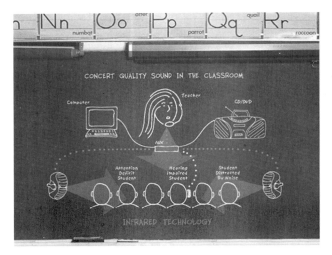

图 14-10 典型的声场系统设置。（由 Telex 提供）。

（四）大群体装置

小群体装置所解决的问题也会存在于大型聚会空间，例如音乐厅、演讲厅和礼堂等。《美国残疾人法》（ADA）和其他国家类似的立法规定，这些区域必须配备辅助倾听装置。有几种可能的方式，这些方式都可以直接对接到配备了相关设备的公共广播系统上。它们是①用于耳机插头的硬接线插孔；②类似于小群体装置的调频收发两用机装置；③用来将声音传输到配备拾音线圈的助听器的音频感应环路。硬连接系统的优点是具有私密性（在空气中没有传输）和工艺简单。然而，这种方法有两个较大的局限性。首先，重新为设备布线成本高，除非在施工过程中进行线路连接，否则通常是不可行的。其次，需要使用辅助倾听装置的人将被迫坐在一些预定的有耳机插孔的位置。

音频感应环路装置源于欧洲。它们要求用户的助听器有感应线圈（拾音线圈）。感应线圈方法的主要局限性是需要较大的电力来驱动感应线圈发射器，且易受干扰。FM 传输线圈装置类似于基于家庭的线圈，但有更强的放大率。它们的干扰层次较低且传输范围很大。FM 调频系统有一个优点，即听众可以坐在传输范围内的任何地方，此外，它们还可以很容易地连接到普通的公共播音系统。这种方法的局限性为：不同的助听器接收器接收到的信号强度不同，而且非均匀传输模式会导致信号强度不等。

目前已开发出用来看电视和用作个人放大器的其他辅助装置（Stach，1998）。个人放大器是连接到放大器和重听者的耳机上的硬线麦克风。它们用于医院以及类似情况下的临时性声音放大，如助听器不可用或没戴。电视音频接收器是可直接连接到电视机的音频并通过调频或超声波传送信号到接收器的辅助倾听装置。用户有连接到接收器的耳机。

八、作为听觉替代的字幕

加字幕（captioning）是将电视节目的音频部分转换成书面文字的一个过程，出现在屏幕窗口上。字幕用文本这样的视觉信息替代听觉信息（如对话、叙述和音效）。字幕最初集中在广播电视和电影中，目前已经扩展到包括有线电视、网络广播、家庭录像、DVD 以及政府和企业视频节目中。在课堂、会议和面对面的交谈中，字幕也用于代替手语翻译。

美国字幕研究所 [①]（National Captioning Institute，NCI）是隐藏式字幕和其他媒体无障碍服务供应商的引领者。NCI 提供 50 多种语言和方言的字幕以及语言翻译服务，也可以在直播节目如新闻广播、总统演讲和奥运会的报道中添加字幕说明。字幕也可以帮助以英语为第二语言的人学习英语，并为消除文盲提供帮助。欧洲字幕研究所（ECI）在整个欧洲提供类似的服务。大多数国家都存在类似的组织。

（一）隐藏式电视电影字幕

当字幕用于电视、影院这样的公共媒体时，它以隐藏字幕（closed captioning）的形式出现。隐藏字幕为观众可按自己的意愿通过字幕解码器选择隐藏或显现的字幕。1996 年出台的《美国电信法》（United States the Telecommunications Act）使得美国联邦通信委员会（FCC）要求美国电视台提供字幕。1998 年 1 月 1 日后发布的新节目必须是完全无障碍的。完全无障碍意味着 95% 的非免税节目都必须有隐藏式字幕。目前生产的电视机都有一个内置的隐藏字幕转换器。为一个小时的电视节目添加隐蔽字幕需要用时 20~30 个小时。个人广播公司需要根据上述规定来决定需要对哪些节目添加字幕。新闻类的节目在播出的过程中添加字幕，而其他节目的字幕则在后期制作中添加。

目前已有 3000 多个品种的家庭视频和每周近 500 个小时的网络、有线电视和自编节目使用隐藏式

① www.ncicap.org.

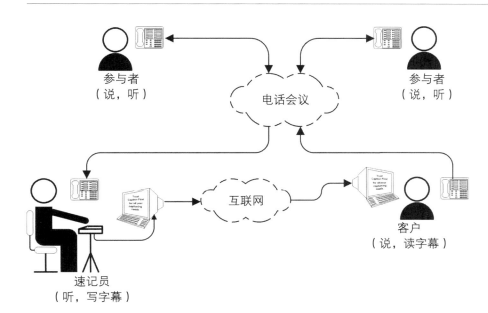

参与者
（说，听）

电话会议

参与者
（说，听）

速记员
（听，写字幕）

互联网

客户
（说，读字幕）

图 14-11 计算机辅助实时（或远程）听打配字的示意图。（由 Caption First 提供，http://www.captionfirst.com/.）。

字幕。隐藏式字幕涉及电影、网络新闻、喜剧、体育赛事、戏剧、教育、宗教和儿童等方面的节目。550 多个全国性广告商已经在 13000 多个商业广告中采用了隐藏式字幕。

（二）用于教育和商业的实时字幕应用程序

计算机辅助实时（或远程）听打配字［Computer-assisted real-time（or remote）transcription，CART］已经以几种不同的方式被应用（图 14-11）。在有声人参与者的讲座或会议中，CART 可以提供一对一的服务，速记员将语音实时转换为文本显示在聋人的显示器上。在有不止一个聋人参与的会议中，由计算机输出的文本通常投影到屏幕上。互联网也可以用来协助聋人涉及的口头语言翻译。速记员使用经由互联网到会议或教室的语音连接，用速记机输入文本。这些速录文本通过计算机软件翻译成普通文本，并通过互联网传回教室或会议供聋人读取。目前已有一些供应商提供 CART 服务。[1]

另一个例子是计算机辅助笔记记录（computer-assisted note-taking，CAN）（Youdelman & Messerly，1996）。打字速度快的打字员通过使用标准计算机键盘与采用缩写的方式（见第六章）输入文本，以求数据输入速度的最大化。在采用 CART 方法时，文本会显示在屏幕上。语音转换为文本的速度太慢，所以需要精简。精简后的准确性约在 90%~95%。在一项评估研究中，Youdelman 和 Messerly（1996）发现，基于计算机的记笔记方法要优于用铅笔和纸张，因为这种笔记在易读性好的前提下还提高了速度，电子文本很容易编辑，打印的副本可立即提供给学生，需要强调的要点可以通过加粗、斜体或下划线格式等方式来显示。与先前的方法相比，教师们认为 CAN 可以帮助学生获得更多的信息，这种打印方式可以提高拼写能力。由于 CAN 可以应用于无字幕的录像带和其他媒体，它有一个额外的好处，教师们注意到不仅仅是对听障学生，它还会对整个班级产生积极的影响，因为它可以帮助全班注意到屏幕上的文字，并帮助他们培养良好的记笔记技巧。听障学生表示，CAN 可以帮助他们理解资料并跟上老师的进度。没有听力障碍的孩子们认为，看一下显示屏幕上的文字，可以帮助他们补上听漏的老师的口头信息。打印笔记也对他们有所帮助。

九、用于听觉障碍者的计算机调适基本原则

现在越来越多的音频信息包含在软件应用程序或网页中。然而这些信息对聋人来说可能无法利用。对于重听者，系统通常可以通过增加音量的方式来解决，或者用耳机直接连接到用户的听觉系统。计算机交互作用是双向的，临床医生必须了解怎样的计算机输出适合有感知障碍的人。聋人与重听者在识别计算机听觉输出，如声音或语音，可能是有困难的。

对聋人来说内置选项可以提高其可用性。表14-1 给出了改善这些功能的调适以及那些包含在操作系统 Windows、OS X、iOS 和 Android 中的无障碍功能选项。许多原来用声音体现的功能被替换为用

[1] 例如，Hear Ink, www.hearink.com/; Caption First, www.captionfirst.com/.

视觉或振动提示。字幕或多媒体（电影、电视节目、视频音乐）也是可用的。对于只有一只耳朵失聪的人，想要用另一只耳朵体验完整的立体声，可使用单声道立体声转换。可用文本字幕显示来代替表示正在发生某项活动的声音，例如，文档开始或打印结束。

表 14-1	用于听觉损伤者的计算机内置调适方法。
需要解决的问题	**软件方式**
用户不能听到话语以及由程序、网页、操作改变或程序操作失误产生的声音	屏闪（OS X）、可见和振动警报（iOS 和黑莓）、视觉提示窗口（Windows）*
用户想通过装置使用手语交流	视频通话（OS X 和 iOS）
仅一只耳朵的听力有受限的用户	单声道音频（OS X 和 iOS）；也适用于安卓（Android）和黑莓（Blackberry）手机
聋人用户想观看多媒体节目（电影、电视节目、视频音乐）	隐藏式字幕（OS X、iOS、Windows、黑莓）

　　iOS、安卓和黑莓系统也为听力障碍人士提供支持的应用软件。例如，支持高保真传输的手语视频、可以区分特定紧急呼叫人的振动模式，替代听觉的振动、闪光警报以及电传打字功能。

听觉信息利用困难用户的互联网无障碍

　　由于网页是文本、图形和声音的混合体，因此它们可能会对聋人与重听者造成挑战。随着网络听觉内容的增加，聋人对这些信息的利用受到妨碍。第十三章描述了常见的无障碍问题以及网页开发方法，包括使用编程语言如超文本标记语言。万维网联盟（见第十三章）的网站无障碍倡议的推荐包括聋人与重听用户无障碍方面的内容。通过使用微软同步无障碍媒体互换技术（Microsoft Synchronized Accessible Media Interchange），网页和多媒体软件的作者可以为聋人与重听用户添加隐藏式字幕。这个标准简化了开发者、教育工作者和多媒体制作者及设计师的加字幕工作，可作为面向公众的公开标准（没有许可费）。这种方法类似于电视观众使用隐藏式字幕。万维网联盟网站无障碍倡议的同步多媒体集成语言旨在促进信息的多媒体演示，作者通过该语言可表述多媒体呈现的内容、用超链接连接媒体对象并描述屏幕显示的布局。这些特性可使多媒体演示的时间整合到超文本标记语言程序中。

十、用于视觉和听觉双重障碍者的辅具

　　下面用聋盲人（或聋盲者）表示同时有这两方面障碍的人。聋盲人须使用触觉输入，以获取关于环境和沟通的信息。这个人群可使用以下两种基本方法。泰德马方法（本章前面所介绍的）用来理解言语（或话语）；手指拼写被聋盲人用来感知其手上的信号，可在会话双方都知道手上信号的含义或某人做翻译时使用。

和聋盲人面对面沟通的装置

　　一个没有残疾的人和聋盲人之间沟通的常用方法是：普通人使用标准键盘和视觉显示器，而聋盲人使用布莱叶盲文键盘和盲文显示器。[①] 这种配置可使不懂手语或盲文的人也可以与一个聋盲人直接进行面对面沟通。但这种方法要求残疾人具有盲文知识。

　　面对面交流[②]可使用有内置盲文键盘和可更新盲文显示的便携式盲用笔记本电脑（PACMate）（参见第十三章）与安装有应用软件掌上电脑（PDA）或便携式电脑。这两个装置通过蓝牙连接。聋盲人在盲文键盘上输入一条消息，该消息就会以文本显示在掌上电脑（PDA）或计算机屏幕上。交流伙伴在掌上电脑（PDA）或计算机上输入的信息，也会出现在盲文显示器上。一种可用的类似方法是采用 Humanware 公司的聋盲沟通器（Deafblind Communicator）[③]。

　　TTY 为聋盲人提供了与有 TTY 的人交谈，或通过中继器与使用电话的任何人交谈的能力。通过盲文键盘和标准键盘以及盲文显示器和普通视觉显示器，聋盲人能与普通人进行面对面的交流。

　　最后，另外的方法是使用通过电线或无线传输连接的两个单独设备。[④] 健听人和聋盲者都有键盘和

① 例如，ITY, Intertype, Rochester, NY, http://www.interpretype. com/ pricing-ordering-dbcs-2.php; FSTTY and FSCommunicator, Freedom Scientific, St Petersburg, Fla., www.freedomscientific. com/fs_products/FlyerPDFs/FSTTYF lyer.pdf; Telle-touch, Perkins, Watertown, Mass., http://support.perkins.org/si te/ PageServer?pagename=Webcasts_Communication_Technology.

② Freedom Scientific, St Petersburg, Fla., http://www.freedoms-cientific.com/p roducts/fs/facetoface-product-page.asp.

③ http://www.humanware.com/usa/products/deafblind_ communication_ solutions.

④ ITY, Intertype, Rochester, NY, http://www.interpret-ype.com/ pricing-ordering- dbcs-2.php.

显示器，这可能是标准键盘或盲文键盘与视觉显示器或盲文显示器。这种方法的优点是，因为他们双方都有自己的装置，当两个人沟通时可能会有一个更舒适的身体距离。该装置可以是专门为这个目的设计的独立系统，也可以是运行了特殊软件的计算机。

上述装置的许多相同功能也可通过便携式盲文笔记本电脑（参见第十三章）通过蓝牙连接智能手机来实现。通过应用软件能将盲文转换为文本，反之亦然，智能手机可以提供可视文本和标准文本输入，而便携式盲文阅读器可以提供盲文输入和输出，对聋盲人来说，他们可能随身携带这种整合多种技术的装置。当他们遇到想与之交谈的人时，他们只需将智能手机递给对方，便可通过在盲文键盘上打字开始会话。

第五节　环境部分

据报道，作为聋盲者的海伦·凯勒，当被问及如果可以选择拥有视力或听力，她会选择哪个时，她回答说，她更愿意拥有听力，因为她觉得盲隔绝了人和物，而聋隔绝了人和人。在为聋人和重听者考虑选配辅具时，记住这个观念是重要的。听觉障碍往往不像视觉障碍那么明显，社会也不认为它与视觉损害具有同等的重要性。作为衰老过程的一个不可避免的现象，一个人戴眼镜是很自然的。然而，许多人羞于去承认他需要佩戴助听器。尽管有这些顾虑，个体听力损失影响严重，可能会导致其社交上的孤独。

助听器的使用可能带来负面影响，而用来帮助视觉的眼镜则没有这个问题。人们在将眼镜作为时尚之物的同时，却尽量遮盖助听器（Pullin，2009）。听力损失通常与老龄有关，因此被贬为"老年化衰退"的象征。助听器制造商也因此使用"别人看不到"这样的句子来宣传助听器。现在，专门设计的像眼镜那样的时尚助听器已经开发出来了（例如，http://www.audicus.com/blogs/hearing-aidsblog/6071796-putting-the-cool-in-hearing-aid-design）。Pullin（2009）所描述的为听觉损伤者设计的"戴助听器"的概念可媲美于为视觉损伤者设计的"戴眼镜"。这种方法的目的是通过使助听器变得时髦而减少对听觉损伤者的负面影响。

第六节　评量

听觉阈值

人耳可以听到的声音频率范围是20~20000赫兹（Hz）（Martin & Clark，2012）。然而，耳朵对这一范围内所有频率的反应并不一样，图14-13显示了正常耳朵的反应曲线。图14-13中纵轴是用分贝来测量的声压。横轴显示应用的声音频率。图中曲线是所能感测到的每个频率声音的最小阈值。1000赫兹的音调需要6.5分贝的强度才能发出，同频率为250赫兹、强度为24.5分贝的音调一样高的声音。这就是为什么警报和其他声响指示器的频率通常要接近1000赫兹的原因。

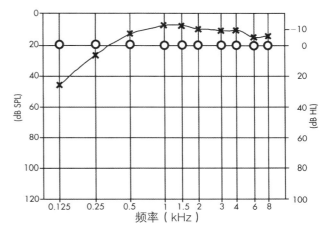

图14-12　典型的纯音测听测试结果。SPL，声压级。（来自BallantyneD：听觉技术手册，伦敦：Butterworth-Heinemann，1990）。

听力学家在评估听力时，通常使用以下几种类型的测试方法。纯音测听对每只耳朵每次给出某个频率的纯音，以确定被测者的听觉阈值。音调的强度每次递增5分贝直至听到；然后依次递减5分贝直至听不到。阈值表示被测者对测试音调的觉察次数有一半的最小声音。一个典型的听力图如图14-13所示。在图14-12所示的曲线所有值都显示为听力损失，听力损失为0分贝者为听力正常。图14-1的曲线被并入到图14-12。这样在125 Hz右耳有50%的时间能听到90.5dB的音调（图14-1中45.5-dB阈值加上图14-12的45-dB）。在1000Hz频率阈值为36.5分贝。这个测试给听力学家提供了关于人们能听到的频率范围信息及在特定频率中听力损失情况。

语音识别阈值

虽然纯音测试频率在言语范围内（125~8000 赫兹），但这项测试本身并不能表明此人的言语理解能力。听力学家使用言语识别阈值测试来评估这一功能。在评估中，无论是现场直播还是录音方式，言语内容都被以不同的强度层次呈现，并由此确定被测者的言语理解能力。被测者需要重复这些在不同声音强度下呈现的单词或句子。

如图 14-12 所示的声压级的概念和所有值对于考虑辅助技术使用背景非常重要。这些原理应用的一个案例为 Carolyn 使用的具有语音合成输出的放大沟通装置（案例研究 14-1）。

第七节　总结

助听器为听力不能适应会话需要的人提供了帮助。现在助听器设计的新趋向聚焦于改善保真度和数字语音处理。耳蜗损伤者可能会受益于耳蜗植入设备的使用。通过对语音处理算法的重视，人们可以更好地理解人工耳蜗的刺激如何有助于语音识别这一问题。

聋人的辅具用视觉或触觉系统作为替代。语音识别（将声音转换为视觉显示）装置不如文本转语音辅具那样发达，视觉信息最常用于警示而不是沟通。例外情况是使用电话设备的聋人 TTY。移动技术应用软件对重听人与聋人都是有用的。计算机和移动设备也内置了针对该群体的一些调适。

聋盲人使用的辅具必须使用触觉替代。明眼人和聋盲人之间沟通的主要方式是利用基于文本的键盘和盲文输出。为聋盲人提供盲文同时也为沟通伙伴提供可视文本的便携式系统，有助于二者的面对面沟通。

思考题

1．根据所使用的感官通道，听觉感知辅具所采用的两种基本方法是什么？

2．列出听觉感官辅具的三个基本部分并描述每个部分的功能。

3．讨论失明和失聪对个人的社交、工作、上学以及个人生活方面的影响的主要差异。

4．助听器主要由哪些部分构成，它们各自的功能是什么？

5．助听器主要有哪些类型？

6．什么是声耦合，它如何影响助听器性能？

7．骨锚式助听器是如何工作的，什么时候可以使用骨锚式助听器？

8．列出人工耳蜗必须实现的主要功能。

9．数字助听器的主要优点是什么？

10．如何将数据和功率耦合到耳蜗植入设备？

11．电极数量和人工耳蜗的性能之间有什么关系？

12．人工耳蜗电极与通道之间的主要区别是什么？

13．描述用于人工耳蜗信号处理的主要方法，并分别说明每种方法的优缺点。

14．双侧耳蜗植入的优点是什么？

15．使计算机与 TTY 通信需要什么？

16．使手机与 TTY 通信需要什么？

17．列出聋人使用手机的主要方法。

18．什么是 TTY，为什么要用博多码（Baudot code）？

19．CapTel 是什么，它是如何工作的？

20．比较单独的 TTY 与使用博多码（Baudot）调制解调器的计算机 TTY，它们各对聋人用户有哪些好处？

21．为什么标准计算机调制解调器不能用来和没有特殊软件的 TTY 通信？

22．使用标准电话线传输视觉信息（如手语）的主要局限是什么？

23．什么是计算机辅助实时传输？它如何应用于教育、商业、和个人用途？

24．什么是警示装置？它们通常用于哪些目的？

25．什么是用于在群体中倾听的调频传输系统，他们通常如何使用？

26．聋盲人获得通信输入的三大辅助技术方法是什么？每种方法的相对优势是什么？

27．从对个人社会、工作、学校和私人生活影响的角度，讨论失明和失聪之间的主要差异。

参考文献

Bailey RW: *Human performance engineering*, ed 2, Englewood Cliffs, NJ, 1989, Prentice Hall.

Balkany TJ, et al.: Cochlear implants in children—a review, *Acta Otolaryngol* 122:356–362, 2002.

Ching TYC, et al.: Management of children using cochlear implants and hearing aids, *Volta Rev* 103:39–57, 2001.

Crandell CC, Smaldino JJ: Classroom acoustics for children with normal hearing and with hearing impairment, *Lang Speech Hearing Serv Schools* 31:362–370, 2000.

Chiu H-P, Liu C-H, Hsieh C-L: Essential needs and requirements of mobile phones for the deaf, *Assist Technol* 22(3): 172–185, 2010.

D'Eredità R, Caroncini M, Saetti R: The New Baha Implant: A Prospective Osseointegration Study, *Otolaryngol Head Neck Surg* 146(6):979–983, 2012.

Dillon H: *Hearing aids*, New York, 2001, Thieme.

Eisenberg A: *For hard of hearing, clarity out of the din. NY Times*, May 5, 2012. Downloaded October 5, 3013, from http://www.nytimes.com/2012/05/06/technology/audio-devices-give-new-options-to-those-hard-of-hearing.html?_r=0.

Feigenbaum E: Cochlear implant devices for the profoundly hearing impaired, *IEEE Eng Med Biol Mag* 6:10–21, 1987.

Galuska S, Foulds R: A real-time visual telephone for the deaf. In *Proceedings of the 13th Annual RESNA Conference*, Washington, DC, 1990, RESNA, pp 267–268.

Galuska S, Grove T, Gray J: A visual "talk" utility: using sign language over a local area computer network. In *Proceedings of the 15th Annual RESNA Conference*, Washington, DC, 1992, RESNA, pp 134–135.

Gan K: *Interpretype—assistive technology for face-to-face communication. Proceedings of the CSUN Conference.* Accessed April, 2007 http://www.csun.edu/cod/conf/2005/proceedings/2168.htm, 2005.

Gaylor JM, Raman G, Chung M, et al.: Cochlear implantation in adults: a systematic review and meta-analysis, *JAMA Otolaryngol Head Neck Surg* 139(3):265–272, 2013.

Halliday J: How can braille help people who are deaf, *Hum Awareness Newsl Autumn*, 1993.

Harkins J: Voice over IP: some accessibility issues. In *The blue book: 2005 TDI national directory and resource guide*, Silver Spring, Md, 2004, TDI, pp 21–23.

Hickson, Louise, Mackenzie, Deborah, Gordon, Juliet, Neall, Vanessa, Wu, Desmond Wu, Janice. The outcomes of bone anchored hearing Aid (BAHA) fitting in a paediatric cohort. *Australian and New Zealand Journal of Audiology*, 28, 75–89, 2006. doi:10.1375/audi.28.2.75

Hol, Myrthe KS, Snik, Ad FM, Mylanus, Emmanuel AM Cremers, Cor W. R. J. Does the bone-anchored hearing aid have a complementary effect on audiological and subjective outcomes in patients with unilateral conductive hearing loss? *Audiology & Neurotology*, 10, 159–168, 2005. doi:10.1159/000084026

Kerckhoff J, Listenberger J, Valente M: Advances in hearing aid technology, *Contemp Issues Communic Sci Disorders* 35:102–112, 2008.

Kimura MYT, Hyppolito MA: Reflections on bilateral cochlear implants, *Int J Clin Med* 4:171–177, 2013.

Lieberman P: *Intonation, perception and language*, Cambridge, MA, 1967, MIT Press.

Loizou P: Mimicking the human ear, *IEEE Signal Processing Mag* 15:101–130, 1998.

Loizou P: Speech processing in vocoder-centric cochlear implants, *Adv Otorhinolaryngol* 64:109–143, 2006.

McFadden GM: Aids for hearing impairments and deafness. In Galvin JC, Scherer MJ, editors: *Evaluating, selecting and using appropriate assistive technology*, Rockville, MD, 1996, Aspen Publishers.

Martin FN, Clark JG: *Introduction to audiology*, ed 11, Upper Saddle River, NJ: PearsonEducaton, 2012.

Miculek, A: Placement of the Baha osseointegrated implant in children, *Operative Techniques in Otolaryngology-Head and Neck Surgery* 20(3):197–201, 2009.

Miyazaki S, Ishida A: Traffic-alarm sound monitor for aurally handicapped drivers, *Med Biol Eng Comput* 25:68–74, 1987.

Mulla, Imran, Wright, Nicola Archbold, Sue. The views and experiences of families on bone anchored hearing aid use with children: A study by interviews. *Deafness & Education International*, 15(2), 70-90, 2013

Olsen W: Average speech levels and spectra in various speaking/listening conditions: a summary of the Pearson, Bennett and Fidell (1977) report, *Am J Audiol* 7:21–25, 1988.

Palmer CV: A contemporary review of hearing aids, *Laryngoscope* 119:2195–2204, 2009.

Power D, Power MR, Rehling B: German deaf people using text communication: Short Message Service, TTY, relay services, fax, and e-mail, *Amer Ann Deaf* 152(3):291–301, 2007.

Pullin G: *Design meets disability*, , Cambridge, MA, 2009, MIT Press.

Ramsden RT: Cochlear implants and brain stem implants, *Br Med Bull* 63:183–193, 2002.

Rasmussen, Jacob, Olsen, Steen Ostergaard Nielsen, Lars Holme. Evaluation of long-term patient satisfaction and experience with the Baha bone conduction implant. International Journal of Audiology, 51, 194-199, 2012. doi:10.3109/14992027.2011.635315

Ross M, Levitt H: Classroom sound-field systems, *Volta Voices* 9-2:7–8, 2002.

Sarant J: Cochlear implants in children: a review. In Naz S, editor: *Hearing loss. InTech Open*, 2012, pp 331–382.

Shallop JK, Mecklenberg DJ: Technical aspects of cochlear implants. In Sandlin RE, editor: *Handbook of hearing aid amplification*, vol. 1. Boston, 1988, Little, Brown.

Snik AFM, et al.: Consensus statements on the BAHA system: where do we stand at present? *Ann Otol Rhinol Laryngol* 114(Suppl 195):1–12, 2005.

Stach BA: *Clinical audiology*, San Diego, 1998, Singular Publishing Group.

Waltzman S, et al.: Long-term effects of cochlear implants in children, *Otolaryngol Head Neck Surg* 126:505–511, 2002.

Whit RL: System design of a cochlear implant, *IEEE Eng Med Biol Mag* 6:10–21, 1987.

Wilson BS, et al.: Design and evaluation of a continuous interleaved sampling (CIS) processing strategy for multichannel cochlear implants, *J Rehabil Res* 30:110–116, 1993.

Youdelman K, Messerly C: Computer-assisted note taking for mainstreamed hearing-impaired students, *Volta Rev* 98: 191–200, 1996.

第十五章

增强认知的辅助技术 ①

学习目标

学完本章内容，你将掌握以下知识点：

1. 运用 HAAT 模型帮助认知障碍者选择适当的辅助技术。

2. 确定认知障碍者功能表现的基础认知技能。

3. 了解通常会受特殊障碍影响的认知能力。

4. 理解辅助技术在帮助认知功能中的作用。

5. 识别和描述当前用来帮助认知障碍者的主流和辅助性技术。

目前，大部分辅助技术是用来满足动作或知觉受限者需要的。辅助技术装置是这本书的最重要的主题。最近辅助技术设计师已将注意力转向认知需求受限者。图 15-1 给出了该技术的一个实例。本章将探讨认知辅助技术（cognitive assistive technologies, CAT）的应用。

为了避免危险行为，对认知障碍者的干预通常采取限制身体的行为（如将个人从环境中移除）、药物或行为矫正等措施，所有这些都是为了限制危险行为（Gillespie et al., 2012）。相比之下，认知辅助技术的使用则追求认知功能的拓展或增强。

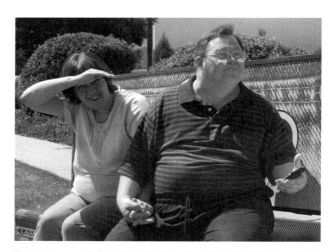

图 15-1　一种专门性编程移动技术装置能帮助认知障碍者获得更大程度独立。（ 由 AbleLinkTechnologies 提供，http://www.ablelinktech.com/. ）。

第一节　活动部分

Gillespie 等（2012）用系统综述的方法研究了认知辅助技术（CAT）与认知功能之间的关系。他们将认知辅助技术（CAT）定义为"在任务执行中能够弥补认知缺陷的任何技术"（p.2），并找到共包括 91 项研究的 89 种出版物。世界卫生组织的《国际功能、残疾和健康分类》（*International Classification of Functioning, Disability and Health,* ICF）（ 见第一章 ）被用来对正在得到帮助的认知领域和正在执行的任务进行了分类。ICF 的"活动与参与"类（ d110-d999 ）的内容包括学习和应用知识、普通任务和要求、沟通、移行、自我护理、家庭生活、人际互动、主要生活领域及社区、社会与公民生活等方面。

HAAT 模型（见第一、二、三章）由人、活动、环境和辅助技术四个要素组成（图 1-1）。本章主要关注人的认知技能和需要这些技能的活动。如图 15-2 所示，环境可能是社区。我们可以寻找帮助认知或替代必需的认知技能的辅助技术。本章所呈现的预期的技能及其局限具有普遍性，但每个个体的

---

① 在之前版本中本章由 Kim Adams, Roger Calixto, Lui Shi Gan, Andrew Ganton, Andrew Rees, Tyler Simpson, and Rebecca Watchorn 合作完成。

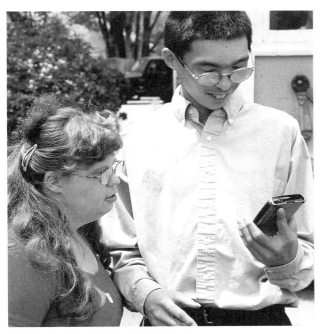

图 15-2　智力障碍者用来完成各种不同任务的移动技术。（由 AbleLinkTechnologies 提供，http://www.ablelinktech.com/.）。

情况具有独特性。

　　HAAT 模型可用来识别一个想要完成的活动。例如，像整理床铺这样的活动可能涉及一系列步骤。环境也需要识别，在这个例子中环境指家。给出活动和环境后，完成活动所需的技能就随之确定。如果完成任务所需的技能和个人本身的技能之间有差距，就需要考虑使用辅助技术来协助或替代所需的技能。在这种情况下，如果一个人有智力障碍（intellectual disability），就会影响她记住整理床铺所需步骤的能力，这时提示（prompting）装置就可能会发挥作用。对于任何一种特定的障碍，其技能状况和可能的受限情况都可以被识别。下面的案例研究描述了认知辅助技术的识别和应用的过程。

第二节　人的部分

　　"认知（Cognition）是认识的心理过程，包括意识、感知、推理和判断方面"。[①] Cognitive 是 Cognition 的形容词。认知障碍可能是先天的，也可能因后天受伤、疾病所致。那些先天性的，一些是基因遗传，另一些

[①]　The free dictionary: http://www.thefreedictionary.com/cognition.

是产前或围产期疾病导致的，还有很多情况原因无法确定。后天认知障碍由受伤或疾病引起。认知障碍导致的损伤包括失忆、痴呆（dementia）、语言障碍、决策能力以及独立工作能力。

> **案例研究 15-1**
>
> **智力障碍与日常任务**
>
> 　　William 是一个 38 岁的智力障碍男士，他生活在一个有五位男性的福利之家，被期望能助这个家一臂之力。他的任务是摆吃饭的桌子，目前，他仅能在工作人员的连续提示下才可成功完成任务。这既限制了 William，因为他不独立，也限制了这个家，因为在 William 执行这个任务期间，工作人员正忙于做饭。幸运的是，现在有辅助技术可以协助 William 完成这个任务。列出你认为这种技术所应具有的特征，然后看看本章后面所采用的方法。你有没有想出比现有的更好的主意？

　　在美国有超过 2000 万的认知障碍患者（Braddock 等，2004）。这个数字包括：27% 的精神疾病、20% 的阿尔茨海默病、27% 的脑损伤、22% 的智力迟滞 / 发展性障碍（mental retardation/developmental disabilities）和 4% 的中风。

一、认知技能

　　通常得到辅助技术帮助的认知功能包括注意力、计算能力、情感、自我体验、较高层次的认知功能（做规划和时间管理）以及记忆力（Gillespie et al.，2012）。了解各种任务的认知需求，可以帮助我们理解为什么有人对一个看似简单的任务感到头疼，完成一个看似艰难的任务反倒轻松。

　　一些认知技能，如记忆力（memory）、注意力（attention）、信息处理（information processing）以及解决问题（problem solving）的能力比其他技能要更好理解（Sternberg，2003）。框 15-1 列出了一些已经开发的认知辅助技术所涉及的认知技能的定义。本节将简要描述所列出的每种技能，更详细的描述可参考认知心理学教科书（如 Sternberg，2003）。

二、知觉

　　知觉是对通过我们的眼睛、耳朵、皮肤（也就是通过看、听和触摸）所接受到的感官信息的领会（Anderson，2000）。知觉是一个基础性的认知技能，可通过与高阶认知的整合来实现各种技能，如对整理床铺所需步骤的排序。影响知觉的障碍会限制一

个人利用环境中的日常活动信息的能力。如视敏度低的人可能很难感知电脑屏幕上的文本。在这种情况下，可能需要通过放大文字和听觉反馈来帮助这个人处理电脑文本。

框 15-1 认知技能的定义。

知觉（Perception）
　　对通过感觉器官接收到的环境刺激感觉的领会。

注意（Attention）
　　实际上由心智操纵的少量信息与可通过感觉、存储记忆和其他认知过程获取的巨量信息之间的联系。
　　信号觉察（Signal detection）：对特定刺激现象的感测。
　　警觉（Vigilance）：付出密切和持续的注意。
　　搜索（Search）：对环境中的特定刺激或特定对象的主动扫描。
　　选择（Selective）：对一个或一类刺激进行追踪，且忽略其他刺激。
　　分配（Divided）：为保障同时进行的多个任务的执行效果，对可用资源进行的配置。

记忆（Memory）
　　找出过去的知识以用于现在的活动。
　　编码（Encoding）：将身体和感官的输入转换为能存储在记忆中的描述。
　　存储（Storage）：把经过编码的信息放入记忆中并且在保存中维护信息。
　　感知（Sensory）：具有最小信息存储容量（如一个转瞬即逝的感官图形）和具有最短时间的存储记忆（如仅有几分之一秒）。
　　短时记忆（Short-term）：容量适度（如，约七个项目）和持续数秒的记忆，除非为了将信息在短期记忆中保持更长的时间而采用了策略（如练习）。
　　长时记忆（Long-term）：比感知存储和短期存储有更大存储容量，且存储时间可能很长，甚至是无限期的记忆。
　　检索（Retrieval）：恢复记忆中所存储的信息，把信息移到意识中，以用于活跃的认知过程。
　　内隐记忆（Implici）：能增加任务完成效果、且不需要有意识回想的以前的经历。
　　外显记忆（Explicit）：需要有意识地回忆或辨识特定的信息。
　　回忆（Recall）：没有提示的检索记忆。
　　识别（Recognition）：有提示的检索记忆。

认识（特定的情况）（Orientation）
　　知道某种情况并能确定其对自己、他人、时间以及与自己所处环境的关系。
　　认识人物（Person）：能识别自己的身份以及当前环境中他人的身份。
　　认识地点（Place）：能明确自己的位置，如自己的周围环境、自己所处的城镇或国家。
　　认识时间（Time）：能弄清一天、日期、月、年的含义。也涉及时间管理：按时间顺序排列事件，为事件和活动安排时间。
　　认识数量（Quantity）：涉及数字（计数）和其他增量问题的活动。

知识表达（Knowledge Representation）
　　事实、物体和技能的心理表征。
　　心理表征（Mental Representation）
　　陈述性（Declarative）：对环境中有关对象、想法和事件的事实信息的认识和理解（"知道是什么"）。
　　程序性（Procedural）：对如何执行特定任务或程序的了解和意识（"知道如何做"）。

分组（Grouping）
　　分类（Categorization）：对物体、概念或想法之间关系的特征描述。
　　归类（Sorting）：将物体、概念和思想组织到所定义的类别中。
　　排序（Sequencing）：根据一组规则来确定对象或活动顺序。

解决问题（Problem Solving）
　　以克服寻求答案路径中的障碍为目标的过程。
　　识别问题（Problem identification）：意识到问题并定义问题。
　　判断（Judgment）：能够做出适当的决策，并能认识到所做的决策或所采取的行动的后果
　　决策（Decision making）：从所定义选项中对一系列行动的选择。

推理（Reasoning）
　　演绎（Deductive）：由一组一般性命题得出一个特定的结论。
　　归纳（Inductive）：根据特定的事实或观察推导出可能的一般性结论。
　　规划（Planning）：预测事件并形成行动方案以实现所期望的结果。
　　评估和循环（Evaluation and iteration）：监控问题的状态，评估目标是否已经实现，如果未能实现，则再次循环解决问题的过程。
　　转移（Transfer）：将知识或技能从一个情景转移到另一个情景。

语言（Language）
　　通过系统性地利用声音、图形、手势或其他符号来对事物、概念、情感和思想进行交流的系统。

学习（Learning）
　　学习是获得知识、技能或态度的过程，可通过研究、经历或他人的传授得到。

数据来自 *Sternberg RJ: Cognitive psychology, ed 3, Belmont, CA: Wadsworth, 2003.*

三、注意力

注意力（或注意）是指专注一项特定任务的能力（Willingham，2001）。如选择性注意是指在有冲突的任务之间转移注意力的能力，在这种情况下需要选择性的注意其中一个刺激，而忽略其他刺激（Golisz & Toglia，2003）。不同的注意类型特征使提供了对不同领域的洞察力，在这些领域中，人们可能会有强项和弱项，而辅助技术可能会对此提供帮助。

现在人们已经按不同层次对注意力的特征进行了描述。任何任务都可能涉及多种注意类型。首先是检测或观察特定的刺激物或信号（如出现在环境中的物体或事件）。信号觉察指个体对所出现的特定刺激实施必要的检测的过程。我们可以通过两种方式来觉察信号。一种是警觉（Vigilance），它指为了觉察一个信号长时间的密切和持续地关注。维持注意与警觉类似，但不一定需要冲突性的刺激出现。另一种是搜索，搜索是为找到特定刺激物或特定对象而对环境进行的主动扫描。警觉与维持注意需要人等待信号出现，而搜索要求人积极寻找目标信号。例如，地震发生后，人们可能会很警惕地观察烟雾，如果发现烟雾，就会积极寻找烟雾来源（Sternberg，2003）。

使用选择性注意就是我们如何过滤掉干扰并集中于我们选择的事件（Ashcraft，1998）。在选择性注意技能中变化是很常见的，特别是有干扰时。对于一些人来说，干扰的影响就是在某个情景中当另一个刺激（如对话）出现时他们就无法专注于一项任务。如注意力缺陷多动障碍者很难在课堂上关注老师。在其他情况下，我们需要分散注意力同时专注于两个或两个以上的任务。如听讲座和记笔记。学生需要听觉注意和加工技能来理解老师所讲的内容，同时还需要视觉和触觉能力做笔记。虽然听讲座、记笔记的活动似乎是同时进行的，但事实上注意力是在两个任务之间迅速转换的。

与选择仅有一个需要注意的刺激相比，有时将注意力同时分给多个刺激是非常有必要的。这就是分配注意力，如听讲座、记笔记。该领域已有研究表明，人们在同一时间能做的事情的数量严重受限。通常，人们不是同时注意多个刺激，而是在多个任务间来回迅速转换注意力，以至于他们没有意识到转换。单个任务对认知方面的要求越高，转换就会越困难，人们也就越难于真正地同时完成任务（Galotti，2004）。

四、记忆力

短时记忆指信息的存储时长在 20 秒之内的记忆。有各种可以用来维持信息的短期存储的策略，如重新回想要记忆的信息。要能长时间地记住一件事情，就必须把它转移为长时记忆。为了记得住，输入的信息必须作为重要的事情被感知和识别，这对于保留、编码、存储、检索来说是很重要的。记忆障碍可能会发生在这个过程中的任何一个环节。

从记忆力中检索信息的两种常用方法是回忆和识别。自由回忆任务中实际上根本不提供任何提示，而线索回忆任务则提供了少量与参与者回忆有关的信息（Willingham，2001）。识别任务提供了目标（用来记住的材料）及分散人的注意力的其他材料，如多项选择题往往涉及识别。

存储的记忆通过检索的过程被访问，并由此转移到意识中以用于活跃的认知过程。通常人们有记忆检索的意识，并能准确地报告他们使用的是自己以前存储的信息。这种记忆方式称为外显记忆。第二种记忆类型是当一个人在完成任务时，尽管并没有意识到先前的经历，但由于先前经历的作用而展示出较好的表现，这时利用的就是内隐记忆。

五、认识（特定的情况）

午餐时间在街上走一走可得到丰富的信息，如建筑工地的喧闹声、鲜花的气味或等候红绿灯时汽车的数量。这些事物以及持续注意到的其他信息可帮助我们确定自己处于怎样的环境。根据看问题的视角，认识特定情况可以有不同的解释方式。对于和视力障碍者一起工作的人来说，认识特定的情况意味着与环境有关的行动。对于认知障碍者，行动不是必须要考虑的，但它通常是认识特定情况的重要组成部分。认识特定的情况涉及三个重要的方面：人物、地点以及情景或时间。

知道自己的身份以及所处环境中他人的身份，这被称为认识人物（WHO，2001）。痴呆和创伤性脑损伤（traumatic brain injury，TBI）等疾病患者认识人的能力通常会受到影响，这类患者不但忘记别人是谁，还会忘记自己是谁。一个简单的能帮助其确定身份的辅助技术就是在他们迷路时可以向路人展示的一张写有地址和电话号码的卡片。

我们必须时刻意识到我们在哪里和我们要去哪里，通过关注一些提示，如街道和标志性建筑或知道家位于东边。但更重要的是，我们需要有利用从 A 点到 B 点的这些提示的能力，这被称为认识地点（WHO，2001）。用来找路的辅助技术装置可以帮助确定方位受限的人。

认识时间可使我们知道午餐以及日常散步的时间（WHO，2001）。对于阅读标准时钟有困难的人来说，辅助技术可提供一个事件发生时的情景提示以及距离事件发生的倒计时间。需要确定的时间常常超过了一天时间的范围。例如今天是什么日子呢？时间的确定还涉及与年有关的事件，例如某个节假日，它可能牵扯到某些行为和活动。

六、知识表达

知识表达（knowledge representations）有助于我们理解事物、想法和事件。事实（如重力使事物下降）、物体（如我们的房子或汽车）和技能（如何洗手）的心理表征关系到记忆。陈述性记忆让我们知道一个物体是什么（如一个球）。程序性记忆能让我们能够准确地记住完成一个任务所需的操作顺序或过程（如系鞋带）。在用来帮助认知功能的辅助装置中这两种记忆都是非常重要的。

在表达知识时，把相似的物品分在一类中非常重要。分类是根据物品自身的特点及其相互之间的关系进行排序和组织。服饰的分类能识别类型（如袜子、裤子、裙子）、颜色、款式或许多其他特征。一旦我们确定了一个分类体系（一个分类的集合），接下来的步骤就是将物体、概念或思想按顺序归入所定义的类中。经过归类，物体、概念或思想就有了数值上的关系。使排列对象有序化的工作就称为排序（例如，将一个物品放置在正确的数字序号上）。排序可能涉及摆桌子、整理床铺或乘车上班所需经历的步骤。目前已有许多为排序困难者提供帮助的辅助技术。

七、解决问题

认知技能领域有很多不同的术语。解决问题就是其中一个关键性的技能领域。ICF 分类中，解决问题指应用知识。在框 15-1 中，解决问题的第一步是识别问题。如果一个人识别问题有困难，那些可提供提示或线索的装置可能是有帮助的。[①] 判断是一种

---

① 例如：The Independent Living Suite, Ablelink Technologies, ColoradoSprings, Co. www.ablelinktech.com.

做出适当决定并认识到决策或行动执行的后果的能力。决策是从定义选项中选出行动步骤的认知过程。推理的两种类型是演绎和归纳。演绎推理是人们试图由一组一般的命题得出一个逻辑上确定和具体的结论的过程。例如，在使用需要触摸屏幕上的某个位置（按钮）才可能产生一个行动的辅助装置时，"所有的按钮在你按下时都会导致某些情况发生"和"这是一个按钮"这两个说法会导致这样一个结论，即"如果按下这个按钮有些事情就会发生"。归纳推理是人们在一组特定的事实或观察基础上试图推导出一项可能的一般性结论的过程。在以往经验基础上得出的结论可能正确，但不一定绝对正确（Hunt & Ellis，1999）。

辅助技术设计中存在各种类型的推理，这意味着装置的操作步骤必须从用户的角度，而不只是设计师视角，具有逻辑性和直观性。如用于智力障碍者的导航辅具，需要通过语音以简单直接的指令来呈现信息（如去白房子），而不是用更抽象的术语（如右转 45 度走 20 米，然后右转 30 度）。

规划是为实现所期望的结果预测事件并形成行动方案的过程。一个人执行这些任务的能力可能会受到大脑先天发育情况、脑伤或疾病影响。对于这些人来说，最好的方法常常是减少选项数量，使其变得清晰，并减少决策对未来决策结果的预期的依赖。一旦给出问题解决方案，接下来就需要评估任务是否成功完成。解决问题者必须评估行动成效，并确定任务是否已成功地完成，或是否还需要继续或重复（称作循环）。泛化（generalization）指将知识或技能从一类任务或一个特定的环境转移到另一类任务或其他环境。当利用知识的环境非常类似于知识获得的环境时，这些知识最有可能泛化（Hunt & Ellis，1999）。

八、语言和学习

语言是认知任务表达的基础。通过语言和信息交流的过程，我们可以表达我们的思想、需求和想法。语言是一种交流的方式，它由手势、声音或书写所表达的规则（语法）和符号构成。在传授一个技能或任务时，语言被用来描述所期望的结果。

学习是通过研究、经历或他人的传授获得知识、技能或态度的过程。学习应置于框 15-1 中所列的各项技能的末尾，因为它就像最后被使用到的那块积

木一样建构在前面提到的技能之上。通常学习能力指获得知识、技能和倾向的基本能力。这些能力是学习（数学、阅读及书写等更专门的知识）所必需的。一个人的学习和理解能力有助于其弄清所必须要使用的技术以及利用该技术所需的技能的特点。

第三节 能从认知辅助技术中获得帮助的障碍

认知技能可能会受到许多疾病的影响。先天性紊乱（出生时就有的）包括智力或发展性障碍（developmental disabilities，DD）、学习困难（learning disabilities，LD）、注意力缺陷多动障碍（attention deficit hyperactivity disorder，ADHD）和自闭症谱系障碍（autism spectrum disorder，ASD）。导致认知受限的后天障碍包括痴呆、创伤性脑损伤（TBI）和脑血管意外（cerebral vascular accidents，CVA）。表 15-1 总结了这些障碍的特征。

还有一些通常会造成动作受限的疾病也可能影响认知。脑性瘫痪（cerebral palsy，CP），也称脑瘫，主要是先天性动作障碍的问题，这个问题也可能并发智力障碍。除了进行性动作受限外，多发性硬化症（multiple sclerosis，MS）随着病情发展还可能会导致认知障碍，包括行为变化。老龄化是一个动作功能受限的生理变化过程，也会影响记忆等认知技能。

表 15-1 能从认知辅助技术中获得帮助的障碍。

疾病	发病率	特征
智力障碍	8/1000（http://www.cdc.gov/mmwrhtml/00040023.htm）	功能性技能受限，在记忆、语言使用和沟通、抽象概念的理解、泛化以及识别问题/解决问题等方面存在障碍（Wehmeyer、Smith & Davies，2005）。
学习困难	2% 的儿童	在理解或使用口头或书面语言方面有严重困难；在阅读、写作、数学运算、听力、拼写或者言语方面有明显的问题（Edyburn，2005）
注意力缺陷多动症	4%（Daley，2006）和 5%~7%（www.adhd.com）	重要的学习能力和技能利用的能力受到使其潜力难以充分实现的因素影响；容易沮丧、难以集中注意力、容易空想和情绪化；烦躁不安、做事无头绪（条理）、冲动、带有破坏性或攻击性（Schuck & Crinella，2005）（www.adhdcanada.com）。
自闭症谱系障碍	1/165，25% 的患儿有智力障碍，男孩的发病率是女孩的 4 倍多（Chakrabarti & Fombonne，2001）	在沟通和社会交往技能方面有不同程度的损伤或存在受限、重复、刻板的行为模式。
痴呆	0.5%~1%（<65 岁），7%~10%（65~75 岁），18%~20%（75~85 岁），35%~40%（85+ 岁）	①作用于日常活动的认知能力逐渐下降，②（全脑）多个认知领域损伤和③意识水平正常（Rabins、Lyketsos & Steele，2006）
创伤性脑损伤	轻度：131/100,000 中度：15/100,000 重度：14/100,000（如包括院前死亡，则为 21/100,000）（Dawodu，2006）	见表 15-6。
脑血管意外	160/100,000（整体） 1000/100,000（50~65 岁） 3000/100,000（>80 岁）（Demaerschalk & Hachinski，2006）	视觉忽视（空间注意障碍）、失用症、失语症、吞咽困难、知觉不足、警觉性受损、注意力紊乱、记忆紊乱、执行功能受损、判断力受损、日常生活活动受损（O'Sullivan & Schmitz，1994）。

一、先天障碍

(一)智力障碍

智力障碍通常指在智力或心理能力测试中得分低于平均水平分数以及功能性技能受限的障碍者（Wehmeyer、Smith & Davies，2005）。这些功能性技能包括沟通、自我照顾和社会互动，但又不仅限于此。发展性障碍、认知障碍和精神发育迟缓这些术语常被用来描述智力障碍者。智力障碍的严重程度范围从轻微到重度不等。

(二)学习障碍

学习障碍是一种精神障碍，一般来说，这些人的智力水平接近正常，但在理解和使用口语或书面语言方面却存在不足。这些障碍可能表现为阅读、写作、推理或数学能力上的巨大困难。由于学习障碍学生在标准化考试中往往表现不佳，长期以来人们一直认为LDs（学习障碍）是一种轻度的智力障碍。这种假设是不正确的；LDs可被认为是在某个领域（如阅读）信息处理和整合方面的缺陷，而不是在特定学习领域的基本能力限制。在其他各个领域中，学习障碍者具有与年龄一致的典型能力。表15-2列出了与学习障碍相关的能力。然而，学习障碍学生通常都有着由于处理信息缺陷所导致的标志性困难（Johnson et al.，2005）。

表 15-2	与学习障碍相关的能力分类。
显性能力	**隐性能力**
阅读技能（阅读困难）	视觉或听觉辨别
数学技能（计算困难）	视觉或听觉关闭
书写技能（阅读困难、书写困难）	视觉或听觉的对象背景识别
语言技能（吞咽困难）	视觉或听觉记忆
动作－学习技能（动作协调能力丧失症）	视觉或听觉排序
社交技能	听觉联系和理解
	空间知觉
	时间知觉

(三)注意力缺陷多动障碍

注意力缺陷多动障碍（ADHD）被认为是一种注意力不足、活动过多，并可能存在比同龄普通人有更频繁或更严重冲动的形态（http://www.nimh.nih.gov/health/topics/attentiondeficit-hyperactivity-disorder-adhd/index.shml）。注意力缺陷多动障碍的延迟厌恶假说认为，ADHD儿童在没有受到控制时会转移注意力，表现为走神、注意力不集中、坐立不安（Daley，2006）。ADHD儿童（和成人）有正常的学习和利用技能的能力，但由于各种因素的干扰使其难以完全实现其潜能（Schuck & Crinella，2005）。特别是那些有下面症状的多动症患者，他们很容易沮丧，难以集中注意力，容易走神和情绪化，经常烦躁、做事无章法、容易冲动、破坏性强或具有攻击性（http://www.caddra.ca/）。

(四)自闭症谱系障碍

自闭症谱系障碍是一种发展性障碍，其特征为在沟通和社会交往技能方面有不同程度的损伤或存在受限、重复和刻板的行为模式。《精神疾病诊断与统计手册》第四版（*Diagnostic and Statistical Manual of Mental Disorders-Fourth Edition*，DSMI V）〔美国精神病学协会（American Psychiatric Association，APA），2000〕指出，自闭症是一种广泛性发展性障碍（*pervasive development disorder*，PDD），这是自闭症常用的定义。正如这个术语的暗示，这种疾病涵盖了广谱的病症，并在数量和症状的类型、严重的程度、发病的年龄和社会交往的局限性方面存在个体差异。自闭症谱系障碍的主要子类包括自闭症、阿斯伯格综合征、雷特（Rett）综合征、童年崩解性疾病和未特别指明（*not otherwise specified*，NOS）的广泛性发展性障碍（PDD）。自闭症谱系障碍患者通常表现出沟通技能方面的缺陷，包括口语以及自发性言语的延迟或完全缺乏、不寻常的说话模式（如模仿言语或特殊语言）以及低于相应年龄发展层次的社交技能（包括与他人互动时的面部表情、手势、语调等）（Maenner et al.，2013）。他们可能会逃避、不愿意进行眼神交流，并缺乏分享喜悦或兴趣的冲动与渴望。自闭症儿童还刻板地遵守特定的常规，并展示出不同寻常的毅力和对特定的主题或活动的强烈关注。许多自闭症孩子对感官信息有不同寻常（高度敏感或弱敏的）的反应，这可能会导致对感觉输入的反应的缺乏或厌恶。

自闭症患者也有优势和独特的能力。例如一些自闭症患者有异常优秀的空间感和视觉回忆能力或对信息和事实有准确而详细的记忆力，能长时间地专注于特定的任务或物体，而且比大多数人关注得更细致。这些能力可以让他们在音乐、科学、数学、物理和其他专业领域内出类拔萃。

二、后天障碍

（一）痴呆

"痴呆"这个词源于拉丁语 "*de mens*"，意为"来自精神的"。痴呆最好被定义为一种综合征或一种临床症状和体征的形态，该疾病可以通过如下三点确定：①影响日常活动的认知能力下降；②（全脑）多个认知领域受损；③正常的意识水平（Rabins et al., 2006）。痴呆与先天性认知障碍（如智力障碍、学习障碍等）的不同是其发病年龄和退化部分。同样需要特别注意的是，尽管它必然影响多个认知领域，但并不是所有的认知领域都会受其影响。

（二）创伤性脑损伤

遭受创伤性脑损伤（TBI）的人往往会失去重要的认知功能。当头部或大脑受到外力撞击时，如跌倒、枪伤或车祸，都可能会发生 TBI。TBI 的原因如表 15-3 所示。大脑的创伤程度是创伤性脑损伤诊断的决定因素，而非伤害本身。例如，可能产生创伤性脑损伤的原因有开放性头部损伤（大脑暴露在空气中）和闭合性头部损伤（大脑未暴露）。TBI 对不同个人认知能力的影响因人而异，其严重程度和对技能的影响也各不相同。

表 15-3　TBI 的原因数据［损伤控制研究中心（ICRC）］。

原因	总的百分比
机动车撞击	64%
枪伤	13%
跌倒	11%
殴打	8%
行走	3%
运动	1%

数据来自 TBI Inform, June, 2000. Published by the UAB-TBIMS, Birmingham, AL. © 2000 Board of Trustees, University of Alabama, http://www.uab.edu/medicine/tbi/

并非所有的头部损伤都会导致 TBI，目前有一个公认的治疗方法来诊断这种损伤。格拉斯哥昏迷量表（Glasgow Coma Scale，GCS）是一种可用来帮助诊断的工具，它是一个用来描述昏迷严重程度的等级系统（Dawodu，2006）。GCS 按 3（最严重）至 15（最温和的）分级，根据睁眼反应、言语反应和动作反应几类来排列昏迷等级。12 或更低的 GCS 得分属于轻微脑损伤，得分在 8 之下则被认为是重度损伤。

在无法用 GCS 诊断 TBI 时，如下两个标准均可用来诊断 TBI：患者已经忘记创伤性事件，或是患者有丧失意识的书面记录。一般来说，受伤后有一个恢复期。这种恢复通常在受伤后 12 个月内达到高峰，但恢复的程度因人而异且不可预知（Cicerone et al., 2005）。一个测评患者恢复程度的很好的方法是看他是否能回到伤前的日常生活活动状态。两个恢复的重要指标是重返工作和重新驾驶，这二者都是独立生活的重要任务。表 15-4 中总结了重返工作的数据，类似的重新驾驶的数据则呈现在表 15-5 中（Novack，1999）。在这两种情况下，受伤后 12 个月里的观察没有明显改善。表 15-6 中列出了 TBI 患者可能会遇到的典型的认知和行为困难（Novack，1999；RESNA，1998）。记忆和语言技能是两个重要的领域，因为它们可能会受益于辅助技术的干预。

表 15-4　重返工作。

	学生	在职	回家	退休	失业
开始	11%	57%	1%	11%	21%
6 个月	7%	17%	无	10%	67%
12 个月	7%	26%	无	8%	57%

数据来自 ICRC Study, 1999, http://neuroskills.com/whattoexpect.shtml.

表 15-5　恢复驾驶。

	恢复驾驶比例		
	没有	部分	有
6 个月	69%	13%	19%
12 个月	60%	10%	30%

数据来自 ICRC Study, 1999, http://www.Neuroskills.Com/Whattoexpect.Shtml.

表 15-6	遭遇 TBI 后的典型认知和行为困难列表。
困难类型	**例子**
认知	视觉或听觉信息处理 注意力和专注能力被破坏 语言问题（如失语症） 难以存储和检索新的记忆 缺乏推理、判断和解决问题技能 难以学习新信息
行为	不安和躁动 情绪不稳和易怒 虚构症 洞察力减弱 社交方面有不当行为 动机差 情感反应缺乏 推卸责任 抑郁症 焦虑

表 15-7	脑卒中后的典型认知和行为困难列表。
困难的类型	**例子**
认知	视觉忽视，偏盲 失用症 语言问题（如失语症、构音障碍） 知觉不足（如图形 – 背景障碍、不能认识特定问题） 警觉性受损，注意障碍 长时和短时记忆问题 持续言语 执行功能下降
行为	判断受损 冲动 情绪不稳 虚构症 动机不足 情绪变化 抑郁症

（三）卒中

卒中或心脑血管意外（cardiovascular accident，CVA）是由于大脑内无规律血流发生导致的大脑功能中断。中风可能是由于大脑供血不足（称为**缺血性卒中**）或大脑血管破裂（**出血性卒中**）。中风后引起的神经损伤所产生的症状直接对应于大脑中的受伤部分（O'Sullivan & Schmitz，1994）。CVA 导致大脑急性损伤；损伤发作后无退行性的影响。与 TBI 一样，当大脑的某个部分试图通过学习来弥补受损的区域时，遭受卒中的人往往也有一个持续的恢复期。与卒中相关的典型认知和行为困难呈现于表 15-7。大部分恢复（观察回归日常生活的活动）出现在发病后的 6 个月内（Bruno，2005）。在最初的住院期之后，绝大多数的 CVA 患者都能回家。对卒中住院治疗后的出院安置的总结见表 15-8。这些数据表明，患 CAV 后回家的人数正在增加，这可能归功于在中风发作时医院护理的改善。儿童恢复的可能性比成年人更明显，因为他们的大脑有较大的可塑性。此外，女性可能比男性更容易恢复失去的语言技能，因为女性大脑的语言中枢比男性更发达。

三、与特殊障碍有关的认知技能

图 15-3 给出了表 15-1 中描述的障碍和框 15-1 描述的认知技能之间的关系。所列的认知技能通常可通过辅助技术的利用来给以帮助或替代。认知技

表 15-8	加拿大心脏和中风基金会的 CVA 数据。	
出院安置	**1993**	**1999**
家	33%	56%
病人康复	41%	32%
家庭护理或长期的照顾	26%	11%

数据来自 Heart and Stroke Foundation of Canada. Stroke statistics: www.heartandstroke.com.

能列在顶端一行，残疾和疾病沿纵轴排列。标注有 X 的项目是可能受限的或相应障碍中缺失的技能。这个表可以用来识别帮助或替代某人执行功能性任务的技能（列）的辅助技术（行）。它可用于为认知障碍者确定使用辅助技术的补偿和强化的方式。

在图 15-3 上，认知技能大致按从左到右的方式排列，这些技能以相互关联的方式呈现。这个图说明了一些对于某个特定障碍患者来说可能会受到影响的技能，但必须考虑每种情况对每个个体所造成的特定影响。大多数障碍和残疾对认知的影响各不相同，不同个案可能受限的项目也并非都包括在图 15-3 中。图 15-4 给出了认知技能、障碍与可能体现其需要特征的辅助技术之间的关系。在图 15-4 中的条目都标有 X、A 或 R，其中 X 表示该技术需要该技能，A 表示该技术有助于该技能，而 R 表示该技

CVA	TBI	DEMENTA	ASD	ADHD	LD	ID			
×	×		×		×				知觉
×	×		×				警觉		注意
×	×		×	×			搜索	信号觉察	注意
×	×	×		×				选择	注意
×	×	×	×	×				分配	注意
×	×	×						编码	记忆
×	×	×		×	×		短时记忆	存储	记忆
×	×	×					长时记忆	存储	记忆
×	×	×					识别		记忆
×	×	×					回忆	检索	记忆
×	×		×		×			认识地点	认识
×	×	×	×		×			认识时间	认识
×	×	×			×			认识人物	认识
×	×		×		×			认识数量	认识
×	×	×	×				陈述性 / 知道是什么	心理表征	知识表达和组织
×	×	×	×				程序性 / 知道如何做	心理表征	知识表达和组织
×	×		×				分类	分组	知识表达和组织
×	×		×				归类		知识表达和组织
×	×		×				排序		知识表达和组织
×	×		×					识别问题	解决问题
×	×	×	×	×	×			判断	解决问题
×	×		×	×	×			决策	解决问题
×	×	×	×				演绎	推理	解决问题
×	×	×	×				归纳	推理	解决问题
×	×		×					规划	解决问题
×	×	×	×					评估和循环	解决问题
×	×		×					转移 / 概括	解决问题
×	×		×						语言
×	×		×		×			一般	学习
×	×		×		×			数学	学习
×	×		×		×			阅读	学习
×	×		×		×			书写	学习

图 15-3　技能与障碍矩阵。

ID	跟踪	可选输出	可选输入	语言工具	概念组织	刺激控制：媒体表示	刺激控制：视野	刺激控制：听觉减少噪声	促使/提示	时间管理	记忆辅具：信息检索	记忆辅具：补全/预测	记忆辅具：录音机			
		X		X	A	A		A	A			X	X	警觉	信号觉察	注意
			X	X	X	A	A	A		X	X	X		搜索	信号觉察	注意
		X			A	A	A	A		X					选择	注意
				X	A	A			X		X	X			分配	注意
		R	X	X	X	A	R	A	X	X	X	X	X			知觉
R	R				A				R	R			R	短时	存储	记忆
R				X	A				R	R	X	X	R	长时	存储	记忆
					A										编码	记忆
R				X	A				R	X	X	X		识别	检索	记忆
R	R			R	X				R	R	A	A	R	回忆	检索	记忆
	A								A						定量	信息处理/方向
A	R				A		A								视觉空间	信息处理/方向
									R	R			A		时间	信息处理/方向
R															个人	信息处理/方向
				X	A						X				分类	知识表达和组织
					A										归类	知识表达和组织
				X	A						X				排序	知识表达和组织
R	R			A	X				R		A	A	R	陈述性/知道是什么	心理表征	知识表达和组织
X			X	X	X				R	X	X	X	X	程序性/知道如何做	心理表征	知识表达和组织
	R								A						识别问题	解决问题
									R						判断	解决问题
				X	A				R	X	X	X			决策	解决问题
					X				R					演绎	推理	解决问题
					X				R					归纳	推理	解决问题
					A				R						规划	解决问题
	R		X	X	X				R		X	X			评估和循环	解决问题
					A				A						概括	解决问题
		A	A	A	X	X			X	X	A	X	X			语言
		A	X	A	A	A	A	A	R	X	A	A	X		一般	学习
		A							R						数学	学习
		A		A	X	A	A		R			X			阅读	学习
		A		A	X				R		A	A			书写	学习

图 15-4 技能与辅助技术矩阵。“X”表示使用该技术类型时所需要利用认知技能。“A”表示该技术类型有助于活动中的认知技能。“R”表示该技术类型可能替代活动中必要的认知技能。注意，这些条目与辅助技术有关。

可以替代该技能。图 15-4 基于临床经验和已出版的有关认知障碍者常用辅助技术的文献。图 15-4 还为每个类别给出了辅助技术类型所满足的特定需求以及特殊装置的例子。

该表中的每个条目都是参照残疾人的情况来设置的，如某人的技能受限或缺失。图 15-4 可用作检查表，以确保所有可能受到辅助技术影响和帮助的技能都得到识别。如果完成任务所需的技能和个人能用来完成该任务的技能之间有差距，那么就应该考虑使用辅助技术来帮助或替代所需的技能。

第四节　用来解决认知需要问题的辅助技术

一、一般概念

辅助技术被用来改善各种认知问题。这些应用因个体所面临的认知受限的类型和严重程度而不同。本节将首先讨论辅助技术针对三大类认知需求的各方面应用，分轻度、中度到重度障碍来描述用于先天性认知障碍的辅助技术，并描述用于后天认知障碍的辅助技术。此外还将介绍认知辅助技术的一般特征以及用来满足特定需要的技术。

（一）为轻度认知障碍者考虑辅助技术

轻度认知障碍者（mild cognitive disabilities）的辅助技术需求比身体残疾或更严重的认知障碍的需求更加微妙和更难以界定。例如，学习障碍通常指在理解或使用口头语或书面语言方面有显著的困难，而这些困难可能在阅读、写作、数学运算、听力、拼写或言语等方面表现明显（Edyburn，2005）。虽然有专门针对这些领域的辅助技术（在本章后面讨论），但很多技术工具对所有学生都有用，而且有的还是教育技术的一部分（Ashton，2005）。即使是经过确认的辅助技术，如多媒体、语音合成输出、语音识别输入等，也通常具备对所有学习者都有用的特征。

第一章区分了教育技术（或教学技术）和辅助技术。这种区分对知觉和动作辅助技术很有用，但对于认知辅助技术来说，这种区分要模糊得多（Ashton，2005；Edyburn，2005）。例如，现在已有专门用于学

习障碍者的拼写检查、词语联想和语音文字处理器。[①]这些项目将在本章的后面进行讨论。正如 Ashton（2005）指出，这些技术中的每一种对所有学生都有潜在的作用，而不是仅对学习障碍学生有用。在这个意义上，它们是教育或教学技术。框 15-2 描述了与这些辅助技术有关的问题和能力。

框 15-2　应该采用补偿还是修复。

什么是独立？

如果活动能圆满完成，是否应注意功能的实现方式？

感知或动作障碍：对于重度脑瘫患者而言，选择费力的步行还是使用电动轮椅，是其个人的选择。

认知障碍：在我们例子中，这个小孩应该被要求学习总统的名字吗（修复），还是应该被允许使用如 Ask（事实数据查询网站）这样的辅助技术作为补偿工具？为什么它的使用会被一些教育者和家长看成作弊（Edyburn，2005）？

时间的作用：

· 在社区环境中，时间没有被认为是一个很严格的问题，例如，盲人拄盲杖过街需要较长的时间，对此人们通常都会接受。

· 在职业环境中，完成任务的时间因人而异，这在很大的程度上是可以接受的。

· 那么，为什么在教育情境中时间是固定的（如用于考试）而成绩不是固定的呢？

· 在教育环境中采用的限制时间、学习活动、教学方法以及其他教室变量的"一刀切"方式，意味着高标准表现难以实现。

· 当时间（甚至是额外的时间）固定时，尽管很多有特殊需要的学生被给予额外的时间来完成考试，但他们达到的能力水平还是不一样。

· 如果成绩要求是固定的，那么每个学生将可能需要更多时间来完成任务。

· 如果把一贯表现良好和为日后职业成功做准备作为目标，那么轻度认知障碍者必然会像动作、感知和沟通障碍者一样选择使用软、硬技术辅助技术来作为补偿。

· 时间的考虑还涉及其他的康复环境。如果护理人员／教师／执业护士助理（CAN，Certified Nurse Assistant，）由于时间限制而干预以加速完成任务，如帮助穿衣或进食，那么它可能会减少个体的独立性、伤害其自信心和自尊，并延长习得性无助的周期。

Edyburn（2005）指出，许多其他的生产工具也可作为轻度残疾者的辅助技术。他引用了事实数据查询网站 Ask 的例子[②]，该网站可以为检索信息有困难的孩子提供帮助。Edyburn 提出了以下问题：如果

---

① 例如，Co-Writer and Read-Outloud, Don Johnston, Inc, Volo, IL, http://donjohnston.com/.

② www.ask.com

学生知道他可以用某个搜索引擎找到所有美国总统的名字，那么，这难道不是一个像为了考试记住名字一样有用的教育成果吗？在认知辅助技术中，利用互联网检索信息是补偿与修复的大量问题中的一部分（Edyburn，2002）。

在本文中，我们强调了辅助技术应用的四个方面：人、活动、环境和辅助技术（第一、二、三章的 HAAT 模型）。当临床医生处理动作障碍时，其出发点是对需要从事的活动进行详细的描述。对个体与活动相关的技能的评估，可以使临床医生对该个体的辅助技术需要有清楚的认识。此外，情境（自然、社会、文化环境和制度环境）也会影响辅助技术选择。辅助技术包括软技术（培训、策略）和硬技术（装置）或者是在 Edyburn（2002，2005）的术语中的修复（软技术）和补偿（硬技术）。

对于感知或动作障碍，只要活动可以圆满完成，我们并不太在乎这个功能如何实现。其他问题，如对于重度脑瘫患者而言，和使用电动轮椅相比，步行需要多少能量那只是个人选择的问题。然而，在处理认知辅助技术时，情形发生了巨大变化。我们例子中这个小孩应该被要求学习总统的名字吗（修复），还是应该被允许使用如 Ask（事实数据查询网站）这样的辅助技术作为补偿工具？为什么它的使用会被一些教育者和家长看成作弊（Edyburn, 2005）？

一个相关的问题是教育环境中的时间概念。时间必须是固定的，但成绩可以是不同的（Edyburn，2005）。感官或动作障碍的情况则不是这样，障碍者需要使用更多的时间只是人们可以接受的行为的一部分，如盲人拄盲杖过街道。在职业环境中，任务完成时间因人而异，在很大范围内是可以接受的。那么，为什么在教育环境中不可以这样呢？教育环境中限制时间、学习活动、教学方法和其他的教室变量的"一刀切"方式，意味着高标准表现难以实现（Edyburn，2005）。

虽然很多特殊学生需要额外的时间来完成考试，但在固定时间内（即使增加了时间），他们达到的能力水平仍然不一样。如果需要达到的要求是固定的，那么每个学生将可能需要更多时间完成任务。如果把一贯表现良好和为日后职业成功做准备作为目标，那么使用软硬两种辅助技术的补偿对于轻度认知障碍者来说，就像对于有动作和感知障碍的人一样，必然会成为一种选择。

（二）为中度至重度智力障碍者考虑辅助技术

在考虑智力障碍者的辅助技术应用时，有几种描述认知需求的方法。其中一种方法认为认知障碍在记忆力、语言使用和沟通、抽象概念、泛化及识别问题或解决问题等方面存在障碍（Wehmeyer et al.，2005）。解决这些障碍的辅助技术特征包括简化操作、用大量的技术来支持重复、信息的持续呈现、利用和包含多种模态（如言语、声音和图形的呈现）。Wehmeyer 等人（2005）讨论了有关这些障碍的辅助技术的特征和常用方法。其中许多技术将在本章后面的几节介绍。

Granlund 等人（1995）采用了不同的方法，定义了用于中度至重度智力障碍者的五个技术援助内容领域。基于认知结构的内容领域如下：

- 质量（这是什么？）
- 因果模式（为什么？如果是这样呢？）
- 空间（在哪里？）
- 数量（多少钱？有多大？）
- 时间（何时？持续时间？）

在这些内容领域中，智力障碍者通常在组织和重组、执行涉及认知结构的操作以及符号化表达等方面有困难。

Wehmeyer 等人（2005）描述了认知能力的八个主素：①语言；②推理；③记忆和学习；④视知觉；⑤听知觉；⑥产生想法；⑦认知速度；⑧知识与成就。他们认为，在这些领域帮助智力障碍者的技术的作用在于提高人的能力而不是弥补不足。这种方法的一个重要因素是应用了通用设计原理（见第二章），以确保主流技术能用于各种智力水平的人。

这里给出一个通用设计原理对认知障碍者无障碍的影响的例子。Stock 等人（2008）评估了一个多媒体手机界面样品，并将其与典型的主流手机进行了比较。这个被植入的自定义界面采用了便携式电脑和掌上电脑（Pocket PC/PDA）手机版操作系统。打电话时用户点击被呼叫者的图片，手机就会播放录音信息："若要呼叫屏幕上的这个人，请再次点击图片。"如果用户选错了人物图片，则出现一个停止按钮，如典型的停止符号。点击停止标记，软件就回到原来的电话簿。来电铃声响起时会显示被呼叫者的图片，同时有声音提示"点击图片，接电话"。这种情况将一直持续到用户点击呼叫人的图片，并与这个人通话。点击停止按钮可结束通话。与主流的诺基亚手机相比，在使用专业的多媒体电话装置打电话和接电话时，参与者需要的帮助明显更少，出错也明显更少。这项研究表明，智力障碍者可以从手机技术的使用，包括供认知障碍者使用的通用设计功能中受益。

HAAT 模型的 HTI 的设计（见第六章）是补偿方式和增强技术特性以使其更加无障碍的概念之间的差异的一个例子。如智力障碍者因语言阅读问题在利用屏幕时存在困难，一种方法是采用补偿方法，提供听觉输出替代文本以避免阅读需要。若此问题在显示器上太杂乱，这时最好的方法是简化显示（即增强技术），使信息显示更加无障碍。本章后面部分描述了同时使用增强和补偿策略的技术方法。对于智力障碍者，Wehmeyer 等人（2004）对被用来分别强化八个认知因素的表现的方法给出了深入的文献综述。

Palmer 等人（2002）调查了智力障碍者的家庭，以判断他们使用计算机和其他技术的情况。他们比较了 Wehmeyer（1998）早期的研究结果。2002 年的研究显示，虽然计算机的使用更为普遍，但其他技术的使用频率与 1998 年的调查相同。2002 年的调查和其他研究表明，智力障碍者获得技术的机会有限，而且对可以使用的技术也没充分使用。对比那些获得了技术的家庭，有更多的智力障碍者家庭表示，他们能受益于技术但苦于无法获得。报告显示，最有效的技术产品是掌上电脑或个人数据助理（personal data assistants，PDAs），这些技术现在已由由智能手机的应用软件取代，其次是听觉提示装置、电子和信息技术、视频装置以及放大沟通装置。据报道，智力障碍家庭成员使用沟通装置的比例为 13%。独立生活装置占了家庭的 5%，包括饮食辅具、手机预先安排号码、环境控制、报警按钮、开门器、各种遥控器以及用于不认识钟表者的日程表等。调查样本中有近一半者（49.7 %）以某种方式使用了计算机。计算机被用来书写、预算、完成与工作有关的任务、上网、发邮件、玩电子游戏等。对比 Palmer 等人的研究和以前的调查的结果表明，随着时间推移使用技术的比例已基本保持稳定或轻微增加。用来发邮件的普通电子信息技术、使用数码相机和移动电话的比例较一般人群低。对于智力障碍者来说，充分平等地获得主流技术仍然是困难的。智能手机和平板电脑的日益普及，增加了智力障碍者社会参与的机会

（Kagohara et al., 2013）。由于肢体、认知技能和家庭支持方面的问题，智力障碍者在技术的获取与利用方面仍然存在很多困难（Gillespie et al., 2012）。

（三）为后天残障者考虑辅助技术

由损伤（如 TBI）或疾病（如 CVA 或痴呆）导致的后天认知障碍者还保留了各种各样的认知技能。有很多用来帮助后天认知障碍者的辅助技术和策略都是通过利用剩余的技能弥补现有能力的不足（LoPresti et al., 2004）。用来帮助认知功能缺陷者，使之能更独立的完成特定任务的所有技术和策略，被称为用于认知的辅助技术（assistant technology for cognition，ATC）（LoPresti et al., 2004）、认知假体（cognitive prosthesis）（Cole & Mathews，1999）或认知辅助技术（cognitive assistive technologies，CATs）（LoPrestiet al., 2008）。本书采用认知辅助技术（CAT）这一表述方式。CAT 是一个个性化的以满足特定需求的硬件、软件以及个人辅助装置构成的完整的体系。正如 HAAT 模型（见第一章）所蕴含的意义，认知假体包含一个定制设计的基于计算机的直接用来协助日常活动执行的补偿策略。[①] 此外它还可能包括手机、寻呼机、数码相机以及低科技方式。

CATs 能有效地用来解决所谓的"老年痴呆者护理的三大支柱"问题（Rabins et al., 2006）。其一，疾病的治疗。在病情的发展过程中，CATS 可被用来确定当前的和未来的需求。其二，症状的治疗。通过对症状的治疗，病人的生活质量将会在认知、功能和行为等方面得到改善。药物和技术是完成该任务的两种主要方法。其三，对患者的支持非常重要，这能确保患者的需求得到满足并尽可能提高其生活质量。De Joode 等人（2012）调查了 147 名认知康复专业人员，采访了 15 名后天脑损伤（acquired brain injury，ABI）、创伤性脑损伤（TBI）和中风患者，14 名护理人员，涉及他们对 CATs 在 ABI 治疗中的认知和使用情况，尤其是对 PDA（掌上电脑）的应用。当被问及技术利用时，所有的患者和护理人员都报告使用了个人电脑，但仅有 2 名患者和 3 名护理人员使用过掌上电脑。有 4 名患者把手机用作认知辅具。使用它的重要原因是便携性和在一个装置（PDA）中拥有所有功能。与护理人员相比，患者更常将费用作为障碍。

---

① Institute for Cognitive Prosthetics, http://www.brain-rehab.com/

然而，认为辅助技术不合适的护理人员比患者更多。但用来精通 CATS 的学习时间并不被认为是影响对之采用的障碍。虽然大多数专业人员都愿意使用辅助技术，但目前在临床环境中实际使用认知辅助技术的仅有 27%。使用辅助技术经验的多少是影响专业人员对认知辅助技术的看法的一个重要因素。有经验者比没有经验者对认知辅助技术的潜在效果有更正面的态度。有人认为，保障资金的缺乏是更广泛的使用认知辅助技术的一个重要障碍。

Lindstedt 和 Umb-Carlsson（2013）评估了一种涉及认知辅助技术和作业治疗支持的成人多动症治疗模型。《魁北克辅助技术用户评估表》（Quebec User Evaluation with Assistive Technology，QUEST2.0）（见第五章）用来检测参与者对认知辅助技术的满意度。17 名参与者在一年的时间里评估了 74 种认知辅助技术产品。研究结束时，45 种认知辅助技术产品被保留，29 个被退回。退回装置的原因包括出现故障和不再需要。评价最高的三种装置是周计划（纸、具有磁性标签的金属板、塑贴纸或普通日历）、手表 / 闹钟和加重毛毯。研究结束时比开始时雇用了更多的参与者。ICF（WHO，2001）的"活动和参与"领域，四种最常见的支持是执行日常事务（代码 d230）（27.3%）、经济上的自给自足（代码 d870）（9.0%）、承担简单任务（代码 d210）（8.3%）和照顾自己的健康（代码 d570）（8.3%）。ICF"环境因素"领域（辅助技术在其中被置于 ICF 分类体系中）也被确定。一个有趣的发现是在干预结束时参与者对家务事、有组织的休闲活动和家庭关系的满意度比开始低。Lindstedt 和 Umb-Carlsson（2013）提出了两种解释：①干预在家庭生活方面产生了负面影响；②"干预增加了人们的期望，但同时也提高了人们对家庭关系满意度以及对所涉及活动执行方面的局限性的认识"（p.5）。他们认为第二种解释的可能性更大。

二、认知辅助技术

认知辅助技术的特征 [①]

协助认知的辅助技术分类见表 15-9。这种分类类似于其他的分类（如 Cole & Mathews，1999；Edyburn，2005；Granlund et al.，1995；LoPresti et al.，2004；LoPresti et al.，2008；Braddock et al.，

2004；Wehmeyer et al.，2004；Wehmeyer et al.，2005；Gillespie et al.，2012）。每一类辅助技术所能满足的特殊需要以及装置实例也列于表 15-9。一些装置适合多个类别。例如，时间管理需要记忆，但如果需要对任务进行排序，可能就会需要一个时间要素。许多主流技术，包括计算机和智能手机，可支持多种认知功能，这使得装置与功能间的分类关系变得复杂。

Gillespie 等人（2012）给出了如下支持认知功能的基于 CAT（认知辅助技术）的 5 个分类：

（1）警示装置：通过在环境外部或内部给出刺激来吸引注意力的装置。

（2）定时器：提供单向的、通常是一次性的与时间有关的提示的装置，用来推动一个行动，如通过定时器提醒预约。

（3）微提示：装置利用反馈提供详细的分步骤的提示以引导用户完成当前任务。

（4）存储和展示：并非由时间驱动的用来储存和呈现情景记忆的装置。

（5）转移注意力：让用户从焦虑中转移出来的装置，如幻想。

这些分类类似于表 15-9 所示。

手机和计算机这样的主流技术包含的许多功能，对没有认知障碍的人是非常有用的。对于有认知障碍的人来说，这些功能可能更为重要，因为患者可依赖它们进行独立的日常活动。手机和其他类似技术包括的功能可以用来帮助认知障碍者弥补他们受限的能力。主流技术对所有使用者（包括认知障碍者）都有很重要的特定功能，支持活动的有效性、休闲和生活自理等（如沟通、日程提示、了解新信息、听音乐、在线信息利用和服务）。移动技术可被编程，许多人已为该技术开发了应用程序。这些应用程序中有许多是专为有认知需求的人开发的，为普通人开发的许多应用程序对他们也很有用。

主流技术的使用可能很复杂，而且还有专门用于认知支持的技术，这些技术的开发，可用来弥补认知上的不足，或当一些可用的主流技术复杂得难以操作时，用来提供这些主流技术简化版。一般的人可能会使用同一技术装置上的不同的应用程序，而这对于认知障碍者来说则可能引起混淆。

例如，笔记本电脑、手机和平板电脑已通过编程发展出扩大沟通装置（见第十六章）和认知辅具

---

① Dan Davies of AbleLink Technologies, Inc., provided signifcant insight to this section.

表 15-9　帮助认知功能的辅助技术分类。

AT 类型	服务需求	例子
记忆辅具	增强或替代主要的记忆功能	记录 / 重放、单词补全 / 预测、信息检索
时间管理	计划、优先排序和执行日常与临时任务	替代格式、提示装置、任务安排表；视觉或听觉提示装置，以及报警提示装置
提示	程序安排或导航性排序任务指南	听觉（话语和声音）、视觉（图片或绘画）或者以词汇为主；用于个性化任务的定制；可使用如 GPS 定位这样的其他数据
刺激控制	通过限制或操纵呈现给用户的信息来解决注意或知觉问题	降噪技术、视野操纵和媒体表达技术
语言工具	书写辅具	单词补全 / 预测、拼写检查、概念图
替代输入	阅读辅具	语音识别软件、简化用户界面和桌面
替代输出	阅读与书写辅具	合成或数字语音输出、图形替代文本、电子书、字体大小的变化、背景 / 前景颜色组合，对比反差，单词、字母和段落之间的间距
追踪和识别	安全装置，用于缺乏走出环境所需认知技能的用户。	可穿戴电子监控装置、家庭监控系统

的功能（Stock et al., 2008）。许多有这两种功能的应用程序采用了触摸屏或小键盘的输入方式以及语音或可视字符与文本的输出方式。这些输入与输出功能可能需要以不同的方式操作。这两个应用程序所呈现的外表可能是完全相同的，但实际上这个装置可能用了两个不同的应用程序。无论如何，加载到这个装置中的应用软件，由于他们所具有的不同的特征，其功能会有很大的不同。如果使用者只关注装置现有的输入输出功能、大小、颜色及形状，那么装置的某些操作参数可能不会被理解。如果某人以前具有使用智能手机上某种应用程序的经验（如提示应用程序），那么他可能因为使用相同的硬件，而无法使用该硬件（电话）上的具有新功能的不同的应用程序（如扩大沟通应用程序）。

为了使认知障碍者可用，技术必须是无障碍的。在这种情况下，无障碍意味着降低复杂程度、有多种选择表现模式，而且操作方式与潜在用户的认知技能相一致。为达到无障碍这一层次，技术的商业开发者必须采用通用设计原理将认知无障碍纳入其产品中（见第二章）。

还必须开发支持工具和服务来保证它们尽可能广泛地被认知障碍者使用。目前，主流技术很少能达到这样的认知无障碍水平，认知障碍者必须依靠专门设计的辅助技术来满足他们的需求。

为了使认知障碍者能有效地利用技术（无论是主流技术还是专门的辅助技术），这种技术必须在认知上是无障碍的。无障碍技术仅仅是起点。CAT 的成功使用也取决于软技术的可用性（见第一、二章），其中包括有效的选择、培训和技术解决方案的执行。支持可以来自认知障碍者生活组成部分的各种人员，包括康复专业人员、生活技能辅导员、家庭医疗保健提供者、朋友和其他家庭成员。

CAT 利用的支持者，通常在残疾人利用的技术方面有广泛的知识和丰富的经验。然而，与一些已经存在了几十年辅助技术（AAC、视觉产品、轮椅等）不同，大多数在认知方面无障碍的技术存在还不到十年。因此，无论使用者对其他辅助技术领域的了解如何，他们都需要学习大量新知识。框 15-3 中列出了支持人们使用认知辅助技术的建议（Courtesy of Dan Davies，AbleLink Technologies）。

在提供适当的环境和培训工具的情况下，智力障碍者有能力学习基本的 ICT（信息通信技术）技能。一项针对残疾青年电子指导项目的评估指出，那些接受辅导学习了很多互联网利用知识的人，同时也获得了社会效益（Chadwick et al., 2013）。

三、帮助记忆的装置

记忆辅具是通过提供一种存储常用信息或检索

信息的方法来增强或替代记忆的装置或应用软件。这些装置可根据其主要任务细分为如下三类：记录、单词补全／预测以及信息检索。

录音机是存储信息的装置，它可通过其后的重播来帮助回想事实或约会。在这类装置中最常见的是那些将语音信息记录为简单备忘录的装置。这些功能通常内置于小型的录音电话机、PADs、移动电话和平板电脑中。单词补全／预测解决方案是一种软件包，通过向用户提供一系列在完成书面沟通任务的语境中可能希望使用的相关的重要单词、短语，以帮助其记忆。这种技术已在第六章讨论过，它的作用是减少文本输入时间或减少键盘敲击次数。

帮助记忆的技术的主要用途之一是提醒人们服药。低技术服药提醒器已经广泛使用多年，如按日期标记的有 7 个或 7 个以上间隔的盒子或药物类型。然而，这些装置并不会提醒人们服药。如果有提醒的必要，那么需要电子服药提醒器（Mann，2005）。一种手表型药物提醒器，如 Cadex 服药提醒手表[①]，可提供多达 12 天的提醒，有语音提示和必要的服药显示。虽然这个方式小巧、方便，但显示屏较小且内存有限。寻呼机和手机也被作为服药提醒器，通过中心服务的短信提供使用剂量、用药类型和用药指导。移动技术应用软件[②]提供的服药提示具有详细的信息，其中包括药物类型、剂量、药物治疗记录、重复提醒和紧急信息等（Mann，2005）。

较为复杂的提示药盒使用了互联网和周围环境的概念（见第二章）。这些装置通过在患者没服药的情况下向护理人员发送报告来确保患者按时服药。[③]每个药盒（无论是用于当天还是当天的某种药物）的说明由护理提供者在网上设置，并自动下载到与邻近电话连接的装置上。护理提供者选择最佳的服药时间，指示服药次数，并选择理想的警告或说明。一些提示药盒向用户提供听觉、文本或图形提示，并且反复提示，直到用户服药或护理通过远程方式禁用。药盒盖子打开的时间记录在存储器中。服药

历史记录通过电话线或互联网每天上传。护理人员可以通过互联网查看反映服药情况的图表。这些系统可通过网络远程开具处方或修改服药方案。使用这些系统有初装费和每月监控费。

框 15-3 支持有认知需求的人的技巧。

AbleLink 技术公司的主任 Dan Davies 是认知技术的开发人员，为支持辅助技术应用的人员提供了很重要的解决问题的技巧，这些人员包括护理人员、兄弟姐妹、父母或配偶等。

· 从小处着手。认知障碍者及护理人员，常常被技术弄得不知所措。为此最好首先确定该对象在技术上的最重要的需求，然后从满足其中一个需求开始。当这个人对技术的使用感到满意，并在使用它的过程中获得成功体验时，就可以使用该技术来解决另一个需求。

· 了解不同用户设置中的可更改情况，以便简化程序来满足特定个人的需求。然后开启最能满足其当前支持需要的个人界面。精心设计的认知支持技术提供了为不同的人修改用户界面的能力，以保证界面没有杂乱的按钮和用户不会使用的其他程序选项。

· 与使用认知支持技术的人交谈。认知技术的本质在于，它可以用许多不同的方式来帮助认知障碍者，甚至是技术开发人员没有预想到的方式。通过类似网络在线社区这样的方式与他人交流学习，彼此间都可以从中受益。

· 认知技术的解决方案通常无法"开箱就用"，以"一刀切"的方式呈现。因此良好的认知技术在应用时通常需要添加适合个人的内容。例如，良好的任务提示系统都带有程序创作工具，允许护理人员创建任务，满足他们所服务个人的特定需求，如怎样洗衣物的具体说明。除了对任务的一般性了解，对认知障碍者来说，开展日常活动的一般说明很少是有用的。实际上在独立完成任务时，通常需要定制步骤，包括这个人的洗衣机和烘干机图片以及根据个人认知水平来设计的语音说明。有时任务库是可用的（例如，www.aimsxml.com），在那里可以下载以前创建的任务，然后用新的图片和音频文件进行定制，以使下载的任务能满足特定个人的需要。为了从认知技术中获得最大的效益，充分利用定制的相关内容来满足认知障碍者的独特需求非常重要。在创建自定义内容上所花费的时间是值得的，因为这样一来，这个人就可以做许多其他（或她）过去一直依赖于别人的事情。

· 使用认知技术来帮助认知障碍者学习如何使用认知技术。对于技术使用本身来说，认知支持技术的独特优势在于它提供了非常易于理解和操作的使用说明。[38]

还有其他专门的记忆辅具。信息提示器可用于各种提示，如通过语音提醒出门时带钥匙、锁大门

---

① Cadex Medication Reminder Watch, http//:www.cadexproducts.com.

② 例如，On-Time-Rx for iOS, Android, Blackberry, or Windows, www.ontimerx.com

③ 例如，MedSignals, https://www.medsignals.com/MEDMinding.aspx;Philips Medication Dispensing Service:http://www.managemypills.com/.

38 例如, the Learning Library (http://trainer.aimsxml.com/) from AbleLink Technologies, a cognitively accessible web-based training system using step-by-step prompting technology to provide picture-, audio-, and videobased instructions for how to use cognitive support technologies. See text for more information.

以及日常约会等。安全提示器往往对痴呆患者有帮助，如告诉他们晚上不要外出，或不要相信门口或电话里的陌生人等。此外，定位装置可被附加在经常丢失的物品上。

按下发射器上的彩色编码按钮，可使具有相同颜色编码的物体发出蜂鸣声。把发射器固定到墙上，将有助于保证发射器本身不会遗失。在本章的下一节将讨论时间和日期提示器。在时间管理部分描述的训练和提示系统 WatchMinder2 也可以用作记忆辅具。

信息检索系统是通过对单词／短语进行分类和组织使之可根据关联分析来检索的装置或软件包。许多信息检索辅具已用于 PDAs（掌上电脑）、智能手机或平板电脑。这些装置的特别有用的功能包括体积小、便于携带、灵活的个性化编程、大存储量、多种输入和输出形式以及有其他技术的接口（如台式机、笔记本电脑、手机）（Szymkowiak et al., 2005）。残疾人使用 PDA 掌上电脑或智能手机时，可能会遇到感知处理方式上的变化以及键盘与屏幕小的问题。由年龄、损伤（TBI 或 CVA）或痴呆引起的认知障碍者常常伴随有视力问题，如清晰度、底色对比、颜色辨别等。移动互联技术为通过互联网接口检索更广泛的信息提供了机会。个性化配置文件可根据需要从云端下载特性，（Lewis & Ward, 2011）并与传感器（如照相机与 GPS 接收机）以及内置功能（如电话和日程安排）整合（Lewis et al., 2009），可用于支持对特定时间或日子的活动提醒，或提供用口语表达的 GPS 导航定位帮助。

基于移动技术的有各种格式的日程安排装置和提示报警装置（图 15-5）通过提供直接的作用来帮助 TBI 患者（Kim et al., 1999；Van Hulle & Hux, 2005）、CVA 患者、老年人（Szymkowiak et al., 2005）和智力残疾者（Davies et al., 2002）。这些装置的软件包可提示线索帮助记忆（Bergman，2002）。这些专门设计的系统的定制功能可满足特定用户的需求，并且界面友好和便于携带（Gorman et al., 2003）。基于移动技术的信息检索辅具需要用户具有一定程度的感知觉、语言使用、记忆或学习技能，以使其能实际地受益。由于软件可以自定义，因此可通过对复杂的功能的修改来适应不同用户的能力特征。案例研究 15-2 说明了作为记忆和活动安排辅具的移动技术的应用情况。

案例研究 15-2

遭遇创伤性脑损伤后的记忆困难

Darrell 是一个 3 年前遭受脑外伤的 30 岁男子。虽然他的读写能力受到严重影响，但他能够通过语音顺畅的沟通。Darrell 在时间管理上有困难，经常忘记完成日常任务。他正视自己的弱点，并一直积极寻求能够帮助自己更加独立生活的技术。Darrell 最关心的问题之一是解决自己的健忘问题。自从回到工作岗位上，他不得不依靠上司持续的提醒来完成任务。他发现自己不会读写并没有影响工作表现，但这限制了他使用书面提示来帮助自己记忆。除了寻求帮助使自己能更独立的完成工作任务，Darrell 还希望能找到一些在白天能帮助自己按时服药的方法。

从本质上讲，Darrell 既需要一个"做事"清单，也需要能够在一天内的预设时间发出提示信号的装置。而且由于障碍的限制，他必须以读写之外的方式与该装置互动。除此之外，Darrell 曾表示，他希望该装置是便携式的，并且至少要有 8 小时的电池续航时间以支持其完成轮班工作。

一种带有语音识别软件的智能手机应用程序被推荐给 Darrell。经过短期的培训，他能够口述他需要做的一系列事情，并将其存储在手机的内存中，以便在未来需要参考时采用该装置的可将文本转为语音的语音合成器进行回放。使用这种方式，Darrell 能在早晨建立日程安排表，并能在无需上司持续提醒的情况下完成自己的工作。他还能够编辑有关服药的语音提示。Darrell 喜欢这个灵活的装置，因为在接受有关装置的一些训练后，他能够编排所需的新的日程安排和提示。总而言之，他对通过该装置的使用获得的独立性很满意。

还有其他适合于 Darrell 的替代语音输入／输出的装置吗？如果 Darrell 能够读和写，这会影响技术的选择吗？是否还有具备同样功能且费用更低的装置或装置组合？是否还有低技术解决方案？

（一）时间管理装置

时间管理技术指用来帮助规划、优先排序和执行日常活动以及与时间相关的任务的装置。这类装置的一种形式是以替代格式来表示时间，使之更适于智力障碍者使用。例如一刻钟手表[①]（图 15-6），它对时间推移提供了另一种可能更直观（Granulund et al., 1995）的表现方式。一刻钟手表使用了一个完全不同的时间概念，在 8 个一刻钟的步幅中呈现了 2 小时的时间范围。手表显示的不是时钟指针或数字，而是 8 个圆圈，每个圆圈为 1/4 个小时。手表的用户必须明白已经过去的时间，而不是基于标准时钟的绝对时间。该手表用置于其表面的塑料片上的图片

[①] Made by Handitek AB, Sweden: available from http://www.abilia.org.uk/produkter/produkt.aspx?productgroup=266921&product=261468.

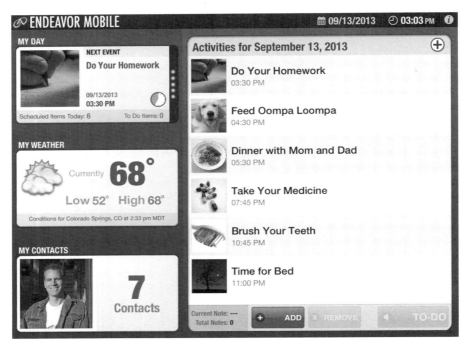

图 15-5　用于认知障碍者的基于智能手机和平板电脑的协助日程安排与提示的装置。

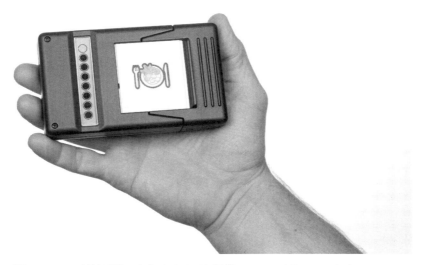

图 15-6　一刻钟手表。(由 Abilia AB 提供，www.abilia.org.uk.)。

（约 12.9 平方厘米）来表示事件。护理员在塑料片背面设置事件的时间，这些信息由手表读取。当芯片插入手表时，显示器上就会显示距离事件发生还剩多少时间。如果距离事件发生的时间大于 2 小时，那么 8 个圆圈全都是暗的。每过一刻钟，一个圆圈就会由暗变亮，直到 8 个圆圈都变亮。这时，就会响起一个发声信号，同时圆圈也会闪烁，提示用户他最喜欢的电视节目或上班时间已经到点。

WatchMinder[①]（图 15-7）是预先编排的任务

或计划事件要发生时提醒用户的装置。该装置用于注意力缺陷障碍（ADD）、注意力缺陷多动障碍（ADHD）、学习障碍（LD）、慢性疾病、卒中或脑损伤的患者。该装置有无声振动提示系统，可设置30 个蜂鸣提示，并具有培训和提示两种模式。提示模式用来记忆特定任务，如服药、做功课或做家务。而培训模式则用于行为改变和自我监控。框 15-4 展示了 WatchMinder2 的当前消息。该装置也可以通过三个个性化的留言板来进行编排。WatchMinder2有两种可能的日程安排模式：固定（2、3、5、10、

[①]　Irvine, CA, http://watchminder.com/.

15、20、30、45 或 60 分钟中的每一个时间）或随机（CPU 从 2、3、5、10、15、30 和 60 分钟中随机选择一个时间）。人们可选择其中一个模式来进行设置并给出日常活动的开始时间（S）与结束时间（E）。

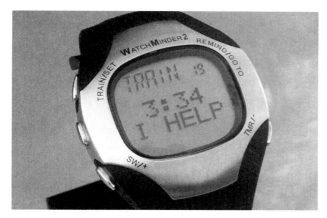

图 15-7　日程提示表。(由 WatchMinder, Irvine, CA, Watchminder.com. 提供)。

框 15-4	WatchMinder2 当前消息的例子。
浴室	正面形象
积极的	姿势
呼吸	祈祷
咳嗽	注意
按指示操作	放松
遵守规则	休息
正向强化	坐
干得好	停止
举手	伸展
忽视	

MEMO 规划器[①]（MEMOplanner）（图 15-8）是用来对给定时间内个体的任务或事情进行排序组织的计划板或日程安排器。该工具可用来进行概念的教学，如理解时间单位（如"多久是一个小时？"），或理解要经过的时间（如"为什么现在我不能吃午饭？"）。该装置还能帮助个体独立回答日常生活中的问题，如"在公交车来之前我有时间吃东西吗？"或者"我们还要多久才能去游泳？"。就像一刻钟手表，MEMO 规划器以每小时四个亮点来表示时间，每个亮点代表 15 分钟。总时间可以通过预设分隔来进行调整，时间可分为上午、中午、下午、晚上、黑夜和白天、周或月等。如果这些设置让用户感到混乱，那么可通过隐藏一些信息的方式来进行更改。

---

① Abilia, http://www.abilia.org.uk/index.aspx.

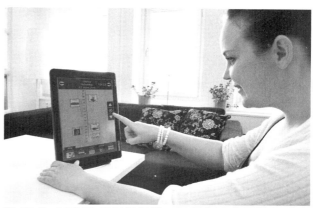

图 15-8　MEMO 规划器提供一天所有活动的提醒。(由 Abilia 提供，www.abilia.org.uk.)。

活动可以一览表的方式呈现（文本中给出时间），也可采用时间轴格式，活动显示在一列亮点元素旁边。当前活动用红色表示。活动可以由图形信息（数码照片或扫描图片）或文本描述表示。活动完成后可以通过触摸在活动窗口旁的方框来完成签字，活动窗口可能显示以下内容：日期、开始和结束时间、活动图标（照片、图片）、活动名称、签字框（若需要签字）、活动描述（若有输入）、活动任务（若有输入）、表示开始和结束时间的语音信息的扬声器图标、表示可使用语音合成的扬声器图标（若选用）、删除键、复制键、编辑键和 OK 键。这些都可以通过内置触摸屏或用互联网上的另一台计算机为某个用户进行编辑和定制。远程控制使用户或家庭成员可远程对装置进行设置或修改。

活动任务为用户提供了一个提示结构。活动开始的提示可采用有声闹铃或录制的个人留言。该装置可通过设置给护理提供者、家庭成员或期待用户完成活动的人发短信。每个时间段旁的亮点可用文本、图片或其他符号来做标记。当前时间可以用一列从当前时间开始并以每过 15 分钟为间隔的灯来表示，也可以用单个的光点表示。从当前时间到事件开始时间的光柱长度显示出了所期望的活动将要发生的时间。提示可以按每增加 15 分钟来设置。每周和每月的日程安排提供了更小的类似的活动展示方式，过去的活动可以被划掉。MEMO 规划器（MEMOplanner）可以在个人生活安排、群体生活环境或教室中使用。

（二）提示／线索／指导装置

提示系统指的是那些用来通知用户要开始行动

并通过视觉、语言或听觉线索提供完成任务方法的提示的装置或软件包。在大多数情况下，该系统允许护理提供者输入事件、时间和频率方面的信息。有一些装置还收集易用性方面的数据，而另一些设备还具有与中心站通信的功能，用以记录数据、请求紧急援助或跟踪个人的行动与位置。

可穿戴指导[①]（Wearable Coach）是一套智能手机/计算机应用程序，它可以帮助认知障碍者用正确的顺序完成他们的任务，并在不忘记自己正在做什么的情况下继续完成任务。该系统允许管理者通过手机信号或 Wi-Fi 连接来查看员工白天的工作进度，或根据情况的变化更新工人的日程安排。工人在肩上配戴了装有每天日程和提示器程序的智能手机。提示器是由定时器、日程安排以及工人通过手势进行的互动激活。许多提示被设计成问题，以帮助工人在工作中保持注意力。管理者或教练可以使用计算机、手机或平板电脑通过互联网连接到工人的手机。

这个连接可使管理者制定和更新日程表，并全天监测工人的进度。其他的互动包括在监控者指定时间点或临时时间点更新工作安排，以及在意外事件发生时给监控者或其他人发送信息，如任务花费的时间太长或 GPS 感应到工人没在他们应该在的地方。

认知障碍者还需要有由智能手机提供的有语音输出功能和 GPS（全球定位系统）导航的辅助工具。Boulis（2011）等人描述了包含主流移动技术中的 GPS 系统如何能够作为开发设备的平台为认知障碍者和老年人提供导航以及紧急呼叫服务。内置的 GPS 可以确定某人的位置，手机可以发送短信，如寻找方位的指令。如果某人遇到紧急情况时，他可以通过 911 或短信发信息给熟悉的联系人。联系人或 911 服务可以知道这个人的位置并予以回应。Bouloset（2011）等人描述了几个利用主流手机系统的 GPS 功能开发的监控易受伤者位置状态的产品和项目。

机会冲击（Opportunity Knocks）是一个专门为认知受限者设计的基于 GPS 手机的导航装置（Kautz H et al., 2004）。此装置可以学习用户的行动模式并使用该模式来帮助用户找到最熟悉的（不一定最短）路线，纠正错误并在需要时接收提示。如果错误发生，如用户可能错过经常乘车的公交车站，该装置

会语音提示用户，如"我认为你犯了一个错误"或"我可以引导你去那个地方吗？"用户可以通过触摸手机屏幕上的图片来指示位置。然后以同样的方式选择一种交通方式（如步行或公共汽车）。使用存储模式时，系统会将用户直接指引到指定位置。通过存储信息，系统还可以确定用户是否搭错了车，并告诉他在下一站下车。然后可以提供指令，使这个人回到正确的目的地。这些概念已经在若干智能手机和 iPhone 应用程序中实现。[②]语音输出方式的导航能帮助无法阅读的人。

找路软件[③]（WayFinder）是一个基于智能手机的应用程序，旨在帮助智力或其他认知障碍者通过使用 GPS 的音频和视觉提示能更独立地乘坐公共汽车或轻轨出行。该软件有一个可选择的跟踪功能，使家庭成员或照护者能通过短信和谷歌地图实时追踪用户的位置。

对于理解文字有困难和在有步骤顺序的活动中需要帮助的个人，视觉助手[④]（Visual Assistant）用数字图片、定制录音或视频信息提供任务提示。对于所设置的指令性任务，该软件允许护理人员提供分步骤的指令支持。为了以多种模式提供完成任务所需的提示，每一个步骤都有指令和相应图片的记录。最有用的图片当属用户在实际环境中实施各个步骤的图片。视觉助手可用于较为复杂或需要详细描述的任务，可以添加能增加准确性的图片或视频剪辑。根据终端用户的选择可以对指令进行分解，并以不同的替代顺序呈现。为完成当前步骤，任何步骤都可以根据其时间自动推进或提供周期性提示。

一个专为 iPhone 和 iPad 设计的提示应用程序的例子是加拿大维多利亚大学开发的会安排软件（CanPlan）。在该软件中，活动被分成一系列易于遵循的用音频和图形（如照片）做标记的步骤。用户在支持人员或家庭成员的指导下进行活动。任务中的每一步都要拍照，并根据需要添加文本或音频。为了存储和调用，任务被进行了分类。典型的分类包括准备食物、做家务、购物、交通、运动和工作任务等。每个任务都涉及日程安排和提示。CanPlan 的

---

① Source America, http://www.sourceamerica.org/.

② 例如，Google Maps Navigation, http://www.google.com/mobile/maps/; iNav,http://www.inavcorp.com/?gclid=CKSmhcPQ2q MCFVjW5wodkVDR9g

③ AbleLink Technologies, http://www.ablelinktech.com/.

④ http://www.ablelinktech.com/index.php?id=33.

开发是为了帮助在有步骤顺序的活动中有困难的人们，包括 TBI（创伤性脑外伤）、老年痴呆症、ASD（自闭症谱系障碍）、阅读障碍和发展性障碍。

ISAAC 认 知 假 体 [①] 系 统（ISAAC Cognitive Prosthesis System）是一种可佩戴的高度定制的装置，可提供程序化信息和个人信息存储（Cole & Dehdashti，1998）。它是个充分个性化的认知假体系统，通过组织和递送个性化的提示和程序性以及个人的信息，帮助用户更加独立地生活和工作。护理提供者利用编写系统输入内容。然后，这个内容用英语或西班牙语以合成语音音频、文本、检核表或图形的方式传递给认知障碍者。提示可以根据指定的条件（如在一天的时间中）来提示用户采取行动。用户可通过一个压敏触摸屏进行输入。

Mihailidis、Fernie 和 Barbenel（2001）研 发 了一种帮助老年痴呆患者洗手的提示装置。这个称为 COACH 的系统，采用了摄像机、个人计算机和人工智能软件。该装置可监控某人行动进展，并在漏掉步骤或发生错误时提供听觉提示。系统可以学习用户的行动模式，并调整其设置和提示以匹配它们。在有 10 名老人参加的单一主题设计研究中，在没有护理人员的帮助下，通过 COACH 装置的引导，参与者洗手任务完成情况得到明显改善（Mihailidis，2004）。

通过对所承担任务提供具体适当的行动路线反馈，低技术装置也可以帮助用户执行任务。如让微波炉用户只能看到或使用他在完成特定任务时需要使用的按钮，遮盖那些用户不需要使用的按钮，或在面板上为按钮做出凸起的线条来增强可读性，让用户知道哪些按钮是可以使用的。使用专用工具可使人们完成用其他方式无法完成的任务。例如，制造或装配中的称重、计数任务对有认知障碍的工人来说可能有困难。一个经过改进的方法是，在称重和计数工作中，将语音量具连接到可提供必要提示和反馈的控制器（Erlandson & Stant，1998）。为了完成计量任务，具有特定位置数码的容器被称重。如果容器装到适当位置，重量就是正确的，装置就会提示用户继续下一步；如果重量过低，就会告知用户检查所有的容器，而如果它太高，则提示用户确保在每个容器里只有一种成分。对于称重，将放置在量具上的物体与预定重量的限定值进行比较，如

果重量高于或低于重量范围都会提示用户。装置包括视觉和听觉提示。Erlandson 和 Stant（1998）描述了一个轻度智力障碍妇女在为一家建筑供应公司计算钉子时成功地使用了这个系统。

（三）能帮助控制外来刺激的装置

对于有些人来说分心的影响就是，当周围另一个刺激（如谈话）出现时，他们无法将注意力集中于一个任务上。例如，注意力缺陷障碍者很难在课堂上把注意力集中于老师。在有些时候，我们需要分散注意力同时专注于两个或两个以上的任务。例如听课记笔记。学生需要通过听觉注意力和处理能力来理解老师的讲授，此外，在他们采用书写或敲键盘的方式来记笔记时还需要视觉和触觉技能。虽然听课和记笔记的活动似乎是同时进行的，但事实上，注意力是在两个任务之间迅速转换。持续关注类似于警觉，但不同之处在于不一定存在竞争刺激。

刺激控制（stimuli control）装置系列涉及通过限制或操纵呈现给用户的信息来解决注意力或感知问题方面的技术。它们可以分为三类最能捕捉用户意图的应用：降噪技术、视野操纵和媒体呈现（media presentation）技术。听觉（降噪）系统指可过滤掉多余噪音以让用户可以专注于一个特定声音源的装置。这种系统的例子就是在教室师生之间使用的类似于聋人与重听学生使用的那种发射器与耳机接收器连接（见第十四章的调频系统）。通过使用可用来纠正重影或疏忽的棱镜眼镜或特殊镜头（如 TBI）（见第十三章），可以用类似的方式改变视觉刺激。

媒体表达是许多视觉显示应用程序的重要设计考虑。网站、计算机监控器和其他的视觉显示器需要精心设计以避免可能会分散障碍者注意的无关信息。通过减少杂波、增加清晰度并简化视觉显示，信息可以以最能为广泛目标受众所感知和理解的方式来呈现。认知障碍者网页设计的关键概念如表 15-10 所示。WebAim 项目 [②] 为认知障碍者制作的无障碍网站提供了许多有用的资源。这些资源包括检查网站无障碍的评估包、用于开发无障碍网站的准则以及使网站更容易被认知障碍者使用的工具。

智力障碍者利用互联网能为他们带来多方面的好处，这其中包括自尊与自信、职业与生活环境中的独立、培训机会、自主活动以及利用他们的时间来

---

① www.cosys.us/.

② Center for Persons with Disabilities, Utah State University, www.webaim.org.

从事刺激性与教育性的活动等（Davies et al., 2001）。不幸的是，这个群体利用互联网常常会受到对认知技能有较高要求的标准网页浏览器的限制，特别是在阅读和书写方面。一个试验项目对专门设计的网络浏览器网络远航（Web Trek）与一个标准的 IE 浏览器（Internet Explorer）进行了比较（Davies et al., 2001）。

表 15-10　针对认知障碍者的网页设计重要概念。

挑战	解决方案
用户可能对复杂的布局或前后矛盾的导航方案感到困惑。	尽可能简化布局。
	保持尽可能一致的导航安排。
用户可能很难集中注意力或理解文本部分的大段文字。	在适当位置，把文本信息组合在有逻辑的标题下。
	把信息组织在可管理的板块中。
只提供一种输入方式可能不够充分有效。	在适当的位置，用插图或其他媒体补充文本，反之亦然。

来自 WebAIM, http://www.webaim.org/techniques/cognitive/

　　网络远航（Web Trek）通过使用图形、减少屏幕混乱、音频提示以及个性化和定制来最大限度地实现智力障碍者的无障碍。12 个参与者通过三项任务评估了两种浏览器，这三项任务是搜索一个网站、保存网站到收藏夹并从收藏夹中找出网站。三项测评表现使用的指标为独立性（更少的提示）、准确性（产生误差）和完成任务（用三个以下的提示完成任务）。三项指标的检测在统计上都显示出对 Web Trek 浏览器有利的显著差异，这表明智力障碍者使用互联网是可行的。Web Trek 也是 AbleLink technologies 公司的计算机桌面环境技术（Endeavor Desktop Environment）的一部分。[①]

（四）概念组织与决策的工具

　　概念构图（Concept mapping）是一个用图形和文本将信息概念化的过程。灵感概念构图软件[②]，也可称为灵感概念图软件，是用来帮助六至十二年级的学生计划、组织和撰写研究论文的软件。如图 15-9 所示，它用图形和文本作为想法的替代格式、从互联网和其他来源导入概念的能力，以及备有提供大量模板，使之对学习障碍学生来说非常有用（Ashton，2005；LoPresti et al., 2004）。灵感概念构图软件还允许学生在撰写他们的报告时能在文本和图形之间进行切换。使用灵感概念图，八年级的学习困难学生撰写出的文章在字数、概念含括和整体写作分数方面显著高于他们的前测水平（Sturm & Rankin-Ericson，2002）。

　　便携朋友（Pocket Ace）是用来帮助智力障碍者、自闭症谱系障碍、唐氏综合征、脑外伤和阿尔茨海默病患者利用便携式电子系统的应用软件。该应用软件为手机的使用创建了一个简化的界面。Pocket Ace 使用音频信息和图像来引导手机的内容架构以便拨打和接听电话。一个核心的要素是采用了基于图片的通讯录，用户只需点击想要通话的人的图片就可进行通话。

　　同样地，通讯录上可显示来电呼叫者的图片，用户可由此来识别呼叫者并通过点击图片应答。运行了 Pocket Ace 软件的手机可使用户无需协助即可向他人或商家拨打电话或进行紧急电话呼救。

　　日程安排助手（Schedule Assistant）是一款 PDA 掌上电脑和智能手机的应用程序，用于因识字能力受限而无法使用主流的基于文本的日程安排的人。它采用多媒体的方式，以视觉（图片、符号）或听觉形式来呈现信息。通过录制语音信息并选择相关的数字图片或图标可以将约会或事件输入到系统中，以便在相关信息被激活时显示。该软件还可选择激活消息的日期和时间。日程安排助手 Schedule Assistant 可以用来满足公交乘车时间表、服药时间提示、工作休息时间、课堂活动时间表及晨间日常事务表等方面的需求。日程安排助手、便携朋友（Pocket Ace）和视觉助手（Visual Assistant）作为社区集成套件（Community Integration Suite）或便携奋斗者（Pocket Endeavor）的一部分，可从 AbleLink Technologies 公司获得。[③]

　　智力障碍者的失业率很高。日益复杂的工作环境是造成这个问题的重要原因之一（Davies et al., 2003）。他们往往无法学习工作中必须具备的复杂的决策技能。

　　便携指南针[④]（Pocket Compass）是基于 PDA 的

---

① http://www.ablelinktech.com/index.php?id=18.

② Inspiration software, Inc, Beaverton OR, http://www.inspiration.com/.

③ http://www.ablelinktech.com/index.php?id=37.

④ Replaced by the Visual assistant for Android devices, http://www.ablelinktech.com/index.php?id=33.

专门用来帮助决策的装置。在参与复杂的任务时，便携指南针通过图形和音频提示来引导用户完成决策过程。该决策过程包含一个含有基于所期望的工作活动的任务分析的具有决策点的提示步骤的分支序列。在所设置的模式下，工作监管者或护理提供者可通过图片和录制语音说明来创建提示序列。在决策过程中，可以通过这些图像和音频标记来识别决策点。一旦设置被输入到装置中，用户就可以借助图形和听觉提示并通过 PDA 触摸屏的输入形成条目，如用 START（开始）表示开始，并在每个选择后给出NEXT（下一个），按指令和决策点的顺序开展行动。在决策点这个位置可以呈现多达四张的图片。

规划、执行助手和培训师[①]（Planning and Execution Assistant and Trainer ™，PEAT）是一款 Android 智能手机或平板电脑的应用程序，用来帮助由脑损伤、卒中、阿尔茨海默病以及类似疾病导致的认知障碍者（Levinson，1997）。PEAT 使用人工智能自动生成计划，并可在意外事件发生时修改计划。PEAT 采用手动输入日程和描述日常生活活动的存储脚本库（如晨间例事或购物）相结合的方式。脚本可用来规划和执行活动。计划包括对活动的模拟，给出重要的决策点，并在完成预先安排的活动的全过程中提供必要的听觉和视觉提示。用来执行的计划可以是存储的脚本，也可以是基于模拟分析的经过修改的脚本。PEAT 人工智能软件能生成最佳策略以执行计划中的所需步骤（LoPresti et al.，2004）。PEAT 还可以自动监控表现，并在必要时纠正进程安排问题。

（五）语言工具

有多种形式的辅助技术可以用作帮助阅读或书写的语言工具。很多装置专注于语言的记忆需求。如单词补全程序（见第六章）对拼写有麻烦的人来说是非常有用的。它可根据用户输入的前几个字母来预测整个单词。它还可呈现一个可能的单词选择列表，用户仅需要从该列表中识别出预期的单词。字典和辞典是单词补全程序的低技术选择，因为它们也是基于使用词汇识别来纠正词汇检索方面的缺陷。临床试验已证明单词预测软件程序对于 TBI 患者有用（Kim et al.，1999；Van Hulle & Hux，2005）。

单词预测已被证明是一个提高学习障碍学生文本输入速度的可行策略，他们通过使用文字处理器

都成功地从手写转换为电脑书写（Lewis，2005）。专为学习障碍学生[②]编写的单词预测程序包括使他们更有效书写的功能。除了简单的单词预测外，这些程序通常还涉及词典，在所讨论的主题的基础上增加了写作的丰富性和趣味性，此外，它们还可以针对个别学生进行个性化设置。而另一种被称为 WordQ[③]的程序则考虑到了语音拼写错误。

对于学习障碍学生，拼写检查程序是很有用的编辑工具，但语法检查器的作用则没这么大（Lewis，2005）。拼写检查程序主要用来检测单词的构成字母的错误，而不是由语音错误导致的拼写错误（Ashton，2006）。因此，学习障碍学生按语音拼写的目标单词通常不能出现在拼写检查程序所列单词的首位。尽管有此局限，学习障碍学生还是能够在 95% 的时间内检测到他们的目标单词，即使它不是首先列出的单词（Ashton，2006）。语法检查器不太成功的原因是他们常常依赖有正确拼写的文本（Lewis，2005）。在根据学习障碍学生的拼写错误类型进行评估时，拼写检查器的有效性差异很大（Sitko et al.，2005）。拼写检查程序在被整合到词汇处理程序中时是最有效的。

（六）提供替代输入

替代输入（alternative input）技术向装置提供输入指令或信息时为用户提供了不同的方式。例如语音识别软件的使用替代了基于文本或图标的指点或点击（见第八章）。对于书写能力受限的认知障碍者，语音识别可用来帮助他们产生文本输入（LoPresti et al.，2004）。用户可以使用语音口述而不是图形用户界面（GUI）来对计算机输入信息或指令。对于 TBI 来说，临床试验已经证明了语音识别程序是有用的（Kim et al., 1999；Van Hulle & Hux，2005）。语音识别在改善学习障碍学生书写方面非常有效（Sitko et al.，2005）。学习障碍者或许可以非常好地用口头语言表达想法，但是由于视觉处理的问题，可能很难在纸上写下单词，"字在整个页面上蹦来跳去。"自动的语音识别为这类障碍者提供了一种选择。

语音备忘记录器也以类似语音识别的方式使用，替代笔与纸或键盘输入，成为用来存储供将来参考

---

① Attention Control Systems, Mountain View, Calif., www.brainaid.com/.

② 例如，Co-Writer, Don Johnston, Inc, Volo, Ill., http://donjohnston.com/.

③ http://www.synapseadaptive.com/quillsoft/WQ/wordq_description.htm.

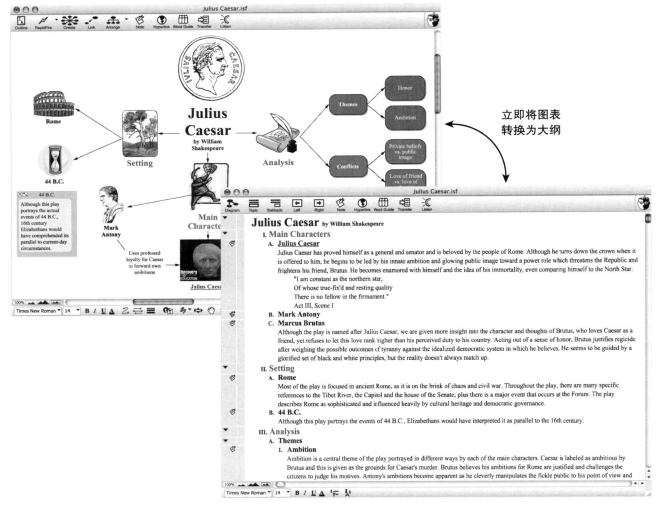

图 15-9　灵感软件可以图形方式开发创意并将其自动转换为文本。（由 Inspiration Software,Inc, Beaverton, OR, http://www.inspiration.com/. 提供 ）。

的信息的手段。对于那些无法做出精细动作而又需要手写的人来说，一个具有缩写扩展或单词补全以及预测功能的便携式笔记本电脑（见第六章）可能会比较有效。带有描述图片和文字的按键可以使输入控制的功能更加明显。

智能手机和平板电脑的优点是可以通过软件定制用户界面，调整复杂的输入操作以适应不同用户的技能。能力连接技术公司（AbleLink）的袖珍探索桌面①（Pocket Discovery Desktop）软件就是一个用户界面定制的例子。该软件对那些因智能手机界面复杂而感到使用困难的人很有帮助。它可连接到操作系统桌面，并提供一个简化的程序利用界面。基于图片或音频的信息可以编程到屏幕按键，以用于

手机上的任何应用程序。这些图片和音频标签能帮助用户识别不同的程序。该软件还可通过对实体按键的功能进行撤销或使它们在手机上有特定功能，以避免意外激活这些按键。Discovery Desktop Pocket 作为社区整合套件（Community Integration Suite）的一部分，可从 AbleLink Technologies 公司获得。

奋进桌面环境②（Endeavor Desktop Environment, EDE）是专为需要简化 Windows 系统界面的人设计的。该程序提供了一个图片登录界面，允许创建用户定制的单击图片按键，以便于用户使用日常技术，如社交网络、在线访问和交流以及提高效率等。EDE 与网络远航（Web Trek）无障碍浏览器结合，可用于浏览网页、奋进（Endeavor）电子邮件、图片地址簿、可视化媒体播放器以及获取新闻的无障碍新闻

---

① Part of the Community Integration Suite, http://www. ablelinktech.com/index.php?id=36.

② http://www.ablelinktech.com/.

阅读器（RSS）。在每个用户的自定义桌面上，都配置有用图标和音频表示的便于利用的动态按钮。因为多个用户在一台电脑上都可以拥有自己的独特桌面，EDE 在教室或群体生活环境中是非常有用的。该桌面软件还能识别用户，以便在可用时下载各种为用户定制的程序。EDE 可作为 AbleLink 技术公司的计算机和网站利用套件（Computer & Web Access Suite）以及智能生活套件（Smart Living Suite）中的一部分提供。

符号聊天（Symbol Chat）是一款用来帮助语言与沟通能力障碍者上网的应用软件（Keskinen et al.,2012）。这个软件可由终端用户和他们的支持人员定制。这个基于图片的即时通信系统通过触摸屏输入并通过语音合成输出。9 个成人用户评估了符号聊天这一范式，并证明即使没有事先对符号的使用进行培训，用户也可以很自然地在沟通中表达自己。该结果表明，为认知障碍者在利用计算机和互联网时提供替代方式是可能的。

（七）替代输出选项

替代输出（alternative output）技术为用户提供了一个非传统的从装置获取反馈或信息的方式。对于习惯使用视觉的人来说，打印或屏幕显示的方式较好。对于另一些人，利用听觉形式的信息更为容易。合成的或数字语音输出常用于听觉信息。第十六章将讨论电子语音生成原理及其在扩大沟通系统中的应用。最初许多为视力障碍者开发的装置都是采用语音合成来增强或替代典型的视觉输出。这些装置的例子包括用于计算机的文本转语音屏幕阅读器、语音计算器、带语音输出的卷尺和条形码扫描器（见第十三章）。

语音合成和数字化语音（见第七章）均被用来为智力障碍儿童和成人提供听觉信息（见本章提示/线索部分）。文字处理器上的语音合成功能[①]为学习障碍学生提供了有助于书写和编辑的又一种方式。其最大的好处是减少最常见的拼写错误（如那些并不存在的单词，如将 "there" 写成 "thar"）以及错误的单词替换（如用 "to" 替换 "two"）（Lewis,2005）。当拼写检查器因拼写错误太多而无法提供修改建议时，语音合成输出还是有用的。语音输出对年幼学生的影响比对中学生更为重要，因为这可能使年龄大一点的学生因此分心，把注意力转到书写任务之外。在某些情况下，对于学习障碍学生的书

写，使用拼写检查和单词预测常常比使用语音合成器更为有用（Lewis，2005）。然而，如下面的案例研究表明，对于有阅读或书写方面障碍的学习障碍学生，语音合成的听觉输出是一种有效的工具（Sitko et al.，2005）。学生听到词汇，而不是以书面形式阅读这些单词，有可能使他们更容易发现书写中的错误。将语音合成添加到基于屏幕文本的表达中，就提供了一个有助于阅读和书写的多模态输出。

> **案例研究 15-3**
>
> 学习障碍和阅读的替代输入
>
> 　　Daniel 是接受普通教育的学生。他的学习障碍使他难以阅读印刷材料。语音合成技术为他提供了一个阅读的替代方式。他用扫描仪将作业卷子数字化，并将其输入文字处理器中，由此他完成了课程要求在工作表上填空的作业。他使用耳机来收听文本以免打扰其他同学。有了这个装置，他可以使用阅读程序来标记和复制文本，就像本节所描述的那样。他还使用了单词预测、拼写检查和语法检查来完成他的作业。

许多学习障碍者的听觉理解能力优于对书写的语言的理解能力，因此，语音图书和电子书的语音合成输出在提高阅读能力方面显得更为有效（Ashton，2005）。电子图书的许多特征对学习障碍学生来说非常有用，例如，文本中的单词在被阅读到时可以高亮显示，也可用放大的字体呈现。对于需要拼写练习的学生来说，可以使用故事中的单词来开展拼写活动。教师可以使用软件和在线工具创作自己的电子书（Ashton，2005）。

阅读笔（Reading pen）[②]是一款阅读辅助装置，是一种专门用于学龄阅读水平儿童的手持式扫描仪（图 15-10）。当笔在单词或文本上线移动时，它就会大声朗读文本。该装置包含了儿童的字典和词典，并能通过可显示三行的内置显示屏向学生提供单词含义和其他有关的单词信息。这种笔为阅读困难、学习障碍或发展性阅读障碍者提供了一种便携的方式，使得他们在阅读时可获得即时词汇支持。被扫描的文本可以被逐词或逐行朗读出来。用户可通过使用耳机保护阅读内容的私密性。

改变计算机屏幕的视觉显现方式也可以帮助阅读困难等障碍者（LoPresti et al.，2004）。屏幕显现方式的变化，涉及字体大小、背景/前景颜色组合、明暗反差、单词、字母和段落之间的间距以及图形的

---

① 例如，Write Outloud, Don Johnston, Inc, Volo, Ill., http://donjo-hnston.com/.

② WizCom Technologies, Ashton, Mass., www.wizcomtech.com/

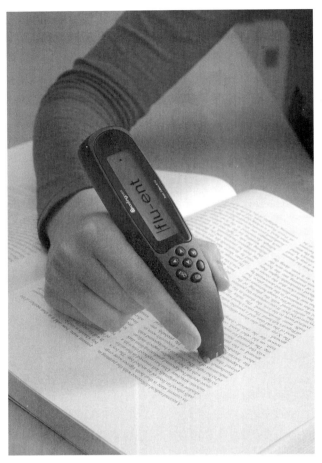

图 15-10　扫描笔 Quicktionary 是文本转换为语音的阅读辅具。文本通过扫描进入笔的内存。（由 WizCom technologies, Ashton, MA, www.wizcomtech.com/. 提供）。

使用等，凡此种种都有助于基于屏幕的信息的利用。

万维网联盟的内容无障碍指南（W3CWeb Content Accessibility Guidelines，见第十三章）为支持认知障碍者利用网页信息开发了一些策略。这些策略包括（Chadwick et al., 2013）：

- 用文本替代非文本内容；
- 用字幕和其他替代方式表现多媒体内容；
- 以不同方式呈现内容；
- 使内容更易看到和听到；
- 用户有足够的时间来阅读和利用内容；
- 内容不会导致癫痫发作；
- 用户可以比较容易地理解查询路径、查找内容并确定其位置；
- 内容具有可读性并且是可理解的；
- 内容的出现与处理方式是可预料的；
- 给用户提供帮助以避免和纠正错误；
- 内容与当前的和未来的用户工具兼容。

（八）追踪和识别

最后一类涉及跟踪与识别（tracking and identification）人或物品的技术。对于可能不具备摆脱困境的认知能力的人来说，这类装置常常能为用户提供额外的安全保障。例如，阿尔茨海默病患者有一个健忘和弄不清方向的时期。弄不清方向可能导致其迷路，引发安全问题，同时也会让护理人员和家人担忧。全球定位系统（Global positioning systems，GPS）已被用来帮助这些个体向给护理人员提供他们的位置，（Mann，2005）。GPS 定位手表[①]（GPS Locator Watch）用来追踪儿童，但其功能也可以很好地用于老年痴呆者。这种手表有用来发送个人位置信息的无线发射器和接收器，使信息可以发送到手表中。对难以理解手表的功能并试图摘掉它的障碍者来说，该手表有一个用来固定其位置的电子激活锁，并可以远程解锁以移除。该装置还有内置的寻呼机、时钟和紧急呼叫功能。

认知障碍者也需要通过具有 GPS 和语音输出功能的智能手机提供导航帮助。Boulis（2011）等描述了主流移动技术中的 GPS 系统如何作为开发设备的平台，为认知障碍者和老年人提供导航和紧急呼叫服务。手机内置的 GPS 可以确定个人位置并发送查找位置指令。如果某人遇到紧急情况，他可以通过 911 或短信发送消息给熟悉的联系人。这样联系人或 911 服务将知道该个体位置，并给予回应。Boulos 等人（2011）描述了几种利用主流手机的 GPS 功能来监控易受伤害者的位置和状态的产品以及开发项目。他们还指出，GPS 存在不能提供准确信息的可能，如果过度依赖技术可能会存在危险。以这种方式利用监控技术的伦理影响已在第四章中讨论。

找路[②]（WayFinder）是一个利用智能手机 GPS 的音频和视觉提示帮助智力障碍者和其他认知障碍者更独立地乘坐公共汽车或轻轨出行的应用程序。WayFinder 有一个可选的跟踪功能，它允许家庭成员或照护者使用短信和谷歌地图追踪用户的位置。

因为这些人经常试图摘掉不熟悉的有 GPS 监控功能的手镯和腿带，从而影响了对 GPS 装置的有效使用。痴呆患者一般还会保留程序性记忆，他们通常会将穿衣作为个人日常生活例行事务。患者的装

---

① Wherify, www.childlocator.com/.

② AbleLink Technologies, http://www.ablelinktech.com/.

有 GPS 的接收器和发射器的 GPS 鞋 [1]（GPS shoe）就具有该方面的优点。其 GPS 信号可以通过智能手机或互联网监测。患者的行程会叠加在地图上以显示给家人或其他护理提供者。

一个名为社区伙伴 [2]（Community Sidekick）的 iPhone 应用程序，可以自动发送含有谷歌地图链接的电子邮件来显示用户的位置。它可使护理提供者或家人由此确定患者在社区的行踪。当用户出门并启动程序时，该程序每隔几分钟就会通过电子邮件发送一次自动定位信息。用户也可以通过一个按键发送简单的预存信息。预存的典型信息有"我很好"或"请与我联系"等，以便用户在遇到问题、需要帮助或想要直接和某人通话时使用。该软件用来支持自闭症谱系儿童的父母、创伤性脑损伤患者或认知障碍的配偶以及帮助智力与发展性障碍者的员工。

另一种可以用来追踪认知障碍者的状态的方法是家庭监测系统。智能家居（smart home）（图 15-11）的概念已被用来表示可提供自动化功能的环境，这些自动化功能包括监测、通信、家用功能（灯、空调 / 暖气、门锁）、生理测量以及用药提示等（Mann，2005）。这些系统涉及室内环境的监测（气体或烟雾探测器）、心脏参数（心跳率、心律失常）、器具和人（如通过放在床下的压力传感器监测重量来判断一个人是否离开床）以及紧急呼叫（一个按一下就能自动拨打一个中心站的电话的键）。这些系统的供应商在其网站上 [3] 描述了案例，以说明这些系统是如何使记忆力减退、不识路的和其他认知障碍者继续住在家里成为可能（见案例分析 15-4）。

智能家居有可能使认知障碍者获得更大的独立性，老年人也可以有机会留在自己的家里而不是转移到集体生活环境中。Mann（2005）描述了包括从基本沟通到复杂沟通（互联网、手机）以及住户的健康、行为和需求追踪的智能家居的情况。智能家居的核心是一个连接到感官阵列的处理和交流系统。下面的案例研究给出了一个监测应用软件的例子。该系统通过评量用户的当前生理状态及家中各种设

案例研究 15-4

痴呆和迷路

　　Tito 今年 70 岁，他最近刚被诊断患有阿尔茨海默病（老年性痴呆）。他与妻子 Betsy 生活在他抚养家人的小房子里。他儿子每周都会来看望他们三、四次，必要时随时待命。Tito 病情严重，很健忘，常常忘记关开关，需要家人提醒。他还被发现过在深夜"散步"。不幸的是，Tito 外出后找不到回家的路，他儿子已因此两次收到当地警方打来的电话。Betsy 帮助他记住服药，并提醒他不要忘记每周一次的填格子游戏，他在记老朋友名字或早晨玩填字游戏方面没有问题。对于这种情况，有什么种类的辅助技术可以帮助 Tito 呢？

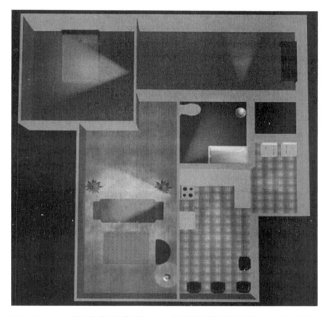

图 15-11　智能家居构想。1. 保暖和节能改造。2. 加热和散热。3. 水加热。4. 窗户。5. 照明。6. 家用电器。7. 节约用水。

施的情况，对在执行某项任务中感到迷惑或困惑的用户提供反馈，以帮助其在日常生活中执行日常任务（Haigh et al., 2006）。Mann（2005）介绍了几种智能家居项目。

智能家居包括供暖系统、烹饪、白色家电（洗碗机、洗衣机、冰箱等）、家庭娱乐装置（收音机、电视、录像机等）、电信装置（电话、视频电话、传真）、安全警报系统、卫生监督系统、家庭安全监测器和传感器（水、烟、火、灶、行动等）、专用家具（电动调节床、橱柜、洗手盆）和环境控制系统（门上对讲机、门、窗帘、窗户、灯等）（Emiliani et al., 2011）。这些家用电器和其他设备正变得智能化，也

---

[1]　http://www.gpsshoe.com.

[2]　http://itunes.apple.com/us/app/community-sidekick/id413107872?mt=8.

[3]　例如，in Canada, www.lifeline.ca/; in the United Kingdom, http://www.tunstall.co.uk/home.asp; and in the United States, http://www.lifestation.com/?ASK=Medical-Alert.

就是说，它们有计算能力并且联网后可以进行数据共享和控制。这些软件还可根据其感测来做决策。例如，洗衣机可在洗涤程序完毕时发送信息，或冰箱可以告知主人鸡蛋盒几乎空了，并将鸡蛋加入其手机上的购物清单中。

Aldrich（2003）给出了五种等级的智能家居：①包含智能器具的环境，环境中包含单个、独立的应用程序和以智能方式运行的对象；②包含智能以及沟通器物的环境，环境中包含了能以智能方式运行的设备和器具，这些器具可以相互交换信息以增加功能；③有连接的环境，环境中具有内部和通向外部的网络，可与所使用的系统互动并可进行远程控制，还可在环境内外利用服务和信息；④学习环境，在该环境中的活动模式中，数据被记录和积累以预测用户的需要，并由此控制技术；⑤专注环境，环境中的人和物的活动和位置都会不断地被记录在册，并由此预知居住者的需要和控制技术（Emiliani et al., 2011，p. 111）。这些智能家居要素间的相互作用取决于器具与服务间的沟通和控制。因为智能家居环境的复杂性和控制所需的可能选择的数量，所以用户界面很重要，应将其作为复杂系统和用户之间的智能中介。Emiliani（2011）等提供了有关智能厨房的详细分析，其中包括对人有感应的智能环境的概念。

案例研究 15-5

痴呆：使其可以留在家里的辅助技术

　　86 岁的 Emily 在她自己的家生活了许多年。她和她的丈夫（已故）在这个家里抚育了他们的家人，她的女儿一直住在附近。现在 Emily 一个人住在家里。由于几年前连续患了轻微卒中，她记事有些困难，偶尔会犯糊涂。虽然她的女儿尽其所能地帮助她，但女儿有自己的家庭和全职工作，所能给予的帮助有限。糊涂和失忆使 Emily 开了燃气灶却忘了打火。当地辅助技术临床机构给出了几种可能的解决方案。因为 Emily 喜欢自己做饭，不能永久关闭燃气灶。有人建议使用电炉，但 Emily 一生都用燃气灶做饭，不想再学习新的烹饪方式。微波炉烤箱也因同样理由被排除。最后采用的解决方案是使用连接到关闭阀的煤气传感器。传感器原来是用在声音报警器上的，现在用来控制经过必要改造之后的关闭阀。系统还具有在检测到煤气泄漏时向中央监控系统发出通知的设置，家庭监控中心据此通知 Emily 女儿到家重新打开煤气。这种方法使 Emily 能留在家里自己做饭。在过去一年，她女儿重新打开煤气大约只有四次。

Adapted from the Safe Home Project.

帮助阿尔茨海默病患者洗手的提示装置 COACH 和智能家居是环境感知认知矫正器的例子（LoPresti et al., 2004）。这些装置中的每一种都基于预先存储的信息和来自环境传感器得数据组合提供线索和提示。基于环境信息的使用能缓解焦虑，减少认知负担，而且通过这些装置的使用还可以克服发起行动困难的问题。就 HAAT 模型而言，这些功能提供了关于该模式四个要素中的环境要素的重要信息。LoPresti 等（2004）也描述了环境感知认知矫形器的其他例子。

理想情况下，用来支持智能家居概念的技术应能适应用户的需要。这要求这些装置对每个用户自己或（更可能是）护理提供者来说可手动设置和调整。为了使这些装置的使用过程对每个护理提供者来说更直观、更容易，就需要使用基于某些行为发生概率的数学模型。Hwang（2013）等人描述了这些模型是如何开发的，是如何将用户需求转化为"护理者界面"，从而实现更复杂的认知技术定制以满足用户需求。

第五节　情境部分

辅助技术应用程序要考虑四种情境：物理、社会、文化和制度（见第一章和第三章）。每种情境对认知辅助技术都有影响。认知辅助技术的物理情境涉及云计算概念（Lewis & Ward，2011）。使用联网的计算机（云）管理信息和程序，能为认知障碍者提供更好的服务机会。如本章前面所讨论的，有些网站上的功能具有增强认知的作用，例如使用不熟悉单词的定义以及网络信息的语音表达。不幸的是，这些信息并非都整合在网页中。但利用存储于云中的软件则有可能来实现一些无障碍功能。用户可以创建体现偏好信息的文件，将其存储于云中，当需要它们时能在任何地点、任何设备上下载。云服务能使用户在任意网站上阅读他需要的文本。[①]这些工具可将来自网页的内容发送到由一个网站运作的文本转语音服务上。

认知障碍者往往有阅读困难，他们在有能力阅读的文章中可能经常会遇到不理解的词汇。云里有常用的词典，其优点是可在任意网站和任意可以访

---

①　例如，BrowseAloud (http://www.browsealoud.com), or WebAnywhere (http://webanywhere.cs.washington.edu/).

问云的装置上使用。大声浏览（Browse Aloud）工具就提供了此功能。因为一个通用的词典不可能包含所有需要的词汇的定义，所以网站设计者还需要提供专用术语。

云的另一作用是在用户文件夹中存储体现用户偏好信息，以便于用户通过不同的装置下载使用。有关字体大小、信息的音频表达以及云服务链接等方面信息都可以存在用户文档中。如果用户记住或键入电子邮件地址有困难，那么也可以把它储存到文件夹中。因为云文件夹包含了敏感的私人信息，所以安全性是首先要考虑的问题。使用存储的用户配置文件还可以自动配置一系列设备，如新智能手机。一些智力障碍者有说明书，其中包括他们用来操作ICT设备的无障碍信息。与其把这个手册随身携带，还不如把它存储在云里以便用户随时随地使用。

社会情境的一个重要组成部分是与使用认知辅助技术（CATs）有关的污名。污名的程度与辅助技术的种类有关（Parette & Scherer，2004）；例如，助听器比眼镜具有更多的负面影响。智力障碍者和他们的家人可能认为辅助技术的使用会导致更多关注和审视，从而降低了他们在社区环境中的舒适度。舒适度的降低可能是因为实际感知到的危险或使用的辅助技术类型所展示出的脆弱，或者是在功能上不得不依赖辅助技术而造成尴尬。有些技术会引起人们对用户的注意，如听觉输出。这些额外的关注是他们不想要的。

许多老年人家中安装了烤箱计时器，以弥补他们认知功能的缺失。虽然这些装置在任何家庭中都可视为标准的安全预防措施，但当人们获知其可以满足认知弱点时，它们还是会被视为辅助技术（Nygård，2009）。人们看待这些装置的方式对用户及其家庭、家庭服务助理以及专业人员如何看待客户和装置有很大的影响。一些客户常常认为烤箱计时器是衰老的耻辱标志，相当于证实有了老且健忘这样的隐性残疾。有人甚至认为建议老年妇女使用定时器管理烤箱的做法，是对老年妇女的烤箱管理能力质疑，这如同撤销老年男性的驾照（Nygård，2009，p. 61）。

监视技术的使用使该特殊环境污名化的危险越来越大。社会对监视技术的接受度，对发展性障碍者及其家庭在特定技术的接受和使用上有很大的影响（Niemeijer et al.，2010）。监视和监控辅助技术的负面影响可能特别大，因为个人可能会觉得自己被贴上了标签。然而，某些类型的标签比其他的较容易接受。例如，对于痴呆患者来说，安装在不显眼的鞋上的GPS的监视发射器可能会比手环或脚环更容易接受。同样地，在提供相同的监视功能的情况下，对发展性障碍少年来说，携带一个装有监控程序的iPod就可能要比一个更显眼的监控装置易于接受。无论在哪种情况下，监控或跟踪的需要来自对这个群体的社会价值的反映，是文化环境的一个方面（Niemeijer et al.，2010）。使用监控技术的痴呆患者常被视为没有能力管理自己生活的人，从而有使他们边缘化的危险。

在考虑监控和监视系统时，负面影响仅是其中的问题之一。这些技术高度入侵用户的个人生活并减少了他们的选择与控制。我们在第四章的伦理问题部分讨论了这种情况的影响。另外，辅助技术也可以用一种积极的方式来应对负面影响。对于智力障碍（intellectual disability，ID）者来说，残障的表现非常明显，以至于常常被视为这个人的身份特征（Chadwick et al.，2013）。智力障碍这个标记会导致终身的耻辱和社会歧视。社会排斥、放大的弱点以及生活机会的减少都是智力障碍者生活中需要面对的事实，并且随着残障程度的增加，这些问题的严重性也会随之增加。当智力障碍者使用那些基于主流技术的辅助技术时，就会有一种对装置使用的能力和技能的感知，这能对社会互动和自我形象产生积极的影响。

在一般的网站上、特别是在网络社交媒体中可以显著地减少智力障碍者的许多负面影响（Chadwick et al.，2013）。通过社交媒体在线互动时，互联网为智力障碍者提供了展示残障之外的自己的机会（Chadwick et al.，2013，p. 385）。在线互动时，智力障碍者拥有是否透露其残障的选项。智力障碍者所经历的歧视往往是由肢体外貌、行为举止引起的，因此在不透露残障的情况下进行互动，可以克服发展有意义的关系所固有的一些困难。轻度与中度智力障碍青少年谈到，"在线媒体让他们的残障看不见，让他们感觉像一般青少年"（Chadwick et al.，2013，p. 386）。

参与社交媒体也有可能减少孤独感，并显著提高社交互动的频率和质量。轻度智力障碍的年轻人以社交和爱情为目的来使用互联网，他们会优先选择访问那些没有给残疾人访问带来限制的网站

（Chadwick et al., 2013）。给予上网的支持，可帮助智力障碍者应对负面陈见、偏见态度以及社会性的或身体上的排斥。

制度性环境的一个方面是智力障碍者可以使用认知辅助技术的政策和实践。例如，智力和发展性障碍者比起他们的非残疾同龄人，接触和使用互联网的机会更少。家庭及护理者对安全的关注往往会导致他们封锁互联网。有人认为，这种过度保护否定了个人的风险承受权。然而，智力障碍者可能很难识别欺凌和侵犯隐私带来的真正风险并给予抵制或躲避。Lee（2012）给出了很多支持智力障碍者利用互联网的有用的技巧和策略。家庭和护理人员也认为，互联网超出了智力障碍者的技术能力范围，使他们在社会融入和人际交往上产生了障碍，不适合有智力障碍的老年人和那些有严重认知障碍的人使用（Chadwick et al., 2013）。对于智力障碍者来说，计算机也可能是在认知上无法企及的。正如我们前面所讨论的，关注可提高无障碍的设计特性能大大改善这一状况。

Chadwick 等人（2013）总结情况如下："尽管有人宣称互联网将给人们带来好处，但实际的经历表明，互联网所提供的实际的社会福利和发展机会对智力障碍者来说还是很缺乏的。在如何使智力障碍者能更充分地以在线方式参与我们的社会方面，我们的理解仍然有限。事实证明，简化互联网的通用设计、改善护理员利用设备的培训和时间、把信息通信技术（ICT）建构在组织的文化中、解决护理者与社会对智力障碍者的态度以及这些人利用互联网的问题，都有助于实现这个目的。"（p.391）

不愿被贴上负面标签也有制度环境的影响。例如，这个因素还影响了客户的动机或造成申请烤箱定时器动机的缺乏（Nygård, 2009）。客户不想要烤箱定时器，认为这侵犯了他们的独立性。当有人反驳说这是由政府提供的一项免费服务时，一些回答说他们"不想申请市里的资金，不想成为社会的负担。"（p.58）在老年人和辅助技术工作中，这种反应很常见。

Nygård（2009）的研究还表明，"当许多不同的专业人士参与到一个活动过程，而没有一个体现共识的可资参考的模式或框架结构时，他们很可能会采取来自不同策略和动机的行动"（p.6），而客户并没有得到很好的服务。安装者和制造商只管提供和安装装置。作业治疗师们认为他们的工作在提交资金建议时就已完成。家庭服务助理意识到，他们最初认为烤箱定时器简单的印象是错误的，他们并没有真正了解它是如何工作的；这反过来又使他们怀疑客户是否有能力学习使用计时器。最终的结果往往是对技术的失望，即使它适合需要并能支持所需的活动。

第六节　评量

加拿大作业活动测量表（见第五章）等测量标准可用来了解人们（或家庭）想通过使用认知辅助技术来实现的活动。确定活动后，就可确定使用认知辅助技术来完成这些活动所需的技能（见框图15-1和图15-1）。认知辅助技术的许多认知技能以及那些操作认知辅助技术所需的技能都需要通过典型的心理测试来进行评量。一些专门为认知辅助技术设计的评量已得到发展。本节中将讨论其中一部分。

根据 Granlund 等人（1995）（表 15-11）定义的内容领域，认知障碍成人在活动中遇到的问题可能涉及选择休闲活动、使用公共交通工具、准时上班和做饭等方面的问题。表 15-11 列出了每个内容领域中的典型评量问题和辅助技术。

轻松 ICT（EasyICT）框架是一种用来评量认知障碍者的信息通信技术（ICT）技能的系统化方法（Dekelver 等，2010）。EasyICT 用来评量和训练6~18 岁之间有认知障碍的孩子。为了对利用 ICT 的情况进行评量，有关技能被分为四大部分：①管理计算机（识别各个部分、使用鼠标）；②浏览互联网；③使用电子邮件；④以安全、合理和恰当的方式使用 ICT 沟通。每个大类明确了子任务，例如通过鼠标点击进入。每项任务都被确定了测试问题。为了使参与者保持注意力，测试时间被控制在一个小时或更短的时间之内，并且规定若参与者注意力不集中，就要停止并重新开始任务。

一些练习（如点击和拖动）被设计在游戏形式的模拟环境。其他的（如打开浏览器）可在参与者熟悉的桌面上进行。观察到的情况也被记录下来，例如适当地处理硬件。在这些测试和观察的基础上，就可以生成含有已获得和未获得技能的客户概况。该报告还包括适用于 ADHD 患者的处方流程的一系

表 15-11 评量问题和辅助技术示例。

内容领域	典型的评量问题	辅助技术应用的例子
品质	这个人如何对物体进行分类？是采用一个、两个或更多的标准？	将模具、图形标签符号进行归类
因果模式	可以理解一个过程或一系列活动中中的多少个步骤？以不同方式完成的任务的结果可以被比较吗？	基于 PDA 的提示和线索，对模具进行排序
空间	这个人可以在地图上找到路吗？他知道走捷径吗？他能问路吗？	纸质地图、具有语音输出的 PDA 上的 GPS 的动态显示
数量	如何处理钱币？现在能大量保存吗？	钱币归类模具、匹配任务而不是计数、计数模具
时间	会用手表吗？是否理解活动的持续时间或等待时间？	一刻钟手表、有提示的便携式电子日程表、有提示和语音输出的 PDA

来自 Granlund M et al：Assistive technology for congnitive disability，Technol Disabil 4:205-214,1995

列步骤：

步骤 1，评估是否需要认知辅助技术（CAT）。

步骤 2，测试、调整并选择合适的产品。

步骤 3，必要时定制产品。尝试多元化的解决方案；有时需要几个产品来支持一个功能。

步骤 4，指导、培训和通知。给予参与者充足的时间和资源以制定出如何应用 CAT 的程序。

步骤 5，跟踪与评量 CAT 的功能和作用。

几乎所有辅助技术申请都有一个共同的问题，那就是谁是用户，因为辅助技术经常涉及的人都不是实际的用户（Nygård，2009）。在简单的烤箱定时器案例中，若在预设时间内无人到场，烤箱也会自动开启。一些家庭服务助理认为，烤箱计时器是客户和他们自己的一个装置，因为他们可以使用烤箱烹饪，客户在烹饪过程中也可以安全且地保持独立烹饪的感觉。而其他的家庭服务助理认为，他们是烤箱和烤箱定时器的用户，因为计时器只是在客户无法独自安全地管理烤箱的时候才有用。第三组家庭服务助理认为，用户是唯一的客户，因为他们已经获得满足需求的装置。作业治疗师和护士的看法是，因为采购是个性化的，每一个客户及其家人对烤箱定时器以及如何使用都负有责任。

另一个经常出现的问题是如何领会利用认知辅助技术（CAT）的目的。这里以烤箱定时器为例来给以说明（Nygård，2009）。对于时间设置的必要性和客户的动机，各类人群（客户、家庭、家庭护工和专业的作业治疗师及护士）都一致认为使用该装置的主要目的是确保安全。在不改变日常生活的情况下保障安全也是一个目标。烤箱计时器问题也涉及其他的看法。其中最重要的是计时器推迟了残疾人进入到庇护生活状态的时间，在那儿残疾人可能会得到更好的服务。一些被调查者认为烤箱定时器通过推迟获取所需照顾的时间，妨碍了他们的痴呆客户。

第七节　成效

智力障碍者使用的主流技术需要一个精心制定的培训计划。Taber 等（2003）开发了基于最少到最充分提示系统的培训范式，用来教智力障碍学生如何用手机回话，如何借助地标描述他们的位置或使用快速拨号功能打电话求助。培训的内容之一是建立迷失这个概念，因为这并不是一件直观的事情。如 Stock（2008）所述的那样，他们使用的手机并没有基于屏幕的界面或功能。培训首先在学校（已知环境）进行，然后在不熟悉的社区环境进行。培训结束后，学生用手机回话描述任务有 70% 以上的准确度，准确快速拨号任务有 100% 的准确度。这强化了手机上的单个功能键（如快速拨号）对智力障碍者的意义。

Kagohara（2013）等人对发展性障碍者使用 iPad 和 iPod 的情况进行了综述。被评论的 15 篇论文涉及五个应用领域：①学业；②沟通；③就业；④休闲；⑤从学校环境过渡。在这些研究中的参与者被诊断为自闭症谱系障碍或智力障碍。该研究的重点是提供教学提示（见本章描述的应用程序例子），或是教授 iPod 或 iPad 的操作。每一个都提供了详细的描述。最终结论是"iPod、iPod touch、iPad 及相关装置作为辅助技术装置对发展性障碍者来说是可行的"（Kagohara et al., 2013，p. 147）。

关于应用程序对学习障碍学生写作能力影响的研究结果好坏参半（Sitko et al., 2005）。在小样本研究中，通过解决单词查找问题，词汇预测程序显示出有提高写作能力的作用。再加上语音合成，效果就更好。单词补全与词汇预测对比的不同结果表明（见第六章），包含了句子以及词汇的情境的预测更为有效。

Gillespie（2012）等人对认知辅助技术（CAT）的使用的系统回顾包括调研将电子技术作为支持或提高认知障碍者的任务表现的认知障碍的补偿。参与者的认知损伤影响的功能涉及注意力、记忆力、精神运动、情感领域、感知、思想、高层次认知任务、计算、复杂动作的心理排序、自我与时间的体验等方面。他们基于综述文献中提供的临床证据对这些装置的有效性进行了评估。

该综述展示了 12 个使用 CAT 来转移注意力的临床试验，发现了这些装置的有效性的有利证据。CAT已经被用于 ICF 最常见的心理功能中的时间管理。Gillespie（2012）等人发现了提供与内容无关提示的装置对促进任务表现有作用的有利证据。CAT 支持ICF 中与自我和时间有关的领域，涉及个体对其身份、肢体、在所处环境中的实际位置以及使用导航装置的时间等方面的意识。Gillespie 等发现导航装置的有效性很值得关注。一些 CAT 通过提供视觉或听觉提示来进行时间管理以帮助完成任务。

已经有足够的证据表明 CAT 在时间管理方面是有效的。一些 CATs 在任务执行中通过提供逐步递进的支持来帮助较高层次的安排和计划。这些装置的研究显示了其有效性得到了适度的支持。CAT 经常用来支持日常活动，如个人卫生、食物准备和户内外运动等。提示装置是日常生活中最常用的 CAT。Gillespie 等人提供了大量的关于提示装置有效性的证据，以及在警示、注意力和鼓励方面装置有效性的有力证据。

提示系统已在自闭症患者沟通的发起、维持或结束活动中使用（Goldsmith & LeBlanc，2004）。Coyle和 Cole（2004）报道了 3 名自闭症学生将听觉计时器用于课堂学习行为的自我监控提示，不在学习状态的行为明显减少。Taber（1999）等人给出类似的

报告，一名 12 岁的学生在使用由自己操作的听觉激励系统时，教师给出的提示、不在学习状态以及不得体的行为有所减少。为数不多的研究调查了触觉系统在增加口语的发起（Shabani et al., 2002；Taylor & Levin，1998）以及在话语中断时给予协助的情况（Taylor et al., 2004）。

40 位智力障碍参与者参加了在活动中使用便携指南针（Pocket Compass）导航的研究（Davies et al., 2003），该装置根据任务需要由不同软件打包而成。与他们只有一名职业教练的情况相比，参与者使用该装置执行任务和确定位置时出错更少，使用技术需要的协助也更少。Davies、Stock 和 Wehmeyer（2002）总结道，技术能够显著地帮助智力障碍者独立完成相对复杂的工作。

一名因唐氏综合征导致中度智力障碍的 19 岁男子参与了探索桌面（Discovery Desktop）和视觉智能手机应用程序的评估（Lachapelle et al., 2011）。该研究要求参与者选择他想要的旅行顺序并确定四个新目的地。为实现特定的目标任务，需要将分步骤的过程输入到所配置的具有音频和图片提示的应用程序中。参与者在第一次旅行中使用这项技术时非常兴奋、热情且效果很好。护理人员和参与者用魁北克辅助技术满意度用户评估表（QUEST，见第五章）输入的评论都表明他们对该装置高度满意。一位父亲说："我深信这些独立旅行助手的作用。我由衷地相信，任务助手能显著促进残疾人自主行为的发展。此外，它还能帮助那些在没有老师或家长帮助或监督的情况下快速而轻松地完成任务的人提高自尊心。是因为有了个人电子助手，参与者才能自主行动！"（p.376）。对于参与者的挑战是长时间的不活动，屏幕保护程序就会出现。这让参与者感到很困惑，因为他仅需使用应用软件的界面。在使用主流技术作为辅助技术时，让装置恢复到基本操作界面，而不是一直处于使用专门应用软件的界面，这是一个大问题。

Davies、Stock 和 Wehmeyer（2002）评估了一种为智力障碍者设计的基于掌上电脑的时间管理和日程安排系统。一项有 12 名智力障碍者参与的试点研究评估了日程安排助手。该研究要求每个参与者都使用基于掌上电脑的日程安排助手（Schedule Assistant）和传统的书面日程表来完成 8 个项目的安排。护理提供者将每日活动安排输入日程安排助手

中，该装置将在活动发生的相应时间适时地提供视觉和听觉（扬声器或耳机）提示。图 15-2 给出了这类装置的典型使用方式。提示可以自动重播，直到用户确认或接受之后结束。结果表明，参与者使用日程安排助手时，需要的帮助明显少于书面指令，由此可知电子安排和提示系统对智力障碍者很有价值。

为确定认知辅助技术（CAT）有效性而进行的研究通常会得到公认的好处。研究的结果表明，其有效性会因残疾的类型和认知辅助技术的具体特征而有所不同。主流技术的利用为认知障碍者带来了希望。

第八节　总结

不同类型和不同严重程度的认知障碍者可受益于认知辅助技术的使用。这些辅助技术和策略的实施是基于对完成特定的功能性任务所需的认知技能的增强或替代。认知障碍在技能水平和严重程度上有各种各样的表现，可以用来改善这些障碍的辅助技术同样广泛。越来越多的主流移动技术应用软件正在被开发，以满足认知障碍者的需要。

思考题

1．选择一种特定的认知障碍、活动和环境，并描述第 1 章中所述的 HAAT 模型将如何应用才能为这个人确定最适合的辅助技术方式（硬技术和软技术）。

2．用于先天和后天认知障碍的辅助技术方式有何不同？

3．应用主流移动技术来满足认知障碍者需求的主要困难是什么？

4．列举让主流移动技术对认知障碍者无障碍的三大好处。

5．选择一种特定的障碍，并描述对使用辅助装置可能有用的认知技能和那些可能需要装置来替代或增强的认知技能。

6．列出轻度认知障碍与辅助技术使用有关的主要特征。

7．列出与辅助技术使用有关的智力障碍的主要特征。

8．列出可以通过认知辅助技术获得帮助的痴呆的主要特征。

9．在辅助技术的推荐方面，脑血管意外（CVA）和创伤性脑损伤（TBI）与其他后天认知障碍以及彼此之间有何不同？

10．在考虑辅助技术时，对轻度认知障碍、智力障碍和后天认知障碍的考虑有何不同？这些障碍的差异对辅助技术的应用有何影响？

11．为什么注意力缺陷多动障碍（ADHD）不被认为是学习障碍（LD）？

12．哪些干预经常被用于学习障碍（LD）治疗？

13．描述应用于认知障碍的修复和补偿之间的不同之处。

14．术语修复和补偿在用于感知（第十三章和第十四章）或动作障碍（第六章到第十二章）及认知障碍时，有什么不同之处？

15．当前有哪些辅助技术对自闭症儿童有益？这些技术在替代或增强技能缺陷方面的有效行和可行性是什么？

16．为智力障碍者设计的基于 PDA 的时间管理系统的特征是什么？

17．请描述记忆辅具的一般特征。

18．对比记忆辅具在智力障碍、痴呆和 TBI 中的应用。

19．请描述如何应用旨在提供提示、线索或指导的系统来帮助智力障碍者。

20．提示、线索或指导系统的应用程序在针对智力障碍者和用于痴呆患者的应用上有哪些不同之处？

21．术语刺激控制的含义是什么？这一概念是如何应用于网页设计的？

22．使用辅助技术解决痴呆患者所面临问题的主要挑战是什么？

23．单词补全和词汇预测是如何使学习障碍学生受益的？在这个应用中的限制是什么？

24．打印文本输出的最常用的替代方式是什么？

25．在为卒中病人推荐时间管理装置时应考虑什么？

26．什么是认知假体？请描述如何应用这些设备帮助 TBI 患者。

27．认知辅助技术是如何对残疾人和老年人造成负面影响的？

28．技术要如何才能帮助智力障碍者克服负面影响和歧视？

29．在解决认知障碍者的需要方面，云有什么优势？

参考文献

Aldrich FK: Smart homes: past, present, and future. In Harper R, editor: *Inside the smart home*, London, 2003, Springer-Verlag.

American Psychiatric Association: *Diagnostic and statistical manual of mental disorders, DSM-IV. Washington DC*, ed 4, American Psychiatric Association, 2000.

Anderson JR: *Cognitive psychology and its implications*, New York, 2000, Worth Publishers.

Ashcraft MH: *Fundamentals of cognition*, New York, 1998, Addison-Wesley.

Ashton TM: Students with learning disabilities using assistive technology in the inclusive classroom. In Edyburn D, Higgins K, Boone R, editors: *Handbook of special education technology research and practice*, Whitefish Bay, 2005, Wis.: Knowledge by Design, Inc, pp 229–238.

Bergman MM: The benefits of a cognitive orthotic in brain injury rehabilitation, *J Head Trauma Rehabil* 17:431–445, 2002.

Braddock D, Rizzolo MC, Thompson M, et al.: Emerging technologies and cognitive disability, *J Spec Educ Technol* 19(4):49–56, 2004.

Boulis MNK, Anastasiou A, Bekiaris E, et al.: Geo-enabled technologies for independent living: examples from four European projects, *Technol Disabil* 23(1):7–17, 2011.

Bruno AA: Motor recovery in stroke. Available from http://www.emedicine.com/pmr/topic234.htm. Accessed April 6, 2005.

Chadwick D, Wesson C, Fullwood C: Internet access by people with intellectual disabilities: inequalities and opportunities, *Future Internet*, vol. 5:376–397, 2013.

Chakrabarti S, Fombonne E: Pervasive developmental disorders in preschool children, *JAMA* 285:3093–3099, 2001.

Cicerone KD, et al.: Evidence-based cognitive rehabilitation: updated review of the literature from 1998 through 2002, *Arch Phys Med Rehabil* 86:1681–1692, 2005.

Cole E, Dehdashti P: Cognitive prosthetics and telerehabilitation: approaches for the rehabilitation of mild brain injuries, computer-based cognitive prosthetics: assistive technology for the treatment of cognitive disabilities. In *Proceedings of the Third International ACM Conference on Assistive Technologies*, ACM SIGCAPH, Marina del Rey, CA, 1998. The Conference.

Cole E, Matthews MK: *Proceedings of Basil Therapy Congress, Basel, Switzerland, pp 111–120*. Accessed July 27, 2006 http://www.brain-rehab.com/pdf/cpt1999.pdf (June 1999).

Coyle C, Cole P: A videotaped self-modeling and self-monitoring treatment program to decrease off-task behavior in children with autism, *J Intellect Dev Dis* 29:3–15, 2004.

Daley D: Attention deficit hyperactivity disorder: a review of the essential facts, *Child Care Health Dev* 32:193–204, 2006.

Davies DK, Stock SE, Wehmeyer ML: Enhancing Internet access for individuals with mental retardation through use of a specialized web browser: a pilot study, *Educ Train Ment Retard Dev Disabil* 36:107–113, 2001.

Davies DK, Stock SE, Wehmeyer ML: Enhancing independent time-management skills of individuals with mental retardation using a palmtop personal computer, *Ment Retard* 40:358–365, 2002.

Davies DK, Stock SE, Wehmeyer ML: A Palmtop computer-based intelligent aids for individuals with intellectual disabilities to increase independent decision making, *Res Pract Persons Severe Disabil* 4:182–193, 2003.

Dawodu SY: Traumatic brain injury: Definition, epidemiology, pathophysiology, WebMD: e-medicine: http://www.emedicine.com/pmr/topic212.htm#top. Accessed August 27, 2006.

Dekelver J, Vannuffelen T, De Boeck J: EasyICT: A framework for measuring ICT-skills of people with cognitive disabilities. In Miesenberger K, et al. editors: *ICCHP 2010, Part II, LNCS*, 6180, pp 21–24, 2010.

De Joode EA, Van Boxtel MPJ, Verhey FR, et al.: Use of assistive technology in cognitive rehabilitation: exploratory studies of the opinions and expectations of healthcare professionals and potential users, *Brain Injury* 26(10):1257–1266, 2012.

Edyburn DL: Assistive technology and students with mild disabilities: from consideration to outcome measurement. In Edyburn D, Higgins K, Boone R, editors: *Handbook of special education technology research and practice*, Whitefish Bay, WI, 2005, Knowledge by Design, Inc., pp 239–270.

Edyburn DL: Remediation vs. compensation: a critical decision point in assistive technology consideration. 2002. Edyburn, D.L. (2004). Rethinking assistive technology. Special Education Technology Practice, 5(4), 16-23. Accessed August 3, 2006.

Emiliani P, Stephanidis C, Vanderheiden G: Technology and inclusion: past, present and foreseeable future, *Technol Disabil* 23(3):101–114, 2011.

Erlandson RF, Stant D: Polka-yoke process controller: designed for individuals with cognitive impairments, *Assist Technol* 10:102–112, 1998.

Galotti KM: *Cognitive psychology: in and out of the laboratory*, Belmont, Calif, 2004, Wadsworth.

Gillespie A, Best C, O'Neill B: Cognitive function and assistive technology for cognition: a systematic review, *J Int Neuropsych Soc* 18:1–19, 2012.

Goldsmith T, LeBlanc L: Use of technology in interventions for children with autism, *J Early Intens Behav Intervent* 1:166–178, 2004.

Golisz KM, Toglia JP: Perception and cognition. In Blesedell Crepeau E, et al. editors: *Willard and Spackman's occupational therapy*, ed 10, Philadelphia, 2003, Lippincott Williams & Wilkins, pp 395–416.

Gorman P, et al.: Effectiveness of the ISAAC cognitive prosthetic system for improving rehabilitation outcomes with neurofunctional impairment, *Neurorehabilitation* 18:57–67, 2003.

Granlund M, et al.: Assistive technology for cognitive disability, *Technol Disabil* 4:205–214, 1995.

Haigh KZ, Kiff LM, Ho G: The independent lifestyle assistant: lessons learned, *Assist Technol* 18:87–106, 2006.

Hunt RR, Ellis HC: *Fundamentals of cognitive psychology*, ed 6, Boston, 1999, McGraw-Hill College.

Hwang A, Liu M, Hoey J, et al.: DIY smart home: narrowing the gap between users and technology [Extended abstract]. Interactive Machine Learning Workshop, *International Conference Intelligent User Interfaces*, March 19, 2013 at Santa Monica, California.

Johnson E, Mellard DF, Byrd SE: Alternative models of learning disabilities identification, *J Learn Disabil* 38:569–572, 2005.

Kagohara DM, Meer L, Ramdoss S, et al.: Using iPods and iPads in teaching programs for individuals with developmental disabilities: a systematic review, *Res Develop Disabil* 34:147–156, 2013.

Kautz H, et al.: Opportunity knocks: a community navigation aid, University of Washington. 2004 http://www.cs.washington.edu/homes/kautz/talks/access-symposium-2004.ppt. Accessed July 27, 2006.

Keskinen T, Heimonen T, Turunen M, et al.: Symbolchat: A flexible picture-based communication platform for users with intellectual disabilities, *Interacting with Computers* 24:374–386, 2012, http://dx.doi.org/10.1016/j.intcom.2012.06.003.

Kim HJ, et al.: Utility of a microcomputer as an external memory aid for a memory-impaired head injury patient during in-patient rehabilitation, *Brain Injury* 13:147–150, 1999.

Lachapelle Y, Lussier-Desrochers D, Caouette M et al: Using a Visual Assistant to travel alone within the city. In Stephanidis C, editor: *Universal access in HCI, Part III, HCII 2011, LNCS* 6767, New York, 2011, Springer, 372–377.

Lee D: Keeping the ME in media: thoughts, ideas and tips for supporting people with intellectual disabilities to use social media. service, support and success, *Direct Support Workers Newsletter* 2(4):1–6, 2012.

Levinson RL: The planning and execution assistant and trainer, *J Head Trauma Rehabil* 12:769–775, 1997.

Lewis C, Sullivan, Hoehl J: Mobile technology for people with cognitive disabilities and their caregivers: HCI issues, *Lecture Notes in Computer Science* (including subseries Lecture Notes in Artificial Intelligence and Lecture Notes in Bioinformatics) 5614, *LNCS* Part 1:385–394, 2009.

Lewis C, Ward N: Opportunities in cloud computing for people with cognitive disabilities: designer and user perspective. In Stephanidis C, editor: *Universal Access in HCI, Part II, HCII 2011, LNCS*, 6766. 2011, pp 326–331.

Lewis RB: Classroom technology for students with learning disabilities. In Edyburn D, Higgins K, Boone R, editors: *Handbook of special education technology research and practice*, Whitefish Bay, WI, 2005, Knowledge by Design, Inc, pp 325–334.

Lindstedt H, Umb-Carlsson O: Cognitive assistive technology and professional support in everyday life for adults with ADHD, *Disabil Rehabil Assist Technol*, 8(5):402–408, 2013.

LoPresti EF, Bodine C, Lewis C: Assistive technology for cognition, *IEEE Engineer Med Biol Mag* 5:29–39, 2008.

LoPresti EF, Mihailidis A, Kirsch N: Assistive technology for cognitive rehabilitation: state of the art, *Neuropsycholl Rehabil* 14:5–39, 2004.

Maenner MJ, Schieve LA, Rice CE, et al.: Frequency and pattern of documented diagnostic features and the age of autism identification clinical guidance, *J Am Acad Child & Adolesc Psych* 52(4):401–413, 2013.

Mann WC: *Smart technology for aging, disability and independence*, New York, 2005, John Wiley.

Mihailidis A: The efficiency of an intelligent cognitive orthosis to facilitate hand washing by persons with moderate to severe dementia., *Neuropsychol Rehabil* 14:135–171, 2004.

Mihailidis A, Fernie GR, Barbenel JC: The use of artificial intelligence in the design of an intelligent cognitive orthosis for people with dementia, *Assist Technol* 13:3–29, 2001.

Niemeijer AR, Frederiks BJM, Riphagen II: Ethical and practical concerns of surveillance technologies in residential care for people with dementia or intellectual disabilities: an overview of the literature, *International Psychogeriatrics* 22(7):11291142, 2010.

Novack T: What to expect after TBI, *Presented at the Recovery after TBI Conference*. (September 1999): http://images.main.uab.edu/spinalcord/pdffiles/tbi3pdf.pdf. Accessed October 31, 2006.

Nygård L: The stove timer as a device for older adults with cognitive impairment or dementia: different professionals' reasoning and actions, *Technol Disabil* 21:5366, 2009.

O'Sullivan SB, Schmitz TJ: *Physical rehabilitation: assessment and treatment,* , Philadelphia, 1994, FA Davis.

Palmer SB, Wehmeyer ML, Davies DK, et al.: Family members' reports of the technology use of family members with intellectual and developmental disabilities, *J Intellect Disabil Res* 56(4):402–414, 2002.

Parette P, Scherer M: Assistive technology use and stigma, *Educ Train Develop Disabil* 39(3):217–226, 2004.

Rabins PV, Lyketsos CG, Steele CD: *Practical dementia care*, ed 2, Oxford, 2006, Oxford Press.

RESNA: Clinical application of assistive technology (1998): http://www.rehabtool.com/forum/discussions/94.html. Accessed April 6, 2005

Schuck SEB, Crinella FM: Why children with ADHD do not have low IQs, *J Learning Disabil* 38:262–280, 2005.

Shabani DB, et al.: Increasing social initiations in children with autism: effects of a tactile prompt, *J Applied Behavior Analysis* 35:79–83, 2002.

Sitko MC, Laine CJ, Sitko CJ: Writing tools: technology and strategies for the struggling writer. In Edyburn D, Higgins K, Boone R, editors: *Handbook of special education technology research and practice*, Whitefish Bay, WI, 2005, Knowledge by Design, Inc., pp 571–598.

Sternberg RJ: *Cognitive psychology*, ed 3, Belmont, CA, 2003, Wadsworth.

Stock SE, Davies DK, Wehmeyer ML, et al.: Evaluation of cognitively accessible software to increase independent access to cellphone technology for people with intellectual disability, *J Intellect Disabil Res* 52(12):1155–1164, 2008.

Sturm JM, Rankin-Erickson JL: Effects of hand-drawn and computer-generated concept mapping on the expository writing of middle school students with learning disabilities, *Learn Disabil Res Pract* 17:124–139, 2002.

Szymkowiak A, et al.: A memory aid with remote communication: preliminary findings, *Technol Disabil* 17:217–225, 2005.

Taber TA, et al.: Use of self-operated auditory prompts to decrease off-task behavior for a student with autism and moderate mental retardation, *Focus Autism Other Dev Disabil* 14:159–166, 1999.

Taber A, Alberto PA, Seltzer A: Obtaining assistance when lost in the community using cell phones, *Res Pract Persons Severe Disabil* 28(2):105–116, 2003.

Taylor BA, Levin L: Teaching a student with autism to make verbal initiations: effects of a tactile prompt, *J App Behav Anal* 31:651–654, 1998.

Taylor BA, et al.: Teaching teenagers with autism to seek assistance when lost, *J Appl Behav Anal* 37:79–82, 2004.

Van Hulle A, Hux K: Improvement patterns among survivors of brain injury: three case examples documenting the effectiveness of memory compensation strategies, *Brain Inj* 20:101–109, 2005.

Wehmeyer ML: National survey of the use of assistive technology by adults with mental retardation, *Mental Retardation* 36:44–51, 1998.

Wehmeyer ML, Smith SJ, Davies DK: Technology use and students with intellectual disability: universal design for all students. In Edyburn D, Higgins K, Boone R, editors: *Handbook of special education technology research and practice*, Whitefish Bay, WI, 2005, Knowledge by Design, Inc., pp 309–323.

Wehmeyer ML, et al.: Technology use and people with mental retardation, *Int Rev Res Ment Retard* 29:291–337, 2004.

Willingham DB: *Cognition: the thinking animal*, Princeton, NJ, 2001, Prentice-Hall.

WHO World Health Organization: *International classification of functioning, disability and health (ICF)*, Geneva, Switzerland, 2001, World Health Organization.

World Wide Web Consortium (W3C). Web Content Accessibility Guidelines (WCAG) Overview. Available online: http://www.w3.org/WAI/intro/wcag.php#components (accessed on November 3 2013).

第十六章

扩大与替代沟通系统

学习目标

学完本章内容，你将掌握以下知识点：

1. 描述残疾人的不同沟通需求。

2. 讨论满足这些不同需求的基本方法。

3. 认识到个人有交谈和图形输出（如写作、数学和绘图）需求。

4. 描述主流技术用来满足 AAC 需求的方式

5. 描述 AAC 装置的主要特征

6. 描述当前辅助技术中语音输出的方式。

7. 列出并描述提高语速和扩展词汇的主要方法。

8. 描述在为个人用户确定最适当的 AAC 装置时必须提出和回答的主要评估问题。

9. 讨论 AAC 装置使用和沟通能力的培训的主要目标与重要性。

10. 描述个人用户实施 AAC 装置所涉及的步骤和程序。

扩大与替代沟通（Augmentative and alternative communication，AAC）*是处理有复杂沟通需求（complex communication needs，CCN）者的沟通问题的临床实作领域。这些问题可能发生在生命周期的任何时间点。沟通是人类的本质，当一个人未能发展言语（speech）或语言（language）技能，或者失去了说话或理解口语、书面语言的能力时，就需要 AAC 的干预方式满足他们的复杂沟通需求。人们使用不同的工具、技术与策略在不同情境中与不同的对象进行不同的沟通。用来支持 CCN 者沟通的 AAC 涉及各种方法、策略和技术（图 16-1）。AAC 的重点必须放在以个人重视的方式强化沟通上。正如 Daniel Webster（1822）所说："如果我所拥有的东西都要被拿走而只能留一个的话，我会选择保留沟通能力，因为通过它我能很快重获失去的一切。"

---

* 译者注：扩大与替代沟通有时也称为辅助沟通，或者称为 AAC。另外，AAC 的表现形成可以是一种单独的专门的硬件，也可能是依托于主流技术（如电脑、平板电脑或手机）运行的软件。AAC 的有效使用，除了依托软硬件，还涉及操作、语言、社交和策略等方面问题，因此 AAC 有时被称为装置（device），有时被称为系统（system）。由于英文 system 这个词本身也有装置的含义，在本章的翻译中对 AAC 的两种称呼没有做严格的区分。

言语生成装置（Speech-generating devices，SGD）可产生数字式记录的或合成的语音输出。它是能明显改善 CCN 者的沟通情况的 AAC 工具。SGD 及其附件可以购买，目前许多国家的政府和第三方资助项目对此提供资助。SGD 的功能多种多样，并随着时间的推移不断改进以满足 CCN 者的需求。SGD 可以是专门设计的装置，也可以是一个运行在便携式计算机上的程序，或者是一个移动设备上的应用软件。

本章对 AAC 的主要问题进行了探讨，这些问题对识别每位 CCN 者的独特需求、目标、偏好、技能和能力，使其能在整个生命周期中进行沟通是非常重要的。前面章节中介绍的资料将这里被应用于 AAC。

第一节 活动部分

CCN 者利用 AAC 去读书、上大学、工作、聊天、进入计算机社交网络、购物、在餐馆订餐、在电话中交谈，并且由此充分融入各种社会活动。能够获得 SGD 的重度障碍 CCN 者独立生活、结婚并成为社区的积极成员。没有获得 AAC 干预的 CCN

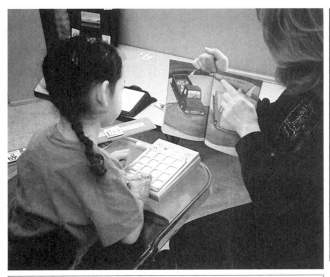
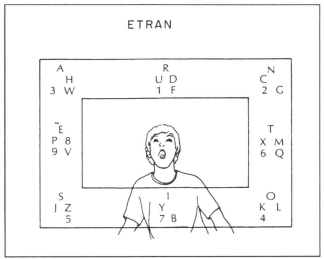
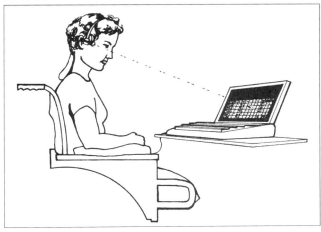
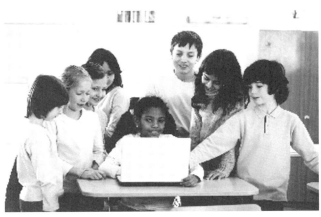

图 16-1　对于 AAC 有各种形态和需求。A. 用来说事情的会话。B. 眼睛指示沟通板（eye transfer.ETRAN），通过眼睛注视来指示选择。C. 头部指点装置常用于 AAC 面板内容的选择。D. 具有重点词汇的 AAC 装置通常在课堂上使用。（来自 Blackstone S：*Augmentative communication*，Rockville，Md，1986，American Speech Language Hearing Association。）

者则可能会局限于一个小圈子，一旦遭受到虐待可能会难以报告，并且可能会在就业方面受到限制。（Bryen，Cohen，& Carey，2004; Collier，2005）。

在 WHO 的《国际功能、残疾与健康分类》（ICF）（WHO, 2001）中，沟通是许多活动与参与分类的基础。第三章描述了特定于沟通的活动类别。这些类别包括：

（1）接收性沟通

通过口语沟通。

通过非口语的方式，如手势、标识和符号（如停车标识、音乐标记）、图片和照片。

通过正式的手语。

通过书面信息。

（2）产生沟通

言语。

使用非口语信息，如肢体语言、标识和符号、图片和照片。

使用正式的手语。

书面信息。

（3）会话与沟通装置和技术的使用

会话，包括发起、维持和结束，以及与一人或多人会话。

与一人或多人讨论。

使用的沟通装置包括电话与类似装置及书写机器，如打字机、电脑、盲文打字机。利用涉及活动和任务的沟通技术，例如像读唇（WHO，2001，pp. 133-137）。

一、什么是扩大与替代沟通？

有很多种看待 AAC 系统的方式。无辅助沟通或基于肢体模式的沟通指仅需要使用人的肢体的沟通，这些沟通行为有指点和其他姿势，如打手势、面部表情、眼睛注视、人工标志以及手指拼写等。这些模式通常结合言语一起使用。即使是无辅助沟通模式通常也有文化上的约束。因此，当某人具有明显的感觉动作障碍时，沟通伙伴可能会经常误解他的非语言行为。因为他的眼睛注视、面部表情、肢体动作、姿势、点头和指点以及伸手够取可能都不准确，从而导致沟通误解（Kraat，1986）。Rush（1986）描述了在一次表达台词（一声大喊）的演出中，他的脑瘫给他带来的困难。他说："脑瘫患者想做某事的时候，根本做不了，但是当他不想做某事的时候，往往却不由自主地做了。所以要我用声带配合提示，就像要普通人记住莎士比亚戏剧一样难。"（p.21）

辅助式 AAC 组件可能包括钢笔或铅笔、文字或图片沟通板、电脑、手机和言语生成装置（SGD）。它可能是电子或非电子的。虽然纸质文字沟通板（非电子的）不同于计算机类型的 SGD（电子的），但是非电子的和电子的设备都需要使用者使用一种符号系统和具有选择语词的方法。所有形式的 AAC 都需要考虑沟通伙伴将如何加入沟通过程中。

二、可以通过 AAC 辅助的沟通活动

当一个人无法通过言语或书写来让当前的或潜在的沟通伙伴理解他的时候，就需要一个 AAC 装置。作为人类，我们会根据不同的情况以不同方式沟通。我们依赖得最多的是言语和书写，但是当这些方式不可用时，我们就会寻找和发掘其他沟通方式。CCN 者通常不能通过言语和书写让别人理解他们。他们需要用 AAC 的方式来帮助他们进行面对面的、电话上的和网络上的沟通。书面沟通包括日常书写所用的各种东西，如笔和纸、计算机、计算器以及类似的工具，也包括文本的撰写、绘画、绘图和数学运算。

Light（1988）描述了沟通互动的四个目的：①表达需要和想法；②传递信息；③密切社会关系；④社交礼仪。需求和愿望的表达使得人们能对想要的东西和活动提出请求。信息传递使想法得到表达，并使讨论和有意义的对话得以实现。密切社会关系的重点在于彼此间的联系，而不是谈话内容。沟通中需要考虑社交礼仪，这些文化上的礼仪是蕴含在沟通中的。例如，学生与同伴人说话有着与老师说话不同的方式。

第二节　人的部分

有 CCN 的婴幼儿和学龄前儿童需要 AAC 干预，以支持语言、沟通和新兴读写技能的发展。有 CCN 的学龄儿童需要 AAC 干预，以强化他们的教育参与，使他们能够交朋友，发展读写能力和其他学业技能，并与其家庭和社区成员建立关系。对于所有儿童和青少年，AAC 可以协助其达到适龄的心理和社会发展里程碑。后天残疾者需要 AAC 来帮助他们维持就业和保持他们的人际关系和社交网络、独立和尊严。

一、辅助沟通在有复杂沟通需求的人的生活中的重要性

脑瘫患者 Christopher Nolan（1981）以第三人称（Joseph）写了注意和响应沟通伙伴的重要性。"就像约瑟夫的老师们想象的一样，在他们读他的面部表情、眼睛动作和肢体语言时，几乎达到心灵感应般的精确程度，这个不会说话的男孩不断地对此感到惊奇。当他们解密他的代码后，许多老师和学生都开怀大笑。正是在这样的时刻，Joseph 认识到了上帝的人类面孔。它在人们对他的友善中发光，在人们的热情中发热，在人们的关切中流露，甚至在他们的凝视中爱抚"（p.11）。

AAC 系统可以强化互动，但它同时也会成为注意的中心，正如 Rush（1986）所说：

我的新朋友 Wendy 很漂亮。她有 1.5 米（5 英尺）高，棕色眼睛与她齐肩短发颜色很搭，她的皮肤闪烁着夏日的古铜色，脸上刮着迷人的微笑。"他给你看了他所有的电子设备吗？"我的一个室友问她。"去吧，Bill，告诉她"。于是我演示了灯和时钟收音机的控制。我展示了我的开门器，我可以通过安装在轮椅上的有机玻璃玻璃托盘上的无线电发射器来控制。太空时代的技术让她很感兴趣。"嗨，展示一下你的轮椅和它的工作原理。我一直不会明白它是如何工作的。它把我搞糊涂了，"另一个室友说。我怀疑我是不是该收门票了，我推着轮椅在房间里移动。我演示了我如何前进、倒退、左右转。我对我

的室友很生气，因为我是一个男人，不是一个演出的小丑。我的轮椅是我移行工具，不是什么新鲜玩具。为什么他们就看不到呢？为什么他们看不出我试图了解 Wendy？为什么他们不知道我也像他们一样有权保护我的隐私？当我在房间里移动的时候，我注意到 Wendy 正在打字。我对她很失望。我以为她知道我可以听到，她不必写东西给我，显然我错了。当我向她和那些家伙展示了我的电动产品奇迹后，我回到我的打字机旁，看到她打出的"我希望他们会走，这样我们就单独可以谈谈了。"他们终于离开了，我们终于谈了起来。我们的友谊开始了。（p.137）

言语的丧失也可能发生在后来的生活中。事故发生后，Doreen Joseph（1986）失去了她的言语能力。她当时说道："有一天早上我醒来，发现自己已不再是我了。躺在我床上的分明是另外一个人。我所剩下的只是我的大脑。言语是我们最重要的事情。它使我们成为一个人，而不是一个'东西'。没有人想成为一个'东西'。"（p.8）Sue Simpson（1988）在 36 岁卒中后失去了她的言语能力。她写道："当你不能说话，你就会感到很无聊和沮丧，没有人真正理解这有多糟糕。如果你坐下来思考你过去能做而现在不能做的所有事情，你会发现自己是一个悲惨的残骸，没有人会想和你长时间相处"（Simpson，1988，p.11）。

Dowden 和 Cook（2002）定义了三种类型的 AAC 沟通器。应急沟通器（emergent communicators）没有可靠的符号表达方法，并仅限于"此时此地"这样概念的沟通。环境依赖沟通器（context-dependent communicators）有可靠的沟通符号，但是它们仅限于特定的环境，因为它们要么只能被熟悉的合作伙伴理解，要么词汇不足，要么两者兼有。独立沟通器（Independent communicators）能够与任何陌生和熟悉的伙伴就任何话题进行沟通。这些沟通器中的每一种都有不同的需求和目标。

依赖 AAC 的人在自我决定方面比较困难（Collier，2005）。他们必须知道自己想要什么，知道如何获得所需信息，并有一种自我价值感。为了实现这些目标，他们需要"谈判语言"和谈判技巧，需要事务性语言来增加请求、交换信息和控制会话词汇的技能。如果没有这些技能，依靠 AAC 的个人就会依赖他人来确定其生活目标、方向以及决定医疗方案之类的事情。他们还需要用这些技能，来避免

照护者和其他人的虐待和骚扰，或者说，如果发生这样的事件，就要去报告。"有太多的使用 AAC 的人，在已经成人的情况下，还没有掌握有效和适当的沟通方式；例如，如何拒绝侵害，并根据需要以准确和保密的方式报告他人的不当行为。"（Williams，Krezman & McNaughton，2008，p.201）

二、影响言语、语言、沟通的障碍

在考虑沟通需求时，讨论了三个角度：①发展性障碍；②后天疾病患者；③退行性病症患者。尽管在这些不同群体间 AAC 干预重点有可能不同，但是当沟通受到严重限制时，无论其障碍原因是什么，他们的干预都会有很多相同之处。

有许多障碍可以影响个人的沟通技巧和能力。沟通障碍可以分为：发声障碍、语音理解障碍及认知和语言障碍。有些人由于先天或后天的原因导致沟通障碍。许多人可以发出声音但不能形成语音，但对于一些人来说，问题在于发声。声音的产生被称为**发声**（vocalization），它可以是沟通的有效方式，例如，是或否、愤怒（尖叫）、幸福（笑）、悲伤（哭泣）和引起注意。即使可以发声，有的人也可能存在一些障碍，影响其发出声音的能力，或影响其控制胸部肌肉、膈肌、口腔、舌头和喉咙，使其无法产生可理解的语言。构音障碍（Dysarthria）是一种由中枢或周围神经系统系统损伤引起的言语动作控制障碍，可导致言语产生所需的肌肉的乏力、迟钝和缺乏协调（Anderson & Shames，2006）。言语失用症（apraxia）是一种由中枢神经系统的功能紊乱引起的可影响语言生成过程中的动作协调的障碍（Anderson & Shames，2006）。书面沟通也很重要，肢体失用症可能会损害写作能力。当言语或书写能力严重受损时，需考虑采用 AAC 沟通方式。

对于理解他人言语和表达自我思想来说，认知和语言能力不可或缺。言语障碍和语言障碍并不相同，语言是一组符号和组织符合的规则。每个符号代表一个概念或具有表达意义的概念。符号可以是熟悉的字母书写语言［**传统拼字法**（traditional orthography）］、也可以是一组表达意义的象形符号（如象形文字或其他特殊符号）或者一组手部动作（手语）或手势。言语是语言的口头表达。

针对有严重语言障碍的儿童的 AAC 干预措施的目的，在于支持其接受和表达语言以及读写（阅读

和写作）技能的发展。失语症（Aphasia）通常是一种由于脑血管损伤或创伤性脑损伤（TBI）造成的语言障碍。失语症会影响口语和书面语言的表达和接受。例如，有些人可能失去记忆词汇（例如，名字、地点、事件）的能力，而有些人可能失去理解口语、将语言组织成有意义的话语以及使用口语和文字进行有意义表达等方面的能力。语言功能受损的程度各不相同。对于严重失语者，AAC 干预通常侧重于以支持功能性沟通的形式帮助个体弥补语言功能严重损失的策略。

在这些影响沟通的障碍中，能通过 AAC 干预有效改善的是：发展性障碍，如脑瘫（CP）、自闭症；后天障碍，如 TBI、卒中/脑血管疾病（CVA）和高位脊髓损伤；退行性疾病，如肌萎缩性侧索硬化（ALS）、前列腺失语症和多发性硬化。据估计，在美国约有 200 万学龄儿童需要 AAC，占世界学龄儿童总人口的 0.3%~1.0 %（Beukelman & Mirenda，2013）。这其中，并不是所有的人都能得到同样的服务。不同的人群所得到的服务也不同。具有良好的认知能力的脑瘫儿童和一些有退行性疾病（如 ALS）的成年人比患有智力障碍、自闭症、双重感觉障碍、TBI 的人群和老年人会受到 AAC 从业者更多的关注（Blackstone，Williams，& Joyce，2002）。

AAC 的干预方法取决于个体障碍的严重程度、类型和产生原因。例如，从未使用过口语或书面语言（先天性障碍）的儿童和已发展出语言、言语和写作能力但由于疾病或损伤而丧失这些技能的成年人在干预需要上存在显著差异。例如，具有严重动作障碍和 CCN 的儿童在通过 AAC 在学习"说"和"写"的同时也要学习语言。

因此，他们无法使用传统的沟通方式（说和写）。此外，他们几乎没有机会与有能力的 AAC 用户互动，这些用户可能会作为榜样，帮助他们学习如何使用 AAC 进行沟通。另一方面，在 46 岁时患有 ALS 的人通常具有多年使用多种沟通方式和完整语言技能的经验；因此，AAC 干预可能侧重于提供 AAC 技术和策略，以便他们可以继续与适合的伙伴进行有效地沟通。

三、为发展性障碍服务的 AAC

因为言语、语言和沟通的发展从人一出生就开始了，所以早期干预很重要。对于发展性障碍儿童的有效 AAC 干预，需要将 AAC 纳入儿童的日常经历和互动中，并包含到所有我们对儿童发展的了解之中（Light & Drager，2002）。例如，许多年幼的孩子没有肢体或认知能力来学习使用现有的 AAC 选择技术（例如，扫描或编码），因此不能使用 AAC 装置。同样，当前的 AAC 技术通常需要儿童先停止玩耍才能使用沟通设备。而更理想的 AAC 技术和策略设计方法应该是，将 AAC 的使用并入儿童的游戏活动中，以便孩子们可以在参与活动的同时谈论游戏或与同伴互动。总之，为了使 AAC 更有效，AAC 系统组件的设计、类型和界面应该与孩子的愿望、偏好、能力和技能相匹配。

家长的主要顾虑是使用 AAC 是否会阻碍孩子的语言发展。研究数据证明这些担忧是不必要的（Blackstone，2006）。研究表明 AAC 的使用不仅不干扰语言发展，反而可能会促进语言的发展或再获得。支撑该结论的科学依据有很多，包括使用 AAC 能增加的声反馈（从 SGD 的语音输出），增加对话和其他功能性沟通的经验，减少说话的压力以及因使用 AAC 而产生的内部语音体系（Blishcak，Lombardino，& Dyson，2003）。

研究表明，具有广泛发展障碍的儿童可以从 AAC 干预中受益。其中包括脑瘫（cerebral palsy，CP）、智力障碍、唐氏综合征、其他遗传性疾病和自闭症谱系障碍（autism spectrum disorder，ASD）儿童。第十五章讨论了智力障碍以及学习障碍等轻度障碍。

（一）脑瘫

脑瘫是一种由儿童发展早期阶段产生的大脑病变或异常所致的非进行性运动损伤（Winter，2007）。脑瘫综合征是指由产前发育异常或围产期或出生后中枢神经系统（central nervous system，CNS）损伤导致的运动障碍。它的主要特征是肌肉张力和姿势控制的障碍。脑瘫患者通常表现为失用，即尽管个体感觉运动功能完整，也理解任务的要求，但却不能有效地执行动作（Crepeau，Cohn，& Schell，2009）。

脑瘫往往也伴有以在潜意识层次上进行即时与自发动作为特征的原始条件反射（Hopkins & Smith，1993）。通常情况下，随着婴儿的发展这些反射被抑制或常常会被整合到跟随意志的动作中，以便控制姿势和执行基本动作模式。脑瘫可能影响这些反射被整合的程度，患者的一些反射模式持续会到成年阶段。最常见的影响 AT 使用的原始反射是不对称紧张性颈反射（asymmetrical tonic neck reflex，ATNR）和对称紧张性颈反射（symmetrical tonic neck reflex，STNR）（Beukelman & Mirenda，2013）。

脑瘫也表现为肌张力在被称为高张力或痉挛的张力增强到被称为低张力的张力减退之间的变化。就是在同一个儿童身上，肌张力也不会固定，它可能会随一天的变化而变化，也可能会因孩子的位置变化而变化（Winter，2007）。这种肌张力的改变会影响儿童对使用 AAC 装置的动作控制。有些脑瘫儿童，眼球运动功能（眼球运动的问题）也是异常的。脑瘫患者中视觉问题非常广泛，包括诸如斜视、折射障碍和视网膜病变以及脑视力损伤（cerebral visual impairment，CVI）等外围问题（Fazzi et al.，2012）。60%~70% 的脑瘫儿童显示出 CVI，该障碍被定义为"在没有任何主要眼部疾病的情况下由视神经视网膜（视觉辐射、枕叶皮层、视觉关联区域）的损伤或功能障碍引起的视觉功能缺陷"（Fazzi et al.，2012，p.730）。这个发现与需要频繁重新定向的注视的任务直接相关，例如查看键盘以找到所需的字符，查看显示器或屏幕以确认选择。

正如 Scherer（1998）所指出，先天性脑瘫患者很可能已经适应了残疾，并且已习得方法去协调动作控制方面的不足。例如，一些人能够使用原始反射来发起动作。一些人学会了利用摆位装置和材料来最大限度地控制动作。这些人认识到辅助技术能为他们打开新的机遇，他们自己常常开发一些策略来控制这些装置。（见案例研究 16-1）。

> **案例研究 16-1**
>
> **满足 AAC 的先天需求**
>
> 　Joyce 是 39 岁的脑瘫患者，现和父母一起生活。她有构音障碍，并且无法用笔书写。她的沟通系统如表 16-1 所示。其中的无辅助沟通方式包括点头示意和眼睛注视。Joyce 目前使用安装在膝盖附近的踏板开关（见第七章）来控制她的扫描沟通设备，这个装置具有合成语音输出和一个小的文字处理程序。为了能通过电话激活紧急求助呼叫设备，她使用一个 24 小时连接到监控公司的报警器，并通过左臂摆动来激活开关（参见第 7 章）。她之所以使用手臂控制应急开关，是因为在仰卧位时手臂运动要比膝盖运动受限更小，也更容易。此外，当她坐在轮椅上时，使用手臂也不会妨碍她的移动或沟通，因为它们使用其他的控制点。

（二）自闭症谱系障碍

自闭症的特征是重大社交挑战，主要体现为社会互动、言语和非语言沟通方面的障碍以及刻板重复局限的行为、兴趣和活动模式（Blackstone，2003b）。对 ASD 儿童来说，早期干预（从 2 岁开始）至关重要。这些孩子经常在分享式注意（即，协调人与物体之间的注意）以及理解和使用符号方面有困难。大约三分之一到一半的 ASD 儿童没有言语功能（Blackstone，2003b）。ASD 儿童的学习风格显示出对静态信息的强烈偏好，因此，他们经常受益于"视觉提示"。由于语音和其他交谈元素都是暂时的，使用静态视觉符号的 AAC 装置和沟通显示器，更符合自闭症儿童学习特征。此外，因为自闭症儿童依赖死记硬背或情景记忆，因此常常受益于情景线索和提示，这就使得他们变得依赖于情境和环境提示。因此，在使用 AAC 干预时，需要在不同情境和沟通对象之间泛化其语言使用和适当的沟通行为。Blackstone（2003b）认为，AAC 对自闭症儿童是有效的，因为它既符合其独特的学习风格又能满足其沟通需求。

表 16-1	AAC 案例研究示例。		
个案	**沟通需求**	**类型**	**激活 / 控制方法**
Joyce	对话 / 书写	无辅助	眼睛注视或点头膝盖 / 踏板开关
		电子 AAC 装置	手 / 摇动开关
	紧急呼叫	24 小时服务无辅助	发声、点头、面部表情
Eilleen	对话	文字沟通板	眼睛注视
		电子 AAC 装置	光学指点器 / 头控

自闭症儿童可以使用无技术（例如人工标志）、低技术和高技术的 AAC（Mirenda，2003）。在目前，还没有明确的证据表明一种方法优于任何其他方法。使用综合沟通（口语和手势相结合）更好，因为不用考虑设备，并且能促进自然沟通。然而，并不是所有的孩子（或他们的沟通对象）都能很好地使用这种沟通方式。一些儿童通过使用低技术辅助系统发展功能性沟通。PECS 图片兑换沟通系统（图 16-1）已被广泛应用。语音输出的沟通辅具也可以支持互动。例如，Schlosser 和 Blischak（2001）建议，电子合成的语音可能有益于在处理自然言语方面有困难的自闭症儿童。计算机辅助教学中电子语音输

出提供的指令和提示可以更好地引起 ASD 儿童的注意。在选择适配 AAC 方法时需要考虑的因素包括使用者的偏好、学习难易程度、对言语和语言的发展的影响、在沟通伙伴和情境中使用该方法的能力以及需要完成的沟通任务。最后，也要考虑同伴的支持和反应的程度。目前，最佳的实作方式依赖于临床医师的判断和证据，因为虽说目前对 ASD 患者使用 AAC 方法的研究很有前景，但在这些领域都还没有定论。

四、为后天障碍者服务的 AAC

有 TBI、失语症和其他言语损伤等后天障碍的成人可能需要把 AAC 干预作为康复过程的一部分（Beukelman & Ball，2002）。处于恢复期的人们的动作、感知或认知、语言能力不断变化，可借助包括 AAC 在内的人与技术界面来帮助适应环境。虽然许多人在严重的头部损伤、脑干或皮层中风后可能无法直接说话或书写，但大多数人都能恢复这些能力。然而，从长远来看，有些人会继续受益于 AAC 的使用。在本节中，我们将以 TBI 和失语症为例讨论具有后天障碍的人们的 AAC 需求。

框 16-1　图片兑换沟通系统。

图片兑换沟通系统（Picture Exchange Communication System，PECS）（Pyramid Educational Products，Newark，Del.）是为 ASD 患者开发的商用程序。它采用了图形符号（通常是 Mayer-Johnson 公司图形沟通符号）和一套特殊的教学方法。PECS 的目的是让无法发起请求、评论的儿童和成人，通过学习能够主动发起沟通交流。人们最初通过鼓励学习者给沟通伙伴一些东西（图片、符号）来完成沟通交流。因此，通过使用 PECS，学习者能引起沟通伙伴的注意以提出请求。经过对 PECS 的六个阶段的学习，学习者可以从简单的交流开始，通过不断增加自发性，逐渐发展到排序词语和造句。整个学习过程都不使用提示。在 Bondy 和 Frost（2001）对 85 名儿童（5 岁或以下）进行的研究中，超过 95% 的儿童能够至少交换两张图片，而 76% 的儿童可以在借助 PECS 或脱离 PECS 的情况下开始使用口语。在其他小样本的研究中，PECS 在改善口语、快速掌握 PECS 系统、减少情绪行为问题方面都有积极的效果（Helsinger，2001；Schwartz，2001）。最近的实证研究表明 PECS 在装置掌握速度和改善普通沟通能力方面有正向作用（Magiati & Howlin，2003）。

（一）创伤性脑损伤

TBI 可导致言语丧失，并经常导致肢体、认知和语言障碍（Beukelman et al.，2007）。动作障碍在 TBI 中往往很严重，其后遗症包括认知（思维、记忆和推理）、感觉处理（视觉、听觉、触觉、味觉和嗅觉）、沟通（表达和理解）、行为或心理健康（抑郁、焦虑、人格障碍、攻击性、冲动和反社会）等问题。这些因素经常妨碍功能，并往往以非常微妙的方式长期妨碍该类人的沟通能力和其他能力，限制其使用 AAC（Carlisle Ladtkow & Culp，1992）。但言语远期恢复情况可能复杂多变，因此许多人在损伤后还是从立即用支持功能性沟通的 AAC 干预。

Frager，Hux 和 Beukelman（2005）发现，一组交流合作伙伴与 AAC 协助者的持续支持有助于成功，高技术设备比低技术装置更受青睐，TBI 患者在言语康复时一般会暂时使用低技术装置。Beukelman 等人（2007）对持续性创伤性脑损伤患者的 AAC 使用进行了研究。在该研究中，TBI 患者通常都会接受 AAC，没有一个参与者在选择适配低技术或高技术 AAC 之后拒绝 AAC。如果有人拒绝使用 AAC 或放弃 AAC 技术通常反映了协助者的失败（缺乏软技术；见第一章），而不是对这项技术的拒绝（框 16-2）。这项研究的参与者采用了逐字母拼写的策略，在组织信息或利用其他信息制定策略方面的认知能力受限是其主要的干扰。Beukelman 等人（2005）尝试教几位能用 AAC 进行拼写的 TBI 患者学习组织语句或用词汇检索。一些人能在干预环境中学会编码和词汇预测策略，但无人能将这些策略用于日常沟通，认为它"太过麻烦"（见案例研究 16-2）。

框 16-2　AAC 和 TBI。

这些研究告诉了我们什么：

- 68% 的患者被建议利用高技术 AAC 装置。
- 94% 的患者和其监护人同意使用 AAC。
- 3 年后，81% 的患者一直使用 AAC 技术，6% 的患者因为经济原因未使用 AAC，12% 的患者因为没有适当的 AAC 协助者的支持而未能持续使用 AAC。
- 87% 的人使用逐字拼写，13% 使用符号和图片。
- 32% 的人被建议使用低技术 AAC。
- 100% 接受建议。
- 3 年后，63% 的人在部分或全部时间继续使用低技术 AAC 策略。
- 37% 不再使用 AAC，因为他们已重新发展出可满足其沟通需求的自然语言。

（二）失语症

脑血管意外（cerebrovascular accidents，CVA）患者通常有我们统称之为**失语症的语言障碍**。此类

脑卒中后使用 AAC

　　Eileen 是一名 62 岁的女性，她患有脑干卒中，现在日常生活需要得到最大程度的协助。表 16-1 显示了 Eileen 的无辅助沟通方式，包括单独的词、面部表情、是或否的回答以及发声的变化。她还有两个 AAC 装置。第一个是文字沟通板，通过眼睛注视来指示她的需要和选择（图 16-1B）。所有这些做法都有局限性。无辅助系统需要同伴的大量解释，眼睛注视设备速度很慢，因为它依赖同伴的拼写和解释。Eileen 的电子 AAC 装置部分克服了这些限制，她通过头部运动使用固定在她头部一侧的头带上的光指针来进行选择（图 16-1C）。这个设备存储有词汇库，所以她可以使用很多词汇和短语，而且，它还可以提供合成的语音输出。这些功能使得 Eileen 能与更多的人交谈，并使得交流对其沟通伙伴来说也更容易。这些设备都有助于她增加交流互动的次数并提高其质量。

障碍者的一个长期问题是词汇检索或单词搜寻困难。一些与 AAC 相关的方法有助于失语症的康复（Jacobs et al., 2004）。例如，能回忆起首字母并从列表中识别出所期望词汇的人可以使用词汇预测装置或软件。使用者键入第一个字母，然后装置给出预测的几个字词，以供选择。Colby 等人（1981）开发了一种微型计算机驱动的设备，它使用了专门为失语症患者设计的数据库，其中包含词汇、每个词汇的使用频率和词汇的特征。其特点是包括与所需词汇"搭配"的单词。这可能是语音相近、语义（含义）相关、同一类别（如一种家具或水果）以及初始、中间和结束的字。每一种方法都被证明对某些类型的失语症患者有效。当 AAC 应用于失语症康复时，必须考虑许多因素。一些重度失语症患者可以通过手势和替代符号系统来学习，以增强他们的言语和沟通能力（Jacobs et al., 2004）。然而，尽管失语症患者能使用图形符号，但是很多人发现难以将其用于社交或广泛应用。

Lingraphica™（语图）是专为失语症患者设计的一种商用装置，它通过语义类别（例如，地点、食物和衣服）组织符号，并且包括合成语音输出和动词动画（例如，步行、给）[①]。Lingraphica 提供称为图标（小图片或动画）的图形构建块。用户可以通过光标操纵这些图标以生成信息。Lingraphica 也有应用软件，可以用来把在 Lingraphica 上选择的喜爱

的图标、短语和视频传输到 iPhone 和 iPod touch 上。移动附件可用作 AAC 装置，用于沟通或用于自我提示和鹰架理论（即，通过提示帮助生成有效语言）。

　　其他针对失语症的技术干预重点是支持特定的沟通任务，如接听电话、呼叫帮助、在餐馆或商店订购、发表演讲、祷告或进行脚本式的对话。这些系统可能是纸质系统或电子设备。

　　图像（静态图片或其他符号）包含有限的、通常会脱离语境的信息（如，一个人的照片、简单的背景），并且关于图像中人或对象的额外信息必须由失语症患者本人或沟通伙伴推测得出（Beukelman et al., 2007）。对于具有严重长期失语症的个体来说，要自发产生额外的具体详细的信息是很困难的。有一种替代性的方法是使用视觉场景显示（visual scene displays, VSD）（见图 16-2 和本章后面的讨论），视觉场景中采用个别化数码照片，这些照片以动态方式排列在动态显示装置中（这些设备将在本章后面介绍）。视觉场景中的每个元素都以它与场景中所有其他元素的自然关系和位置来描绘（McKelvey et al., 2007）。所有元素的含义和语义关联联系在一起，创设了一个完整的情境。

　　视觉情景显示使得患有严重失语症的人能够使用家庭照片与同伴进行多个主题的互动。此外，该技术的设计使得沟通伙伴能够提供相对容易地对话支持，例如用熟悉的事项来做提示。失语症患者和沟通伙伴可以共同构建视觉场景。情景化的图片与文本和语音配对输出，可以传达特定信息、提出问题、为沟通伙伴提供支持。因为动态显示的特性，用户会不断得到有关可用选择的提示，从而减少个人依赖回忆记忆的程度。纸质显示器也可以使用相同的方法。内布拉斯加大学在 http://aac.unl.edu/intervention.html 网站提供了一个模板。

五、为退行性疾病患者服务的 AAC

　　言语或语言功能会逐渐消失的退行性病症为 CCN 者和 AAC 干预提出了一系列不同的挑战。大多数情况下，因为疾病不断恶化需要提供多种 AAC 模式。退行性疾病患者的动作、感觉或认知、语言能力通常会因病情变化而变化，需要不断调整介入干预的人员和技术，以适应他们不断改变的动作和认知技能水平。

[①] http://www.aphasia.com/.

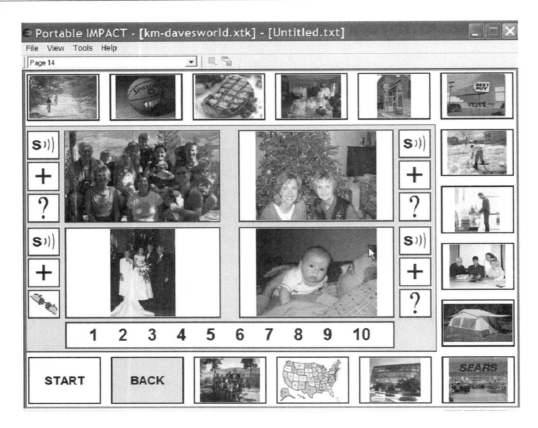

图 16-2 针对家庭外出活动和婚礼的个别化 VSD 设计。（来自 Blac-kstone S: Visual scene displays, *Augment Commun News* 16(2):1-5, 2004.）。

（一）肌萎缩侧索硬化症

肌萎缩侧索硬化（ALS）是一种运动神经元疾病，是一种在大多数情况下会影响言语的快速发展的神经肌肉疾病（参见以下 Webster 先生的案例研究）。ALS 的类型有两种：延髓或脑干 ALS 和脊髓 ALS（Beukelman & Mirenda，2013）。延髓 ALS 在影响其他运动控制之前会先影响言语和吞咽活动，患者在最初能够用手和手指移动来控制 AAC 装置。随着时间的推移他们会失去这些控制能力，需要转换为头部控制或眼睛跟踪。脊髓性 ALS 患者在言语丧失之前，最初会在四肢出现进行性肌肉无力，需要提供对书写任务的辅助。后期需要依赖 AAC 辅助沟通。

虽然 ALS 患者使用与其他人相同的 AAC 系统，但在介入过程中需要考虑其独特性。例如，一些人开始使用直接选择 AAC 系统，稍后需要扫描以继续沟通的情况并不罕见。如果最初没有预测到这种类型的转换，则对于该患者而言可能难以维持有效的互动。不同家庭应对这些长期症状的愿望和能力也不相同（Blackstone, 1998）。一些家庭倾向于提前计划并考虑未来的需求，而另一些家庭则倾向于顺其自然。一些 SGD 可以适应直接选择和各种间接选择

模式，因此通常被推荐使用。但是它们通常很重并且难以携带，因此在初期患者还能走动时可能不太适用。ALS 患者往往更倾向于使用高技术辅助与陌生人沟通（Blackstone, 1998）。无技术方式包括 20 个问题，对这些问题患者可以通过点头、眨眼或其他方式以是或否的方式回答。在表达基本需求时，手势可能对家人最有效。和陌生人而不是家人沟通时，常用到像文字沟通板这样的低技术方法。

（二）痴呆症

痴呆症是一种综合征或临床症状和体征的模式，可以通过以下方式定义：①认知能力下降对日常功能有一定的影响；②多个认知领域的损害（从总体上看）；③正常意识水平（Rabins, Lyketsos, & Steele, 2006）。痴呆症的发病率在不断增长。目前，65 岁以上的人中有 10%，85 岁及以上的人中有 47% 已被诊断患有阿尔茨海默病（McKelvey et al., 2007）。这个百分比意味着，在美国目前有约 400 万人口被诊断为痴呆症，到 2050 年这一数字将增加到 1400 万。痴呆症的一个主要特点是在沟通障碍，包括理解和表达两方面的问题。

案例研究 16-3

AAC 和退行性疾病：不断变化的需求

Webster 先生在因 ALS 失去言语能力后不久，就接受了有关 AAC 的评量。他得到一个可用右手食指直接选择的拼写设备。这个设备对他非常有用，他喜欢在家里列任务清单、安排清单，并为他的妻子和儿子制定购物清单，这让他保持了他一家之主的角色。不幸的是，Webster 先生最终失去了使用他的手指键入的能力，并被建议再次进行 AAC 评估。

根据建议，人们为他购买了新的设备。该设备通过眼球运动控制的单开关扫描。然而这个装置对 Webster 先生不太有效。在两个装置中效果差异的因素有以下几个方面：首先，在他不能使用第一个装置和得到第二个装置之间有 11 个月的时间差。这段时间家中没有有效的沟通装置可以供 Webster 先生使用，导致其更依赖家人，当我们问他为何不使用新系统时，他告诉我们，他"没什么可说的"。他在沟通中的依赖他人程度也改变了他作为一家之主的地位。新系统的设置和操作也更复杂，它需要他的妻子和服务员更多地了解这个系统，他不得不等待别人为他设置。而每个人都付出了巨大的努力。

几位作者报告了 ALS 患者对 AAC 的接受情况。在一项为期 4 年的研究中，超过 96% 的患者在被提供 AAC 选择后，同意使用 AAC（Ball, Beukelman & Patee, 2004）。影响 ALS 患者接受和成功使用 AAC 的因素有以下几个方面：首先，临床医生在开始干预时就提供关于 ALS 者的语言特征信息非常重要。在语速和可理解度之间存在关系，在每分钟约 130 个字时可理解度为 80%（Ball, Beukelman, & Patee, 2004）。语速决定了 AAC 干预介入的时间。而语速会随着 ALS 恶化而下降，当速率下降到 90% 时就需要开始评估。第二，需要持续记录语速和可理解度以及其他常规测量参数。最后，重要的是患者的家庭要一直意识到还有 AAC 干预服务的机会。可以适应疾病变化的灵活的 AAC 装置和策略也很重要。ALS 患者接受 AAC 的主要原因是他们希望在不同情况下都能继续与沟通伙伴进行互动。文献强烈支持将 AAC 的使用作为治疗 ALS 循证实践的关键组成部分。

AAC 对于痴呆症患者的干预目的是最大限度地提高其沟通和记忆功能以维持（或增加）其活动，增加社会参与，并提高他们在疾病进展期间的生活质量（McKelvey et al., 2007）。成功的 AAC 干预可以提高患者生活质量，减少痴呆症患者的家庭和专业护理人员的压力。

对于痴呆症，AAC 干预用来维持功能，补偿丧失的功能，并向患者或家庭提供关于管理痴呆症的条件和选择的建议。目前有几种通常使用的补偿支持形式。低技术的沟通卡、沟通簿、图片、图形和打印提示，都可以用来帮助患者记住暂时性的和语义性的信息。高技术辅助技术，如像计算机化的记忆辅具可提供视觉或听觉形式的信息（见第十五章）。针对痴呆症患者的 AAC 干预一般用来帮助患者本人，而不是帮助他沟通互动（McKelvey et al., 2007）。

虽然 AAC 干预在痴呆症领域相对较新，但越来越多的证据证明其有效性。对痴呆症患者使用 AAC 和认知支持技术的调查研究结果也令人鼓舞。大多数方法都涉及低技术的记忆、沟通簿，以及通常用于个人生活空间的高技术显示器。其他的辅助技术包括通过以下方法对在沟通时的行为进行修正，如减少干扰，使用简单的短句，将问题简化为回答是或否，允许痴呆症患者有反应时间，并且在不能检索到词汇的时候，提供描述词语查询等形式的词汇查找策略。

其他关于痴呆症的辅助技术干预已在第十五章讨论。案例研究 16-4 说明了 AAC 对这些主要疾病的应用。

案例研究 16-4

在成人护理中心应用的 AAC

假设您是成人日托健康项目跨学科康复团队的工作成员。该项目的参与者有不同的障碍和需求，有些参与者有沟通障碍。该中心提供护理、社会福利工作、物理治疗、言语治疗、作业治疗、各种活动和膳食。每个参与者都有个别化项目计划（Individual Program Plan, IPP）。有些人和教师或助手一起参加小组形式的艺术活动；有些人一半时间参与支持性就业，另一半时间在中心。还有一些参与者全天到在中心，他们偶尔和陪护人员一起外出到娱乐场所、商店或体育活动场所（如游泳馆）参与社区户外活动。您需要帮助解决其中四个参与者的沟通需求：

- 一名 25 岁的 TBI 患者，和室友一起住在一间带有支持性生活服务的公寓。
- 一名 40 岁的重度智力障碍男性，可行动，精细动作控制良好，与功能水平大致相同的成年人一起住在老人之家里。
- 一名 19 岁的脑瘫女孩，四肢的精细和粗大动作不良，与她的主要照护者姐姐同住。
- 一名 67 岁的女性，脑血管疾病继发失语症，寄宿于养老院。

这些人都没有功能性言语，无法被陌生人甚至他们的照护者很好地理解。

当你参加讨论参与者增强沟通需求的跨学科团队会议，准备向与会的跨学科康复团队和参与者家庭成员和/或照顾人员时进行咨询时，有哪些是一定要知道的重要事项？

第三节　情境部分

一、依赖 AAC 的有复杂沟通需求的沟通对象

沟通中经常会出现沟通对象不在眼前，不能面对面沟通的情况，比如他会窝在一个房间里、远在电话另一头或者跑到另一个大陆只能用电子邮件联络。一些对象可能只存在于想象中，比如写故事时。沟通伙伴圈（图 16-3）有助于定义依赖 AAC 的 CCN 者可能遇到的沟通伙伴的范围（Blackstone，2003a）。第一个圆圈表示个人的终身沟通伙伴，这主要是直系家庭成员。第二圈包括亲密的朋友（知己密友），一般不是家庭成员。一般的熟人如邻居、同学、同事、远亲（如阿姨和表兄妹）、公交司机和店主都包括在第三圈。第四个圆圈用于表示有偿劳动者，例如语言病理学家（speech-language pathologist，SLP）或 PT、OT、教师、教师助理或保姆。最后，第五个圆圈用于表示那些偶尔交往的陌生人，这包括不在前四个圈子的所有人。

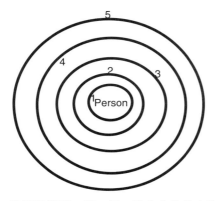

图 16-3　沟通伙伴圈。第一圈：这个人的终身沟通伙伴。第二圈：亲密朋友、亲戚。第三圈：熟人（邻居、同学、公共汽车司机、店主）。第四圈：有偿劳动者（SLP、PT、OT、教师、教师助理、保姆）。第五圈：不熟悉的合作伙伴（除前四圈外的所有人）。

从第一圈到第五圈，随着我们对沟通对象的熟悉程度的变化，与每个圈中的人沟通的模式也会变化。表 16-2 显示，当我们与第一圈到第五圈中的人沟通时，沟通所需的沟通方式也会各不相同（Blackstone & Hunt Berg，2003）。例如，手势和语音（即使其难

以理解）通常是第 1 圈和第 2 圈中的优选模式。第 2 圈还包括一些非电子的沟通板、电话和电子邮件。第 4 圈反映了与学校、工作和专业提供商合作伙伴的沟通，因此使用了多种沟通方式。第 5 圈主要依赖于各种类型的非电子沟通板和沟通簿和各种类型的语音生成器（SGD）。

虽然临床医生与 CCN 患者之间的交往仅限于短暂接触，但是由于家人与患者之间有着长期稳固的关系，因此当仁不让地成为 AAC 评估和决策团队的重要成员（Parette，Botherson，& Huer，2000）。事实上，当一个家庭成员依赖于 AAC 时，它对整个家庭都有影响（Goldbart & Marshall，2004）。父母、配偶和兄弟姐妹都需要清晰、通俗易懂的信息被客观诚实地提供。关于所推荐的 AAC 装置或策略的选择、资金、时间段和使用培训的信息特别重要（Parette，Botherson，& Huer，2000）。当然，不同家庭之间也有很大的差异，这将影响他们对家人的沟通需求和 AAC 本身的反应（Goldbart & Marshall，2004）。例如，一些父母反映，使用 AAC 与孩子沟通或帮助他人以这样的方式沟通让他们感到压力（Angelo，2000）。研究者表明，父母对于孩子的目标可能不同（Angelo，Kokoska，& Jones，1996）。母亲们将与无残疾儿童和其他 AAC 用户的社交机会、将 AAC 融入社区以及对未来需求的规划列为最优先考虑的事情。而父亲们则专注于对未来需求的规划，知道如何利用、修复和维护 SGD；将 AAC 纳入教育环境；以及通过 SGD 获取计算机访问。父母还表示，他们必须成为他们的孩子接受必要服务的强有力的拥趸（Goldbar & Marshall，2004）。

Raghavendra 等人（2012）调查了平均年龄为 14.6 岁的残疾青年目前使用互联网的模式和频率。研究发现他们使用互联网的目的不同。有些残疾青年认为，互联网是线下交往的延伸，提供了有助于加强友谊的额外联系。朋友在学习如何使用社交媒体和利用互联网时有特别重要的作用。参与者倾向于只与朋友或在学校、俱乐部认识的人联系。家庭是否有能力购买计算机和互联网服务以及父母的识字能力也是影响残疾青年利用互联网的重要因素。

表 16–2　在图 16–3 的沟通伙伴圈中的沟通伙伴和模式。

圈次	沟通伙伴	常用的 AAC 模式和技术[①]
1	终身沟通伙伴、直系亲属	面部表情、手势、声音、言语、手语
2	好朋友，知己，一般不是家人	面部表情、手势、声音、非电子的沟通板和沟通簿、电话、电子邮件
3	熟人，如邻居、同学、同事、远亲，如阿姨和表兄弟、日常商店老板或公交司机	面部表情、手势、声音、低科技和高科技 SGD、电话、电子邮件
4	有偿劳动者，如言语 – 语言病理学家、物理治疗师、作业治疗师、作业治疗师助理、物理治疗师助理、语言助理、老师、助教或保姆	面部表情、手势、声音、手语、非电子的沟通板和沟通簿、书写、低科技和高科技 SGD 、基于主流技术的 SGD
5	偶遇的陌生人等、不常见的公交司机或陌生商店老板	面部表情、手势、非电子的沟通板和沟通簿、书写、低科技和高科 技 SGD、基于主流技术的 SGD

二、对于 AAC 及其接受的态度

McCarthy 和 Light 在 2005 年回顾 13 项关于对 SGD 使用者的态度的研究。发现影响态度的几个因素包括：一般发展中的个人特征、AAC 使用者的特征以及 AAC 系统的特征。这些也是人类活动辅助技术（HAAT）模型中的社会环境的要素。对 AAC 使用者的态度因性别、残疾类型、年龄、AAC 用户的经验、沟通伙伴对其残疾和 AAC 的经验和熟悉度以及社会背景的不同而不同。态度似乎是其中许多因素相互作用的产物。

普通儿童对使用 AAC 的有残疾儿童的态度取决于他们对残疾儿童的熟悉程度和年龄，即无残疾的学生不如有残疾的学生积极，年龄较大的儿童不如年龄小的儿童积极（Beck et al., 2002）。一般来说，女孩对残疾同伴比男孩更积极（Beck & Dennis, 1996）。尽管两组儿童会话次数（说话者和伙伴之间的一次交换）几乎相同，但使用 AAC 的儿童通常通过回应进行沟通，几乎所有请求都是他们的正常发展的同伴发起的（Clarke & Kirton, 2003）。Beck 等人在 2002 年研究发现，使用 AAC 的儿童能够表达的信息越长，例如把两个字的表达换成了四个字，同伴对其态度就越积极。与第二圈关系一致，大部分的同伴之间通过幽默表情和亲昵行为互动，例如，

笑、开玩笑、逗趣儿、挠痒痒等。一般来说，同伴对 AAC 使用者的态度似乎不受所使用的 AAC 装置的类型的影响（Beck & Dennis, 1996）。然而，一项研究表明，在使用语音输出时，同伴表现出了比只使用视觉输出（在显示器上的字母）更为积极的态度（Lilienfeld & Alant, 2002）。

许多使用 AAC 的学生就读于融合教室。因此，普通教育教师（第四圈）对 AAC 的接受态度非常重要（Kent-Walsh & Light, 2003）。使用 AAC 的学生和普通同学在普通教育课程中可以在课堂活动中培养技能和积极的互动。然而，因为与同学们不同的兴趣、不平等的地位，依赖 AAC 的学生往往会遭受社会排斥。通常，同学会与老师或助教交谈，而不是直接与使用 AAC 的学生交谈。教师也会担心缺乏教学成绩。一些设备的特征（例如，语音合成）会被认为影响其他学生。影响融合教育的学校方面的阻碍，包括大班学生人数、课堂的物理布局以及学校是否倾向于实施公平的融合教育方针，而不只是注重教育需求。教师需要时间来调整自己的想法，适应有残疾学生的课堂，使利用 AAC 的学生能充分获得学校资源，并获得专家的咨询和培训。

雇主和同事也会受使用 AAC 的员工的影响（McNaughton, Light & Gulla, 2003）。对使用 AAC 的员工的而言，使用 AAC 能使他在社交互动、个人娱乐和经济收入方面受益。对雇主的好处包括对其他员工有积极影响作用、员工使用 AAC 的高质量工作表现、员工的忠诚度以及员工使用 AAC 获得的填补"难以填补的职位"的能力等。AAC 使用者的就

[①]　Blackstone SW, Hunt Berg M: Social networks: A communication inventory for individuals with complex communication needs and their communication partners: Inventory booklet, Monterey, CA: Augmentative Communication, Inc, 2003.

业挑战分为几个方面：找到与个人技能相匹配的好工作、沟通困难（例如，AAC 装置的噪声，使用免提电话）、完成办公室常规任务的困难（例如，纸张的操作，电话使用）、教育或职业技能水平太低、工作文化知识匮乏、因肢体上的困难需要其他工人帮助和财政补贴（如公司的保险费开支）。

第四节　用于 AAC 的辅助科技

我们使用各种沟通模式（例如，电话、电子邮件、计算机）与他人互动并完成我们的日常生活活动。为满足所有需求，具有复杂沟通需求的人也需要多种沟通方式和设备。

许多沟通者使用无技术的或以身体为中心的方法，如语言、手势、面部表情和声音（非言语的声音）。他们还使用低技术装置，如纸质沟通板和沟通簿，这些人通过指点或用纸笔写信息。一些 CCN 者使用高技术电子设备，包括有声图片、智能手机、具有语音输出的计算机以及专用的 AAC 语音合成设备。AAC 装置可能有很多种形式。虽然不是每个人都会用到各种方式，但很多人会使用多种方式。

一篇从成功的增强型沟通器的角度撰写的论文，提出了未来 25 年内对于 AAC 的五个重要的原则（Williams，Krezman 和 McNaughton，2008）。其中一个原则是"一个永远不够"。CCN 障碍者会需要多个设备，拥有多个沟通伙伴，发展多种沟通策略，并在各种环境中进行沟通。这些因素决定了需要有多种可用的沟通模式、设备和策略。"AAC 不应该被认为是一种创造最低程度上的近似语言的尝试，它是一个技术和策略的集合，旨在支持在广泛的社会和物理环境中的参与各种沟通活动，其中每一种活动都有其独特的挑战和需求"（Williams，Krezman，& McNaughton，2008，pp.196-197）。因此，我们至少应该有一个低技术装置作为高技术装置的备用选择。

资助机构通常会规定为个人仅提供一个语音生成设备。一些机构（例如美国的 Medicare）也限制了沟通活动的范围，例如，不能通过 SGD 上网、使用移动电话或计算机。

一般来说，资助只允许为个人和沟通伙伴提供最低限度的培训。这些限制违反了"一个永远不够"的原则，最重要的是它们妨碍了 CCN 患者像社会上其他人那样使用全部沟通选择。Williams 等人在 2008 年总结了多种沟通选择的好处：

> 开发丰富而动态的 AAC 策略和技术有很多好处。首先，获得各种沟通技巧有助于确保个人能够获得合适的工具来实现所期望的目标：我们需要 AAC 技术来支持在高中社会研究课程上发言，在体育赛事中传达表示欢乐的喧闹，在公交延迟时发送紧急消息以及在获得工作时分享好消息。（p.197）

Williams 等人提出的另一个原则是，AAC 必须适应个人生活，AAC 系统必须高度个性化并适合个人的需求（p.195）。儿童、青少年和成年人的 AAC 需求各不相同，每个人对 AAC 系统和使用策略都有其独特需求。词汇的需求和沟通发生的情况也各不相同。青少年想在嘈杂的摇滚音乐会上交流，成年人有许多沟通合作伙伴，孩子们正在发展语言能力。每一种独特的情况都对所需的 AAC 方法和装置提出了同样独特的需求。

一、利用 AAC 表达语言的方式

AAC 系统可以采用为各种使用者所理解并用于沟通的符号体系。最灵活的符号是称为传统正确拼字法的字母和单词。然而，传统拼字法的使用有赖于使用者的拼写能力和读写能力。自发的拼写要求使用者要像学校中儿童在典型的拼写考试中所要求的那样逐字母拼写出所要求的单词。这是最灵活且通用的方法，这使传统拼字法可用来描绘用户希望沟通的任何概念。六级拼写通常被认为是普通交流的最低水平。即使自发拼写能力很弱，个人也可以选择所需单词的首字母，并从 SGD 词汇自动补全功能提供的列表中找出完整的词（见第 6 章）。即使没有第一个字母，识别拼写要求个人从一个选项列表中选择正确的条目，这种选择可以在纸质沟通板上，也可以在语音生成装置（SGD）上进行，这种装置通过记忆识别的方式来对所给的单词列表或其他的已存储词汇进行选择。如果某人有大量的词汇需要识别，则用户的 AAC 词汇选择系统应具有只需要用有限的拼写填写的"载体短语"的功能。（例如，"我想喝一杯＿＿＿＿"）

在无法拼写或进行词汇识别时，可使用替代符号系统。图 16-4 给出了各种符号类型。也许最实在

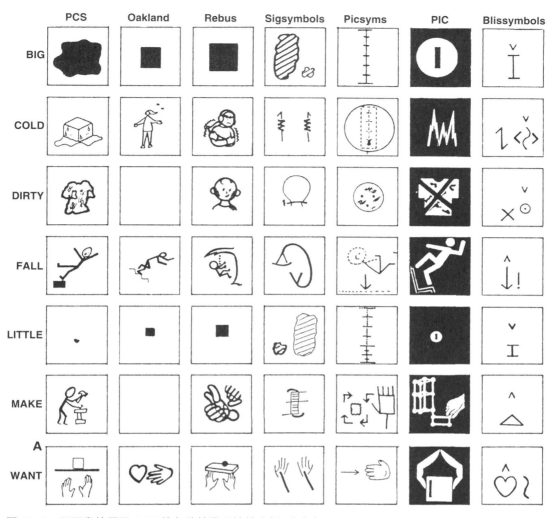

图 16–4 已开发的用于 AAC 的各种符号系统的实例。(来自 Blackstone S: *Augmentative communication*, Rockville, MD: American Speech Language Hearing Association, 1986.)。

的符号类型就是使用真实物体（全尺寸或缩微型）。然而，对于具有认知障碍的人，物体的缩微型可能难以显示物体在现实中的真实大小，因而必须注意确保用户能在两个不同大小的物体之间建立联系（Lloyd，Fuller，& Arvidson，1997）。实物和照片的缺点是许多概念（例如，好、更多、去、伤害）难以使用符号来描绘。

象形符号包括了更多的抽象概念的规定，并且在确定词汇用法方面有较多的灵活性。更灵活的符号类型是具有语法和句法的符号系统，例如，布列斯符号（Blis-symbols）。这种符号系统的性质允许包含更多的语言功能，例如由语言的构件来分类。

图 16-5 说明使用线条图、单词和照片来描绘类似的概念。可以看出，照片有时可能不如线条图明了。

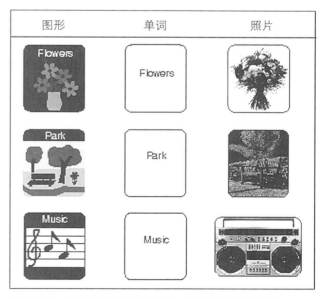

图 16–5 描述相同主题的图形、词语和照片的比较。

二、无技术 AAC 系统

手势、面部表情和肢体动作都可以用来帮助表达情绪状态、控制和维持对话以及支持信息的交流。正式的手语代码（美国印第安手语，泰德马盲聋沟通方法）及正式的人工标志系统（ASL, SEE）都是更为正式的方法。

三、低技术 AAC 装置

低技术装置指制造简单、容易获取的廉价装置。许多类型的 AAC 方法都是这种类型的。低技术方式如图 16-7 所示。图 16-7A 展示了可以通过链子戴在人脖子上的沟通卡。图 16-7B 所示为沟通簿，图 16-7C 则给出了基于字母、字、短语或图形符号的沟通板或显示器。图 16-7D 示例的沟通装置是一个专门为某项活动设计的沟通板，它被安装在门边以方便选择休闲娱乐活动。正如本章前面部分所述，其他低技术方法可能包括给房间里的物体配置符号以建立符号使用技巧，或使用微型物体作为标签及像图片兑换沟通系统（Picture Exchange System，PECS）

这样的正式系统来教授使用者提出请求。

低技术 AAC 装置有几种不同的选择方式。最常见的是通过手、手臂、脚、头指示器、眼睛注视来进行直接选择。低技术 AAC 装置还可以采用视觉场景显示方式（见下一部分）[1]。同伴辅助浏览方法也可以用于低技术装置，同伴按顺序指点装置上的项目，当指点到正确的项目时，AAC 用户给予回应。回应的方式可以是发声、眨眼、点头、抬起一个手指或任何其他方式。听觉扫描（见下一节）也可与低技术装置结合使用。

四、高技术 AAC 装置

高技术 AAC 装置是指具有电子部件的装置。图 16-7 给出了高技术 AAC 装置的示例。在第 6 章中讨论了两个大类：直接选择和扫描装置。一些功能有限的装置被称为简化技术。图 16-8C 中的光指针是用光直接选择技术的示例，它比器械型的头指针（也称头杖）有更大的选择范围且更容易使用。图

---

① 例如，http://aac.unl.edu/intervention.html.

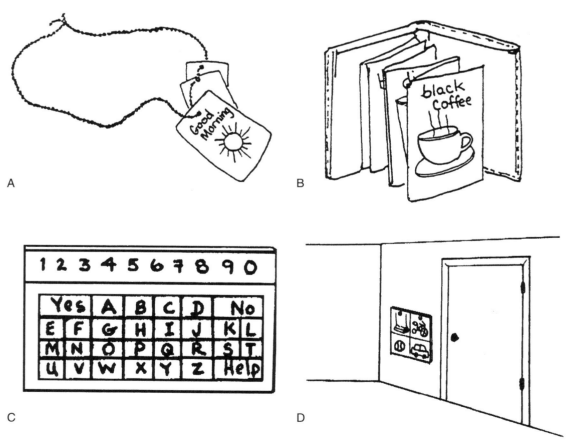

图 16-6　低技术沟通辅具。

16-7B 和 D 中的简化技术装置使用单开关在几个项目中进行扫描选择。高技术装置有多个选择并且通常提供语音输出。它们可以使用直接选择（图 16-7E）或扫描（图 16-7F）。一些 AAC 装置使用拥有特殊软件的主流技术（计算机、手机或平板电脑）。这些装置都可以使用直接选择（图 16-7G）或扫描（图 16-7H）。

装置的吸引力很重要（Williams，Krezman & McNaughton，2008）。孩子们想要看上去有趣并且不会让他们成为异类的装置。成人希望他们的装置适合学习、就业和社会活动。高科技 AAC 系统通常使用 SGD，其中一些是专门为 AAC 设计的，而其他的则基于标准计算机、手机或平板电脑。这些装置的主要特性会在本节中展开描述。

五、在一个 AAC 装置中进行选择

符号集合显示方式的许多选项是可以选择的。静态显示通常以网格或阵列方式组织。这些显示器或键盘可以包含与笔记本电脑相同的字母数字字符。它们也可能包含词汇、非字母符号或便携式装置上的小键盘。他们可能有实体键盘那样的面板，也可能是屏幕显示的选项集（selection set）。低科技 AAC 装置包括印刷符号的静态排列。

动态显示和视觉场景显示是另外两种非常适合 AAC 应用的输入装置。所有这些呈现词汇选择的不同形式都可以通过直接选择或间接选择的方式来实

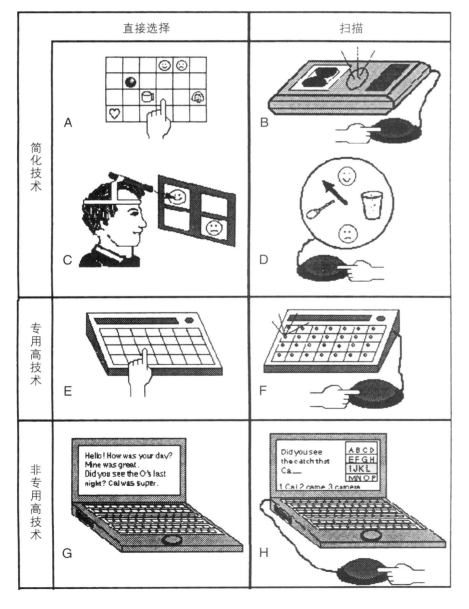

图 16-7　A. 手动沟通显示。B. 双选语音输出语音生成装置。C. 通过头戴式光源操控沟通显示。D. 钟面沟通装置。E. 直接选择 SGD。F. 扫描 SGD。G. 基于笔记本电脑的直接选择 SGD。H. 基于笔记本电脑的扫描 SGD。（来自 Glennen SL, DeCoste DC: *The handbook of augmentative and alternative communication*, 1997, San Diego, Singular Publishing.）

现（见第六章）。

人们可以通过使用类似键盘的界面来直接选择条目。通常词条被显示在触摸屏上，通过直接触摸选择它们。对于间接选择，既可以通过使用单开关或双开关扫描来进行选择（见第六章），也可以通过指点界面（鼠标、追踪球或头指针）移动屏幕上的光标在显示器上选择词汇。第七章中介绍了多种类型的输入装置或接口。

大部分选项集合由视觉符号（例如，文字、图形、图片）组成，因此有视觉障碍或其他相关肢体障碍的人可能无法扫描视觉化的符号集合。这些人可以使用声音扫描。选项通过同伴或 SGD 以听觉形式呈现，使用者从听觉提示中进行选择。在某些情况下，又会包括提示短语和所选择的听觉表达，使用者可通过耳机收听提示短语。在非电子声音扫描中，词条列表由沟通伙伴大声朗读。然后，AAC 使用者通过使用一个如发音之类的预定的信号来识别并选择词条。Kovach 和 Kenyon（1998）分析了各种听觉扫描方法，总结了这一领域的当前研究，并提出了为 AAC 使用者开发听觉扫描系统的注意事项。

（一）静态沟通显示

不随每个项目发生变动的沟通显示称为静态显示。静态显示的大小可以从几个项目（1 个到 4 个或 8 个）到 128 个或更多项目。前面第七章讨论了为个人选择最合适的配置时需要考虑的问题。由于静态显示不会变动，因此它们非常适合发展记忆动作模式，该模式可以迅速提高选择速度，从而提高沟通速度。记忆动作模式的关键是使用者的项目（符号、字母和图标）始终保持在相同的位置。因此一系列符号都会始终用相同的动作来选择。最终这种选择方法将成为自动模式。比如你试图想起一个电话号码，可能怎么也想不起来，直到你假装要去拨号打电话，才想起这个号码。数字其实还在记忆中，但它被存储为动作模式。

当符号或词汇的数量少时，静态显示会非常有效。当沟通需要输入一系列符号（例如，图标表示[1]）以生成大量的词汇时，静态显示器也很有效。静态显示也可以不存在动态显示的认知需求的情况。

（二）动态沟通显示

动态沟通显示（dynamic communication displays）在进行选择时会改变选项集合的显示方式。它们通常

---

① Prentke Romich company, http://store.prentrom.com/.

用于智能手机、平板电脑、网站和许多其他主流应用软件以及许多 SGD。在使用者进行选择后，该装置会重新格式化屏幕，以给出一组新的选项集供使用者从中选择。例如，一般选项集可以由诸如工作、家、食品、服装、问候语或类似分类组成。如果选择了其中一个分类，通过直接触摸显示屏表面或通过扫描，就可显示该类的选项。例如，从一般选项集中选择食物这一类后，就会出现各种食物方面的选项（饮料、冰淇淋、面食等）和活动。显示屏上的符号可以改变，从而可以改变使用者的可选目标。由于每个新的选项集都可以显示，因此使用者不必记住每个级别上的内容。这种方法（如图 16-8 中所示）也避免了在传统网格显示中将多个图片挤压成一个多维度方块情况。动态显示在识别选项集选项时依赖的是识别而不是重现记忆，这使得它更容易使用。一旦选择了项目，动态显示会自动进入所选的新的分支页面并将其显示。

Blackstone（1994）描述了动态显示的许多关键特征。这些装置的性质允许使用者快速改变屏幕并设置符号的大小、颜色和排列以匹配主题。动态显示减少了记忆要求，因为每次选择后，显示屏都会出现新的提示。对屏幕变化的持续警觉需要高度的视觉注意力和不断的决策。使用者还要能对有关对象的概念有持久的把握。这对有认知障碍的人来说可能具有挑战性。

（三）视觉场景显示

在通过视觉场景（VSD）显示创建的显示屏上，可以通过一些"热点"来捕获某人生活中的事件（Blackstone，2004）。热点是屏幕图片的一些区域，使用者可以通过手指、鼠标或扫描光标来进行选择。VSD 可以用来呈现普通环境或个性化环境。普通环境方面的图片涉及的地方如家庭住宅、学校教室，而个性化环境方面的图片则是关于一个特定的人所处的环境，如某人的房间、家庭郊游的场所。图片可以是有关某个事件的个人数码照片，如婚礼或生日聚会，或是像家人、朋友或老师这样重要的人物。图片还可以是更普通地描述一个区域的照片或图形表达，如儿童房间、厨房，或去马戏团这样的事情。视觉场景显示在更大的程度上为 AAC 使用者及其沟通伙伴提供了背景信息以支持其互动。显示和信息内容的丰富还可以使得沟通伙伴更积极地参与会话。表 16-3 描述了传统 AAC 显示（也称为网格）和

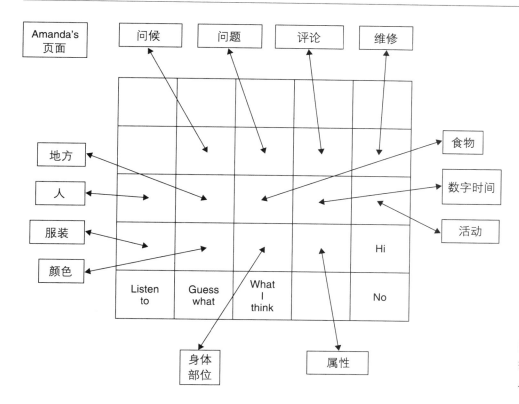

图 16-8 动态显示装置根据使用者的选择呈现出相应的改变的选项集。

表 16-3 传统网格显示和视觉场景显示的比较。

变量	传统网格显示	视觉场景显示（VSC）
表现方法	符号、传统拼字法、线条画	数码照片、线条画
个别化	有限	高
情境表现	低	高
布局	网格	全部或部分屏幕，网格
显示管理	菜单页	菜单页、导航栏
概念检索	选择网格空间，弹出窗口	热点，语音键，选择网格空间

视觉关系。在传统的网格显示中，用来表示苹果的苹果线条画可以与用来代表概念"男孩"的男孩的头部一样大，而这个男孩的头部又可能与用来代表概念"跑"的整个人一样大。

图 16-9 说明了典型的静态网格显示和 VSD 之间的差异（Blackstone，2004）。VSD 是为把会话支持变为共享活动而开发的。由于它使用了包括文本、符号和线条画以及视频和家庭图片在内的一系列信息媒体，因此它可以高度个性化（见图 16-3）（Blackstone，2004）。除了支持需求、意图和信息交换方面的沟通，VSD 还有助于建立亲密社会关系。由于 VSD 方法的动态特征，它还可以用作一个提供指令、特定信息或提示的学习环境，以帮助使用者有效沟通互动。VSD

VSD 之间的差异（Blackstone，2004）。

传统网格显示能很好地支持沟通需求、交流意图和信息。然而，这种类型的显示通常局限于符号、文本或静态图片（虽然也有一些动画用于动态显示项目），并且词汇条目也可以与情境分离，以最大化其通用性。但其个性化仍然是有限的。传统网格显示给出的是脱离情境的符号（例如，语言被呈现在框中，与其产生的情境隔离）（Light & Drager，2007）。网格显示也无法显示元素之间的概念关系或

传统网格显示　　　　视觉场景显示

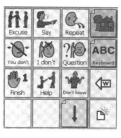 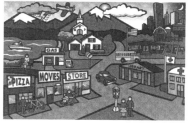

图 16-9 传统网格显示和视觉场景显示的比较。（来自 Blackstone S: Visual scene dis-plays, *Augment Commun News* 16（2）:1-5, 2004.）。

可用于具有认知障碍（如唐氏综合征）或语言障碍（如失语症、自闭症谱系障碍）的儿童。

　　2 岁半大的正常发育的幼儿在采用基于活动的示意性 VSD 布局完成生日聚会沟通任务时的表现，比采用示意或分类的网格布局要好很多（Drager，2003）。一种解释是，VSD 中提供的更有意义的情境降低了对儿童的语言需求。VSD 是围绕房间的场景组织的：客厅（孩子们来到）、厨房（吃蛋糕）、家庭娱乐室（拆礼物）和游戏室（玩游戏）。这样减少了对孩子的工作记忆的要求，因为在 VSD 中需要记忆的项目的位置信息更少。而网格是围绕活动组织的，这需要孩子进行更多的语言处理（例如，分类、记忆符号）。例如，游戏的主题可以通过儿童房间的数码照片与 VSD 中的玩具盒来说明，并作为网格上的游戏符号。点击 VSD 中与玩具盒有关的热点或在网格上的游戏要素，就可以打开这两种格式中的分支通道来获得更详细的信息。

　　Light 和 Drager（2007）也研究了显示界面的布局、组织的关键方面及其对儿童学习使用 AAC 装置的影响。与使用网格布局相比，即使显示方式没有按孩子的经历个性化，最小的孩子（2.5 岁）在使用视觉场景显示定位词汇方面最为正确。到 4 岁和 5 岁时，儿童使用视觉场景词汇显示和网格布局定位词汇具有相似的准确性层次，但他们在学习使用图标编码方面仍有很大的困难。

　　发展性障碍（1~3 岁）的儿童在他们的使用被建模后，能够使用视觉场景显示来参与社交互动（Light & Drager，2007）。孩子们在使用有视觉场景引入 AAC 技术后随即表现出显著进步。这些进步会长期维持。孩子们也学习使用其他类型的显示，包括传统的网格显示和混合显示。

　　VSD 可以激发沟通伙伴在玩耍、分享经验和讲故事时的对话。VSD 的动态性质有助于合作伙伴在这些共享活动中积极参与。

六、词语存储和检索技术

　　"充分参与社会需要在个人生活中每个阶段都有机会和能力使用各种各样的词汇"（Williams，Krezman & McNaughton，2008）。言语可以实现快速的沟通，在口语对话时速度可达到每分钟约 270 个字，在阅读朗诵时速度可达到每分钟 160~180 个字（Shipley & McAfee，2009）。对于需要使用增强沟通

装置生成无限制词汇的人，有必要采用某种形式的字母或符号选择；在许多情况下，不能说话的人使用键盘来键入他们的语句，然后由 AAC 装置合成语音输出。这会导致沟通速度比使用语音低许多。许多残疾人必须依靠单指打字来进行交谈。使用此模式，残疾人最快可能只能以每分钟 10~12 个字的速度输入。对于使用扫描的个人（见第六章），其最大速度可以低至每分钟 3~5 个字。虽然有几种增加沟通速度的方法，但是使用口语的人和 AAC 系统使用者之间的沟通还是存在巨大的速度差异，这种差异经常导致口语者支配与无口语者的对话。因此，辅助沟通装置设计的目标之一是减小这种沟通速度上的差异。许多 SGD 使用第六章中讨论的方法（缩写扩展、词汇预测、词汇完成）来增加输入速度。此外，也有专门用于 SGD 的词汇存储和检索方法。

　　即时短语是指经常用于问候、会话修复（例如，"我不是这个意思"）或类似行为的短语。这些通常作为单个按键项目包括在"活动行"或扫描矩阵的列中，一般位于扫描的开始。这些短语也可以作为基础话语，就像在会话里占有一席之地的短语一样，例如，请等我提问（或回答）。

　　基于词、句子和短语含义的编码也称为语义编码或 Minspeak®（Baker，1982）。这种方法使用具有多个含义的形象化图形表示作为代码，使回忆更容易。例如，当一个苹果的图片表示"食物"，日出表示"早晨"时，那么选择"苹果"和"日出"则表示"早晨的食物是什么"。图标可以具有多重含义。例如，苹果符号可以表示"吃"或"红色"或"水果"的含义，而不是食物。Baker（1986）还开发了一种基于使用句法标签和图标相结合的方法。例如，当与标记为"动词"的键组合时，苹果图标含义变为"吃"，当与名词键组合时含义又变为"食物"。

　　随着练习，这些图标序列可以发展为在更自动的潜意识层次生成的动作模式。这导致了一种依托于动作规划和学习符号的自然结果的方法。"儿童用通过动作规划习得语言（Language Acquisition through Motor Planning, LAMP）方法学习在不先学符号或符号与词的联系的情况下说出目标词。"（Hallorn & Emerson，2010，p.13）。

　　Unity 是一个包括在 Prentke Romich 公司（Wooster, Ohio, www.prentrom.com）AAC 装置中的 Minspeak 系列应用软件。它包含有 4、8、15、32、45、84 和

128 个图标位置的覆盖板面，这些覆盖在使用者所需的定向分辨率上有所不同。在覆盖板面中图标的排序与其在键盘上的位置要尽可能保持一致，以发展动作技能，同时发展语言利用能力。Unity 的版本从几百个词到超过 4000 个词不等，旨在涵盖沟通中常用的大多数核心词汇。

在存储了大量句子、词语和短语后，图标序列的记忆可能变得困难。图标预测（Icon prediction）功能首先点亮每一个与表示图标序列起始位置的符号有关的指示符。当其中一个图标被选中时，那些作为序列部分的图标才会从第一个选定的图标开始亮起或闪烁。这将一直持续到一个完整的图标序列被选择。该功能可以帮助回忆并提高选择速度，因为装置限制了每次选择时必须进行视觉扫描的图标数量。

Williams（1991）是一位数字化的缩略语扩展和基于词汇的 Minspeak 的熟练用户，他描述了这种方法的几个优点。与基于句子的 Minspeak 相比，他说他（和我们大多数人）以单词或短语的而不是句子方式思考。这使得基于单词的装置更容易使用。第二，他指出，在他已经掌握的三种编码方法（每种方法都经过数百小时的练习）中，基于词的 Minspeak 比其他方式有绝对优势（p.133）。他认为主要原因是在使用时单词更容易回忆，并且大量词汇可以使用图标而不是任意的代码。Williams 还指出，精通这种装置需要大量的练习和努力，而这必须通过有计划的培训才能做到。Williams 还指出，许多有认知能力但肢体受限的 CCN 成人在开始使用图形编码时，最初都很不情愿。

七、用于语言发展的词汇程序

Gateway（Dynavox Systems, Inc, Pittsburgh, PA,http：//www.dynavoxtech.com/）系列是一种基于正常儿童语言发展开发的词汇组织的方式。Gateway 的层次由选项集中元素的数量（12~75）决定。这些用于 6 个具有 12~24 个月的语言发展起始水平的不同目标用户群，并逐步发展为针对轻度、中度认知残疾儿童或成人的两种模式，即用于认知、语言发展正常但肢体受限的儿童、青少年、成人的词汇阵列和用于有良好的句法技巧的强化沟通者的高端词汇阵列。在较大词汇阵列中可以使用带有常用条目（字、短语或句子）的弹出式菜单。

WordPower（Inman Innovations，可以在多个商用 AAC 装置上使用）组合了 100 个约占口语交流词汇的 50% 的核心词汇。它包括大约 100 个单击击键单词，数百个两次或三次击键单词，一个有 30000 个预测词汇的核心词典、自动语法结尾（-ed，-ing，-s）以及一个用于拼写的普通键盘。对于受过教育的用户来说，这种方法是直观的，并且沟通效率很高。有直接和间接（扫描）版本可用。Picture WordPower 用标志符号进行词汇提示。该程序也可使用同样的基本核心词汇。

八、基于会话的词汇存储与检索技术

TALK（Todman，2000）基于典型对话的视角：人物（我、你），询问（在哪里、什么、如何、谁、何时、为什么）和时间（现在、过去、未来）。图 16-13 显示了一个选择人物、地点、时间为视角的典型 TALK 沟通板。并由此可以导致显示一个可通过开关选项来选择并发出语音的特定短语集合。

屏幕右侧还有一组注释、修复短语，顶部则有一个与 CHAT 沟通板类似的会话部分。屏幕底部有一个区域用于逐字母文本输入。使用 TALK 以及类似的装置时，AAC 使用者的谈话速度为每分钟 30~60 字。有一个版本的 TALK 可以结合 Speaking Dynamically Pro.[①] 一起使用。当沟通经验有限的个体开始使用类似 TALK 的系统时，必须为其提供面向沟通的专门培训。

框架沟通器（*Frame Talker*）（Higginbotham et al.，2005）是一种 AAC，它可以采用自然语言选择，通过图解方式来说明沟通事件的情境结构。沟通事件的情境结构由一个沟通框架表示。该装置可以用语义和有关的功能来表达会话。沟通框架由面板组件、话语生成部分以及词汇区、主题区和框架层次结构等部分组成。该沟通框架可以被视为基于话语的增强沟通装置，旨在使具有 CCN 的人能够快速有效地沟通。沟通面板的内部结构由面板组件和话语生成部分组成。组件面板被专门用来在包含话语结构的更大框架中（如疼痛的"严重性"与"原因"）确定典型的子话语或区分不同情境部分。潜在的大量的不同话语可以通过每个话语结构及其相关词汇字段（即，语义相关的词汇组）结合生成。主题区由

---

① Mayer Johnson, Solana Beach, CA, www.mayer-johnson. com.

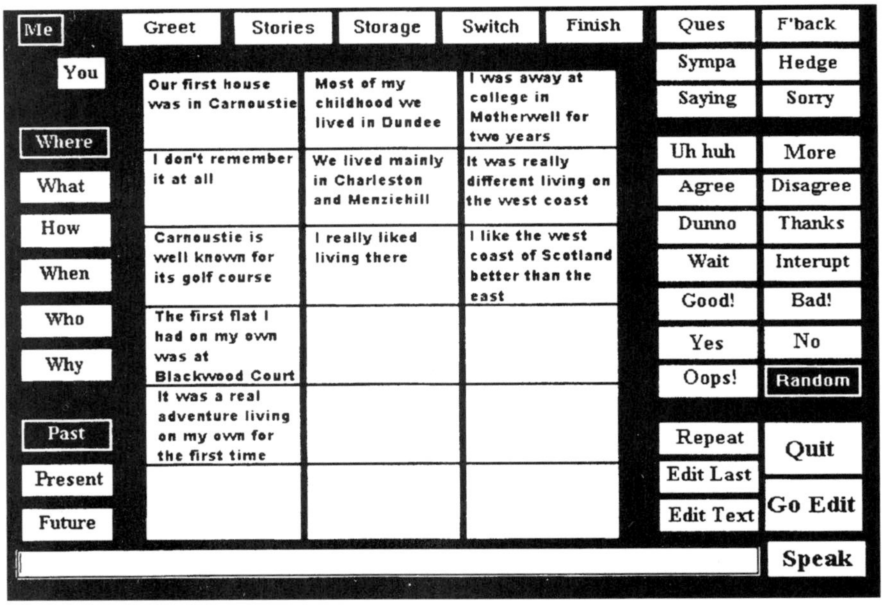

Me	Greet	Stories	Storage	Switch	Finish	Ques	F'back
You	Our first house was in Carnoustie	Most of my childhood we lived in Dundee	I was away at college in Motherwell for two years			Sympa	Hedge
						Saying	Sorry
Where	I don't remember it at all	We lived mainly in Charleston and Menziehill	It was really different living on the west coast			Uh huh	More
What						Agree	Disagree
How	Carnoustie is well known for its golf course	I really liked living there	I like the west coast of Scotland better than the east			Dunno	Thanks
When						Wait	Interupt
Who	The first flat I had on my own was at Blackwood Court					Good!	Bad!
Why						Yes	No
	It was a real adventure living on my own for the first time					Oops!	Random
Past						Repeat	Quit
Present						Edit Last	
Future						Edit Text	Go Edit
							Speak

图 16–10　TALK 沟通板。（由 Mayer-Johnson. 提供）。

一连串的个别化的内容相近的普通主题的沟通框架组成。

九、AAC 系统输出

SGD 或其他 AAC 装置可以产生各种沟通输出。由于 AAC 通常涉及对话，其电子装置通常会将语音作为一种输出。打印输出是重要的书面沟通方式。通常，AAC 装置还具有控制装置或连接到计算机、手机或互联网等其他沟通装置上的输出。另外，AAC 装置可用于控制电动轮椅。本节会讨论这些不同的输出。

语音输出

SGD 中的语音输出使用的两种主要类型是数字化语音和合成语音。这些都在第六章中有所描述。语音输出让 AAC 用户能与无法阅读的伙伴（例如，儿童或认知障碍人士）进行交流。它也是唯一可以方便地用于群体说话（包括在课堂讨论中使用）或通过电话说话的输出类型（除非装置的使用者和合作伙伴都有特殊的 TTY 装置；参见第十四章）。

最后，语音合成的有效性是指听众对语音的可理解程度。虽然个人偏好在这一点上会有影响，但是有各种对语音合成器的可理解性的客观评价方法。使用环境也是影响可理解性的一个因素。大多数可理解性研究是在非常受控和无噪声的条件下进行的。在使用语音输出沟通装置时，并不存在这种高度受控的环境。研究在真实环境中可理解性程度降低的一种方法是通过增加混响来模拟更自然的条件

（Venkatagiri，2004）。

在添加混响以模拟大房间或演讲厅时，人类语音的可理解性仅略有下降。而在相同的条件下，合成语音可理解性则降低了 28%。这些测试都是在没有语言和 AAC 用户的合作伙伴可以获得的沟通语境提示的情况下进行的。

Drager，Reichle 和 Pinkoski（2010）对儿童作为听众时的合成语音的可理解性和听众理解力范围研究进行了认真综述。如果儿童使用的 SGD 的合成语音对于他们的同伴是可理解的，则它可能支持更多的自然互动。这些互动可以增强社会关系。还有证据表明，合成语音可以帮助孩子学习使用 AAC 系统和符号来进行沟通。此外，如果儿童在自然语言教学中使用合成语言，他们可能会更大程度的发展口语理解能力。一些关于儿童的研究结果表明，合成语音的词汇的可理解性与自然语言相比有明显的差异。3 岁儿童与 4、5 岁儿童之间的可理解性评分存在统计学上的显著差异，而 4 岁和 5 岁的孩子在合成和数字化语音的词句的可理解性评分上的区别不大。合成语音信号的可理解性低于自然语音。对合成语音的可理解性低于成人。

十、书面输出

书面输出需要打印机。大多数情况下，具有复杂沟通需求的人需要使用计算机的文字处理程序和打印机来生成书面输出。AAC 装置可以连接到计算机（参见第八章），这使得存储的词汇以及诸如间接

选择这样的其他功能可以被使用者使用。有时，使用者可以直接使用带有一些内置辅助功能的计算机（第八章中的表 8-2）。一些 SGD 可以通过 USB 端口或 Wi-Fi 连接打印机。

十一、用来控制辅助科技的输出

专门的辅助技术，如 EADL（如第十二章所述的远程控制的灯、电视、其他电器）和电动轮椅（第十章讨论）也常用于 CCN 者。许多 SGD 提供 EADL 的功能或通过无线远程连接与它们进行接口。将 CCN 者与其他信息社会联系起来的真正作用在于让他们获得主流技术。除了利用 EADL 之外，SGD 可以连接到电子游戏，如游戏平台 Wii 和其他的电子装置。与外部装置无线连接的最常见的类型是采用红外线或蓝牙信号。红外信号通常用于电器或玩具。家用电器的蓝牙控制正在增加，这是与手机、计算机和其他主流应用软件最常见的无线连接。越来越多的 SGD 具有内置的红外输出，特别是那些基于标准计算机的 SGD，还具有蓝牙信号。

十二、对主流技术的利用

AAC 对当今主流技术的利用从专注于人际沟通扩大到通过万维网利用信息和服务（Shane et al., 2012，p.3）。表 16-4 列出了已经可以通过主流技术利用的各种沟通功能和环境（Shane et al., 2012）。重点已经从面对面沟通的技术转变成支持 CCN 人群进行全球性沟通选择的广泛技术。

为残疾人在主流技术上开发的功能（例如，词汇完成、词汇预测、语音识别、缩写扩展）对于公众也是有用的。这将进一步增加这些技术对 CCN 者的可用性。手机内置的数码摄影对 CCN 者也有功能性的作用。除了主要用途（如，用于记录家庭活动、商业或学校的照片）之外，相机可以用作描绘词汇表的附加 AAC 选项，减少了传达消息所需的描述性信息。

就像第十五章所讨论的，对于有认知障碍的个人，云可以用作 CCN 者的资源。一方面，他们的用户配置文件以及用于文字语音转换或词汇存储的程序都可以存储在云服务器上。使用简单的技术，如支持蓝牙功能的键盘或自己的 SGD，他们可以使用与其技能和能力匹配的功能来利用这些服务和数据。另一方面，人们也可以使用较旧的计算机或平板电

表 16-4	沟通功能与环境。
功能	一些实例
1. 人际沟通	面对面 – 言语 / 文本 / 符号生成装置 面对面 – 文本 / 符号 – 非电子沟通显示 面对面 – 视频聊天 电话服务 – 电话、手机、智能手机社会媒体 – 书面（电子邮件、短信、推特、聊天工具）
2. 信息	搜索引擎 / 知识查询 / 新闻搜索（Google/Ask/Yahoo） 新闻天气网站
3. 在线服务	在线银行业务（转账、账单支付）
4. 娱乐	在线购物（无限制的消费产品）
5. 教育	跟踪（例如，订单） 数字图书、杂志、报纸、个人媒体、图书馆视频、音乐、游戏 在线课程、远程教育 / 电子图书、课程变动
6. 就业	远程办公家庭、工作场地、移动工作站
7. 健康与安全	远程医疗 E–911 患者提供商通信设施
8. 工具	电话 地址本 全球定位和地图 计算器 时钟，定时器和提醒 字典
9. 公共服务与设施	在线验票领取登机卡 银行（ATM） 建立小键盘 公共刷卡扫描仪（如，公共交通）

脑作为接口来访问作为主机或 AAC 的云资源，以执行如表 16-4（Shane et al., 2012）显示的那些功能。没有个人电脑的人可以使用学校、社区中心、图书馆或网吧的电脑。

十三、利用互联网

互联网是指连接在一起并使用一种共享信息的通用做法 [互联网协议（Internet Protocol，IP）] 的所有数据网络。Web 是指利用具有超文本传输协议

（hypertext transfer protocol，HTTP）的互联网可以利用的页面和服务的集合（Shane et al.，2012）。互联网和 Web 提供了来自计算机桌面的重要资源。电子邮件的使用使得世界各地的人随时都可以进行快速、简单、低成本的沟通。许多残疾人使用邮件与朋友、商业伙伴和组织进行交流（案例研究 16-5）。许多 CCN 者用他们的 SGD 上网。所有存储的词汇或特殊上网方法都可以在线使用。一些 SGD 拥有用于便携式计算机的 AAC 软件，这种软件可能具有互联网工作站的功能①。互联网还通过公司、组织和个人的网站提供信息利用入口。通过利用这些信息，AAC 使用者可以了解新技术、独立开展业务、开展学术追踪研究、预订机票等许多活动。上网提供了许多阅读和书写的机会，这对 AAC 使用者的读写识字技能有积极作用（Blackstone，2003c）。坦普尔大学为依靠 AAC 的人提供了辅导计划②。该课程包括两周的现场强化培训和一年的网上后续课程。该计划的毕业生可以指导参加该计划的新学生。

电子邮件允许写作以较慢的速度进行，因为收件人要晚些时候才会读取它（Blackstone，2003c）。电子邮件还可让 AAC 使用者在没有其他人在场的情况下与另一个人进行交流。AAC 使用者表示他们喜欢这样建立关系，因为自己的残疾不会立即显现，其他人首先只是把自己作为一个正常人看待，然后才了解到残疾。

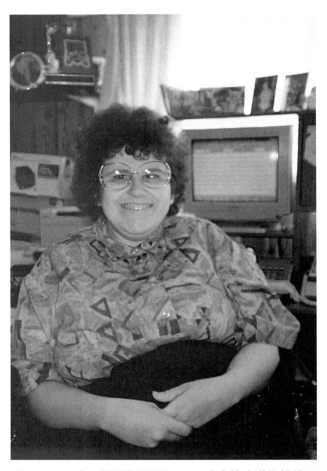

图 16-11　对互联网的利用为 Heidi 追求博士学位提供了所需的工具。她通过电子邮件联系她的教授和学生，通过互联网进行文献搜索，并参与网络课程和讨论组。所有这一切都是通过她在面对面的对话中用作 AAC 装置的同一台笔记本电脑完成的。

案列研究 16-5

在高等教育中的 AAC

Heidi（图 16-14）是一所大学的在读英语博士生。她患有脑瘫，这限制了她的发言能力和手写能力。她使用电脑完成写作作业，还完成了两个剧本，其中一份为硕士学位论文，还有一本为脑瘫青少年写的书。她用她的笔记本电脑和语音合成器进行交谈，并用文字处理器进行写作。她还使用电子邮件与博士论文顾问、同事、学生和朋友进行沟通。该技术使她不用电话就能与人们保持联系，而这对她的 AAC 装置来说很困难。她的计算机系统使她有多种沟通方式，同时也为她能长时间在家工作提供了机会，避免了特殊交通安排的麻烦。电子邮件这一联系方式也能防止她在家中被隔离。

通过使用社交媒体（如 Facebook，Twitter），人们不仅可以从网络获取信息，而且还可以实时上传和交换信息，同时与更多的人沟通。常人使用智能手机可以更容易地互动和获取信息。然而由于输入和显示的尺寸较小，对于 CCN 者，智能手机的使用并不容易。Skype 和其他会议软件还可以帮助残疾人与家人和朋友联系。讨论组，也称论坛，由一群具有共同兴趣的个人组成，它更像公告板，也提供丰富的信息来源和友好的互动。由坦普尔大学主办的 ACOLUG③ 是一个受欢迎的 AAC 讨论组。

十四、手机

CCN 者在使用手机时面临的肢体、认知和语言

---

① Medicare funding in the United States requires that these functions be locked and unavailable.

② http://disabilities.temple.edu/programs/aac/aces/.

③ http://aac-rerc.psu.edu/index.php/projects/show/id/18.

方面的困难与低视力者或盲人的情况相似（见第十三章）。第二章描述的手机技术的以下四个方面的变化将促进其使用：①处理信息的能力得到增强；②所需内容下载到手机变得更容易；③可以无线连接到全球的网络；④由于这些功能将被内置到标准手机，对残疾人来说成本低，经济上可行（Fruchterman, 2003）。就像现在的个人电脑一样，从专有软件到开源方法的转变，使得适用于各种任务的软件品种得到极大的丰富，这些任务包括文字转语音输出、语音识别以及用于特定活动或任务的个性化的可下载用户文件夹等。例如，用于文本信息的专门存储词汇、词汇预测/词汇补全软件以及关键词索引可放在互联网上，并根据需要下载。

很多针对残疾人开发的功能（例如，词汇完成、预测、语音识别、缩写扩展）目前已经嵌入到手机和通用计算机中（见表2-1），由于手机的大量生产，现在CCN者可以低成本获得这些特殊的功能。除了主流用途（例如，用来记录家庭活动、商业或学校的摄影）之外，照相机的功能也可用来开发自定义沟通显示。例如，图片可以整合到视觉场景显示中，这时照相机便成了输入装置。图片也可以用作无法读写的人的词汇要素，或用来强化幼儿或其他读写能力有限者的语句生成能力，减少传递消息所需的描述性信息。

十五、商业化语音生成装置的配置

在第二章（图2-6）中，我们描述了可以用来开发辅助技术的多种方式。AAC装置或SGD可以基于主流技术，基于标准计算机的软件，或者作为移动电话或平板电脑的应用软件开发。我们将在本节中描述这三类装置的实现方法。

（一）专用语音生成装置

为了描述当前的SGD，我们创建了七类主要的商用装置，如表16-5所示。这些类别反映了AAC装置特征的不同分组及美国SGD医疗保险报销的资金代码和类别（Blackstone, 2001）。表16-5还包括AAC装置的配件和安装装置。根据最基本的特征，我们选择了几个情况各有不同的大类。表16-5显示了适合不同人群的装置的规格。在每个类别中，仍然有很多时候需要在对技能和需求进行全面评估的基础上做出决策。表16-6给出了具有可提供最新消息的网站链接的AAC装置制造商的部分列表。

表16-5中的第一类，简单的扫描仪通过单个开关进行一般操作，有些可以进行双开关扫描，也有些扫描仪允许用四个开关或五个开关定向扫描。该类装置的区别在于用光来指明输出的选项、词汇非常有限（32项或更少）、不能提升速度或没有内置词表以及其标准配置通常没有语音输出。

简单语音输出装置由录制的数字语音的长度来进一步区分。它们为低龄儿童或语言能力受限的人提供词汇有限、简单易用的输出。一般来说，它们都采用直接选择，但也有一些允许扫描。该类中速度提升从无到有、从级别到简单代码或关键序列不等。词汇存储速度变化可以为几秒到几分钟。

仅采用写入和直接选择的这类装置的主要特征是尺寸小并侧重于支持写入的功能。有些可能有内置打印机。有些装置提供将文件直接传输给桌面计算机的功能，有些还具有速度提升（通常指缩写扩展、即时短语或词汇补全）功能。

仅提供拼写的SGD装置的主要特征在于它们依赖于拼写来形成语句。它们的尺寸通常较小，并通过键盘或触摸屏直接选择。

表16-5的最后两类代表了当前可用装置的最高复杂程度。它们包含第6章讨论的所有提升速度的方法。具有速度提升功能的多重选择方法类中的装置基于专门用于AAC的SGD硬件。最后一类的装置是可以在通用计算机（如笔记本电脑、平板电脑或PDA）上运行的应用软件。词汇存储量从几百个词汇量到数千个词汇量不等。该类中大部分装置可以使用USB、Wi-Fi或蓝牙连接与其他装置（如电脑，第八章；电动轮椅，第十章；EADL，第十二章）和外设（如打印机）互动。这两类设置可以满足各种消费者需求，从不能拼写的年幼的孩子，到能充分利用复杂提升速度技术的量子物理学家。在某些情况下，相同的装置也可以满足广泛的需求，因为可以定制软件和存储词汇。在其他情况下，装置相对没有这么灵活。

最后两类的装置在控制接口和选择方法上提供了极大的灵活性。几种直接选择类型可以用标准尺寸以及扩展或收缩键盘作为控制接口。这两个类别中的几个装置可以使用单开关或四开关或五开关定向进行扫描。有些还提供了一键式和双开关莫尔斯码，有些则通过头指针提供直接选择。为了通过头指针进行直接选择，一些装置采用了连接到头部

表 16-5 商业化 AAC 系统的常见特征分类。

类别	语音输出	语句类型 **	语句形成技术	实现方法
简单扫描仪	不适用	预存	不适用	1、2、4 或 5 个开关扫描
简单的语音输出（8 分钟或更少）SCD,KO541**	数字化	仅预存包含的词汇	不适用	扫描或直接选择，多种方法
简单的语音输出（多于 8 分钟）SCD,KO542**	数字化	仅预存包含的词汇	最小化速度和词汇扩展	扫描或直接选择，多种方法
直接选择，仅手写	无语音输出	生成语句	拼写和提升速度	直接选择
仅有拼写 SGD,K0543**	综合的	生成语句	拼写	直接选择
具有速度提升功能的多选择方法 SGD, K0544**	综合的	生成语句	拼写和提升速度	各种选择方法和控制接口
具有速度提升功能的基于软件的多选择方法，SGD，使用标准的电脑硬件作为操作系统，K0545**	综合的	生成语句	拼写和提升速度	各种选择方法和控制接口
支架 SGD, K0546**	不适用	不适用	不适用	不适用
附件，SGD K0547**	不适用	不适用	不适用	不适用

**Medicare Billing Codes

的光指示器或传感器，而另一些装置使用仅需要附加有反射点的反射系统。一些光指示器也可以握在手中。

这些装置提供的灵活性在治疗像 ALS 这类的退行性疾病方面特别有用。最初患者可以用手直接选择。随着这种能力的丧失，可变为通过头部控制的直接选择。然而，由于装置没有改变，装置的存储词汇、速度增强策略和操作特性保持不变。如果头控制的直接选择不可行，则可以使用扫描或莫尔斯码。其次，装置没有改变，词汇、速度增强和操作功能保持不变。这比在疾病的每个阶段学习一个新的装置是一个很大的优势。

（二）作为语音生成装置的移动技术

CCN 者可以根据需要从互联网下载应用软件（这通常称为"app"）。许多有用的应用软件都适用于采用 Android[①] 操作系统和 Apple iOS[②] 的智能手机。许多应用软件的功能就像全功能 SGD 一样。这些主流技术的可用性将导致硬件和软件变得越来越便宜，替代性方法越来越容易获取，以及更多的利用

---

① For Android examples, see http://www.appszoom.com/android_applications/ augmentative%20communication.

② For iPhone, IPod Touch, and iPad apps, see http://store.apple.com/us.

表 16-6 主要 AAC 装置制造商。

公司	网站
AbleNet	www.ablenetinc.com/
Adaptivation, Inc.	www.adaptivation.com
Alexicom Tech	www.alexicomtech.com
Attainment Company	www.attainmentcompany.com
Augmentative Resources	www.augresources.com
CaDan Computers dba Technology for Education	www.tfeinc.com
DynaVox Mayer–Johnson	www.dynavoxsys.com
FRS Custom Solutions	www.frs-solutions.com
Jabbla	www.jabbla.com
LC Technologies	www.eyegaze.com
Possum, LTD	www.possum.co.uk
Prentke Romich Company	www.prentrom.com
Saltillo Corporation	www.saltillo.com
Sensory Software	www.sensorysoftware.com/
Therapy Box	www.tboxapps.com
Zygo Industries, Inc.	http://zygo-usa.com/

标准化的应用软件的机会（Higginbotham & Jacobs，2011; McNaughton & Light，2013）。这些功能包括文字转语音、语音个性化、按类别组织的超过 7000 个条目的内置默认词汇表以及各种符号系统的可用性。

其成本不到专门的 SGD 的 10%。但是，使用者必须在肢体和视觉上能够使用智能手机或平板电脑。利用移动技术需要有高度协调的精细动作（例如，按压、从左划到右、触碰），需要有较高的动作、认知和感知觉技能（McNaughton & Light，2013）。对于数量众多的 SGD 应用软件，一些人可能使用这个软件非常适合，而另一些人可能选择其他程序会更加成功。AAC 应用软件的数量正在迅速增长，适用于残疾人的应用也越来越多。

Dolic，Pibernik 和 Bota（2012）将专用 SGD 的技术特性和功能与主流平板电脑装置进行了比较。正如我们所讨论的，大多数专用 SGD 和主流技术之间的主要差异是可以使用多种沟通功能（如表 16-4 所示）以及可以增强利用和功能的电子工具（例如，加速器、GPS 跟踪、摄像机）。主流移动技术装置通常比专用 SGD 小。它们还包括各种主流智能手机的功能，如发短信、上网及 GPS 导航（McNaughton & Light，2013）。对于使用 AAC 的儿童或青少年来说，使用专用 SGD 会显得与众不同，可能会因使他人注意到自己的残疾而遭受歧视。相反，使用 iPad 与 AAC 应用软件则意味着"我很酷，我有最新的技术"（McNaughton & Light，2013; Alliano et al., 2012）。

专用 SGD 通常采用自定义的计算机系统和软件，因此无法像主流移动技术一样，通过安装更广泛的应用软件来扩展装置的功能。专用 SGD 通常比主流装置更大、更重。它们可能比主流平板电脑贵 15 倍，因此在没有医疗机构资助的国家很少有人能够购买使用。然而，正如 Hershberger（2011）所指出的那样，制造商负责对可能无法正常运行的装置进行维修，并常常在装置维修时提供贷款服务。AAC 装置制造商在评量过程中通过展示装置并协助获得 SGD 资金的方式来协助客户。由于为客户提供明显好处的附加服务的成本包括在产品的价格中，这使传统的 AAC 装置比同类主流装置贵得多。对于那些购买主流装置和 AAC 应用软件后才意识到对其使用支持很少或没有支持的使用者而言，缺乏支持可能是一个重大的缺陷（Niemeijer et al., 2012）。

主流智能手机和平板电脑装置使用了为移动装置开发和优化的操作系统，而许多专用装置使用的是自定义的 PC 操作系统。移动操作系统（如 iOS 和 Android）针对触摸屏界面进行了优化，并降低了功耗。与专用 SGD 相比，主流移动装置缺乏利用开关、头控或眼睛指示的替代输入功能。蓝牙开关接口对此有一定的弥补作用（参见第八章）。Android 操作系统是开放资源，这意味着 Google 可以将 Android 提供给软件开发人员（Higginbotham & Jacobs，2011）。对开发人员的支持也意味着可以以相对较低的成本开发许多针对 CCN 者的应用软件。[①]Google 开放源代码的一个负面结果是无法确保开发者生产优质的应用软件。缺乏强大的编程指南导致用户界面的扩散，"应用软件、系统图标、控制按钮的位置和视觉识别不一致"（Higginbotham & Jacobs，2011，p.54）。

新的移动技术和应用软件已经形成了一种提供 AAC 解决方案的消费者模式。Prentke Romich 公司首席执行官 Dave Moffatt 将此模式称为"非处方 AAC"。取消资助流程可以减少时间和费用，但也常常取消了选择装置和创建临床干预计划的临床组成部分（Hershberger，2011，p.30）。在这个模式中，消费者购买技术（通常是平板电脑），并且下载 AAC 应用软件。因为 iPad 的 AAC 应用软件的操作要求类似于其他 iPad 应用软件中的操作要求，所以父母和临床医生可能更熟悉这些应用程序（McNaughton & Light，2013）。熟悉程度创造了一种传统 SGD 可能没有的舒适度。因此，许多人拿着平板电脑、PDA 或智能手机出现在评估中心，希望将其用于家人（Gosnell，Costello，& Shane，2011a）。

如果 AAC 评估和推荐绕过言语语言病理学家（也称言语治疗师，SLP）时，就可能买到不符合个人需求和技能的 AAC 应用软件和技术（Gosnellet al., 2011b; McBride，2011）。越来越多的临床医生被要求为家中已有平板电脑和 AAC 应用软件的人提供服务。由于很多现有的 AAC 应用软件并非基于研究证据，因此它们可能无法满足 CCN 者的需求（McNaughton & Light，2013）。在此情况下，专用 SGD 的开发人员开始与临床医生合作，以发现更好的使用方法、更强大的词汇组织策略和更强大的定制选项（Hershberger，2011）。多年来，这使得产品可以满足 CCN 者的很多需求，并更好地与用户的技能和能力相匹配。

目前的挑战是如何最大程度地发挥移动技术的潜在硬件优势和提高用户经济上的可承受

---

① See http://www.appszoom.com/android_applications/augmentative%20 communication.

性，同时确保关注的中心是增强沟通，而不是技术（McNaughton & Light，2013）。不丢失传统模式的支持方面也很重要（Hershberger，2011）。需要将消费者对最新技术的利用与传统 SGD 开发人员对 CCN 者的可利用性和功能性的关注相结合。AAC 的临床和消费者模式有可能在未来几年内趋同，或者保持分离。这两种情况都会对 AAC 服务的提供产生深远的影响。

AAC 团体面临的一个主要问题是为装置和服务提供资助。一些国家的资金机构（如美国的医疗保险）不会为那些不具备 SGD 定义的装置提供资助（Hershberger，2011）。如果融资机构要支付，则必须关闭诸如计算机或网络访问和电话（发短信或语音）等功能。这些限制也会应用到传统解决方案通常所包含的服务和支持。对于 AAC 团体，资助流程是否会发展到个人在获取产品和服务方面有更大的灵活性是一个主要的问题。

有了这么多的 AAC 应用软件，对其分类以找到最适合特定客户的应用软件可能会非常困难。Gosnell，Costello 和 Shane（2011a）提供了一个功能映射工具，用于评估 AAC 应用软件对 AAC 个人用户的适用性。该工具评估 11 个临床特征：使用目的、输出、语音设置、表示方法、显示、反馈功能、速度提升、利用通道、所需的动作能力、支持以及其他混杂信息。Alliano 等人（2012）应用此工具描述了 21 个 AAC 应用软件的功能，将这些功能分为三个类别：仅有符号、有符号和文字转语音以及仅有文字转语音。在 21 个应用软件中，有 2 个可以免费下载，19 个需要购买。

十六、安装 AAC 装置以供使用

（一）把语音生成装置（SGD）架在轮椅上

我们常常需要将 AAC 装置附着在轮椅上，并安装开关或其他控制接口，使用户用起来更方便。这是实施过程中的一个重要步骤。有时为了使用户可以无障碍地利用 SGD，必须把 SGD 架设在轮椅上。如果需要开关或其他界面来控制 SGD，则必须将其放置在方便利用的位置。同时还需要考虑其他的改变及由此产生的影响。例如，如果某人获得了新的轮椅，而评估和建议是以旧轮椅为基础的，则旧轮椅上的一些东西可能并不完全适合新轮椅。

在第七章中已经讨论过安装方便用户使用的开

关和其他控制接口。如果 AAC 用户有轮椅，SGD 就必须要以既坚固又灵活的方式架设在轮椅上。如表 16-5 所示，支架系统被认为是 AAC 系统的附件，理所当然会得到资助。有一些专门的支架系统业务公司[①]，还有一些其他的装置可以通过 SGD 制造商获得。对复杂性和灵活性的需求因人而异。

有一种来自修复学的称为"小东西容忍"的概念，指的是人们在他们的个人空间可以容忍多少"东西"。有些人很高兴有很多不同的小东西可供他们使用，而有些人却连一个都难以忍受。将 SGD 和关联的开关安装在轮椅上时，必须考虑到，安装开关的基座可以是座位和定位系统的一部分（例如，连接到头枕或者膝盖托盘上的开关）。

一旦 SGD 被安装，它可能会导致个人和沟通伙伴之间的空间距离（图 16-12）。确定装置安装在椅子上的位置时需要考虑到这一因素。安装装置时，还要保证装置在运输或不使用时可以移动。在使用公共汽车或货车作为交通方式时能够轻松地从轮椅上取走装置也很重要（第十一章）。在图 16-12 中，有很多因素发挥了作用。沟通装置的安装使得使用它的孩子可以看到用于扫描访问的显示器，但是显示器的位置会阻挡面对面的互动。她的母亲坐在她旁边，这有助于她们都看到显示，但这个位置也限制了面对面的互动，并导致 AAC 使用者与沟通伙伴之间距离太近。对于沟通互动中的参与者来说，距离太近有时会感觉不适。

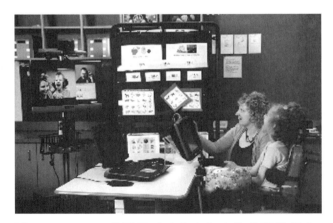

图 16-12 AAC 装置可以改变人际交往的强弱程度。（见正文）。

---

① 例如，Daedelus Technologies, Inc, http://www.daessy.com/; Blue Sky Designs, Inc, http://www.mountnmover.com/. Also see: http://www.abledata.

专门用于把 SGD 安装到轮椅上的支架系统有几个优点，它符合客户的需要，通常更稳定。这些装置有固定的方向和摆位，当它们被移出或从轮椅上取下时不会改变，因此不需要重新调整。这些装置大多数可以旋转，这样使用者就可以在不改变支架系统上 SGD 位置的情况下进行日常生活活动或从轮椅上离开。商业性支架系统通常具有提供支撑的主要结构和最常见的与 SGD 匹配的各种固定板。它们还提供把装置固定到轮椅上的支架。有各种类型的轮椅管适用于装置的安装。对于大多数支架系统，用户依赖别人将装置移开，然后将其移回以供使用。如果其他人没有注意到，那么用户可能无法利用沟通手段。Blue Sky Designs[①] 公司的 Mountnmover 支架（图 16-13）为用户独立移动 SGD 创造了条件。

十七、如何选择支架系统的零件 [②]

提供稳定和便于使用的个性化的支架要考虑许多因素。有许多不同的组件和器械可用，支架系统的创建可能包括魔术贴、胶水、胶带、地毯、管道、杆、夹具、旋钮、木材、织物、纸夹、泡沫、瓦楞纸箱或任何其他便利材料以及市售零件或完整系统。在为个人设计支架系统时，通常需要从 SGD 制造商、辅助技术中心或专门生产支架系统的公司获得帮助。这可能需要客户提供将要使用 SGD 的各种场所的照片（在客厅的舒适的椅子、床、轮椅、在工作中、在学校）及将要安装的 SGD 的照片。

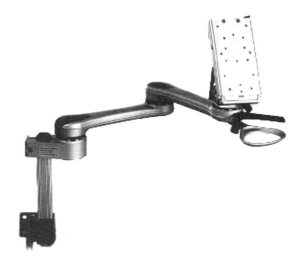

图 16-13 这种支架系统的用户可以通过握紧并按压镀银环来将之移动。

---

① http://www.mountnmover.com/.
② 由 Zygo Industries. 提供。

然后可以通过电子邮件发送这些照片，以分享实物信息，并获得有关如何安装的帮助和建议。框 16-3 包含了 SGD 轮椅支架步骤。图 16-14 显示了一个 SGD 的完整安装过程的示例。临床医生可能要负责确保调整所有支架部件以便 AAC 使用人员操作最高效、最省力。支架系统也需要经常检查，以确保连接牢固，螺母和螺栓在使用过程中可能会因振动而松动。

十八、扩大沟通装置的启用

就像第五章在提供辅助技术的整个过程中所讨论的，基于正式评估的沟通装置的建议只是过程的开始。获得资金并且采购到装置，启用才真正开始。这个过程可能还需要其他的行动，包括要根据自己的需要通过不同制造商来整合部件（例如，来自一个制造商的沟通装置和来自另一个制造商的控制接口），对装置编程以包括满足特定用户的个别化词汇需求、对装置和用户的轮椅进行适配以及在方便使用的位置安装控制接口。我们不可能在一章内容里涵盖与 AAC 启用相关的所有问题。Beukelman 和 Mirenda（2013）提供了大量与 AAC 启用相关的实用信息和案例研究。

> **框 16-3**　在轮椅上安装 SGD 支架系统的建议。
>
> 确定装置安装使用时需要的空间：
> - 使用数码相机拍照，从不同的有利位置拍摄轮椅上的用户。如果可能，拍照时请让一个人把装置放在想要安装的位置。或者在照片上描画放置装置的位置。
> - 确定支架在轮椅上的位置，并测量轮椅管道的直径，或者注意横截面的构造和尺寸（例如圆形、正方形、矩形）；在座垫侧面的框架上寻找安装孔。
> - 确定如何从轮椅上移走安装的基座、装置。装置在移动轮椅或靠近桌子时是否需要旋转移开？在从轮椅上取下时，该装置是否需要平放在桌子或书桌上？是否需要从一个基座移动到另一个？
> - 确定架设基座所需的强度：重型装置或力气大的用户使用重型支架，较轻、防护性更强的装置使用中等强度或重量较轻的支架。
> - 确定所需的安装部件。
> - 根据轮椅管道直径或框架配置选择轮椅夹具。
> - 考虑垂直安装管道是否可以通过夹具和其支撑端之间的轮椅的零件。
> - 轮椅的托盘是否需要清空？椅子上有操纵杆吗？如果是这样，请确保支架装置不会干扰这些部件。
> - 选择架设装置的类型：紧固件、固定直角管、有直角接头的直管、可折叠零件等。
> - 选择安装托盘或板子的设备和管夹，并将其固定到支架管上。

由 Zygo Industries, Portland, OR, zygo-usa.com 提供。

一旦获得了 AAC 装置，AAC 系统的启用就开始了。在这个时候，临床医生可能有责任让装置能为使用者所用。要使 AAC 装置可用可能需要多个步骤。框 16-4 列出了管理启用过程的一些重要步骤。有时需要集成来自不同制造商的组件（例如，来自一个制造商的沟通装置和来自其他制造商的开关或支架装置）。几乎会一直需要对装置进行规划（并计划或重新规划），以添加个人用户可能需要的特定词汇。

| 框 16-4 | AAC 实施过程管理。 |

谁来监控该装置使用方面的整体规划？
用户使用装置时需要多少直接监控？
谁将为装置的日常运作提供监控和协助？
如果装置不能正常工作，应该联系谁？

想要更多地了解这一过程，可参见《扩大与替代沟通》（Augmentative and Alternative Communication）等期刊、《沟通动态》（Communication Matters）等新闻通讯以及包括 YouTube 和其他视频网站的在线资源中的相关案例研究。这些案例研究与 AAC 装置使用者或与他们合作的人员撰写的非正式报告有所不同。它们包括正式的案例研究和单一科目的研究设计。在本节中，我们将讨论与培训和跟进相关的需要考虑的最基本的因素。在为某人设置新的 AAC 系统时，经常会有些波折。Fields（1991）给出了一个案例研究，指出了一个家庭为子女启用 AAC 装置时所需采用的步骤（详见案例研究 16-6），网站 http://listserv.temple.edu/archives/acolug.html 上有一个为 AAC 用户服务的论坛。该论坛涉及许多启用方面的问题，包括 SGD 的安装和使用、使用装置的策略以及强化沟通方面的一般性问题和相关问题。

最佳的实作认为，使用者或家庭可通过 SGD 的试用期获取有价值的信息。例如，当某人看到 SGD 在满足其需求方面非常有效时，她对使用 SGD 的兴趣可能会增加。或者反过来说，她可能会因为不喜欢 SGD 的声音、她的朋友的反应不好或使用困难等原因，对使用 SGD 的兴趣下降。试用期还可以帮助多学科团队确定个人及其沟通伙伴的具体的短期和长期培训目标，以便她能够发展沟通能力，从而能够有效或更有成效的互动。如果因一些特殊功能需要使用者学习新的技能（如存储和检索信息），可以在试用期间进行评估。对于喜欢更长试用期的个人，许多公司可以租用 1~3 个月的装置。SGD 评估的结

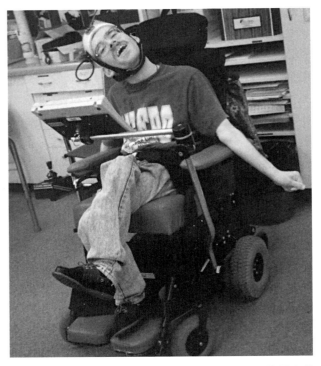

图 16-14 AAC 装置的安装包括适当安装 AAC 装置和轮椅控制接口（如有必要）。这是一个准备检验的完整安装。

果应包括对 SGD 的建议，以及满足个别化需求和目标所需的配件或基座和指导策略。

（一）词汇选择

人们之所以需要增强沟通装置，是因为他或她不能完全依赖于言语进行沟通。为使人们能受益于强化沟通装置，它必须具有他们可利用的存储词汇。确定应该存储哪些词汇非常具有挑战性。

词汇通常不是由制造商"内置"或预先编排的（如果是，也只有初期使用的一般词汇），使用者选择 AAC 系统后，就需要创建一个初始词汇集，这个词汇集要能编入电子装置或与非电子装置一起使用。一些专用的 SGD 和移动装置的 AAC 应用软件可能有制造商提供的许多预编词汇表。如何在使用 AAC 的个人和词汇集之间确定一个良好的匹配是个挑战。

AAC 使用者需要用到几类语句（Beukelman & Mirenda，2013）。表 16-7 中所示的会话类别为初始词汇选择提供了一个有用的框架。会话语句以问候语开始，然后常常进入作为问候和信息共享之间过渡的寒暄（Small talk）。寒暄通常利用（预存有一系列话语）脚本来发起和维持对话。一般来说，SGD 不能较好的支持寒暄，因为它具有自发性和不可预测性。寒暄语句有可能通用，适用于与不同的人进

行不同的对话。特定的寒暄更有针对性。在表 16-8 中举例说明这两种类型的寒暄。

对于成人（特别是老年人）来说，一种常见的对话互动形式是故事讲述。故事娱乐、教导人们并使人们建立起密切的社会关系。那些支持利用 AAC 系统的人认为，AAC 装置的一个重要作用就是帮助使用者回忆和描述故事（通常通过与家人、朋友以及 AAC 使用者见面交谈，或者通过照片、日记或其他过去的记录）。故事描述好后，他就需要协助把故事编排到装置中。然后，这个人就可以向不同的受众（个人或团体）反复重复或回放故事。装置通常允许个人通过按键一次播放一句存储的句子，或通过按压开关控制播放的速度。

词汇需求因情境（如学校、家庭、购物中心）、通信模式（SGD、沟通板、手势）和个人特征而异。Beukelman 和 Mirenda（2013）编制了包含 100 个最常用词汇的词表，涵盖了各种类别，包括年龄和性别。处于发展初期的沟通者通常是文盲（不能阅读或拼写），他们交流需要重要的话语。这被称为覆盖词汇。由于无法通过拼写产生新的话语，因此 AAC 团队要确保将尽可能多的常用语存储在装置中以便于检索。专用词汇的选择高度依赖于个人的需求。大多数情况下，覆盖词汇是根据情境组织的，并具有不同活动的单独显示或页面。未习字者还需要学习发展词汇，包含尚未理解的词汇和概念。这些词汇是根据它们的教育价值而不是功能目的选择的，这样能促进语言和词汇的发展。可以围绕特殊活动或事件添加新词，特别是当首次体验活动时（如去马戏团或动物园）。发展词汇也鼓励使用反映各语义门类的不同的语言结构。孩子的装置可以根据活动期间他要想做的事情来编排。框 16-5 有动物园活动的建议。

框 16-5 动物园郊游的词汇建议。

- 看便便！
- 我想看_____
- 猴子
- 长颈鹿
- 狮子
- 鸟
- 等等
- 我饿了。
- 我们能买一个冰淇淋吗？
- 我们去骑旋转木马吧！
- 看那条蛇。

表 16-7 会话 AAC 系统的类别。

类型	词汇举例
发起和互动	嗨，我想说件事。 看一下这个。 跟我说。 我可以帮你吗？
问候	你好，见到你很高兴。. 我是 xx，你是谁？ 你去哪儿了？我一直在等你。 发生了什么？
回应问候	我很好。 我很好，你呢？ 不太好，你呢？ 比之前好多了。 等一下。
请求	我想要（物品，事情）。 我想去（地方，事情）。
信息交换	几点了？ 我有个问题。 音乐会晚上 8 点开始。
评论	我同意（不同意）。 真是个好主意！ 嗯。 好的。
结尾、告别	那么，我要走了，回头见。 再见，跟你聊天很愉快。
修正对话	让我们重新开始。 我不是这个意思。 你误解我了。

表 16-8 通用和特定的寒暄语句。

通用	特定
你的家人怎么样？	你的妻子怎么样？
发生了什么？	你在做什么？
不是那么美丽！	那是一朵美丽的花朵。
好棒的故事。	关于你的假期的好故事。
她很棒。	她是一位很棒的老师。

有识字能力的个人的必要的词汇资源包括各种情况下和各种伙伴使用以及经常使用的核心词汇。这些词汇列表形成的依据是，成功的一般模式、个别化需求以及自然说话者或写作者在类似情境下的表现（http://aac.unl.edu）。一份 500 个词汇的列表涵

盖了在 AAC 系统中具有操作和社会能力的个人的话语总数的 80%（见本章培训部分）（Beukelman & Mirenda，2013）。体现个人独特之处的词汇和常用语都包含在附加词汇中，其中包括人物、地点、活动和需要优先表达的内容。这种方法通过补充核心词汇表来使 AAC 装置个性化。附加词汇内容通常由家人和朋友以及使用者本人来确定。初始词汇是使用者非常感兴趣并可能会频繁使用的词汇。其中包含表示一系列语义注释和实用功能是很重要的。为了易于学习，词汇应该反映"此时此地"，并有进行后续的多字词使用的潜力。个人易于使用、伙伴易于解读尤至关重要。词汇包括如表 16-6 所示的会话功能也很重要。

除了单词列表，还有许多方法可以确定使用者需要具体的词汇。由听到说（Hearing Them Into Voice①）是一种很有用的资源，在这里家人和报告者可以识别当前使用的语言以及沟通需求。这种形式的优点是它以一种功能性的方式提出问题，使家人能够轻松回应。该网站还包含填写表格的示例，以指导家庭填写表格。虽然网站上呈现的格式适用于儿童，但可以轻松转换为成人使用格式。由于它捕捉到了个人需要说明的具体内容以及个人目前的沟通方式，由听到说表格对于群组设置非常有用，可用来确保各种沟通合作伙伴以一致的方式进行沟通。通过不同的沟通伙伴，可以比任何单独的个人识别更广泛的需求。

环境调查问卷（Environmental inventories）通过记录突发事件和后续结果来形成反映个人经历的文件（Beukelman & Mirenda，2013）。例如，群居家庭中的一个居住者打了另一个居住者，这时就必须先弄清打人之前发生了什么（前因），然后决定"我不喜欢你的行为"这样的句子是否为比打人更好的选择。这些文件包括可能已经被有残疾和没有残疾的同伴使用的单词。已识别的词汇库中的项目要缩减成用户需要并可有效使用的最关键的词汇或概念的列表。沟通日记和核查表是 AAC 用户所需的单词和短语的记录，由家庭成员等报告者保存。还有一些公布的列表也可以作为词汇选择的捷径（Beukelman & Mirenda，2013）。

参加成人项目（日托和居住）的智力障碍者跟其他的有残疾或没有残疾的成人和儿童相比，有着不同的词汇需求（Graves，2000）。通过与有 AAC 需要的成年人在一起的工作人员编写的日记可知，有最严重障碍的人的会话话题中超过 80% 是功能性的（如肢体需要和日常活动）。对于具有较轻度障碍的个人而言，功能性主题的百分比是身体需求的两倍。情绪感受（愤怒、焦虑、恐惧、爱情）仅占所有话题的 3.4%。这种低反应的原因可能与表达情感方面的认知困难和文化因素有关，这使得工作人员在居住者情感方面提供支持的程度受到限制。这些导致与标准词汇表在内容和重点上不同，他们在应用标准词汇表选择 AAC 词汇时强化了护理方面的需要。

因为大多数 AAC 装置都是可编程的，因此随着成人或儿童的需求变化或儿童语言技能的发展，可以不断增加或改变词汇。选择的附加词汇通常使用频繁但并不属于存储词汇表。这些选择需求通常由家人、护理提供者和其他沟通伙伴确定。添加词汇表的另一个原因是出现了新的情况。例如，祖母第一次见到刚出生的孙儿。这就需要增加允许她在访问期间和之后谈论她的孙子的词汇，例如"父母的骄傲"、"他好可爱"、"他的眼睛跟你祖父的好像"以及"他吃东西怎么样"等。在大多数情况下，初始集启用后，词汇发展相对较慢，且会持续较长时间。一些装置（如词汇补全或词汇预测）可以根据使用频率自动添加词汇到存储词汇表中。

Beukelman 及其在内布拉斯加大学林肯分校的同事和学生编制了大量的与词汇选择有关的资源和 AAC 常用语句。这些信息可以通过他们的网站（http://aac.unl.edu/vocabulary.html）获取。这些资源包括核心词汇表，其中包括学龄前和学龄儿童，年轻人和老人的高频词。还包括无残疾人（20~30 岁的成年人，老年人和学前儿童）和 AAC 用户使用的完整的词汇表（经统计）。儿童和成年人使用的寒暄词汇表以及 AAC 专家建议的环境方面的常用语也包括在内。该网站还提供了学校环境（学前班活动和课堂活动）的词汇表。

此外，还有用作 AAC 初始建议的词汇列表以及 AAC 常用语和词汇选择的参考。这个网站是 AAC 用户词汇开发人员的丰富信息来源。

（二）肢体技能的发展

AAC 装置无论是直接选择还是扫描，都需要能对之有效操作的肢体技能。发展这些技能需要实践，将使用强化沟通装置所需的肢体技能与所需的沟通技

---

① Available from http://www.drsharonrogers.com/hearing-them-into-voice/.

能区分开来是有用的。第六章介绍了这方面的培训。

如果使用者的动作技能不足以支持可靠的选择，而必要的动作控制又是所需要的，那么就有必要把肢体能力与用于沟通的肢体技能分开发展。如果临床医生试图通过使用沟通装置来教动作技能，则可能会将由于缺乏动作技能而导致的选择错误误解为缺乏沟通技能；例如，使用者可能打算选择苹果的图片（表示"吃"），但错过了苹果的标记而选择了杯子的图片（"喝"）。相反，由沟通或语言障碍引起的错误可能会被解释为动作选择困难。在前面的例子中，如果使用者可能已经在动作上能够选择苹果，但选择了杯子，就是因为不理解问题或沟通任务。

十九、培训系统使用：发展沟通能力

当安装完成后，使用者及其合作人员（例如，护理人员、家人、教师、雇主、治疗师和言语语言病理学家）就可以开始学习使用该装置的过程。根据装置的复杂度和功能的复杂性，这个过程可能需要几个小时到几个月的时间。

在综合项目中发展沟通能力是最有效的。一种方法是增强语言系统（System for Augmenting Language，SAL）（Sevick，Romski，& Adamson，2004）。SAL 以多模式方式来培训 AAC 使用者、合作伙伴和后续跟进人员。Sevick，Rom-ski 和 Adamson（2004）通过使用语音输出沟通辅具（Voice-Output Communi-cation Aide，VOCA）和手动显示的 PCS 符号组成的学龄前儿童的案例研究来说明 SAL 的应用。有认知和语言障碍幼儿的词汇的表达和接受能力的发展可以通过使用 VOCA 练习请求的方式实现（Brady，2000）。孩子们被要求使用 VOCA 上的 PCS 符号来表达请求。在学习这些符号后，对孩子的能力进行评估。使用 VOCA 的标识教学表明，该方法能增加其后的符号理解能力。

安排在 AAC 装置中的脚本可作为培训的范本。一种正规的方法被称为"脚本生成器"。[①]脚本是一种使个人达到更强的社交能力和更有效互动的训练方式。脚本通过支持社交和归属感，共同编排并意在社会亲密关系的发展。在参与琐事、运动、八卦、闲逛和"谁可爱"等典型话题时，可以通过幽默、调侃、抱怨和开玩笑等表现自己的个性。脚本能显著提升 AAC 使用者的社交能力，进而使其认知得到

改变。一些脚本关注信息内容，而另一些脚本的重点则在于对话（新信息加上社会亲密感）。框 16-6 是一份脚本样例。培训中有三个角色：正在开发 AAC 技能的使用者、沟通伙伴，以及只有在必要情况下才不唐突提示的"提词员"。合作伙伴的任务是尽可能自然地沟通，必要时暂停，而不是提示。所有的社交脚本都是从问候语开始，并包括一系列的通用功能，如正面和负面评论、调侃和质疑。脚本提供多个轮回，并有像"请再说详细一点"这样的话题维持部分。脚本需要仔细的设计，以确保使用者不会"陷入沟通困境"。所选择的词汇要适合使用者的年龄、背景和个性。

框 16-6 脚本样例。

毕业舞会——准备

你好！到这里来。
想知道一个秘密？
它在我的包里。
这是我最喜欢的一种。
我觉得你以前没看过这个。
猜一下。
现在想看吗？
不对，再猜猜。
哦，你已经等得够久了。
糟糕，不能让它出来。
好吧，在这里。
你有没有见过这样的事情？
我这个包里有很多东西。
除了老师，我们要告诉每一个人！
嗨，妈妈！
过来！
不好了！
我必须要为舞会化妆了！
时间来不及了。
快点，妈妈！
记住，我的衣服是蓝色的。
我们先来涂口红。
不要紫色！
把我的口红涂在我的嘴唇上。
不要涂在我的牙齿上。
我不想看起来像个笨蛋。
我有那个红头发！
我要看起来像歌星 Britney Spears。
她很漂亮。
我可以再多涂点睫毛膏吗？
谢谢！
我要马上去毕业舞会，等不及了！
妈妈，你做得太棒了。
我不想错过这个舞蹈。
我们走吧！

---

① Linda J. Burkhart, Eldersberg, MD, www.Lburkhart.com.

沟通能力取决于多种因素（Light，1989）。HAAT 模型中的环境以不同的方式影响社交能力。合作伙伴及其倾听能力、环境的利用以及文化因素都可能增进或影响社交能力。能力的大小是可以变化的，功能性沟通互动并不要求对 AAC 装置的完全掌控。Light（1989）描述了成功使用 AAC 装置所需的四个能力领域：①操作；②语言；③社交；④策略。

操作能力需要先前描述的肢体技能，并了解 AAC 装置的技术操作。对于大龄儿童、青少年或年轻人来说，熟练地操作目前的 AAC 装置（专门制作的和基于主流应用软件的）需要长达 2 年的系统学习（Williams，Krezman， & McNaughton，2008）。另外，操作能力的程度是很不相同的，从最基本的操作到高级功能。AAC 装置就像一个乐器，可以由一个熟练的 AAC 沟通者操作。

操作能力包括速率提升技术决定的认知需求。培训操作能力需要系统地介绍技术特征，加上充足的如图 16-15 所示的使用实践机会。

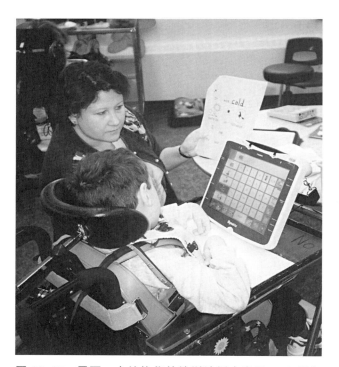

图 16-15　需要一个结构化的培训计划来发展 AAC 设备操作能力，制定计划时需要仔细介绍装置的功能和利用这些功能所需要的技能。

使用者的协助者也必须了解该装置的一些操作特征（例如，电池充电、连接控制接口）的培训，即使他们可能没有与使用者相同的能力水平。

第二阶段的基本操作包括如何将装置连接到控制接口，如何对电池充电，如何将其安装到轮椅上，如何使用提升速度技术（例如代码）添加词汇表，以及介绍在装置无法正常工作时如何进行检修。

最后要介绍的功能有关新词汇的存储、输入加速技术以及词汇操作功能（如文本编辑和改变输出格式）。前两个阶段通常在一个培训中完成。然而，在有些情况下，它们可能需要多次培训，而且这个过程往往是冗长的，可能需要与其他方面的沟通能力培训相结合。

AAC 系统使用者要有能够理解符号系统及其组织规则的语言能力。正如 Light（1989）指出，使用者一般要具备以下两种语言的能力：社会中使用的口语和 AAC 装置使用的语言。使用者很可能缺乏有效使用装置语言的方式。在这方面的能力发展可能需要很多时间的练习。如图 16-16 所示，通常练习是围绕功能性阅读任务构建的。

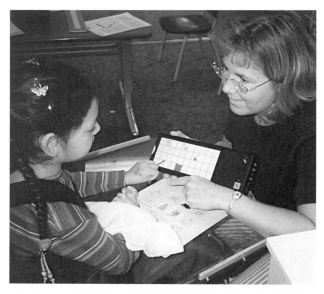

图 16-16　如图所示，语言能力通常通过与其他功能性任务一起教学来发展。

与通过典型的"训练和实践"来发展词汇和 AAC 使用能力相反，Mirenda 和 Santogrossi（1985）采用了无提示策略来教一名小孩使用图片沟通板。该方法涉及四个步骤，首先是在常规治疗期间向孩子提供饮料的照片。为她提供跟图片上一样的饮料，并放在她能看到的地方。不提示她触碰图片就可以喝到饮料，也不提示她去触摸图片。如果她直接拿到了饮料，就告诉她一会儿才能喝。如果她有意或无意的碰到图片，就立刻告诉她"对了，你拿了图片，就可以喝饮料"，并请她喝饮料。经过几个回合建立条件反射后，Mirenda 和 Santogrossi 通过逐渐拉远图片的距离来塑造该行为，直到图片不在视线范围内孩子也能主动去找到它。当孩子熟练掌握这项任务时，就把图片数量增加到 4 个，并通过同样的过程教其他的选择。最终，孩子能够发展到能使用 120 个图片的沟通板。这种方法的优点是孩子通过发现而不是通过训练来学习符号表达的含义，可以让 AAC 系统得到更好的泛化和更多的功能性使用。

许多使用 AAC 装置的人几乎没有任何社交表述的经验。即使是使用自然语言沟通并患有疾病或受伤的人，在使用 AAC 装置时也面对截然不同的互动方式。对话规则被改变，沟通伙伴对其看法也会改变。要具有足够的社交能力，个人必须具备社会语言学和社会关系学方面的知识、判断力和技能。例如，轮流、发起对话、修复对话（Light，1989）。最后的一个术语描述了沟通双方的相互理解。Light（1988）认为成功的沟通装置使用者具有积极的自我形象、对同伴有兴趣、有吸引他人进入对话的技能以及使会话伙伴感到自在和积极参与谈话的能力。这些是社交关系技能，理解和使用这些技能的程度是社交能力的一个衡量标准。这些技能最好是在使用它们的背景下进行教学。如图 16-17 是这种训练的一个例子，老师正在教一个孩子与成年伙伴互动的策略。

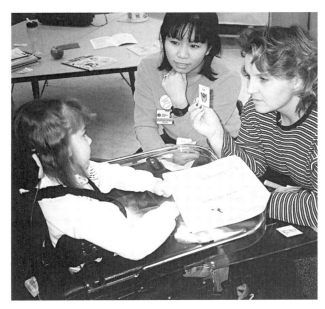

图 16-17 AAC 使用者需要学习对话方式和策略。通常在模拟的情况下训练这些技能。一位助手正在教孩子如何使用 AAC 工具与一个成年伙伴互动。

每个 AAC 装置使用者都会发展出更有效的使用策略。例如，使用拼写板拼写时让合作伙伴猜下一个字，使用电子装置时结合使用手势（例如，摆手表示理解错误）。策略能力反映了人们能够制定自适应策略以充分利用系统的程度。可能在不同的情境下有所不同。例如，与在学校相比，孩子在家里的话语可能更好地理解。孩子在学校可能会更多地依靠电子 SGD，但也会发展出自己的策略以最大限度地利用这两个系统。

正如使用 AAC 装置的个人必须发展多种能力一样，开展培训的方法也有很多。图 16-17 所示的方法是模拟情境，即模拟可能发生的互动类型，并让使用者"实践"使其成功所需的策略和技能。这一步骤之后是临床医生陪伴使用者应对所遭遇到的这种实际情况。临床医生可以在适当的时候提示使用者，增加鼓励，并在必要时协助澄清。这种以临床为基础的实践和以社区为基础的技能发展的结合往往非常有效。

为使培训有效，员工必须有足够的技能和经验来协助 AAC 使用者，这需要为支持 AAC 使用的人员进行培训。近来有 20% 的专业人员和近 30% 的家庭成员和护理者认为 AAC 使用者对 AAC 的了解程度不高（Niemeijer，Donnellan & Robledo，2012）。更糟糕的是，在一个包容性的教育环境中，16 名教师和教育人员需要 5 年时间来学习如何计划和支持儿童使用 AAC 装置（Williams，Krezman & McNaughton，2008）。Schepis 和 Reid（2003）给出了基于能力和表现的员工培训的 7 个基本步骤。这些步骤包括指定期望的成效、工作人员在支持使用者实现这些成效时的作用、为员工提供书面和口头的期望和指导、演示怎样完成任务、以及观察工作人员完成任务情况，并在必要时进行纠正反馈。

对依赖 AAC 的人的培训，只有在沟通伙伴接受过培训的情况下才有效。对于孩子来说，培训父母识别沟通企图并理解操作、语言、策略和社交能力也是很重要的。Bruno 和 Dribbon（1998）评估了一个作为父母和孩子一起参加的 AAC 夏令营体验的一部分的家长培训项目。夏令营为家庭设置了结构化治疗会议、和没有残疾的人一起开展的活动以及活动计划。家长培训包括有装置方面（由制造商代表进行）和互动方面的培训。家长们表示，在夏令营期间，操作和互动技能都发生了积极的变化（Bruno

& Dribbon，1998）。这些变化反映在儿童在夏令营中获得了使用实用功能方面的技能（例如，提供和索要信息、请求协助、回应和抗议）。夏令营培训显著提高了父母帮助子女使用 AAC 系统的程度。这 6个月随访中发现，这些领域的技能有些仍然维持不变，有些则有所下降。在 6 个月的后续评估中，社会交流和给予信息方面的能力在继续增长。

AAC 培训可能既复杂又冗长（Beukelman & Mirenda, 2013）。Light 和 Binger（1998）提出了发展 AAC 沟通能力的 7 个步骤：①确定目标，进行基线观察；②选择词汇；③教给辅助人员支持目标技能发展的方法；④向目标人员传授技能；⑤检查泛化情况；⑥评估成效；⑦检查维持情况。Light 和 Binger提供了实施该计划的数据收集、评估表格和策略以及专门为帮助 AAC 使用者寻求就业而开发的增强性沟通就业培训与支持（Augmentative Communication Employment Training and Supports，ACETS）[①]。该计划的正式培训手册基于三个原则：①融入工作场所的文化；②获得广泛的就业方面的技能和经验；③支持个别化目标。

第五节　扩大与替代沟通系统的评估和评量

AAC 干预的目标是：①形成反映沟通需求的书面文件；②确定有多少需要可以通过当前的沟通方式（包括语音）满足；③减少通过系统的 AAC 干预不能满足的沟通需求（Beukel-man & Mirenda，2013）。

AAC 评量要求系统地考虑许多因素（Beukelman & Mirenda，2013；Lloyd, Fuller, & Arvidson，1997）。HAAT 模型的四个组成部分对这些因素都给予了描述。最重要的一步是通过仔细分析所需的活动或任务来确定 CCN 者及其当前和潜在沟通伙伴的目标和需求。社交网络（Social Networks）工具在这个阶段很有用（框 16-7）。对将会发生沟通的各种情境的评估（evaluation）有助于进一步弄清评量（assessment）目标。下文中的参与模型（Participation Model）将有助于明确各种情况下的机会和障碍。一旦目标、需求（HAAT 模型的活动部分）和环境（HAAT 模型）得

① Institute on Disabilities, Temple University, Philadelphia, PA, http:// disabilities.temple.edu.

到清晰的理解，并且所有团队成员对此取得一致认识，就可以开始从强化沟通的角度对肢体、感知觉、认知和语言技能（HAAT 模型的人的组成部分）进行评量，这里的团队成员包括 CCN 者、父母、配偶、老师、雇主、护理人员、言语病理学家、OT、PT等。最后，如果确定了低科技或高科技 AAC 系统组件（如 SGD、计算机），那么通过系统地识别所明确的人 / 技术接口的目标，处理方式（如提升 SGD 速度、词汇存储）以及活动输出方式相匹配，就可以将辅助技术的特征与用户技能和目标相匹配。

一、AAC 团队

AAC 干预要求采用团队协作方式。AAC 团队的每个成员都有重要的作用和责任：

客户及其家庭对 CCN 者的日常沟通需求有最深入的了解。家庭成员通常是使用者的主要交流伙伴、倡导者和协助者。从伦理的角度，有责任让这些人参与影响他们的决定。"AAC 使用者也有权出席，他可以因此清楚地了解有关情况，并可以对培训和新装置的研究和设计向 AAC 专业人员提供最佳的实操方面的意见"（Williams et al., 2008，p.202）。

言语语言病理学家对沟通有最全面的认识，并且可以评量语言和沟通需求、能力和技能；选择 AAC 材料和技术；并能教授使用者、家庭成员和工作人员有效的使用 AAC 装置组件。

教师设定教育目标，监督每个每个孩子的 AAC 装置的使用情况，并具有识字、社会互动和教育的知识。

物理治疗师（physical therapist, PT）或作业治疗师（orcuupational therapist, OT）负责动作评估，解决坐姿和摆位问题，评估肢体使用 AAC 装置的情况，具有支持书写、绘画和其他活动日常生活方面的知识。

教师助理 / 工作指导者对于使用的成功也至关重要。他们辅助支持学校、工作环境中的使用 AAC 的人。团队的关键成员通常被称为"天然支持者"，因为他们与障碍者保持着长期关系，例如家人、朋友、同事和雇主。有时候，医生、心理学家、视力专家和其他专业人士在 AAC 团队中也有重要作用。

二、具有复杂沟通需要（CCN）者的评量

有多种 AAC 评量方式。预测性评量的目标，是在了解客户现在的需求和状况，以及预测未来需求

的基础上选择一个满足这两者的装置。连续评估是为满足不断变化的需求（如儿童发展）而进行的持续性评估。课堂上的基于课程的评量是持续的，用来协调 AAC 干预措施和要实现的教育目标。无论如何，评量过程要考虑到个人的技能和能力以及当前、未来的沟通需求和偏好。并据此制定干预计划。

AAC 评量的总体目标如下：①形成反映沟通需求的书面文件；②确定通过目前的沟通方式（包括言语）可以满足多少需求；③通过系统的 AAC 干预未能满足的沟通需求减少的数量。本章前面描述的 AAC 团队的每个成员在评量过程中都具有重要的作用。

AAC 团队有很多工具可用。然而，就像 Beukelman 和 Mirenda（2013）所述，为了使评量的结果可靠和有效，通常需要调整用于其他人群的评量方法的材料和程序。其中一种工具是社交网络，将在本节稍后介绍。它使得在规划干预时可以考虑许多人的看法（Blackstone，2003a），并且提供了一种信息收集结构。在组合使用时，HAAT 模型、社交网络和参与模式（Beukelman & Mirenda，2013）为确保评估过程能成功获得使用 AAC 所需的所有信息提供了一个全面的框架。

（一）社交网络调查表

框 16-7 中描述的社交网络调查表是在许多理论框架的基础上制作的[①]，这些理论涉及交际圈（Falvey et al., 1994）、社交网络领域、参与模型（Beukelman & Mirenda，2013）和以人为本的规划。这个框架提供了一种系统化的方法来确定重要的沟通伙伴、要实现的目标以及目前用于不同的沟通人群的沟通方法（Blackstone，2003a）。它使设计中的调查表可以考虑许多人的看法，并提供了一种收集信息的结构。社交网络调查表由言语语言病理学家或其他具有 AAC 专长的人员管理。关键的信息提供者是第一圈和第四圈的人和 CCN 者（如果可能的话）。社交网络工具可以随着时间的推移进行管理以跟踪进度。包括人口和诊断信息以及使用者在动作、感官、语言、言语和认知领域的技能和能力。

对于每个圈子，调查问卷可以识别重要伙伴（例如，喜欢的伙伴或最理解他人的伙伴等），某人在不

---

① Social Networks: A Communication Inventory for Individuals with Complex Communication Needs and Their Communication Partners www.augcominc .com/index.cfm/social_networks.htm.

框 16-7 社交网络。

社交网络是制定沟通目标、AAC 干预计划和测量进展的一种规范化的方法。它是一种在制定干预计划时用来考虑许多 AAC 相关人员的看法的工具。它还提供了一种基于潜在沟通伙伴的收集信息的结构。一项社交网络调查（Social Networks Inventory）的试点研究揭示了 AAC 的使用与图 16-4 所示的伙伴圈相关的一些值得注意的情况。在第一圈，使用 AAC 的人往往依赖于言语、肢体语言和手势。在第二圈，有更多种类的 AAC 技术，这取决于技能和获取装置以及词汇和训练有素的合作伙伴。第三圈更多地依赖高科技装置，而不是非符号的模式。另外，紧急情况和依赖环境的 AAC 沟通者在与这个圈子中的人沟通时常需要大量的支持。在第四圈，许多依赖环境提示的沟通者与服务提供者沟通时主要使用他们的 AAC 装置。当与不熟悉的伙伴（第五圈）沟通时，需要一系列常规的 AAC 方法，并且在这个人没使用 SCD 时需要提供有效的伙伴支持。

同圈子中使用的主要沟通模式（面部表情、肢体语言、手势、语音，人工标志，言语书写，非电子沟通显示和电子沟通装置），以及目前使用的所有的辅助技术。还可以收集人们可以利用词汇量的数量以及目前沟通方式的有效性、效率和可理解性等方面的信息。

还可以识别代表性策略（例如，对象、照片、象形图片、手语、听觉）和选择技术（例如，直接选择、扫描、使用图标的编码、字母数字编码），以及个人可能（喜欢）谈论的话题。该调查表还能用来记录沟通合作伙伴依赖哪些策略来支持个人的理解（例如，辅助模拟语言、模式化 AAC 使用方式、视觉提示、用图片排列任务、社会故事）和表达（例如，手势字典、请求重复发音、提示放慢速度、提示使用修复策略）。临床医生用于干预计划的摘要表也包括在内。这种模式有助于确保所有重要的当前和未来的沟通伙伴都能被考虑到。

（二）语言表达评量

有许多方法都可以用来确定一个人是否理解符号与其含义之间的联系（Beukelman & Mirenda，2013）。视觉匹配，即从多个符号中找出一个项目的单一刺激，或者反过来，给出一个物体和两个符号，其中一个符号表示该物体，或两个符号表示两个不同的物体，将其中之一与所给出的单个符号进行匹配。指示使用者"找不同的"或"找相同的"，以将符号与正确的物体匹配或物体与正确符号匹配。可

以通过任何可控的动作方式（例如，眼睛注视、点头、指示）确认选择。功能对象方法要求人们"告诉我你用这个做什么"。另一种提问方法是"你可以告诉我_____是做_____的吗？"最后，一种请求格式会提供 2 种选择并问以"我不知道该怎么办，你可以帮我吗？"在这种情况下，符号的物体可以是杯子（喝水），梳子（梳头发）和其他物体。

临床医生可以从几个评估方案中选择（Beukelman & Mirenda，2013）一种方法。在一个方案（功能性对象使用）中，评估者向该人显示一个符号，并说"告诉我你用这个做什么"。回应可以是手势（例如，手放在嘴边表示"吃"）或指向图片或符号（例如，如果提示是饮料罐，则表示"喝"）。在另一种方法（视觉配对）中，评估者要求个人从多个符号中找到单个刺激项，反之亦然。

（三）评量参与中的障碍

AAC 必须是在各种环境中（如自然环境和社会环境）都有效。参与模型通过定义沟通机会和障碍提供一种系统的理解环境的方法（Beukel-man & Mirenda，2013）。机会障碍（opportunity barriers）指那些支持 CCN 人士的政策、做法、态度、知识和技能。举个例子，试想一下这种情况，教育局为一个孩子购买了 SGD，但因为担心带走的话会造成丢失或损坏，规定孩子必须一直把它放在学校。由于孩子在学校以外无法使用 SGD，这种做法就阻碍了孩子充分参与社会和学业成功。机会障碍的另一个例子是雇主抵触员工使用 AAC 装置，因为人为的声音输出会造成其他工作人员的分心。机会障碍是 HAAT 模型中的社会或制度背景的一部分（第 3 章）。根据 HAAT 模型的人类组成部分描述，利用障碍（access barriers）是使 CCN 者难以利用 AAC 装置或技术进行沟通的障碍。利用障碍包括动作限制（言语、精细和大动作）、听觉、视觉和认知能力（包括语言缺陷）。

政策是由机构（例如康复服务的创始人）、公共机构（例如天使之家）、政府机构或私人公司制定的正式规则。这些往往很难改变，可能有必要围绕它们开展工作。惯例不像政策那样正式，而是建立在一个机构内以满足这个地方的要求。这些可能涉及如何给各种任务分配时间，例如在支持 SGD 使用者时，由于对员工的限制，可能没有足够的时间进行培训和规划。与正式的政策相比，这些障碍可以

更容易地减少或消除，但它们可能仍然需要创造性和深思熟虑地考虑当地情况。态度也是非正式意见，但它们通常只针对一个特定的人或可能是同一场所中的几个人。这些人可能不愿意使用技术或缺乏投入支持使用者所需要的时间的意愿。例如，班上有 30 名学生的老师可能不愿意或者不能够为 CCN 学生投入大量的时间。态度是主观的，所以可以通过协商而不是正式的政策变革的方式来改变。跨学科团队成员和家庭可以开发替代方法。AAC 支持人员可能由于对技术或对 AAC 不够熟悉而缺乏 AAC 知识，导致对技术复杂性的恐惧。在职教育可以对这方面有所帮助。技能的不足通常是因为缺少直接经历，由经验丰富的人来进行在职培训就能很容易地解决。

参与模型也包括了使用障碍的评量。它开发了一个"活动标准调查表"，其中列出了所期望的 CCN 者（称为"目标人员"）的与沟通相关的活动，然后将其与无残疾的同伴的相同活动的表现进行比较（Beukelman & Mirenda，2013）。在学校，同伴可能是同一个教室的学生。在天使之家，这可能是无残疾的成年人。目标人员的参与程度分为①独立；②在装置协助下的独立（即，他人为其设置好装置供其直接使用）；③需要口语（例如，提示）或肢体协助提示（例如，手把手）；④无法参与。同伴和目标人员之间的任何不吻合情况都被认为是机会障碍或利用障碍。

一旦确定了障碍的类型，那么就要制定减少或消除该障碍的计划。该计划包括：①增加自然能力（例如，通过语言治疗来改善动作语言功能）；②对环境调整（例如，将孩子移到课堂前面，以鼓励更多地参与，或在专业护理机构中调整餐厅的布局，以便 AAC 使用者有更多地参与）；③通过 AAC 系统或装置的利用来避免或克服障碍。如果计划中包含第三项选择，则有必要评估目标人员的技能和能力，以选择合适的 AAC 系统和装置。参与模型将其称为能力评量，其中包括对个人的言语、语言、动作、感觉、认知和社会沟通技巧形成书面文件。在这些方法组合使用时，HAAT 模型（第一章）、社交网络和参与模型提供了一种全面的方法，以确保在评估过程中获得成功的使用 AAC 所需的所有信息。

Beukelman 和 Mirenda（2013）提供了参与模型实施的详细信息，包括样本评估表和案例分析。例如，机会障碍指有关的政策、惯例、态度和知识以

及支持 CCN 者的人员的技能，这些障碍也会干扰 AAC 干预的成功。

还是以教育局为孩子购买了 SGD 但要求孩子必须一直把它放在学校为例。这个惯例是充分参与和学业成功的障碍。将装置保留在学校可能是该地区的政策，因为不熟悉情况的管理员考虑到装置的成本，害怕孩子带回家可能会损坏或丢失装置。虽然如此，学校还是可以让学生把乐队的乐器、制服、书籍和铅笔带回家的。机会障碍的另一个例子是雇主抵触雇佣使用 AAC 装置的工人。这可能反映了雇主对残疾的态度，或缺乏对 AAC 的了解，或缺乏支持 CCN 者的技能。

参与模型的另一个关键要素是活动标准调查表（activity standards inventory），该表列出了对被称为目标人员的 CCN 者所期望的沟通方面的活动。所期望表现的标准是没有障碍同伴在完成的同一活动时的执行情况。然后评定目标人员的参与程度（独立，在装置辅助下独立，口语或肢体协助，或无法参与），同伴和目标人员之间的不吻合（如果有的话）归为机会障碍或使用障碍。并根据潜在需求对之进行评估：①增加自然的能力；②使之环境适应；③使用 AAC 系统或装置。最后，通过操作概况、限制概况和能力概况来确定 AAC 潜能。

如第七章所述，人/技术接口评估是能力概况的一部分。能力评量的一个重要组成部分是形成个案的言语、语言、动作、感官、知觉和社交沟通技巧方面的书面文件。Dowden（1997）描述了具有一些功能性语言的 CCN 者的评量方法。有许多适用于儿童和成年人的语言测试。认知评量有助于确定使用者理解世界的方式以及基于这种理解的最为有利的沟通方式（Beukelman & Mirenda, 2013）。目前还没有能准确预测使用者满足各种 AAC 技术和工艺所需的认知能力的正式测试，而使用 AAC 表达语言本身就要求准确评量认知能力。因此，经常需要评量使用者的认知能力。框 16-8 给出了一些对于使用 AAC 很重要的认知技能。社会沟通技能（如互动程度、对任务的关注）通常通过访问家人、护理人员、教师和其他人来进行评估，并通过评估期间或专门为鼓励社会互动而创造的机会期间的观察来进行评估。在美国的医疗保障资金申请中列出了可能需要的信息（及如何评估）的例子（见表 16-5 的第一列）。

框 16-8 与 AAC 系统利用有关的认知技能。

警觉
注意持续时间
分类
因果关系
警醒（时间推移过程中视觉和听觉处理信息的能力）
表达偏好
做选择
匹配
排序
归类
符号性表达
保持
物体或图形的长期使用

三、与 AAC 装置性能相关的目标和技能

第五章介绍了辅助技术中为特定人员设计一个整体系统的评估和推荐过程。这种方法与 AAC 的情况极为相符，因为要定义的一套装置性能需要满足 CCN 者需求，与 CCN 者的技能相吻合，并能支持其与多个伙伴和在多种环境中的交流。当 SGD 成为向 CCN 者推荐的 AAC 方法的一部分时，确定个人的需求和目标与 SGD 的特征之间的匹配很重要。表 16-9 说明了评估结果与装置性能之间的关系。输入功能、语句特征、输出功能和附件都是根据评估结果进行指定的。Blackstone（2001）用几个案例研究说明了这种匹配过程在选择 AAC 装置时的应用以及准备提交给医疗保险的资金理由。这种被推荐的系统化方法能使 CCN 者的特征和技能与可用的 SGD 相匹配。

使用者或家庭可能希望有 SGD 的试用期以便在此期间获得有价值的信息。例如，当使用者看到 SGD 能有效满足需求时，对使用 SGD 的兴趣可能会增加，或者，使用者可能不喜欢它的声音或朋友对 SGD 的反应。试用期也可以用来帮助识别使用者及其沟通伙伴的具体培训目标，以便培养沟通能力，使其能够有效和高效地进行互动。如果有些特殊的功能需要学习新技能（如存储和检索信息），可以在试用期间进行评估。为了满足喜欢较长试用期的使用者，许多公司的装置可租用 1~3 个月。SGD 评估的结果需要包括对满足个别化需求和目标的 SGD、配件或安装方式以及教学策略的建议。

要获得主流技术（如 iPad、智能手机）的适配

表 16–9	SGD 中通常包含的功能。				
输入功能 / 选择 技术（见第五章）*	语句特征 *	听觉输出特征 *	附加特征	附件特征 *
直接选择 键盘 / 显示：动态 / 静态，大小，& # 键 / 定位 激活类型：触摸或压敏、可调整的 间接接触：头指示、眼睛注视	符号类型： 词汇、短语、字母、触觉、图片（颜色、B&W）象形图 词汇量：# 词汇、短语等需要	类型： 数字化语言 合成语言 其他声音	输出： 日常生活电子辅具（参见第 14 章） 红外线 蓝牙 电脑利用：USB 蓝牙（见第八章）	支架： 开关位置 装置位置 便携性 大小、重量、运输 / 安装，箱体 / 托架、要求
扫描 显示：元素 #，动态 / 静态 模式：视觉 / 听觉 浏览类型：线性，行 / 列，组行 / 列，直接	语句的组织： 语句的长度，信息文件，# 不同的语句存储或构成	词汇扩展： 提升速度，预测（词汇、图标），编码策略，屏幕 / 层次	基于普通计算机： 笔记本电脑平板电脑 Palm 掌上电脑 PDA 数字助理	开关： 压力、反馈 指点装置： 红外线，超声波 反馈：视觉、触觉、听觉

评量结果要遵循与其他 AAC 方式相同的基本过程（McBride，2011）。正如我们所说，最重要的是专注于沟通者的需求而不是技术。ASHA 的第 12 专业组（DAAC）和辅助技术综合技术质量指标（Quality Indicators in Assistive Technology，QIAT）的网上论坛对 iPod、iPad 使用者进行了调查："是否为确定所采用的 iPod、iPad 是否为最适合的沟通装置进行了评估？"令人担忧的是，只有 54.4% 的人回答"是"。我们需要确保使用 AAC 高科技装置的建议能真正满足 CCN 者的需求。

当评估涉及主流技术时，还有为数不多的其他的方式可用来确保实现这一目标（McBride，2011）。在已经准备提供 AAC 装置或在使用者、家庭或团队已经提出请求时，AAC TechConnect[①] 开发的"询问和回答正确问题"框架可能是有帮助的资源。大多数问题与上述过程相似。在已经提供装置的情况下，一个有用的问题是沟通者是否正在使用 AAC 装置，以及在使用时怎样有效地满足那些文件记录中的需求。观察儿童用妈妈的 iPod 寻找图片或音乐的情况，可以知道有关肢体和认知能力以及导航方式方面的情况。确保所采购的装置（包括任何 AAC 应用软件）与沟通者的言语或语言学能力一致，包括符号表示、词汇量和类型、词汇组织、语句表达、导航和装置的使用等。装置的使用涉及清除，开、关，说话功能以及使用所设定的功能的能力（McBride，2011）。

第六节　成效

在对操作、语言学、社交和策略四个领域的沟通能力进行评估时，需要识别在这些领域 AAC 系统是否能充分满足使用者的需求。周期性重新评估个人的技能和需求也可能会引起培训或 AAC 系统的变化。重新评估四个领域的沟通能力可能使一个或多个领域产生新的培训目标。在其他情况下，护理人员、家人或其他支持人员可能需要额外的培训才能较熟练地使用 AAC 装置。

由于配置的原因，AAC 装置可能无法充分满足使用者的需求。这就可能需要调整某些性能（例如，扫描速度、存储的词汇），或者可能需要考虑全新的装置。装置变化的大小决定了所需的额外操作培训的多少。在某些情况下，使用者的技能可能会减少（例如，发生疾病）或增加（例如，年龄小的孩子发展出更好的语言技能）。在这两种情况下，都可能需要重新评估和调整 AAC 系统（装置以及培训和支持）。

Murphy 等人（1996）通过对 93 个使用者和 186 个合作伙伴（93 个正式和 93 个非正式）的研究确定了对 AAC 系统有效使用的障碍。正式的沟通伙伴是言语语言病理学家（大多数），当天的或生活计划中的护理人员及教师。非正式沟通伙伴是 AAC 使用者的家人、朋友，以及其他 AAC 使用者认为与之一起使用 AAC 最舒适的人。在某些情况下，一个沟通

① http://www.aactechconnect.com/tools.cfm.

伙伴充当了正式和非正式两种角色。大多数低科技和高科技 AAC 系统的使用在白天安置环境（90%），住宅（70%）和休闲（60%）设置。一般来说，使用仅限于有组织的治疗疗程中。

只有 48% 的使用者可在购物时使用 AAC，62% 使用者可在类似所安排的一日游这样的外出旅行中使用，66% 使用者可在居住的地方使用。言语语言病理学家（SLP）是最常见的正式沟通伙伴（80%），家庭护理或日常护理人员是最常见的非正式沟通伙伴（62%）。据报告，案例中作为非正式沟通伙伴的朋友或家人少于 10%。只有 57% 的低科技和 59.4% 的高科技 AAC 系统使用者能够独立地使用他们的装置，例如，在没有合作伙伴帮助的情况下将装置从轮椅上的背包中取出并将其设置好。不到一半的正式沟通伙伴和三分之一的非沟通合作伙伴具有足够的与 AAC 使用者互动的装置方面的知识。88% 的使用者接受了来自正式沟通伙伴的培训。然而，对于大多数使用者来说，培训只有 60 分钟或更少，或者基于会话疗程，每年 40 小时。与其他类型的治疗和训练相比这个时间太少了，如第二语言教学，Murphy 等人估计每年超过 200 小时。

Murphy 等人发现日常互动所需的基本词汇（见表 16-7）并没有被包括在 AAC 系统中。很少有使用者有问候、包装或发展会话方面的词汇，例如评论、修复会话方面的词汇。因此，在这些方面，使用者最常使用的是其他沟通模式，例如，眼睛注视、手势、面部表情，而不是其 AAC 装置。

正式沟通伙伴的优势也加强了对有用词汇和多种交流方式的需求。制定策略能力的发展，对于增加 AAC 使用者在不同的环境和与不同的沟通伙伴独立进行对话可能至关重要。AAC 装置的可用性和无障碍使用问题可通过装置在轮椅上的适当安装和培训来解决，以确保护理人员理解使装置能在任何时候对于用户都是可用的必要性。Murphy 等人的研究也强调了 AAC 使用者采用多种沟通模式的重要性。

AAC 的成效可以使用第五章中描述的辅助技术家庭影响量表（Family Impact of AT Scale，FIATS），辅助装置社会心理影响量表（Psychosocial Impact of Assistive Device Scale，PIADS）及魁北克用户辅助技术满意度评估表（Quebec User Evaluation of Satisfaction with Assistive Technology，QUEST）来

评量。由于沟通的特点，还需要考虑其他因素。因为 AAC 的主要目标是提供语言表达能力，一个很重要的考虑是通过使用者的评估的结果来确定沟通意图，这通常由 SLP 或特殊教育老师来完成。特殊教育教师倾向于过分强调意向性，即常常比经验丰富的研究人员更频繁地指出意向性，而 SLP 则可能较少这样做（Carter & Iacono，2002）。对不同障碍者的意向性有不同的评估，在不同的群体、训练项目和专业团体观察结果也是不一致的。由于意向性是沟通能力和有效性的关键指标，这样的结果令人不安。

在 AAC 使用中，第五章中的匹配人与技术模式可作为 AAC 验收模型（Lasker & Bedrosian，2001）。该模型侧重于预测后天沟通障碍成人对 AAC 的接受情况。然而技术在接受或不接受方面发挥的作用可能很小，其他因素更为重要。这些因素包括：①沟通伙伴对技术的接受程度；②沟通障碍发生率（突发或逐渐）；③用户对 AAC 技术的态度的情感、行为和认知方面的构成情况；④用户和其他人对装置的看法；⑤其他人如何看待使用该装置的人。目前尚不清楚这种测量是否可以推广到其他人群（例如，有发展性障碍的儿童）。

所提供的 AAC 装置可能无法实现 AAC 使用者的"更好的生活"这一目标，重要原因有很多（Beukelman & Mirenda，2013）：①资助人更关注功能的成效，拒绝或缺乏反映生活品质方面的检测；②要实现更广泛目标会增加干预所需的成本；③受资助人设定的干预时间的限制；④对实现和维持技能的专业人员有很高的要求；⑤家庭和使用者认为在承担主导作用方面增加了他们的责任；⑥家庭难以设想 AAC 使用者的未来；⑦使用者与专业人士之间的文化差异。

我们可以将有意义的 AAC 成效与世界卫生组织 ICF 分类系统（见第一章）的三个层次相结合（Beukelman & Mirenda，2013）。在身体结构和功能层面上，可以确定 AAC 干预对丧失或缺损的言语或语言功能的补偿程度。与活动相关的评估侧重于沟通互动的质量和数量以及满足个人目标和需求的程度。与参与有关的评估侧重于社会文化和物理环境中社会定义的角色和任务。框 16-9 给出了 AAC 的一些全景式的成效（Beukelman & Mirenda，2013）。有几种不同的测量 AAC 装置成效的方式。操作测量评

估使用者与装置本身进行互动的能力（操作能力），而表达性测量则可评估 AAC 使用者的符号和语法的能力（Beukelman & Mirenda，2013）。

后续阶段最重要的结果是评估 AAC 干预措施的结果，以确定其有效性（包括硬技术和软技术两个方面）以及最初特定的需求与所获取的装置之间的匹配是否合适。第五章讨论的结果测量原则也适用于 AAC 系统评估。

框 16-9 AAC 干预的全景式成效。

AAC 系统是否促进了：
　　使用者的自我决定
　　使用者在社会群体中的融合
AAC 使用者在社区参与中希望达到的独立程度
　　从事有报酬的工作
　　学业成就
　　社会联系
　　教育融合或减少特殊课堂的安置

数据来自 Beukelman DR, Mirenda P: *Augmentative and alternative communication: management of severe communication disorders in children and adults*, ed 3, Baltimore: Paul H Brookes, 2005.

第七节　总结

扩大与替代沟通系统（AAC）满足了在书面和会话方面遭遇困难的人们的需求。低科技 AAC 系统为满足沟通需求提供了快速和容易的帮助，而高科技装置在可用词汇、沟通速度和使用的灵活性方面提供了极为优越的性能。后者的特征使肢体技能非常受限的人都可以使用 AAC 装置。AAC 装置在使用者所需的认知技能方面也具有很大的灵活性，使具有不同认知能力的人能够从中受益。平板电脑、智能手机等主流技术和运行在这些技术上的 AAC 应用软件迅速发展，为 CCN 者创造了机会。技术的迅速发展为 AAC 领域带来了巨大的变化，机遇和挑战都因此显著增长。全面的评量、仔细的培训以及周密的跟进对于有效的 AAC 干预至为重要。"在世界范围内，在公民权利、残疾人权利和人权立法的支持下，有机会获得 AAC 装置的人正在寻求教育和有意义的就业，以实现越来越多的目标"（Williams et al., 2008，pp.203）。

思考题

1. 扩大与替代沟通系统通常解决的两个主要沟通需求是什么？

2. 请说明辅助沟通和无辅助沟通的区别。

3. 语言的五个基本要素是什么？说明言语与语言之间的区别。

4. 用于对话的增强化沟通系统的主要目标是什么？

5. 无口语孩子的父母对 AAC 有什么需求？母亲和父亲有相同的需求吗？

6. 描述应用于两个使用口语的人之间的会话规则与一个使用口语和一个使用强化沟通的人之间的会话规则的区别。

7. 描述社会网络模型与参与模型之间的关系。它们与本文描述的 HAAT 模型有什么关系？

8. 社交网络模式的五个圈子中的沟通伙伴的态度有何不同？

9. 有哪些因素影响儿童对使用 AAC 的同伴的态度？

10. 将那些能力强的强化沟通者与那些不太成功者进行区分的重要特征是什么？

11. 从表 16-7 中选出三个对话功能。然后选择强化沟通装置（例如，电子、直接选择、语音输出，或具有字母和词汇的语言板），并为所选择的每种对话功能的实施开发一个词表和一套策略。

12. 图形沟通有哪三种类型？列出它们的不同之处。

13. 青少年 AAC 使用者在正式写作方面与无残疾青少年写作者有何不同？

14. 在典型 AAC 装置必须满足需求的情况下，正式写作和做笔记有什么不同？说明其中每种情况的最重要的特征。

15. 描述听觉扫描。分别举一个低技术、无技术和电子方式的 AAC 的例子。AAC 听觉扫描装置的基本特征是什么？

16. 列出在 AAC 装置中使用的三种编码方式，并分别列举其中每一种的一个优点和一个缺点。

17. 在 AAC 装置中使用的缩写方法主要有哪些？每种的主要优缺点是什么？

18. 选择三个对话功能，并用以下方法为每种方式制定一个符合逻辑的编码方案：①数字代码，②缩写扩展，③ Minspeak 代码。

19. 将缩写扩展和 Minspeak 编码与词汇补全和

预测进行比较。

20．当个人使用扫描时，提升会话速度的主要方法有哪些？

21．通过培训培养沟通能力的七个步骤是什么？

22．什么是动态显示，它有什么优点？

23．什么是视觉场景显示，它们有什么独特特征？

24．最能在视觉情景显示中受益的是哪些人？为什么？

25．描述对主要障碍为语言或认知障碍的 AAC 使用者进行干预的主要挑战和方法，并与主要障碍是动作或肢体障碍的人比较。

26．罗列并讨论互联网为 AAC 使用者沟通提供的三个优点。

27．需要在 AAC 培训中获得的四种能力是什么？为个人选择 AAC 装置并设计培训。您必须假设他的技能和需求，以及其他可以帮助促进培训的人。

28．为当前技术部分描述的每种装置类别定义一个用户配置文件（技能和需求），以便您在为有关人员选择装置时可以专注于该类别。

29．将主流技术（智能手机和平板电脑）作为 SGD 使用的主要优点和风险是什么？

30．从制造商的角度视角看，主流 AAC 应用软件的可用性已经怎样影响了 AAC 的临床领域？

参考文献

Alliano A, Herriger K, Koutsoftas AD, et al.: A review of 21 iPad applications for augmentative and alternative communication purposes, *Perspect Augment Altern Commun* 21(2):60–71, 2012, DOI: 10.1044/aac 21.2.60.

Anderson NB, Shames GH: *Human communication disorders: An introduction*, Boston, 2006, Allyn and Bacon.

Angelo DH: Impact of augmentative and alternative communication devices on families, *Augment Altern Commun* 16:37–47, 2000.

Angelo DH, Kokoska SM, Jones SD: Family perspective on augmentative and alternative communication: families of adolescents and young adults, *Augment Altern Commun* 12:13–20, 1996.

Baker B, Minspeak: *Byte* 7:186–202, 1982.

Baker B: Using images to generate speech, *Byte* 11:160–168, 1986.

Ball LJ, Beukelman DR, Patee GL: Acceptance of augmentative and alternative communication technology by persons with amyotrophic lateral sclerosis, *Augment Altern Commun* 20:113–122, 2004.

Beck AR, Dennis M: Attitudes of children toward a similar-aged child who uses augmentative communication, *Augment Altern Commun* 12:78–87, 1996.

Beck AR, et al.: Influence of communicative competence and augmentative and alternative communication technique on children's attitudes toward a peer who uses AAC, *Augment Altern Commun* 18:217–227, 2002.

Beukelman DR, Ball LJ: Improving AAC use for persons with acquired neurogenic disorders: understanding human and engineering factors, *Assist Technol* 14:33–44, 2002.

Beukelman DR, Fager S, Ball L, et al.: AAC for adults with acquired neurological conditions: a review, *Augment Altern Commun* 23:230–242, 2007..

Beukelman DR, Mirenda P: *Augmentative and alternative communication: management of severe communication disorders in children and adults*, ed 4, Baltimore, 2013, Paul H Brookes.

Blackstone S: Dynamic displays, *Augment Commun News* 7:1–6, 1994.

Blackstone S: Amyotrophic lateral sclerosis, *Augment Commun News* 11:1–15, 1998.

Blackstone S: Assessment protocol for SGDs, *Augment Commun News* 13:1–16, 2001.

Blackstone S: Social networks, *Augment Commun News* 15:1–16, 2003a.

Blackstone S: Autism spectrum disorder, *Augment Commun News* 15:1–6, 2003b.

Blackstone S: The Internet and its offspring, *Augment Commun News* 15:1–3, 2003c.

Blackstone S: Visual scene displays, *Augment Commun News* 16:1–5, 2004.

Blackstone S: False beliefs, widely held, *Augment Commun News* 8:1–6, 2006.

Blackstone SW, Hunt Berg M: *Social networks: a communication inventory for individuals with complex communication needs and their communication partners—inventory booklet*, Monterey, CA, 2003, Augmentative Communication.

Blackstone SW, Williams MB, Joyce M: Future AAC technology needs: consumer perspectives, *Assist Technol* 14:3–16, 2002.

Blishcak DM, Lombardino LJ, Dyson AT: Use of speech-generating device: in support of natural speech, *Augment Altern Commun* 19:29–35, 2003.

Bondy A, Frost L: The picture exchange communication system, *Behav Modif* 25:725–744, 2001.

Brady NC: Improved comprehension of object names following voice output communication aid use: two case studies, *Augment Altern Commun* 16:197–204, 2000.

Bruno J, Dribbon M: Outcomes in AAC: evaluating the effectiveness of a parent training program, *Augment Altern Commun* 14:59–70, 1998.

Bryen DN, Cohen K, Carey A: Augmentative communication employment training and supports: some employment outcomes, *J Rehabil* 70:10–18, 2004.

Carlisle Ladtkow M, Culp D: Augmentative communication with traumatic brain injury. In Yorkston K, editor: *Augmentative communication in the medical setting*, Tucson, Arizona, 1992, Communication Skill Builders, pp 139–244.

Carter M, Iacono T: Professional judgments of the intentionality of communicative acts, *Augment Altern Commun* 18:177–191, 2002.

Clarke M, Kirton A: Patterns of interaction between children with physical disabilities using augmentative and alternative communication systems and their peers, *Child Lang Teach Ther* 19:135–151, 2003.

Colby KM, et al.: A word-finding computer program with a semantic lexical memory for patients with anomia using an intelligent speech prosthesis, *Brain Lang* 14:272–281, 1981.

Collier B: When I grow up… supporting youth who use augmentative communication for adulthood. In *Proceedings of the 2005 Alberta Rehabilitation and Assistive Technology Consortium Conference*, Edmonton, 2005, Canada. Accessed August 2007.

Crepeau EB, Cohn ES, Schell BAB: *Willard and Spackman's*

occupational therapy, ed 11, Philadelphia, 2009, Lippincott Williams & Wilkins. 1154.

Dolic J, Pibernik J, Bota J: Evaluation of mainstream tablet devices for symbol based AAC communication. In Jezic G, Kusek M, Nguyen N-T, et al.: *Agent and multi-agent systems: technologies and applications*, Berlin, 2012, Springer, pp 251–260.

Dowden P, Cook AM: Choosing effective selection techniques for beginning communicators. In Reichle J, Beukelman DR, Light JC, editors: *Exemplary practices for beginning communicators*, Baltimore, MD, 2002, Paul H. Brookes, pp 395–432.

Dowden PA: Augmentative and alternative communication decision making for children with severely unintelligible speech, *Augment Altern Commun* 13:48–58, 1997.

Drager KDR: Light technologies with different system layouts and language organizations, *J Speech Hear Res* 46:289–312, 2003.

Drager KDR, Reichle J, Pinkoski C: Synthesized speech output and children: a scoping review, *Am J Speech-Lang Pathol* 19:259–273l, 2010.

Falvey M, et al.: *All my life's a circle: Using the tools of circles, MAPS and PATHS*, Toronto, 1994, Inclusion Press.

Fazzi E, Signorini SG, Piana R, et al.: Neuro-ophthalmological disorders in cerebral palsy: ophthalmological, oculomotor, and visual aspects. *Developmental medicine & child neurology* 54(8):730–736, 2012.

Fields C: Finding a voice for Daniel, *Team Rehabil Rep* 2(3):16–19, 1991.

Frager S, Hux K, Beukelman D: AAC acceptance and use by 25 adults with TBI, *CSUN Conference on Technology and People with Disabilities*, 2005. http://aac.unl.edu. Accessed August 2007.

Fruchterman JR: In the palm of your hand: a vision of the future of technology for people with visual impairments, *J Vis Impair Blindness* 97:585–591, 2003.

Goldbart J, Marshall J: "Pushes and pulls" on the parents of children who use AAC, *Augment Altern Commun* 20:194–208, 2004.

Gosnell J, Costello J, Shane H: Using a clinical approach to answer "What communication apps should we use?" *Perspect Augment Altern Commun* 20(3):8796, 2011a, http://dx.doi.org/10.1044/aac20.3.87.

Gosnell J, Costello J, Shane H: There isn't always an app for that! *Perspect Augment Altern Commun* 20(1):7–8, 2011b, http://dx.doi.org/10.1044/aac20.1.7.

Graves J: Vocabulary needs in augmentative and alternative communication: a sample of conversational topics between staff providing services to adults with learning difficulties and their service users, *Br J Learning Disabil* 28:113–119, 2000.

Halloran J, Emerson M: *LAMP: Language Acquisiton through Motor Planning*, Wooster, OH, 2010, The Center for AAC and Autism.

Helsinger S: Teaching the Picture Exchange Communication System to adults with pervasive developmental disorder/autism, Presented at the Picture Exchange Communication System Exposition, Philadelphia, 2001.

Hershberger D: Mobile technology and AAC apps from an AAC developer's perspective, *Perspect Augment Altern Commun* 20(1):28–33, 2011, http://dx.doi.org/10.1044/aac20.1.28.

Higginbotham DJ et al.: The Frametalker project: building an utterance-based communication device, *Proceedings of the 2005 CSUN Conference on Technology For Persons With Disabilities*, 2005, Los Angeles, CA.

Higginbotham J, Jacobs S: The future of the Android Operating System for augmentative and alternative communication, *Perspect Augment Altern Commun* 20(2):52–56, 2011, DOI: 10.1044/aac20.2.52.

Hopkins HL, Smith HD, editors: *Willard and Spackman's occupational therapy*, ed 8, Philadelphia, 1993, JB Lippincott.

Jacobs B, et al.: Augmentative and alternative communication for adults with severe aphasia: where we stand and how we can go further, *Disabil Rehabil* 26:1231–1240, 2004.

Joseph D: The morning, *Commun Outlook* 8:8, 1986.

Kent-Walsh JE, Light JC: General education teachers' experiences with inclusion of students who use augmentative and alternative communication, *Augment Altern Commun* 19:102–124, 2003.

Kovach T, Kenyon P: Auditory scanning: development and implementation of AAC systems for individuals with physical and visual impairments, *ISAAC Bull* 53:1–7, 1998.

Kraat AW: Developing intervention goals. In Blackstone S, Bruskin D, editors: *Augmentative communication: an introduction*, Rockville, MD, 1986, American Speech-Language and Hearing Association.

Lasker J, Bedrosian J: Promoting acceptance of augmentative and alternative communication by adults with acquired communication disorders, *Augment Altern Commun* 17:141–153, 2001.

Light J: Interaction involving individuals using augmentative and alternative communication systems: state of the art and future directions, *Augment Altern Commun* 4:66–82, 1988.

Light J: Toward a definition of communicative competence for individuals using augmentative and alternative communication systems, *Augment Altern Commun* 5:137–144, 1989.

Light JC, Binger C: *Building communicative competence with individuals who use augmentative and alternative communication*, Baltimore, 1998, Paul H Brookes.

Light JC, Drager KDR: Improving the design of augmentative and alternative technologies for young children, *Assist Technol* 14:17–32, 2002.

Light J, Drager K: AAC technologies for young children with complex communication needs: State of the science and future research directions, *Augment Altern Commun* 23:204–216, 2007.

Lilienfeld M, Alant E: Attitudes toward an unfamiliar peer using an AAC device with and without voice output, *Augment Altern Commun* 18:91–101, 2002.

Lloyd LL, Fuller DR, Arvidson HH: *Augmentative and alternative communications: a handbook of principles and practices*, Boston, 1997, Allyn and Bacon.

Magiati I, Howlin P: A pilot evaluation study of the Picture Exchange Communication System (PECS) for children with autistic spectrum disorders, *Autism* 7:297–320, 2003.

McBride D: AAC evaluations and new mobile technologies: asking and answering the right questions, *Perspect Augment Altern Commun* 20(1):9–16, 2011.

McCarthy J, Light J: Attitudes toward individuals who use augmentative and alternative communication: research review, *Augment Altern Commun* 21:41–55, 2005.

McKelvey M, et al.: Performance of a person with chronic aphasia using a visual scene display prototype, *J Med Speech Lang Pathol* 15(3):305–317, 2007.

McNaughton D, Light J, Gulla S: Opening up a "whole new world": employer and co-worker perspectives on working with individuals who use augmentative and alternative communication, *Augment Altern Commun* 19:235–253, 2003.

McNaughton D, Light J: The iPad and mobile technology revolution: benefits and challenges for individuals who require augmentative and alternative communication, *Augment Alternat Commun* 29(2):107–116, 2013.

Mirenda P: Toward functional augmentative and alternative communication for students with autism: manual signs, graphic symbols and voice output communication aids, *Lang Speech Hearing Serv Schools* 34:203–216, 2003.

Mirenda P, Santogrossi J: A prompt-free strategy to teach pictorial communication system use, *Augment Altern Commun* 1:143–150, 1985.

Murphy J, et al.: AAC system use: obstacles to effective use, *Eur J Dis Commun* 31:31–44, 1996.

Niemeijer D, Donnellan A, Robledo J: *Taking the pulse of augmentative and alternative communication on iOS. Assistiveware.* Retrieved from http://www.assistiveware.com/taking-pulse augmentative-and-alternative-communication-ios, 2012.

Nolan C: *Dam-burst of dreams*, New York, 1981, St. Martin's Press.

Parette HP, Botherson MJ, Huer MB: Giving families a voice in augmentative and alternative communication decision-making, *Educ Train Ment Retard Dev Disabil* 35:177–190, 2000.

Rabins PV, Lyketsos C, Steele C: *Practical dementia care*, ed 2, Oxford UK Press, 2006.

Raghavendra P, Wood D, Newman L, et al.: Why aren't you on Facebook?: patterns and experiences of using the Internet among young people with physical disabilities, *Technol Disabil* 24:149–162, 2012.

Rush WL: *Journey out of silence*, Lincoln, NE, 1986, Media Productions and Marketing.

Schepis M, Reid D: Issues affecting staff enhancement of speech-generating device use among people with severe cognitive disabilities, *Augment Altern Commun* 19:59–65, 2003.

Scherer M: *Matching person and technology: a series of assessments for evaluating predispositions to and outcomes of technology use in rehabilitation, education, the workplace and other settings*, Webster, NY, 1998, The Institute for Matching Person & Technology.

Schlosser RW, Blischak DM: Is there a role for speech output in interventions for persons with autism? *Focus Autism Other Dev Disabil* 16:170178, 2001.

Schwartz IS: Beyond basic training: PECS use with peers and at home. Presented at the Picture Exchange Exposition, Philadelphia, 2001.

Sevick RA, Romski MA, Adamson LB: Research directions in augmentative and alternative communication for preschool children, *Disabil Child* 26:1323–1329, 2004.

Shane HC, Blackstone S, Vanderheiden G, et al.: Using AAC technology to access the world, *Assist Technol* 24:3–13, 2012.

Shipley K, McAfee J: *Assessment in speech and language pathology: a resource manual*, ed 4, New York, 2009, DELMAR Cengage Learning.

Simpson S: If only I could tell them, *Commun Outlook* 9:9–11, 1988.

Todman J: Rate and quality of conversations using a text-storage AAC system: single-case training study, *Augment Altern Commun* 16:164–179, 2000.

Venkatagiri HS: Segmental intelligibility of three text-to-speech synthesis methods in reverberant environments, *Augment Altern Commun* 20(3):150–163, 2004.

World Health Organization: *International classification of functioning, disability and health (ICF)*, Geneva, Switzerland, 2001, World Health Organization.

Williams MB: Message encoding: a comment on Light et al., *Augment Altern Commun* 7:133–134, 1991.

Williams MB, Krezman C, McNaughton D: "Reach for the stars": five principles for the next 25 years of AAC, *Augment Alternat Commun* 24:194–206, 2008.

Winter S: Cerebral palsy. In Jacobson J, Mulick J, Rojahn J, editors: *Handbook of intellectual and developmental disabilities*, New York, NY, 2007, Springer.

图书在版编目（CIP）数据

辅助技术原则与实践：第四版/（美）艾伯特 M.库克（Albert M. Cook）、（加）贾尼丝 M. 波尔格(Janice M. Polgar) 著；李晗静，郑俭译. --北京：华夏出版社有限公司、2021.4

书名原文: Assistive Technologies:Principles and Practice, 4/E

ISBN 978-7-5080-9809-8

Ⅰ.①辅... Ⅱ.①艾... ②贾... ③李... ④郑... Ⅲ.①残疾人- 康复训练- 医疗器械 Ⅳ.①R496

中国版本图书馆CIP数据核字（2019）第150841号

ELSEVIER

Elsevier (Singapore) Pte Ltd.

3 Killiney Road, #08-01 Winsland House I, Singapore 239519

Tel: (65) 6349-0200; Fax: (65) 6733-1817

Assistive Technologies: principles and practice, 4/E

Copyright © 2015 by Mosby, an imprint of Elsevier Inc.

Copyright © 2008, 2002, 1995 by Mosby, Inc., an affiliate of Elsevier Inc.

All rights reserved

ISBN-13: 978-0-323-09631-7

This Translation of Assistive Technologies: principles and practice, 4/E by Albert M. Cook and Janice Miller Polgar was undertaken by Huaxia Publishing House and is published by arrangement with Elsevier (Singapore) Pte Ltd.

Assistive Technologies: principles and practice, 4/E by Albert M. Cook and Janice Miller Polgar由华夏出版社进行翻译，并根据华夏出版社与爱思唯尔（新加坡）私人有限公司的协议约定出版。

辅助技术原则与实践（第四版）（李晗静，郑俭主译）

ISBN: 9787508098098

Copyright © 2020 by Elsevier (Singapore) Pte Ltd. and Huaxia Publishing House Co.,Ltd.

注 意

版权所有　翻印必究

北京市版权局著作权合同登记号：图字号01-2016-9546号

辅助技术原则与实践 (第四版)

作　者	[美] 艾伯特 M.库克　[加] 贾尼丝 M.波尔格
主　译	李晗静　郑俭
责任编辑	张冬爽　韦科

出版发行	华夏出版社有限公司
经　销	新华书店
印　装	三河市万龙印装有限公司
装　订	三河市万龙印装有限公司
版　次	2021年4月北京第1版　2021年4月北京第1次印刷
开　本	880×1230　1/16开
印　张	30
字　数	908千字
定　价	249.00 元

华夏出版社　地址：北京市东直门外香河园北里4号　邮编：100028　网址：www.hxph.com.cn

若发现本版图书有印装质量问题，请与我社营销中心联系调换。电话：（010）64663331（转）